U0339510

临床神经解剖学
病例解析
第 2 版

NEUROANATOMY *through* Clinical Cases

SECOND EDITION

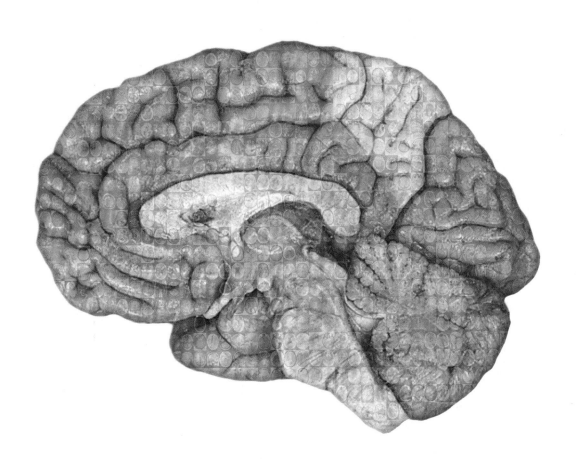

编　著　〔美〕哈尔·布鲁门菲尔德

主　译　李云庆　赵　钢　汪　昕　隋鸿锦

天津出版传媒集团

天津科技翻译出版有限公司

著作权合同登记号：图字：02-2013-302

图书在版编目(CIP)数据

临床神经解剖学：病例解析 /(美)哈尔·布鲁门
菲尔德(Hal Blumenfeld)编著；李云庆等主译. — 天
津：天津科技翻译出版有限公司，2021.3
书名原文：Neuroanatomy through Clinical Cases
ISBN 978 7 5433-4031-2

Ⅰ. ①临… Ⅱ. ①哈… ②李… Ⅲ. ①神经系统 – 人
体解剖学 Ⅳ. ①R322.8

中国版本图书馆 CIP 数据核字(2020)第112919号

Neuroanatomy through Clinical Cases（978-0-87893-613-7） written
by Hal Blumenfeld was originally published in English in 2010.

Copyright © 2010 Sinauer Associates, Inc.

The translation is published by arrangement with Sinauer Associates.

Tianjin Science & Technology Translation & Publishing Co., Ltd. is solely
responsible for this translation from the original work and Sinauer Associates
shall have no liability for any errors, omissions or inaccuracies or ambiguities in
such translation or for any losses caused by reliance thereon.

授权单位：Sinauer Associates
出　　版：天津科技翻译出版有限公司
出 版 人：刘子嫒
地　　址：天津市南开区白堤路 244 号
邮政编码：300192
电　　话：022-87894896
传　　真：022-87895650
网　　址：www.tsttpc.com
印　　刷：天津海顺印业包装有限公司分公司
发　　行：全国新华书店
版本记录：889mm×1194mm　　16 开本　52 印张　800 千字
　　　　　2021 年 3 月第 1 版　2021 年 3 月第 1 次印刷
定　　价：398.00 元

译者名单

主　译

李云庆　赵　钢　汪　昕　隋鸿锦

译　者(按姓氏笔画排序)

丁　晶　丁文龙　于胜波　万　群　王文进　冯　华　刘　芳
刘树伟　闫军浩　汤海燕　许家军　李　飞　李七渝　李卫云
李金莲　李瑞锡　肖　敏　汪华侨　宋丽梅　张绍祥　陈　晶
陈胜国　武胜昔　罗学港　周长满　赵廷宝　赵青赞　柏树令
钱亦华　凌树才　崔志利　蔡　艳　臧卫东

致　谢

马凯歌　白　杨　刘　洋　李　静　杨　蕊　黄麒霖　葛顺楠

中文版序言

　　以我从事医学基础教育60年的经验，深深感到神经解剖学是一门最有意思的课程，但又是最难教、最难学的课程，讲授这门课程，非常具有挑战性。究其原因，无外乎神经系统的结构和功能复杂，肉眼可透视性差导致对内部结构的理解困难，难以建立立体思维以及缺乏理论联系实际的教科书等。可喜的是，随着近年来神经科学研究的不断深入，我们对神经系统的结构和功能的了解逐步深入，在神经系统相关疾病的发病机制研究和治疗等方面都取得了长足的进步。Blumenfeld H.教授编著的第2版《临床神经解剖学：病例解析》将这些进展引入神经解剖学的教学，较好地解决了以往我们在教学过程中遇到的难题。我认为李云庆教授等国内18所著名院校和医院的21位教学、科研、医疗专业人员翻译的《临床神经解剖学：病例解析》正是师生们均迫切需要的一本教科书。

　　该书的突出特点是将神经系统的理论知识学习与临床实际应用相结合，在学习神经系统结构的同时，通过对具体病例的分析，加深对理论知识的学习和理解。这种编写方式符合现代教育所提倡的"以问题为中心"的教学原则，能够提高学生的学习兴趣和读者的阅读热情，达到学以致用的效果，使这门难教难懂难学的课程变得易教易懂易学，适合临床医学专业本科生以及初级临床医学专业人员学习。

　　神经系统是人体最复杂的系统，阐明其结构和功能并有效地治疗该系统的疾病，不仅任重道远，而且是对人类自身的挑战。我衷心地希望广大师生能够在医学院校教好学好神经解剖学，更希望有更多的莘莘学子今后加入对神经系统奥秘探索和疾病防治的行列。该著名教材中文译本的出版，若能为实现上述目的做出一些贡献的话，我将感到无限欣慰。

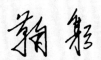

中国科学院院士

2020年12月

前　言

　　神经解剖学是一门生动而且发展迅速的学科,可以给各种层次的学生带来知识的喜悦和审美的快乐。然而,事实上,它也是一门十分复杂和精细的学科,而许多神经解剖学课程很难学习的原因也在于此。学习神经解剖学的学生需要大量的记忆,使他们没有时间复习并且体会到神经系统结构与功能及其与临床实践之间美妙的联系。

　　本书的观点与众不同:神经解剖学的学习不应该以掌握解剖学的细节知识为主要目标,而应在学习课本知识后将所学内容应用于实践;临床病例是一种教学手段,也是鼓励学生深入学习正常解剖结构与功能的驱动力,我们应该通过学习临床病例,把解剖学的细节知识与临床实践联系起来。另外,由于一处损伤可能影响许多不同的神经系统结构和传导路径,因此每个病例都是将各功能系统的分散知识整合起来的理想方法。

　　本书中有100多个临床病例,并配有神经放射学图片。感谢众多来自哥伦比亚大学、哈佛大学、耶鲁大学医学院的神经内科医师、神经外科医师和神经影像学医师帮助我收集足够多的资料来完成整个神经系统的临床相关讨论。我曾经用本书的诊断学方法在以上医学院里讲授神经解剖学,老师和学生们都十分欢迎这种新颖的讲课方式。通过《临床神经解剖学:病例解析》的出版,我希望更多学校的学生和老师发现这本书是一种学习神经解剖学及其实际应用的有趣而又有效的方法。

第1版致谢

　　首先,我要感谢我的妻子 Michelle 和我们的孩子 Eva 和 Jesse,感谢他们在本书编写和出版过程中给予我的热情和鼓励。

　　这本书的编写是一个浩大的工程,经历了许多年,辗转了数个学术中心,因此有许多人我要致以感谢,感谢他们的重要贡献。这本书是在我作为一名医学博士在哥伦比亚大学医学院讲授神经解剖学时,受到我的老师 Eric Kandel、Jack Martin 和 Steven Siegelbaum 的启发所构思的,当时他们给我提供了许多宝贵的灵感和建议。我还要感谢以下这些人,在我作为一名神经内科医师和神经科学家学习期间,他们是我的良师益友、榜样和恩人。他们是:Raymond D. Adams、Bernard Cohen、C. Miller Fisher、Jack Haimovic、Walter Koroshetz、Terry Krulwich、Elan Louis、Stephan Mayer、David McCormick、Thomas McMahon、Timothy Pedley、Pasko Rakic、Susan Spencer、Dennis Spencer、Stephen Waxman、Anne Young

和 George Zubal。我还要特别感谢在我成为神经科住院医师期间的同事和朋友：Jang-Ho Cha, Mitchell Elkind, Martha Herbert, David Jacoby, Michael Lin, Guy Rordorff, Diana Rosas 和 Gerald So。

本书的重点和主要特点就是临床病例。因此，我要感激许多为本书提供临床病例的同事，他们是：Robert Ackerman、Claudia Baldassano、Tracy Batchelor、Flint Beal、Carsten Bonneman、Lawrence Borges、Robert Brown、Jeffrey Bruce、Brad Buchbinder、Ferdinando Buonanno、William Butler、Steve Cannon、David Caplan、Robert Carter、Verne Caviness、Jang-Ho Cha、Paul Chapman、Chinfei Chen、Keith Chiappa、In Sup Choi、Andrew Cole、Douglas Cole、G. Rees Cosgrove、Steven Cramer、Didier Cros、Merit Cudkowicz、Kenneth Davis、Rajiv Desai、Elizabeth Dooling、Brad Duckrow、Mitchell Elkind、Emad Eskandar、Stephen Fink、Seth Finkelstein、Alice Flaherty、Robert Friedlander、David Frim、Zoher Ghogawala、Michael Goldrich、Jonathan Goldstein、R. Gilberto Gonzalez、Kimberly Goslin、Steven Greenberg、John Growdon、Andrea Halliday、E. Tessa Hedley-Whyte、Martha Herbert、Daniel Hoch、Fred Hochberg、J. Maurice Hourihane、Brad Hyman、Michael Irizarry、David Jacoby、William Johnson、Raymond Kelleher、Philip Kistler、Walter Koroshetz、Sandra Kostyk、Kalpathy Krishnamoorthy、James Lehrich、Simmons Lessell. Michael Lev、Susan Levy、Michael Lin、Elan Louis、David Louis、Jean Lud-Cadet、David Margolin、Richard Mattson、Stephan Mayer、James Miller、Shawn Murphy、Brad Navia、Steven Novella、Edward Novotny、Christopher Ogilvy、Robert Ojemann、Michael Panzara、Dante Pappano、Stephen Parker、Marie Pasinski、John Penney、Bruce Price、Peter Riskind、Guy Rordorff、Diana Rosas、Tally Sagie、Pamela Schaefer、Jeremy Schmahmann、Lee Schwamm、Michael Schwarzschild、Saad Shafqat、Barbara Shapiro、Aneesh Singhal、Michael Sisti、Gerald So、Robert Solomon、Marcio Sotero、Dennis Spencer、Susan Spencer、John Stakes、Marion Stein、Divya Subramanian-Khurana、Brooke Swearingen、Max Takeoka、Thomas Tatemichi、Fran Testa、James Thompson、Mark Tramo、Jean Paul Vonsattel、Shirley Wray、Anne Young 和 Nicholas Zervas。

我很感激许多人对本书进行了严格的审阅，极大提高了本书内容的准确性和清晰度。他们是：Raymond D. Adams、Joshua Auerbach、Willian W. Blessing、Laura Blumenfeld、William Boonn、Lawrence Borges、Michelle Brody、Richard Bronen、Joshua Brumberg、Thomas N.Byrne、Mark Cabelin、Jang-Ho Cha、Jaehyuk Choi、Charles Conrad、Rees Cosgrove、Merit Cudkowicz、Mitchell Elkind、C.M. Fisher、David Frim、Darren R. Gitelman、Jonathan Goldstein、Gil Gonzalez、Charles Greer、Stephan Heckers、Tamas Horvath、Gregory Huth、Michael Irizarry、Joshua P.Klein、Igor Koralnick、John Krakauer、Matthew Kroh、Robert H. LaMotte、John Langfitt、Steven B.Leder、Elliot Lerner、Grant Liu、Andres Martin、John H. Martin、Ian McDonald、Lyle Mitzner、Hrachya Nersesyan、Andrew Norden、Robert Ojemann、Stephen Parker、Huned Patwa、Howard Pomeranz、Bruce Price、Anna Roe、David Ross、Jeremy

Schmahmann、Mark Schwartz、Ted Schwartz、Michael Schwarzschild、Barbara Shapiro、Scott Small、Arien Smith、Adam Sorscher、Susan Spencer、Stephen M. Steittmatter、Larry Squire、Mircea Steriade、Ethan Taub、Timothy Vollmer 和 Steven U. Walkley。对他们有益的建议我要表示感激之情,而本书的任何错误我负完全责任。

Marty Wonsiewicz、John Dolan、Greg Huth、John Butler 和 Amanda Suver 为本书早期的编辑工作提供了帮助。Michael Schlosser 和 Tasha Tanhehco 帮助我收集参考文献,Jason Freeman 和 Susan Vanderhill 帮助我获得版权许可。Wendy Beck 和 BlackSheep Marketing 设计并创建了 neuroexam.com 网站。网站视频和神经系统检查视频是由耶鲁大学的 Douglas Forbush 和 Patrick Leone 拍摄的, 并由 RBY Video 公司的 Evan Jones 校订。Milena Pavlova 提供了许多有益的建议并扮演了视频中的患者。

最后,我要感谢 Sinauer Associates 出版社的所有成员,感谢他们在本书出版的各个阶段的精诚合作。我要特别感谢 Andrew D. Sinauer、Peter Farley、Kerry Falvey、Christopher Small 和 Jefferson Johnson,与他们一起工作十分愉快,但同时我也要深深感谢 Sinauer 公司的其他成员。与这些真正关心出版一本好书的同仁们共事是一种快乐。

第 2 版致谢

我仍然要首先感谢我的家人,感谢他们在本书漫长的修订过程中对我的陪伴。感谢 Michelle 的建议和支持,感谢我们的孩子 Eva、Jesse 和 Lev 给我的热情和笑脸。

另外,我的父母一直是我灵感的源泉,如果没有他们,这本书不可能完成。我的妹妹,还有家里其他的成员和我人生中的好朋友们也是我最要感谢的人。

除了第 1 版致谢中列出的人,我还要感谢以下这些杰出的同事,感谢他们提供的病例和对各章严格的审阅。他们是:Nazem Atassi、Joachim Baehring、Margaret Bia、William Blessing、Richard Bronen、Franklin Brown、Joshua Brumberg、Gordon Buchanan、Ketan Bulsara、Louis Caplan、Michael Carrithers、Jang-Ho Cha、Michael Crair、Merit Cudkowicz、Robin De Graaf、Daniel DiCapua、Mitchell Elkind、Carl Faingold、Susan Forster、Robert Fulbright、Karen Furie、Glenn Giesler、Darren Gitelman、Charles Greer、Stephen Grill、Noam Harel、Joshua Hasbani、Elizabeth Holt、Bahman Jabbari、Jason Klenoff、Igor Koralnick、Randy Kulesza、Robert LaMotte、Steven Leder、Ben Legesse、Robert Lesser、Albert Lo、Grant Lui、Steve Mackey、Andres Martin、Graeme Mason、Andrew Norden、Haakon Nygaard、Kyeong Han Park、Stephen Parker、Huned Patwa、Howard Pomeranz、Stephane Poulin、Sashank Prasad、Bruce Price、Diana Richardson、George Richerson、Anna Roe、David Russell、Robert Sachdev、Gerard Sanacora、Joseph Schindler、Michael Schwartz、Theodore Schwartz、Alan Segal、Nutan Sharma、Gordon Shepherd、Scott Small、Adam Sorscher、Joshua Steinerman、Daryl Story、Ethan Taub、Kenneth Vives、Darren Volpe、Jonathan Waitman、Howard Weiner、Norman Werdiger、Michael Westerveld 和 Shirley Wray。

许多医学生帮助我寻找新的病例和图片,为这本书的再版做了重要的贡献。Wenya

Linda Bi、Alexander Park、April Levin、Matthew Vestal、Kathryn Giblin、Alexandra Miller、Joshua Motelow 和 Amy Forrestel 花费了许多个上午为这本书收集病例资料。Dragonfly Media Group 公司为本书进行了艺术修订，Picture Mosaics 公司为本书设计了封面图案，Jean Zimmer 进行了文字编辑，Nathan Danielson 对封面设计进行了构思。

我要再次感谢 Sinauer Associates 出版社的所有成员，感谢他们对本书出版的关注和为出版本书在各方面的团结协作。我很享受与 Sydney Carroll、Graig Donini、Joan Gemme、Christopher Small、Jason Dirks、Linda Vandendolder、Marie Scavotto、Dean Scudder 和 Andrew D. Sinauer 为这本书的第 2 版一起工作。已经和 Sinauer 公司合作过了两版，我更加感激这个团队在优秀书籍的出版中所取得的成就。

怎样使用这本书

神经解剖学是一门内容丰富的学科，本书的目的就是提供一种学习这门课程的方法，使学生关注每一主题中最重要的信息。掌握细节知识有益于学习神经解剖学，且本书精选的内容与临床联系最为紧密。本书即基于这种理念编写。

概要

本书前 4 章是导论部分，特别适合未接触过临床的学生。第 1 章是对临床病例标准格式的介绍，包括对现病史、体格检查、神经系统定位诊断及鉴别诊断的概述。第 2 章是对神经解剖学的概述，包括对基本结构的定义和描述，这些将在随后的章节进行更深入的介绍。第 3 章讲述神经系统检查，包括对每一部分检查所涉及的解剖结构和传导通路的总结，这对随后章节的临床病例中的损伤定位十分重要。对不了解神经成像技术的学生，第 4 章简要介绍了 CT、MRI 和其他成像技术，本章还包括大脑正常 CT、MRI、血管造影的神经放射学图谱。第 5~19 章涵盖了主要的神经解剖学系统并展示了相关的临床病例。

第 5~19 章

第 5~19 章有共同的结构。每章开头的"解剖和临床回顾"展示了相应的神经解剖结构和传导通路，细致标注的大幅彩图形象地描述了其空间联系。每章第一部分中的"临床要点"，涵盖了所讲述系统的常见疾病。

每章第二部分是"临床病例"，描述了作者及其同事遇到过的患者，在带编号的框里展示。完整的病例包括神经系统检查的全部结果，相比之下"小病例"的形式要简单。每个病例开始都叙述了患者症状的发展过程和神经系统检查发现的损伤。例如，第 10 章的一位患者突然出现右手无力和失语。第 14 章的另一位患者出现复视后昏迷。他们重要的症状、体征用粗体字显示。读者通过回答一系列问题推理出患者损伤的神经解剖学定位，最后得到诊断。

另外，每个病例后还附有"讨论"。讨论部分开始是对重要症状和体征的总结，之后是问题的答案，涉及病例所体现的解剖和临床知识。影像技术的不断发展使我们能获得活体神经系统清晰而细致的 X 线片。本书一个最令人激动的特点是纳入了大量成像技术，即 CT、MRI 和其他扫描技术,这些成像技术能显示每位患者的损伤,并且成为神经解剖学教学的重要工具。这些图像以惊人的清晰度展示了损伤位置和神经系统的解剖结构。另外,这些影像可以帮助读者培养选择解释相应影像学检查和诊断临床中不同疾病的能力。对每个病例的神经影像学的解读位于问题的下一页(或更靠后),因此答案不会被影像泄露(见下文)。

本书还提供了每位患者的临床过程,包括对患者治疗和预后的讨论。因此,在学过这些病例后,学生们可通过临床应用和诊断而非死记硬背来学会相关知识。

重点学习与复习的特殊标记

由于本书目标之一是使学生既能深入地阅读教材内容,又能提取出与临床联系最为紧密的要点,因此本书提供了有助于重点学习与复习的特殊标记。

粗体字的使用方式与大多数教材不同,除了能标出书中所有重要的主题和定义,粗体字也有助于速读和重点阅读。

回顾性复习贯穿本书,强调每一章最重要的解剖概念,并提出问题以供练习。

每章结尾的"简明解剖学学习指南"总结了最重要的神经解剖学知识。

第 4 章的"神经影像学图谱简"要介绍了神经解剖的立体结构,可以参照这些图片与临床病例中所见的损伤进行比较。

"临床要点"这一部分全面介绍了神经内、外科的临床主题,使读者能够有效地回顾这些主题。

最后,由于临床病例有许多解剖学问题,这些问题可以在临床背景下巩固每章的知识,因此读者可以通过病例进行学习和复习。如前文所述,每个病例的影像学解读都会放在病例问题的下一页(或更靠后)。

"其他病例"部分位于每一章节的结尾,为每一章所讲内容提供了更多的参考病例。

课程应用指南

《临床神经解剖学:病例解析》主要适用于学习神经解剖学或神经学科一、二年级的医学生,但它也是一本通用教材,可用于许多学科。

虽然本书强调了基本概念,但也讲述了一些进阶内容。由于本书含有讲述周围神经的章节,学生们会发现这本书对他们在大体解剖学中周围神经相关章节的学习有所帮助。本书中临床要点这一部分涵盖了神经内外科的主要疾病,可应用于医学院校的病理生理学课程,也适用于刚接触临床的实习医生和住院医师。

这本书对其他医学专业,特别是物理治疗、职业治疗、护理、口腔、言语治疗和神经心理学等专业的学生也会有所帮助,也能引起神经科学专业研究生的兴趣。除了正在学习神经解剖学的学生之外,我们希望本书的病例也能成为高年级实习医生和神经内、外科以及神经放射科住院医师寻找神经系统疾病典型病例的重要资源。由于每个病例都是真实的患者,因此本书的病例实际上是个案报道的汇编,特别适用于教学和病例研讨。然而,值得注意的是,本书的病例都是依据其教学价值而精选的,并不是临床实践中各种病例的无偏样本。

下面是在不同课程中使用本书的一些建议:

对于医学院校神经解剖学的系统教学,学生应该阅读第 2 章和第 5~18 章,有选择性地阅读第 1、第 3、第 4 和第 19 章。在进行阅读任务和大班授课时可重点关注每章开始的解剖和临床回顾部分。临床病例在小组讨论时效果最好,因为教师可以帮助学生解决解剖学定位和诊断的问题,随后讨论神经放射学和临床结果。

对于神经系统临床疾病的系统教学,学生应阅读第 3 和第 4 章,以及第 5~19 章的重要临床要点。

对于以神经心理疾病及其解剖学联系为重点的课程,学生应该阅读第 2、第 10、第 18章,选读第 14 和第 16 章的部分内容。

最后,对于临床神经解剖学的基础课程的教学,只需选读第 2、第 5~7、第 10~16 和18 章的部分内容。

内容提要

目　录

第1章　临床病例描述导论

第2章　神经解剖学概述与基本概念

第3章　在神经系统检查中学习神经解剖学

第7章　躯体感觉传导通路

第8章　脊神经根

第9章　主要的神经丛和周围神经

第10章　大脑半球和血液供应

第11章 视觉系统

第12章 脑干Ⅰ:脑干的外形与脑神经

第13章 脑干 II : 眼运动和瞳孔控制

第14章 脑干 III : 内部结构和血液供应

第15章　小　脑

第16章　基底核

第17章　垂体和下丘脑

第18章　边缘系统:内环境稳定、嗅觉、记忆和情感

第19章　高级脑功能

临床神经解剖学

病例解析

本章目录

第1章

临床病例描述导论

　　病例描述为所有患者的病情探讨提供了框架。它包含了为明确病变可能的部位及性质所需的基本信息,利用这些信息来制订诊断手段和治疗方案。为了诊断和治疗诸如在本书中提到过的病例,我们首先要学习的是临床医生如何描述患者的病史,以及如何通过查体获得线索。另外,我们还需学会如何建立神经系统疾病的诊断思路,以及如何将神经功能的评价融入对患者的全面评估中。

1.1　概述

神经解剖学是医学院第一年课程中与临床最紧密相关的课程之一。神经解剖中学到的知识可直接用于患者的诊疗，这不仅适用于神经内外科医生，也适用于其他各科室的医护人员。但是，一年级的医学生以及学习神经解剖的其他学生通常都不熟悉医院临床病例的基本情况。因此，本章的第一部分主要针对的是非临床医生以及没有临床经验的医学生。其他人可略过该部分。本章的第二部分讨论的是神经系统疾病的鉴别诊断，就是通过所提供的信息排除其他可能的诊断来对疾病进行确诊。我们将采用此方法力图对全书中的病例做出正确的诊断。

在本书的病例介绍中，我们会尽量避免使用缩略语，不过在临床上经常会遇到一些缩略语。因此，本章仅对一些常见的缩略语进行说明。

神经系统检查只是全身体格检查中的一个部分，但是，应该把患者作为一个整体来治疗，此外，体格检查中的其他项目对于神经系统疾病的诊断治疗也有很大的提示作用。因此，在本章的最后一部分，我们将讨论一般体格检查与神经系统检查的相互关系。

1.2　病史和体格检查

在陈述病例时，每个人都有自己的表达方式，因此临床医生需遵循相对标准的形式以便简洁地传达出所有有价值的信息。也许这是你第一次接触到我们介绍的形式，它将首先介绍病史的一般结构，以及各临床学科都要应用的查体步骤。虽然基本结构都是相同的，但是强调的重点因专业而异。因此，第3章将通过更多细节来讨论神经系统查体。本书中的病例介绍主要集中于神经系统的病史和查体，但是把患者作为一个整体来对待是非常重要的，不能忽视其他系统的症状和体征。另外，正如下面的讨论中所描述的，一般体格检查的某些特征常常提供了关于神经系统疾病的重要信息。

对于刚进入临床的医学生来说，最艰巨的任务就是掌握病例介绍的诀窍。当患者被新收治入院时，医学生和住院医师的责任就是掌握患者的病史及体格检查(H&P)，以及如何将这些信息传递给医疗团队中的其他人员。这些技能将随着医生的经验增加而变得炉火纯青。

H&P的详细程度取决于环境和患者两方面。例如，对于陌生和病情复杂患者的H&P要比门诊病情简单的患者更加详细。随着医学生的临床技能逐渐提高，H&P会高度集中在检查目前的主要问题上，以及筛查在总体的临床表现中发现的其他潜在性问题。

切记贯穿于H&P的关键点在于沟通，目标是能够以一种很有趣的"故事"形式将病例的要点讲述给其他的同事。这样你的同事或者上级医生就可以通过以下两种方式为患者的诊疗提供帮助：一起讨论这个病例或在夜班时（主管医生正在家睡觉）照顾该患者。随着一个人临床知识的逐渐丰富，他会逐渐认识到H&P的好坏差别并不在于那些让人觉得乏味并且无关的细枝末节的问题。这种差别较难形容，但却直接导致了病例报告的好坏。

一个完整的病史与体格检查包括以下几个元素，在接下来的章节中会更为仔细地逐一阐述：

- 主诉，即患者就诊的主要原因
- 现病史
- 既往史
- 系统回顾
- 家族史
- 社会经历及环境接触史
- 药物及过敏史
- 体格检查
- 实验室检查
- 病情评估与诊疗计划

1.2.1　主诉

对患者的年龄、性别和就诊的主要原因进行简明的陈述。主诉也可以包括一到两个简要的相关既往史资料。

举例：患者系53岁男性，既往有高血压，现胸骨下压榨性疼痛1小时。

1.2.2　现病史

本部分是对患者本次前来就诊的问题进行全面的记录。主要包括引起目前疾病的可能的危险因素或其他诱因，按时间顺序依次描述出现的症状以及入院之前曾接受的治疗。有关的阴性资料(没有出现的症状或情况)有助于疾病的鉴别诊断，因此其与阳性资料一样重要。与目前疾病相关的医学问题也可在该部分述及，但是与本次发病没有直接关系的病史通常在下一部分讨论的既往史中加以述及。

举例：患者含有两项心脏病危险因素：高血压15年及

冠心病家族史。不吸烟,无糖尿病史,无胆固醇升高,既往无心肌梗死发作。患者近 5 年来每于劳累后出现胸痛,上 2 层或 2 层以上楼梯可引发胸痛,持续时间不超过 5 分钟,不伴有其他症状。舌下含服硝酸甘油及休息可缓解。患者拒绝进一步的心脏检查,如运动负荷实验。患者自服 β 受体阻滞剂控制血压。否认慢性心衰症状,否认外周血管及脑血管病史。今日患者于伏案工作时突发胸骨下压榨性疼痛,放射至颈部,伴有左上肢刺痛感、气促、出汗、恶心无呕吐。舌下含服硝酸甘油 3 片不能缓解。同事遂呼叫救护车迅速送至急诊室,患者无发热,测脉搏 100 次/分,血压 140/90mmHg(1mmHg=0.133kPa),呼吸 20 次/分,心电图表现为 ST 段抬高,提示前侧壁心肌缺血。给予静脉注射硝酸甘油及 2mg 吗啡,患者疼痛短暂缓解后又加重,持续约 20 分钟并伴 ST 段抬高,继而采用组织纤溶酶原激活剂溶栓。患者现已转入心内科重症监护室接受进一步治疗,目前疼痛已缓解。

1.2.3　既往史

本部分描述与现病史没有直接关系的既往患病史和手术情况。

举例:患者有前列腺轻度肥大史。1978 年行右侧腹股沟疝修补术。

1.2.4　系统回顾

从头到脚的所有系统的简要回顾,包括头部、眼睛、耳鼻咽喉、呼吸系统、心血管系统、胃肠道、泌尿生殖系统、产科/妇科、皮肤、神经精神系统、肌肉骨骼系统、血液系统、肿瘤、风湿免疫系统、内分泌系统、传染性疾病等。仔细询问患者以发现前述病史中所遗漏的问题。如果发现有任何病史与本次患病相关,应当补充至现病史中。

举例:患者有轻微上呼吸道症状 4 天,伴鼻部充血,无咳嗽、发热及咽喉痛。

1.2.5　家族史

本部分记述患者所有直系亲属的健康状况,注意有无家族性疾病,如糖尿病、高血压、哮喘、心脏病、癌症、抑郁症等,尤其重点关注与患者本次患病相关的疾病。可以绘出简洁清晰的家系图来显示详细情况。

举例:患者母亲患有高血压,于 66 岁死于心肌梗死。父亲患有糖尿病,55 岁时发作一次心肌梗死,于 73 岁死于卒中。有一哥哥,47 岁,体健。育有 2 个孩子,体健。

1.2.6　社会经历及环境接触史

本部分记述患者职业、家庭状况、旅游史、性行

为史及生活习惯。

举例:患者是一名电力工程师,已婚,育有 2 子。近期未去外地。否认吸烟、吸毒史,每逢周日饮啤酒 1~2 瓶。

1.2.7　药物及过敏史

本部分记述患者现阶段服用的所有药物(包括中药及非处方药物),以及所有已知的一般性过敏反应及过敏药物。

举例:患者每日口服阿替洛尔 50mg,必要时舌下含服硝酸甘油。否认过敏体质,无已知药物过敏史(NKDA)。

1.2.8　体格检查

体格检查一般从头到脚进行详细检查,包括:
- 一般情况,例如,男性患者,微胖,无急性病容
- 生命体征——体温(T)、脉搏(P)、血压(BP)及呼吸频率(R)
- HEENT (头、眼、耳、鼻、咽喉)
- 颈部
- 脊柱和背部
- 淋巴结
- 乳房
- 肺部
- 心脏
- 腹部
- 四肢
- 脉搏
- 神经系统(见第 3 章)
- 直肠检查
- 盆腔及外生殖器
- 皮肤

1.2.9　实验室检查

此部分包含所有诊断测试结果,包括血液检测,尿液检测,心电图检查,放射学检查(胸部 X 线检查,CT 扫描等)。

1.2.10　评估和计划

评估部分常以一两句**概况性**的、简洁扼要的陈述开始,包含了患者的主要临床特征和最可能的诊断。在诊断不明确的病例中,要在评估部分中加入简单的病例讨论,包括**鉴别诊断**,即列出另一种可能的诊断。对于神经系统疾病,此讨论通常分为两部分:①定位诊断;②鉴别诊断。

紧接着遵循该评估制订诊疗**计划**,列出问题、

建议的干预措施和诊断程序。

举例:男性,53岁,有心脏病危险因素(高血压、冠心病家族史),表现为胸骨下疼痛,心电图改变提示前侧壁心肌梗死。

1. 冠心病/高血压:在组织纤溶酶原激活剂治疗结束后继续静脉注射硝酸甘油和肝素。如患者没有任何心力衰竭的证据,可恢复使用β受体阻滞剂。连续检查心电图及心肌酶以确定患者是否有心肌梗死。

2. 进一步的心脏检查:如果心肌酶正常,应进一步行超声心动图检查和运动负荷试验。如果患者胸痛进一步加重则可能需要紧急行心导管检查术。

1.3 神经系统疾病的鉴别诊断

准确诊断神经系统疾病的确存在一定难度,如上所述,H&P的评价被分成了几个逻辑关联很强的部分,目的就是方便正确诊断。第一步为**定位**,依据从H&P收集的神经解剖学的线索来进行定位,解剖学知识和临床知识的结合将是本书的重点。但接下来我们将简要地介绍下一步:**神经系统疾病的鉴别诊断**。

当诊断不能明确且需要考虑到多种可能性的时候,尤其是查房时被上级医师提问的时候,我们就需要有帮助记忆的方式,如箭头图形所示的神经系统疾病鉴别诊断(图1.1)。在箭头顶部和左前缘显示的疾病往往更急更严重,需要立即处理,而其他疾病通常是慢性的。为了使患者的临床干预措施可视化和主次化,我们应首先考虑左上部的各种急症,然后沿每一行从左至右的顺序考虑其他的疾病。

1.4 全身体格检查和神经系统检查的关系

神经系统检查是全身体格检查的一部分,尽管神经系统检查在第3章已经详细叙述,但在实际情况中,神经系统检查和全身体格检查常被看作是两个独立的部分。医生应把患者当作一个整体,并且不同系统的疾病应视情况不同而选择优先检查。此外,从一般体格检查中可获得有关神经系统疾病的基本信息,举例如下(生疏术语的解释说明可参考本书其余部分的主要临床概念,或查阅索引):

• **一般情况** 我们可以根据患者在沟通过程中的表现与行为,获取大量关于他(她)的精神状况以及运动系统的信息。

• **生命体征** 颅内压升高时,可见高血压、心动过缓以及其他一些改变。体位改变时(在卧位与立位之间变换)心率、血压变化显著可见于自主神经功能障碍和脊髓损伤。呼吸模式可以提供关于脑干功能的重要信息。体温升高可提示感染或者炎症,可能累及神经系统。

• **HEENT** 头颅形状可为诊断先天性畸形、脑积水或肿瘤提供线索。在颅脑外伤检查中,仔细排查头颅、耳、鼻的状况至关重要。舌头异常可提示机体营养缺乏,可诱发神经系统症状。鹅口疮提示患者免疫功能障碍,易患神经系统疾病。触诊颞动脉以及眶上动脉有助于发现脑血管病中的血管炎以及形成的侧支循环。颅内血管疾病或动静脉畸形存在时,用听诊器有时可以闻及嘶嘶声,我们称之为血管杂音。头皮压痛可见于偏头痛。眼底检查与神经系统疾病关系密切,常作为神经系统查体自身的一部分。

• **颈部** 颈项强直可以是脑膜刺激征的征象。颈动脉疾病可闻及颈部血管杂音。甲状腺功能障碍可以引起精神状态发生改变、眼球运动障碍以及肌无力。

• **背部与脊柱** 脊柱压痛、错位以及曲度增加可为潜在的骨折、转移瘤、骨髓炎等疾病提供重要线索。肌肉僵硬以及压痛可为腰背痛的病例提供诊断性帮助。

• **淋巴结** 肿瘤性、感染性以及肉芽肿性疾病常伴淋巴结肿大,并可能累及神经系统。

• **乳房** 乳腺癌可转移至神经系统或导致副瘤综合征。

• **肺脏** 一侧呼吸音减弱伴叩诊发现的膈肌运动减少可提示膈神经功能障碍。肺部检查异常也可以与缺氧、感染、肿瘤性疾病有关,并可能累及神经系统。

• **心脏** 心房颤动所致的心律失常或由心脏瓣膜病或心内膜炎所致的杂音可为栓子来源提供线索。主动脉瓣狭窄可发生晕厥,严重心衰可致脑灌注不足。

• **腹部** Wilson病及其他累及神经系统的代谢性疾病可触及肝大。腹主动脉瘤、胰腺炎和其他腹部病变可产生腰背痛,有时会被误诊为脊柱疾病。

• **四肢** 直腿抬高试验阳性提示神经根受压。克尼格征(患者髋部屈曲,检查者将其膝关节被动伸展时出现股后肌群疼痛)和布鲁津斯基征(检查者将患者颈部屈曲,出现双下肢向臀部屈曲)是脑膜刺激征的征象。关节炎可见于自身免疫性疾病,往往涉及神经系统。杵状指或发绀提示系统性疾

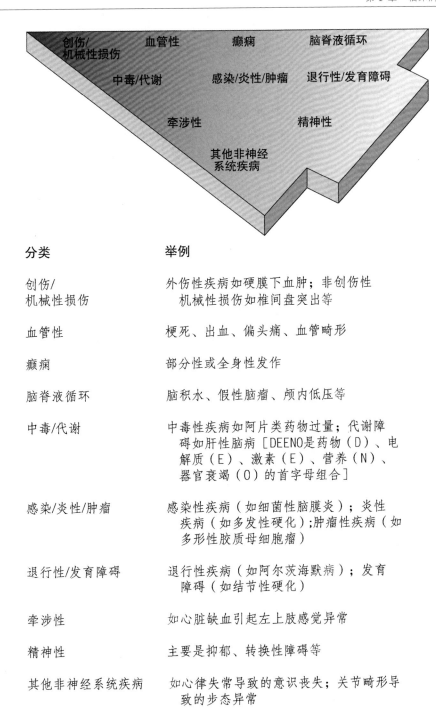

分类	举例
创伤/机械性损伤	外伤性疾病如硬膜下血肿；非创伤性机械性损伤如椎间盘突出等
血管性	梗死、出血、偏头痛、血管畸形
癫痫	部分性或全身性发作
脑脊液循环	脑积水、假性脑瘤、颅内低压等
中毒/代谢	中毒性疾病如阿片类药物过量；代谢障碍如肝性脑病［DEENO是药物（D）、电解质（E）、激素（E）、营养（N）、器官衰竭（O）的首字母组合］
感染/炎性/肿瘤	感染性疾病（如细菌性脑膜炎）；炎性疾病（如多发性硬化）；肿瘤性疾病（如多形性胶质母细胞瘤）
退行性/发育障碍	退行性疾病（如阿尔茨海默病）；发育障碍（如结节性硬化）
牵涉性	如心脏缺血引起左上肢感觉异常
精神性	主要是抑郁、转换性障碍等
其他非神经系统疾病	如心律失常导致的意识丧失；关节畸形导致的步态异常

图 1.1　神经系统疾病鉴别诊断　更急更严重的疾病诊断通常（但不总是）在箭头的左上角，以及沿箭头的外侧缘。列出了缩略语的解释并举例说明。

病，也可能累及神经系统。由深静脉血栓形成引起的下肢水肿也是神经系统疾病的常见并发症，多见于很少下床活动的患者。

• **脉搏**　外周血管疾病提示动脉粥样硬化，也可能包括颅内血管的硬化。外周血管疾病会出现疼痛、麻刺感、麻木甚至无力等症状，这也有可能被误诊为神经系统疾病。

• **神经系统检查**　见第 3 章。

• **直肠检查**　直肠括约肌张力降低提示脊髓或骶神经根病变。

• **盆腔及外生殖器**　妇科恶性肿瘤可伴有累及神经系统的副肿瘤综合征，有时伴有转移瘤。睾丸异常可见于某些神经发育障碍。

• **皮肤**　几种所谓的神经皮肤综合征具有重要的皮肤异常表现，也指向神经系统疾病，包括神经纤维瘤病，结节性硬化，Sturge-Weber 综合征，以及其他一些疾病。特征性皮疹也可见于皮肌炎。在慢性神经损伤所影响的区域,会出现局部的皮肤质地、温度以及颜色的变化。其他皮肤病学的异常也可以提示系统性疾病,其中可能包括神经系统疾病。

还可以举出更多的例子,但上述列表至少可以说明神经系统检查和一般体格检查是紧密联系的。

1.5　小结

本章中我们介绍了大多数医疗机构采用的病史采集和体格检查的一般形式。本书其余部分的病例介绍将采用相同的格式,侧重于神经系统异常方面的病史和体征。我们发现从全身体格检查中的非神经系统检查部分也可以帮助我们诊断神经系统疾病。然而,全身体格检查的神经系统检查部分将提供更多的信息,帮助我们对神经系统病变进行定位。在我们探讨神经系统体格检查的更多细节之前,我们首先要复习一下神经解剖学的基础知识。这将在下一章中进行,然后我们将在第 3 章中回到神经系统检查的具体内容上来。

(万群　赵钢 译)

参考文献

Bickley LS. 2008. *Bates' Guide to Physical Examination and History Taking*. 10th Ed. Lippincott Williams & Wilkins, Philadelphia.

Biller J (ed.). 2007. *The Interface of Neurology & Internal Medicine*. Lippincott Williams & Wilkins, Philadelphia.

Coulehan JL, Blok MR. 2005. *The Medical Interview: Mastering Skills for Clinical Practice*. 5th Ed. FA Davis, Philadelphia.

DeGowin RL, Brown DD, LeBlond RF. 2008. *DeGowin's Diagnostic Examination*. 9th Ed. McGraw-Hill, New York.

Gilman S. 2000. *Clinical Examination of the Nervous System*. McGraw-Hill, New York.

本章目录

第 2 章

神经解剖学概述与基本概念

　　神经系统或许是人体最美丽、最优雅而又最复杂的系统。相互联系的网络可以同时执行局部的和分散的，串行的和并行的，分级的和全局的任务。因此，神经系统结构可以在多种水平上进行描述：宏观的大脑分区；相互联系的纤维和核团；单个神经细胞；受体、神经递质和其他的信号分子。

　　本章我们会学习神经系统的整体结构和一些基本术语，这些知识将使我们对随后章节中神经系统个论的细致学习更有方向性。

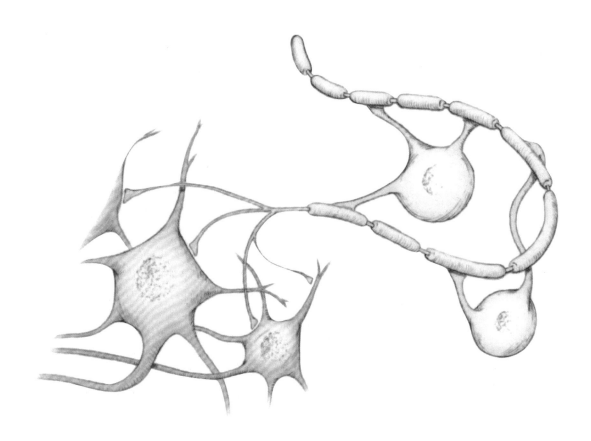

2.1　神经系统的宏观结构

　　决定学习神经解剖学有点像决定画一幅巨大的壁画,你将用一生的时间去仔细地完善它。开始画图时我们必须对作品的方向达成共识, 即选择上、下、前、后四个方位。然后我们将大胆地勾勒出作品的主要轮廓,特别要关注不同结构间的联系以及如何构图可以使作品成为一个整体而发挥作用。草图给我们提供了一个框架,使我们在着手认真描绘图画各部分时,不会忽略画面的整体性,因此,我们能够顺畅地从这个大型作品的一个区域转移到另一区域。

　　本章就是这幅壁画的轮廓。在学习神经解剖学某一系统时, 如果没有它与神经系统整体的空间或功能上的联系的观念,我们的努力将会是徒劳的,尤其是在我们通过临床病例学习神经解剖学时。虽然本书的每一临床病例都关注一个特定的神经解剖系统,但损伤几乎都会累及邻近区域。这种**邻近效应**在神经系统损伤的解剖定位中经常具有重要的意义。因此, 本章我们将大致了解神经系统的主要组成部分,并且开始描述各个组成部分最重要的功能。

　　学习本章后你应该对神经系统整体有一定的认识。此外,当阅读第 5 至第 19 章的临床病例时,你也应该能将损伤位置定位到神经系统的某一大致区域,尽管你还没有细致地学习这一系统。最后,本章将会为第 3 章神经系统检查的学习提供必要的知识背景。

　　在学习本章之前,有一点需要预先声明:本章内容以传统方式呈现,不包含临床病例。因此,如果你在记忆这些细节知识时遇到了困难,不要失望。当你阅读后面章节的临床病例时,可通过回顾本章内容得出临床诊断,因此这些知识就会逐渐巩固和掌握。

2.1.1　神经系统的主要组成部分

　　人类神经系统可分为**中枢神经系统(CNS)**和**外周神经系统(PNS)**。中枢神经系统包括脑和脊髓;其余部分则属于外周神经系统(图 2.1,表 2.1)。在胚胎发育过程中,中枢神经系统起源于一层外胚层细胞,这些细胞折叠形成神经管。神经管在头端形成数个膨大结构,最后发育成脑,而沿胎儿背部下行的神经管部分形成脊髓(图 2.2A、B)。神经管内充满液体的腔隙发育成脑室,里面充满脑脊液(CSF)。

　　发育中的大脑可分为 3 部分:**前脑**、**中脑**和**菱**

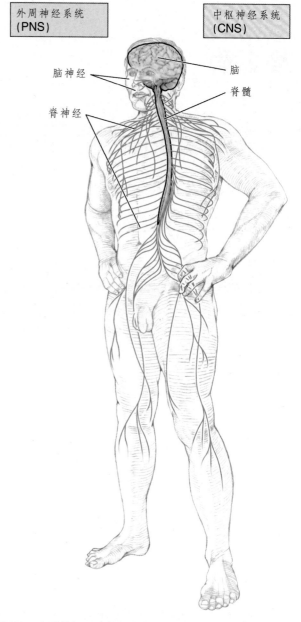

图 2.1　人类神经系统的组成部分

脑(见图 2.2)。**前脑**是人类神经系统最大的部分,它可进一步分为端脑和间脑。**端脑**(希腊语意为"终脑")由两个大脑半球组成,含有我们本章将要讲述的大脑皮质、白质和基底节。**间脑**由丘脑、下丘脑和相关结构组成。**中脑**是连接前脑和菱脑的一个相对短而狭窄的区域。**菱脑**由脑桥、小脑和延髓(末脑)组成(见图 2.2)。

　　中脑、脑桥和延髓共同将前脑和脊髓连接起来。由于前脑坐落在**中脑**、**脑桥**和**延髓**的顶部,就像长在茎上的菜花(见图 2.2C),因此这些结构通常称为脑干 *。脑干几乎是人脑进化中最为古老的部分,

---

* 一些作者以前将脑干定义为包括小脑和间脑。然而现在常见的临床用法中,"脑干"指中脑、脑桥和延髓。

表 2.1　人类神经系统主要组成

中枢神经系统(CNS)
　　脑
　　脊髓
外周神经系统(PNS)
　　脑神经和神经节
　　脊神经和背根神经节
　　交感 / 副交感神经及其神经节
　肠神经系统

也是人脑与鱼类和爬行动物的大脑最相像的部分。它控制着许多人体生存必要的基本功能，如呼吸、血压和心率。

　　脑脊液主要由覆于脑室表面的被称为**脉络丛**的血管丛产生(见图 5.10)。脑脊液从**侧脑室**流入**第三脑室**，然后从**第四脑室**孔离开脑室系统，浸润在脑和脊髓的外表面。中枢神经系统被覆三层具有保护功能的被膜，称为**脑脊膜**(见图 5.1)。从内向外，这些被膜分别是**软膜**、**蛛网膜**和**硬膜**。离开脑室系统后，脑脊液在蛛网膜和硬膜间的空隙中流动，最后被静脉系统吸收。

2.1.2　方位和切面

　　有一系列术语用于描述神经系统的不同方位和切面。在鱼类和爬行动物中，这些术语相对简单，因为它们的神经系统在方向上是线性的（图 2.3）。在这些动物中，**腹侧**(rentral 拉丁语意为"肚子")指的是朝向地面的方向，**背侧**(dorsal,拉丁语意为"后背",如鲨鱼的鳍)指朝向天空的方向,**吻侧**(rostral 拉丁语意为"鸟嘴",如"公鸡的喙")指朝向鼻子的方向,**尾侧**(caudal,拉丁语意为"尾巴")指朝向尾巴的方向。然而，由于人类保持直立的姿势，神经系统在大脑和脊髓间弯曲约 90°(图 2.4)。按照定义,弯曲发生在中脑-间脑连接处。因此,对于中脑以上的

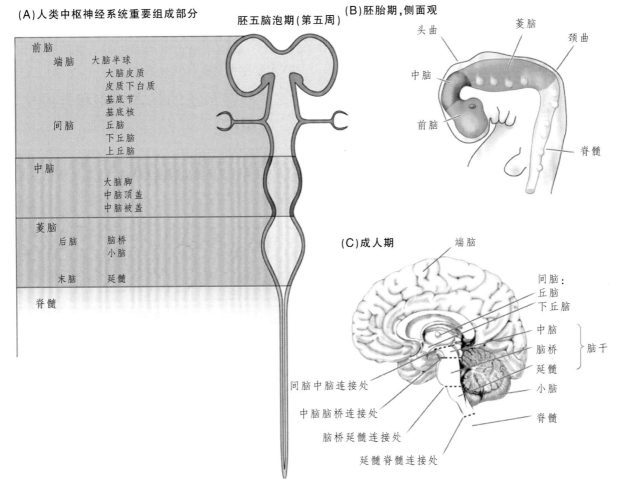

图 2.2　中枢神经系统的胚胎发育　(A)胚胎发育期的中枢神经系统,后面观。神经管形成数个脑泡,脑泡发育成中枢神经系统的不同部分(见表)。(B)胚胎发育期的中枢神经系统,侧面观。(C)成人中枢神经系统的组成部分。

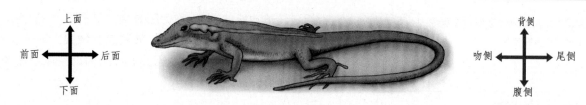

图 2.3　爬行动物中枢神经系统的方位　相同术语适用于中脑以上和以下。

结构,神经系统的定位与爬行动物相同,是与地面一致的。但在中脑及其以下,由于人类在站立时,脊髓几乎与地面垂直,因此神经系统的方位旋转了90°。

另一组常用来描述神经系统方位的术语在中脑上、下意义是相同的。它们是**前面**、**后面**、**上面**和**下面**。如图 2.4 所示,你应该能够理解人体这些术语的含义。

- 中脑以上:
    前面=吻侧
    后面=尾侧
    上面=背侧
    下面=腹侧
- 中脑以下:
    前面=腹侧
    后面=背侧
    上面=吻侧
    下面=尾侧

因此,在中脑以上,**前**连合位于**吻侧**,后连合位于**尾侧**,上矢状窦位于**背侧**,下矢状窦位于**腹侧**。同时,在中脑以下,脊髓**前**角位于**腹侧**,**后**角位于**背侧**,小脑**上**脚位于**吻侧**,小脑**下**脚位于**尾侧**。在中脑

本身,通常使用与中脑以下相同的定位方法。

当对神经系统进行病理学或影像学研究时,它常被三个不同正交切面中的一个面切割（图 2.5）。水平面与地面平行。在人体,与水平面等价的术语包括**轴平面**或**横切面**,即与人体长轴垂直的平面。**冠状面**的命名可能来源于它是皇冠所在的平面。**矢状面**位于射出的箭矢所在的方向,可以通过想象弓箭手手持箭矢(如射手座)所在的平面而形象地理解。经过人体正中线的矢状面称为**正中矢状面**,未经过人体正中线的矢状面称为**旁矢状面**。

值得注意的是,矢状面与冠状轴相垂直,冠状面与矢状轴相垂直,水平面与垂直轴相垂直。若一个切面位于此三种基本平面之间,则称为斜面。CT和 MRI 扫描所用的切面几乎都是水平面、矢状面或冠状面,或由于技术原因而进行必要的轻微调整(特别是在水平面时)(见第 4 章)。

2.2　神经系统的基本细胞和神经化学组成

从显微镜下来看,神经系统由神经细胞（**神经元**）和支持细胞(**神经胶质细胞**)组成。神经元是神经系统中传递信号的基本单位,胶质细胞也可能在信

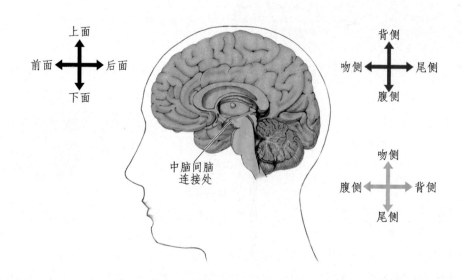

中脑间脑连接处

图 2.4　人类中枢神经系统的方位　部分术语(背侧、腹侧、吻侧、尾测)的含义在中脑–间脑交界处发生改变。

(A) 水平面　　　　　　　　(B) 冠状面　　　　　　　　　(C) 矢状面

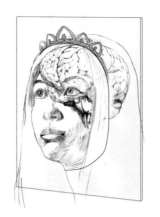

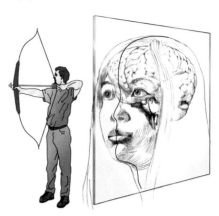

图 2.5　解剖切面　(A)水平面(轴平面,横切面)。(B)冠状面。(C)矢状面。

号传递中起一定作用。神经信号是一个复杂的现象,由于本书的重点是讨论临床解剖,因此在这里只做简要介绍 (可阅读本章结尾列出的参考文献以深入了解)。一个典型的神经元有一个含细胞核的**胞体**,相对较短的突起称为树突,它们接收大部分传入信号,而长的突起称为**轴突**,它们携带许多传出信号(图 2.6)。大多数哺乳动物的神经元是**多级神经元**,意味着它们有多个树突和轴突(见图 2.6A)。通常,从胞体发出一个轴突,走行一段距离后,从主干分出一个或数个**轴索侧支**以支配不同的区域。一些神经元是**双极**神经元,胞体发出一个树突和一个轴突。双极神经元通常是感觉神经元,如与视觉(见图 11.4)或嗅觉(见图 18.5)相关的神经元。一些双极神经元称为假单极神经元,由于它们的突起开始是融合的,随后分为两条长轴突。一个例子是背根神经节的感觉神经元(见图 2.21)。**单极神经元**多见于无脊椎动物,它的胞体只发出一条突起,再分为轴突和树突。

神经元间进行信息传递的特定区域称为**突触**。传统认为突触将信息从一个神经元的轴突末梢传至下一神经元的树突。然而,也存在轴–轴突触和树–树突触,一些神经元的信息传递方向甚至可以相反,由树突传到轴突。在**化学突触**中,主要储存于**突触囊泡**的神经化学递质,于突触前末梢释放(见图 2.6C)。随后它们与**突触后**神经元的**神经递质受体**结合,兴奋或抑制突触后神经元。在某些情况下,信息也可经**电突触**传递,通过特定的连接直接实现神经元间的电偶联。

神经元具有电活性和化学活性。当兴奋性突触传入信号与内源性跨膜电流足够激活一个神经元时,就会产生一个持续约 1ms 的瞬时电压改变,即**动作电位**。动作电位可沿着细胞膜快速传播,速度

可达 60m/s。传统认为,动作电位起始于神经元树突末端,经轴突传至突触前末梢,于此将信息传到下一个神经元(见图 2.6)。动作电位触发突触小泡释放神经递质,与突触后神经元进行化学交流(见图 2.6C)。

特定的胶质细胞形成富含脂质的**髓鞘**,包绕轴突,具有绝缘作用,因此加快了动作电位传导速度(见图 2.6B)。在中枢神经系统中,形成髓鞘的胶质细胞是少突胶质细胞;而在外周神经系统则是**施万细胞**。轴突上短的未被髓鞘包绕的节段称为**郎飞结**(见图 2.6B),其中含有大量电压门控离子通道。动作电位以跳跃式传导的方式在节间快速传递。

神经化学递质有两种功能。一种是通过**兴奋性突触后电位**(EPSP)和**抑制性突触后电位**(IPSP)介导神经元间的快速信息传递。快速的 EPSP 和 IPSP 持续数十毫秒,进而迅速改变突触后神经元的膜电位直到引起一次动作电位。突触后神经元综合了许多突触前传入信号产生的 EPSP 和 IPSP。另一种功能是进行**神经调节**,这种调节较为缓慢。神经调节涉及广泛的细胞机制,其中包括调节突触传递、神经元生长和其他功能的信号通路。神经调节既可易化又可抑制神经元的信号传递。

表 2.2 总结了部分常见的重要的神经递质。值得注意的是,神经递质既可以是像乙酰胆碱和氨基酸(如谷氨酸)一样的小分子,也可以是多肽一类的大分子。神经递质可以通过 EPSP 和 IPSP 介导快速的神经传递,也可对神经信号起到易化或抑制的调节作用,而这些效应取决于与其结合的特定受体。一些神经递质在不同的突触可产生不同的效应,甚至在同一突触,若存在不同的受体时,也可产生不同的效应。另外,不同突触会释放不同的递质,即使

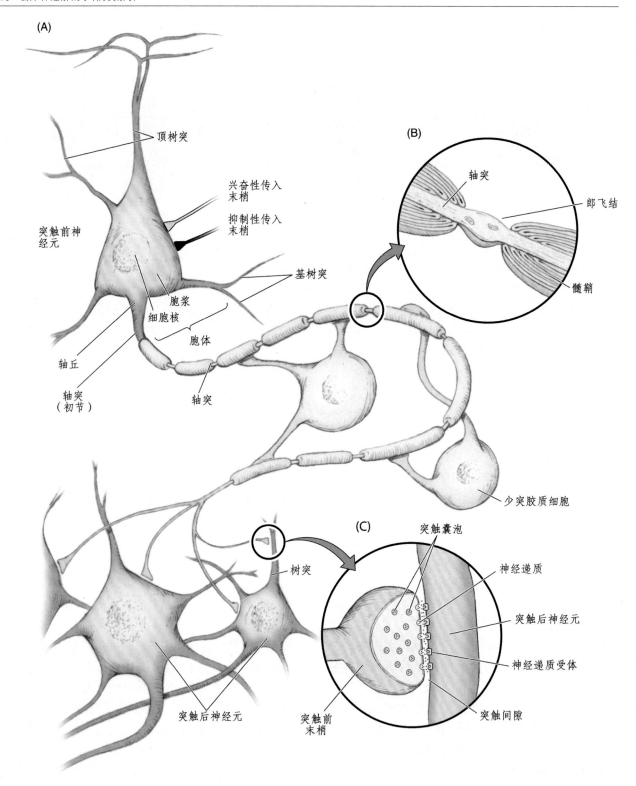

图 2.6 典型的哺乳动物神经元 (A)神经元主要通过树突和胞体接受传入信号，通过轴突电传导将信号传至突触，由突触将信号传至其他神经元。(B)插图显示轴突髓鞘和郎飞结。(C)插图显示突触前、后末梢的主要成分。

在单个突触中释放的递质也不同。

中枢神经系统中最常见的兴奋性神经递质是**谷氨酸**；最常见的抑制性神经递质是 **GABA**(γ-氨基丁酸)。在周围神经系统，**乙酰胆碱**是神经肌肉接头

的主要递质，在自主神经系统(将在以后介绍)中，**乙酰胆碱和去甲肾上腺素**都是重要的递质。除了表 2.2 列出的递质，还有许多神经递质和受体已经被描述，但更多的还有待发现。第 6、14 和 16 章将详

表 2.2　一些重要的神经递质

名称	胞体位置	投射方向	受体亚型	主要功能
谷氨酸	整个 CNS	整个 CNS	AMPA/ 红藻氨酸受体	兴奋性神经传递
			NMDA	调控突触可塑性
			代谢型	激活第二信使系统
GABA	整个 CNS	整个 CNS	$GABA_A$,$GABA_B$	抑制性神经传递
		视网膜	$GABA_C$	抑制性神经传递
乙酰胆碱	脊髓前角	骨骼肌	胆碱型	肌肉收缩
	自主神经节前神经元	自主神经节	胆碱型	自主神经功能
	副交感神经节	腺体、平滑肌、心肌	毒蕈碱型	副交感神经功能
	基底前脑：基底核、内侧伏隔核和斜束核	大脑皮质	毒蕈碱亚型和胆碱亚型	神经调节
	脑桥中脑区：脑桥被盖核和被盖背外侧核	丘脑、小脑、脑桥和延髓	毒蕈碱亚型和胆碱亚型	神经调节
去甲肾上腺素	交感神经节	平滑肌、心肌	α、β 亚型	交感神经功能
	脑桥：蓝斑和外侧被盖部	整个 CNS	α_{1A-D},α_{2A-D},β_{1-3}	神经调节
多巴胺	中脑：黑质致密部和腹侧被盖部	纹状体、前额叶皮质边缘皮质、伏隔核、杏仁核	D_{1-5}	神经调节
5-羟色胺	中脑和脑桥：中缝核团	整个 CNS	$5\text{-}HT_{1A-F}$,$5\text{-}HT_{2A-C}$,$5\text{-}HT_{3-7}$	神经调节
组胺	下丘脑：结节乳头状核；中脑：网状结构	整个大脑	H_{1-3}	通常为兴奋性神经传递
甘氨酸	脊髓；可能也位于脑干和视网膜	脊髓、脑干和视网膜	甘氨酸	抑制性神经传递 [a]
多肽	整个 CNS	整个 CNS	种类繁多	神经调节

[a] 甘氨酸也可通过与 NMDA 受体结合而增强其对谷氨酸的反应,起到神经调节的作用。

细介绍特殊神经递质的一些功能。

2.3　中枢神经系统的灰质和白质,周围神经系统的神经节和神经

中枢神经系统中主要由髓鞘的轴突构成的区域称为**白质**,主要由胞体构成的区域称为**灰质**。中枢神经系统中神经元间的局部突触传导多发生于**灰质**,而信号经位于白质内的轴突远距离传递。**大脑皮质**是覆于大脑半球表面一层特殊的灰质,高级哺乳动物的大脑皮质比其他物种要发达得多。皮质下面是白质,负责向皮质传入或由皮质传出信号(图 2.7A)。大脑半球和脑干深处的由细胞聚集形成的**核团**也属于灰质,如**基底神经节**、**海马**和**脑神经核**(见图 2.7A,B)。

在大脑半球中灰质位于外面,白质位于里面。在脊髓中正好相反:白质位于外面,灰质位于里面(见图 2.7C)。在脑干,虽然大部分外表面属于白质,但内外均有灰质和白质分布。

中枢神经系统的白质纤维用不同的名称表达相同的意思,如束(**tract,fascicle,bundle**)和丘系

(**lemniscus**)。联络中枢神经系统左右两侧的白质纤维称为**连合纤维**。周围神经系统中,轴突形成的神经束称为**外周神经**,简称神经。胞体聚集形成的结构称为神经节。

一般而言,向某一结构传入冲动的神经称为**传入神经**,而从某一结构传出冲动的神经称为**传出神经**。因此,外周神经将对环境的感觉信息传入中枢,同时将运动信息由中枢传向外周。

2.4 脊髓和周围神经系统

与低级生物(如分节蠕虫)的神经系统一样,人类神经系统也分节段。如前所述,头部各节段膨大并相互融合,形成大脑半球和脑干,并发出 12 对脑神经(见图 2.1)(将在本章稍后介绍)。**脊神经**发自脊髓的相应节段(图 2.8A)。每一节段均在两侧发出感觉神经根和运动神经根(图 2.8B)。

在整个神经系统中,运动神经系统多位于腹侧或前面,感觉神经多位于背侧或后面,在脊髓也如此。因此,**背侧神经根**主要将感觉信息传入至脊髓背侧,而**腹侧神经根**主要将运动信息由脊髓腹侧传出至外周。脊髓节段和神经根是根据它们离开椎管的平面来命名的。因此,它们分别称为**颈神经根**、**胸神经根**、**腰神经根**和**骶**神经根(见图 2.8A)。

在发育过程中,骨性椎管的生长速度快于脊髓。因此,脊髓下端与第一或第二腰椎(L1 或 L2)平齐。此节段以下,各神经根形成**马尾**(cauda equina,拉丁语意为"马的尾巴"),于椎管内下行直至从相应的孔道离开脊柱。感觉神经根和运动神经根在离开脊髓一段距离后合并,形成含有感觉和运动成分的混合型脊神经(见图 2.8B)。支配四肢比支配胸腹部需要更多的信号。因此,支配四肢的神经形成精细的丛状结构,如支配上肢的**臂丛**和支配下肢的**腰骶丛**(见图 2.8A)。另外,在这些节段,脊髓因含有较多的灰质成分而增粗。这些区域分别称为**颈膨大**和**腰骶膨大**。

除了已叙述的感觉和运动神经,周围神经系统还包括一些控制自主功能 (如心率、胃肠蠕动、出汗、血管平滑肌收缩、支气管收缩、性器官活动和瞳

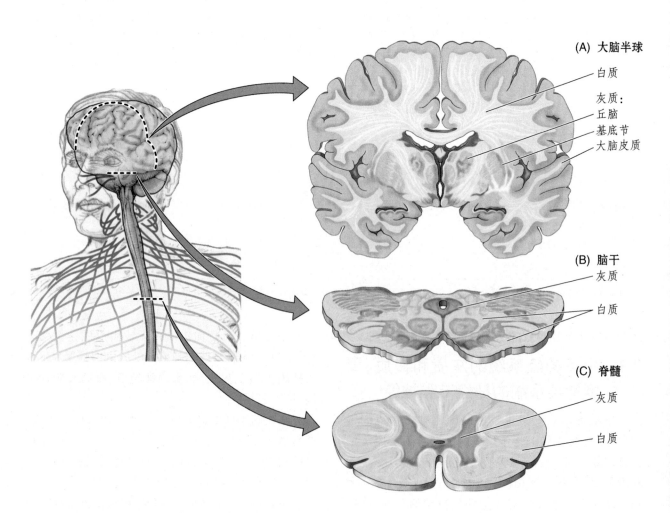

(A) 大脑半球
白质
灰质:
丘脑
基底节
大脑皮质

(B) 脑干
灰质
白质

(C) 脊髓
灰质
白质

图 2.7 中枢神经系统的灰质和白质

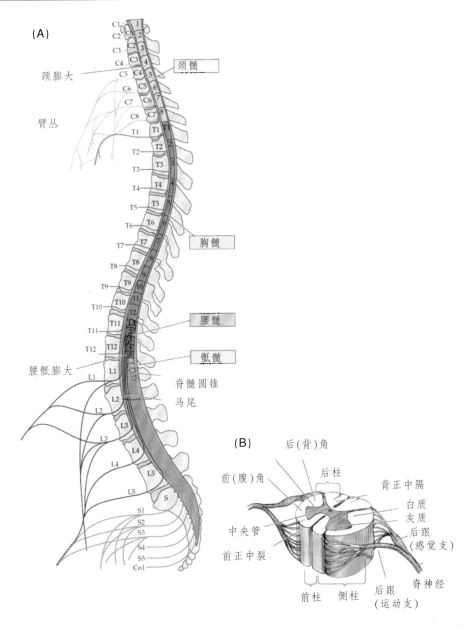

图 2.8 脊髓 (A) 与椎骨相对应的颈、胸、腰和骶髓节段与脊神经。(B) 每一节段发出的背侧感觉根和腹侧运动根。

孔收缩等)的特殊神经元。这些神经元是**自主神经系统**的组成部分。自主神经系统由两大部分组成 (图 2.9)：**交感神经系统**，起源于 T1 至 L3 的脊髓节段(**胸腰**部)，释放**去甲肾上腺素**至靶器官，参与应激反应，如加快心率、升高血压、舒张支气管及扩瞳。相反，**副交感神经系统**起源于脑神经和 S2 至 S4 骶髓节段(**颅骶**部)，释放**乙酰胆碱**至靶器官，使机体处于静息状态，如促进胃肠蠕动和腺体分泌、减慢心率及缩瞳。交感和副交感神经不仅受下丘脑和边缘系统内的高级中枢控制，而且受外周传入的感觉信息的影响。

肠神经系统被认为是第三自主神经系统，由消化道壁内的神经丛组成，控制胃肠蠕动和消化液的分泌。

2.5 大脑皮质基本结构、第一感觉和运动区

大脑皮质并不是平滑的层状结构，而含有许多内折或裂隙，称为脑沟。脑沟间皮质形成的隆起称为脑回。一些脑沟和脑回有特定的名称和功能，我们将马上学到。大脑半球分为四叶，即额叶、顶叶、颞叶和枕叶(图 2.10)。

2.5.1 大脑半球分叶

额叶位于大脑前部，向后延伸到中央沟。**颞叶**位于额叶的侧下方，两者由一个很深的脑沟分隔，

称为 **Sylvian** 裂或外侧裂（"**裂**"有时用来指深的脑沟）。**顶叶**以中央沟为前界,但从侧面来看,它与颞叶和**枕叶**无明确的界限(见图 2.10A)。从大脑内侧面观察时,很容易发现分隔顶叶和枕叶的**顶枕沟**(见图 2.10B)。

除了这 4 个主要的脑叶,另一个大脑皮质区埋于外侧裂的底部,称为**岛叶**。岛叶前部由额叶的边缘覆盖,后部由顶叶的边缘覆盖,分别称为**额叶岛盖**和**顶叶岛盖**("岛盖"形似盖子)(见图 2.24B)。边缘皮质(见图 2.25)原先被称为"边缘叶",但此名称已不再沿用。

两侧大脑半球中间由**半球间裂**(或称大脑**纵裂**、**大脑纵沟**)分隔(图 2.11D)。一个大的 C 形的白质带,即**胼胝体**(意为"质硬的体"),将两侧半球的同源区域和非同源区域联结起来(见图 2.10B)。

2.5.2　大脑半球表面解剖结构细节

尽管存在某些变异,但大脑半球表面的沟回形成了特定的相对一致的形态。现在我们将简要回顾大脑半球主要的脑沟、脑回和其他结构 (见图2.11)。这些结构的功能将于下一节讲述,并贯穿本书其他章节。

如前文所述,在半球外侧面(见图 2.11A),额叶后方以中央沟为界。位于中央沟前方的脑沟称为**中央前沟**。外侧额叶的其余部分被**额上沟**和**额下沟**分为**额上回**、**额中回**和**额下回**。同样,外侧颞叶被**颞上沟**和**颞下沟**分为**颞上回**、**颞中回**和**颞下回**。顶叶最前面的部分是**中央后回**,位于中央沟后方。**顶内沟**将其分为**顶上小叶**和**顶下小叶**。顶下小叶由包绕外侧沟末端的**缘上回**和包绕颞上沟末端的**角回**组成。

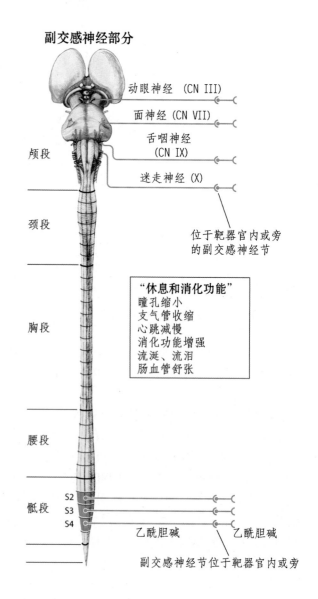

图 2.9　**自主神经系统**　左图显示交感神经部分,右图显示副交感神经部分。

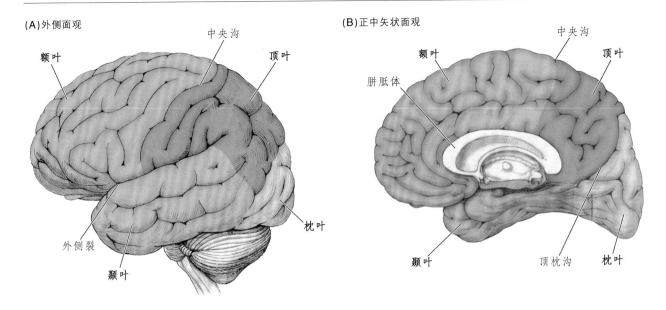

图 2.10 大脑皮质:额叶、顶叶、颞叶和枕叶 (A)左半球外侧面观。(B)右半球的正中矢状面观。

从半球内侧面(见图 2.11B)可以看到**胼胝体**,它由**吻**、**膝**、**体**和**压部**组成。**扣带回**("扣带"即腰带)环绕胼胝体,从前面的终板旁回直至后面的峡部。**扣带沟有一边缘支**上行至大脑上表面,因为中央沟正位于其前面,因此边缘支是一个重要的标志。中央沟通常不会延伸到大脑半球内侧面,但其附近的区域称为**中央旁小叶**。内侧面的枕叶中部位于距状裂以下的部分称为**舌叶**(意为"小舌头"),以上的部分称为**楔叶**(意为"楔子")。位于楔叶前的内侧枕叶称为**楔前叶**。

在大脑半球底面(见图 2.11C),可以看见**眶额回**位于眉骨的上方。在其内侧,**嗅沟**(含嗅球)将眶额回与**直回**分隔。在颞叶下表面,**颞下沟**将颞下回与**枕颞外侧回**(梭状回)分隔。在其内侧,**侧副沟**向前延续为**嗅脑沟**,将**海马旁回**与枕颞回分隔。

最后,从顶面(见图 2.11D)仍可看见许多侧面上观察到的重要标志。

复 习

现在你应该熟悉了大脑半球的分叶和主要的沟回:遮住图 2.11A–D 的标注,尽可能多地说出大脑半球的结构。当你完成了本书的学习时,这些沟回中大部分的功能你就会知道了。

2.5.3 第一感觉、运动区

图 2.12 所示的是皮质的第一感觉、运动区。**初级运动皮质**位于额叶的**中央前回** (见图 2.11A),支配对侧肢体的运动。**第一躯体感觉区**位于顶叶的**中央后回**,接受来自对侧肢体的感觉信息。值得注意的是,中央前回和中央后回由**中央沟**分隔,运动区位于躯体感觉区的前面(与脊髓相同)。**第一视区**是枕叶中距状沟上下两侧的皮质,称为距状裂(见图 2.11B 和图 2.12)。**第一听区**由**颞横回**组成,颞横回是两个位于颞叶上面、外侧裂深面的指状脑回(见图 2.12 和图 2.24B)。感觉、运动信息的高级处理发生在联合皮质,将于本章下文讨论。

感觉和运动传导通路在大脑皮质上具有**定位关系**。这意味着体表感觉(或运动)区上的邻近区域由白质中的相邻纤维束投射到皮质表面的相邻区域。例如,在第一躯体感觉、运动区中,代表手部的区域与臂部的区域相邻(图 2.13)。这种皮质的**躯体定位图**有时称为体感或运动**小人**。同样地,感知不同视野的**视网膜**在视觉中枢也有明确的定位关系,感知不同频率声音的耳蜗区在听觉中枢也有定位。

有趣的是,第一躯体感觉区和运动区分别代表对侧躯体的感觉和运动。这种关系是由包括希波克拉底在内的古希腊医生首先发现的,他们发现头部受伤的患者伴有对侧躯体功能的障碍。了解躯体感觉或运动传导通路在神经系统的交叉平面有助于临床中对损伤进行神经解剖学的定位,这也将在本章稍后讨论。第一视区接受对侧视野的信息传入。因此,每只眼的左半视野投射到右侧第一视区(见图 11.15)。传至听觉中枢的信息并非单侧性的,而是包含来自双耳的混合性的传入信息(来自对侧耳的信息稍强,但在临床中并不明

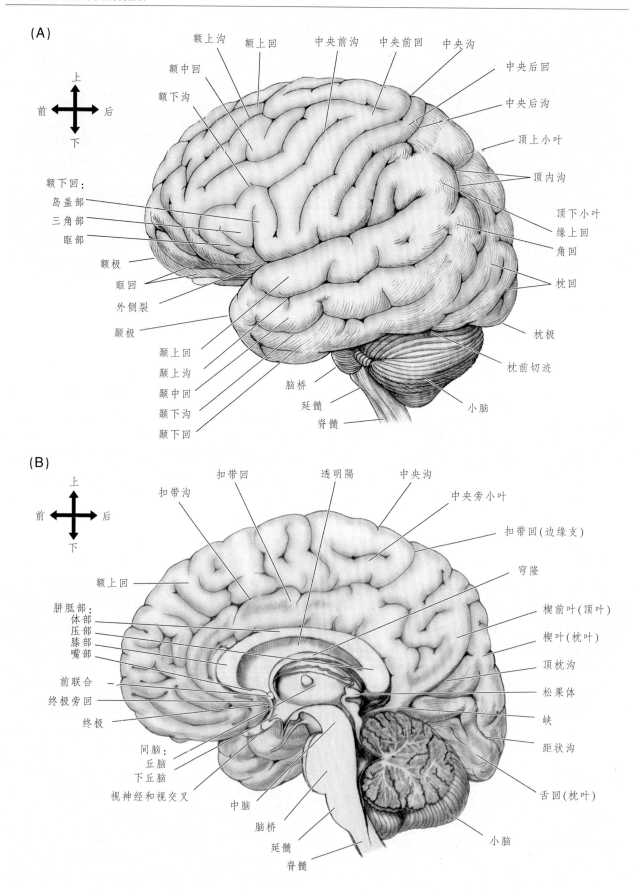

图 2.11 大脑皮质表面的细致结构 (A)左半球外侧面观。(B)右半球内侧面观。(待续)

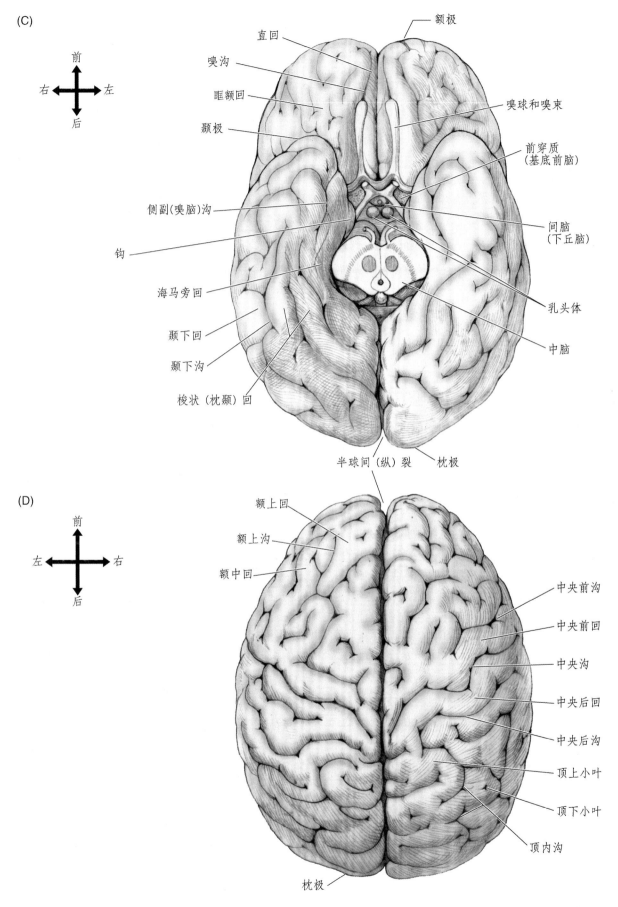

(C)

额极
直回
嗅沟
眶额回
颞极
嗅球和嗅束
前穿质
（基底前脑）
侧副(嗅脑)沟
间脑
（下丘脑）
钩
海马旁回
乳头体
颞下回
中脑
颞下沟
梭状（枕颞）回
半球间（纵）裂　枕极

前
右　左
后

(D)

额上回
额上沟
额中回
中央前沟
中央前回
中央沟
中央后回
中央后沟
顶上小叶
顶下小叶
顶内沟
枕极

前
左　右
后

图 2.11(续)　(C)底面观。(D)顶面观。

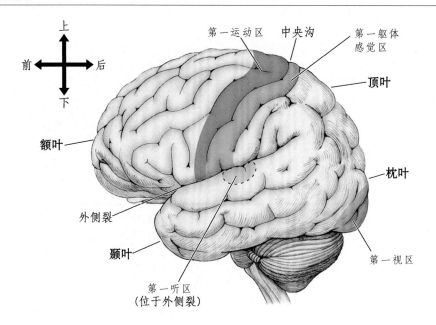

图 2.12　第一感觉、运动区

显）。

2.5.4　大脑皮质的构筑分层和分区

大脑皮质大部分由**新皮质**构成,新皮质由外表面向内分为连续的 **6 层** （Ⅰ-Ⅵ层）(图 2.14;表 2.3)。部分与边缘系统相联系的区域少于 6 层。新皮质的回路联系十分复杂,我们仅讨论各层部分主要的联系。**Ⅰ 层**主要由深层神经元的轴突或树突组成。**Ⅱ、Ⅲ层**含有主要投射到皮质其他区域的神经元。**Ⅳ层**接受来自丘脑的大部分传入信息。**V层**的神经元主要投射到除丘脑以外的皮质下结构,如脑干、脊髓和基底节。**Ⅵ层**的神经元主要投射到丘脑。除了这些联系,皮质层内及层间还存在许多其他的神经回路,已经超出了本章讨论的范围。I-Ⅵ皮质层的别名在表 2.3 已经列出以供参考,但不在本书中使用。

皮质细胞层的相对厚度因不同区域皮质主要功能而异。例如,第一运动皮质有大量的控制运动

的传出纤维投射到脑干和脊髓。它很少接受直接来自信息中继站–丘脑的感觉信息。因此,在第一躯体运动区,V 层更厚,胞体比 Ⅳ 层多(见图 2.14B)。在第一视区情况相反,Ⅳ 层含有许多胞体,而 V 层胞体相对较少(见图 2.14C)。联合皮质的细胞构筑介于以上两者之间(见图 2.14A)。

基于微观形态和功能,大脑皮质的分区有许多分类方法。Korbinian **Brodmann** 在 1909 年提出的分区法最为著名。基于显微镜下的研究,他将皮质分为 **52 个细胞构筑分区**,每一区都有相应的分区代号(图 2.15;表 2.4)。结果证明,Brodmann 确立的许多皮质分区与其功能正相符,因此他的分区法沿用至今。

2.6　运动系统

神经系统对运动的控制是在多种并行传导通路与周期性反馈环路间维持着一种精妙的平衡。我们将简要介绍最重要的运动传导通路和主要的反馈系统,如小脑和基底节。

表 2.3　新皮质细胞的分层

分层	名称	别称	主要联系
Ⅰ	分子层		来自其他层的轴突和树突
Ⅱ	小锥体细胞层	外颗粒层	皮质间联系
Ⅲ	中锥体细胞层	外锥体层	皮质间联系
Ⅳ	颗粒层	内颗粒层	接受来自丘脑的传入信息
V	大锥体细胞层	内锥体层	向皮质下层结构(除丘脑外)传出信息
Ⅵ	多形层		向丘脑传出信息

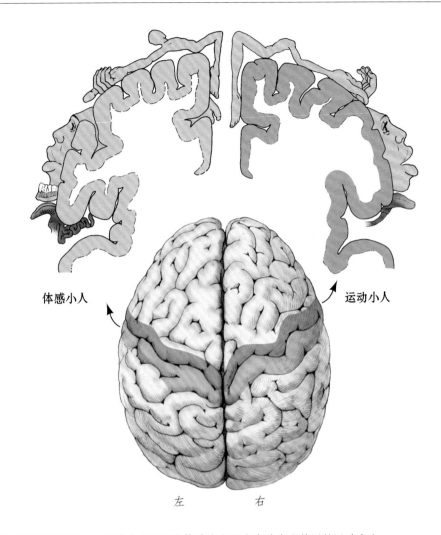

体感小人　←　　　　　→　运动小人

左　　　右

图 2.13　人体各部在皮质的定位图　左半球中央后回的体感小人和右半球中央前回的运动小人。

2.6.1　主要的运动传导通路

人类最重要的运动传导通路是**皮质脊髓束**。皮质脊髓束主要起源于第一躯体运动区，神经元胞体的轴突经大脑白质和脑干下行投射到脊髓（图2.16）。由于皮质脊髓束在延髓中呈三角形，因此它又称为**锥体束**(见图 6.11A 和图 14.5B)。大多数皮质脊髓束的纤维(约 85%)于延髓脊髓交界处交叉到对侧，称为**锥体交叉**，支配对侧肢体的运动。因此，若皮质脊髓束在锥体交叉以上受损，将出现**对侧**肢体的瘫痪；而锥体交叉以下受损，则出现**同侧**肢体的瘫痪。除了皮质脊髓束，其他一些下行运动传导通路将于第 6 章讨论。

皮质中向下投射到脊髓或脑干的运动神经元称为**上运动神经元(UMN)**。上运动神经元与位于脊髓**中央灰质前角**(见图 2.16B)或脑干运动神经核内的**下运动神经元(LMN)**形成突触。下运动神经元的轴突经脊神经前根或脑神经离开中枢神经系统到达外

周的肌细胞。上运动神经元和下运动神经元的损伤有某些显著的临床特点，我们将在第 3 章学习。

2.6.2　小脑和基底节

运动系统负责执行许多精细复杂的任务。因此，人体需要多种反馈系统，包括**小脑和基底节**来精细调节运动系统的信号传出(图 2.17)。这两种系统并不直接投射到下运动神经元，而是通过调节皮质脊髓束和其他下行运动系统的信号传出发挥功能。小脑和基底节的大部分传入信息均来自运动皮质。小脑还接受来自脑干和脊髓的重要的传入信息，这将于第 15 章介绍。小脑和基底节的传导通路依次经丘脑返回运动皮质。

小脑损伤将导致协调和平衡障碍，即**共济失调**。基底节损伤将导致**运动减少障碍**，如帕金森症，表现为运动变少、缓慢和僵硬；以及**运动过多障碍**，如**亨廷顿症**(Huntington's disease)，表现为不自主的舞蹈样运动。

表 2.4 Brodmann 细胞构筑分区

Brodmann 分区	功能区	位置	功能
1、2、3	第一躯体感觉区	中央后回	触觉
4	第一运动区	中央前回	调节随意运动
5	第三躯体感觉区；后顶叶联合皮质	顶上小叶	实体觉
6	补充运动区、补充眼动区运动前区、额叶眼动区	中央前回及其吻侧相邻皮质	四肢及眼球运动的规划
7	后顶叶联合皮质	顶上小叶	视觉运动；知觉
8	额叶眼动区	额上回、额中回、内侧额叶	眼球跳跃运动
9、10、11、12[a]	前额叶联合皮质、额叶眼动区	额上回、额中回、内侧额叶	思考、认知、运动规划
17	第一视区	距状裂两侧	视觉
18	第二视区	内、外侧枕回	视觉、深度觉
19	第三视区、中颞叶视区	内、外侧枕回	视觉、色彩、眼球运动、深度觉
20	下颞叶视区	颞下回	形成视觉
21	下颞叶视区	颞中回	形成视觉
22	高级听觉皮质	颞上回	听觉、说话
23、24、25、26、27	边缘联合皮质	扣带回、胼胝体下区、压后皮质和海马旁回	情感
28	第一嗅区、边缘联合皮质	海马旁回	嗅觉、情感
29、30、31、32、33	边缘联合皮质	扣带回和压后皮质	情感
34、35、36	第一嗅区；边缘联合皮质	海马旁回	嗅觉、情感
37	顶颞枕联合皮质、中颞叶视区	颞枕叶交界处的颞中回和颞下回	知觉、视觉、阅读、说话
38	第一嗅区、边缘联合皮质	颞极	嗅觉、情感
39	顶颞枕联合皮质	顶下小叶(角回)	知觉、视觉、阅读、说话
40	顶颞枕联合皮质	顶下小叶(缘上回)	知觉、视觉、阅读、说话
41	第一听区	颞横回和颞上回	听觉
42	第二听区	颞横回和颞上回	听觉
43	味觉皮质	岛叶皮层、额顶岛盖	味觉
44	布洛卡区、外侧运动前皮质	额下回(额叶岛盖)	说话、运动规划
45	前额叶联合皮质	额下回(额叶岛盖)	思考、认知、行为规划
46	前额叶联合皮质(背外侧前额叶皮质)	额中回	思考、认知、行为规划、眼球运动的控制
47[a]	前额叶联合皮质	额下回(额叶岛盖)	思考、认知、行为规划

Source: Martin, JH. 1996. *Neuroanatomy Text and Atlas*. McGraw-Hill, New York.

[a] 13-16 区和 48-52 区不存在于人类皮质表面或仅可见于其他哺乳动物,因此未在图 2.15 中体现。

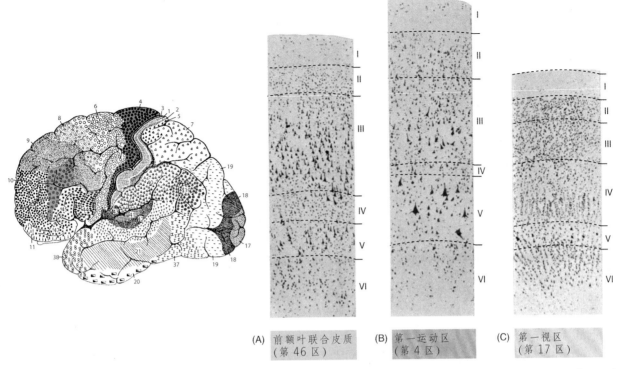

(A) 前额叶联合皮质
（第 46 区）　　(B) 第一运动区
（第 4 区）　　(C) 第一视区
（第 17 区）

图 2.14　新皮质构筑分层（A–C from Parent, A. 1996. *Carpenter's Human Neuroanatomy*, 9th Ed. Williams & Wilkins, Baltimore.）

2.7　躯体感觉系统

躯体感觉由介导不同感觉形式的并行传导通路传至中枢神经系统。现在我们将复习几个最重要的感觉传导通路,并介绍丘脑,一个将各种信号(包括感觉和其他信息)传至大脑皮质的重要中继站。

2.7.1　主要的躯体感觉传导通路

躯体感觉指包括触觉、痛觉、温度觉、振动觉和**本体觉**(四肢或关节位置觉)在内的意识知觉。脊髓中有两条主要的躯体感觉通路:

1. **后索感觉传导通路**(图 2.18)传导本体觉、振动觉和精细触觉。

2. **前外侧索传导通路**(图 2.19)传导痛温觉和粗触觉。

部分触觉是双侧上传的,因此单侧传导通路的损伤不会引起触觉的丧失。值得注意的是,**第一级感觉神经元**的胞体位于中枢神经系统外的**背根神经节**内,具有分支的轴突,一条长分支到达外周,另一条进入脊髓(见图 2.18 和图 2.19)。对于临床中损伤的定位,了解这两条感觉传导通路在中枢神经系统交叉的位置与了解皮质脊髓束经锥体交叉到对侧同样重要。因此,我们将在此简要介绍这两条感觉传导通路。

后索感觉传导通路　本体感觉、振动觉和精细触觉的信息经第一级感觉神经元轴突首先通过背根进入脊髓, 随后经同侧白质后索上行直到延髓后索核(见图 2.18)。在此与第二级感觉神经元形成突触,第二级神经元的轴突交叉至对侧延髓继续上行,于丘脑交换神经元, 最后投射到中央后回的第一躯体感觉区。

前外侧索传导通路　痛温觉和粗触觉的信息同样经第一级感觉神经元通过背根(见图 2.19)进入脊髓。然而,这些神经元于脊髓灰质立即换元,第二级感觉神经元的轴突交叉至脊髓对侧,沿白质前外侧索上行,形成脊髓丘脑束。在丘脑换元后,同样到达第一躯体感觉区。

2.7.2　丘脑

丘脑是重要的中转站。几乎所有投射到大脑皮质的传导通路都要在丘脑换元。丘脑是深藏于大脑白质中的灰质结构,位于基底节后,脑干之上(见图 2.17 和图 2.20)。丘脑形似一对鸡蛋,两只鸡蛋的后部张开形成向外的角度, 在水平面上看是一个倒"V"形(见图 2.20B 和图 16.2)。丘脑由许多核团组成。每一种感觉,包括视觉、听觉、味觉和躯体感觉, 在传至大脑皮质前都要在不同的核团内进行换元(嗅觉的传入例外,它不直接经过丘脑)。非感觉性传导通路也中继于丘脑。例如,来自基底节、小脑、边缘系统和脑干网状结构的信息经一些

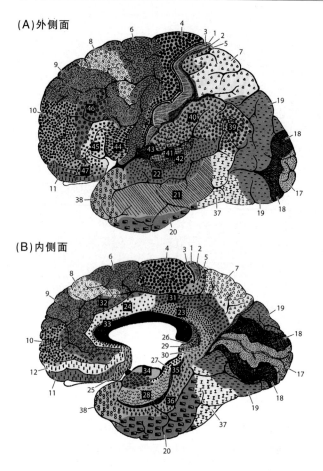

(A) 外侧面

(B) 内侧面

图 2.15 Brodmann 细胞构筑分区 (A)左半球外侧面观。(B)右半球内侧面观。

丘脑核团处理后传至皮质(见图 2.20A)。丘脑环路的一个重要的特征是皮质-丘脑联系的相互性。因此,实际上所有的皮质区都可经第Ⅵ层(见表 2.3)投射回丘脑内向皮质传入信息的区域。

如本章前述,丘脑与下丘脑、上丘脑形成间脑(见图 2.2)。下丘脑是控制自主神经系统、神经内分泌、边缘系统等其他神经通路的重要区域。上丘脑含有一些小的核团,如松果体(见图 2.11B)、缰核和部分顶盖前区。

2.8 牵张反射

单突触牵张反射是一种已经得到深入研究的反射弧,它通过局部的迅速反馈来控制运动。反射弧始于称为**肌梭**的特殊感受器,它可以感知肌肉牵张的数量和速度(图 2.21)。信息传至感觉神经元末梢后,通过背根节传入脊髓灰质。在脊髓灰质中,感觉神经元形成多个突触,包括直接与前角下运动神经元形成的突触。下运动神经元通过前根投射到肌肉,使其收缩。传导通路(见图 2.21)任何部位的损害都会引起反射减弱或消失。

除了单突触反射,感觉神经元可与脊髓灰质中的兴奋或抑制性的**中间神经元**形成突触,中间神经元又与下运动神经元形成突触。因此,脊髓局部回路可通过感觉信息来调节下运动神经元的兴奋性,而不通过来自高级中枢的意识性的调控。然而,中间神经系统也存在调控牵张反射的下行传导通路。正如我们将要学习到的,若高级中枢或它们的下行传导通路受损,牵张反射就会**亢进**或**减弱**。因此,通过在神经系统检查中检查牵张反射,我们可了解多种传导通路的情况,包括外周神经系统的感觉与运动神经元和中枢神经系统的下行调控通路。由于在神经系统检查中通常用反射锤轻叩肌腱来检查牵张反射(见第 3 章),它也经常称为**深腱反射**。

2.9 脑干和脑神经

脑干的整体结构如图 2.22 所示。正如前文所述,脑干由中脑、脑桥和延髓组成。吻侧与间脑相连,背侧与小脑相连,尾侧与脊髓相连(见图 2.22C)。大多数**脑神经**始于脑干。在某种程度上,脑神经与脊神经类似,都具有感觉和运动功能。然而,它们还执行与头部器官相联系的特殊功能(表 2.5)。脑神经检查可提供神经系统功能的重要信息,我们将在下一章讲述。

除了脑神经核和传导通路,脑干还含有许多其他重要的核团和白质纤维束。所有在大脑半球和脊髓间传递的信息都必须经过脑干。因此,脑干的损伤将破坏感觉和运动功能。另外,脑干含有在运动系统中起重要作用的核团;在特定化学物质刺激下引起恶心、呕吐反应的核团;含有去甲肾上腺素、5-羟色胺、多巴胺和乙酰胆碱(见表 2.2)等神经递质的调节核团,这些核团广泛投射至中枢神经系统各个部分;与痛觉调控相关的核团;控制心率、血压和呼吸等其他功能的核团。

脑干中含有这些核团的一个重要区域称为**网状结构**。之所以如此命名是因为在组织切片中它的纤维呈网络状,网状系统从延髓延伸至中脑,贯穿脑干的中央部分。位于延髓和低位脑桥的尾侧网状系统主要与运动功能和自主神经功能有关。位于高位脑桥和中脑的吻侧网状系统对**意识水平**的调节起重要作用,通过调节丘脑和皮质的活动来影响高级中枢(图 2.23)。因此,脑桥中脑部网状结构的损伤可引起嗜睡和昏迷。

皮质、丘脑和前脑中其他的网络结构对维持意识也十分重要。因此,双侧丘脑、大脑半球,或单侧

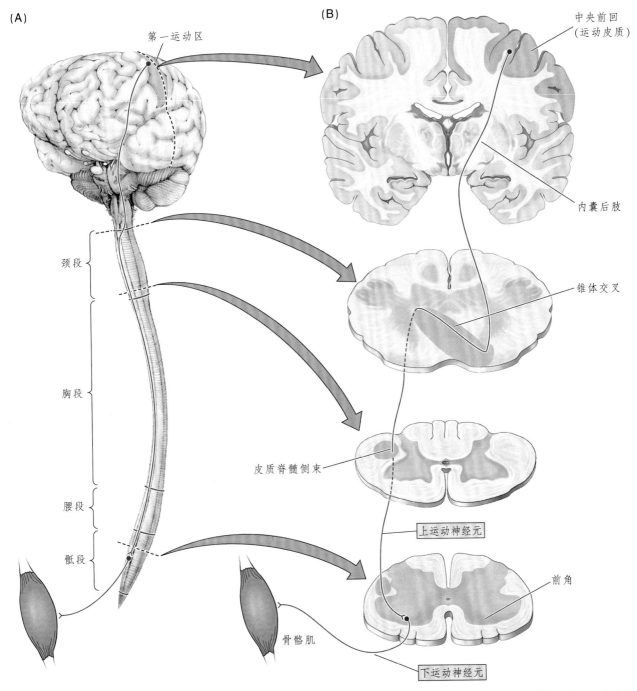

图 2.16　皮质脊髓束概观　(A)运动皮质上运动神经元投射到对侧脊髓下运动神经元的传导通路。(B)皮质脊髓束经过大脑皮质、锥体交叉和脊髓的代表平面。

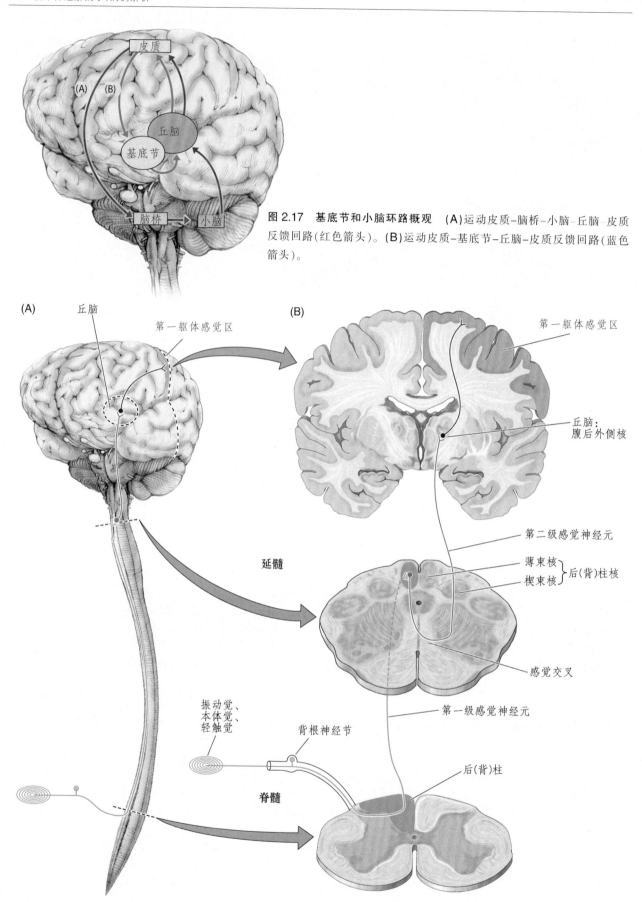

图 2.17 基底节和小脑环路概观 (A)运动皮质–脑桥–小脑–丘脑–皮质反馈回路(红色箭头)。(B)运动皮质–基底节–丘脑–皮质反馈回路(蓝色箭头)。

图 2.18 后索感觉传导通路:振动觉和关节位置觉 (A)外周至躯体感觉皮质的传导通路。(B)传导通路经脊髓、延髓、丘脑和大脑皮质的代表平面。

表 2.5 脑神经概述

脑神经	名称	功能
CN I	嗅神经	嗅觉
CN II	视神经	视觉
CN III	动眼神经	支配除上斜肌和外直肌以外的眼外肌;副交感部分可缩瞳并收缩睫状肌以视近物
CN IV	滑车神经	支配上斜肌,使眼球向下运动和内旋
CN V	三叉神经	面部,口部,鼻窦和脑膜的触觉、痛觉、温度觉、振动觉和关节位置觉;支配咀嚼肌和鼓膜张肌
CN VI	展神经	支配外直肌,使眼球外展
CN VII	面神经	支配面部表情肌,镫骨肌和部分二腹肌;舌前 2/3 的味觉;耳部皮肤的感觉;副交感部分支配泪腺、下颌下腺、舌下腺的分泌
CN VIII	前庭蜗神经	听觉和前庭觉
CN IX	舌咽神经	支配茎突咽肌;舌后 1/3 的味觉;后咽黏膜和耳部皮肤的感觉;颈动脉体的化学感受器和压力感受器;副交感部分支配腮腺分泌
CN X	迷走神经	支配咽肌(吞咽)、喉肌(发音);副交感部分支配心、肺和脾曲以上的消化道;会厌和咽部的味觉;咽部、后部脑膜、耳部皮肤的感觉;主动脉弓的化学感受器和压力感受器
CN XI	副神经	支配胸锁乳突肌和上部斜方肌
CN XII	舌下神经	支配舌内肌

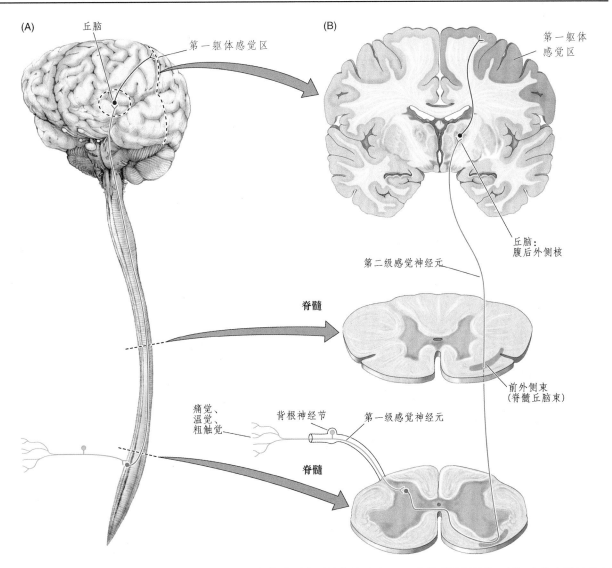

图 2.19 脊髓丘脑感觉传导通路:痛温觉 (A)外周至躯体感觉皮质的传导通路。(B)传导通路经脊髓、丘脑、大脑皮质的代表平面。

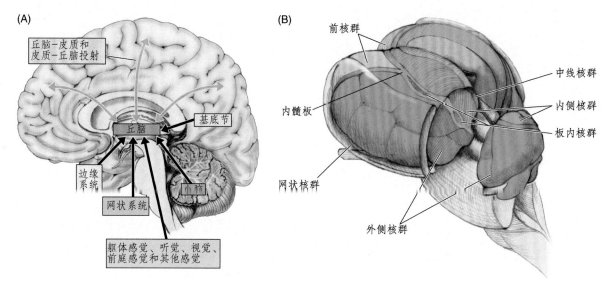

(A)
丘脑-皮质和
皮质-丘脑投射
丘脑
基底节
边缘
系统
网状系统
小脑
躯体感觉、听觉、视觉、
前庭感觉和其他感觉

(B)
前核群
中线核群
内髓板
内侧核群
板内核群
网状核群
外侧核群

图 2.20　丘脑　(A)丘脑的信息传入及其与皮质的相互联系。(B)图显示位于脑干上的丘脑及其主要核群(网状核后部已去除)。

大脑半球较大范围的损伤也可损害意识。值得注意的是,脑干以上的占位性病变可通过占位效应压迫脑干,使网状结构和丘脑压缩变形,从而间接引起意识损害。

2.10　边缘系统

　　大脑中位于大脑皮质内侧边缘的部分结构共同称为**边缘系统**(图 2.24)。这些结构已经从低级动物中主要的嗅觉系统演化到具有多种功能，如情绪、记忆活动、食欲、自主神经功能和神经内分泌的调控。边缘系统包括位于内侧颞叶前部(见图 2.24A)、岛叶前部(见图 2.24B)、内侧额叶下部和扣带回的特定皮质区。它还包括一些皮质下结构,如位于内侧颞叶中的**海马结构**和**杏仁核**(见图 2.24A),位于内侧丘脑、下丘脑、基底节、隔区和脑干的部分核团。这些区域通过一系列纤维相互联系,包括**穹隆**,它是一个对称的拱形白质结构,将海马结构与下丘脑、伏隔核联系起来(见图 2.24A)。

　　边缘系统的损伤可引起即时记忆向长期记忆的转化障碍。因此,这些区域受损伤的患者可以回忆久远的事情,却不能形成新的记忆。此外,边缘系统功能障碍可引起行为改变,是一系列精神障碍的基础。最后,内侧颞叶边缘系统的障碍可引起癫痫,这种癫痫可以以特定情绪(如恐惧)、记忆扭曲(如

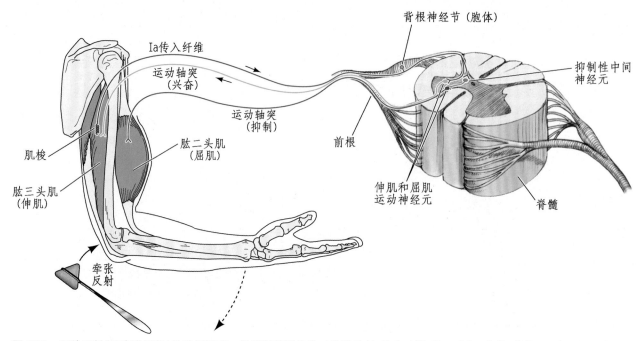

Ia传入纤维
运动轴突
(兴奋)
运动轴突
(抑制)
背根神经节(胞体)
抑制性中间
神经元
肌梭
肱二头肌
(屈肌)
前根
肱三头肌
(伸肌)
伸肌和屈肌
运动神经元
脊髓
牵张
反射

图 2.21　深腱反射(肌牵张反射)的神经回路　轻叩肌腱诱发肱三头肌反射,使主动肌(肱三头肌)收缩,拮抗肌(肱二头肌)舒张。

幻觉记忆)或幻嗅为首发表现。

2.11 联合皮质

除了之前讲述的第一运动、感觉区外,大脑皮质还含有大量**联合皮质**(图 2.25),以实现对高级信息的处理。在同型皮质,高级信息的处理多发生于单一的感觉或运动信息。**单模态**联合皮质区多与第一感觉、运动区相邻;例如,单模态视觉皮质联合区与第一视区相邻,单模态运动皮质联合区(运动前皮质和辅助运动区) 与第一运动区相邻 (见图 2.25)。**异型皮质**与整合多种感觉与运动信息的功能有关。由于下一章我们将讲述如何利用心理状态来检查这些区域,现在我们将简述部分临床上重要的联合皮质区的功能。

当我们听讲的时候,语言常首先由上颞叶的第一听区感知;当我们阅读的时候,语言常由枕叶的第一视区感知。从这些区域开始,皮质-皮质连合纤维将信息传递至**优势半球**(常为左侧)的**韦尼克区**(见图 2.25)。韦尼克区(Wernicke's area)的损伤常引起语言理解障碍, 常称为 "**感觉/接受性失语**"或"**韦尼克失语**"。**布洛卡区**(Broca's area)也位于左半球的额叶,与第一运动区支配唇、舌、面和喉运动的

区域相邻。布洛卡区的损伤引起语言表达的障碍,也伴有一定的语言理解障碍,称为"**运动/表达性失语**"或"**布洛卡**失语",可简记为"Broca's broken boca"(boca 在西班牙语意为"嘴巴")。

顶叶由顶内沟分为顶上小叶和顶下小叶(见图2.11A,D)。左半球顶下小叶的损伤可引起一系列令人关注的异常表现,包括失算、左右分辨障碍、**手指失认**(不能说出手指的名字)及失写。这组异常表现称为 **Gerstmann 综合征**。

复杂运动,如刷牙或掷球,在第一运动区激活前需要高级计划。运动计划发生在皮质许多不同的区域。因此,皮质的广泛损伤,或者额叶或左侧顶叶的局部损伤,可引起运动构思,规划和执行的异常,称为**失用**。

顶叶对空间意识也起着重要的作用。因此,顶叶的损伤,特别是在**非优势半球**(常为右侧)的损伤,常引起所感知空间的失真,以及对对侧空间的忽视。例如,右侧顶叶损伤可引起左**半身忽略综合征**。这样的患者常忽略左侧视野的物体,但如果他们的注意力集中到左侧时,他们也能看到。他们在画钟面时,不会在钟面左侧填上数字。他们也几乎不会意识到自己左半身的存在,比如,认为自己的

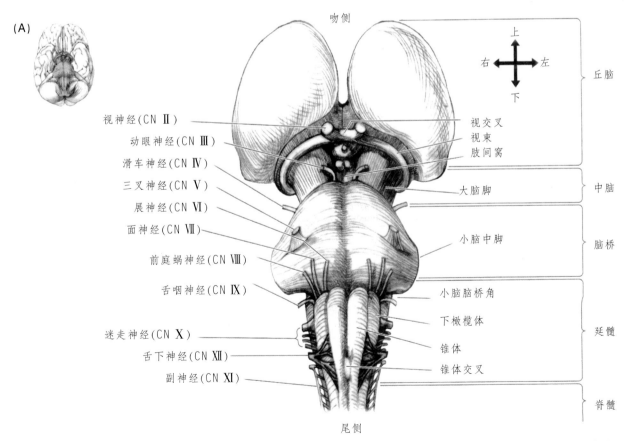

(A)

吻侧

右 ← 上 → 左
下

丘脑

视神经(CN Ⅱ)
动眼神经(CN Ⅲ)
滑车神经(CN Ⅳ)
三叉神经(CN Ⅴ)
展神经(CN Ⅵ)
面神经(CN Ⅶ)
前庭蜗神经(CN Ⅷ)
舌咽神经(CN Ⅸ)
迷走神经(CN Ⅹ)
舌下神经(CN Ⅻ)
副神经(CN Ⅺ)

视交叉
视束
肢间窝
大脑脚 — 中脑
小脑中脚 — 脑桥
小脑脑桥角
下橄榄体
锥体 — 延髓
锥体交叉

脊髓

尾侧

图 2.22 脑干和脑神经 大脑半球和小脑已切去,但脑干(中脑,脑桥和延髓)上的丘脑已完整保留。(A)腹侧观。(待续)

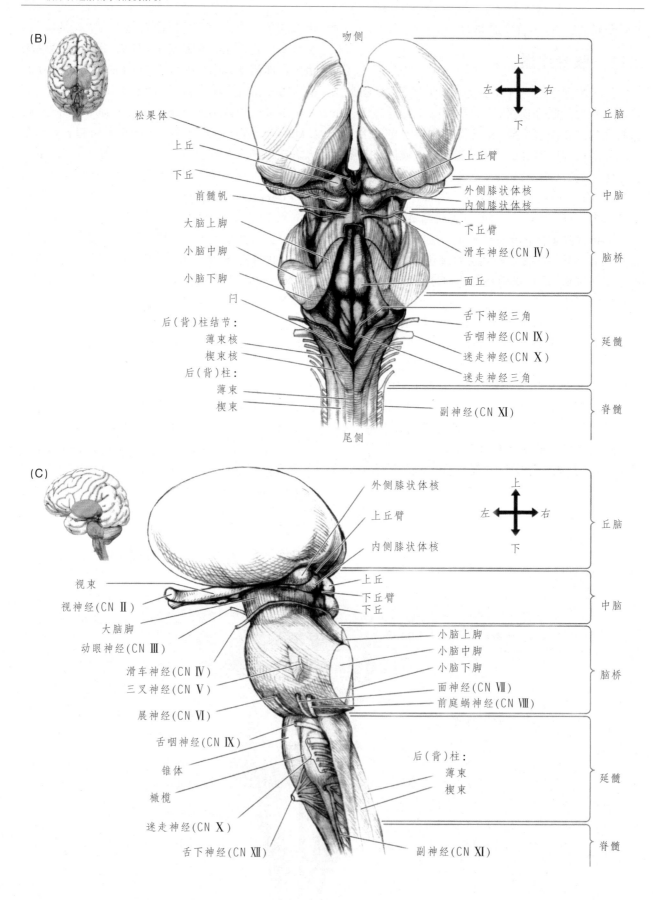

图 2.22 (续) (B)背面观。(C)侧面观。

复　习

与图 2.11 所示的大脑半球一样，现在你应该熟悉了脑干和脑神经，遮住图 2.22A–C 的标注，尽可能多地说出解剖结构。同样，遮住表 2.5 右栏，说出脑神经的名字和它们的主要功能。与大脑半球的内容一样，当你完成了本书的学习时，脑干和脑神经的内容你就会很熟悉了。

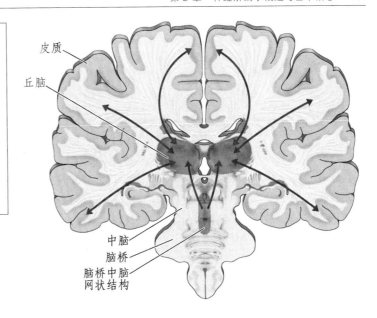

皮质
丘脑
中脑
脑桥
脑桥中脑网状结构

图 2.23　脑干、丘脑和皮质中维持意识的重要回路简图

左臂属于别人，他们也可能会否认此侧身体功能的缺陷或障碍。而这种未意识到自己身体功能障碍的状态被称为**疾病感缺失**。

患者还可能表现为一种感觉**消退现象**，即只能正常感知一侧的触觉或视觉刺激，而当损伤对侧与同侧同时出现相同的刺激时，患者会忽略损伤对侧的刺激。这种空间定位和空间意识的严重异常在优势半球（常为左侧）顶叶损伤时较少见，可能是由于与视觉空间功能相比，优势半球更专注于语言功能。

额叶是大脑半球最大的部分，含有丰富的联合皮质区域（见图 2.25）。额叶的损伤可导致一系列性格和认知功能障碍。**额叶释放征**是婴儿常见的原始反射，如**抓握**、**觅食**、**吸吮**和**鼻口部反射**，但这些反射也可在额叶损伤的成人中见到。此外，额叶损伤的患者在反复执行一系列动作或从一个动作向另一个动作转换时会有困难。做这些动作时他们常常表现**执拗**，即重复一个动作而不进行下一个动作。额叶损伤导致的性格改变包括判断力减退，漠视他人的痛苦，开不合适的玩笑，以及其他**脱抑制性**的行为。其他额叶损伤的患者可表现为**意志缺失**（"热情"的反义词），往往表现为长时间消极凝视，对命令的反应延迟。额叶损伤还可以引起**尿失禁**和一种典型的不稳定的**磁力步态**（即走路时脚拖着地面）。

顶枕叶和下颞叶视觉联合皮质的损伤可引起一系列引人注意的表现，包括**脸面失认**（无法识别面孔）、**色盲**（无法识别颜色）、**持续后像**（之前看到的物像持续和再现）和其他表现。视觉联合皮质的

癫痫发作可引起复杂的幻视。

2.12　大脑和脊髓的血液供应

大脑有两对供血动脉和一对引流静脉（见图 2.26A,B）。**颈内动脉**组成前循环，两侧椎动脉汇合成一条**基底动脉**，组成后循环（见图 2.26A）。在脑底部，分别来自颈内动脉系统和椎–基底动脉系统的前、后血供相互连接构成吻合环，称为**大脑动脉环，也称脑基底动脉环，或称 Willis 环**（见图 2.26C）。大脑半球主要的血供来自 Willis 环。一般情况下，大脑前、中动脉源于颈内动脉（前循环），**大脑后动脉**源于椎–基底动脉（后循环）。脑干、小脑的主要血供也源于椎–基底动脉。这些动脉包括**小脑上动脉**、**小脑下前动脉**和**小脑下后动脉**。大脑主要由**颈内静脉**引流（见图 2.26B）。

脊髓由一条**脊髓前动脉**和一对**脊髓后动脉**供血，脊髓前动脉沿脊髓腹侧面中线走行，脊髓后动脉沿脊髓背侧面左右两侧走行（见图 6.5）。脊髓前、后动脉在颈部主要源于椎动脉的分支（见图 2.26C）。在胸腹部，脊髓动脉源于主动脉发出的根动脉。

2.13　小结

本章我们回顾了神经系统的整体结构和组成。此外，我们简述了大脑、脊髓和外周神经系统的每一区域的功能，以及大脑的血供。这种概述为我们提供了一种知识框架，重要的细节知识将通过随后章节中临床病例的学习充实到这个框架中并得以

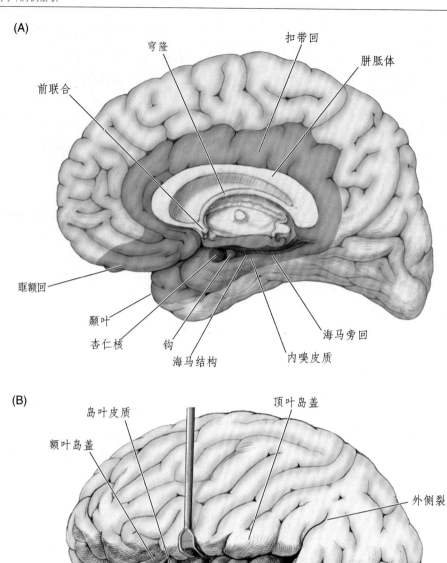

(A)

穹隆

扣带回

胼胝体

前联合

眶额回

颞叶

杏仁核

钩

海马结构

内嗅皮质

海马旁回

(B)

岛叶皮质

顶叶岛盖

额叶岛盖

外侧裂

眶额回

颞极

颞横回

图 2.24 边缘系统结构 位于中脑和脑干的边缘系统区域未显示。**(A)**内侧面观,脑干已去除。**(B)**外侧面观,外侧裂已用拉钩拉开。

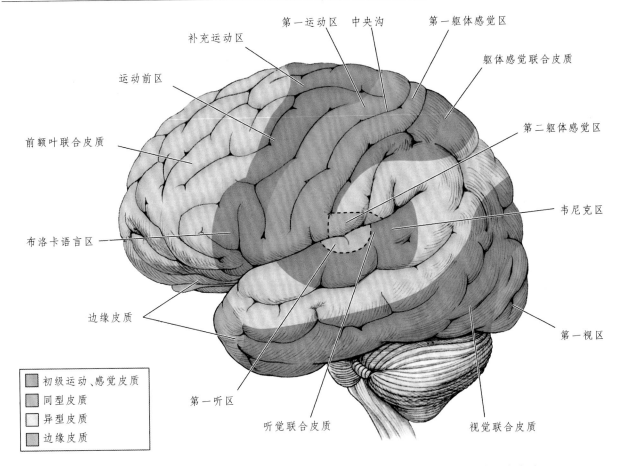

图 2.25　联合皮质　左侧半球的外侧面观展示了初级感觉、运动皮质区、单一联合皮质区和多模式联合皮质区。

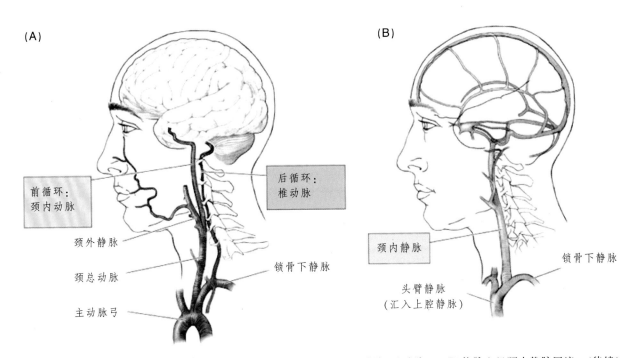

图 2.26　大脑的血供　(A)动脉血供源于颈内动脉(前循环)和椎动脉(后动脉)。(B)静脉血经颈内静脉回流。(待续)

(C)

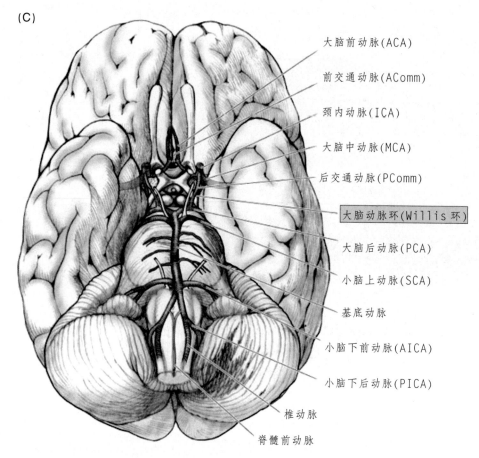

大脑前动脉(ACA)

前交通动脉(AComm)

颈内动脉(ICA)

大脑中动脉(MCA)

后交通动脉(PComm)

大脑动脉环(Willis环)

大脑后动脉(PCA)

小脑上动脉(SCA)

基底动脉

小脑下前动脉(AICA)

小脑下后动脉(PICA)

椎动脉

脊髓前动脉

图2.26(续) (C)大脑动脉环(Willis环)。脑底下面观,显示前(颈内动脉)循环和后循环(椎-基底动脉)连接形成的吻合环所发出的主要动脉。

巩固。本章还为我们学习下一章提供了必要的知识背景,下一章我们将介绍神经系统检查,并讲述检查的每一部分所涉及的神经解剖学知识。因此,作为读者的你已经画完了这幅草图,现在你的任务就是用无数次更加细致的描绘来完成你最后的作品。

（李云庆 译　致谢:白杨）

参考文献

Billings-Gagliardi S, Mazor KM. 2009. Effects of review on medical students' recall of different types of neuroanatomical content. *Acad Med.* 84 (10 Suppl): S34–37.

Carpenter MB. 1991. *Core Text of Neuroanatomy.* 4th Ed. Williams & Wilkins, Baltimore, MD.

Cooper JR, Bloom FE, Roth RH. 2002. *The Biochemical Basis of Neuropharmacology.* 8th Ed. Oxford, New York.

Gorman DG, Unutzer J. 1993. Brodmann's "missing" numbers. *Neurology* 43: 226–227.

Jones EG. 2007. *The Thalamus.* Cambridge University Press, Cambridge, UK.

Kandel ER, Schwartz JH, Jessell TM (eds.). 2000. *Principles of Neural Science.* 4th Ed. McGraw-Hill, New York.

Martin JH. 2003. *Neuroanatomy Text and Atlas.* 3rd Ed. McGraw-Hill, New York.

Mesulam MM (ed.). 2000. *Principles of Behavioral Neurology.* 2nd Ed. Oxford University Press, New York.

Purves D, Augustine GJ, Fitzpatrick D, Hall WC, LaMantia A-S, McNamara JO, White LE (eds.). 2007. *Neuroscience.* 4th Ed. Sinauer, Sunderland, MA.

Steriade M, Jones EG, McCormick DA. 1997. *Thalamus.* Elsevier, Oxford, England.

Zilles K, Amunts K. 2010. Centenary of Brodmann's map—conception and fate. *Nature Rev Neurosci.* 11 (2): 139–145.

本章目录

第 3 章

在神经系统检查中学习神经解剖学

　　本书中,我们会介绍一些病例,包括来自神经系统检查的发现,例如,"一名 37 岁女性突发右肩及手指疼痛、麻木。一般体格检查无明显异常。神经系统检查显示她的精神状态及脑神经均正常,运动系统检查显示右侧肱三头肌肌力显著减弱,腱反射消失,协调性及步态正常, 除右手示指和中指痛觉及温度觉减退外, 其余感觉系统检查正常。"仔细进行神经系统检查并提出明确的检查结果是准确诊断和有效治疗的关键。

　　在本章中,我们将学习神经系统检查的各项内容及其功能性神经解剖学基础。

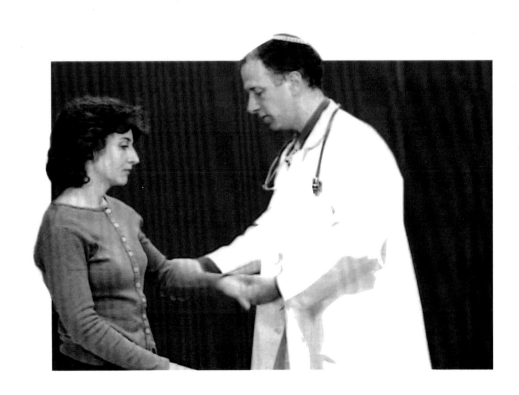

3.1 神经系统检查概述

在 CT/MRI 问世之前的时代，神经系统检查作为一种诊断工具发挥着重要的作用,优秀的医生常以惊人的准确度精确定位神经系统损害,往往完全根据神经系统病史和检查结果决定手术和其他干预措施。当今,随着现代影像学技术的应用,神经系统检查在疾病诊断和处理上呈现出一种新的、同样重要的作用。今天的神经系统检查是临床决策制定过程中重要的一环,而不是可以弃之不用的。晕倒在街上的患者是心脏疾病还是颅内出血呢? 下肢无力、麻木的患者是患退行性骨关节病还是即将发生脊髓压迫症? 伴有恶心和呕吐的患者是否需要消化内科会诊、行头颅 CT 检查或者采取紧急干预措施以降低危重的颅内高压? 这些问题以及许多类似的由不同专科的医务人员提出的问题都可以迅速通过仔细神经系统检查来回答。

我们在本章中学习神经系统检查有两个目标。第一, 由于本书其余部分大多数基于临床病例介绍,所以熟悉神经系统检查以及如何解释正常或异常的发现对于初学者是非常重要的。第二,我们将神经系统检查与第 2 章中介绍的内容相结合,以便对神经解剖学功能和临床定位的概况有所了解。

虽然临床医生的评估方式有些不同,但我们在这里介绍比较常见的神经系统检查模式,分为以下6 个方面:

1. 精神状态
2. 脑神经
3. 运动系统检查
4. 反射
5. 协调性和步态
6. 感觉系统检查

表 3.1 详细列举了神经系统检查的内容。

正如我们在第 1 章中所讨论的,神经系统检查只是患者评估中的一部分。虽然我们在这里对其进行单独讨论,但始终应该在更全面的评估范围内进行神经系统检查并做出解释。全面评估包括病史、全身体格检查(包括神经系统检查)和其他诊断测试,如放射学检查和血液化验。复习第 1 章中讨论过的从一般体格检查中得到的神经系统信息。一般体格检查中具有特殊的神经系统意义的部分总结于表 3.2。

神经系统检查的一个独特之处在于它对功能的测试,每一项检查都应当逐步测定患者的功能水平。要做到这一点,有经验的临床医生对各项检查采用几种测试方法,从最简单的到最困难的。记录患者能够或不能执行的测试内容是很重要的,这可与以后的检查进行比较,从而准确地确定患者情况的变化。

在本章的第一部分,我们将介绍神经系统检查的各项内容是怎样进行的,还将讨论检查内容,以及临床表现和神经解剖学之间的联系。

本章的其余部分介绍了在各种特殊情况下神经系统检查的作用。由于检查中任何部位的损伤都可能会干扰其他功能的测试,因此对这些情况下检查的策略和局限性进行了讨论。昏迷是一种特殊情况,此时神经系统检查是关键的评估方法,因此,单独有一节专门讨论这个话题。在本章结论列出神经系统检查的最小筛查表之前,我们还简要讨论了脑死亡、转换障碍、诈病及相关疾病患者的神经系统检查。

这里介绍的内容,无论是印刷品中的还是网络上的,在第一阶段可能很难充分吸收。然而,在临床病例中试图定位病变部位时回过来再看它,你会逐渐熟练掌握神经系统检查和神经解剖学。

3.2 neuroexam.com

一幅好的、动态的图像胜过千言万语。神经系统检查很多方面用到的方法难以在印刷品中充分描绘,因此,我们提供了一个互动网站 neuroexam.com,通过简洁的视频短片对神经系统检查的各项内容进行示范,这个网站还包括很多在下一部分中要介绍的内容:"神经系统检查:检查方法及检查内容",因此,如果你能上网,我们建议你在阅读下一部分内容时浏览该网站(网站也有本章内容)。但请注意,本章后半部分,涵盖各种特殊情况下的神经系统检查,包括昏迷,网站上没有。

有些人可能喜欢阅读书本并选择性地观看视频片段。因此,在本章和本书的其他部分,当讨论神经系统检查时, 我们将提供 *neuroexam.com* 网上相关的视频片段以便相互参照。该片段可以直接通过网站上的"视频菜单"访问。

表 3.1　神经系统检查内容

Ⅰ. 精神状态

1. 警觉性、注意力和合作程度
2. 定向力
3. 记忆力
   近期记忆
   远期记忆
4. 语言
   自发性言语
   理解力
   命名
   重复
   阅读
   书写
5. 计算力、左右不分、手指失认、失写症
6. 失用症
7. 忽视和构筑
8. 序列动作任务和额叶释放征
9. 逻辑和抽象能力
10. 妄想和幻觉
11. 情绪

Ⅱ. 脑神经

1. 嗅觉(CN Ⅰ)
2. 眼底检查(CN Ⅱ)
3. 视觉(CN Ⅱ)
4. 瞳孔反射(CN Ⅱ、Ⅲ)
5. 眼外肌运动(CN Ⅲ、Ⅳ、Ⅵ)
6. 面部感觉和咀嚼肌(CN Ⅴ)
7. 面部表情肌和味觉(CN Ⅶ)
8. 听力和前庭感觉(CN Ⅷ)
9. 软腭上抬和咽反射(CN Ⅸ、Ⅹ)
10. 构音肌(CN Ⅴ、Ⅶ、Ⅸ、Ⅹ、Ⅻ)
11. 胸锁乳突肌和斜方肌(CN Ⅺ)
12. 舌肌(CN Ⅻ)

Ⅲ. 运动系统检查

1. 观察
   不自主运动、震颤、运动减少
2. 视诊
   肌肉萎缩、肌束颤动
3. 触诊
   压痛、肌束颤动
4. 肌张力
5. 功能测试
   轻瘫试验
   手指的精细运动
   足尖快速拍击动作
6. 各肌群的力量

Ⅳ. 反射

1. 深反射
2. 跖反射
3. 特殊情况下反射的检查
   可疑脊髓损伤
   额叶释放征
   姿势反射

Ⅴ. 协调性和步态

1. 四肢的协调
   快速轮替动作
   指鼻试验
   跟膝胫试验
   过指试验
2. Romberg 试验
3. 步态
   常规步态
   直线行走试验
   强迫步态

Ⅵ. 感觉系统检查

1. 初级感觉——不对称、感觉平面
   痛觉(尖的与钝的)
   温度觉(冷与热)
   振动觉和关节位置觉
   轻触觉和两点辨别觉
2. 皮质觉
   图形觉
   实体觉
3. 消退现象(感觉对消)

3.3　神经系统检查：检查方法及检查内容

在本节中，我们将介绍神经系统检查（见表 3.1）以及各项检查内容。与一般体格检查一样，神经系统不同部分的检查可以详细，也可以简单，这取决于临床怀疑的特定病变。例如，昏迷患者的急诊神经系统检查可以在不到两分钟内完成（参阅

表 3.2　一般体格检查中具有特殊神经病学意义的部分

生命体征,包括直立位

眼底检查

颅脑外伤的征象

杂音

心脏检查,包括杂音,心律不齐

脑膜刺激征

直腿抬高

肠鸣音

皮肤检查

注:也可参见第 1 章。

本章后面的"昏迷检查"一节)。怀疑患者有病灶的可能性较小,在进行神经系统检查时,可以做"筛选检查"(在本章结尾描述),这可在办公室完成,大约需要 10 分钟。相反,患者有不寻常的临床表现、诊断不明,则要做详细的检查,可能需要长达 1 个小时。有时,检查的某些内容可以合并,或以稍微不同的顺序进行,以尽量减少患者变换体位的次数。如何使体格检查最适合于临床情况有赖于医生的经验和实践。技能熟练的临床医生能够灵活运用神经系统检查方法。对于经验丰富的医生来说,神经系统检查对于筛查未被发现的病变和对可能的病变部位进行验证仍然是一种极其重要的方法。

3.3.1　精神状态

精神状态检查有许多不同的版本。这里提供的检查遵循一个相对标准的模式,并以大脑的解剖学为基础有序进行,如在第 2 章"联合皮质"一节中所讨论的(也可见第 14、18 及 19 章)。因此,我们从涉及全脑功能的检查(警觉性、注意力和合作程度)开始,这决定我们将要进行的其他检查能够完成到什么程度。接下来我们提出了几个标准问题,使不同患者或同一患者不同检查之间易于比较(定向力)。这部分检查之后,测试的是边缘叶和大脑半球功能(记忆力);测试优势半球(通常是左侧)语言功能(语言);以及左顶叶功能障碍(Gerstmann 综合征)、右顶叶功能障碍(忽视和构筑)和额叶功能障碍(排序任务和额叶释放征)。最后,在我们做总结之前再做一些测试,这些测试不能定位,但提供了有关脑功能障碍(失用症、逻辑和抽象、妄想、幻觉和情绪)的重要线索。

警觉性、注意力与合作程度　要尽可能具体地记录警觉水平,注意患者对刺激能否做出反应(参

阅本章后面的"昏迷检查"章节)。检查注意力的方法是观察患者能否持续专注于一项简单的任务,例如拼写一个短的单词,先按顺序从前向后拼写,然后反向从后向前拼写(以 W-O-R-L-D/D-L-R-O-W 为标准);重复一连串数字,先正向重复,然后反向重复(**数字广度**);或者对指定的月份按顺序说出,然后再反向说。正常的数字广度正向是 6 个或更多,反向是 4 个或更多,取决于患者的年龄和受教育程度。按顺序及反向背诵指定的月份通常需要两倍的时间。要注意的是,注意力的测试依赖于语言、记忆和一些逻辑能力。应该注意患者的合作程度,尤其是合作不佳时,因为这将影响很多方面的检查。

　■**检查了什么?** 脑干网状结构受损以及两侧丘脑或大脑半球有病变时,意识水平严重受损(见图 2.23)。一侧大脑皮层或丘脑有病变时,意识水平可能轻度受损。中毒或代谢因素也常常引起意识障碍,因为它们会影响此处提到的结构(见临床要点 14.2)。

　注意力及合作程度的损害相对来说是非特异性的,可以出现在很多不同的局灶性脑损害、弥漫性病变(如痴呆或脑炎)以及行为或情绪障碍中(见临床要点 19.14~19.16)。

　定向力:告诫那些写"A&O×3"的人　询问患者姓名、地点及日期,准确记录他的回答。常见的做法是用短句做临床记录,例如 "警觉性和定向力"或"警觉性和人物、地点及时间定向力"(缩写成"A&O×3")替代完整的精神状态检查的记录。考虑到实际中时间的限制,在非神经系统疾病、精神状态正常的患者,只要含义清楚,写为"A&O×3"可能是合理的。但是,对于精神状态有损害的患者,确切地记录给他们提出的问题以及他们如何回答则很重要,这是不同医生随访同一患者、检测其精神状态变化的唯一方式。例如,对一名患者(Harry Smith)的定向力检查,你应该按下列格式书写:

　姓名:"Harry Smith"

　地点:"医院",但不知道是哪家医院

　日期:"1942",但不知道具体月份、日期和季节

　你不能写为 "患者是 A&O×2",因为这含糊不清,很难知道患者在检查时真实的精神状态。

　■**检查了什么?** 这组问题的主要用途是它很标准。它主要测试近期和远期记忆力(见下文),但如同其他部分的检查一样,回答也受警觉水平、注意力及语言能力的影响。

记忆力　很多患者的记忆力是惊人的,能够合理地描述他们的经历,而且在随意谈话中似乎有完整的记忆,但当明确地进行测试时却有显著的记忆缺失。因此,精神状态检查中对记忆力的特别测试是无可替代的。

近期记忆。要求患者延迟 3 至 5 分钟后复述三件事或一个简短的故事。让患者在延迟计时开始前立即重复一遍以确保信息已被记住。在时间延迟期内,为防止患者再次听到上面的事情,可分散其注意力。为了给每个患者以一致的时间间隔,同时防止检查者忘记询问测试项目,应该使用定时器,如数字式电子定时表。

远期记忆。询问患者关于历史或可证实的私人事件。

■**检查了什么？** 记忆可以在很多不同的时间段内受损。铭记以及回忆数秒钟内说过的事情的能力受损是异常的, 这归入前面讨论的注意力受损范畴。如果即刻回忆是完整无损的,而 1 至 5 分钟后回忆困难,通常提示位于颞叶内侧及间脑内侧的边缘记忆结构有损伤 (见图 2.24; 也可见临床要点 18.1)。这些结构的功能异常引起两种特征性的遗忘,它们通常共存。**顺行性遗忘**是指很难记住病变发生后的新事实及事件,**逆行性遗忘**系发病前一段时间的记忆受损,早期记忆相对保留。记忆缺失若不符合典型的顺行性/逆行性遗忘模式,则可能提示损伤的区域不只是颞叶内侧及间脑内侧结构,这种记忆缺失也可见于心因性遗忘。

语言　语言,如同记忆,在随意交谈时,即使存在实质性的缺陷,但看上去似乎也完整无损。因此,语言测试是精神状态检查必要的组成部分。

1. **自发性言语**。注意患者语言的流畅性,包括短语长度、说话速度以及自发性言语的多少。同时注意音调变化和**言语错乱**(不适当的单词或音节的替换)、**新词**(不存在的、编造的词语)或语法错误。

2. **理解力**。患者能理解简单的问题和命令吗? 也应测试对语法结构的理解,例如,"迈克被约翰击毙,约翰死了吗？"

3. **命名**。要求患者说出某些容易命名(例如钢笔、手表、领带等)及较难命名的物体(例如手指甲、皮带扣、听诊器等)。物体的命名部分常常比较困难,但也应该进行测试。记录患者说的内容,以便在随访时做比较(见照片 3.1)。

4. **重复**。患者能重复简单的单词和句子(标准是"没有假如、和、或者、但是这类连词")? 再次利用

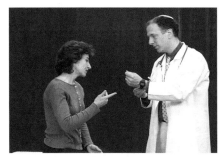
照片 3.1　命名

从易到难的任务逐步测试出其功能水平, 记录患者所说的内容。

5. **阅读**。要求患者大声朗读单词、一篇短文及报纸头版,测试其理解力。

6. **书写**。要求患者写他们的名字,写一个句子(见照片 3.2)。

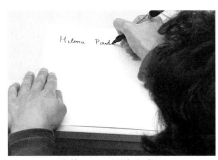
照片 3.2　阅读和书写

■**检查了什么？** 不同形式的言语异常是由优势半球(通常是左侧)下列部位的病变引起的:额叶,包括布洛卡区;左侧颞顶叶,包括韦尼克区(见图 2.25);皮质下白质及灰质结构,包括丘脑及尾状核;非优势半球病变也可引起语言障碍。有关特殊语言障碍的神经解剖学的进一步阐述,请参阅第 2 章及第 19 章。

计算力、左右不分、手指失认、失写　一个其他部位未受损的患者出现这四种功能的损害, 称为 Gerstmann 综合征。由于 Gerstmann 综合征是优势半球顶叶病变引起的,故失语症常常(但不总是)同时存在,这将给诊断造成困难,甚至不能做出诊断。单凭构成 Gerstmann 综合征的某一单项体征并不能定位,但作为整体认知能力评估的一部分,这些体征仍值得记录。

1. **计算力**。患者能否做简单的加法、减法等运算?

2. **左右不分**。患者能否辨别身体的右侧和左侧?

3. **手指失认**。患者能否命名并识别每个手指?

4. 失写症。患者能否写出他们的名字和一个句子?

这些功能测试常常作为语言功能评估的一部分(前文讨论过)。左右不分及手指失认可以用经典的命令快速筛查:"用你的左手拇指摸你的右耳朵。"(见照片3.3)

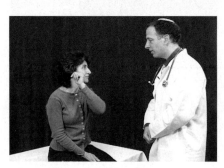

照片3.3 左手拇指摸右耳

■**检查了什么**? 正如我们已经指出,和其他认知障碍明显不同,上述四种功能都出现异常表示病变部位在优势侧(通常是左侧)顶叶。而其中某一项单独出现异常则可见于多种不同的病变,也见于伴有注意力、语言、行为(参见下一部分)、构筑、逻辑和抽象思维能力等受损的患者。

失用症 术语**失用症**在这里表示不能执行一个运动命令,而这种异常不是因为原发的运动系统缺陷或者语言障碍。它是由高级中枢对运动任务的概念形成或动作设计障碍而引起。检测失用症可要求患者执行复杂的任务,下达命令,如"假装梳你的头发"或"假装划火柴并吹灭它"等(见照片3.4)。尽管失用症患者对命令有完整的理解,同时运动系统检查正常,但他们执行动作笨拙,和所要求完成的动作相比,仅稍微相似,这种失用症有时称之为**观念运动性失用**。在一些患者中,失用症不影响四肢远端,而主要累及口及面部,或者整个身体的运动,如行走或转身动作。

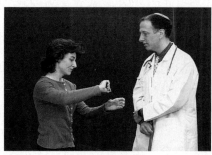

照片3.4 运用

遗憾的是,"失用症"这一术语也被用于其他各

种异常情况,例如,"结构性失用症"患者有视觉空间异常,绘制复杂的轮廓有困难;"眼失用症"患者目光难以按指引的方向凝视;"穿衣失用症"患者穿衣困难等。目前尚不清楚这些不同类型的"失用症"之间是否有关联,或者是否由完全不同的机制产生。

■**检查了什么**? 虽然失用症表示脑功能障碍,可以由很多不同区域的病变产生,但精确的定位往往困难。失用症通常见于优势半球语言区及邻近结构的病变。这可能使得很难确定功能异常的原因是失用症而非语言理解障碍。可以通过要求患者完成任务来加以区别,如果他们不能完成几个任务,则要求他们选择正确的一个。

忽视和构筑 偏侧忽视是指对整体只注意一侧,它不是由初级感觉或运动障碍引起的。感觉忽视的患者对患侧的视觉、躯体感觉或听觉刺激忽视,不过初级感觉(见临床要点19.9)未受影响。这通常可以通过**双侧同时刺激消光试验**来证明。因此,当单独刺激患侧肢体时,患者能感觉到刺激,但当两侧同时给予同等的刺激时,患者只能感受到健侧肢体的刺激。运动忽视的患者肌力可能正常,但不活动患肢,除非注意力极力指向它。感觉和运动忽视常常作为视觉、听觉、躯体感觉及运动系统检查(将在本章中介绍)的一部分进行测试。在进行语言检查的阅读及书写部分时,可观察到患者忽视了页面的一侧。

在精神状态检查时,应对某些其他方面的忽视进行筛查。应该问患者"你的身体右侧现在有什么不适吗?"由于患者**疾病感缺失**,可能根本没有注意他们的患侧肢体有严重损害。例如,一些急性卒中患者,左侧肢体完全瘫痪,可他们认为自己的身体没有问题,甚至可能对为什么住院感到困惑;一些患者甚至不能理解患肢是自己的。此外,某些绘图任务,如要求患者平分一条线或者画一个钟面,可以证明有无忽视(见照片3.5)。**构筑任务**涉及绘制复杂的图形,或者搭积木或操作在空间中的其他物品,由于忽视或其他视觉空间受损,构筑可能出现异常(见照片3.6)。然而,由于其他的认知障碍,如序列动作障碍(见下一节)或失用症,构筑能力也会出现异常。

■**检查了什么**? 偏侧忽视常见于右侧(非优势侧)顶叶病变,使患者忽视其身体左侧。左侧忽视偶尔可见于右侧额叶、右侧丘脑或基底节病变,很少见于右侧中脑病变。左侧顶叶有病变时,常常可见

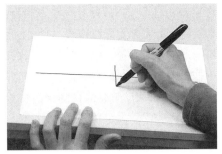

照片 3.5 忽视绘图试验

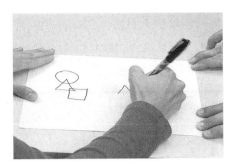

照片 3.6 临摹绘图

到比较轻微的忽视,累及患者右侧肢体。

表现忽视的构筑异常可在右侧顶叶有病变时出现。其他的构筑异常可见于脑的其他很多部位的病变。通常伴随非优势(右侧)半球受损,视觉空间功能损害更严重(也可参见临床要点 19.9 及临床要点 19.10)。

序列动作任务和额叶释放征 额叶功能障碍患者,当被要求按顺序重复执行动作时,从一个动作转换为下一个动作可能特别困难。例如,当要求连续交替绘制三角形和正方形的图形时,他们可能会卡在某一种形状上并一直画这个形状(图 3.1;也

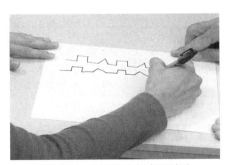

照片 3.7 按顺序交替书写试验

可见照片 3.7)。这种现象称为**持续性动作**。**Luria 手的序列动作任务**,要求患者轻击桌面,先用拳,再用手掌,然后用手的一侧,尽可能快地按顺序重复以上动作,该方法也是检查持续性动作的一个很有用的检测方法(见照片 3.8)。另一个常见的现象是**运动**

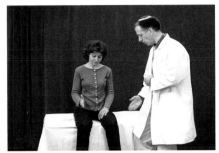

照片 3.8 按顺序交替手动试验

保持不能,患者注意力分散,对命令如"举起你的手臂"或"向右侧看"命令,仅能短时间维持动作。抑制不恰当行为的能力可以通过 **Auditory Go-No-Go** 试验来测试,患者对敲一下桌子做出的反应是伸出一个手指,但是对敲击两下桌子的反应则是保持不动(见照片 3.9)。另一个支持额叶病变的体征是**额**

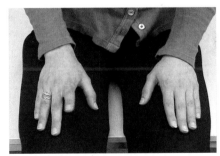

照片 3.9 Auditory Go-No-Go 试验

叶释放征,如强握反射,在本章后面的"反射"一节中介绍。额叶病变患者,可以表现出反应迟缓,称为**意志缺乏**或性格改变,该判断依据连续的检查或家庭成员的报告。

■**检查了什么?** 上文描述的异常症候群有助于病变定位于额叶(见第 2 章中"皮质联合区",也可

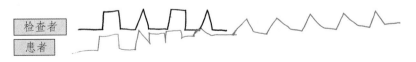

图 3.1 按顺序交替书写任务 要求患者模仿检查者绘制的图形,并连续画至页面的末端。

见临床要点 19.11)。

逻辑和抽象　患者能否解决诸如下列的简单问题:"如果玛丽比珍尼高,并且珍尼比安高,那么谁最高？"患者如何解释谚语,如"不要为打翻的牛奶哭泣。"他们对于事物的相似之处能理解到多大程度,如"汽车和飞机的相似性如何。"他们对系列组的归纳总结能力怎样,如"继续接下去:AZ BY CX D___"。利用正规的神经心理学测试组合可以做一个更详细的评估。在解释这些测试结果时,医生必须把受教育背景考虑进去。

■**检查了什么？**脑的各个区域包括高级皮质联合区受损,这些功能都可以出现异常,不能准确定位。

妄想和幻觉　患者是否有一些妄想思维过程？患者是否有幻听或幻视？向患者提出问题,如"你有没有听见其他人没有听见的声音或者看见其他人没有看见的东西？""你感觉有人在监视你或企图伤害你吗？"或"你有什么特异功能或超能量吗？"

■**检查了什么？**这些异常可见于中毒、代谢异常及其他原因引起的弥漫性脑功能障碍,以及原发性精神疾病(见临床要点 18.3)。此外,感知异常现象可由视觉、躯体感觉或听觉皮质局灶性病变或癫痫引起,思维障碍可由皮质联合区及边缘系统病变而引起。

情绪　患者是否有抑郁、焦虑或躁狂症状？**重度抑郁症状**包括情绪低落、饮食及睡眠模式改变、缺乏活力和主动性、自卑、注意力不集中、对以前喜欢的活动缺乏兴趣,以及有自杀的想法和行为。焦虑症的特点是过分担忧。躁狂症患者的特点是异常活跃和认知混乱。

■**检查了什么？**这些病症通常被认为是精神疾病引起的,可能是由于脑内几个不同区域的神经递质系统失衡(见临床要点 18.3)所致。但是这些病症的特征也见于局灶性脑损害及中毒或代谢异常,如甲状腺功能低下。

精神疾病和神经系统疾病之间的重叠和混淆,带来一些最困难又引人关注的诊断难题。因此,伴有躯体化症状或转换障碍的抑郁患者(这将在本章后面讨论)经常有诸如疼痛、麻木、无力,甚至痫样发作的主诉,因而被转给神经科医生评估。同样,神经系统疾病如脑肿瘤、卒中、代谢紊乱、脑炎、血管炎等可产生误认为是精神性疾病的意识混乱或行为异常。

3.3.2　脑神经

在神经系统检查中,脑神经检查或许比其他任

何部分的检查更能发出"危险信号",提示有特殊的神经功能障碍,而不是全身性疾病。例如,很多内科疾病引起倦怠、摇晃不稳、头痛或头晕。然而,这些症状合并脑神经异常则强烈提示脑干功能障碍(见第 12 至 14 章)。因此,仔细检查脑神经可以提供重要信息,有助于神经系统疾病的准确定位。在学习脑神经检查的同时,参考图 2.22 及表 2.5。

嗅觉(CN I)　患者能否用每侧鼻孔闻出咖啡或肥皂的气味(见照片 3.10)？不要用有害的气味,因为它们可能刺激来自第 V 对脑神经的疼痛纤维。第 I 对脑神经通常只在怀疑有特殊病变 (如额叶下部脑肿瘤)时才检查。

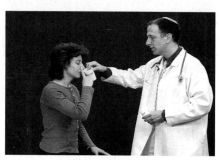

照片 3.10　嗅觉

■**检查了什么？**损害可能是由于鼻腔阻塞、鼻黏膜的嗅神经受损、神经穿过筛板时受伤或颅内病变累及嗅球所致(见图 2.11C)。

眼底检查(CN II)　用检眼镜仔细检查两侧视网膜(见照片 3.11)。

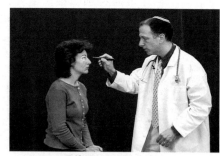

照片 3.11　眼底检查

■**检查了什么？**该检查可直接观察视网膜或视网膜血管的损害、视神经萎缩、视盘水肿(见临床要点 5.3)以及其他重要异常。

视觉(CN II)

1. **视力**。使用视力表分别测试两眼视力(遮盖一侧眼)。

2. **色觉**。分别测试两眼分辨颜色的能力。**红色变淡**(或红色褪色)是视神经功能轻度不对称的征象 (例如, 在临床要点 11.4 描述的视神经炎中所

见),要求患者交替遮盖一只眼睛,注视一个红色物体,分别报告各眼看到的颜色的任何相对变淡的程度(见照片 3.12)。

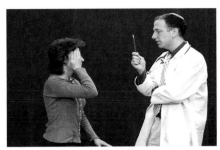

照片 3.12　红色褪色

3. 视野。测试每只眼视野,要求患者注视正前方,当能看见一个手指在每个象限移动时则报告。或者要求患者报告每个象限有几个手指(见照片 3.13)。对于以后要做随访的患者,可在实验室绘制更精确的视野图(见临床要点 11.2)。对昏迷或不合作的患者(在本章稍后讨论),视野检测可以粗略地用对威胁的眨眼反射(blink-to-threat)来检查。

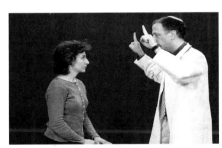

照片 3.13　视野

4. 视觉对消。测试视觉对消是**双侧同时刺激**,当手指同时位于两侧时,询问患者能看见几根手指(照片 3.13)。视觉对消(偏侧忽视的一种类型)患者没有报告在视野受影响一侧(通常是左侧)看见手指,不过将手指单独置于该侧时,患者能够看见。

■**检查了什么?** 从眼到视皮质的视觉通路的任何部位损伤,都可以引起单眼或双眼视野的特殊缺损(见图 11.15)。值得注意的是,来自每只眼的某些视觉信息在**视交叉**处交叉至对侧。因此,位于视交叉前(眼、视神经)的病变引起单眼视野缺损;而视交叉后(视束、丘脑、白质、视皮质)的病变引起双眼视野缺损。

视觉偏侧忽视或对消通常由对侧顶叶病变引起,很少由额叶或丘脑病变引起。右侧大脑半球有病变时,忽视常常更明显(见临床要点 19.9)。

瞳孔反应(CN Ⅱ、Ⅲ)　首先,记录安静时瞳孔

的大小和形状。然后,记录**直接反应**,即亮光照射的瞳孔收缩,也记录**间接反应**,即对侧的瞳孔收缩(见照片 3.14)。

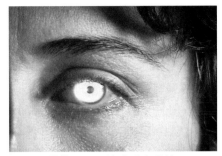

照片 3.14　瞳孔对光反射

瞳孔传入缺陷,一只眼由于视觉功能(第Ⅱ脑神经)下降,导致直接反应降低,但可通过间接反应引出瞳孔收缩(第Ⅲ脑神经)。这可以用**摆动光照测试**来证明,在这个试验中,亮光在患者双眼之间来回移动,时间间隔为 2~3 秒(见照片 3.15)。当亮光从正常眼向受累眼移动时,瞳孔传入缺陷变得明显,受影响的瞳孔对光的反应是扩大,而不是收缩。瞳孔大小短暂的波动称为**虹膜震颤**,正常情况下对光反应中也可出现,不要与瞳孔传入缺陷相混淆。

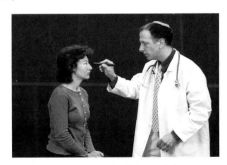

照片 3.15　摆动光照测试

最后,测试瞳孔的**调节**反应(也称为**近反应**)。通常,当注视的物体向眼睛移动时,瞳孔收缩。

■**检查了什么?**

1. 直接对光反射(光照侧瞳孔)。同侧视神经、顶盖前区、同侧副交感神经(走行在第Ⅲ脑神经中的)或虹膜中的瞳孔括约肌有病变时,直接对光反射受损(见图 13.8)。

2. 间接对光反射(光照对侧瞳孔)。对侧视神经、顶盖前区、同侧副交感神经(走行在第Ⅲ脑神经中的)或瞳孔括约肌有病变时,间接对光反射受损(见图 13.8)。

3. 调节反射(注视移向眼睛的物体的反应)。同侧视神经、同侧副交感神经(走行在第Ⅲ脑神经中

的）、瞳孔括约肌或者从视束到视皮质的通路双侧有病变时，调节反射受损。当顶盖前区有病变时，瞳孔光反应受损，此时，不能对附近刺激进行调节，这种疾病称为"光–近反射分离"。

有关瞳孔反射的神经解剖学和瞳孔异常的进一步阐述，请参见第 13 章(见临床要点 13.5)。

眼外肌运动(CN Ⅲ、Ⅳ、Ⅵ)　检查**眼外肌运动**(眼球运动)要求患者向各个方向看，但头部不能转动。这样做的时候，询问他们是否有复视。**平滑追踪**测试是要求患者用眼球追踪移动的物体，该物体在眼球运动的水平方向和垂直方向的最大范围内移动(见照片 3.16)。

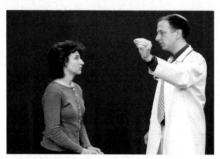

照片 3.16　平滑追踪

检测**汇聚运动**是要求患者注视向双眼正中部位缓慢移近的目标。

另外，在安静状态时，观察眼睛是否有任何异常，例如自发性眼震(我们稍后讨论)或**不良共轭凝视**(双眼没有同时注视在一个点上)，结果形成**复视**。

眼扫视是眼球从一个注视目标到另一个注视目标的快速运动。测试眼扫视时，检查者举起两个目标，间隔一定距离(例如检查者一手的拇指和另一手的示指)，要求患者在两个目标之间来回注视(例如，说"现在看我的示指……拇指……示指……拇指")(见照片 3.17)。

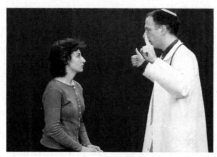

照片 3.17　眼扫视

测试**视动性眼球震颤(OKN)**是将一条有平行条纹的条带在患者眼前移动，要求他们注视这些条纹(见照片 3.18)。通常出现有节奏的眼球运动，称为**眼球震颤**，它由交替的**慢相**和**快相**组成。慢相是在条带移动的方向眼球有缓慢的跟随运动，快相是眼球快速扫视，重新回到中线。OKN 测试对发现眼球扫视或平滑追踪运动中的轻度异常或不对称很有用。

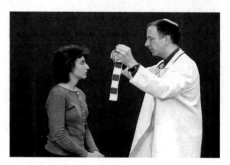

照片 3.18　OKN

对于昏迷或严重嗜睡患者，眼球运动也可用**头眼反射**或**冷热水试验**来评估(见本章后面"昏迷检查"，也可见照片 3.19)。

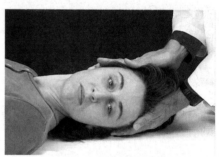

照片 3.19　头眼反射

■**检查了什么？** 仔细的检测通常可以确定异常所在的部位，单个肌肉或特定的脑神经(动眼神经、滑车神经或展神经)——从脑干到眼眶的路径上，脑干核团，或者最后在高级中枢，以及控制眼球运动的皮质与脑干的通路上(复习表 2.5；更详细的介绍见第 13 章)。自发性眼球震颤提示有中毒或代谢异常，如药物过量、乙醇中毒以及外周或中枢性前庭功能障碍，详见下面"听力和前庭觉(CN Ⅷ)"。

面部感觉和咀嚼肌(CN Ⅴ)　检查面部感觉用棉签及尖锐的物品。测试**触觉对消**，需要双侧同时刺激(见上文)。**角膜反射**涉及第 Ⅴ 及第 Ⅶ 脑神经，对其测试是用棉签轻触每侧眼角膜，观察眨眼反应有无不对称(见照片 3.20)。

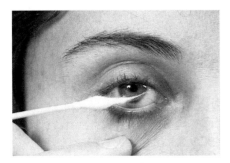

照片 3.20　角膜反射

当下颌咬紧时触摸咬肌感觉其力量（见照片 3.21）。测试**下颌反射**是微微张嘴,轻轻叩击下颌(见照片 3.22)。

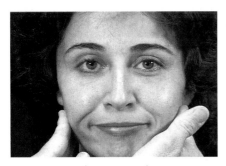

照片 3.21　咀嚼肌

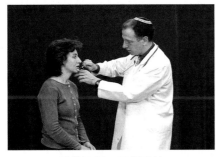

照片 3.22　下颌反射

■**检查了什么?** 面部感觉异常可由三叉神经(第 V 脑神经)、脑干中的三叉神经感觉核团或者到丘脑及中央后回躯体感觉皮质的上行感觉传导通路的病变而引起(见图 7.9A,B 和图 12.8)。角膜反射是通过三叉神经(第 V 脑神经)和面神经(第 VII 脑神经)之间在脑干中的多突触联系而完成的,这一环路中任何部位的病变都会影响角膜反射(见临床要点 12.4)。

初级感觉完好的感觉对消现象通常是由右侧顶叶病变引起的。

咀嚼肌无力可能是由于病变位于以下部位:发出纤维到三叉神经(第 V 脑神经)运动核团的上运动神经元通路,脑桥中三叉神经运动核团的下运动神经元,从脑干到咀嚼肌的周围神经,神经肌肉接

头或肌肉本身。

下颌反射异常,尤其是特别显著时,是反射亢进的表现,这种异常与投射到三叉神经运动核团的上运动神经元通路的病变有关。下颌反射的传入和传出纤维均来自三叉神经(第 V 脑神经)(见临床要点 12.4)。

面部表情肌和味觉(CN VII) 观察面部全貌或沟纹(如鼻唇沟)深度有无不对称。同时注意自然的面部表情和眨眼是否不对称。面瘫如果发生在双侧(也被称为**双侧面瘫**),则很难被发现,因为面瘫是对称的。让患者做微笑、鼓腮、紧闭双眼及蹙额等动作(见照片 3.23)。患者的老照片往往可以帮助识别细微的变化。

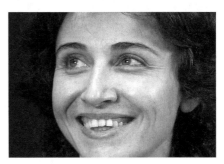

照片 3.23　面部肌肉

用棉签蘸糖、盐或柠檬汁检查味觉,将其涂在舌两侧的侧面(见照片 3.24)。和嗅觉一样,味觉通常只在怀疑有特殊病变时才检测,例如面神经或味觉核团(孤束核)的病变。

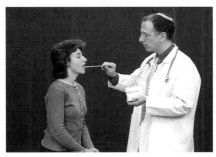

照片 3.24　味觉

■**检查了什么?** 面瘫可由对侧运动皮质或下行的中枢神经系统传导通路的上运动神经元、同侧面神经核(第 VII 脑神经)或发出的神经纤维的下运动神经元、神经肌肉接头或面部肌肉的病变所引起。要注意的是,支配**颜面上半部**(眼轮匝肌及额肌)的上运动神经元投射至**双侧**面神经核 (见图 12.13)。因此,**上运动神经元病变**(如卒中)引起对侧面瘫时

前额部未受累；而**下运动神经元病变**（如面神经损伤），则引起同侧整个面部典型的面瘫。

一侧味觉丧失可见于同侧延髓累及孤束核的病变或面神经的损害。

听力和前庭觉（CN Ⅷ） 患者能否听见手指摩擦声或耳语声并确定是哪侧耳朵听见的（见照片3.25）？音叉可用来区分听力问题是神经性的还是传导性的（见临床要点12.5）。前庭觉一般不进行专门测试，除非有以下重要情形：

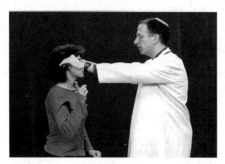

照片3.25 听觉

1. **伴有眩晕的患者**。某些方法可以帮助区分中枢和外周病变（见临床要点12.6；也可见照片3.26）。

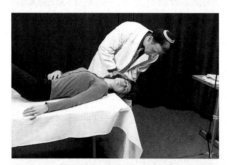

照片3.26 位置性眩晕

2. **伴有水平或垂直方向的注视受限**。测试**前庭-眼球反射**有助于病变定位（见第13章）。前庭-眼球反射可用**头眼反射手法**来测试，即保持睁眼，头部快速地从一侧转向另一侧或来回转动。也可用**冷热水试验**，将冷水或热水慢慢注入一侧耳内，对半规管产生不对称刺激。这些测试的详细介绍及意义可见本章后面的"昏迷检查"部分，也可见临床要点12.6。

3. **昏迷的患者**。对于这些患者，前庭-眼球反射通常是测试眼球运动的唯一方法（见本章后面的"昏迷检查"部分）。

■**检查了什么？** 听力丧失可由耳的声学和力学元素、耳蜗的神经元或听神经（第Ⅷ脑神经）受损所致（见图12.15）。听觉传导通路进入脑干后，在多个平面交叉，经双侧上行至丘脑及听觉皮层（见图12.16）。因此，临床上显著的一侧听力丧失总是由外周神经或机械性损伤引起。

前庭试验异常可以和内耳前庭器官（见图12.15）、第Ⅷ脑神经的前庭部分、脑干中的前庭神经核、小脑或在脑干中联系前庭和眼运动系统的通路（如内侧纵束）病变有关联（见图12.19）。详细内容参见第12章以及本章后面的"昏迷检查"一节。

软腭上抬和咽反射（第Ⅸ、Ⅹ脑神经） 当患者发"啊"音时两侧软腭抬举是否对称？轻触咽后壁时是否感到恶心？咽反射只需在怀疑脑干病变、意识障碍或吞咽困难的患者中进行检查。

■**检查了什么？** 软腭上抬和咽反射损害，可见于第Ⅸ、Ⅹ脑神经、神经肌肉接头或咽肌的病变。

构音相关的肌肉（第Ⅴ、Ⅶ、Ⅸ、Ⅹ、Ⅻ脑神经） 患者是否有声音嘶哑、咬字不清、发音不能、喘息音、鼻音、音调低沉或高尖，或其他异常？询问患者语音是否较平时有所改变往往很重要。要注意的是，**构音障碍**（见临床要点12.8）指发音不正常（"口齿不清"），应和**失语症**相区别，后者是语言表达或理解的异常。

■**检查了什么？** 言语清晰度异常可见于与发音相关的肌肉、神经肌肉接头的病变，或第Ⅴ、Ⅶ、Ⅸ、Ⅹ、Ⅻ脑神经的中枢性或周围性损害。此外，运动皮层、小脑、基底节或到脑干的下行传导通路的病变也可以导致发音异常。

胸锁乳突肌和斜方肌（第Ⅺ脑神经） 让患者耸肩、头部向两侧扭转，并将头部从床上抬起，同时前屈对抗你手部的力量（见照片3.27）。

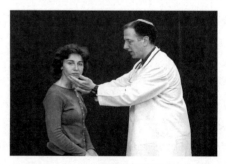

照片3.27 第Ⅺ脑神经的检查

■**检查了什么？** 胸锁乳突肌或斜方肌无力可由肌肉、神经肌肉接头或副神经（脑神经Ⅺ）的下运动神经元病变引起（见临床要点12.7）。一侧大脑皮层或下行传导通路的上运动神经元损害引起对侧斜方肌无力，而胸锁乳突肌肌力相对保留。这类似于上运动神经元性面瘫时面部上半部分表情肌肌力保留,可用这种方法来记忆。当胸锁乳突肌无力是因为下运动神经元病变引起时,头部不能转向病变对侧(也可见临床要点 13.10)。

舌肌(第Ⅻ脑神经) 当舌静止位于口腔底部时注意观察有无舌肌萎缩或**肌束颤动**(自发的震颤动作)。要求患者将舌平直伸出,观察舌有无偏向一侧(见照片 3.28)。让患者移动舌头,从口腔一侧移到另一侧,用力将舌顶向两颊内侧。

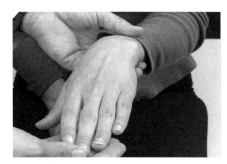

照片 3.29 肌萎缩? 肌束颤动?

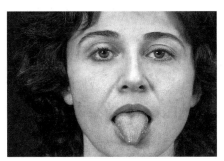

照片 3.28 伸舌

■**检查了什么**? 肌束颤动和萎缩是下运动神经元损害的征象(表 3.3)。**舌部一侧无力导致其偏向该侧**。舌肌、神经肌肉接头、舌下神经(第Ⅻ脑神经)下运动神经元或运动皮层上运动神经元病变均可导致舌肌无力。运动皮层的病变引起对侧舌肌无力。

3.3.3 运动系统检查

运动功能检查有几个步骤,包括:①观察;②视诊;③触诊;④肌张力检查;⑤功能测试;⑥各肌群的力量检查。我们现在依次讨论每个步骤。

观察 仔细观察患者有无任何抽动、震颤或其他不自主运动,以及任何非寻常的动作减少(见临床要点 15.2 和临床要点 16.1)。还要注意患者的姿势。

■**检查了什么**? 不自主运动和震颤一般与基底节或小脑病变有关(见临床要点 15.2 和临床要点 16.1)。震颤偶尔也可见于周围神经病变。

视诊 检查几个肌群,看有无肌肉萎缩、肥大或肌束颤动存在(见照片 3.29)。全身性下运动神经元病变观察肌束颤动最好的肌群是手内肌、肩胛带和大腿。

触诊 怀疑肌炎的病例,触压肌肉看是否有压痛。

肌张力检查 接下来检查肌张力。嘱患者放松,然后在几个关节被动活动各肢体,感受任何可能出现的抵抗或强直(见照片 3.30 和3.31)。

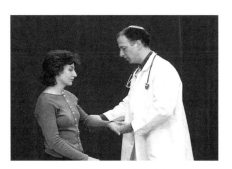

照片 3.30 上肢肌张力

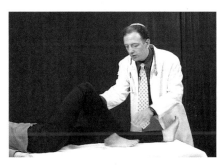

照片 3.31 下肢肌张力

■**检查了什么**? 运动系统检查的很多项目都可以帮助区分**上运动神经元**和**下运动神经元**病变(见第 2 章和第 6 章)。回忆一下,上运动神经元经皮质脊髓束投射至位于脊髓前角的下运动神经元。下运动神经元病变的体征(见表 3.3)包括肌无力、肌萎缩、肌束颤动和**腱反射减弱**(反射减退)(见本章后

表 3.3 上运动神经元(UMN)和下运动神经元(LMN)病变的体征

体征	UMN 病变	LMN 病变
肌无力	有	有
肌萎缩	无[a]	有
肌束颤动	无	有
腱反射	增强[b]	减弱
肌张力	增高[b]	减低

[a] 由于失用,可能发生轻度萎缩。

[b] 急性上运动神经元损害,腱反射和肌张力可以减低。

面的"反射"部分）。上运动神经元病变的体征包括肌无力、**腱反射亢进**（反射增强）和肌张力增高。见于皮质脊髓束病变的腱反射亢进和肌张力增高似乎是由和皮质脊髓束紧密伴行的束路受到损害所导致的，而不是直接由皮质脊髓束本身受损导致的。需要注意的是，急性上运动神经元病变往往有弛缓性瘫痪，伴有肌张力减低和腱反射减弱。随时间的推移（数小时至数周），这种病变常发展为肌张力增高和腱反射亢进。

　　肌张力增高除了见于上运动神经元病变，也可见于基底节功能障碍（见临床要点 16.1）。此外，在肌力正常情况下，手指精细运动或足趾敲击动作变得迟缓或笨拙，可提示皮质脊髓传导通路上的轻微异常，但这些症状也可见于小脑或基底节病变。

　　功能测试　正式测试每块肌肉的力量之前，做一些一般性的功能测试是有用的，功能测试可以帮助发现轻微的异常。**轻瘫**试验，让患者同时举起双上肢或双下肢，并闭上双眼（见照片 3.32）。检查**精细运动**是通过测试手指的快速敲击、快速将手旋前–旋后（像拧灯泡一样）、手快速拍打以及足部快速拍击地面或其他物体（见照片 3.33 和照片 3.34）。轻微肌无力的检查将在临床要点 6.4 中讨论。

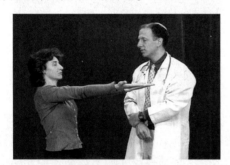

照片 3.32　轻瘫试验

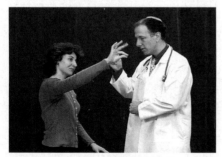

照片 3.33　手部快速动作

　　各肌群的力量　肌无力的类型可以帮助定位病变部位于特定的皮层或白质区域、脊髓平面、神经根、周围神经或肌肉。

　　检查各肌群的力量并以系统的方式记录。测试

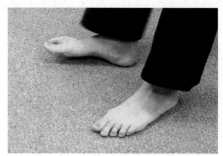

照片 3.34　足部快速拍击

每个肌群时都立即与对侧相应肌群进行对比，以加强对任何不对称性的发现。

　　肌力通常按如下 0/5–5/5 的分级标准来记录。

0/5：无肌肉收缩

1/5：可见肌肉轻微收缩，但没有运动

2/5：能运动，但不能对抗重力（测试关节位于水平面）

3/5：运动能对抗重力，但不能对抗检查者的阻力

4/5：运动能对抗检查者一定程度的阻力（有时这级可以细分为 4–/5、4/5 和 4+/5）

5/5：正常肌力

　　当测试肌力时，熟记解剖学知识非常重要，例如哪些神经、神经根和大脑区域支配哪些肌肉，并利用这些知识来指导检查（见照片 3.35 和照片 3.36）。同时也要对比近端和远端的肌无力，因为这些特点有时可分别提示肌肉或神经的病变。

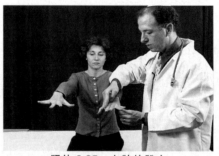

照片 3.35　上肢的肌力

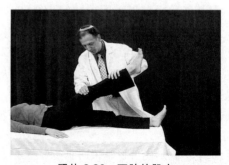

照片 3.36　下肢的肌力

■**检查了什么？**有关肌无力的形式和定位在临

表 3.4　上肢肌力检查

功能	肌肉	神经	神经根
手指(除拇指)掌指关节伸直	指伸肌、示指伸肌、小指伸肌	桡神经(骨间背侧神经)	C7、C8
拇指在手掌平面外展	拇长展肌	桡神经(骨间背侧神经)	**C7**、C8
手指(除拇指)外展	背侧骨间肌,小指展肌	尺神经	C8、**T1**
拇指和其余四指在手掌平面内收并拢	拇收肌,掌侧骨间肌	尺神经	C8、**T1**
拇指对掌	拇对掌肌	正中神经	C8、**T1**
拇指垂直于手掌平面外展	拇短展肌	正中神经	C8、**T1**
第 2、3 指远端指间关节屈曲	2、3 指的指深屈肌	正中神经	C7、**C8**
第 4、5 指远端指间关节屈曲	4、5 指的指深屈肌	尺神经	C7、**C8**
腕屈曲外展	桡侧腕屈肌	正中神经	C6、C7
腕屈曲内收	尺侧腕屈肌	尺神经	C7、**C8**、T1
腕背伸外展	桡侧腕伸肌	桡神经	C5、**C6**
肘关节屈曲(前臂旋后)	肱二头肌	肌皮神经	C5、C6
肘关节伸直	肱三头肌	桡神经	C6、**C7**、C8
上臂水平外展	三角肌	腋神经	**C5**、C6

注:黑色粗体字表示该神经根比其他的更重要。

床要点 6.3 和第 8、第 9 章中有详细讨论。检查的动作也通过 neuroexam.com 网站上的视频短片演示。我们在表 3.4 和 3.5 中简要总结了一些运动系统检查中主要测试的功能、肌群、周围神经和神经根。

3.3.4　反射

　　所有患者都应检查**深反射**和**跖反射**。在特殊情况下,如下面章节中描述的某些反射也应进行检查。

　　深反射　利用叩诊锤的叩击使肌肉和肌腱被动牵张来检查深反射(见照片 3.37)。四肢应该处于放松并且**对称**的姿势,因为这些因素会影响反射幅度。同检查肌力一样,检查每个反射时都立即和对侧做比较是很重要的,这有助于发现任何不对称性。如果不能引出反射,有时可以通过某种**加强**的方法引出反射。例如,让患者略微抬起肢体,轻轻收缩被检查的肌肉,或仅仅在检查反射的那

一刻集中注意力用力收缩身体不同部位的肌肉。当反射非常活跃时,有时可以看到阵挛。**阵挛**是肌肉和肌腱受到牵拉时出现的肌肉反复振动式收缩。深反射通常根据下列标准来分级:

0:反射消失

1+:很低,或仅在加强时看到

2+:正常

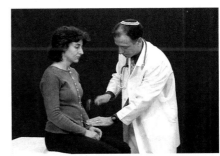

照片 3.37　深反射

表 3.5　下肢肌力检查

功能	肌肉	神经	神经根
髋关节屈曲	髂腰肌	股神经和 L1-L3 神经根	L1、L2、L3、L4
膝关节伸直	股四头肌	股神经	L2、**L3**、**L4**
膝关节屈曲	腘绳肌(半腱肌、半膜肌、股二头肌)	坐骨神经	L5、**S1**、S2
大腿外展	臀中肌、臀小肌、阔筋膜张肌	臀上神经	**L4**、**L5**、S1
大腿内收	闭孔外肌、内收长肌、内收大肌、内收短肌、股薄肌	闭孔神经	**L2**、**L3**、L4
足趾背伸	拇长伸肌、趾长伸肌	腓深神经	**L5**、S1
足背屈	胫前肌	腓深神经	L4、L5
足跖屈	小腿三头肌(腓肠肌、比目鱼肌)	胫神经	S1、S2
足外翻	腓骨长肌、腓骨短肌	腓浅神经	L5、S1
足内翻	胫后肌	胫神经	L4、L5

注:黑色粗体字表示该神经根比其他的更重要。

3+:活跃

4+:非持续性阵挛(即重复振动运动)

5+:持续性阵挛

深反射除非两侧不对称或上肢与下肢差别明显,其1+、2+或3+级都属于正常。深反射0、4+或5+级通常是异常的。除了阵挛,反射亢进的其他体征包括:反射**扩散**到其他没有直接被测试的肌肉,以及轻叩膝关节内侧时,对侧下肢出现**交叉性内收**。**Hoffmann**征表示累及手指屈肌肌肉的腱反射增高。可以通过以下方法引出这个体征,握持患者的中指并向下快速轻弹中指指甲,使其远端指节小幅反弹拉伸(见照片3.38)。如果拇指屈曲并内收,则Hoffmann征阳性。

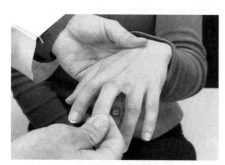

照片3.38　手指屈肌

■**检查了什么**?深反射(见图2.21)可以因肌肉、感觉神经元、下运动神经元和神经肌肉接头的异常而减弱;急性上运动神经元损害以及与力学相关的因素如关节疾病也可以使反射减弱。异常增强的反射和上运动神经元损伤相关(见表3.3)。值得注意的是,深反射受到年龄、代谢因素(如甲状腺功能不

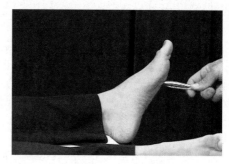

照片3.39　跖反射

全或者电解质紊乱)及患者焦虑程度的影响。主要参与深反射的脊神经根总结在表3.6。

跖反射　检查跖反射时是从受检查者一侧脚跟沿着足底外侧缘向前划至小趾,最后到大趾下端(图3.2,也可见照片3.39)。正常的反应是足趾向下跖屈。异常的反应也被称为**巴宾斯基征**(Babinski's sign),表现为姆趾背屈,其他各趾呈扇形展开。有些患者足趾既不向上也不向下,呈"无反应"表现。如果一侧足趾表现为跖屈而另一侧无反应,则无反应的一侧被认为是异常的。成人出现巴宾斯基征都是异常的,但是该体征可以出现在正常的1岁以内的婴儿身上。

■**检查了什么**? 巴宾斯基征是上运动神经元沿着皮质脊髓束受损的表现。要注意的是,趾伸肌严重无力时可能无法引出巴宾斯基征。

一种记录肱二头肌反射、肱三头肌反射、肱桡肌反射、膝腱反射、跟腱反射以及跖反射的简明方法是用人物线条画来说明它们。图3.3是一个患者的检查记录。

(A)　正常跖反射

(B)　跖伸反射(巴宾斯基征)

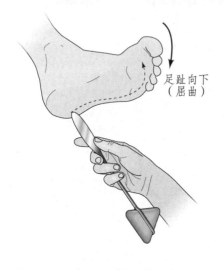

足趾向下
(屈曲)

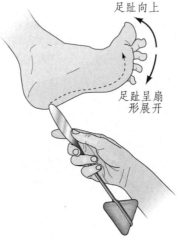

足趾向上

足趾呈扇
形展开

图3.2　跖反射

表3.6　深反射	
反射	对应脊神经根
肱二头肌	C5、C6
肱桡肌	C6
肱三头肌	C7
膝腱反射	L4
跟腱反射	S1

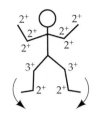

图 3.3　反射线条图　人物线条画形象地概括了经常检查的深反射和跖反射,是一种广泛应用的临床速记方法。

特殊情况下的反射检查　在特殊情况下(如昏迷、脊髓损伤、额叶功能障碍和神经系统退行性疾病)应增加其他反射检查。

如果怀疑为**脊髓受损**,某些正常反射的消失可以帮助定位病灶的水平位置和严重程度(表 3.7)。通过在脐上和脐下轻划两侧腹壁皮肤,观察腹肌的收缩而引出**腹壁反射**。通过轻划大腿内侧上部皮肤,观察睾丸的上提来引出**提睾反射**。**球海绵体反射**是球海绵体肌受压后而引起的直肠括约肌的收缩。在男性,这种反射可以在压迫阴茎头时被引出;在女性,因为这种病变情况下通常会留置Foley 导尿管,因此牵拉导尿管就可以引出该反射。**肛门反射**是在肛周给予一个尖锐的刺激后而引出的肛门外括约肌的收缩。

成人的额叶病灶可以导致一些特殊的原始反射重新出现,这些反射在婴儿是正常存在的,但是出现在成人就是病理性的。这些反射被称为**额叶释放征**,包括**强握反射、嘬嘴反射、觅食反射**和**吸吮反射**。当怀疑额叶病变时,在检查患者精神状态的时候有时会查额叶释放征。另外两个反射也值得关注,虽然它们没有特异性,但可以在许多神经退行性疾病中被观察到。**眉间反射**的引出方法为用手指反复轻叩患者两眼中间的部位,与此同时让患者保持双眼睁开。正常的患者通常眨眼数次后自动停止。异常的反应是随着每一次轻叩持续眨眼(Myerson 征),这种异常反应最常见于神经退行性运动障碍,如帕金

森病。**掌颏反射**,可通过搔刮小鱼际区引起同侧颏肌收缩。这个反射的特异性极差,在一些正常个体也可以出现。

在下行运动传导通路受损的患者中,**姿势**反射有时也可以被观察到。该反射由涉及脑干和脊髓环路的复杂反射构成,在"昏迷检查"章节中介绍。

■**检查了什么**?　特殊反射检查在脊髓损伤时可以帮助定位其损伤的水平(见表 3.7;也可见表 8.1和图 8.4)。额叶释放征支持损伤的病灶位于额叶(见临床要点 19.11)。姿势反射的定位意义将会在后续的章节中讨论。

3.3.5　协调性和步态

协调性和步态通常用一个单独的章节来进行描述,因为小脑疾病可以破坏协调性和步态而其他的运动功能保持相对完整。这里即将检查的系统和之前普通运动系统检查以及其他一些检查项目都存在着很多重叠的部分。一定要记住,共济运动和步态的异常可以由多个系统的病变导致,而不仅仅是小脑。

术语**共济失调**常常用于描述共济运动障碍时的异常动作(见临床要点 15.2)。共济失调就是存在中等到大幅度的不自主运动,并且在此基础上伴有不规则的振荡,干扰了正常流畅的运动轨迹(见图 3.4B)。**误指现象**通常被当作共济失调运动的一部分,当讨论向目标定向运动时也称为**过指试验**。共济运动障碍的另外一个表现是**轮替运动障碍**,即异常的交替动作。

小脑的病灶可以由于病灶部位不同而导致各种不同的协调障碍。躯干共济失调和四肢共济失调之间存在很大差异(见临床要点 15.2)。**四肢共济失调**影响了手足的运动,通常是由于损伤了小脑半球及其联系通路引起的(见图 15.3)。**躯干的共济失调**累及近身体中央的肌肉系统,尤其是影响步态稳定性,这是由于在中线的病灶损伤小脑蚓部及其通路而导致的。

四肢的协调　应当检查手足的精细动作,如同前面普通运动系统章节中讨论到的一样。也应该检查**快速轮替动作**,如以一侧手掌、手背交替拍击对侧手掌。然而,最流行的检查协调性的方法是**指-鼻-指试验**,检查方法是嘱患者用手指快速交替指自己的鼻子和检查者的手指(图 3.4,也可见照片 3.40)。当检查者的手指放置于患者伸直手臂后其手指能接触到的最远端的位置及检查者偶尔突然将

表 3.7　脊髓病灶的额外的反射检查

反射	对应脊神经根
腹壁反射	
脐以上	T8–T10
脐以下	T10–T12
提睾反射	L1–L2
球海绵体反射	S2–S4
肛门反射	S2–S4

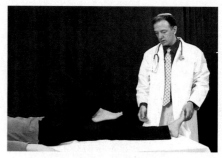

照片 3.43 跟膝胫试验

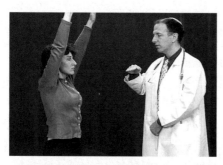

照片 3.41 过指试验

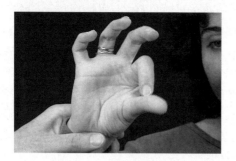

照片 3.42 手指精细动作

手指移动到另一个位置时最容易发现共济失调。过指试验是嘱患者突然地将双侧手臂从其膝盖处抬高到检查者的手的水平处(见照片 3.41)。此外,反跳试验可以通过对患者平伸的上肢施加压力,然后突然撤去外力的方法来检查。检查运动的准确性是让患者做一些需要非常小肌力的动作,你可以在患者的拇指皱褶上画一条线后嘱患者用同侧的示指的尖端反复地触碰这条线(见照片 3.42)。这个检查可以帮助区分由于肢体无力导致的不规则且摇摆的运动,以及由于共济失调而导致的异常运动。

类似的试验也可以用于检查下肢。**跟膝胫试验**是嘱患者用一侧足跟触碰对侧膝盖,再将足跟沿胫骨直线下滑至其最下端,此后再重复这个动作。为了消除重力对足跟沿着胫骨向下运动的影响,做这个检查时患者应为仰卧位(见照片 3.43)。更多的共济失调的检查会在临床要点 15.2 中讨论。

■**检查了什么**? 能够正常进行这些运动依靠于多种感觉和运动子系统的完整统一。这些系统包括位置感觉通路、视觉通路、下运动神经元、上运动神经元、基底节和小脑。因此,为了更有说服力地说明异常是由于小脑的病灶导致的,首先应该测试关节位置觉、视力、肌力和反射是否正常,以及确认无由于基底节病变导致的不自主运动。正如前面已经说到的一样,**四肢共济失调**通常是由于损伤了小脑半球及其联系通路引起的,而**躯干的共济失调**(见下文关于 Romberg 试验和步态的部分)是由于在中线的病灶损伤小脑蚓部及其通路导致的(见图 15.3 和 15.9)。

Romberg 试验 要求患者双足并拢站立,然后令其闭上双眼。检查者要一直在患者附近对其进行保护,以防患者开始摇晃或者摔倒(见照片 3.44)。

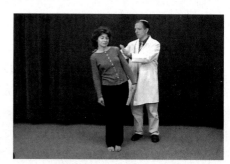

照片 3.44 Romberg 征

■**检查了什么**? 睁眼时,三个感觉系统提供传入信号至小脑来维持躯干平衡,分别为视觉、本体觉和前庭觉。如果在本体觉或前庭觉系统有个微小的病灶,当患者睁眼时可以通过视觉补偿而保持平衡。但是当患者闭眼时,视觉传入被消除,不平衡就可以显现出来。如果本体觉或前庭觉存在较严重的损害,或者小脑中线结构受损会导致躯干的不平衡,即使患者睁开双眼也不能在这个姿势下保持平衡。

注意神经系统其他部位的病变也可以表现出不平衡,例如上或下运动神经元以及基底节,因此在其余的检查中应该对这几部分单独进行测试。

步态 患者的步态很难用重现性的方式来描

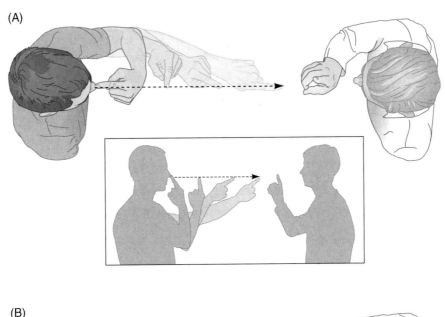

(A)

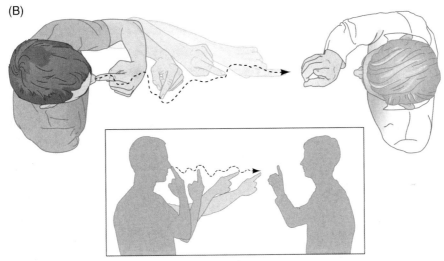

(B)

图 3.4　指–鼻–指试验　(A)正常人。(B)共济失调患者。

述。在一个开放宽敞的空间观察患者向你走来和背对你走去。注意其**姿态**(两脚分开的距离)、姿势、平衡性、脚抬离地面的高度、下肢摆动的轨迹、是否存在**划圈**动作（一种异常的向内或者向外划弧形轨迹)，下肢的僵硬度和膝关节弯曲的程度、频率和速度，启动或停止困难的步态，以及在行走时出现的其他任何不自主运动。转身也应该仔细观察。当随访的患者多次就诊时，对患者行走固定距离所需的时间进行计时并计数行走的步数及转身时需要的步数会非常有帮助。也应记录患者从椅子上站立起来是否需要他人帮助。

为了发现患者步态和平衡的异常，可令其做难度更大的动作。**直线行走试验**是要求患者用足跟触碰足尖沿直线行走。由于小脑蚓部(见图 15.3)或者其联系通路病变而导致躯干共济失调的患者完成

这个任务特别困难，因为他们会趋向于以宽基的不稳定步态来保持平衡，当试图将两脚靠近时将会出现更加不平衡的表现。为了检查出轻微的步态异常或者不对称，某些情况下可嘱患者进行**强迫步态**的检查，这个检查是让患者分别用其足跟、足尖或者足内侧或外侧行走，单腿站立或跳跃，或者爬楼梯(见照片 3.45)。

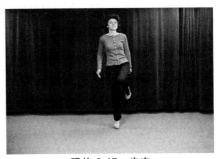

照片 3.45　步态

步态失用是一种令人费解(存在争论)的异常现象,患者卧位时可以执行普通步态需要的所有动作,但是站立时不能行走。这种异常通常认为与额叶病变或正常颅压脑积水相关(见临床要点 5.7)。

■**检查了什么?** 在四肢协调性的检查中,步态涉及多个感觉和运动系统,包括视觉、本体觉、前庭觉、下运动神经元、上运动神经元、基底节、小脑以及皮层相关的高级运动中枢系统。再次强调,非常重要的是要先检查这些系统是正常的以后,再做出步态异常是由于小脑病灶导致的结论。更多关于步态异常的定位和诊断请见临床要点 6.5 和表 6.6。

3.3.6 感觉系统检查

感觉系统的检查很大程度上依赖于患者是否有能力或者愿意报告他们的感觉。因此,这可能是获得确切检查结果最困难的部分。应检查患者的各个肢体,同时也要检查面部和躯干,检查时要求患者闭眼或遮盖双眼以提高检查的客观性。

初级感觉、不对称性、感觉平面 轻触觉最好用棉签来进行检查,但是也可以采用手指轻触的方法,只要尽量确保相似的力度。可以通过使用安全的针或折断的木制棉签棒尖的一端或钝的一端随机交替刺激来检查**痛觉**(每位患者都应使用新的针或木制棉签棒;见照片 3.46)。**温度觉**可以通过使用一个冰凉的金属(如音叉)来检查(见照片 3.47)。检查**振动觉**时,将一个振动的音叉放置在患者左侧或右侧大脚趾或者手指的指腹,然后要求患者在感觉

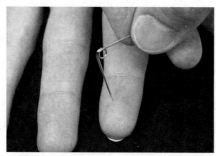

照片 3.46 针刺痛觉

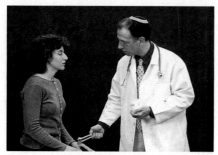

照片 3.47 温度觉

不到振动时告诉医生(见照片 3.48)。尽管有一些人认为高频音叉(256Hz 甚或 512Hz)可以被用于振动觉检查,但是经典的振动觉检查通常用的是低频音叉(128Hz 或 64Hz)。检查**关节位置觉**可向上或者向下移动患者的手指或者脚趾,然后询问患者其运动的方向(见照片 3.49)。检查时轻轻捏着患者手指或者脚趾的两侧,这样做是为了避免触觉冲动为运动的方向提供了主要的线索。手指和脚趾的移动也应该是非常轻微的,因为正常个体可以察觉出那些即使通过眼睛都不能察觉出的运动。两点辨别觉可以通过用特殊的卡尺或者弯曲的纸夹来检查,检查时随机变换地使用一个点或者两个点触碰患者(见照片 3.50)。分别记录各个部位能辨别的最小距离(以毫米计),并将左右两侧进行比较。

如同其他部分的检查一样,应该以患者的症状以及神经、神经根和中枢通路的解剖学来指导检查(见第 7~9 章)。各肢体检查过程中都应该进行左右两侧的比较以及近端和远端的比较。特别注意是否

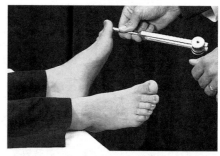

照片 3.48 振动觉

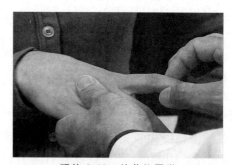

照片 3.49 关节位置觉

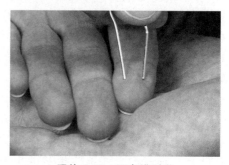

照片 3.50 两点辨别觉

有**感觉平面**,其对应脊髓节段以下感觉突然发生变化,因为这种情况常常提示存在需要紧急处理的脊髓病变。在感觉系统检查和神经系统其他部分检查时,如结果不确定,一个最好的策略是不断多次重复相关部分的检查。

　　皮质感觉,包括消光现象　也应检查高级中枢的感觉功能,即**皮质感觉**。检查**图形觉**时,要求患者闭眼并说出检查者在其手掌或指腹画的字母或数字(见照片 3.51)。检查**实体觉**是嘱患者闭眼后用单手分别触摸辨别各种各样的物品(见照片 3.52)。还应检查双侧同时刺激时有无**触觉对消**(如前文所述,见照片 3.53)。需注意的是,图形觉、实体觉和感觉对消只有在双侧初级感觉完整时检查结果才可靠。

　　■**检查了什么?**　躯体感觉障碍可以由周围神经、神经根、脊髓后索或脊髓前外侧感觉系统、脑干、丘脑以及感觉皮质的病变导致。回想已学的知识,位置觉和振动觉在脊髓后索上升后在延髓交叉至对侧,而痛温觉进入脊髓后很快交叉至对侧

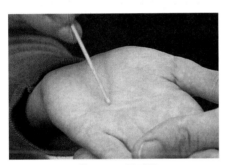

照片 3.51　图形觉

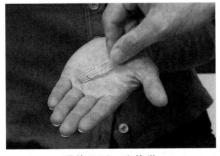

照片 3.52　实体觉

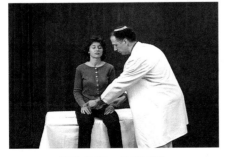

照片 3.53　触觉对消

脊髓前外侧束后再上升(见图 2.13、图 2.18 和图 2.19)。皮质感觉缺失(如图形觉缺失或实体觉缺失)而初级感觉完整提示病灶位于对侧感觉皮质。然而需注意的是,严重的皮质病变也会导致第一感觉缺失。初级感觉完整的消光现象是偏侧忽视的一种形式,最常见于右顶叶病变。如同其他感觉忽视一样,消光现象有时也可见于右额叶或皮层下病变,或者左侧大脑半球病灶可导致轻微的右侧偏身忽视。

　　感觉障碍的类型可以为病灶定位于周围神经、神经根、脊髓的各个区域、脑干、丘脑或者皮质提供重要的信息(见临床要点 7.3 和第 8、第 9 章)。

3.4　灵活使用神经系统检查

　　在实际临床工作中,很少从头至尾进行上述全面的神经系统检查。如同我们前面提到的一样,根据经验,我们需要学习如何进行筛选性检查,筛查患者评估中最重要的部分,然后重点对相关部位进行仔细深入的检查。在接下来的章节中,我们将进一步讨论以解释在一些特定情况下的其他的检查策略和局限性,同时也讨论在昏迷、脑死亡和躯体形式障碍等特征情况下的检查技巧。

3.4.1　检查的局限性和策略

　　神经系统检查中的一个较有挑战性的方面是一个区域的损伤可以影响患者完成其他检查项目。例如,如果在精神状态检查中发现患者的警觉性、注意力和合作程度不充分且没有完整的语言功能,那么对于在运动系统检查中各独立肌群的详细检测将不可能开展。因此,检查者必须根据患者的局限性适当调整检查方法。

　　除了在检查受限制时要采取合适的策略,明确不同情况下哪些检查不能得到可靠的结果也非常重要。必须记录患者检查受限制的因素及其如何影响检查结果。例如,在注意力缺陷的患者,更可取的记录方法是:"因注意力缺陷故关节位置觉检查不

> **复　习**
>
> 　　由于我们已经讨论了神经系统检查的各个部分,再次复习表 3.1 的内容。对于表中的每个标题,在你的头脑里回顾①各部分是如何进行检查的,以及②被检查的神经解剖学系统是什么。

可靠"，而不应记为"关节位置觉减弱"。

我们将描述一些具体的方法以检查有缺陷的患者。对于有轻度到中度**警觉性或注意力不全**的患者，我们可以通过重复刺激来进行大多数的检查。特别需要有耐心。对于一些重度损伤的患者，可以采用后面列出的各种检查昏迷患者的策略。对于**不配合的患者**将根据不同的情况采用不同的策略。这些策略包括仔细观察患者的自发性言语和动作，适时采用一些检查昏迷患者的技巧（见下一节）。

对于轻度到中度**语言理解力障碍的患者**，他们常常可以理解一些简单的问题或者指令，有时理解手势或者动作示范更加容易。对于语言表达障碍的患者，可以通过询问其"是与不是"或者令其在多选题中选择答案的方式来方便患者表达自己的意思。对于记忆力的检测，可以让患者将数件物品藏在房间里，过一会儿后再让患者去找到这些物品。再次强调，医师要具有耐心和创造力。

对于**感觉和运动忽视**，一些患者在头转向患侧肢体时显示出该症状改善。对于运动忽视的患者，当反复吸引其注意力至患侧肢体时，患者对疼痛的反应或需要双手协调合作的动作可以有所改善。**失用症**患者进行运动系统检查时，患者可能起初表现出无力，但是如果检查者进行动作示范，或者在允许他们自主活动肢体前嘱患者按照要求做动作时，患者可以显示检查结果的改善。有时，中线结构和四肢的运动功能会不同程度受累。例如，有些患者可以按照要求闭眼和伸舌，但是不可以用力握检查者的手。对于**运动保持不能的患者**，必须根据患者在短暂维持的动作中出现的无力来判定肢体无力或凝视障碍。

对于双侧**耳聋**的患者，可以通过书写或者手语来进行交流，非听力性语言理解力仍然可以测试。对于由于肌无力或气管插管而导致的**不能言语**的患者，可以通过给患者提供纸和笔、电脑键盘或其他设备来让患者表达自己的想法，对于有严重运动障碍的患者也可以通过其他设备或编码，包括眼球的运动或者眨眼来表达自己的意思（见临床要点14.1）。

有许多针对特殊患者的检查策略，我们将会在后续的章节中继续描述。

3.5 昏迷检查

对昏迷患者的检查比清醒的患者的检查要简单得多。通常使用相同的检查格式，由于许多的检查项目需要患者配合才能完成，因此昏迷患者的检查时间较短。昏迷患者检查时间短的另一个好处是在紧急情况时可以很快地完成检查，因此能够对患者的神经系统状态进行快速评估，发现重要临床信息以指导疾病的诊疗。

对于既不是完全清醒也不是完全无意识的患者，应该将昏迷患者和清醒患者的神经系统检查项目结合起来进行检查。简单来说，对于不配合的清醒的患者，一些昏迷患者神经系统检查的项目也是有用的。昏迷患者检查的全部项目参见表3.8。因为昏迷患者检查的很多项目与一般神经系统检查一致，这些项目将在本节中简要描述；详细内容请参考之前的讨论以及前面章节中标题为"检查内容"的部分。

3.5.1 一般体格检查

通常需要先对昏迷患者进行适当的一般体格

表 3.8 昏迷患者神经系统检查概述

Ⅰ. 精神状态

需要使用患者对某一刺激做出了如何的反应这种具体的描述来记录患者的意识水平

Ⅱ. 脑神经

1. 眼底检查（第Ⅱ脑神经）

2. 视力（第Ⅱ脑神经）

   对威胁的眨眼反射

3. 瞳孔反射（第Ⅱ、Ⅲ脑神经）

4. 眼外肌运动和前庭-眼球反射（第Ⅲ、Ⅳ、Ⅵ、Ⅷ脑神经）

   自发性眼外肌运动

   眼球震颤

   不良共轭凝视

   头眼反射（玩偶眼试验）

   冷热水试验

5. 角膜反射、面部对称性和痛苦表情（第Ⅴ、Ⅶ脑神经）

6. 咽反射（第Ⅸ、Ⅹ脑神经）

Ⅲ. 感觉系统检查和Ⅳ. 运动系统检查

1. 自发性运动

2. 对疼痛刺激的反应

Ⅴ. 反射

1. 深反射

2. 跖反射

3. 姿势反射

4. 疑似脊髓损伤的特殊反射（见表3.7）

Ⅵ. 协调性和步态

   通常无法检查

检查。特别要注意对可能引起昏迷的原因进行检查（见表 3.2），例如生命体征、气道状态、头部外伤的体征（表 3.9）、颈项强直（见临床要点 5.9）等。如果怀疑颈部外伤，颈部需要佩戴硬颈托。

3.5.1.1　精神状态

根据 Plum 和 Posner 的著述，**昏迷**的经典定义是不可以被唤醒的无反应状态，患者常常闭眼躺着。在昏迷和完全清醒之间存在着一个较广泛的连续性意识变化过程。各种各样的定义不明确的术语常常被用于描述这些意识状态，如昏睡、木僵、反应迟钝、半昏迷等。使用这些术语而没有更加详细的描述会使其他医生在阅读病历和尝试评估患者的病情进展时产生困惑。因此，需要使用患者对某一刺激做出了如何的反应这种**具体的**描述来记录患者的警觉度。例如，"患者可以睁眼并转向声音侧，但是不可以执行语言命令"，"患者只对胸骨压迫有反应，在胸骨压迫时出现右上肢运动和痛苦表情"，"患者对声音和胸骨压迫无反应"。

意识水平常常是对这类患者唯一能进行的精神状态检查。回忆已学的知识，意识的损害可以由于脑干网状结构、双侧丘脑或大脑半球的损伤引起（见图 2.23）。一侧皮质或丘脑病变也可以引起轻微的意识损害。中毒或代谢性因素也是常见的导致意识改变的原因，因为它们对这些结构有影响（见临床要点 14.2 和临床要点 19.14 至 19.16）。

许多状态可被误认为是昏迷，但是它们实际上与昏迷在解剖学和病理生理机制上是完全不同的。额叶或其纤维联系的大的病灶可以导致**无动性缄默**（见表 14.3），这是一种貌似昏迷的极端的意识缺失状态。在这种状态下患者自发性的最低限度的反应几乎完全消失，但是双眼可以睁开，偶有看似正常的动作。**紧张症性木僵**是另外一种疾病，患者由于精神疾病几乎对外界无任何反应。在**闭锁综合征**，意识和感觉也许正常，但是患者不能运动，因为脑干运动传导通路受损或外周神经肌肉阻滞（见临床要点 14.1）。

3.5.1.2　脑神经

脑神经检查为脑干功能障碍提供了重要的信息，其脑干功能障碍可能是导致昏迷的原因。

眼底检查（第 Ⅱ 脑神经）　仔细用检眼镜检查两侧视网膜，特别是要注意视盘水肿，因为它提示了颅内压的增高（见临床要点 5.3 和照片 3.54）。

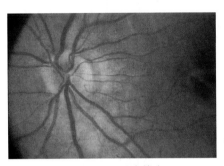

照片 3.54　眼底检查

视力（第 Ⅱ 脑神经）　如果患者不能配合视野检查，可以采用**对威胁的眨眼**反射检查方法来粗略地了解患者的视野。检查者将手从各个方向快速指向患者眼睛时，观察其是否有眨眼反应（见照片 3.55）。

瞳孔反射（第 Ⅱ、Ⅲ 脑神经）　这是意识障碍患者神经系统检查最重要的内容之一。瞳孔的大小和反应可以帮助我们找到昏迷的病因（见表 14.5，也可见照片 3.56）。尽管也有很多例外，如中毒或代谢障碍引起的昏迷通常瞳孔大小及反应正常。瞳孔不对称或双侧瞳孔扩大、无反应（"扩散"）可提示小脑幕切迹疝（见临床要点 5.4）或其他累及中脑的疾病。双侧瞳孔缩小但是对光反射存在，通常见于脑桥病变。双侧针尖样瞳孔见于阿片类药物中毒。

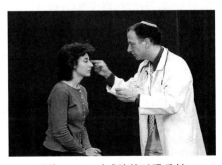

照片 3.55　对威胁的眨眼反射

表 3.9　头部外伤的重要外部体征

名称	描述
骨不连	由于骨折移位，可触及颅骨不连续
脑脊液鼻漏	由于颅底骨折，脑脊液从鼻腔渗出，通常累及筛骨
脑脊液耳漏	由于颅底骨折，脑脊液从耳内渗出，通常累及颞骨
鼓室积血	由于颅底骨折，鼓膜后可见暗紫色血液，通常累及颞骨
Battle 征	由于颅底骨折以及血液渗出至皮下组织，乳突部皮肤可见暗紫色皮下血肿
熊猫眼	由于颅底骨折以及血液渗出至皮下组织，眼部周围皮肤可见暗紫色皮下血肿

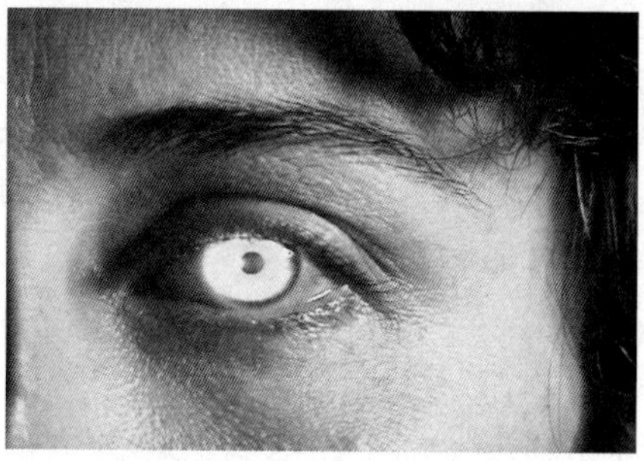

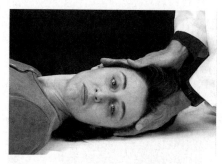

照片 3.56　瞳孔对光反射

眼外肌运动和前庭－眼球反射(第Ⅲ、Ⅳ、Ⅵ、Ⅷ脑神经)　在一特定方向上检查双眼自发性眼外肌运动、眼球震颤、不良共轭凝视或固定注视分离偏斜(见照片 3.57)。视动性眼球震颤在不配合的患者身上有时对于引出眼球运动和检查视力是非常有用的,但其常常在意识障碍时被抑制。如果患者不能遵指令运动眼球,前庭－眼球反射可用于检查脑干眼球运动通路是否完整(见图 12.19 和图 13.12)。引出**头眼反射**可以通过以下方法,保持患者眼睛睁开,从一侧向另一侧或向上向下转动患者头部来检查。需要注意的是,头部或者颈部外伤者在合适的影像学检查排除颈髓损伤前不能使用这些检查。出现头眼反射有时也被称为"**玩偶眼**",因为眼球转向与头部转动的方向相反。注意,清醒的患者通常没有玩偶眼征。这是由于视觉固视和眼球随意运动机制共同参与调节反射。因此,昏迷患者玩偶眼征消失提示脑干功能障碍,而在清醒的患者玩偶眼征消失可以是正常的。

此外,另外一个可以引出前庭眼反射的有效方法是**冷热水试验**。通常先用耳镜检查患者外耳道后让其平躺,头部抬高 30°,向耳道内注入冰水。如果脑干前庭眼－反射通路完整,则会出现眼球震颤,快相向注入冰水侧的对侧。记住这个检查结果的一个有效方法是 **COWS**(即冷向对侧,热向同侧,**C**old **O**pposite,**W**arm **S**ame)。请注意,非常重要的是昏迷患者

照片 3.57　头眼反射

眼球震颤的快相常常消失,通常所观察到的是慢速的、眼球**朝向**冰水注入侧的强直性运动。大约平衡5~10 分钟后,可以测试另一侧耳朵,诱导眼球向相反的方向运动。

角膜反射、面部对称性和痛苦表情(第Ⅴ、Ⅶ脑神经)　患者安静时,观察其面部是否对称,是否有非对称性的自发性眨眼或痛苦表情。用捻成细束的棉签分别轻触两眼的角膜测试**角膜反射**(见临床要点 12.4 和照片 3.58)。在感觉和运动系统检查(稍后会讨论)中,不要忘记观察被检者对疼痛或压迫眶上表现出的痛苦表情。

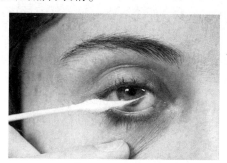

照片 3.58　角膜反射

咽反射(第Ⅸ、Ⅹ脑神经)　用棉签轻触咽后壁的两侧测试**咽反射**。对于气管插管的患者,可以轻微晃动气管内导管引发咽反射。询问在场的人插管时是否观察到咽反射,或在气管内吸引时是否有咽反射或咳嗽反射也是很有帮助的。

3.5.1.3　感觉系统检查和运动系统检查

寻找所有肢体的自发性运动。测试静息时的肌张力。可以通过抬起被检者各肢体观察其下落至床面的方式来评估两侧张力是否对称。

检查四肢对**疼痛刺激**(比如用力压迫甲床或拧掐皮肤)**的退缩或躲避反应**。根据神经系统损伤的严重程度不同可能会有不同的反应。从程度最轻的开始,昏睡但是感觉功能正常的患者可能会醒来并向检查者大喊。因此,出于对患者的考虑,只有在绝对必要时才可以用疼痛刺激。昏睡程度更深的患者可能不会醒但是可能会用另一侧肢体尝试**阻止**刺激并缩回受刺激肢体。痛苦表情反应为痛觉传导通路的功能完整提供了额外的证据。神经功能损害更严重的患者可能只会缩回肢体以躲避刺激。检查者必须仔细鉴别**有目的性的退缩运动**和姿势反射(将在下一部分讨论)。另外,即使是不能做出有目的性运动的植物状态患者也可能将头部转向疼痛刺激侧。最后,如果痛觉传导通路或肢体运动传导通路

完全损害而没有功能,患者可能就没有反应。

3.5.1.4　反射

如同清醒患者的检查一样,应测试深反射和跖反射(见表 3.6 和照片 3.37、3.39)。

姿势反射见于下行传导通路的上运动神经元损害的患者。这些反射依赖于脑干和脊髓环路,常见于与昏迷相关的严重病变。Sherrington 研究了猫脑干不同水平病损对于姿势反射的影响。在**去皮层**模型中,脑干从红核上部水平被横断;在**去大脑**模型中,脑干从红核下部水平被横断。疼痛刺激的情况下,去皮层的猫上肢屈曲,下肢伸直;去大脑的猫上下肢均伸直。在人类,屈肌或伸肌姿势的解剖学区域并没有被定位于特定的脑干结构。因此,尽管术语"去皮层状态"和"去大脑状态"在患者中有时候会用到,但用术语**屈肌姿势**和**伸肌姿势**并指出是哪个肢体受累可能更准确。尽管在人类和其他的动物中都会有一些例外,但屈肌(去皮层)姿势倾向于发生在处于神经轴更高部位的病损,如在中脑或其

以上的部位,而伸肌(去大脑)姿势倾向发生于脑干低位更严重的病损。(记忆方法:去皮层状态时,病变部位更高,屈曲的上肢指向上方朝向皮层;去大脑状态时,病变部位更低,伸直的上肢指向下。)伸肌姿势患者预后可能稍差一些。

上肢的屈曲姿势在图 3.5A 中显示。上肢的伸直姿势表现为手臂伸展内旋,如图 3.5B 所示。下肢的伸直姿势通常伴随上肢的屈曲或伸直,如图 3.5A,B所示。这些反射依赖于脑干的功能。它们的出现提示下行运动传导通路的损伤,仍有部分脑干功能保留。它们可以发生于一侧或双侧,两侧可以不对称。鉴别这些反射和有目的性的躲避运动是很重要的。通过拧掐肢体伸肌和屈肌侧的皮肤观察肢体运动方向可以帮助鉴别。例如,在屈肌姿势中,即使手臂屈肌侧受刺激,手臂仍会屈曲,即向疼痛刺激侧运动。相反,在有目的性的躲避动作中,肢体运动方向总是背离疼痛刺激侧的。另外,有目的性的躲避动作经常伴有肩或臀部的外展,而在姿势反射中却没有。

有时候也能见到下肢的屈曲反射。这叫作**三重**

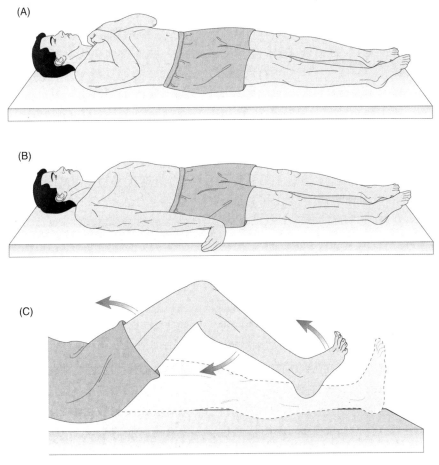

图 3.5　姿势反射和三重屈曲　(A)屈肌(去皮层)姿势。(B)伸肌(去大脑)姿势。(C)三重屈曲。

屈曲,因为涉及髋和膝的屈曲以及踝的背屈(见图 3.5C)。与前面提到的其他姿势反射不同,三重屈曲不依赖于脑干的功能,只依赖于脊髓环路。再次强调,可以通过拧掐腿前侧或足背侧的皮肤来与有目的性的躲避动作相鉴别。

在怀疑脊髓损害的患者,表 3.7 列出的特殊的反射可能会对损伤进一步的定位有帮助。

3.5.1.5 协调性和步态

这种情况下通常无法测试。

3.6 脑死亡

脑死亡的定义是不可逆的脑功能缺失。脑死亡的判定标准随医院而异;然而,评估的主干还是神经系统检查。通常来说,脑死亡指脑干功能缺失的证据必须充分。除了一般的神经系统检查以外,为了确认脑干功能丧失,检查者会做冷热水试验和**呼吸暂停试验**,即使血 pH 值或 pCO_2 的变化达到了一定的标准,也要进一步证明在没有呼吸机的情况下患者缺乏自主呼吸。在美国,如果患者存在与脑干相关的姿势反射 (见图 3.5) 就不符合脑死亡的标准,但是只有三重屈曲反射或深反射的患者可能会符合标准。必须先排除缺氧、低血糖、低体温、药物过量等这样一些可逆性的病因。至少应进行两项不同的脑死亡相关的检查来确定诊断。如果临床评估部分得不出结论,就要进行确认性的辅助检查,比如血管造影证实脑区无血流供应或脑电图证明大脑没有电活动。但这些检查只起到进一步确认的作用,脑死亡的诊断仍然是一个临床诊断。脑死亡诊断的一些特定参数由美国神经病学学会和其他国家一些相似的机构发表(见本章的参考文献部分)。

3.7 转换障碍、诈病和相关障碍

许多疾患可能与神经系统疾病表现很相似,但本质上是精神疾病。在前面精神状态检查的情绪部分我们就讨论过,这种鉴别是很困难的。其中一种疾患就是**转换障碍**,精神疾病导致患者感觉或运动功能缺陷,而神经系统并没有相应的局灶性病变。在**躯体化障碍**中,患者有很多躯体上不适的主诉,这种不适还会随着时间而改变。以上两种疾病中,患者都非有意识地"伪造"他们的症状,他们认为自己确实有非精神性疾病。对于这样的患者必须避免主观性的判断,因为他们所遭受的痛苦和功能损害与有器质性病变的患者是相当的或更加严重。其他

的有时被用于这类疾病的术语包括疑病症和癔症。一些其他的相关的例子包括心因性遗忘和心因性昏迷。

第二种更少见的情况是,患者对他们的症状可以进行有意识地控制,他们因一些隐秘的动机故意表现出这些症状。在**做作性障碍**(严重病例以前被称作 **Munchausen 综合征**)中,这个隐秘的动机可能只有患者自己知道。这些患者之所以装病,包括神经系统疾病,是因为通过假扮患者角色,他们能获取一些情感上的愉快享受。在**诈病**的患者中,隐秘的动机可能包括了患者的一些外在收获,比如逃避工作、获取残疾补助等。

将这些疾患与神经系统疾病相鉴别是很困难的,区分这些疾患本身则更加困难,有的时候这些疾患之间还会有重叠。现在有一个不好的趋势,就是将所有这类患者都以"装病者"打发。然而,这些患者可能正遭受疾病的严重折磨,他们需要精神上的关怀来帮助他们恢复,以及避免以后再与神经系统疾病混淆。另外,没有经过适当的调查就草率地将患者症状归结为精神源性可能会导致误诊,尤其是当神经系统异常很轻微或神经和精神疾病重叠时,这种情况并不罕见。

鉴别这些患者并排除神经系统的局灶病损的最重要的工具就是全面的神经系统检查和神经解剖学知识。有很多技术可以应用,这里仅列出一些最清楚明确的方法(更完整的讨论可参考本章末的参考文献部分)。

假性昏迷的手坠落试验 如果患者是真性昏迷,将患者手抬到其脸的正上方突然放开,他们的手会直着落下打到他们的脸。

假性昏迷的眼扫视运动 昏迷患者的眼球是不会有扫视的。然而,闭锁综合征 (见临床要点 14.1)的患者或发作性睡病(见第 14 章)睡眠瘫痪的患者是可以有眼球扫视运动的。

抵抗阻力的变化 因精神原因引起肢体无力的患者,当检查者用不同的力度测试肌力,患者抵抗的力度变化也会很大。但这必须与额叶病变导致的伸展过度(见临床要点 19.11)相鉴别。

Hoover 试验 对于一侧下肢无力的患者,当患者尝试将患肢抬离床面时触诊对侧腓肠肌。正常人对侧腓肠肌会收缩以施力支撑于床。腓肠肌不收缩表明患者没有努力。

潜意识动作 心因性瘫痪患者在睡眠时如果被转移到担架上,或在其他一些使其分心的情况

下,可能会移动患肢。

中线部位振动觉的改变　胸骨或颅骨一侧振动觉的丧失肯定是非生理性的,因为振动觉很容易通过骨头传导至对侧。

如果检查者应用一些常识、一点儿经验,以及进行彻底的神经系统检查(不确定的部分重复检查),一些神经解剖学的矛盾有时可能会被发现。再次强调,因为神经系统一个特定部位的病变可能会产生一些不典型的或罕见的症状和体征,导致检查时出现一些明显的矛盾,所以在做判断时,一定要谨慎。最后,还有很多患者的疾病既不能被明确地定为神经系统疾病,也不能做出精神病学诊断。这类患者面临神经科医生和精神科医生都不予治疗的风险,因为两边都可能认为患者超出他们的专业范畴。对这些患者,一个更好的办法就是神经科医生和精神科医生同时对患者进行随访,直到形成明确的诊断或是经验性治疗有效。

3.8　神经系统筛查

当评估患者时,熟练掌握一个可以在 10 分钟之内完成的简要的神经系统检查是很有用的。当进行这种简要的检查时,对任何细微异常的迹象的高度警醒都是很有必要的。对检查有怀疑的任何部分都应重复检查并用更详细的试验(包括本章前文所提到的)进行更仔细的评估。此外,由病史产生的任何怀疑也应进行进一步检查。例如,有视觉症状的患者应该进行详细的视力检查。主诉肢体无力的患者应进行详细的运动系统检查。

对于神经系统筛查项目并没有单一的标准。然而,表 3.10 中列出的项目可以作为一个最基本的起点,适当的时候还应以此为基础增加一些更详细的测试。

3.9　小结

这一章我们总结了不同情况下的神经系统检查技术。我们已经知道了根据不同的患者如何调整检查内容,包括清醒能配合的患者、昏迷患者,以及有精神疾病、诈病或合并其他损害的患者。此外,我们也开始探索被检查的神经解剖系统以及疾病对功能的影响。

表 3.10　神经系统基础筛查内容[a]

检查项目	检查内容
精神状态	警觉水平和定向力。用向前/向后数月份来评估注意力。快速记住 3 种物品,4 分钟后复述。命名手表的部件。采集病史的时候注意其行为、语言和表情等
脑神经	瞳孔对光反射。眼底检查。视野,包括视觉对消试验。水平和垂直的眼球平滑追踪运动。面部的轻触觉,包括感觉对消试验。笑的时候面部的对称性。双侧行手指摩擦音检查听力。软腭上抬。检查时注意音质。对抗阻力转头和耸肩。伸舌
运动系统检查	轻瘫试验。手和足快速拍击。上、下肢肌张力。双侧上、下肢近端肌力和远端肌力(如指伸肌、手指外展肌、手腕的背伸肌、肱二头肌、肱三头肌、三角肌、髂腰肌、股四头肌、足和足趾的背屈肌以及膝关节的屈肌)
反射	双侧肱二头肌、肱桡肌、膝腱、跟腱反射和跖反射
协调和步态	双侧指-鼻-指试验和跟膝胫试验。步态和直线行走试验
感觉系统检查	双手、足的轻触觉,包括感觉对消试验。双足的针刺试验或温度觉测试。双足振动觉和关节位置觉

[a] 时间:5~10 分钟。

这里学到的课程可以作为理解第 5~19 章临床病例的基础,帮助你定位神经系统特定部位的病灶。一旦通过病史和检查获得临床怀疑的病变之后就应该做一些重要的决定。根据怀疑的病变类型和部位做出诊疗选择,包括紧急手术或药物治疗,暂缓治疗,进一步检查,如血液化验、脑脊液化验、电生理检查或神经放射影像学检查。

临床医生可通过从病史和检查中获得的信息来指导这些困难的决策的制定。例如,决定是否做神经影像学检查,用哪种方法检查,神经系统的哪个区域,都是以从病史和检查中得出的可能的病变部位和性质的结论为基础的。在下一章中,我们将在全面的患者评估中讨论如何应用神经影像学检查更好地理解临床病例。

(万群　赵钢　译)

参考文献

Aids to the Examination of the Peripheral Nervous System. 1986. Baillière Tindall on behalf of the Guarantors of Brain, London.

Bickley LS (ed.). 2008. *Bates' Guide to Physical Examination and History Taking.* 10th Ed. Lippincott-Raven, Philadelphia.

Blumenfeld H. 2001. *The NeuroExam Video.* Sinauer, Sunderland, MA.

Blumenfeld H. 2009. The neurological examination of consciousness. In *The Neurology of Consciousness*, S Laureys and G Tononi (eds.), Chapters 15–30. Academic Press, New York.

Brazis PW, Masdeu JC, Biller J. 2001. *Localization in Clinical Neurology.* 4th Ed. Lippincott Williams & Wilkins, Boston.

Devinsky O, Feldmann E. 1988. *Examination of the Cranial and Peripheral Nerves.* Churchill Livingstone, New York.

Gilman S. 2000. *Clinical Examination of the Nervous System.* McGraw-Hill, New York.

Goldberg S. 2004. *The Four-Minute Neurological Exam.* MedMaster, Miami, FL.

Haerer AF. 2005. *DeJong's The Neurologic Examination.* 6th Ed. Lippincott, Philadelphia.

Lanska, DJ. 2006. Functional weakness and sensory loss. *Semin Neurol* 26 (3): 297–309.

Patten J. 1995. *Neurological Differential Diagnosis: An Illustrated Approach.* 2nd Ed. Springer Verlag, London.

Plum F, Saper CB, Schiff N, Posner JB. 2007. *The Diagnosis of Stupor and Coma.* 4th Ed. Oxford University Press, New York.

Quality Standards Subcommittee, American Academy of Neurology. 1995. Practice parameters for determining brain death in adults (summary statement). *Neurology* 45 (5): 1012–1014 (reaffirmed January, 2007).

Ross RT. 2006. *How to Examine the Nervous System.* 4th Ed. Humana Press, Totawa, NJ.

Strub RL, Black FW. 2000. *The Mental Status Examination in Neurology.* 4th Ed. FA Davis, Philadelphia.

Wijdicks EFM. 2001. The Diagnosis of Brain Death. *N Engl J Med* 344: 1215.

参考文献

本章目录

第 4 章

临床神经放射学导论

　　临床影像学,尤其是神经放射学的发展,是医学领域近年来最令人兴奋的进展之一。一位 52 岁女性患者,突发左侧肢体无力及腱反射增强。虽然她最初的头颅 CT、MRI 扫描的 T1 加权、T2 加权及 FLAIR 序列正常,但弥散加权序列发现一个累及右侧运动皮层的梗死灶。MR 血管造影及颈动脉多普勒检查提示右侧颈内动脉重度狭窄。基于上述检查结果,该患者接受了扩张颈动脉狭窄的手术,预后良好。

　　在本章,我们将学习现有的影像学技术及其临床应用。

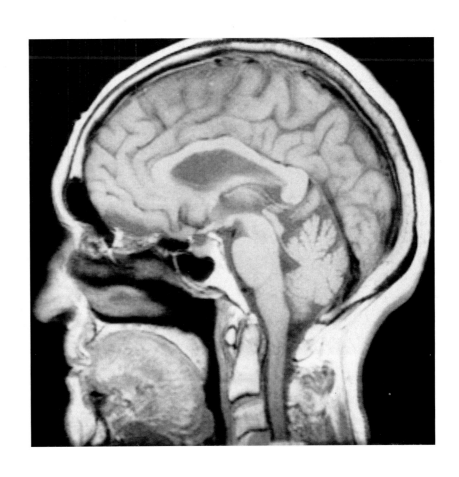

4.1 概述

现代神经影像学技术给临床实践与神经科学研究领域均带来了革命性的变化。本章将重点讲述临床实践中最常用的 3 种影像学方法:计算机断层扫描(CT)、磁共振成像(MRI)和神经血管成像[包括超声、磁共振血管造影(MRA)和 CT 血管造影]。我们还将简要介绍功能影像学方法,如正电子发射断层扫描 (PET)、单光子发射计算机断层显像(SPECT)和功能 MRI (fMRI)。

4.2 成像平面

大部分 CT 和 MRI 扫描图像是对脑的二维 "切片"。所用的**成像平面**类似第 2 章中描述的水平(轴位)、冠状和矢状位(见图 2.5)。然而,有时 CT 扫描中轴位片的角度与真实的轴向平面有微小的差别(图 4.1)。这样调整可以减少扫描整个大脑所使用的层面数及降低眼部辐射。MRI 扫描的轴位片通常是真实的水平切面,不过在不同的医院可能会略有差别。所有 CT 和 MRI 成像都应当包含**定位片**,如图 4.1 所示,以精确记录扫描角度。虽然水平位成像角度的微调对图像外观不会造成显著影响,但在仔细

比较不同扫描间差异时,我们应当牢记角度微调有可能会对图像产生影响。

4.3 计算机断层扫描

计算机断层扫描(CT)直接从常规 X 线技术发展而来,因此与 X 线有许多共同原理。与常规 X 线一样,CT 扫描测量的是组织的**密度**。实际上,CT 与常规 X 线只有两点不同之处。

1. 与 X 线仅扫描一张图像不同,CT 每拍摄一个层面,X 线光束都围绕患者旋转以从不同角度获取图像,因而有"断层"一词(来自希腊语 *tomos*,意为"断面"或"切片")。

2. 由上述方法得到的 X 线数据通过计算机重建得到所拍摄层面全部结构的详细图像(包括软组织、液体、空气和骨),所以名称中包含"计算机"一词。

随着 CT 技术的进展,我们现在可以同时扫描多个 CT 层面。为简单起见,我们将首先介绍单层面 CT。患者仰卧在一个特殊的平台上,它逐步小幅度地移动,通过扫描仪以获得多个水平层面的图像。扫描仪的外形是一个大的环形(图 4.2)。每当平台停止移动时,一束 X 线从环周围的不同点发出对患者进行扫描,由环另一侧的探测器采集信号。当这束 X 线通过 CT 扫描仪内患者时,会被途经的组织部分吸收。所穿透组织的**密度**决定了吸收的能量。

由于 X 射线束从许多不同的方向通过患者,射线可以从多角度来回穿越相同组织,从而可以获得足够的信息用于计算水平层面内每个点的密度,然后将这些密度显示为与头部断面相似的图像 (图 4.3)。近来开发的**螺旋 CT** 扫描仪可以在患者通过扫描仪环时无间隔连续获取数据。此外,目前已在使用多达 256 排的探测器替代单排检测,以获得容积

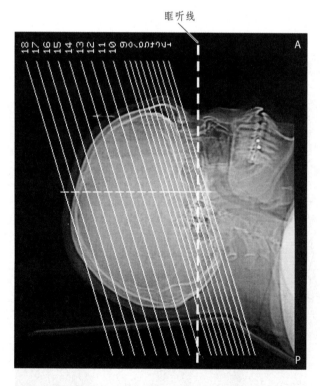

图 4.1 CT 定位片 颅骨侧面观,图中直线所示为成像平面。真正的水平面近似于眶听线,而常规的 CT 成像平面呈一定角度稍微向上向前。

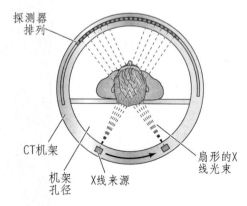

图 4.2 CT 扫描仪机架的示意图

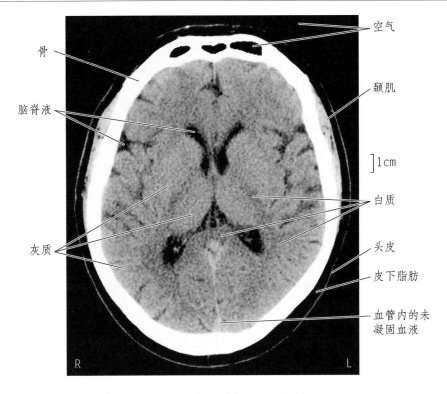

图例标注：空气、骨、颞肌、脑脊液、1cm、白质、灰质、头皮、皮下脂肪、血管内的未凝固血液

图 4.3　典型的 CT 扫描图片　未使用静脉造影剂的 CT 扫描轴位图像。另请参阅表 4.1。

数据。这些技术进步减少了患者的辐射暴露,也大大提高了 CT 扫描的分辨率和速度。

　　与常规 X 线一样,致密的结构(例如骨或其他钙化灶)在 CT 扫描中呈现白色,而密度较小的结构(如空气)呈黑色(见图 4.3)。术语**高密度**和**低密度**通常分别指在 CT 扫描中的亮区和暗区。类似于脑组织的中间密度的结构呈灰色,称为**等密度**。脑脊液(CSF)呈深灰色,脂肪组织(位于颅骨外头皮下)接近黑色。因为脂肪密度小于水,白质(髓磷脂含量高)的颜色比细胞构成的灰质(水含量高)略暗。

　　在 CT 扫描中,通常以亨氏单位(HU)来计量密度。HU 值范围是基于以下值度量的:水的 HU=0 和空气的 HU=-1000。表 4.1 列举了 CT 扫描中一些常见物质的 HU 值。请花一些时间来阅读本章结尾处神经放射学图谱中图 4.12 显示的一系列正常 CT 扫描图像,熟悉在 CT 扫描中可见的正常解剖结构。请注意,在脑的水平(轴向)片中(见图 4.11C,图4.12J、K 和图 4.13J、K),几个重要的脑回形成一个侧向的“T”形,便于中央沟的定位。额上回和顶上小叶组成“T”形的顶部横干,“T”形的竖干由中央前回和中央后回共同组成。

　　CT 扫描可以显示各种不同的颅内异常。**出血的**CT 表现取决于 CT 扫描距出血的时间(见图 5.19)。新鲜颅内出血几乎立即凝结,因此在常规 CT 扫描成像条件下呈现为相对于脑组织的高密度区域,其亮度可能会类似骨组织,不过 HU 值实际上明显低于骨组织(见表 4.1)。随着血凝块崩解,约 1 周后,出血灶显示为与脑组织类似的等密度病灶,2~3 周后显示为低密度灶(见图 5.19)。

　　CT 较难显示发病 6~12 小时内的急性**脑梗死病灶**。此后,在闭塞动脉分布区内细胞进一步死亡和水肿,出现低密度灶,水肿还会导致局部结构稍有

表 4.1　常见扫描组织的 CT 亨氏单位(HU)

组织	HU
空气	−1000 ~ −600
脂肪	−100 ~ −60
水	0
CSF	8 ~ 18
白质	30 ~ 34
灰质	37 ~ −41
新鲜凝结的血块	50 ~ 100
骨	600 ~ 2000

变形(见影像 10.6A、B 和图片 10.8A–C)。经过数周至数月,梗死灶周围脑组织可有萎缩,导致相应区域出现脑沟加深或脑室扩大。胶质增生和坏死脑组织被 CSF 替代后形成囊性化可出现脑组织内持续性的低密度区域。

肿瘤根据其类型和分期可能会表现为低密度、高密度或等密度(见影像 15.2,影像 19.5A、B 和影像 19.7A)。它们可能包含钙化、出血或液性囊肿的区域。肿瘤导致的周围组织水肿呈现为低密度。静脉注射造影剂(见后文)往往有助于显示肿瘤。

占位效应是大脑正常解剖结构受各种物质侵占而变形的表现。它可在水肿、肿瘤、出血及其他疾病中出现。CT 可显示脑室局部受压、脑沟消失或其他脑组织结构的变形,例如,横跨脑中线结构的大脑镰下疝(见影像 5.6A、B)。

静脉造影剂有时用于 CT 扫描以显示疑似的肿瘤或脑脓肿。造影剂中含有碘,它比脑组织密度高,因而会在血管分布增多或血脑屏障破坏的区域呈高密度(白色)(见影像 15.2 和影像 19.5A、B)。检查时需要同时采集未行增强的图像与增强的图像对比。请查阅图 4.4 中的增强 CT 图像,找出与非增强图像相比有强化的正常组织。这些结构包括动脉、静脉窦、脉络丛和硬脑膜。当怀疑颅内出血时,进行**非增强** CT 扫描非常重要,因为在增强 CT 扫描时,

后颅窝区小的出血在 CT 上的白色影像有可能被后颅窝处血管和脑膜内的高密度造影剂掩盖。静脉造影的另一个重要应用是在 CT 血管造影成像(CTA),这将在本章后面部分讨论。

在**脊髓造影**中,CT 扫描采用另一种形式的增强方案。此技术通常采用腰椎穿刺将碘化的造影剂通过腰穿针注入 CSF(见临床要点 5.10)。此方法可以更好地显示神经根和脊髓 CSF 空间的异常,如椎间盘突出所致椎管狭窄。传统的脊髓造影通过 X 线片显示(见影像 8.8H)。**CT 脊髓造影**时,可进行脊柱 CT 扫描以非常清晰地显示椎骨和椎管内容物(见影像 8.11A–C)。随着脊椎 MRI 的发展,脊髓造影现已少用,但是,对于行 MRI 有禁忌的患者(例如安装起搏器或在成像区域附近有金属异物的患者) 和在 MRI 检查结果模棱两可时需明确椎管狭窄或神经根受压的患者,脊髓造影仍然非常重要。

CT 图像可以在一定的密度范围内调整,以提高组织的对比度。我们可调整两个参数,即**窗宽**与**窗位**以提高对比度, 这两个参数决定计算的密度值和显示的灰度级之间的转换。例如,**骨窗**显示的图像用于仔细检查颅骨骨折(见影像 5.3),而软组织窗用于观察脑结构。除此以外,还可用生成 CT 图像的重建算法(滤波器内核)获得特定组织的最佳图像。

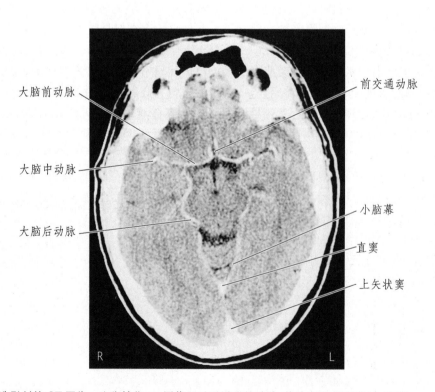

大脑前动脉
前交通动脉
大脑中动脉
小脑幕
大脑后动脉
直窦
上矢状窦
R　　　L

图 4.4　使用静脉造影剂的 CT 图像　这张轴位 CT 图像显示了增强的动脉、静脉窦和硬脑膜(小脑幕)。

4.3.1　CT 与 MRI 的比较

磁共振成像(MRI)可对神经系统进行高对比度成像,显示非常细致的解剖细节(见下一节)。因此,它被用于检测低对比度或微小病灶,如多发性硬化斑块、低级别星形细胞瘤、听神经瘤等。此外,与 CT 扫描不同的是,CT 扫描中颅底部高密度的骨骼产生的伪影使邻近区域难以辨认 (见图 4.12B),MRI 能够清晰地显示重要的颅底结构,如脑干、小脑和垂体窝。同样,MRI 也可更清晰地显示脊髓。

MRI 也有缺点。主要缺点是时间长、费用高及对新鲜出血和骨组织的显像较差。此外,安装心脏起搏器、一些其他仪器、心脏或眼中有金属碎片的患者不能进行 MRI 检查。一次常规的 MRI 扫描需要 20~45 分钟才能完成,而在病情不稳定的患者一次快速 CT 扫描可在 5~10 分钟内完成。CT 扫描的花费通常约为 MRI 的 2/3。此外,CT 图像取决于整体组织密度, 而 MRI 取决于质子密度和质子环境(见下一节)。因此,CT 对骨(整体密度高而质子密度低)和新鲜出血(由于纤维蛋白原而整体密度高,但质子密度和环境类似 CSF)的成像效果优于 MRI。

总之,CT 是头部外伤或疑似颅内出血患者首选检查, 也是大多数颅内占位性病变首选的筛查方法,尤其是在急诊的情况下(表 4.2)。MRI 则更适合基于临床病史疑似有低对比度病灶,脑干或颅底病变的患者, 以及当 CT 上未显示怀疑的病灶时可将其作为第二选择。在非紧急情况下,如需要单次、更有决定意义的影像检查时,常选择 MRI 检测。

4.4　磁共振成像

详细的 MRI 物理学原理超出了本节所讨论的范围(更多细节参见本章末的参考文献)。我们这里将只讨论与判读 MRI 扫描结果相关的重要基本概念。**MRI(磁共振成像)**从 NMR(核磁共振)发展而来。这两项技术都是通过磁能脉冲来探测被放置在一个静磁场内的样本(或人)的原子核(图 4.5)。氢是生物组织中最丰富的元素,检测氢原子核(质子)是大部分 MRI 的基础。质子有两个促成 MRI 信号的属性:自旋和进动(见图 4.5)。**自旋**是质子的量子力学属性,它只有平行或反平行于静磁场的两个值(图 4.5B 中的"向上"或"向下")。质子在静磁场的**进动**类似于陀螺形,它的轴沿着围绕引力场的方向以锥形轨迹旋转。外部静磁场 B_0 的存在使更多质子的自旋方向趋于平行而不是反平行于磁场,从而产生一些与 B_0 同向的净磁化强度 M ,称为 z 方向(见图 4.5A、B)。

从电子线圈产生的射频电磁波激发质子,使其中一些质子翻转到反平行于 B_0 的自旋方向 (见图 4.5C)。这减少了在 z 方向上的净磁化强度 M 。刺激脉冲也使进动的质子进入彼此同相, 在 x–y 方向上产生一部分磁化。整体效应是,射频脉冲的时间越长,净磁化矢量 M 将旋转到越远离磁场的方向(见图 4.5C)。

当脉冲停止时,质子自旋回到平行于磁场的方向并以射频磁场的形式释放能量。这个信号由一个接收线圈检测到,这个线圈常与传输刺激脉冲的线圈相同。在 MRI 中,不同空间区域中质子的信息可以被三维空间中一组额外线圈检测到,这组线圈称为磁场梯度线圈。

大多数 MRI 脉冲序列的 MRI 信号强度取决于组织的 3 个属性。第一个属性是质子密度,因为如果没有质子,就无法获得信号。第二个和第三个属性是**质子弛豫时间**(T1 和 T2)。质子从激发态弛豫有两个组成部分:**T1 弛豫**(也称为纵向或自旋–晶格弛豫)沿着与磁场平行的 z 轴发生,并取决于自旋的净方向(平行或反平行)。 **T2 弛豫**(也称为横向或自旋–自旋弛豫)在与磁场垂直的 x–y 平面发生,并取决于进动的净一致性。

特定组织的 T1 和 T2 弛豫值由分子环境的特

表 4.2　CT 与 MRI 在不同情况下的比较

情况	CT 更优	MRI 更优
头部外伤	√	
所需花费更低	√	
肿瘤、梗死、脱髓鞘等细微病灶		√
脑干或小脑病变		√[a]
新鲜出血	√	
陈旧出血		√
需要快速检查	√[b]	
颅骨骨折	√	
钙化病变	√	
幽闭恐惧症或肥胖(>130kg)患者	√[c]	
安装起搏器,心脏或眼睛内有金属碎片	√	
需要解剖细节		√

[a] CT 易出现伪影。

[b] 当有快速 MRI 扫描技术时,几乎与 CT 扫描一样快速。

[c] 对于这些患者现在有大口径 MRI 扫描仪。

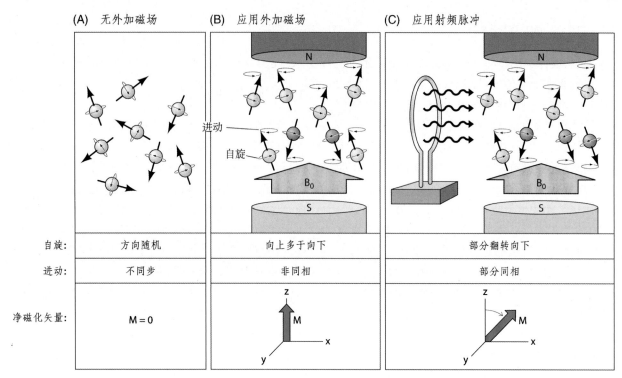

图 4.5　**MRI 刺激脉冲的物理学原理**　(A)当没有外部磁场存在时,质子自旋是随机取向的。单个质子的磁矩由小箭头表示。净磁化矢量 M 是零。(B)外部磁场 B_0 是由 MRI 扫描仪提供的。根据量子力学特性,所有质子的自旋相对于 B_0 呈平行(向上,显示为黄色)或反平行(向下,显示为蓝色)排列。自旋方向倾向于与 B_0 平行的质子稍多,因而产生一个净磁化矢量 M,沿 z 轴取向。质子还围绕 z 轴进动,但进动不同步(未同相),所以在 x–y 平面内不产生净磁化矢量。(C)射频脉冲由激发/接收线圈发出。质子吸收能量,其中一部分质子跳转到更高的能量状态,呈反平行于 B_0 排列,沿 z 轴的净磁化强度 M 因而减小。此外,一些质子的进动彼此同相,在 x–y 方向上产生一部分磁化强度。因此,净磁化矢量 M 远离 z 轴转向 x–y 平面。

性决定,例如吸收能量时的效率和当质子从激发态释放时质子–质子间所发生的相互作用[*]。对于生物组织来说,在临床领域 T1 值的范围为 300~2000ms,而 T2 值的范围为 30~150ms。MRI 运用不同的无线电波脉冲序列来增强 T1 或 T2 的对比度。在临床 MRI 中常用的**自旋回波(SE)**脉冲序列中,通常图像上标注两个时间间隔:**重复时间(TR)** 和**回波时间(TE)**。

　　TR 的选择决定了获得 MRI 图像时 T1 弛豫的时间,而 TE 决定了获得 MRI 图像时 T2 弛豫的时间。在 T1 弛豫早期和 T2 弛豫晚期,不同组织之间的对比度增高。因此,短 TR(≤600ms)和短 TE(≤30ms)最大限度地提高 T1 对比度,由此得到的图像称为 **T1 加权像**。相反,一个长 TR(≥2000ms)和长 TE(≥80ms)最大限度地提高 T2 对比度,由此得到的图像称为 **T2 加权像**。由于长 TR 需要很长的时间才能得到 T2 加权像,所以大部分 T2 加权成像技术使用一种改良的 SE 脉冲序列,称为快速自旋回波

(FSE)。

　　那么当我们在阅读 MRI 扫描时这一切意味着什么呢?T1 与 T2 加权图像看来并不相同。按经验来说,T1 加权图像类似大脑的解剖切片(图 4.6A),而 T2 加权图像有点貌似胶卷底片(图 4.6B)。因此,在 T1 加权图像中灰质是灰色的,而白质是白色的,在 T2 加权图像则相反(表 4.3)。T1 加权图像常有助于识别解剖结构,T2 加权图像在检测病理变化中更为灵敏。

　　如何来解释 T1 和 T2 加权图像之间的这些差异呢? 简单地说,MRI 图像的亮度主要取决于:

　　1. 水分含量;

　　2. 脂肪含量。

　　与 CT 扫描中的"密度"一词不同,在 MRI 扫描中用信号的"强度"或"亮度"的术语来描述。因此,亮的区域称为**高信号区**,而暗的区域称为**低信号区**。表 4.3 总结了 T1 和 T2 加权像中各种组织的相对亮度。在 **T1 加权像中**,水呈低信号,而脂肪组织

---

[*]"T2[*]"弛豫值对功能 MRI(本章的后文讨论)特别重要,包括与 T2 弛豫局部磁不均匀性有关的影响。

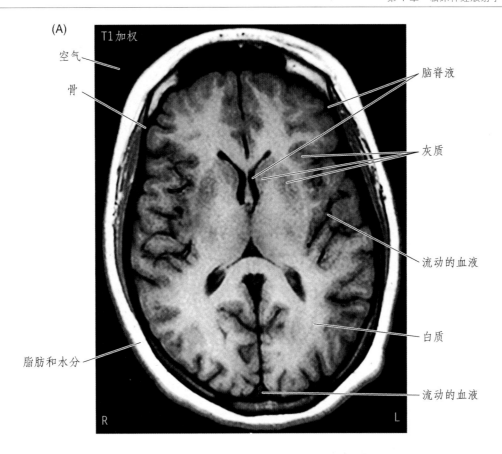

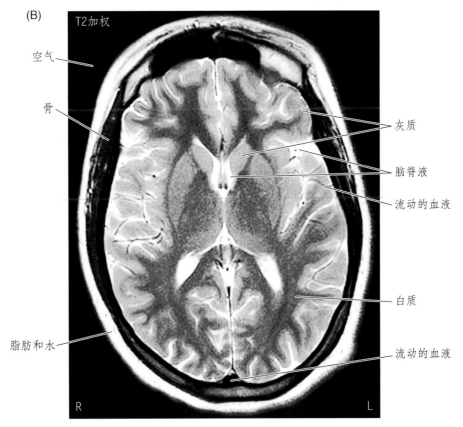

图 4.6　典型的 MRI 图像　T1 加权、T2 加权和 FLAIR 图像是在轴向平面上取得的，未行钆对比。也可见表 4.3。(A)T1 加权像，由自旋回波(SE)脉冲序列得到。　TR=3500,TE =90。　(B)T2 加权像，由快速自旋回波(FSE)脉冲序列得到。　TR =9000,有效 TE= 90。（待续）

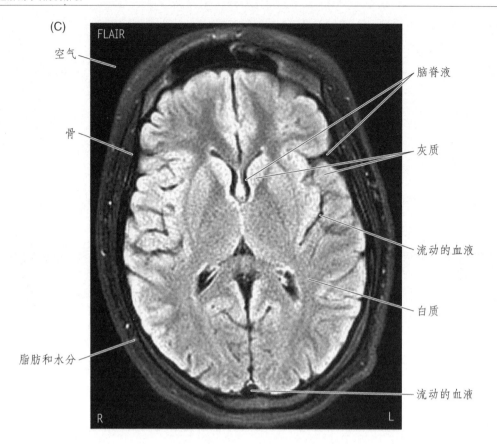

(C)

FLAIR

空气

骨

脑脊液

灰质

流动的血液

白质

脂肪和水分

流动的血液

R L

图 4.6(续) (C)FLAIR 图像,由脂肪饱和 FSE 脉冲序列得到。 TR=9000,有效 TE=124。

表 4.3 常见组织的 MRI 表现

组织	T1 加权	T2 加权	FLAIR
灰质	灰	浅灰	浅灰
白质	白	深灰	灰
CSF 或水	黑	白	深灰
脂肪	白	白[a]	白[a]
空气	黑	黑	黑
骨或钙化组织	黑	黑	黑
水肿	灰	白	白
脱髓鞘或胶质细胞增生	灰	白	白
铁蛋白沉积(例如在基底节区)	深灰	黑	黑
与蛋白结合的 Ca^{2+}	白	深灰	深灰
蛋白质液体	白	多变	多变

[a] 虽然脂肪在自旋回波(SE)序列 T2 加权像呈暗色,临床上脂肪自旋回波(FSE)序列扫描中,皮下和硬膜外的脂肪由于"J-耦合"呈亮色(除非同时应用脂肪饱和度)。FLAIR 成像同样适用。

呈高信号。因此,T1 加权像的外观像脑的解剖切片,其中,CSF 呈黑色,灰质呈灰色(含水量较高),白质呈白色(脂肪含量较高)。在 T1 加权像,通常可以看到更高分辨率的精细解剖细节。

另一方面,在 **T2 加权像中**,水呈高信号,而脂肪呈低信号(见图 4.6B)。因此,CSF 的信号非常高;脑水肿、胶质细胞增生和灰质区域也呈高信号,但要比 CSF 信号低一些;髓鞘区域呈低信号。通常脑部异常区域在 T2 加权像上呈高信号,较 T1 加权像更易显示。然而,T2 加权像的一个缺陷是,高信号的脑脊液可以掩盖邻近脑室或软脑膜的脑实质病变。为了克服这一缺陷,大多数 MRI 扫描包含液体衰减反转恢复 (FLAIR) 序列图像。FLAIR 扫描类似 T2 加权像,但脑脊液呈低信号 (图 4.6C,也可见表 4.3)。FLAIR 的优点在于,它能清晰地显示脑组织中的细微异常,如水肿、胶质细胞增生、髓鞘脱失或邻近 CSF 的梗死所产生的高信号。T2 加权像也可显示这些小的高信号异常灶,然而,由于相邻的 CSF 信号也相对较高而难以识别。

除了脂肪和含水量,所有 MRI 图像的强度取决于样本所含的可测量的质子数量, 称为质子密度。简而言之,质子是产生信号的基础。因此,在 T1 加权、T2 加权和 FLAIR 图像中,空气呈低信号,骨或钙化的结构呈极低信号,因为它们缺乏水质子(见表 4.3 ,图 4.6)。以前,**质子密度加权像**被用来检测大脑中异常的高信号区域,同时使 CSF 保持相对低信号；然而，近年来质子密度加权像已基本被 FLAIR 取代。

另一个重要的 MRI 序列是**弥散加权成像**（DWI），它已成为常规临床实践的一部分。DWI 以强大的梯度非常迅速地采集图像（总扫描时间约 1 分钟）来测量脑组织中水质子的弥散。这种灵敏的技术可以检测急性缺血性卒中发病约 30 分钟内相关的细胞改变。相比之下，传统的 T2 加权或 FLAIR MRI 在缺血性卒中后数小时内不能显示任何异常。急性脑梗死弥散受限区在 DWI 上呈高信号（见影像 6.3、影像 14.2 和影像 14.7）。高信号仅持续 10~14 天，可以此来区分近期梗死与既往的卒中。然而，有些在 T2 上信号特别高的区域在 DWI 上可出现"T2 余晖效应"。为了提高特异性，DWI 往往与**表观弥散系数（ADC）**成像结合。急性缺血性卒中在 DWI 上呈高信号而在 ADC 上呈低信号，而陈旧性卒中的 T2 余晖效应在 DWI 上呈高信号，但在 ADC 上呈正常或高信号。

其他一些因素也会影响 MRI 信号强度。**顺磁性**物质（如血液降解产物中的铁）在不同情况下可呈相对高信号或低信号（见表 4.3 和表 4.4）。同样，虽然骨皮质中的钙呈低信号，但沉积在脑中的钙与蛋白质结合后在 MRI 上呈高信号。当应用针对**磁化率**的特殊脉冲序列时，尚可检测到表现为低信号区域的陈旧出血中所含的微量含铁血黄素。在 MRI 中使用顺磁性物质**钆**作为静脉造影剂。与 CT 相比，注射钆造影剂后血管分布增多或血–脑屏障破坏的区域呈高信号。与 CT 中使用的碘造影剂相比，钆虽然被认为与肾源性系统性纤维化有关，该病可见于肾衰竭的患者，但钆的肾毒性明显较小，并且不易引起过敏反应。

另一个影响 MRI 信号的因素是血管内的**流动伪影**，CSF 内也存在流动伪影，不过程度较轻。流动伪影是由于质子迅速进入或离开成像区域而产生的。一些质子在激发和记录射频脉冲的时间点之间出现或消失。这种变化可导致 MRI 信号的增强或减弱，这取决于流动的速率和方向，以及所用的脉冲序列。磁共振血管造影（MRA）利用这些效应来制作动脉血流图像（见下一节"神经血管造影术"）。患者颅内金属植入物的伪影也可影响 MRI 扫描结果。强大的 MRI 磁场可能使眼睛内的金属碎片、起搏器、人工耳蜗、金属心脏瓣膜和陈旧的动脉瘤夹发生移动或损坏，因此这些患者不能进行 MRI 扫描。

颅内出血的 MRI 图像随着时间的推移经历了

表 4.4 颅内出血的 MRI 表现

出血后的时间	T1 加权	T2 加权
急性期：最初 6~24 小时 （细胞内氧合血红蛋白）	灰	浅灰
亚急性早期：1~5 天 （细胞内去氧血红蛋白）	灰	深灰
亚急性中期：3~7 天 （细胞内高铁血红蛋白）	白	深灰
亚急性晚期：3~30 天 （细胞外高铁血红蛋白）	白	白
慢性期：14 天 （含铁血黄素，主要在外缘）	深灰	黑

注意：出血在 MRI 扫描上的一系列变化实际上相当复杂多变，这取决于不同的扫描仪。

一系列特征性的改变（表 4.4）。简而言之，T1 和 T2 加权像可能很难分辨急性出血，因为它呈类似于 CSF 的灰色。亚急性出血由于含有高铁血红蛋白而呈白色。慢性出血包含含铁血黄素沉积造成的低信号区。通常情况下，出血的中心与外周的组成成分不同，因此，陈旧性出血特征性的表现为高信号的中心区与低信号的边缘。最终，出血的中心可能再吸收，形成一个充满液体的腔，在 T1 加权像呈低信号，而 T2 加权像呈高信号（表 4.4 未列出）。

现在，我们简要地小结一下以上的讨论（见表 4.3 和表 4.4），并举例说明。在 MRI 成像液体增多的异常区域，如囊肿、梗死、水肿、胶质增生或脱髓鞘病灶在 T1 加权像呈低信号（见影像 7.5A 和影像 19.6A），T2 加权像呈高信号（见影像 6.2A–C，影像 7.7A、B 和影像 10.5A、B）。炎症或肿瘤病灶通常在静脉注射钆后有增强（见影像 12.1A–C，影像 15.3A、B 和影像 18.2A–C）。急性出血很难显示，但此后其信号有所增高（见影像 14.9A、B），之后则常常同时包含高信号和低信号的区域（见表 4.4）。新的脉冲序列将不断提高 MRI 的临床应用价值。弥散加权 MRI 对急性脑梗死的显示远远早于常规 MRI（见影像 14.2A、B 和影像 14.7A、B）。

现在让我们花几分钟来看一下本章结尾处神经影像学图谱中一系列正常的 T1 加权 MRI 扫描图像（见图 4.13 至图 4.15），以熟悉 MRI 中所显示的正常解剖。图 4.13 中的图像与图 4.12 中的 CT 图像，两者的成像平面大致相同（不过 MRI 的切片角度更接近于水平面）。请注意 MRI 图像在组织对比度和解剖细节方面显著的优越性。此外，请注意静脉使用钆后（图 4.7）增强的动脉、静脉窦、脉络丛和硬脑膜。

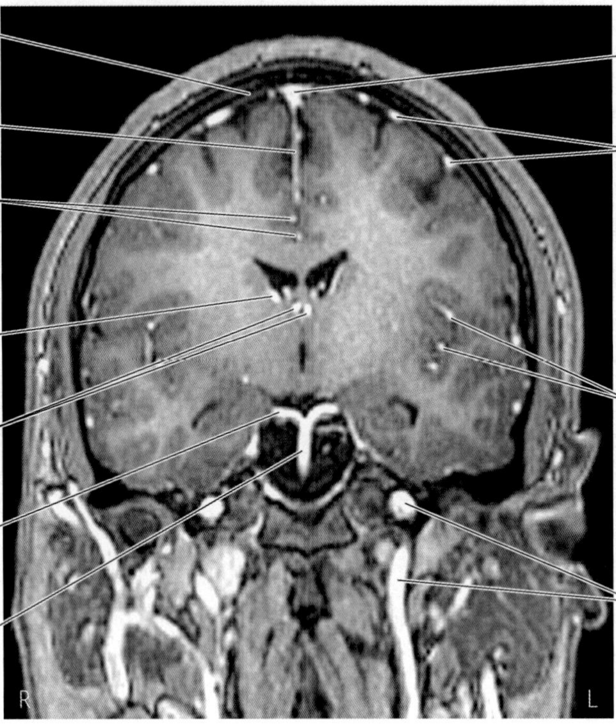

图4.7　静脉注射钆造影剂的T1加权冠状位MRI图像　此MRI图像显示增强的动脉、静脉窦、脉络丛和硬脑膜。

MRI扫描有时可被重建为三维表面图像。图4.8A显示了一个例子。使用这个方法能够检测到脑沟形态的细微异常，而在二维平面中可能无法显示。此外，它有助于提供大脑表面三维的功能性神经影像数据(图4.8B)。

除此以外，MRI脉冲序列和技术还有许多专业化地完善改进，这些内容超出了本次讨论的范围，我们已将其列在本章结尾处的参考文献中。其中有几个热点，包括**磁共振波谱成像(MRS)**，它检测脑神经递质及其他生化物质，临床上用于评价脑肿瘤和癫痫发作的起源区域；**扩散张量成像(DTI)**，它通过检测受轴突纤维所限制的水分子弥散可以灵敏地评估白质神经通路异常(图4.9)；本章后面部分将要讨论的**功能磁共振成像(fMRI)**；以及各种用来测量脑组织血容量或血流(例如，动脉自旋标记MRI)或脑血管内血流(在下一节讨论)的技术。

复　习

请学习神经放射学图谱中的MRI图像（见图4.13至图4.15）并确定①它们是轴向(水平)、冠状位或矢状位(见图2.5)，以及②它们是否为T1、T2或质子密度加权。然后遮盖标签并试着命名尽可能多的结构。

4.5　神经血管造影术

脑血管造影是神经影像学中起步最早的技术之一，这项技术现已有了多方面的发展。早在CT和MRI推广之前，脑血管造影常用于检测轻微血管变形，用以提示颅内占位性病变。但是这些细微的血管造影改变及其与其他一些影像学技术如头颅平片、气脑造影术、脑电图的结合，只能为颅内病变的诊断提供一些间接证据。如今CT或者MRI可以明确检测到颅内病灶，血管造影已不再用于此目的。

由于CT和MRI的广泛应用，脑血管造影目前主要应用在直接观察血管本身情况，而不再是对周围结构提供一些间接证据。脑血管造影最适于观察的改变包括动脉粥样硬化斑块，以及其他类型血管狭窄、动脉瘤和动静脉畸形。血管造影有时也被应用于神经外科术前评估肿瘤内的血管走行。除了其在诊断方面的应用，在本节最后，我们还将介绍脑血管造影在治疗方面的应用。

不同于CT和MRI，血管造影是一种有创性操作。患者接受局部麻醉后，导管会从股动脉插入(图4.10)，并在X线透视下到达主动脉，随后碘化不透光的造影剂被注入双侧颈动脉及椎动脉，在造影剂注入及流出的过程中采集一系列影像。在显像的早期观察动脉较好，而在后期则是静脉显像更清晰。

(A)

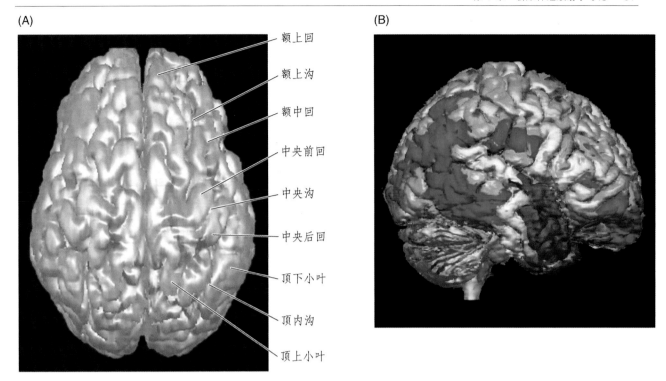

额上回

额上沟

额中回

中央前回

中央沟

中央后回

顶下小叶

顶内沟

顶上小叶

(B)

图 4.8　三维表面重组　(A)这幅重建的正常 MRI 扫描图显示了脑沟和脑回的解剖。(B)发作期-发作间期 SPECT 差异成像。该患者在痫样发作期间静脉注射Tc99m HMPAO,随后进行了 SPECT 扫描(发作期 SPECT)。在另一个时间进行了第二次 SPECT 扫描,当时患者没有发作(发作间期 SPECT)。然后把发作间期 SPECT 从发作期 SPECT 中除去,其结果显示为患者的 MRI 三维表面重建。增加的脑灌注显示为红-黄色,降低的灌注显示为蓝-绿色。在这种扫描的帮助下,该患者癫痫起源的区域(红-黄色)定位于右侧颞叶,并进行了成功的手术治疗。(A Courtesy of Rik Stokking; B Courtesy of George Zubal, Susan Spencer, Dennis Spencer, Rik Stokking, Colin Studholme, and Hal Blumenfeld, Yale University School of Medicine.)

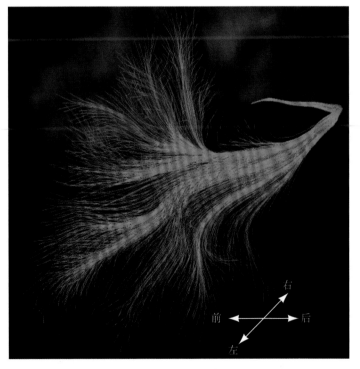

右

前　　　后

左

图 4.9　DTI:弥散张量纤维束成像　图像显示通过前胼胝体的纤维束起源于右侧额叶,并投射到左侧额叶皮质的广泛区域。这项技术通过追踪由白质微架构所决定的水分子弥散最明显的方向,来追溯大脑主要纤维束的方向。(With permission from Jackowscki et al. 2005. *Medical Image Analysis* 9: 427－440.)

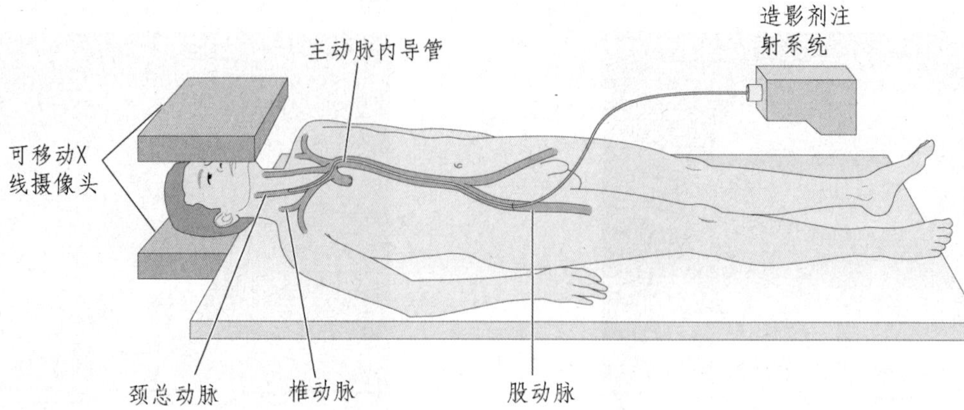

图 4.10 神经血管造影的实施

检测时通常从多个角度获取影像以最全面地观察前循环与后循环血管的情况。为了更好熟悉正常血管造影图中血管的解剖结构，请复习图 4.16 和 4.17。

近年来开发了一系列侵入性更小的血管显像技术及评估血流情况的影像学手段。这些技术包括多普勒超声、磁共振血管造影和螺旋 CT 血管造影。随着无创技术的提高，传统的血管造影仅用于诊断目的的应用已逐渐减少。然而，传统成像技术仍然被公认为是血管显像的"金标准"，用于一些无创检查无法明确诊断的情况。

多普勒超声被用于评估头颈部大血管血流情况和管腔直径。由于其有助于评判颈动脉狭窄情况是否需要手术干预，常用于近端颈内动脉的评估（见临床要点 10.5）。经颅多普勒超声用于评估近端大脑中动脉、大脑前动脉、大脑后动脉、椎-基底动脉的血流情况，而无法检测远端的分支。在 ICU 中，经颅多普勒超声最常用于检测蛛网膜下隙出血后是否存在血管痉挛（见临床要点 5.6），偶尔也会作为协助诊断脑死亡的辅助手段（见第 3 章）。超声一般无法诊断动脉瘤或者其他血管异常。

磁共振血管成像（MRA）通过采集射频激动脉冲释放后血流流动区域内由于质子的流入和流空造成的磁共振信号改变来成像。计算机可以选择性调节血流的方向与速度。有些 MRA 的检查中也会注射钆剂来提高对比度。正常颅内血管的 MRA 图像如图 4.18 所示。与图 4.16 和图 4.17 中的常规血管造影相对比，可见 MRA 大血管显像清晰，而对远端细小分支无法显影。与常规血管造影一样，MRA 可用于显影颈部颈动脉和椎动脉系统（图 4.19）可能存在的血管狭窄或其他病理改变，甚至从主动脉

复　习

　　学习"神经影像学图谱：血管造影"篇（见图 4.16 和图 4.17），并判断大脑前循环（颈动脉系统）或者大脑后循环（椎动脉系统）是否被注入造影剂，以及该图像是前后位还是侧位。遮盖影像边标注并试着命名尽可能多的结构。

弓上发出的地方开始即能观察（图 4.20A）。MRA 主要用于检测动脉粥样硬化狭窄、血栓或动脉夹层等引起的动脉血流减少或缺失。此外，其对检测动脉瘤和血管畸形有较好的应用价值。**磁共振静脉造影（MRV）**可用于观察静脉血流情况，图 10.13 C、D 所示为用 MRV 检测静脉窦血栓的例子。

螺旋 CT 血管造影（CTA）是通过静脉内快速注入造影剂后，利用螺旋 CT 快速获取血管图像，然后通过电脑对血管影像进行三维重建的技术。CTA 可以为 MRA 的结果补充信息，也可以应用于一些无法进行 MRA 的患者（如植入起搏器的患者）。CTA 适应证与 MRA 相似，可以用于检测颈动脉狭窄、动脉瘤或者血管畸形。

尽管许多无创的影像学技术的应用使脑血管造影在诊断上的应用范围大大缩小，但脑血管造影在有创性神经功能测试和治疗方面有了新的应用价值。这个领域被称为**神经介入放射学**。比如，在血管造影 **Wada 试验**中，在清醒患者的双侧颈动脉中分别选择性注入镇静类药物（通常为异戊巴比妥），可帮助定位主司语言和记忆的优势半球，从而有助于制订神经外科手术的方案（见临床要点 18.2）。大脑动脉瘤和动静脉畸形破裂可造成大面积颅内出血（见第 5 章），通过血管造影导管可向病变区域导

入凝胶样物质或者金属线圈,使其凝结成块促进止血。通过介入的手段植入气囊来扩张狭窄区域的血管成形术,也可能成为颈动脉狭窄患者的另一种治疗手段。此外,许多脑梗死患者发病急性期通过导管选择性向血栓部位直接注射溶栓药物,从而重建血供的治疗性临床试验仍在进行中。

4.6　功能神经影像学

在临床中,上文所述技术最主要提供了病变部位解剖结构的影像学信息。然而,有些时候,我们还需要评估病变部位的生理功能。此章节中,我们将讨论一些能够检测不同方面脑功能的影像学技术,令人欣喜的是,它们中不少已逐渐被应用于临床。近年来,神经功能影像学的发展取得了长足的进步,使得"钻进一个人的大脑,看看他们究竟在想什么"的梦想,越来越可能实现。

测量大脑活动最传统的方式是**脑电图(EEG)**。这项技术将一系列连接了信号放大器的电极置于头皮表面,可以通过颅骨检测到大脑中微弱的电信号。正常的脑电图会记录到根据患者不同的意识状态变化的不同频段和波形的图样。脑部存在较大病灶的患者的脑电图上会出现异常或者不对称的波形。然而对于局灶性脑部病变患者,脑电图的敏感性及空间分辨率均较现代神经影像学手段低。EEG对于评估患者痫样放电(见临床要点 18.2)、检测大脑广泛功能异常 (见临床要点 19.15 和临床要点 19.16)仍非常有用。**诱发电位**与脑电图类似,可以记录一定刺激下大脑电信号的改变。新的评价脑功能的电信号检测手段有定量脑电图分析和脑磁图描记术(MEG),它们是在脑电图技术的基础上进行的改进和突破,利用超导量子干涉器件(SQUID)来检测大脑中非常微弱的电磁信号。目前,上述新技术的临床应用价值仍在不断研究中。

另外,还有一些通过大脑代谢活动和血流情况来间接评估大脑电活动或神经元放电的功能性影像学方法。大脑代谢活动能够间接反映大脑的电活动或神经元放电。由于局部的神经元放电造成大脑代谢增高,因此大脑局部血流量增高,同时血容量也相应增高。能够通过血流改变或者动态血容量改变的成像技术包括:氙吸入法测定局部脑血流量(Xe rCBF)、正电子发射断层扫描(PET)、**Tc99m 单光子发射计算机断层显像 (SPECT)**、动态对比功能性MRI (灌注 MRI),以及动脉自旋标记 MRI (ASL MRI)。大脑代谢的改变则可以利用一些基于磁共振的技术,或者更为常用的是**氟脱氧葡萄糖正电子发射计算机断层显像技术(FDG-PET)**。通过**血氧水平依赖功能性 MRI(BOLD-fMRI)**可检测到脑血流、血容量及氧代谢水平变化所引起的信号强度的改变。FDG-PET、SPECT 和 BOLD fMRI 是临床上最常见的评估脑血流和代谢改变的技术。

脑 PET 和 SPECT 成像通常由**核医学科**实施。**FDG-PET** 扫描用于描记大脑局部的糖代谢。FDG-PET 主要用于痴呆或者癫痫患者, 显示大脑局部糖代谢的改变以定位糖代谢异常的区域(见图 18.5G-J)。它们还可通过检测局部代谢的活跃与否来鉴别病灶为脑部复发肿瘤还是放疗引起的坏死。SPECT 偶尔也被用于检测静息状态下大脑局部血流情况,但对于大多数病理改变其敏感性均低于FDG-PET。癫痫发作期 **SPECT** 检查可通过描记局部血流改变间接定位癫痫起源灶(见临床要点 18.2)。范例如图 4.8B 所示。 目前, 最新的 PET、SPECT 特异性受体配体显像,在一些神经退行性疾病和癫痫患者病变的定位、病情的监测中显示了一定的应用前景。

功能磁共振(fMRI)的发展已经帮助神经科学研究获得了几何级数的增长,并且不断提高我们对局部脑功能的认识。此外,功能磁共振的临床应用正逐渐崭露头角,比如神经外科医生正在研究术前采用 BOLD fMRI 定位患者脑重要功能区域的位置,协助制订手术方案。正如图 4.11 所示,BOLD fMRI 可用于定位患者的感觉运动功能区和语言功能区等,一旦获得充分的证据支持,这个方法将最终取代血管造影 Wada 实验(见临床要点 18.2)。相信随着时间推移,这些强大的功能神经影像学方法将会得到更广泛的临床应用。

4.7　小结

神经影像学在神经系统疾病诊断乃至治疗方面起着非常重要的作用。然而,临床医生要基于病史、体格检查做出最有可能的诊断, 从而选取最为合适的神经影像学手段。临床医生需要首先判断是否需要神经影像学检查。然后,通过病史和体格检查来对病变进行**定位**和**定性**的判断。综合上述信息,临床医生才能决定选用 CT、MRI 或者是血管造影等何种手段最为合适, 以及重点需要关注神经系统中的哪一块区域,以选择最理想的检查手段。目前,神经影像学这一强有力的辅助诊断手段,结合病史、体格检查及其他检测方法,临床医生能为越来越多的患者提供精准的神经病学诊断及治疗方案。

(A) 布洛卡脑区 **(B)** 韦尼克脑区 **(C)** 手部感觉运动区

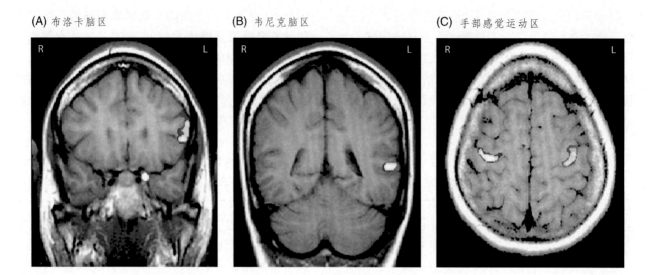

图 4.11 BOLD fMRI 感觉运动皮层与语言皮层图像 (A,B)语言功能图。受试对象被要求朗读词语,并判断所读词语为有明确语义还是无意义的音节拼凑。这项任务会激活布洛卡区(A)与韦尼克区(B)。(C) 感觉运动区描记。受试者被要求用左手反复挤压橡皮球,从而激活右侧感觉运动皮层(橘红色区域),同样,使用其右手的时候会激活左侧感觉运动区(蓝色)。(Compare to Figure 4.13J.) (Courtesy of R. Todd Constable, Yale University School of Medicine.)

神经影像学图谱

图 4.12 CT 图像 标注主要结构名称的未增强 CT 轴位图。

(A)

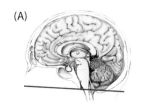

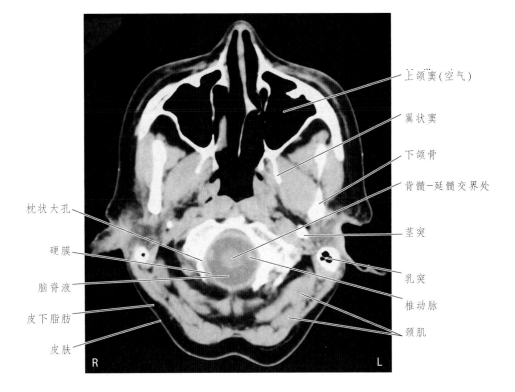

上颌窦(空气)

翼状窦

下颌骨

背髓–延髓交界处

茎突

乳突

椎动脉

颈肌

枕状大孔

硬膜

脑脊液

皮下脂肪

皮肤

R L

(B)

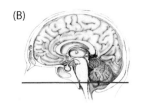

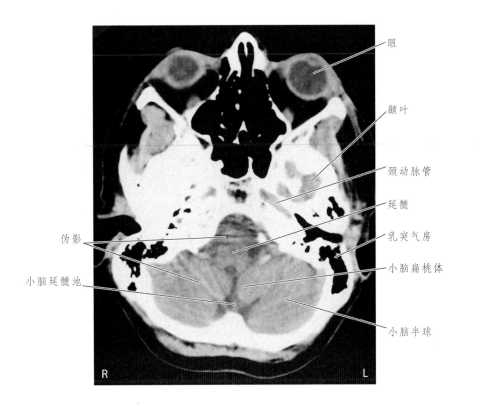

眼

颞叶

颈动脉管

延髓

乳突气房

小脑扁桃体

小脑半球

伪影

小脑延髓池

R L

神经影像学图谱

CT:轴位像

(C)

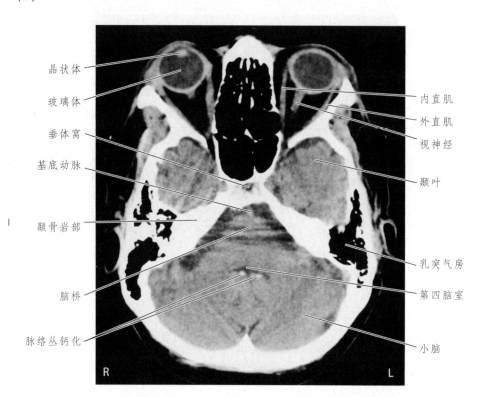

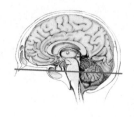

晶状体

玻璃体

垂体窝

基底动脉

颞骨岩部

脑桥

脉络丛钙化

内直肌

外直肌

视神经

颞叶

乳突气房

第四脑室

小脑

(D)

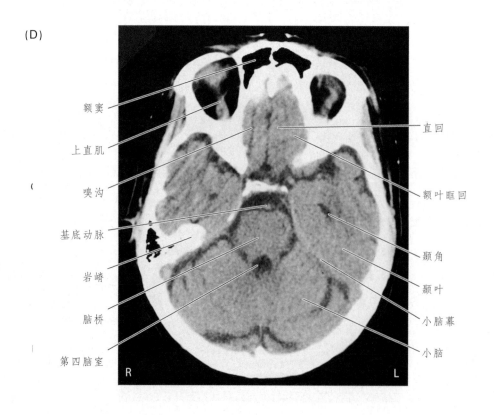

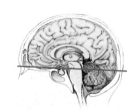

额窦

上直肌

嗅沟

基底动脉

岩嵴

脑桥

第四脑室

直回

额叶眶回

颞角

颞叶

小脑幕

小脑

神经影像学图谱

(E)

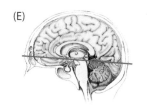

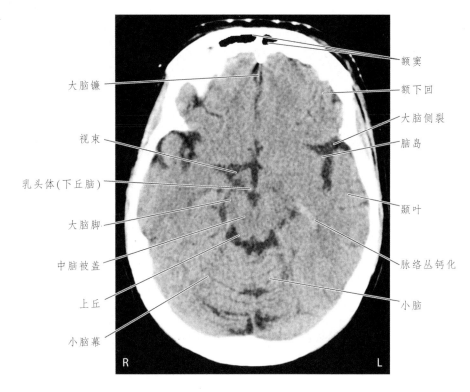

大脑镰

视束

乳头体(下丘脑)

大脑脚

中脑被盖

上丘

小脑幕

额窦

额下回

大脑侧裂

脑岛

颞叶

脉络丛钙化

小脑

R L

(F)

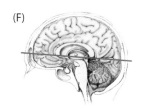

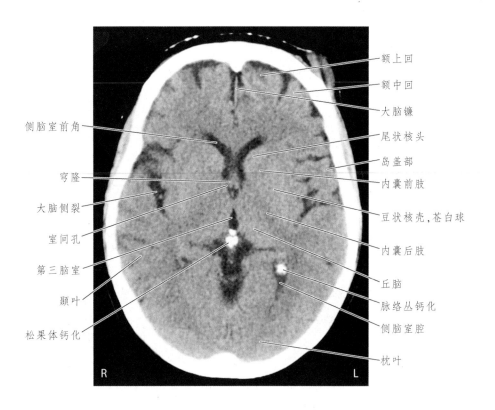

侧脑室前角

穹隆

大脑侧裂

室间孔

第三脑室

颞叶

松果体钙化

额上回

额中回

大脑镰

尾状核头

岛盖部

内囊前肢

豆状核壳,苍白球

内囊后肢

丘脑

脉络丛钙化

侧脑室腔

枕叶

R L

CT：轴位像

(G)

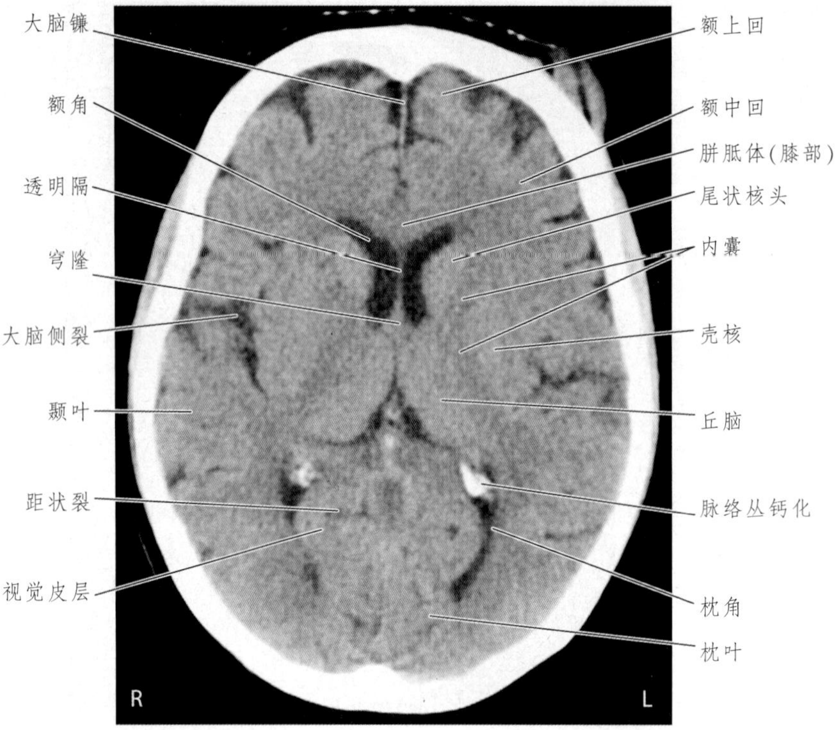
大脑镰
额角
透明隔
穹隆
大脑侧裂
颞叶
距状裂
视觉皮层
额上回
额中回
胼胝体(膝部)
尾状核头
内囊
壳核
丘脑
脉络丛钙化
枕角
枕叶
R
L

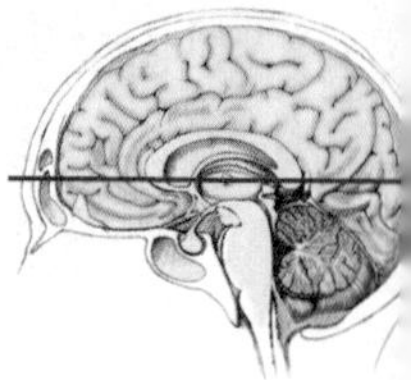

(H)

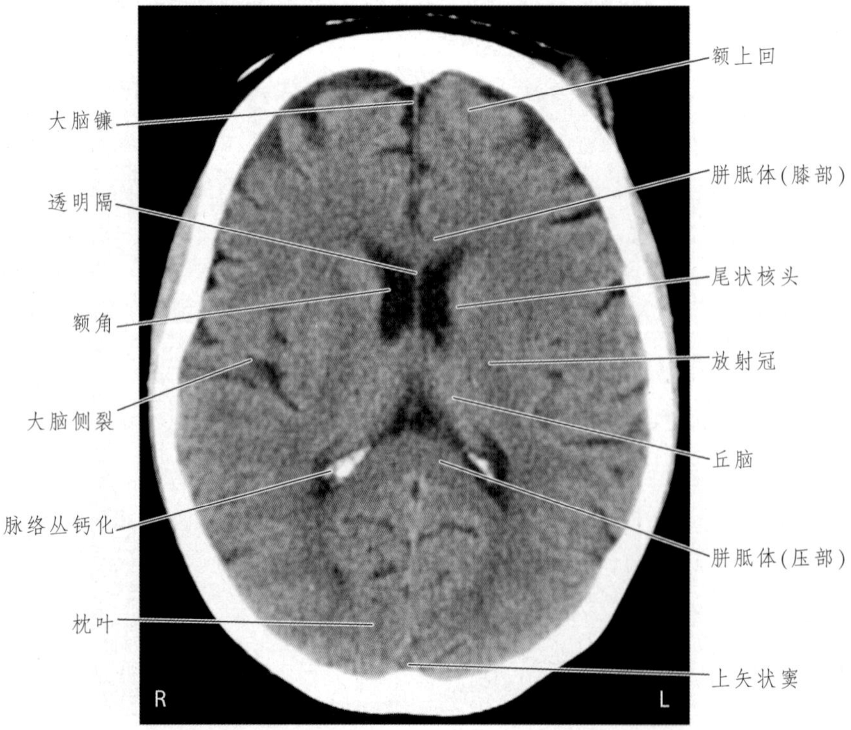
大脑镰
透明隔
额角
大脑侧裂
脉络丛钙化
枕叶
额上回
胼胝体(膝部)
尾状核头
放射冠
丘脑
胼胝体(压部)
上矢状窦
R
L

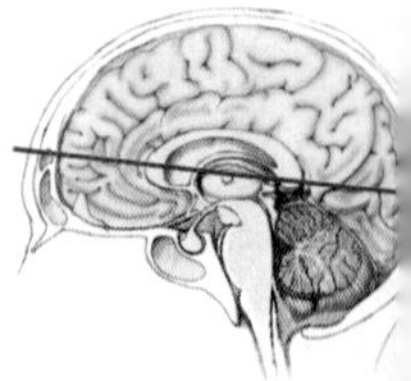

神经影像学图谱

(I)

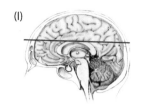

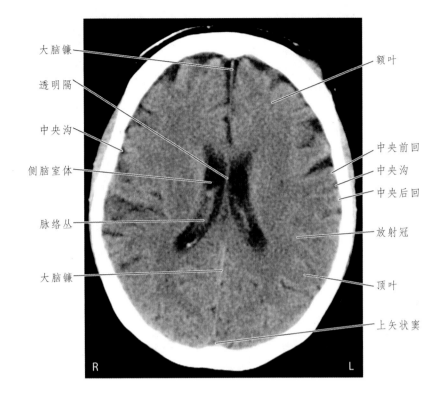

大脑镰
透明隔
中央沟
侧脑室体
脉络丛
大脑镰

额叶
中央前回
中央沟
中央后回
放射冠
顶叶
上矢状窦

R L

(J)

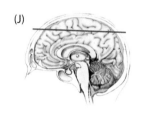

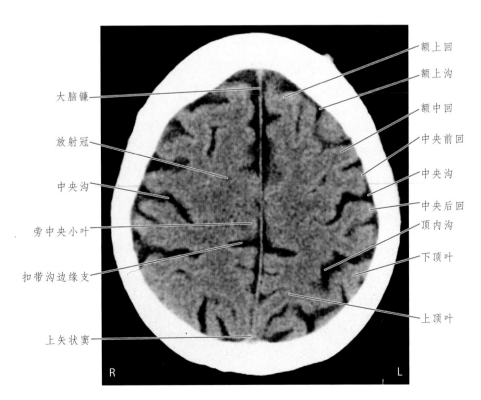

大脑镰
放射冠
中央沟
旁中央小叶
扣带沟边缘支
上矢状窦

额上回
额上沟
额中回
中央前回
中央沟
中央后回
顶内沟
下顶叶
上顶叶

R L

神经影像学图谱

CT:轴位像

(K)

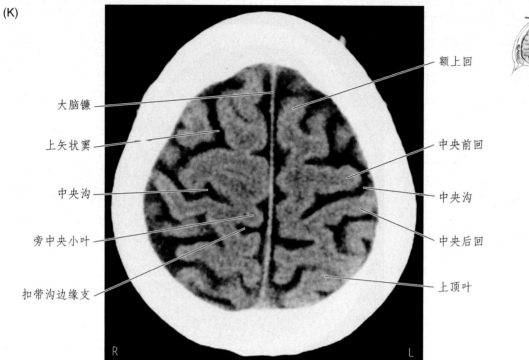

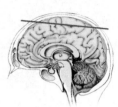

大脑镰

上矢状窦

中央沟

旁中央小叶

扣带沟边缘支

额上回

中央前回

中央沟

中央后回

上顶叶

R

L

神经影像学图谱

图 4.13　MRI:T1 加权轴位图像　标注主要结构名称的未增强 MRI 轴位图。TR=500, TE=11。

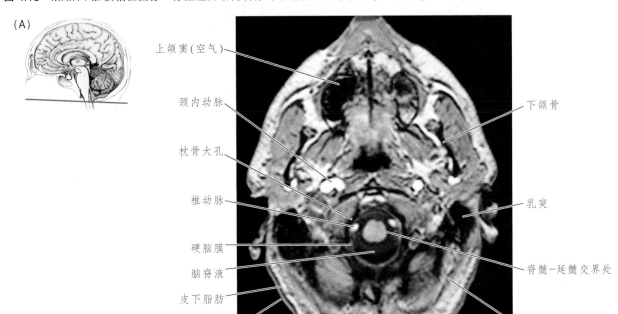

(A)

上颌窦 (空气)
颈内动脉
枕骨大孔
椎动脉
硬脑膜
脑脊液
皮下脂肪
皮肤

下颌骨
乳突
脊髓-延髓交界处
颈肌

R　　L

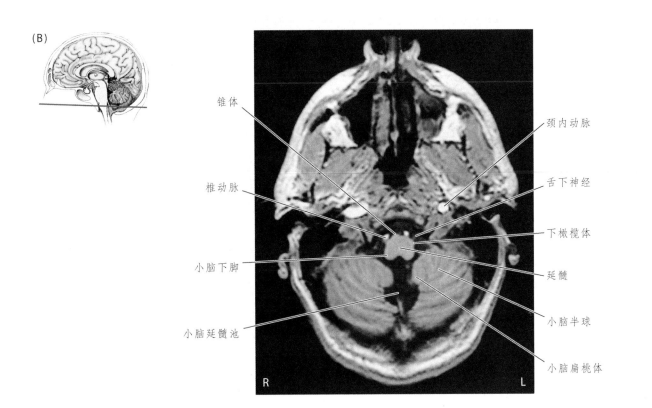

(B)

锥体
椎动脉
小脑下脚
小脑延髓池

颈内动脉
舌下神经
下橄榄体
延髓
小脑半球
小脑扁桃体

R　　L

MRI:T1 加权轴位像

(C)

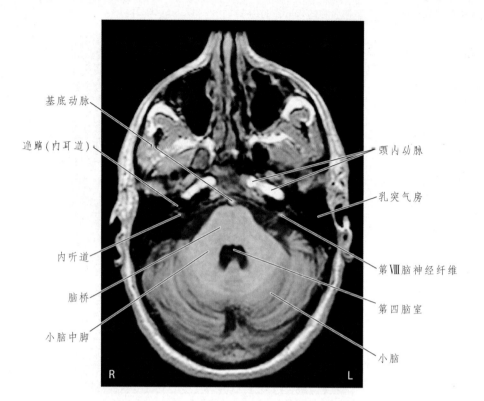

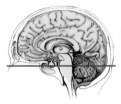

基底动脉

迷路(内耳道)

颈内动脉

乳突气房

内听道

第Ⅷ脑神经纤维

脑桥

第四脑室

小脑中脚

小脑

(D)

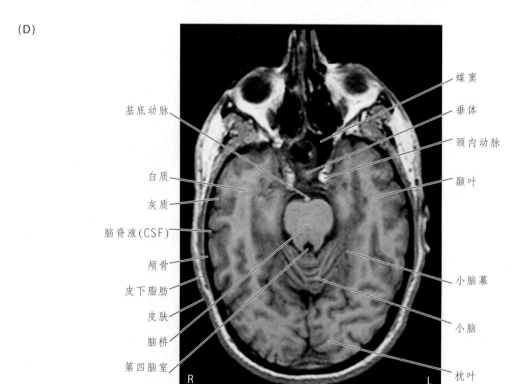

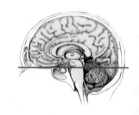

基底动脉

蝶窦

垂体

颈内动脉

白质

颞叶

灰质

脑脊液(CSF)

颅骨

皮下脂肪

小脑幕

皮肤

脑桥

小脑

第四脑室

枕叶

R   L

神经影像学图谱

(E)

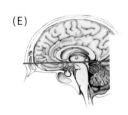

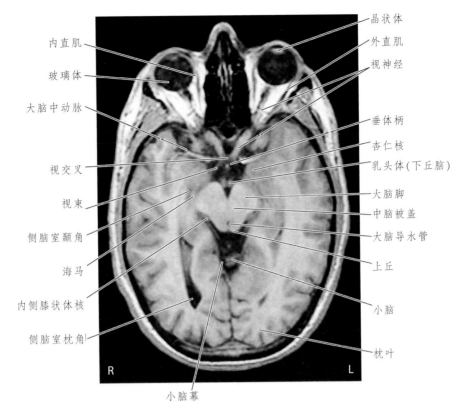

内直肌
玻璃体
大脑中动脉
视交叉
视束
侧脑室颞角
海马
内侧膝状体核
侧脑室枕角

晶状体
外直肌
视神经
垂体柄
杏仁核
乳头体(下丘脑)
大脑脚
中脑被盖
大脑导水管
上丘
小脑
枕叶

小脑幕

(F)

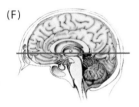

嗅沟　　　直回

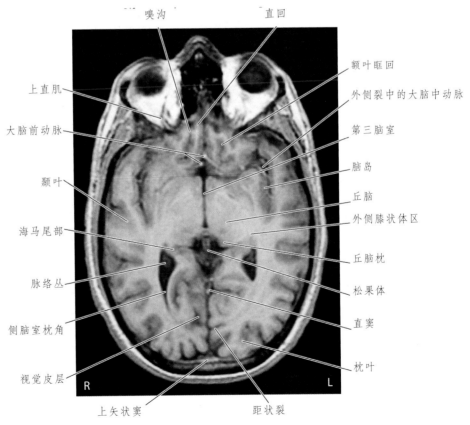

上直肌
大脑前动脉
颞叶
海马尾部
脉络丛
侧脑室枕角
视觉皮层

额叶眶回
外侧裂中的大脑中动脉
第三脑室
脑岛
丘脑
外侧膝状体区
丘脑枕
松果体
直窦
枕叶

上矢状窦　　　距状裂

MRI：T1 加权轴位像

(G)

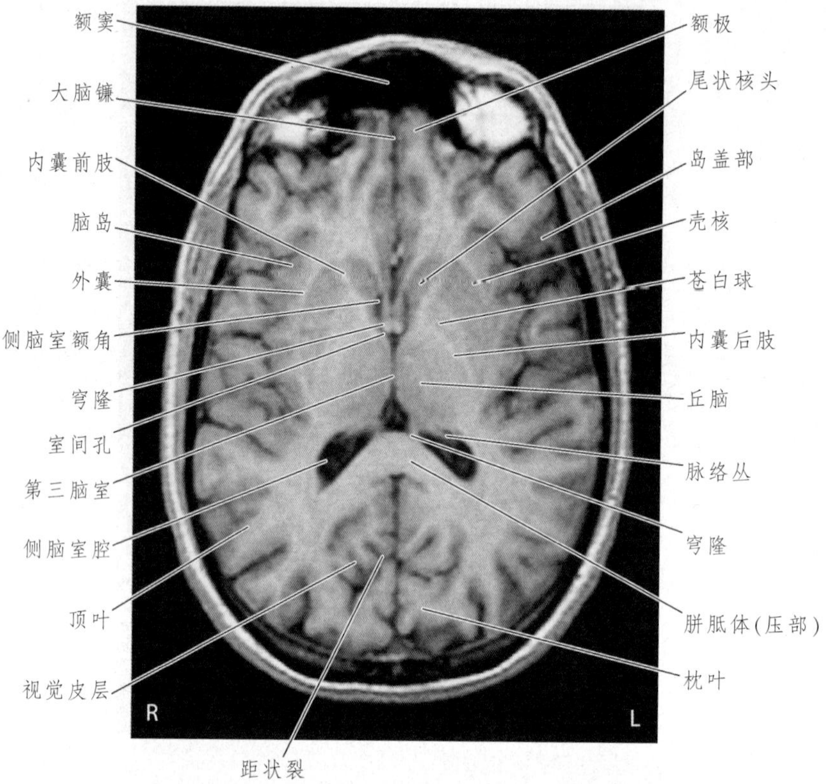
额窦
大脑镰
内囊前肢
脑岛
外囊
侧脑室额角
穹隆
室间孔
第三脑室
侧脑室腔
顶叶
视觉皮层
距状裂
额极
尾状核头
岛盖部
壳核
苍白球
内囊后肢
丘脑
脉络丛
穹隆
胼胝体(压部)
枕叶
R
L

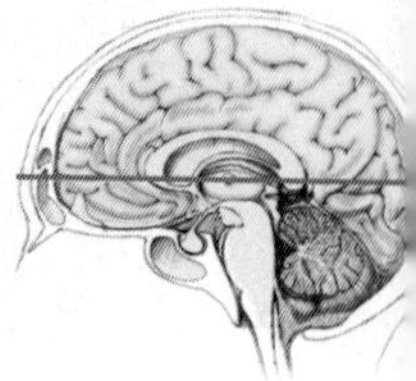

(H)

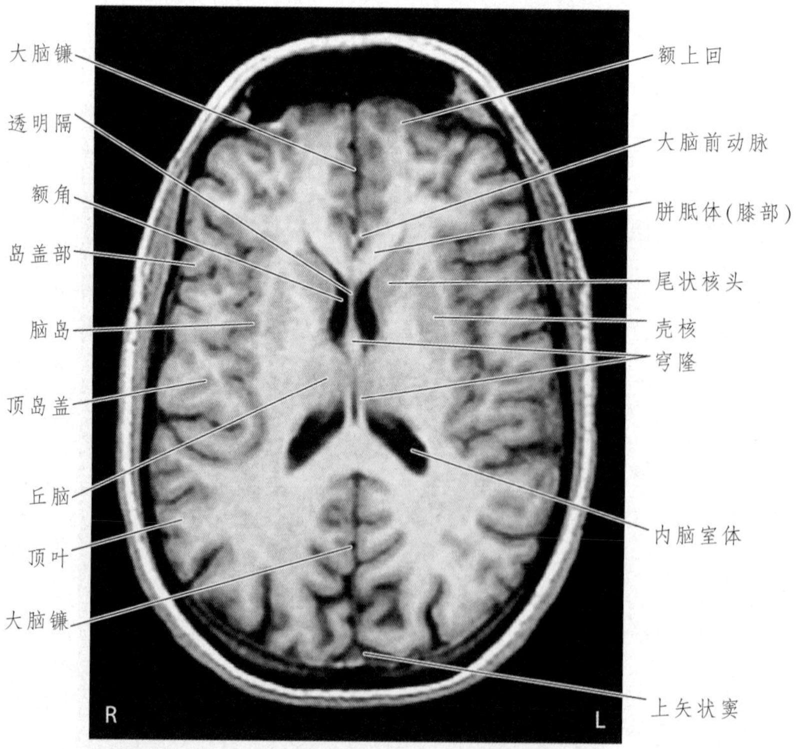
大脑镰
透明隔
额角
岛盖部
脑岛
顶岛盖
丘脑
顶叶
大脑镰
额上回
大脑前动脉
胼胝体(膝部)
尾状核头
壳核
穹隆
内脑室体
上矢状窦
R
L

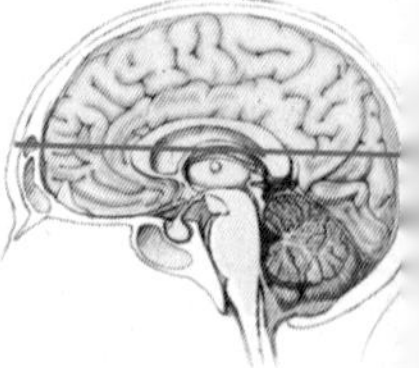

神经影像学图谱

(I)

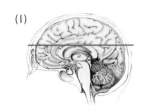

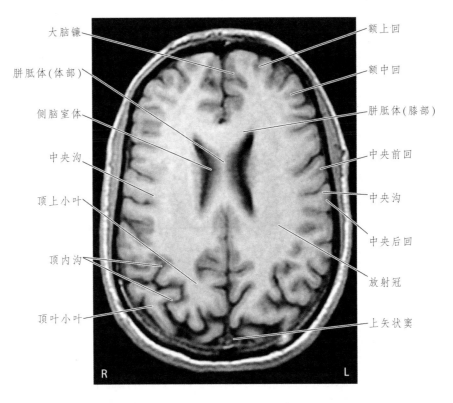

大脑镰
胼胝体(体部)
侧脑室体
中央沟
顶上小叶
顶内沟
顶叶小叶

额上回
额中回
胼胝体(膝部)
中央前回
中央沟
中央后回
放射冠
上矢状窦

R L

(J)

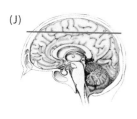

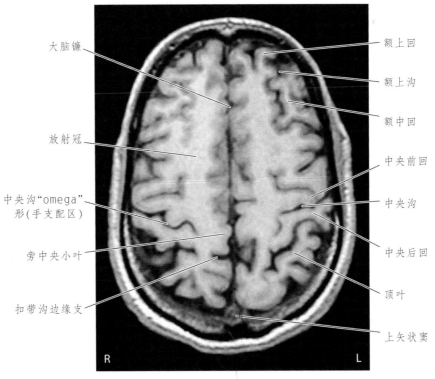

大脑镰
放射冠
中央沟"omega"
形(手支配区)
旁中央小叶
扣带沟边缘支

额上回
额上沟
额中回
中央前回
中央沟
中央后回
顶叶
上矢状窦

R L

神经影像学图谱

MRI:T1 加权轴位像

(K)

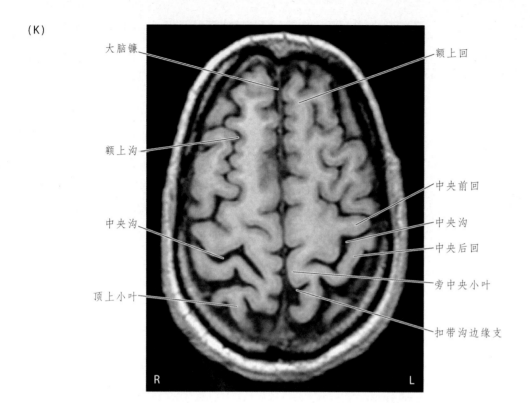

大脑镰

额上回

额上沟

中央前回

中央沟

中央沟

中央后回

顶上小叶

旁中央小叶

扣带沟边缘支

R　　L

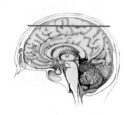

神经影像学图谱

图 4.14　MRI:T1 加权冠状位图像　标注主要结构名称的未增强 MRI 冠状位图。成像序列：3D SPGR，TR=23, TE=4。

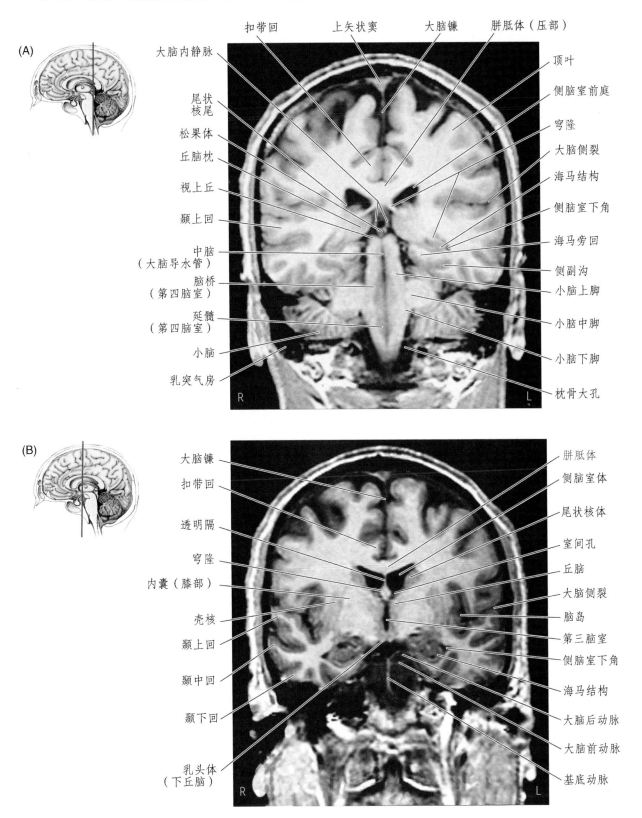

(A)

扣带回　上矢状窦　大脑镰　胼胝体（压部）

大脑内静脉

尾状核尾

松果体

丘脑枕

视上丘

颞上回

中脑（大脑导水管）

脑桥（第四脑室）

延髓（第四脑室）

小脑

乳突气房

顶叶

侧脑室前庭

穹隆

大脑侧裂

海马结构

侧脑室下角

海马旁回

侧副沟

小脑上脚

小脑中脚

小脑下脚

枕骨大孔

R　L

(B)

大脑镰

扣带回

透明隔

穹隆

内囊（膝部）

壳核

颞上回

颞中回

颞下回

乳头体（下丘脑）

胼胝体

侧脑室体

尾状核体

室间孔

丘脑

大脑侧裂

脑岛

第三脑室

侧脑室下角

海马结构

大脑后动脉

大脑前动脉

基底动脉

R　L

MRI：T1 加权冠状位像

(C)

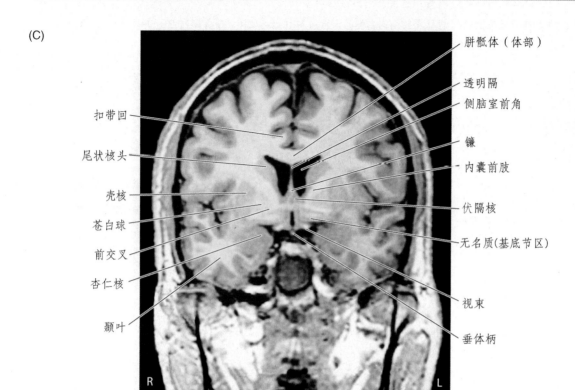
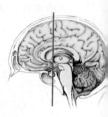

扣带回

尾状核头

壳核

苍白球

前交叉

杏仁核

颞叶

胼胝体（体部）

透明隔

侧脑室前角

镰

内囊前肢

伏隔核

无名质(基底节区)

视束

垂体柄

(D)

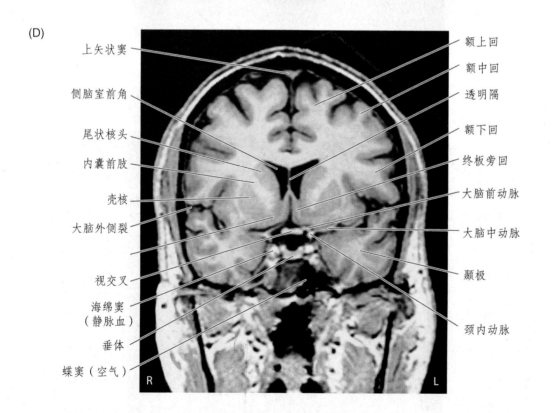
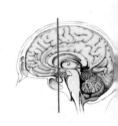

上矢状窦

侧脑室前角

尾状核头

内囊前肢

壳核

大脑外侧裂

视交叉

海绵窦
（静脉血）

垂体

蝶窦（空气）

额上回

额中回

透明隔

额下回

终板旁回

大脑前动脉

大脑中动脉

颞极

颈内动脉

神经影像学图谱

图 4.15　MRI:T1 加权矢状位图像　标注主要结构名称的未增强 MRI 矢状位图。TR=600, TE=12。

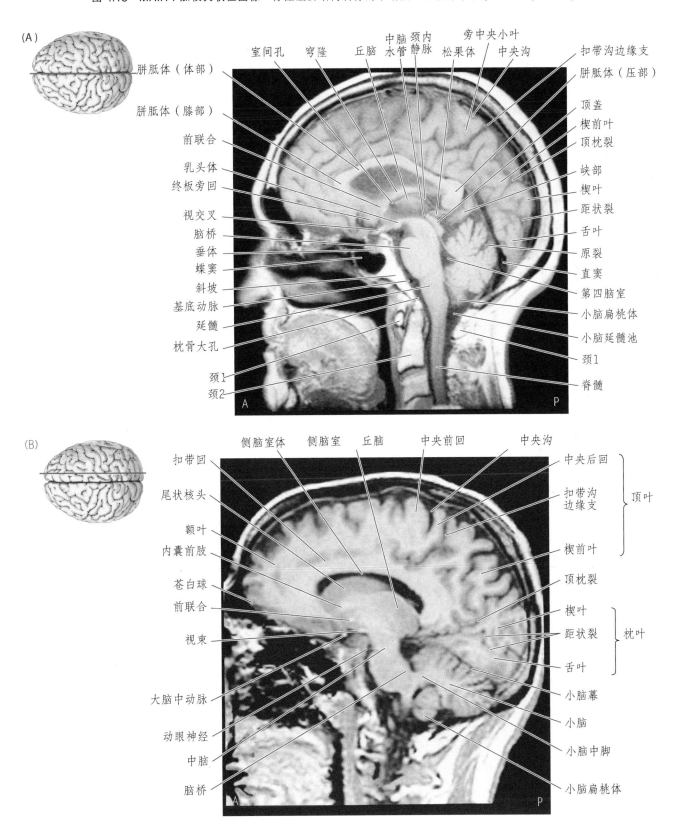

MRI:T1 加权矢状位像

(C)

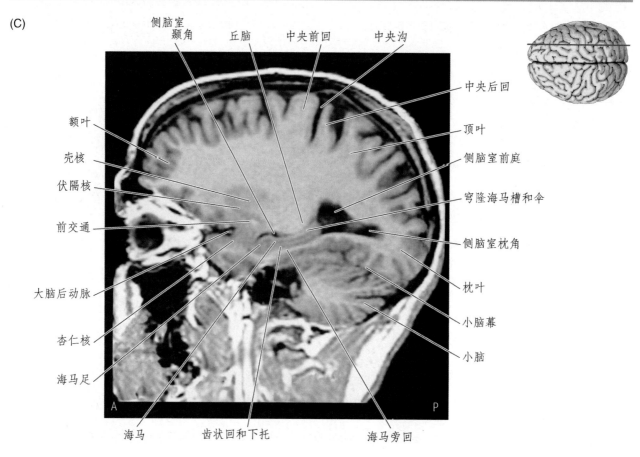

- 侧脑室颞角
- 丘脑
- 中央前回
- 中央沟
- 中央后回
- 顶叶
- 侧脑室前庭
- 穹隆海马槽和伞
- 侧脑室枕角
- 枕叶
- 小脑幕
- 小脑
- 额叶
- 壳核
- 伏隔核
- 前交通
- 大脑后动脉
- 杏仁核
- 海马足
- 海马
- 齿状回和下托
- 海马旁回

(D)

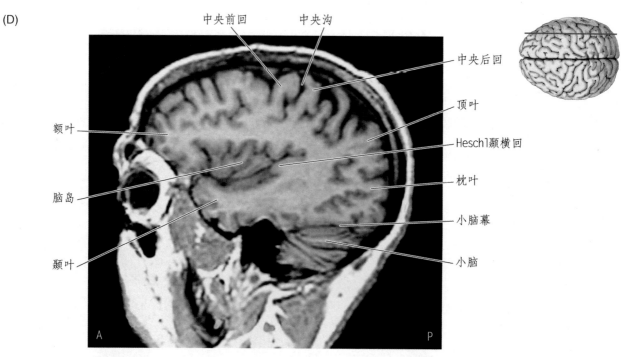

- 中央前回
- 中央沟
- 中央后回
- 顶叶
- Hesch1颞横回
- 枕叶
- 小脑幕
- 小脑
- 额叶
- 脑岛
- 颞叶

神经影像学图谱

图 4.16　血管造影图像：前循环　（**A**）左侧颈内动脉注射显影剂后前后观可见左侧大脑前动脉、中动脉显影（ACA,MCA）。（**B**）大脑前动脉发出的 Heubner 回返动脉和大脑中动脉发出的豆纹动脉近面观。（**C**）右侧颈内动脉注射造影剂后侧面观可见右侧大脑前动脉与大脑中动脉显影。侧裂三角是指大脑中动脉经岛叶、岛盖至皮质表面发出的一系列发夹型分支动脉。

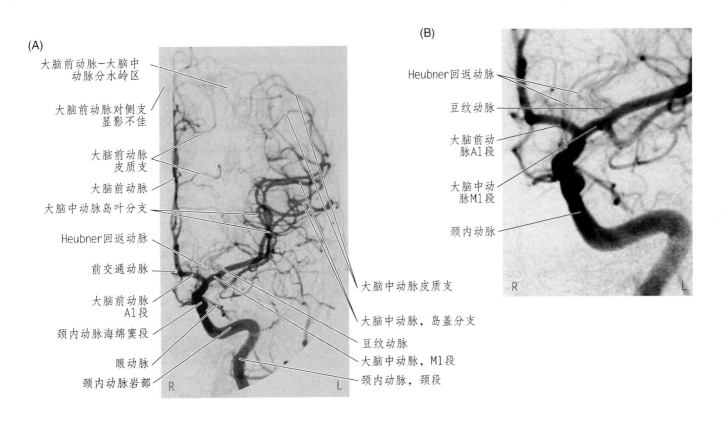

(A)

大脑前动脉-大脑中动脉分水岭区

大脑前动脉对侧支显影不佳

大脑前动脉皮质支

大脑前动脉

大脑中动脉岛叶分支

Heubner回返动脉

前交通动脉

大脑前动脉A1段

颈内动脉海绵窦段

眼动脉

颈内动脉岩部

大脑中动脉皮质支

大脑中动脉，岛盖分支

豆纹动脉

大脑中动脉，M1段

颈内动脉，颈段

(B)

Heubner回返动脉

豆纹动脉

大脑前动脉A1段

大脑中动脉M1段

颈内动脉

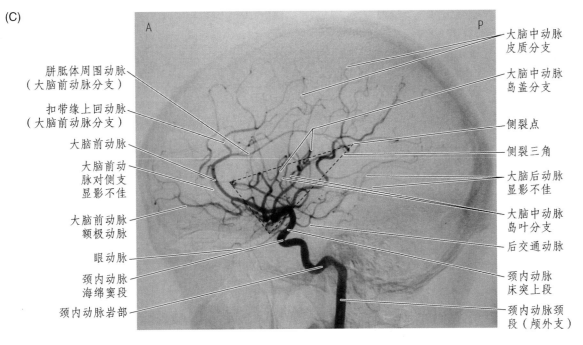

(C)

胼胝体周围动脉（大脑前动脉分支）

扣带缘上回动脉（大脑前动脉分支）

大脑前动脉

大脑前动脉对侧支显影不佳

大脑前动脉额极动脉

眼动脉

颈内动脉海绵窦段

颈内动脉岩部

大脑中动脉皮质分支

大脑中动脉岛盖分支

侧裂点

侧裂三角

大脑后动脉显影不佳

大脑中动脉岛叶分支

后交通动脉

颈内动脉床突上段

颈内动脉颈段（颅外支）

血管造影

图 4.17　血管造影影像：后循环　(A)左侧椎动脉注射造影剂后前后观。可见到右侧椎动脉返流充盈。　(B)左侧椎动脉注射造影剂后侧面观。

(A)

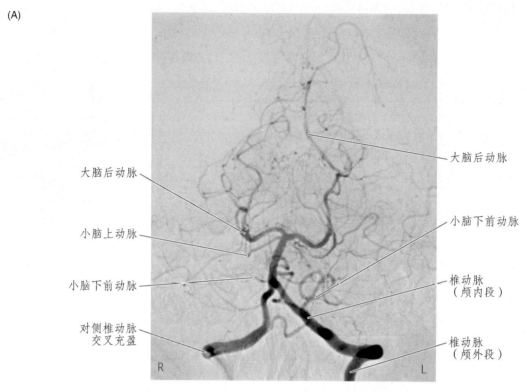

大脑后动脉

小脑上动脉

小脑下前动脉

对侧椎动脉
交叉充盈

大脑后动脉

小脑下前动脉

椎动脉
（颅内段）

椎动脉
（颅外段）

(B)

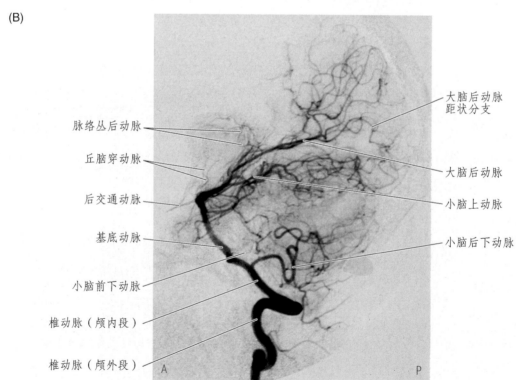

脉络丛后动脉

丘脑穿动脉

后交通动脉

基底动脉

小脑前下动脉

椎动脉（颅内段）

椎动脉（颅外段）

大脑后动脉
距状分支

大脑后动脉

小脑上动脉

小脑后下动脉

神经影像学图谱

图 4.18 MRA 图像:颅内循环 (A)Willis 环顶面观。(B)侧面观。与图 4.16 和 4.17 比较。

(A)

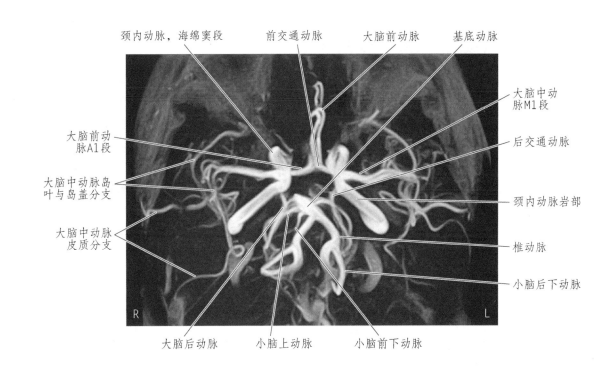

颈内动脉,海绵窦段　前交通动脉　大脑前动脉　基底动脉

大脑中动脉M1 段

大脑前动脉A1 段

后交通动脉

大脑中动脉岛叶与岛盖分支

颈内动脉岩部

大脑中动脉皮质分支

椎动脉

小脑后下动脉

R　L

大脑后动脉　小脑上动脉　小脑前下动脉

(B)

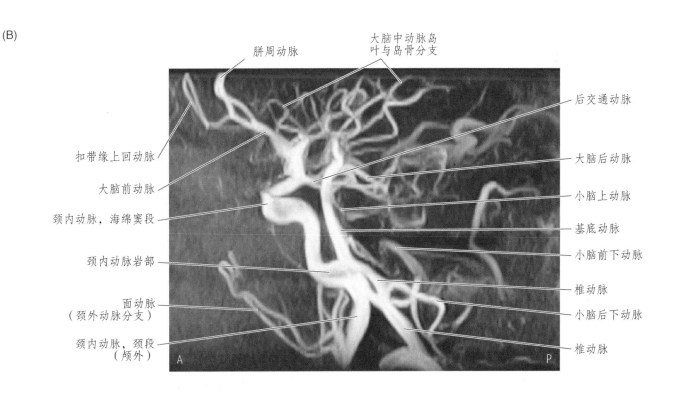

胼周动脉　大脑中动脉岛叶与岛骨分支

后交通动脉

扣带缘上回动脉

大脑后动脉

大脑前动脉

小脑上动脉

颈内动脉,海绵窦段

基底动脉

颈内动脉岩部

小脑前下动脉

椎动脉

面动脉(颈外动脉分支)

小脑后下动脉

颈内动脉,颈段(颅外)

椎动脉

A　P

磁共振血管造影

图 4.19　MRA 图像:颈部血管　(A)侧面观。(B)左侧颈动脉分叉处近面观。(C)前后观。

(A)

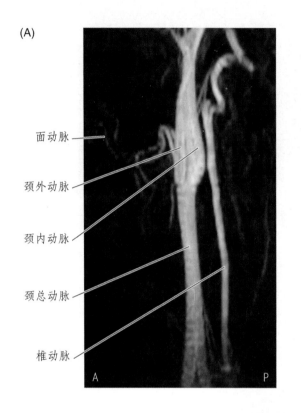

面动脉

颈外动脉

颈内动脉

颈总动脉

椎动脉

(B)

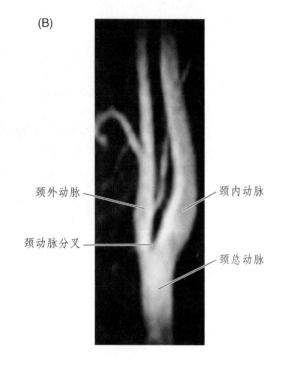

颈外动脉

颈动脉分叉

颈内动脉

颈总动脉

(C)

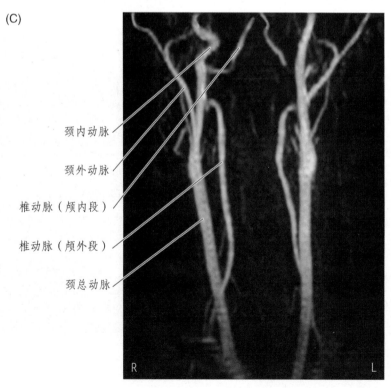

颈内动脉

颈外动脉

椎动脉（颅内段）

椎动脉（颅外段）

颈总动脉

神经影像学图谱

图 4.20　MRA 图像：颈动脉、椎动脉起始部　从前(A)至后(B)连续层面的前后观。(A)颈总动脉发自主动脉弓及头臂干。(B)椎动脉发自锁骨下动脉。

(A)

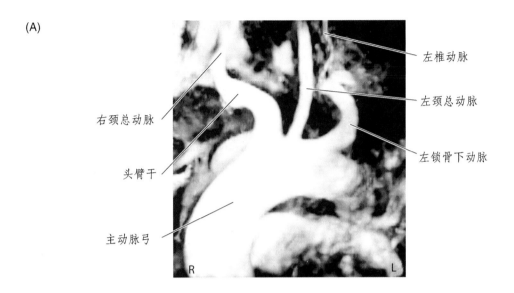

右颈总动脉

头臂干

主动脉弓

左椎动脉

左颈总动脉

左锁骨下动脉

(B)

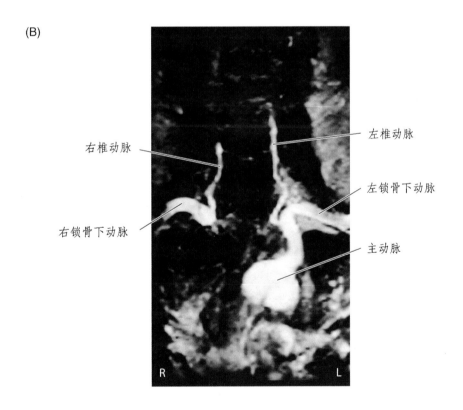

右椎动脉

右锁骨下动脉

左椎动脉

左锁骨下动脉

主动脉

（丁晶　汪昕　译）

参考文献

General

Grossman RI, Yousem DM. 2003. *Neuroradiology: The Requisites.* Mosby, Elsevier, Philadelphia.

Hathout G. 2008. *Clinical Neuroradiology: A Case-Based Approach.* Cambridge University Press, New York.

Osborn AG, Blaser SI, Salzman KL. 2004. *Diagnostic Imaging: Brain.* Saunders, Philadelphia.

Wolbarst AB. 2005. *Physics of Radiology.* 2nd Ed. Chapters 1, 42. Appleton & Lange, Norwalk, CT.

CT

Hu H. 1999. Multi-slice helical CT: Scan and reconstruction. *Med Phys* 26: 5–18.

Seeram E. 2008. *Computed Tomography: Physical Principles, Clinical Applications and Quality Control (Contemporary Imaging Techniques).* 3rd Ed. Saunders, Philadelphia.

MRI

Bushong SC. 2003. *Magnetic Resonance Imaging: Physical and Biological Principles.* 3rd Ed. Elsevier Health Sciences.

Edelman RR, Zlatkin MB, Hesselink JR (eds.). 2005. *Clinical Magnetic Resonance Imaging.* 3rd Ed. Saunders, Philadelphia.

Moseley ME, Liu C, Rodriguez S, Brosnan T. 2009. Advances in magnetic resonance neuroimaging. *Neurol Clin* 27 (1): 1–19.

Vlaardingerbroek MT, den Boer JA. 2004. *Magnetic Resonance Imaging: Theory and Practice.* 3rd Ed. Springer, Berlin.

Weishaupt D, Koechli VD, Marincek B. 2008. *How does MRI work? An Introduction to the Physics and Function of Magnetic Resonance Imaging.* 2nd Ed. Springer, Berlin.

Neuroangiography

Babikian VL, Wechsler LR, Higashida RT (eds.). 2003. *Imaging Cerebrovascular Disease.* Butterworth-Heinemann, Oxford.

Borden NM. 2006. *3D Angiographic Atlas of Neurovascular Anatomy and Pathology.* Cambridge University Press, New York.

Hurst RW, Rosenwasser RH. 2007. *Interventional Neuroradiology.* Informa Healthcare, New York.

Morris PP. 2006. *Practical Neuroangiography.* 2nd Ed. Lippincott, Williams & Wilkins, Baltimore.

Rubin GD, Rofsky NM. 2008. *CT and MR Angiography: Comprehensive Vascular Assessment.* Lippincott, Williams & Wilkins, Baltimore.

Schneider G, Prince MR, Meaney JFM, Ho VB. 2005. *Magnetic Resonance Angiography: Techniques, Indications and Practical Applications.* Springer, Berlin.

Wakhloo AK, Deleo MJ 3rd, Brown MM. 2009. Advances in interventional neuroradiology. *Stroke.* 40 (5):e305–312.

Functional Neuroimaging

Barrington SF, Maisey MN, Wahl RL. 2005. *Atlas of Clinical Positron Emission Tomography.* Oxford University Press, Oxford.

Holodny AI. 2008. *Functional Neuroimaging: A Clinical Approach.* Informa Healthcare, New York.

Huettel SA, Song AW, McCarthy G. 2009. *Functional Magnetic Resonance Imaging.* 2nd Ed. Sinauer, Sunderland, MA.

Toga AW, Mazziotta JC, Frackowiak RSJ (eds.). 2000. *Brain Mapping: The Trilogy.* 3 vols. Academic Press, San Diego.

Valk PE, Delbeke D, Bailey DL, Townsend DW. 2006. *Positron Emission Tomography: Clinical Practice.* Springer, Berlin.

Van Heertum RL, Ichise M. 2009. *Functional Cerebral SPECT and PET Imaging.* 4th Ed. Lippincott Williams & Wilkins, Philadelphia.

本章目录

第 5 章
大脑及其周围结构:颅骨、脑室及脑膜

　　患者,男性,51岁,因家庭争端被捕入狱,在争端过程中他曾经从一段水泥楼梯上跌落并造成头部受伤。被捕时神志清醒、有乙醇味，次日早晨发现此人在牢房内无目的地翻滚且反应迟钝。查体发现:左侧瞳孔扩大,右侧肢体瘫痪且腱反射亢进。

　　这一病例阐述了头部损伤是如何引起头部包括颅骨、脑室及脑膜在内的各结构发生异常移位。在本章中,我们将学习这些结构的正常解剖及功能,以及该部位损伤和疾病的临床病例。

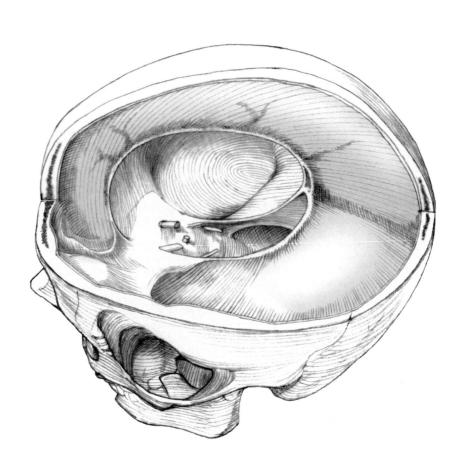

解剖和临床回顾

在下面的章节中,我们将简要地讨论脑与所处周围环境的关系,包括颅骨、脑膜、血管以及脑脊液。此外,我们将总结几种涉及这些结构的重要临床病变,包括头痛、颅内占位病变、颅内压升高、脑疝、颅内出血、脑积水、脑肿瘤以及神经系统感染。由于这是本书第一个包含临床病例的章节,我们将介绍很多关键的临床概念,这些概念将贯穿本书始终。现在,你可以先简单浏览这些关键的临床概念(临床要点 5.1–5.11)。随后,当你通过病例进行思考并尝试做出诊断时,再回过头来更仔细地阅读这些章节将会非常有帮助。

5.1 颅骨和脑膜

脑被包裹在几层像垫子一样的保护层内,可保护其免受创伤(图 5.1)。位于皮肤和皮下组织下面的坚硬的骨形成颅骨。颅骨有很多孔洞,脑神经、脊髓及血管经由这些孔洞进入或离开颅腔。我们将在第 12 章对这些孔洞进行更详细的复习,但对于目前来说最重要的是认识颅底最大的孔:**枕骨大孔**(图 5.2)。在这里脊髓与延髓相连,**颈髓交界**一般出现在枕骨大孔水平(见图 2.2C 和图 5.10)。在 CT 扫描的颅底图像上,你应该能够很容易地识别枕骨大孔和颅骨上其他主要孔裂(图 5.3)。

在颅骨内面,几条骨脊将颅腔底部划分为几个不同的间隔或窝(见图 5.2B 和图 5.4)。每侧颅前窝容纳额叶,颅中窝容纳颞叶,颅后窝容纳小脑和脑干。颅前窝与颅中窝的分界为蝶骨小翼,颅中窝与颅后窝的分界为颞骨岩脊及一张脑膜,我们将在随后提及。在 CT 和 MRI 扫描图像上也能够识别出(见图 4.12A–D 和图 4.13A–D)。

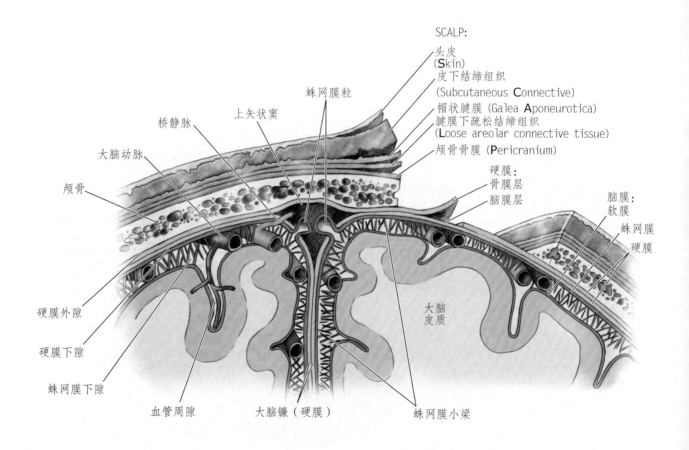

图 5.1 脑的保护层

(A)

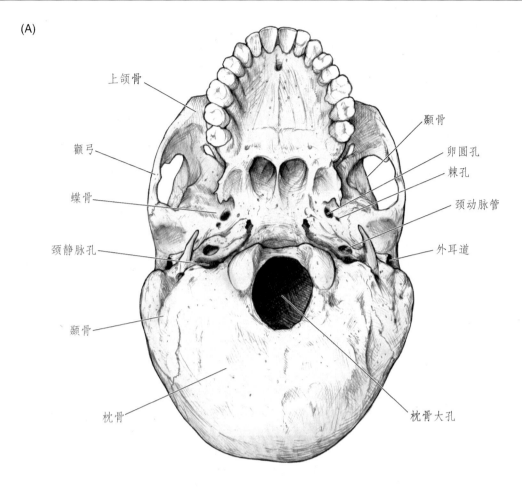

上颌骨

颞骨

颧弓

卵圆孔

蝶骨

棘孔

颈动脉管

颈静脉孔

外耳道

颞骨

枕骨

枕骨大孔

(B)

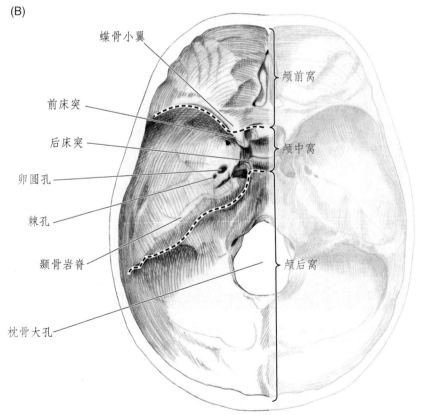

蝶骨小翼

颅前窝

前床突

后床突

颅中窝

卵圆孔

棘孔

颞骨岩脊

颅后窝

枕骨大孔

图 5.2　颅底的重要孔裂　(A)下面观。(B)内面观 (上面观)。

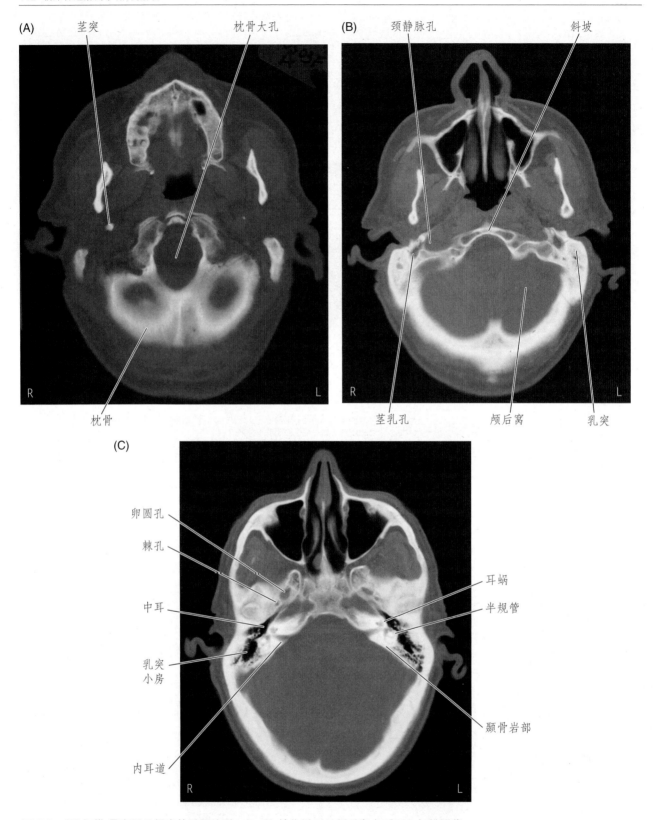

图 5.3　CT 扫描:骨窗显示颅底的重要孔裂　(A–C) 轴位层面经颅后窝自下而上扫描图像。

颅内围绕脑的最后的保护层是脑膜和脑脊液
(见图 5.1)。这三层脑膜自内向外依次为:

    1. 软膜(Pia)

2. 蛛网膜(Arachnoid)

3. 硬膜(Dura)

因此,可以用 PAD 来方便记忆这些脑膜的层次。

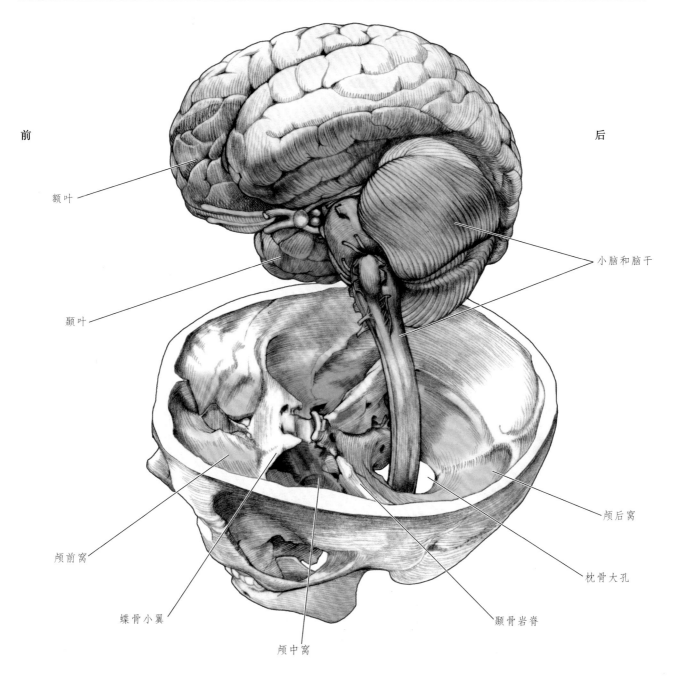

前

后

额叶

颞叶

小脑和脑干

颅后窝

颅前窝

枕骨大孔

蝶骨小翼

颞骨岩脊

颅中窝

图 5.4　颅前窝、颅中窝、颅后窝及它们的内容物

在英文中"mater"（意思是"mother 母亲"）这一术语有时被加在这些名字的后面，例如，软膜(pia mater)、蛛网膜(arachnoid mater)，以及硬膜(dura mater)。记忆头皮(**SCALP**)层次的方法如图 5.1 所示。

现在自外向内观察**硬膜**，即"硬的"，它由两层坚韧的纤维层构成（见图 5.1）。其外层为**骨膜层**，附着在颅骨内面，硬膜的外层与内层紧密融合（见图 5.1）。除了在硬膜内层形成皱褶深入颅腔的地方外，这种情况主要存在于两个位置，第一个是**大脑镰**，为一悬挂在颅顶部的板片状硬膜，大脑镰深入大脑

纵裂分隔左右大脑半球（图 5.5，也可见图 5.1）。第二个是**小脑幕**，帐篷状的片状硬膜覆盖于小脑上面（见图 5.5 和图 5.6）。

小脑幕和颞骨岩部一起，将颅后窝与颅腔其他部分分开。位于小脑幕上方的颅腔内结构称为**幕上结构**，位于其下方的称为**幕下结构**。回顾 CT 扫描图像（图 4.12D、E）和 MRI 图像（图 4.13D、E 和图 4.15A–D），就可以理解小脑幕与其他颅内结构的关系，以及小脑幕形成的帐篷样形状。注意枕叶和部分颞叶位于小脑幕的上面，回忆一下连接大脑半球

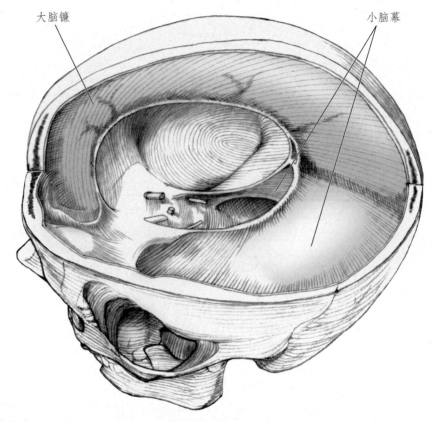

图 5.5   大脑镰和小脑幕

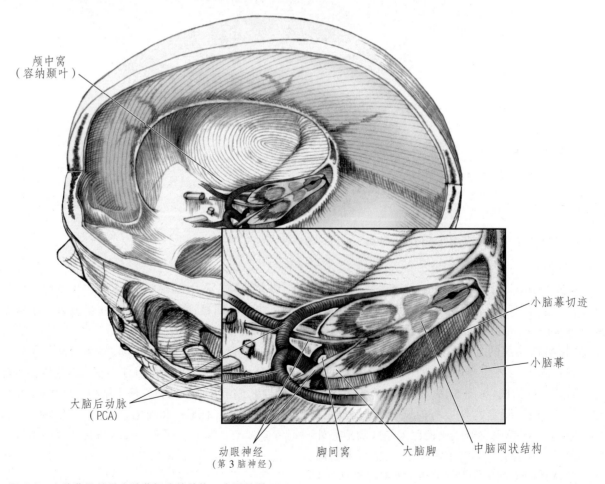

图 5.6   小脑幕及越过小脑幕切迹的结构   也可见图 13.2。

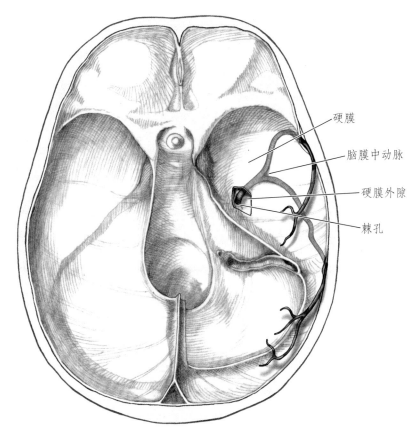

硬膜

脑膜中动脉

硬膜外隙

棘孔

图 5.7　可见脑膜中动脉　自棘孔入颅走行于硬膜与颅骨间的硬膜外隙。

与脑干及小脑的中脑结构。因此,中脑可以看作是穿过小脑幕中间的重要的狭窄开口,即**小脑幕切迹**,也称为幕切迹(见图 5.6)。

　　蛛网膜是纤弱的、似蜘蛛网的一层脑膜,附着在硬脑膜内面。在蛛网膜内,脑脊液渗透整个脑的表面(见图 5.1 和图 5.10)。最内层脑膜是由一层非常薄的细胞构成,称为**软膜**。软膜不同于蛛网膜,它紧贴在脑表面,并随着脑的沟回起伏,深入脑沟里。软膜还包绕在每条血管穿入脑表面的起始部分,形成一个血管周围间隙(魏-罗隙),然后与血管壁融合(见图 5.1)。

　　这些脑膜形成有临床意义的 3 个间隙或潜在空间,自外向内排列为(见图 5.1):

　　1. **硬膜外隙**

　　2. **硬膜下隙**

　　3. **蛛网膜下隙**

　　每个间隙内包含一些重要的血管,可能会引起出血(见临床要点 5.6)。**硬膜外隙**是一个位于颅骨内面与紧密附着其上的硬膜间的潜在间隙(见图 5.1)。**脑膜中动脉**通过棘孔进入**颅腔**(见图 5.2 和图 5.3C),走行在位于硬膜与颅骨之间的硬膜外隙内(图 5.7)。在颅骨内面经常可见的沟,即由此动脉及其分支形成。注意脑膜中动脉为颈外动脉的分支之一(见图 2.26A),供应硬膜;而大脑中动脉是颈内动脉的分支之一,供应脑(见图 2.26C)。

　　硬膜下隙是一个位于硬膜内层和松散附着的蛛网膜之间的潜在间隙(见图 5.1),有**桥静脉**穿过。这些桥静脉引流大脑半球的血液通过硬膜下隙汇入几个大的**硬膜静脉窦**(图 5.8 和图 5.9,也可见图 5.1)。硬膜窦为位于两层封闭的硬膜之间的大的静脉回流通道。这些硬膜窦主要通过**乙状窦**将血液引流回**颈内静脉**。

　　位于蛛网膜和软脑膜之间被脑脊液充满的间隙称为**蛛网膜下隙**(见图 5.1 和图 5.10)。除了脑脊液,脑的主要动脉也走行于蛛网膜下隙内,然后发出小的穿支穿过软脑膜。

　　由于脊髓在枕骨大孔处出现并继续在骨性椎

　　　　　　　　　　复　习

　　对于硬膜外隙、硬膜下隙和蛛网膜下隙:

　　1. 辨认每个间隙的两个边界(颅骨、硬膜、蛛网膜或软脑膜)。

　　2. 试述每个间隙是潜在间隙,还是充满脑脊液的间隙。

　　3. 走行于每个间隙内主要血管的名称。

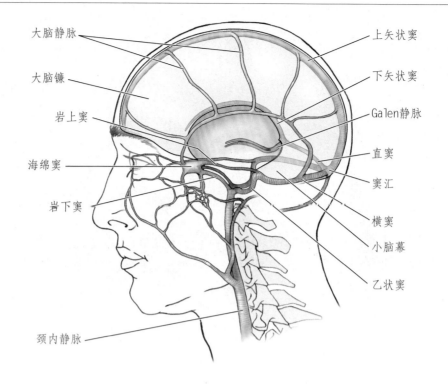

大脑静脉
大脑镰
岩上窦
海绵窦
岩下窦
颈内静脉

上矢状窦
下矢状窦
Galen静脉
直窦
窦汇
横窦
小脑幕
乙状窦

图 5.8 硬膜静脉窦和颈内静脉 侧面观。

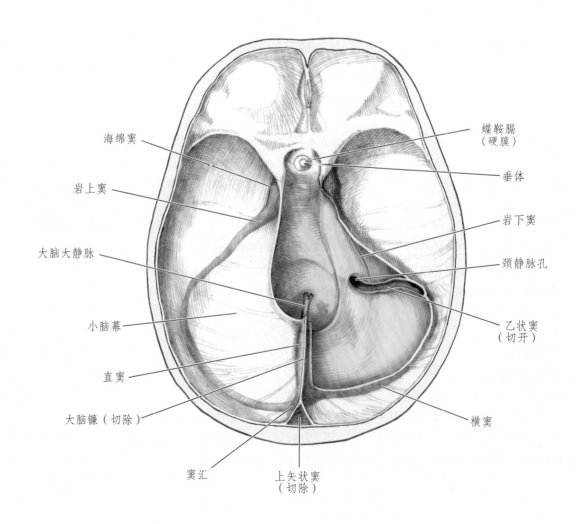

海绵窦
岩上窦
大脑大静脉
小脑幕
直窦
大脑镰（切除）
窦汇
上矢状窦（切除）

蝶鞍膈（硬膜）
垂体
岩下窦
颈静脉孔
乙状窦（切开）
横窦

图 5.9 硬膜静脉 窦上面观。

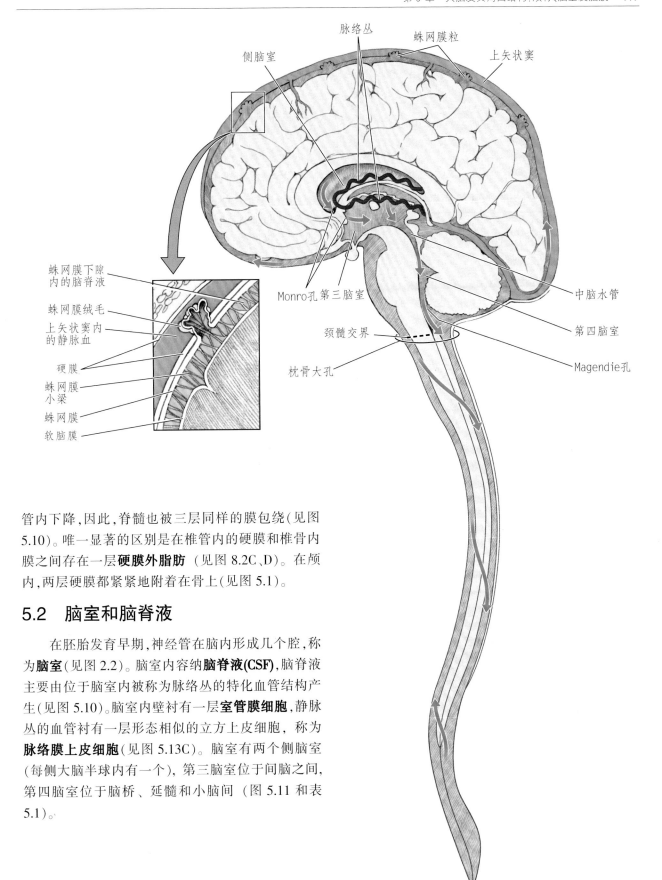

管内下降,因此,脊髓也被三层同样的膜包绕(见图 5.10)。唯一显著的区别是在椎管内的硬膜和椎骨内膜之间存在一层**硬膜外脂肪**(见图 8.2C、D)。在颅内,两层硬膜都紧紧地附着在骨上(见图 5.1)。

5.2　脑室和脑脊液

在胚胎发育早期,神经管在脑内形成几个腔,称为**脑室**(见图 2.2)。脑室内容纳**脑脊液(CSF)**,脑脊液主要由位于脑室内被称为脉络丛的特化血管结构产生(见图 5.10)。脑室内壁衬有一层**室管膜细胞**,静脉丛的血管衬有一层形态相似的立方上皮细胞,称为**脉络膜上皮细胞**(见图 5.13C)。脑室有两个侧脑室(每侧大脑半球内有一个),第三脑室位于间脑之间,第四脑室位于脑桥、延髓和小脑间(图 5.11 和表 5.1)。

图 5.10　脑脊液循环　脑脊液由脉络丛产生,从侧脑室经每侧大脑半球的 Monro 孔流入第三脑室,经过 Sylvian 管流入第四脑室,经过 Luschka 孔和 Magendie 孔流入蛛网膜下隙,并向上到达蛛网膜粒被重吸收回血液。

表 5.1　脑室

脑室	位置
侧脑室	在大脑半球内部
额角(前角)	自室间孔向前深入额叶内
体部	自室间孔向后,位于额叶和顶叶内
房(三角区)	侧脑室枕角、颞角和体部汇集区
枕角(后角)	自侧脑室向后深入枕叶
颞角(下角)	自侧脑室房向下深入颞叶
第三脑室	位于背侧丘脑和下丘脑之间
第四脑室	位于脑桥、延髓和小脑之间

最大的脑室是两个侧脑室(见图 5.11),以前被称为第一脑室和第二脑室。侧脑室的延伸称为角,侧脑室角是根据大脑叶或它们延伸的方向进行命名的(见表 5.1 和图 5.11)。**额角**,也称为**前角**,自侧脑室体部向前延伸突入额叶。根据定义,额角始于 Monro 孔之前,关于 Monro 孔我们将会在之后进行描述。侧脑室体部向后与**房区**或**三角区**融合。房区为侧脑室体部、**枕角**、**颞角**三部分相连的部位。枕角,也称为**后角**,向后延伸突入枕叶;颞角,也称为**下角**,向前下方突入颞叶。

在脑内有几个 **C 形结构**,包括尾状核、胼胝体、穹隆和终纹。这些结构伴随着侧脑室的 C 形弯曲。它们之间的空间关系将在本章末的"简明解剖学学习指南"和"脑内潜水探险"进行讨论。

侧脑室通过 **Monro 孔**(见图 5.10 和图 5.11)与**第三脑室**相通(见表 5.1)。第三脑室侧壁由丘脑和下丘脑构成,通过穿过中脑的**中脑水管**与**第四脑室**相通,也称为 **Sylvius 管**(见图 5.10 和图 5.11)。第四脑室的顶由小脑构成,底由脑桥和延髓构成。

脑脊液通过第四脑室上的几个孔——**外侧孔**(**Luschka 孔**)和**正中孔**(**Magendie 孔**)离开脑室系统(见图 5.11D)。随后,脑脊液渗入脑和脊髓周围的蛛网膜下隙,最终经过**蛛网膜粒**重吸收,通过硬膜静脉窦入血(见图 5.1 和图 5.10)。正常成人脑脊液的总体积大约为 **150mL**。脉络丛以每小时 **20mL** 或每天 500mL 的速度产生脑脊液。

在有些地方蛛网膜下隙变宽,形成大的脑脊液**池**。下列脑池在临床实践中经常出现(图 5.12):

> **复　习**
>
> 盖住图 5.10 的标签,说出自侧脑室脉络丛到蛛网膜粒这一脑脊液循环通路上的每个间隙或孔的名字。

- 中脑周围池
  环池
  四叠体池
  脚间池
- 桥前池(桥池)
- 大池
- 腰池

环池位于中脑外侧,**四叠体池**位于中脑后方,靠近胼胝体后部的下方(见图 5.12),其命名源于 4 个块状的上丘和下丘(见图 2.22B 和图 5.12)。**脚间池**也称**脚间窝**,位于中脑腹侧面的两个大脑脚之间(见图 5.6)。注意第三对脑神经经过脚间窝从中脑发出。**桥前池**就位于脑桥腹侧面,其内含基底动脉和自脑桥延髓交界沿斜坡(见图 5.3B)上行的第六对脑神经(见图 2.22A 和图 2.26C)。**大池**也称小脑延髓池,是最大的脑池,位于枕骨大孔附近的小脑下方(见图 5.12,也可见图 4.15A)。最后,**腰池**位于脊柱的腰部,内含马尾(见图 2.8),经此处进行**腰穿**或脊髓穿刺可获取脑脊液(见临床要点 5.10)。

5.3　血脑屏障

解剖学家在 19 世纪发现,当把有色染料注入动物的血液中,除了脑以外的所有器官都被染色。其原因是,身体大部分的毛细血管壁内皮细胞通过缝隙彼此分开或形成窗孔,允许液体和溶质分子相对自由地通过(图 5.13A)。然而,在脑内,由于毛细血管内皮细胞**紧密连接**(图 5.13B),物质进入或离开大脑必须穿越内皮细胞,主要依靠主动运输过程来完成。这些内皮细胞和位于内皮细胞间的紧密连接就形成**血脑屏障**。

脉络丛和脑脊液之间也存在一个类似的选择性屏障(图 5.13C),有时也被称为血脑脊液屏障。脉络丛毛细血管可自由透过,但是**脉络丛上皮细胞**形成一个位于毛细血管和脑脊液间的屏障,包括 O_2 和 CO_2 脂溶性物质很容易穿过血脑屏障和血脑脊液屏障的细胞膜。然而,大多数其他物质必须通过专门的转运系统进行双向运输,包括主动运输、易化扩散、离子交换和离子通道。与这些血管屏障相反,物质能够相对自由地通过位于脑脊液和脑实质间的室管膜层(图 5.14)。脑脊液在蛛网膜粒被重吸收,在这里,**蛛网膜绒毛细胞**通过大到足以吞没整个红细胞的巨大囊泡间接单向团流运输脑脊液(图 5.13D)。

因为突触传递在很大程度上取决于神经元之

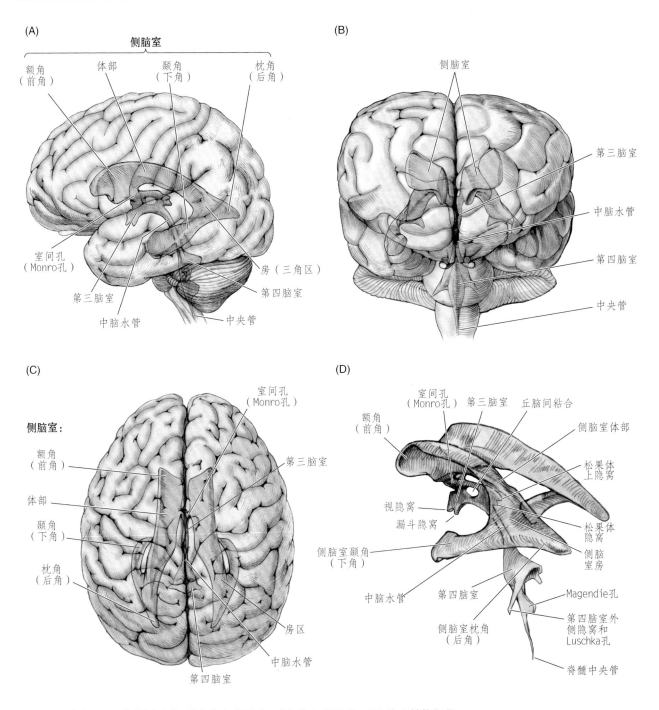

图 5.11　脑室　(A) 脑室侧面观。(B) 脑室前面观。(C) 脑室上面观。(D) 脑室结构细节。

间的化学通讯,血脑屏障和血脑脊液屏障能够保护脑的功能不会受到血液中化学物质波动的影响,而保持在一个持续稳定的水平。然而,在被称为**室周器**的特定脑区,血脑屏障被干扰,脑对身体其余部位的化学环境变化可以做出反应,并分泌调节性神经肽入血(图 5.15)。其中最有名的是**正中隆起**和**神经垂体**,其参与垂体激素的调节和释放 (见第 17 章)。

最后区是唯一成对的室周器,位于第四脑室延髓内的尾侧壁,也称为**化学感受器的触发区**,它参与检测可引起呕吐的循环中的毒素。其他室周器的临床相关性目前所知尚少。为了知识的完整性起见,我们将简单地提及。终板血管器可能有神经内分泌功能,穹隆下器可能有调节体液平衡的作用,**松果体**可能参与褪黑素的昼夜节律调节,联合下器的功能尚不清楚。

脑肿瘤、感染、外伤和其他疾患可能破坏血脑屏障,导致液体外渗到细胞间隙(见图5.14)。 这种

称为**细胞毒性水肿**,两种水肿经常同时发生。

我们对颅腔、脑室和脑膜的解剖复习就此结束。下一节将介绍几个会频繁出现于这本书的临床概念。因此,你可以选择现在简单浏览这些章节并跳到临床病例 5.1–5.10 来巩固你在本章内学习的解剖学知识。

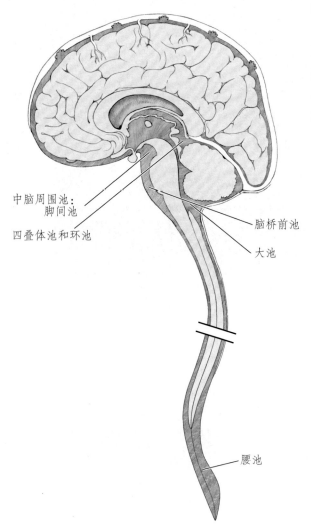

图 5.12　蛛网膜下隙内的主要脑脊液池

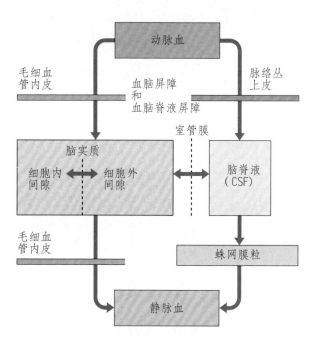

图 5.14　神经系统的液体间隔　血脑屏障和血-脑脊液屏障将动脉血与脑实质和脑脊液隔开。物质相对自由地通过位于脑实质内的细胞间隙和脑脊液。

过多的细胞外液称为**血管源性水肿**。细胞损伤(如脑梗死)可引起脑细胞内的细胞内液积累过多,被

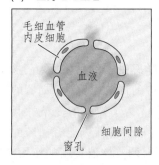

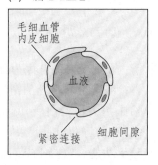

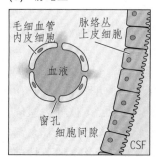

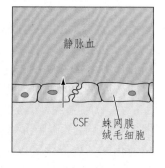

图 5.13　血脑和血脑脊液屏障　(A) 典型的有窗孔的毛细血管,衬在神经系统的外面,可以允许水和溶质通过。(B) 脑毛细血管内皮细胞间的紧密连接,形成血脑屏障。血液和脑之间的水和溶质运输必须经过内皮层细胞转运。 (C) 脉络丛毛细血管允许水和溶质通过,但是脉络丛上皮细胞形成血脑脊液屏障,需要经过细胞转运。(D) 蛛网膜绒毛细胞可通过巨大空泡进行自蛛网膜下隙至硬膜静脉窦的脑脊液单向团流。

临床要点 5.1

头痛

头痛是最常见的神经症状之一。尽管经常发生，但有时也是一些威胁生命的疾病的信号。有趣的是，在脑实质中并没有痛觉感受器。因此，头痛是由于受到机械性牵拉、炎症或者是脑中其他受神经支配的结构受到刺激而引起的，包括血管、脑膜、头皮和颅骨。小脑幕以上的硬膜（颅内大部分的腔隙）受三叉神经的支配，而颅后窝的硬膜大部分受第 X 脑神经支配，同时也受第 IX 脑神经和上三对颈神经支配。虽然不总是这样，但通常哪一侧有病变，哪一侧就会出现头痛，大部分的头痛可以被划分为血管性或者紧张性头痛（表 5.2）。表 5.2 中也展示了引起头痛的其他多种原因，并且按照图 1.1 中"神经系统疾病鉴别诊断"粗略地编排。

血管性头痛一词过去常常指偏头痛，也包括不太常见但是与疾病密切相关的丛集性头痛。血管性头痛的病理生理学机制虽然还没有完全明了，但目前已知的包括炎性的、自发性的、血清素性的、神经内分泌性的，以及其他能影响头部血管口径的因素，这些都可以导致头痛和其他相关症状。在**偏头痛**患者中，约 75% 的患者有家族史，提示有遗传基础。特定的食物、压力、用眼过度、月经周期、睡眠规律的改变以及一些其他的诱发因素都可以引起症状。偏头痛之前通常会有一些**预兆**，如视物模糊、闪光、视物变形或**闪辉性暗点**（视觉缺失区域的边缘

表 5.2　头痛的鉴别诊断
血管性头痛
偏头痛
丛集性头痛
紧张性头痛
其他病因[a]
急性创伤
颅内出血
脑梗死
颈动脉或椎动脉夹层
静脉窦血栓形成
癫痫发作后头痛
脑水肿
假脑瘤
低颅压
毒性或葡萄糖代谢失常
脑膜炎
硬膜上脓肿
血管炎
三叉神经或者枕神经痛
肿瘤
眼、耳、鼻旁窦、牙、关节或头皮的异常

[a] 按照图 1.1 的格式。

就像是堡垒城墙一样曲折的线）。头痛通常发生在单侧，但是如果总是发生在这边，最好做一个 MRI 扫描排除血管畸形，或者是其他颅内病变引发的头痛。头痛是搏动性的，并且会因为光线（畏光）、声音（畏声）和突然的头部运动而加重。有时也会有恶心、呕吐和头部扳机痛。头痛通常持续 30 分钟到 24

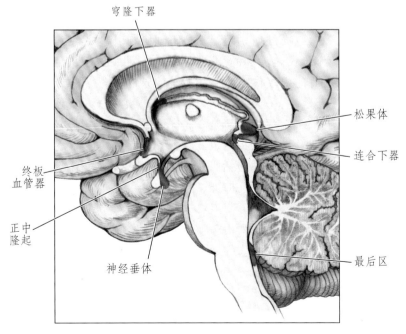

图 5.15　室周器　血脑屏障被干扰的特定区域，可以允许脑和全身循环之间进行化学通讯。

（图中标注：穹隆下器　松果体　连合下器　终板血管器　正中隆起　神经垂体　最后区）

小时,睡眠后可减轻。每个人偏头痛的严重程度不太一样,有的人几年发作一次,有的人一周发作几次。

复杂性偏头痛可能会伴随一系列短暂的神经症状(见临床要点 10.3),包括视觉障碍和运动缺陷(比如偏瘫)、视觉缺失,**基底型偏头痛**中还涉及脑干,**眼肌麻痹型偏头痛**会出现眼球运动障碍。只有反复发作的患者,并且相关检查已排除脑血管、癫痫和其他疾病之后才能把偏头痛作为引起这些症状的病因。

偏头痛的治疗通常是比较有效的。急性发作通常用非甾体类消炎药、止吐药、曲坦类药物(5-羟色胺受体激动剂)、麦角碱衍生物或者是其他药物来治疗,患者需要在一个暗的、安静的环境休息。预防措施包括避免可能的激发因素,对于那些频繁发作的患者可以用预防药物来治疗, 如 β 受体阻滞剂、丙戊酸钠、托吡酯、钙通道阻滞剂(如氟桂利嗪)、三环类抗抑郁药或非甾体消炎药。

丛集性头痛的发生率不足常见偏头痛发生率的 1/10,男性发病率是女性的 5 倍。通常情况下,丛集性头痛发病时, 连续几周每一天都会疼一到数次,然后会缓解数月。疼痛非常剧烈,表现为单侧眼球后固定的、钻孔样疼痛,持续 30~90 分钟。通常会有一些单侧自主伴随症状,比如流泪、眼红、霍纳综合征(见临床要点 13.5)、单侧脸红、出汗和鼻塞。治疗方法与偏头痛相似。此外,吸入氧气对治疗有效。

紧张性头痛,近来又更名为**紧张型头痛**,头痛表现为钝痛,有时表现为带状疼痛。尽管紧张型头痛可能和头皮及颈部肌肉的过度收缩有关,但是紧张型头痛和偏头痛的病理生理学方面的差别还是很难区分的。紧张型头痛的疼痛通常是温和的,有时一些患者也会有持续几个小时的中度疼痛。然而,一些患者的紧张型头痛连续数年,每天都会发作。慢性头痛通常与心理压力相伴随,但尚不清楚哪个是因,哪个是果。这种天天发作的慢性头痛也常见于**创伤后头痛**。紧张型头痛的治疗方法包括肌肉放松法、非甾体消炎药、镇痛药和三环类抗抑郁药。

对于临床医生来说,熟悉表 5.2 中所罗列出来的头痛的原因是很重要的,因为许多这些疾病的诊断和治疗可挽救生命。在这里我们只介绍了一些重点内容,后续章节对每个特定疾病会有更详细的介绍。通常,应该认真对待突然爆发的严重头痛,应进行紧急 CT 扫描以查明是否发生蛛网膜下隙出血

(见临床要点 5.6,也可见图 5.19F)。脑缺血、脑栓塞(见临床要点 10.4) 及癫痫发作后期 (见临床要点 18.2)常会出现头痛,对此人们还缺少足够的认识。颅低压可以在腰穿时或之后发生 (见临床要点 5.10),这种头痛在直立体位会加重,躺下会减轻。相反,像颅内肿瘤这种会增加颅内压的疾病晚上躺下的时候,疼痛则会加剧(见临床要点 5.3)。

头痛伴有发热及脑膜刺激征, 如颈部僵硬、对光敏感(见表 5.6),这可能是患有感染性脑膜炎,此患者应立即进行诊断和治疗, 因为如果治疗不及时,患者的病情可能会迅速恶化。

特发性颅内高压或假性脑瘤是一种没有肿块,不明原因引发头痛和颅内高压的疾病(见临床要点 5.3)。这种疾病在青少年女性常见,可以用乙酰唑胺来治疗,严重时采用分流技术(见临床要点 5.7)。**颞动脉炎**,也称为巨细胞性动脉炎,是一种会引起头痛的可治疗的重要疾病。这种疾病多见于老年人,血管炎症累及颞动脉及其他血管,包括供应眼的血管。颞动脉的典型表现为扩张和硬化。可通过**红细胞沉降率(ESR)**及颞动脉活检来确诊。及时诊断并且用类固醇激素治疗对防止视力丧失是非常重要的。

临床要点 5.2
颅内占位性病变

任何侵占颅内体积、损害正常功能的病变都可称为占位性病变,比如肿瘤、脑出血、脑脓肿、脑水肿、脑积水以及其他疾病。颅内占位性病变可通过下列机制引起神经症状和体征:

1. 对大脑相邻结构的挤压和破坏引起神经系统的异常。

2. 颅内肿块会增加**颅内压**,因而引起一定的特征性的症状和体征。

3. 大肿块使神经结构发生严重移位,以至于这个神经结构从一个腔进入到另一个腔,此种情况称为**疝**。

这个章节中我们将讨论占位性病变本身在脑内产生的局部效应。在临床要点 5.3 和 5.4 中,我们将讨论颅内压增高和脑疝。

占位性病变不仅能够引起病变所在区域组织的损伤,还能够通过对邻近结构的破坏而造成远端效应。**占位性效应**是一个用来描述因为占位性病变引起脑正常形状变化的词语。占位性病变也可以是

很轻微的,比如仅仅是在 MRI 扫描时可以看到邻近损伤部位的**脑沟变平**,但没有产生临床症状。根据病变的位置和大小,肿物对该病变区域的损伤能产生相应的神经性异常。比如,位于躯体第一运动中枢的病变会导致对侧肢体运动障碍。如果这个肿物破坏或者刺激了血管和脑膜,还会引起头痛(见临床要点 5.1)。对血管的挤压不仅会引发缺血性栓塞,还会因为对血管壁的腐蚀而引发出血。

血脑屏障的损伤造成细胞液外渗到细胞外间隙中,导致血管源性脑水肿(见图 5.13 和图 5.14)。对于脑室系统的挤压会阻碍脑脊液流动,造成脑水肿(见临床要点 5.7)。病变会引起大脑皮层异常放电,导致癫痫发作(见临床要点 18.2)。此外,远端效应还可能是由于从损伤部位接收重要突触联系的区域功能发生变化。大的肿物可能会导致脑结构**偏离中线**向病变对侧移位。脑干上方远处部分的移动和拉伸会损伤脑干网状上行激动系统的功能(见图 2.23),导致意识障碍,最终引起昏迷。钙化的松果体(见图 4.12F)是一个评估脑干上部发生中线移位程度的有效标志。松果体移位的程度已证实和意识障碍有关。在极端的情况下,占位性效应甚至会导致脑结构从一个腔进入另一个腔,而发生脑疝(见临床要点 5.4)。

临床要点 5.3
颅内压升高

颅内空间的容量受坚硬的颅骨限制。颅内的 3 种成分为脑脊液、血液和脑组织,没有一个是可压缩的(不过它们都是可变形的)。因此,每当颅内有占位性病变或者颅内肿物时,必须有些东西离开颅腔来容纳这额外的体积(图 5.16)。较小的病变可以通过脑脊液和血液减少来代偿,不至于引起颅内压的升高(图 5.16 曲线平缓的部分)。较大的病灶会破坏这种代偿机制,最终导致颅内压开始大幅度地升高。这种颅内压的升高最终会导致脑疝(见临床要点 5.4)和死亡(图 5.16 最右边的部分)。

严重的颅内压升高会导致脑血流量的减少和脑缺血。脑血流量取决于**脑灌注压**,脑灌注压是**平均动脉压和颅内压的差值**(CPP = MAP − ICP)。因此,随着颅内压的升高,脑灌注压会降低。脑血管口径的**自动调节**功能可以补偿脑灌注压的适度减少,使得脑血流量能够保持相对的稳定。然而,如果颅内压过度升高,超过了自动调节能力,就会导致脑血流量减少和脑缺血。根据病变类型的不同,颅内压升高所引起的改变可以是突然出现,也可以是缓

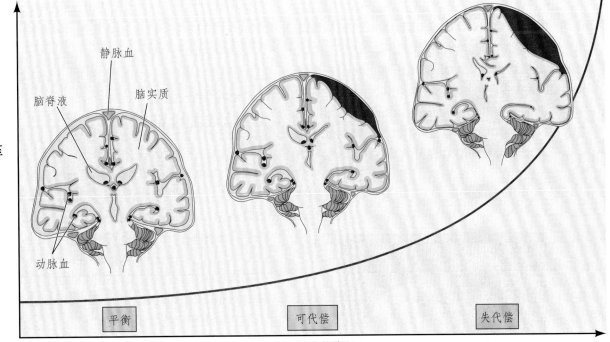

图 5.16　**颅内压与颅内肿物的体积**　小的颅内肿物可通过减少脑脊液和血液的体积来代偿。较大的颅内肿物会导致颅内压的急剧升高,引发脑灌流量的减少,并最终导致脑疝。注意,为了便于说明,插图中脑脊液的体积被均匀地放大了(就像脑萎缩一样)。

表5.3 颅内压升高的一般症状和体征
症状或体征
头痛
精神状态改变,易怒,注意力不集中 [a]
恶心、呕吐
视神经盘水肿
视觉缺失
复视
库欣三联征:高血压、心动过缓、呼吸不规律

[a] 这些通常是颅内压升高最重要的指征。

慢出现的,需经过数天或数周才显现出来。如果不予处理,严重的颅内压增高有时会在几个小时内引发不可逆的脑损伤,甚至死亡。

对于临床医生来说,了解这些**颅内压增高的症状和体征**(表5.3)是非常重要的,以便能够毫不迟疑地进行适当的治疗。让我们依次来讨论表5.3中的症状和体征。因颅内占位性病变引起的头疼在清晨会加重,因为患者整个晚上都是平卧的,受重力的影响脑水肿会加重。**精神状态的改变**,尤其是易怒和注意力减低通常是颅内压增高最重要的指征。颅内压增高引起**恶心和呕吐**的机制尚不清楚。有时候,患者会在没有恶心症状的时候突然出现呕吐,这种呕吐叫作**喷射性呕吐**。

颅内压的升高通过蛛网膜下隙传递到视神经鞘,阻碍了视神经的轴突运输和静脉回流。眼底镜检查(见照片5.1)显示**视神经盘水肿**,表现为视神经盘增高、充血,有时伴有视网膜出血(图5.17)。经典的颅内压增高的症状需要几小时或几天才会显现出来,而这些症状在急性病例中不会体现。伴随视神经盘水肿会出现暂时或永久性的视神经损伤,从而导致视力模糊或**视力丧失**。视力下降的表现主要包括**盲点增大**及**向心性视野狭窄**,主要影响视野的边缘区域(见图11.16A)。第Ⅵ脑神经受到向下的牵拉会造成**复视**(见图12.3A),引起单侧或双侧外

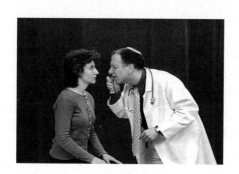

照片5.1 检眼镜检查

展神经麻痹(见临床要点13.4)。最后,**库欣三联征**(高血压、心动过缓和呼吸不规律)是颅内压增高的另一个经典指征。高血压是一个维持脑灌注压的反射性机制,心动过缓是应对高血压的反射性反应,而呼吸不规律则是因为脑干受损所造成的(见图14.17)。实际上,由于脑干受损,除了库欣三联征之外,一系列生命体征的改变也可以出现,包括低血压和心动过速。

治疗颅内压升高的目标是使其降到一个安全水平,为治疗相应的疾病争取时间。**正常成人颅内压不超过 20cmH_2O 或 15mmHg**($1cmH_2O = 0.735\ mmHg$; $1mmHg=1.36cmH_2O$)。治疗的另一个关键目标是保证脑灌注压在 50mmHg 以上,以保证脑血流量。临床上稳定的患者,可以通过腰穿测量颅内压(见临床要点5.10);但是,如果怀疑患者有严重的颅内压增高就不能进行腰穿,因为这有诱发脑疝的风险(见临床要点5.4)。

对于重症患者,颅内压可通过脑室引流、脑实质内监测、蛛网膜下隙螺栓,或者是通过神经外科方法固定在颅内的与压力传感器相连的其他一系列装置进行持续监测。可采用表5.4所描述的那些方法降低颅内压,效果也是可观测的。要注意,颅内压增高的治疗方法在一定程度上是有争议的,专家对于哪种治疗方法较好有不同的意见(表5.4中并没有体现这些争议)。需要再次强调的是,所有的这些措施都是暂时性的,是为了治疗引起颅内压升高的根本原因争取时间。

临床要点 5.4
脑疝综合征

正如临床要点5.2中所探讨的那样,颅内肿瘤、脑出血、脑水肿以及其他会引起颅内结构移位的占位性病变,称为占位性效应。当占位性效应严重到使得脑内结构从一个脑腔移到另一个脑腔的时候,就会发生**脑疝**。发生于不同脑腔的疝会有一些特定的临床症状。一些作者认为脑疝实际上不会导致这些临床症状,这些症状仅仅是偶发的。不管怎样,脑疝仍然是一个很重要的临床概念,因此我们将在这一章节用更传统的术语来探讨它。

临床上最重要的3个脑疝综合征是由经过小脑幕切迹的脑疝(小脑幕裂孔疝)、中线结构向下移位的脑疝(中心疝)和大脑镰下方的脑疝(大脑镰下疝)所引起的(图5.18)。

表 5.4　颅内压增高的治疗方法

治疗方法	起效时间	机制
床头抬高 30°，保持头部竖直避免影响静脉回流	立刻	促进静脉回流
插管，25~30mmHgCO$_2$ 通气	30 秒	引起脑血管收缩
一次快速滴注 1g/kg 甘露醇，然后每 6 小时滴注 0.25g/kg 甘露醇（或高渗盐水）保证 Na$^+$>138mg/L，渗透压 300~310mmol/L。同时为保证总容量和血压的正常，可加入呋塞米	5 分钟	在保证脑灌注压的情况下，快速消除水肿和中枢神经系统中其他液体
脑室引流	数分钟	移走脑脊液，降低颅内压
如果其他治疗方法无效，可考虑用巴比妥治疗	1 小时	脑血管收缩，减低代谢水平
颅骨切除术(切除有占位性病变的一侧颅骨)	立刻	解除颅腔压迫
类固醇	数小时	可能是通过加强血脑屏障，减轻脑水肿。也可能是通过其他机制起效，一般用在脑肿瘤中。在急性脑损伤，中风，脑出血治疗中，疗效不确定

小脑幕裂孔疝

小脑幕裂孔疝（简单地说就是**小脑幕切迹疝**）是颞叶内侧的脑疝，尤其是小脑幕下部的**钩回部**的脑疝(**钩回疝**)(见图 5.6 和图 5.18)。**瞳孔放大**、**偏瘫**和**昏迷**的**临床三联征**的出现可提示发生了钩回疝。压迫动眼神经(第Ⅲ脑神经)(见图 5.6)通常先是导致病变同侧瞳孔放大，对光反射消失(瞳孔扩散)，随后出现眼球运动障碍。在钩回疝中，病变同侧瞳孔放大占所有病例的 85%。

大脑脚受压迫(见图 5.6)会导致**偏瘫**(半身瘫痪)。偏瘫和病变侧的关系要比瞳孔表现的症状更复杂。皮质脊髓束从延髓下降到脊髓时，通过锥体交叉进入对侧(见图 2.16)。因此，偏瘫一般发生在病变对侧，这是因为钩回疝通常压迫的是同侧的中脑部位的皮质脊髓束和(或)是因为直接受同侧皮质运动区病变的影响。有的时候，在钩回疝中，中脑会被一直挤到一边，被对侧的小脑幕切迹挤压(见图 5.6)。在这些病例中，对侧的皮质脊髓束受压，导致病变同侧肢体瘫痪，称为 **Kernohan 现象**。

中脑网状结构的破坏会导致意识水平降低，最终导致**昏迷**(见临床要点 14.2)。此外，大脑后动脉在向上穿过幕切迹的时候也会受压(见图 5.6)，可能会造成大脑后动脉供应区域梗死(见图 10.5)。由幕上占位性病变导致的钩回疝可单侧或双侧发生。偶尔，颅后窝大的占位性病变会导致向上的小脑幕上疝。

中心疝

中心疝指的是脑干沿中轴向下移位（见图

5.18）。任何引起颅内压增高的病变都可以导致中心性脑疝，包括脑积水和弥漫性脑水肿。轻微的中心疝会牵拉走行在斜坡上的外展神经（第Ⅵ脑神经）(见图 2.22A、图 5.3B、图 12.3A 和图 13.4)，导致单侧或双侧的外直肌瘫痪(见表 2.5)。较大的幕上占位性病变或者是颅内压升高会通过幕切迹导致发生严重的中心疝而引起双侧钩回疝(上文已做介绍)。随着颅内压的剧烈增高，大的幕上占位性病变以及颅后窝占位性病变导致的中心性疝会逐渐向下，向枕骨大孔方向移位(见图 5.18)。

小脑扁桃体向下，向枕骨大孔方向移位称为小脑**扁桃体疝**（见图 5.18）。这种疾病也会压迫到延髓，一般会导致呼吸停止，血压不稳定，甚至死亡。一些研究对于中心疝的病理生理学的重要性提出了质疑，对于中心疝是否只是死后出现的现象尚存在争论。

大脑镰下疝

单侧占位性病变会导致扣带回（见图 2.11B)和其他脑内结构在大脑镰（见图 5.5）的下缘向对侧疝出，称为**大脑镰下疝**(见图 5.18)。一般情况下，没有哪种明确的临床症状可以归因于大脑镰下疝。但是有时，一侧或双侧的大脑前动脉会受大脑镰的压迫，导致大脑前动脉供应区域梗阻(见图 10.4 和图 10.5)。

临床要点 5.5
颅脑创伤

不幸的是，颅脑创伤在青年和青春期人群中有

(A)

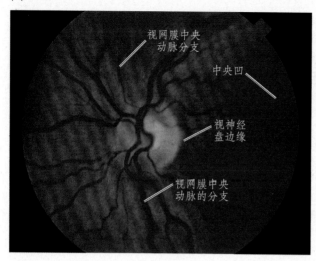

(B)

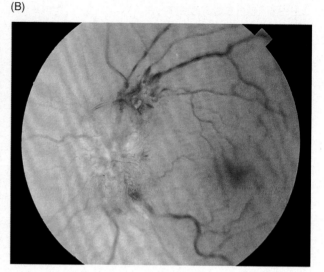

图 5.17 视神经盘水肿 （A）正常人视网膜检眼镜所见（左眼），注意视神经盘的边缘锐利。（B）颅内压升高的患者，视神经盘水肿（左眼）。这个 43 岁的男性患者有头痛，视觉模糊，水平复视的症状。腰穿显示为 40cmH₂O 的开放性压力。磁共振静脉造影显示双侧乙状窦静脉血栓形成（见临床要点 10.7）。血液检查显示抗心磷脂抗体升高（见临床要点 10.4）。此患者通过长期口服抗凝药物治疗成功。

很高的发生率和死亡率。轻微的头部损伤会导致**脑震荡**。脑震荡指的是在头部损伤后出现数分钟或数小时内可逆的神经功能障碍。脑震荡的发生机制目前尚不清楚，但可能和短暂的神经功能障碍有关。CT 和 MRI 扫描结果显示正常。脑震荡的临床症状包括意识丧失；眼冒星光，然后出现头痛、头晕，有时还会流鼻血；呕吐。有些症状是由头部受伤触发的偏头痛样现象（见临床要点 5.1）所产生的。有时，头部外伤会伴随受伤期间几个小时的顺行性或逆行性遗忘（见临床要点 18.1）。脑震荡通常会彻底痊愈，不过有时即使相对较轻的创伤也会出现**脑震荡后综合征**，表现为伤后持续数月有头痛、嗜睡、神经迟钝以及其他症状。即便是相对轻微的脑损伤，也有可能会损伤到颈动脉和椎动脉（见临床要点 10.6），导致短暂性脑缺血发作或脑梗死。

更严重的颅脑创伤可通过多种机制引发脑的持续损伤，这包括**弥漫性轴索损伤**，会导致弥漫性或部分白质和脑神经损伤；**瘀斑出血**，白质内小的出血点；较大的颅内出血（见图 5.19，也可见临床要点 5.6）；**脑挫伤**（见图 5.21）；枪伤、颅骨骨折这样的**贯穿伤**会对脑组织造成直接损伤。不管有没有其他损伤，因为头部损伤造成了颅内压增高，所以会引发**脑水肿**。

除了神经系统检查，一般体格检查的某些体征也会揭示严重的头部创伤（见表 3.9）。在所有的外伤病例中，也应当仔细检查**脊柱**，因为外伤同样可能造成不为人所注意的脊柱的不稳定性骨折。在头部外伤中，进一步的脊柱 X 线和 CT 检查是有必要的，特别是当患者不能完全应答的时候。由于头部外伤所造成的颅内出血症状有的时候会在事件发生后几个小时才出现（见临床要点 5.6），因此，所有有神经障碍的患者，即便是一过性的，也要进行 **CT 扫描**，并且在头部受伤后 24 小时内密切观察是否有恶化迹象。更严重的头部损伤患者，应根据临床要点 5.3 和临床要点 5.6 所讨论的方法进行治疗。

临床要点 5.6
颅内出血

颅内出血可能是**创伤**性或非创伤性的，可发生在颅腔不同部位（图 5.19）。颅内出血根据部位划分为：

1. 硬膜外血肿（EDH）
2. 硬膜下血肿（SDH）
3. 蛛网膜下隙出血（SAH）
4. 脑内或脑实质出血（ICH）

下文将讨论每一个部位的颅内出血最常见的创伤性或非创伤性损伤的原因。

硬膜外血肿

位置：颅骨和硬膜之间紧密的潜在腔隙。

常见原因：头部外伤造成**颞骨骨折引起脑膜中**

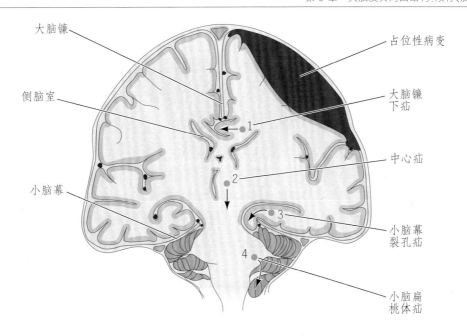

大脑镰

侧脑室

小脑幕

占位性病变

大脑镰
下疝

中心疝

小脑幕
裂孔疝

小脑扁
桃体疝

图 5.18　脑疝综合征　颅脑冠状切面显示由于占位性病变引起的(1)大脑镰下疝、(2)中心疝、(3)小脑幕裂孔疝和(4)小脑扁桃体疝。

动脉的破裂。

　　临床特征和影像学表现:在动脉压力的作用下,出血迅速将硬膜从颅骨内面剥离,形成一个**双凸透镜样**的血肿,一般不会越过硬膜和颅骨之间紧密相连的骨缝扩散(见图 5.19A)。起初,患者可能没有症状(**中间清醒期**)。但是数小时内,血肿会压迫脑组织,引起颅内压升高(见临床要点 5.3),如不及时进行外科治疗最终会导致脑疝(见临床要点 5.4)和死亡。

硬膜下血肿

　　位置:硬膜和疏松附着的蛛网膜之间的潜在腔隙。

　　常见原因:**桥静脉破裂**,此静脉在穿过蛛网膜进入硬膜时,最容易受到剪切力的损伤(见图 5.1)。

　　临床特征:静脉血液在硬膜和蛛网膜之间容易渗出,扩散范围较大,形成一个**新月形**的血肿。根据不同的临床特征,硬膜下血肿可划分为两种类型:慢性的和急性的。

慢性硬膜下血肿

　　慢性硬膜下血肿多见于老年患者,此类患者大脑萎缩,脑组织在颅腔内移位相对容易,因而桥静脉更容易受到剪切力的损伤。这种类型的血肿(见图 5.19D)通常见于轻微外伤史或者没有外伤史。渗出缓慢,静脉血液会在几周或几个月内积累起来,

使得大脑逐渐适应,并出现一些不明确的症状,比如头痛、认知功能障碍及步态不稳。此外,**特定的皮层下损伤可能会导致局灶性的神经功能障碍**,有时会引发局灶性癫痫发作。

急性硬膜下血肿

　　外伤后立即出现一个巨大的硬膜下血肿,一定是很快的冲击速度造成的。因此,急性硬膜下血肿通常会伴随其他严重的损伤,比如外伤性蛛网膜下隙出血和脑挫伤(随后讨论)。预后一般比慢性硬膜下血肿甚至硬膜外血肿要差。

　　影像学表现:硬膜下血肿通常是新月形的,扩散到比较大的范围(见图 5.19B-E)。密度取决于出血时间的长短。急性出血影像学表现为**高密度影**(见图 5.19B),因此 CT 扫描显示为亮斑(见第 4 章)。经过 1~2 周后,斑块开始液化就可能表现为**等密度线**(见图 5.19C)。如果没有进一步出血,3~4 周后血肿就会完全液化,会呈现为均匀的**低密度灶**(见图 5.19D)。但是,如果还是持续地间断出血,就会因为混合了液态的慢性出血灶和凝块状的急性出血灶而显现出**混合密度**的影像。有时,在混合密度的血肿中,由于特征性的血细胞比容影响,密集的急性出血血液会沉降到底部(见图 5.19E)。硬膜下血肿可以通过外科手术清除,小到中等程度的慢性硬膜下血肿是否需要手术取决于症状的严重程度,因为一些慢性硬膜下血肿可以自行消除。

(A) 硬脑膜外血肿

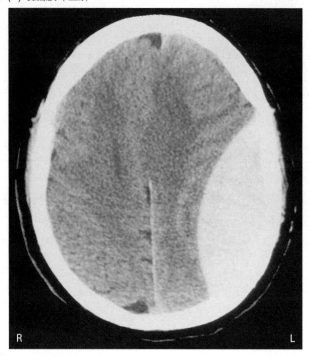

(B) 急性硬脑膜下血肿

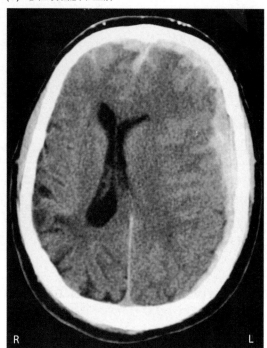

(C) 等密度硬脑膜下血肿

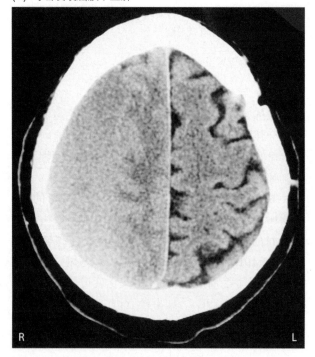

(D) 慢性硬脑膜下血肿

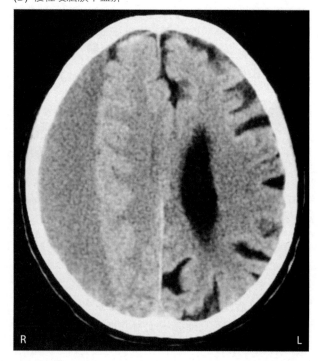

图 5.19　CT 扫描所显示的不同类型的颅内出血。(续)

(E) 由于急慢性硬脑膜下出血引起的红细胞比容效应

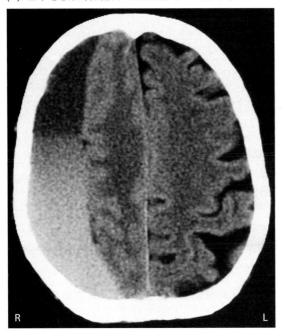

(F) 蛛网膜下隙出血

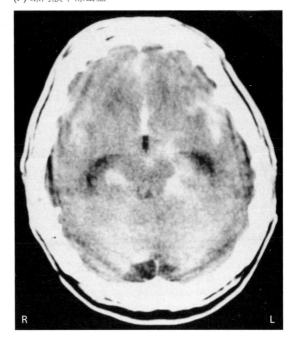

(G) 挫伤

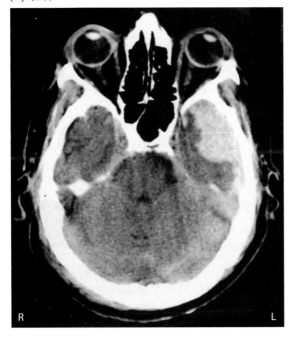

(H) 脑实质内（基底核）出血

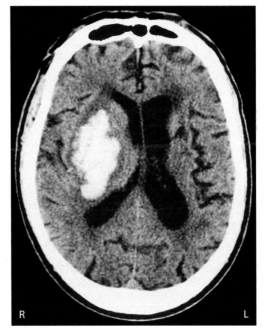

图 5.19(续)

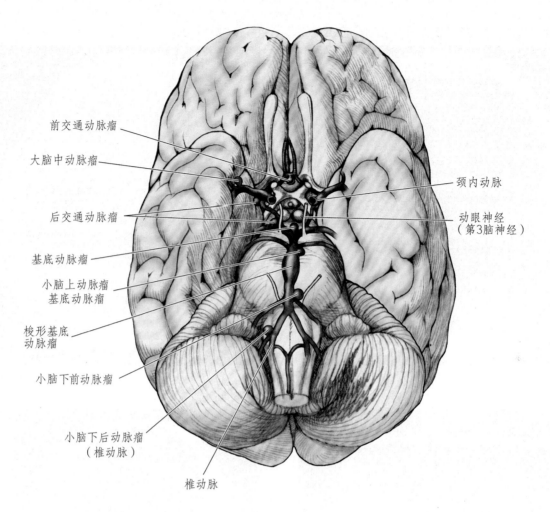

前交通动脉瘤

大脑中动脉瘤

后交通动脉瘤

基底动脉瘤

小脑上动脉瘤
基底动脉瘤

梭形基底
动脉瘤

小脑下前动脉瘤

小脑下后动脉瘤
（椎动脉）

椎动脉

颈内动脉

动眼神经
（第3脑神经）

图 5.20　颅内动脉瘤的常见部位

蛛网膜下隙出血

位置:蛛网膜和软膜之间的间隙,填充脑脊液,这里有供应脑的大血管(见图 5.1)。

影像学表现:不像硬膜下出血,蛛网膜下隙出血通过 CT 可显示沿着软膜的边缘流入脑沟内的血液(见图 5.19F)。

常见原因:蛛网膜下隙出血多见于两种临床病例:非创伤性的(自发)和创伤性的。

非创伤性(自发性)蛛网膜下隙出血

自发性蛛网膜下隙出血通常表现为剧烈的灾难性头痛。患者通常自述为 **"这辈子最糟糕的头痛"**,或者感觉头像是突然要爆炸了。在大部分病例中(75%~80%),自发性蛛网膜下隙出血是由于蛛网膜下隙内的**动脉瘤**破裂造成的。较少见(4%~5%)的病例是由于**动静脉血管畸形出血**或者是其他少见或未知原因造成的。发生颅内动脉瘤的危险因素包括:动脉粥样硬化、脑血管先天性畸形、多囊肾以及结缔组织疾病(比如马方综合征)。

囊状动脉瘤也称为**浆果样动脉瘤**,常发生于靠近大脑动脉环的动脉分叉处(图 5.20,见图 2.26C)。这些动脉瘤是从血管壁膨出的球样突起,一般通过**颈**与母血管相连,**底**较脆,易破裂。超过 85%的动脉瘤发生于前循环(颈内动脉及其分支)。好发部位从高到低依次为前交通动脉(**AComm**,约占 **30%**)、后交通动脉(**PComm**,约占 **25%**)及大脑中动脉(**MCA**,约占 **20%**)。囊状动脉瘤也可发生于后循环的分支(**椎基底动脉系统**,约占 **15%**)。有时主干血管自己变大,形成一个**梭形动脉瘤**(见图 5.20),这种动脉瘤和囊状动脉瘤相比,不易破裂。除了破裂产生的症状,有时未破裂的大动脉瘤也会因为占位性效应或对毗邻结构的挤压产生症状。最突出的例子就是发自颈内动脉的**后交通动脉动脉瘤**(见图 5.20),会引发**疼痛的第Ⅲ对脑神经麻痹症状**(见图 5.6 和图 13.2,也可见临床要点 13.2)。后交通动脉与大脑后动脉的连接部也可以发生动脉瘤,但其发生率要远低于颈内动脉与后交通动脉的连接部。

　　动脉瘤破裂的危险诱因包括高血压、吸烟、酗酒,以及会引起血压突然升高的情况。蛛网膜下隙出血的临床症状从头痛及脑膜刺激征 (见表 5.6),导致颈强直、畏光,到脑神经和其他局灶性神经功能障碍,更严重的为意识丧失、昏迷,甚至死亡。大约 25% 的蛛网膜下隙出血患者会在发病后即刻死亡,来不及接受医院治疗。蛛网膜下隙出血的总死亡率约为 50%,较轻的病例预后较好。因为动脉瘤破裂引发的蛛网膜下隙出血,第 1 天再出血的风险是 4%,2 周内是 20%。因此,对于动脉瘤引发的蛛网膜下隙出血,及时诊断和及早治疗是非常重要的。

　　超过 95% 的动脉瘤破裂病例在发病的 3 天内进行 CT 扫描能够发现出血灶。进行**非增强 CT 扫描**是很重要的,因为蛛网膜下隙出血的血液和对比剂在 CT 扫描影像上都显示为白色 (见图 4.4 和 5.19F),使得增强 CT 很难发现小的出血灶。尽管蛛网膜下隙出血 2 天后,在 CT 上就不能显示出来了,但是对于急性出血的识别 CT 扫描比 MRI 效果要好 (见第4 章)。CT 显示阴性但怀疑蛛网膜下隙出血的患者应进行**腰椎穿刺**(见临床要点 5.10),而 CT 显示阳性的患者就不需要再进行腰穿了,因为腰穿后,动脉瘤壁内外压力差升高也可能会导致动脉瘤再出血。

　　随后行**血管造影**(见第 4 章),来确定动脉瘤的大小和精确位置。四个血管(两侧颈内动脉和椎动脉)都需要进行血管造影,因为在不同血管内可能发生多发动脉瘤。非侵入性磁共振血管造影(MRA)和 CT 血管造影技术(CTA,见第 4 章)越来越多地被用于诊断动脉瘤,尤其是对于直径 2~3mm 或更大的动脉瘤。正如我们已经提到的,对于动脉瘤破裂引发的蛛网膜下隙出血,及时诊断和治疗是非常重要的,以防止再次出血的潜在危险。治疗方法包括开颅夹闭动脉瘤蒂及动脉瘤内置入弹簧圈栓塞的介入治疗。两种方法都可以防止再出血并具有比较好的远期疗效。是选择夹闭动脉瘤蒂,还是在动脉瘤内置入弹簧圈栓塞目前仍不确定,这取决于多个因素,包括动脉瘤的形状、大小、位置及患者的整体健康状况。

　　蛛网膜下隙出血后,大约一半的患者会发生延迟性**脑血管痉挛**,出血后 1 周是最严重的。这会导致脑缺血或梗死。血管痉挛可以用"**3H**"疗法来进行治疗,包括在重症监护下升血压(hypertension)、扩血容量(hypervolemia)及血液稀释(hemodilution)。为了防止迟发性脑血管痉挛,在诊断为出血的同时应及时进行扩血容量和血液稀释。夹闭动脉瘤或栓塞动脉瘤后,升高血压更安全,这就是提倡早期治疗的又一原因。出血后尽早使用钙通道阻滞剂尼莫地平可以改善预后,不过机制尚不明确,因为钙通道阻滞剂不能改善血管造影引起的血管痉挛。顽固性

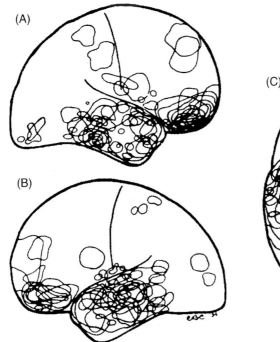
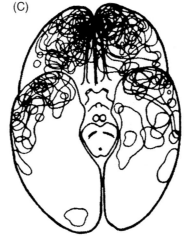

图 5.21　脑挫伤的常见部位　40 例患者脑挫伤部位和大小的合成图。(A)右半球;(B)左半球;(C)下面观。(From Courville CB. 1937. Pathology of the Nervous System, Part 4. Pacific, Mountain View, CA.)

血管痉挛可以采用神经介入治疗,比如球囊血管成形术和局部血管扩张剂罂粟碱注射。

创伤性蛛网膜下隙出血

外伤性蛛网膜下隙出血,是由破裂血管的血液流入脑脊液造成的,伴有脑挫伤及其他外伤,这种出血实际上比自发性蛛网膜下隙出血更常见。同自发性蛛网膜下隙出血一样,由于脑脊液中血液对脑膜的刺激,这种外伤性蛛网膜下隙出血也会伴有剧烈的头痛。功能障碍通常和其他脑损伤有关。与动脉瘤性蛛网膜下隙出血不同的是,外伤性蛛网膜下隙出血一般不会发生血管痉挛。图5.19B就是一个外伤性蛛网膜下隙出血的例子,主要表现为急性硬膜下出血,但也有部分位于脑沟内的蛛网膜下隙出血。

脑内或脑实质出血

位置:大脑半球、脑干、小脑的脑实质内,或脊髓。

常见原因:同样的,这种出血可以是创伤性或非创伤性的。

创伤性脑内或脑实质出血

大脑半球的**脑挫伤**易发生于靠近颅骨嵴部的脑回(图5.21,见图5.2和5.4),所以脑挫伤多发于颞叶和额叶(见图5.19G)。有趣的是,枕极不太容易发生脑挫伤。脑挫伤可发生于受冲击侧(**冲击伤**)和受冲击对侧(**对冲伤**),对冲伤是由于颅骨对脑组织的回冲作用造成的。剪切力也会造成脑白质内出血区,包括小瘀斑及脑实质大血管出血。严重的损伤一般伴有脑挫伤、蛛网膜下隙出血和硬膜下出血。如果CT扫描同时显示脑实质、蛛网膜和急性硬膜下出血,那便可以确诊为头部外伤。

非创伤性脑内或脑实质出血

导致脑**实质出血的原因**有多个,包括高血压、脑肿瘤、缺血性脑梗死后继发出血、脑血管畸形、凝血异常、感染、血管壁沉积的淀粉样蛋白导致的脑血管脆弱(淀粉样血管病)、血管炎、心内膜炎引起的霉菌性动脉瘤(感染)等。

高血压性脑出血是最常见的脑出血原因,往往侵及小的血管穿支(见图5.19H)。病理机制目前尚不清楚,但可能和慢性高血压对小血管的病理作用有关,比如豆纹动脉(见图4.16B和10.7),包括**脂质透明变性**和 **Charcot-Bouchard 微动脉瘤**。常见的高血压性脑出血的位置,按照发生率由高向低依次为**基底核**(通常是壳)、**丘脑**、**小脑**和**脑桥**。有时脑出血也会在脑室中出现,这可能是邻近的脑实质出血流入到脑室中,或是脑室自身的血管破裂造成的。这类出血分别被称为**脑实质出血发展为脑室出血**或**脑室出血**。与动脉瘤造成的脑出血不同,尽管高血压性脑出血发病后持续几个小时内血肿会继续变大,导致临床症状持续恶化,但高血压性脑出血再出血概率较低。出血灶周围的组织**水肿**也会逐渐扩展,导致发病后临床症状缓慢恶化并在3天后达到顶峰。

脑叶出血,可发生于枕叶、顶叶、颞叶和额叶。最常见的导致脑叶出血的原因是**淀粉样血管病**(嗜刚果红血管病)。在这种疾病,淀粉样蛋白在老年人(一般>50岁)血管壁上的沉积导致了血管变脆。与高血压性脑出血不同的是,淀粉样血管病导致的脑出血通常是易复发的,或者出血灶有多个,出血位置比较表浅。有时候在淀粉样血管病导致脑出血前数周或数月,会有短暂性的症状类似于短暂的脑缺血或癫痫发作(见临床要点10.3)。高血压也会导致脑叶出血。

特定的血管畸形是另外一个导致颅内出血的重要原因。脑血管畸形分类如下:

1. 动静脉畸形
2. 海绵状瘤(又叫海绵状肿瘤、海绵状血管瘤或海绵状血管畸形)
3. 毛细血管扩张(毛细血管瘤)
4. 发育性静脉异常(静脉瘤,静脉血管异常)

这些疾病中,只有动静脉畸形和海绵状血管瘤造成颅内出血的概率最高。

动静脉血管畸形(AVM)是一种动脉和静脉之间有直接联系的先天性异常,一般会形成一个畸形的血管团,MRI显示为流动的孔,在传统的血管造影中显示最清楚(见图11.5A-C)。大小可以从几个厘米到半个大脑。除了会突然出现严重的脑出血症状外,没有脑出血的患者一般也会有癫痫发作及类似偏头痛样的症状。脑出血一般是脑实质出血,但是也会发展为脑室出血及蛛网膜下隙出血。每年发生再出血的概率是1%~4%,比动脉瘤造成的脑出血发生率要低(之前探讨过的)。AVM的治疗方法取决于患者的健康状态,病变的大小和位置,治疗方法包括神经外科切除、血管栓塞及立体定位放射治疗(见临床要点16.4)。

海绵状血管瘤是血管腔异常扩张,血管壁仅有一层内皮细胞覆盖。这种疾病在普通的血管造影中无法诊断，但是随着 MRI 技术的出现，海绵状血管瘤的诊断率显著升高。MRI 典型表现为 T1 或 T2 图像上病灶中央有 1~2cm 增强信号，病灶周围因为血肿存在一均匀的 T2 加权环形低信号区（见表 4.4）。有一些患者有多发性的海绵状血管瘤，这种异常存在家族性常染色体显性遗传。患者常常伴有癫痫发作。每个病变每年发生出血的概率在 0.1%~2.7%。一些研究显示，初次出血后发生再次出血的概率会升高，脑干部位的海绵状血管瘤发生概率会更高（每年 5%~30% 再发概率）。尽管临床上对于海绵状血管瘤的手术指征还在不断修改，但是一般包括临床上是否有显著出血或癫痫发作，幕下位置，以及是否位于大脑表面，易于手术定位。

毛细血管扩张是一种在很小范围内发生的异常毛细血管扩张，很少导致颅内出血。**发育性静脉畸形**是一种异常的静脉血管扩张，MRI 扫描可见脑实质内一条粗线般的增强影流向皮质。发育性静脉畸形一般在 MRI 扫描中偶然被发现，不引起任何临床症状，但有时可与海绵状血管瘤同时发生。

颅外出血（自发的）

头部创伤有时也会造成内耳出血，称为鼓室积血；皮下组织出血，造成乳突处淤青或熊猫眼（见表 3.9）。头皮出血也会导致大出血。在颅骨骨膜和帽状腱膜（见图 5.1）之间疏松间隙内的出血会产生一个"鹅蛋"样肿块或**帽状腱膜下出血**。新生儿出生过程中，出现的位于颅骨和颅骨外膜（颅骨膜）之间的血肿，有时会非常大，称为**胎头血肿**。

临床要点 5.7

脑积水

脑积水（即"脑内的水"）是由于颅腔内脑脊液过量引起的。其产生的原因包括三个方面：①脑脊液产生过量；②在脑室或蛛网膜下隙内任何一部位出现脑脊液梗阻；③经蛛网膜粒回流（重吸收）减少。

因**脑脊液产生过量**引起的脑积水相当罕见，仅见于特定的肿瘤（如脉络丛乳头状瘤）。**脑脊液梗阻**是脑积水常见的病因，可以因为肿瘤、脑实质出血、其他原因所致的包块，以及先天畸形所致。脑脊液梗阻可以出现在脑脊液循环的任何地方（见图 5.10和图 5.11），但在室间孔、中脑水管或第四脑室等狭窄的部位尤其多见。脑脊液梗阻也可以由于脑室或

蛛网膜下隙内出血、感染或炎症产生的粘连或残留物所致。**脑脊液回流（重吸收）减少**常由蛛网膜粒损坏或填塞所致。蛛网膜颗粒的脑脊液的回流减少在临床上很难与蛛网膜下隙脑脊液梗阻相区别，而且这两种情况经常具有相似的病因（如前期的出血、感染和炎症等）。因此，在临床实践中，将脑积水分成两类：

1. **交通性脑积水**包括脑脊液经蛛网膜粒回流（重吸收）减少所致的脑积水、蛛网膜下隙脑脊液梗阻所致的脑积水和脑脊液产生过量的脑积水（少见）。

2. **非交通性脑积水**是由脑室系统梗阻所致的脑积水。

在临床上，脑积水主要表现出颅内压增高的症状和体征，这与其他任何导致颅内压增高的疾病相似（见临床要点 5.2 和 5.3），根据其发展的快慢，脑积水可分为急性和慢性。脑积水的症状和体征包括头痛、恶心、呕吐、认知障碍、意识水平下降、视神经盘水肿、视力下降和第 VI 脑神经麻痹。另外，脑积水引起的脑室扩张可压迫白质内源于额叶的下行纤维束，导致额叶样异常症状，如不稳定**磁铁步态**（即脚很难离开地面而拖行）和尿失禁。在新生儿脑积水，由于新生儿的颅缝没有闭合，当颅内压增高时，可使颅骨分离，扩大颅腔以释放颅内压，从而导致头围不断增大。前囟膨出也是新生儿颅内压升高的重要体征。

脑积水患者常出现眼球运动异常，发现这一症状很重要。在较轻的或慢性脑积水病例中，只会出现第 VI 脑神经（展神经）麻痹，出现患侧眼球水平方向外展不全或缓慢。值得关注的是，脑积水可致单侧或双侧第 VI 脑神经受损。当脑积水较严重时，单眼或双眼在静息时会出现内斜视。另外，在严重脑积水或急性脑积水病例中，会出现第三脑室后松果体**上隐窝**（见图 5.11D）扩张，向下压迫中脑顶盖，导致 Parinaud 综合征（中脑顶盖综合征）。在第 13 章（见临床要点 13.9）将详细描述这一综合征。但是现在我们需要知道的是，其重要的异常是眼球垂直方向凝视障碍，特别是向上凝视受限。这在儿童急性脑积水患者尤其明显，当眼运动受损时会出现"落日征"，表现为双眼内下斜视。上述病征经治疗后可恢复。

脑积水的（外科）治疗通常是使脑脊液绕开阻塞部位而从脑室中引流出来。**脑室外分流**（亦称脑室切开术）是指将侧脑室内脑脊液引流至脑外腔室的长久性方案。**脑室腹膜腔分流术**是一种更长期的

治疗方法,在皮下摆放引流管将侧脑室的脑脊液分流至腹膜腔。引流管内有瓣膜可防止脑脊液从腹膜腔逆流回脑室。

近年来,**内镜神经外科**在脑积水和其他疾病治疗方面得到了广泛的应用。内镜神经外科采用微创入路,经过小切口将细套管导入颅腔和椎管,经套管送入器械并进行内镜观察,然后进行外科操作。内镜神经外科常用于治疗梗阻性脑积水和脑室内肿物。第三脑室内镜入路路径为右额叶-右侧侧脑室-室间孔。第三脑室内镜切开术(第三脑室造瘘术)是转流术的一种。在该术式中,内镜经一侧额叶进入相应的侧脑室,再经室间孔进入第三脑室,然后使用钝头器在第三脑室底经乳头体前方和垂体的漏斗后方之间打孔(见图17.2),经此孔第三脑室的脑脊液被引流至脚间池(见图5.12)。在鞍上区常存在蛛网膜皱褶,即Liliequist膜,需将该膜一并穿过,否则将阻碍脑脊液引流。内镜神经外科也用于垂体瘤和其他鞍区及鞍上区病变治疗,常采用经蝶入路(见临床要点17.1),现在内镜神经外科也应用于脊柱病变微创治疗(见临床要点8.5)。

最后,我们介绍另外两种脑积水。一种是**正常颅压脑积水**,这种疾病有时见于老年人,主要表现为慢性脑室扩张。正常颅压脑积水的患者的特点是**步态障碍**(跨步困难)、**尿失禁**和**智力下降**(痴呆)**三联征**。该类型患者的颅内压测量常常未见升高,但有些研究表明此类型病变的颅内压增高呈现间歇性。尽管正常颅压脑积水的发病机制尚未阐明,但人们仍把它归为交通性脑积水的一种,其发病原因可能是蛛网膜粒病变导致脑脊液回流(重吸收)异常。一些患者经腰椎穿刺排放大量脑积液或经皮(长期)脑室腹膜腔分流术治疗后,症状显著改善,步态方面的改善尤为明显。

另一种是**脑外脑积水**,它是指脑积液在脑外局部增多,并非脑室系统或脑积液循环方面的异常。脑外脑积水是指发生在脑中风、外科切除、脑萎缩或创伤等情况引起的脑组织残缺处脑脊液过量。

临床要点 5.8
脑肿瘤

脑瘤包括中枢神经系统原发性肿瘤和转移性瘤两大类。**中枢神经系统原发性肿瘤**是神经系统内细胞的异常增生,**转移性瘤**是由身体其他部位的肿瘤转移到脑。原发性瘤和转移性瘤二者比例常因筛选患者方法的差异而不同。但大多数据表明,转移瘤是各种原发肿瘤的5~10倍。常见原发性脑瘤见表5.5。神经胶质瘤和脑膜瘤最常见,其次是垂体腺瘤、施万细胞瘤和淋巴瘤。

在成人,约70%的脑瘤发生在幕上,约30%发生在幕下,而在儿科患者中情况却相反,约70%的脑瘤位于颅后窝,约30%位于幕上。在儿童,最常见的脑瘤是星形细胞瘤和髓母细胞瘤,其次是室管膜瘤。由于儿科脑瘤常发生在(颅)后窝,它们容易压迫或阻塞第四脑室或中枢导水管而导致脑积水(见临床要点5.7)。

脑瘤的症状取决于肿瘤的位置、大小和生长率。头痛和其他颅内压升高的体征(见表5.3)是常见的临床表现。一些肿瘤因为其发生的部位可以引起癫痫或局部的症状和体征。最常见的与癫痫相关的脑瘤是低级别分化胶质瘤和脑膜瘤。

脑瘤如果没有浸润或在神经系统内广泛扩散,则被认定为良性,如果有扩散的倾向则被认定为恶性。然而,与全身的恶性肿瘤不同的是,恶性脑瘤极少转移扩散到中枢神经系统之外。另外,所谓的良性脑瘤,如果它们生长在生命攸关的无法手术切除的脑区,那也是无法治愈,终将致命的。

脑瘤的治疗依赖于它的组织学类型、位置及其大小。手术切除是常选用的治疗方案,在尽可能避免导致严重缺损(功能障碍)的前提下,应尽量多地切除肿瘤。近来临床数据表明,肿瘤切除应超过90%才能有明显的疗效。其次,根据肿瘤的病理类型,可以选用**放射治疗**和(或)**化学治疗**方案。激素类药物经常用来减少脑组织水肿和肿胀。小的良性样肿瘤根据MRI连续扫描、临床表现,很容易诊断,尤其是在老年患者。

胶质瘤被分成几种不同的类型(见表5.5)。发生于星形胶质细胞的胶质细胞肿瘤称作星形细胞瘤。世界卫生组织(WHO)分级系统通常将星形细胞瘤分成4级,其中最良性的为Ⅰ级,最恶性的为Ⅳ级(即**多形性成胶质细胞脑瘤**)。不幸的是,成胶质细胞瘤相当常见,尽管实施最全面的手术切除、放射治疗和化学治疗,其存活期通常仅为1~2年。

脑膜瘤发生于蛛网膜绒毛细胞。脑膜瘤最多见于大脑半球的外侧面,其次是大脑镰,再者是颅底。脑膜瘤生长极其缓慢,其CT和MRI图像检查常表现为脑膜层的均匀的信号增强区。在女性患者,脑膜瘤和乳腺癌可存在关联性,不过二者的病理生理学联系并不确定。脑膜瘤采用局部切除治疗。5%~

10%的脑膜瘤表现为非典型或恶性肿瘤。

垂体腺瘤能引起内分泌失调，或者压迫视交叉,这常导致双颞侧视野缺损(见图 11.15C)。在这一区域的其他病变也能导致类似的症状(包括脑膜瘤、颅咽管瘤和下丘脑胶质瘤等)。垂体腺瘤将在第 17 章进一步讨论(见临床要点 17.1)。泌乳素瘤是垂体腺瘤最常见的类型,使用多巴胺能激动剂治疗常能抑制泌乳素瘤的异常功能,缩小瘤体。如果药物治疗无效,则采取经蝶入路手术治疗(见临床要点 17.1)。

施万细胞瘤,最常见于第Ⅷ脑神经,在第 12 章讨论(见临床要点 12.5)。

近年来中枢神经系统**淋巴瘤**的发病率有所增加,部分由于人类免疫缺陷病毒(HIV)感染增多。该肿瘤来源于 B 淋巴细胞, 常发生在脑室附近的区域,所以偶尔可经脑脊液(CSF)细胞学检查诊断。化疗和放疗常可控制淋巴细胞长达几年的时间,目前存活期接近 4 年。

松果体区的肿瘤相对少见(在中枢神经系统肿瘤中所占的比例小于1%),包括松果体瘤(成松果体瘤和松果体母细胞瘤)、生殖细胞瘤,罕见的畸胎瘤和胶质瘤。该区域肿瘤可阻塞大脑水管导致脑积水 (见临床要点 5.7),或者压迫中脑背侧部导致 Parinaud 综合征(见临床要点 13.9)。

脑转移瘤种类众多, 最常见的 3 种是肺癌、乳腺癌和黑色素瘤。一些脑转移瘤有出血倾向,包括黑色素瘤、肾细胞癌、甲状腺癌和绒(毛)膜癌。尽管肺癌转移癌不常出血,但是导致脑出血最常见的依然是肺癌,很明显是因为肺癌和肺癌脑转移的高发率。对于单发性脑转移瘤,如有可能,手术切除全部肿瘤可改善预后。对于多发性脑转移肿瘤,是否进行外科手术治疗存在争议。对于多发性和无法切除的脑转移肿瘤通常采用放射治疗。

在儿科患者中,最常见的脑瘤包括颅后窝星形细胞瘤、髓母细胞脑瘤和室管膜瘤。**小脑星形细胞瘤**是Ⅰ级星形细胞瘤,经外科切除常能治愈。**颅后窝髓母细胞瘤**和**室管膜瘤**预后差, 不过经手术、放疗和化疗联合治疗后患儿仍可能出现长期存活。目前约90%的髓母细胞瘤发病年龄在 10 岁以前,而小脑星形细胞瘤主要发病年龄段在 2~20 岁。

副瘤综合征是极为少见的神经学疾病,是身体(其他部位)肿瘤的远隔效应,可导致异常自身免疫应答,例如,边缘系统或脑干脑炎、小脑浦肯野细胞丢失、脊髓前角细胞丢失、神经元病变、神经肌肉传递损伤(Lambert-Eaton 综合征)和斜视性眼阵挛–肌阵挛(其特征为眼和肢体的不规则律动)。导致副瘤综合征最常见的肿瘤包括小细胞肺癌、乳腺癌和卵巢癌。与肿瘤细胞有交叉反应的特异性抗体实验有助于副瘤综合征的诊断。

临床要点 5.9
神经系统感染性疾病

神经系统与身体其他系统一样,能被各种传染性病原体感染,它们包括细菌、病毒、寄生虫、真菌和朊病毒。在本节,我们将简要地综述神经系统常见感染的诊断和治疗。

细菌性感染

球菌和杆菌感染　球菌和杆菌引起的重要的神经系统细菌性感染包括细菌性脑膜炎、脑脓肿和硬膜外脓肿。细菌入侵神经系统最常见的途径是血流,它们常常来源于身体其他部位的感染,例如,呼吸道或心脏瓣膜(心内膜炎)。另外,感染可以通过口鼻通道直接蔓延。最后,外伤或外科手术也能将细菌从皮肤带入神经系统。

感染性脑膜炎是蛛网膜下隙脑脊液的感染。能引起感染性脑膜炎的有细菌、病毒、真菌或寄生虫。除了老年人、幼儿或者免疫功能不全的患者之外,

表 5.5　原发性脑肿瘤	
肿瘤类型	占总数百分比
胶质瘤	33
多形性成胶质细胞瘤	20
星形细胞瘤 Ⅰ 级和 Ⅱ 级	5
星形细胞瘤 Ⅲ 级	3
少突胶质细胞瘤	2
室管膜瘤	2
其他混合性或未分类瘤	1
脑膜瘤	33
垂体腺瘤	12
施万细胞瘤	9
淋巴瘤	3
胚胎性/原始/髓母细胞瘤	1
其他*	9

注:转移性脑瘤通常是原发性脑瘤的 5~10 倍。

*包括脉络丛、神经上皮、松果体实质起源肿瘤,成血管细胞瘤,血管瘤,颅咽管瘤,生殖细胞起源肿瘤,以及其他肿瘤。

引自:CBTRUS(2008):Statistical Report: Primary Brain Tumors in the United States,2000~2004(http://www.cbtrus.org.)

表 5.6 脑膜刺激征的体征和症状

头痛

昏睡

光敏感(畏光)和噪声敏感(声音恐惧症)

发烧

颈强直(颈僵直):下颏触胸不能

　　Kernig 征:当髋关节屈曲、膝关节伸直时,腓肠肌出现

　　疼痛

　　Brudzinski 征:屈颈引起髋关节屈曲

感染性脑膜炎通常先表现为明显的脑膜刺激征。这些脑膜体征也可见于蛛网膜下隙出血、癌性脑膜炎和化学性脑膜炎。脑膜刺激征的常见症状和体征包括头痛、昏睡、光敏感(畏光)和噪声敏感(声音恐惧症)、发烧和颈强直(表 5.6)。**颈强直**,即颈部肌群出现不自主的收缩,导致主动和被动屈颈抵抗,并伴有颈部疼痛。

　　脑膜刺激征的病因不同,其症状出现的早晚也不同。在一些真菌或寄生虫感染的病例中,脑膜刺激征症状可以在几周到几个月内逐渐出现;而许多细菌性感染病例的症状在几个小时内迅速进展。感染性脑膜炎可以通过临床评价和**腰穿脑脊液取样**检查(见临床要点 5.10;表 5.7)来诊断。腰穿之前有必要进行头部 CT 扫描。因为如果脑内存在占位性病变,那么抽取脑脊液会偶尔加速脑疝的发生。无论如何,进行上述检查时都不应耽搁抗细菌治疗,因为细菌性脑膜炎如果没及时治疗,在短时间内会危及生命。在 CT 扫描和腰穿之前静脉给予单次量的抗生素不会降低诊断率,尤其是进行了细菌抗原分析和聚合酶链式反应(PCR)分析之后。我们在本节仅讨论细菌性脑膜炎,其他病原(见表 5.7 和表 5.9)导致的脑膜炎将在后续小节中讨论。

在急性**细菌性脑膜炎**中,脑脊液的典型变化包括白细胞计数升高,分类以分叶核为主,蛋白含量升高,葡萄糖含量降低(见表 5.7)。有时可以通过革兰染色显微镜检查、细菌抗原试验、PCR 分析或 CSF 培养鉴定出致病菌。细菌性脑膜炎最常见的致病菌依据患者的年龄不同存在差异(表 5.8)。因此,不同年龄的患者要采取不同的治疗(见表 5.8)。值得注意的是,抗生素治疗不断在更新换代,现行的细菌性脑膜炎治疗的推荐方案(以及下文中讨论的其他感染)应当在当地机构查询。对于细菌性脑膜炎疑似病例,尽可能早的开始治疗至关重要,因为这些患者可能迅速恶化,而且治疗也不应该因患者运送、等待检查结果或进行诊断性检查而推延。细菌性脑膜炎的并发症包括癫痫、脑神经病变、脑水肿、脑积水、脑疝、脑梗死和死亡。在成功救治的细菌性脑膜炎低龄儿童患者中,随后的失聪筛查非常重要。如果对失聪患儿进行早期人工耳蜗植入治疗,则能够有效提高患儿的听力和语言功能。

　　脑脓肿是另外一种重要的神经系统细菌性感染。脑脓肿表现为颅内不断膨大的占位性病变,与脑瘤非常相似,但是脑脓肿常常具有更快的病程。脑脓肿的常见症状包括头痛、昏睡、发热、颈强直、恶心、呕吐、癫痫和与脓肿位置相关的局部体征。值得注意的是,约 40%的病例不发烧,约 20%的病例外周血白细胞计数不升高,这给感染的诊断带来更大的困难。红细胞沉降率(ESR)通常是升高的。常见的感染病菌包括链球菌、拟杆菌属、肠杆菌科、金黄色葡萄球菌和少见的诺卡菌属。另外,多菌感染常见。对于临床表现稳定、脓肿直径小于 2.5cm、感染源明确存在于身体其他部位的患者,可进行抗生素治疗,并密切临床观察。对于脓肿较大(存在致命性破

表 5.7 正常成人和感染性脑膜炎患者的脑脊液特征

状态	白细胞(/mm³)	蛋白 (mg/dL)	葡萄糖(mg/dL)	注释
正常(成人)	<5~10,仅见淋巴细胞	15~45	50~100	如果出现腰穿创伤[a],每多 700 个红细胞就会多 1 个白细胞
急性细菌性脑膜炎	100~5000,通常为分叶核白细胞	100~1000	降低,<40	高血糖症患者的脑脊液葡萄糖含量如果低于血清葡萄糖含量的 50%,即为异常
病毒性或"无菌性"脑膜炎(见表 5.9)	10~300,通常为淋巴细胞	50~100	正常	在疱疹、流行性腮腺炎和淋巴细胞脉络丛脑膜炎病毒感染中,葡萄糖有时会下降
疱疹性脑膜脑炎	0~500,通常为淋巴细胞	50~100	正常或降低	可出现红细胞或黄变症
结核性脑膜炎或隐球菌性脑膜炎	10~200,通常为淋巴细胞	100~200	降低,<50	

[a] 也可见临床要点 5.10 中关于腰椎穿刺技术的讨论和脑脊液中红细胞计数的解释。

裂危险)或者有临床上占位体征或进行性恶化的患者应进行立体定位针吸术治疗 (见临床要点 16.4)或者手术切除治疗,但同时要给予抗生素。除了细菌之外,脑脓肿的另外一个非细菌性致病病原是刚地弓形虫,它将在本节后面和 HIV 一起讨论。

硬膜外脓肿偶尔发生,尤其是在椎管,但需要迅速诊断和治疗。常见症状包括背痛、发烧、外周血白细胞计数升高、头痛、神经根和脊髓压迫体征。对于硬膜外脓肿疑似病例,应进行急诊 MRI 扫描以便在脊髓受压、下肢轻瘫、二便失禁出现之前开始治疗。硬膜外脓肿的治疗包括外科手术引流和抗生素(萘夫西林和头孢曲松钠)。对于发病早期没有出现进行性恶化的病例,可以单独应用抗生素治疗。常见的致病菌有金黄色葡萄球菌、链球菌、革兰阴性杆菌和厌氧菌。**硬膜下积脓症**是脓汁在硬膜下隙内聚集, 通常是由于鼻旁窦或内耳感染直接蔓延所致。在治疗上,采用急诊外科手术引流和抗生素(头孢曲松钠和甲硝唑)。

近年来,结核病在美国多个城市的中心地区死灰复燃,随之而来的是,**结核性脑膜炎**也越来越常见。患者通常出现持续几周的头痛、昏睡和脑膜刺激征(见表 5.6)。炎症反应常见于脑基底池(译者注:交叉池、脚间池和桥池合称),该区域炎症易感染 Willis 环的血管,从而导致脑梗死。如果不治疗,患者会出现昏迷、脑积水,直至死亡。当结核感染侵犯到硬膜外隙和椎骨时也可以出现所谓的 Pott 病。静脉药物滥用者、HIV 患者和结核病流行地区人群都是结核性脑膜炎的危险人群。

脑膜受累源自先前的结核感染的复发,但在临床上结核性脑膜炎发病时肺结核症状常常并不出现。脑脊液检查显示白细胞计数升高,分类以淋巴细胞为主(见表 5.7),蛋白含量升高,葡萄糖含量降低。在早期,白细胞以分叶核为主。脑脊液镜检通常查不到引起这种感染的结核杆菌。确诊需要进行几周的细菌培养,随着科学的进步,现在还可以进行 PCR 分析。在临床上联合应用异烟肼、利福平、乙胺丁醇和吡嗪酰胺来治疗结核性脑膜炎。

正如我们将在本节下文所见,**淋巴细胞为主性脑膜炎**或"无菌"性脑膜炎的病因,除了结核杆菌之外,还有许多致病病原(表 5.9),但是最为常见的还是病毒。因亨氏巴尔通体感染引起的**猫爪病**罕见,这种病表现为头痛、精神状态改变和痉挛发作。MRI可出现 T2 亮区,CSF 检查正常或表现为淋巴细胞为主性脑膜炎。

螺旋体感染　在神经系统中两种最重要的螺旋体感染是神经梅毒和莱姆病。**神经梅毒**在盘尼西林发明之前相当常见,近年来又开始死灰复燃,这可能与 HIV 感染有关。梅毒是感染梅毒螺旋体所致。梅毒是性传播疾病, 在初次感染后的不同时期,梅毒出现多个发展阶段。初期梅毒大约在感染后的 1个月,在感染部位出现无痛性皮肤病变,称为硬性下疳。二期梅毒大约在 6 个月时间内出现较为弥漫性的皮肤病变, 特点是手掌和足底也出现皮肤病变。三期梅毒常出现神经病学临床表现。

表 5.8　细菌性脑膜炎:各年龄段常见的病原体及其治疗

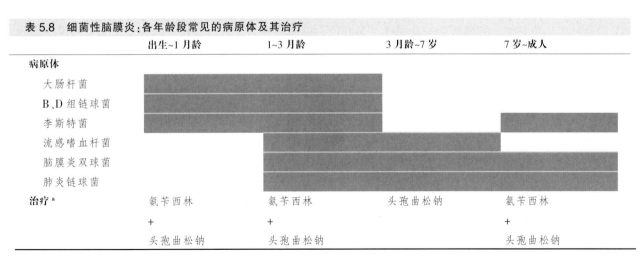

病原体	出生~1 月龄	1~3 月龄	3 月龄~7 岁	7 岁~成人
大肠杆菌				
B、D 组链球菌				
李斯特菌				
流感嗜血杆菌				
脑膜炎双球菌				
肺炎链球菌				
治疗[a]	氨苄西林 + 头孢曲松钠	氨苄西林 + 头孢曲松钠	头孢曲松钠	氨苄西林 + 头孢曲松钠

[a](1)有证据表明, 对于成人肺炎链球菌脑膜炎患者和具有流感嗜血杆菌脑膜炎风险的患儿在抗生素治疗之前给予地塞米松能提高疗效。近年来疫苗接种已经明显地降低了流感嗜血杆菌发病率。

(2)与脑膜炎双球菌或流感嗜血杆菌脑膜炎患者日常密切接触的人应当口服利福平进行预防性治疗。

(3)老年或免疫功能低下患者、头部创伤及神经外科手术患者也容易感染大肠杆菌、克雷伯杆菌、假单胞菌、金黄色葡萄球菌、表皮葡萄球菌等。因此,额外的抗生素在这些人群中也经常使用。

(4)如果怀疑是单纯疱疹脑膜脑炎,应该加用阿昔洛韦。

表5.9 淋巴细胞为主"无菌性"脑膜炎的鉴别诊断

病毒性感染(种类多,包括 HIV)

部分治疗的细菌性脑膜炎

结核性脑膜炎

隐球菌性脑膜炎和其他真菌性感染

脑膜旁感染(例如硬膜外脓肿)

感染后脑脊髓炎

疫苗接种后脑脊髓炎

脊髓炎

莱姆病

神经梅毒

寄生虫性感染(可见嗜酸性粒细胞)

癌(或其他肿瘤)性脑膜炎

中枢神经系统血管炎

结节病

静脉窦血栓形成

蛛网膜下隙出血前几天

药物反应

化学刺激(例如脑脊液内注入对比剂)

注:也可见表5.7。

梅毒累及脑膜引起**无菌性脑膜炎**(见表5.9),有时伴有脑神经麻痹,特别是视神经、面神经和前庭蜗神经。梅毒一般经过4~15年潜伏期发展到神经病变晚期。它们的类型包括脑膜脑血管性梅毒、麻痹性痴呆和脊髓痨。在**脑膜脑血管性梅毒病变**中,慢性脑膜受累引起血管炎,典型病变可见中等大小血管受累,这会导致弥漫性白质梗死。如果不予治疗,这些病变长期积累最终导致**麻痹性痴呆**,表现为痴呆、行为异常、夸大妄想、精神错乱和弥漫性上运动神经元型衰弱。**脊髓痨**常与麻痹性痴呆共存,出现脊髓痨的患者脊髓背根受累,腰骶段尤为明显,进而导致脊髓背柱退变。因此,患者下肢感觉丧失,出现感觉性共济失调(见临床要点15.2),其特征性表现为抬高脚步走的脊髓痨步态(见临床要点6.5),以及失禁(见临床要点7.5)。其他相关的临床特征包括阿罗瞳孔(见临床要点13.5)和视神经萎缩。

神经梅毒的诊断依靠针对密螺旋体的血清学试验(FTA-ABS 或 MHA-TP)和脑脊液检查,其表现**为淋巴细胞为主性脑膜炎**。神经梅毒患者的所谓的非梅毒螺旋体血清学试验(RPR 或 VDRL)可以为阳性或阴性,但脑脊液的 VDRL 通常为阳性。在临床上,应用青霉素 G 静脉给药治疗神经梅毒,并进行连续腰穿监视治疗反应。

莱姆病由伯氏疏螺旋体感染引起,伯氏疏螺旋体分布于美国、欧洲和澳大利亚的特定区域,硬蜱是伯氏疏螺旋体的携带者。莱姆病以莱姆城命名,莱姆城位于康涅狄格州,在那里该病被首次报道。初次感染的预兆是出现特征性的凸起性皮疹,该皮疹被称为慢性游走性红斑,皮疹在几天到几周内逐渐移动位置并且面积增大。在一些病例中,患者会出现神经病学临床表现。这些症状通常在皮疹发生的几周后出现,同时出现淋巴细胞为主性脑膜炎(见表5.9)或轻度脑膜脑炎,其特征为脑膜刺激征和情绪改变,伴有记忆缺损和注意力下降。

莱姆病的其他临床表现有脑神经病变(尤其是面神经)、周围神经病变,脊髓受累少见。非神经学临床表现有关节炎和心传导异常。莱姆病依据其典型临床表现、腰穿和血清学试验进行诊断。未经治疗的终末期病例在 MRI 扫描上可见白质异常。莱姆病出现神经学症状需静脉给予头孢曲松钠治疗。

病毒性感染

病毒性脑膜炎与细菌性脑膜炎相比,较少出现暴发性发病,通常在1~2周内自愈。患者表现为头痛、发热、昏睡、颈强直和其他脑膜刺激征(见表5.6)。病毒性脑膜炎多为肠道病毒感染,例如艾柯病毒、柯萨基病毒和腮腺炎病毒。一般分辨不出病原体。除了疱疹病毒和 HIV 外,大多数神经系统病毒感染没有特效治疗。

病毒性脑膜炎的脑脊液检查表现为白细胞计数升高,分类以淋巴细胞为主,蛋白含量正常或轻度升高,葡萄糖含量正常。在病程早期,白细胞分类以多形核为主。在病毒性脑膜炎中所见的**淋巴细胞性**或**淋巴细胞为主性脑膜炎**的鉴别诊断很广,有时诊断变得困难(见表5.9,也可见表5.7)。为了与细菌性脑膜炎区分,病毒性脑膜炎和其他类型的淋巴细胞为主性脑膜炎有时称为**非细菌性脑膜炎**。我们已经讨论过几种以淋巴细胞为主性脑膜炎为特征的疾病,包括结核性脑膜炎、神经梅毒和中枢神经系统莱姆病。

当病毒感染累及脑实质时,这种感染称为**病毒性脑炎**。与典型的病毒性脑膜炎不同,病毒性脑炎的临床表现常常相当严重。发生脑炎时,脑膜也常常受累,导致**脑膜脑炎**。引起病毒性脑炎最常见的是 Ⅰ 型**单纯疱疹病毒**(Ⅱ 型偶尔也可以引起脑炎)。正如第18章所讨论的,单纯疱疹病毒易累及边缘系统的皮质。患者常出现奇异的精神病行为、精神错乱、昏睡、头痛、发烧、脑膜刺激征和癫痫。同时也可以出现局部症状,如嗅觉缺失、轻偏瘫、失忆和失语。单纯疱疹性脑炎 MRI 检查常见单侧或双侧颞叶和额叶结构坏死。如果未经治疗,通常在几天内出现昏迷和死亡。因此,立即给予阿昔洛韦治疗至关重要。

其他临床表现包括单侧或双侧颞叶脑电图出现周期性尖波。脑脊液以淋巴细胞为主或淋巴细胞–分叶核混合性增高,蛋白含量升高,葡萄糖含量正常(见表 5.7)。当坏死明显时,脑脊液红细胞计数升高,葡萄糖水平下降。脑脊液中难以培养出病毒,但大量病例都能通过聚合酶链式反应(PCR)鉴定出病毒。

引起病毒性脑炎的其他病毒多种多样,但不幸的是它们都没有特效治疗。不同的病毒感染预后存在差异。另外,通常在病毒感染后的几天会发生**感染后脑炎**,表现为中枢神经系统弥漫性自身免疫系统性脱髓鞘。其预后不稳定。**亚急性硬化性全脑炎**,是迟发的、缓慢进展的、致命性的脑炎,有时与麻疹有关。幸运的是,由于麻疹疫苗的发明,该病的发病率明显下降。

带状疱疹和水痘一样由同种病毒感染引起(水痘–带状疱疹病毒)。感染的首发症状是沿神经根分布的疼痛性皮疹,这将在临床要点 8.3 中进一步讨论。

神经系统病毒感染也是**横贯性脊髓炎**(见临床要点 7.2)的常见病因。引起脊髓炎的主要病毒有肠道病毒 (例如柯萨奇病毒和脊髓灰质炎病毒)、水痘–带状疱疹病毒、HIV,不常见的有 EB 病毒、巨细胞病毒、单纯性疱疹病毒、狂犬病毒或日本 B 病毒。HTLV-1(人类 T 细胞白血病)病毒能引起慢性发病的脊髓病变, 称为 HTLV-1 相关性脊髓病或热带痉挛性下肢无力。

神经系统 HIV 相关性疾病　**人类免疫缺陷病毒(HIV)**能够增加大多数神经系统感染性疾病的易感性,包括病毒、细菌、真菌和寄生虫感染。HIV 本身在其血清转化时能够引起无菌性脑膜炎,并时常伴有脑神经病变,尤其是面神经(见临床要点 12.3)。**HIV 相关性神经认知障碍(HAND)**是 HIV 感染引起的常见神经病学临床表现, 在病程晚期更为多见。抗反转录病毒制剂 (高效抗反转录病毒治疗,即 HAART)对 AIDS 相关的痴呆表现有一定疗效。

这种治疗除了对脑有疗效外,对于脊髓、周围神经和肌(分别为脊髓病、神经病和肌病)也有一定疗效。HIV 脑炎患者合并其他的病毒感染可以由**单纯疱疹病毒**、**水痘带状疱疹病毒**或**巨细胞病毒**引

起,也可以出现视网膜炎(更昔洛韦对其有效)和多发神经根炎(常见于马尾)(见临床要点 8.4)。**进展性多灶性脑白质病(PML)**可见于 AIDS 患者或其他免疫缺陷状态。该病由乳多空病毒科的 JC 病毒所致,表现为脑内进行性脱髓鞘,患者通常在 3~6 个月内死亡。经高效抗反转录病毒治疗的患者,存活时间可延长至 11 个月。MRI 检查显示,T2 白质高亮异常,在后部脑区尤为明显。当经 HAART 的已出现免疫重建炎症综合征 (IRIS) 的患者发生 PML 时,MRI 扫描可显示相对增强的病变。JC病毒也可与颗粒细胞病变所致的小脑萎缩有关。

HIV 患者的重要的神经系统细菌感染包括结核性脑膜炎和神经梅毒(在前文讨论过)。有证据表明,HIV 患者发生神经梅毒可以表现出更快速的或非典型的病程。在各类真菌感染中,**隐球菌性脑膜炎**是常见的, 在 HIV 阳性患者出现慢性头痛时应怀疑是否患有该类型脑膜炎。诊断可根据腰穿结果确定(见临床要点 5.10)。脑脊液可表现为白细胞计数增高,分类以淋巴细胞为主(见表 5.7),但有时正常,因此应进行脑脊液隐球菌抗原检查。印度墨汁染色有时能鉴别出隐球菌。隐球菌性脑膜炎采用静脉输注两性霉素 B,然后口服氟康唑治疗。较轻的患者可以仅口服氟康唑。严重的病例能导致进展性迟钝、神经病变、癫痫、脑积水和死亡。

HIV 患者伴发的神经系统寄生虫感染以**弓形体病**常见。中枢神经系统弓形体病是由刚地弓形体感染复发所致。初次感染来源于猫排泄物和未煮熟的肉中的虫囊,通常没有临床症状。当患者患上 AIDS 或具有其他免疫抑制的状况时,弓形体感染开始复发, 并蔓延到中枢神经系统, 形成脑脓肿,MRI 表现为环形增强病变:口服钆剂后,出现环形增强区围绕非增强中心(T1 暗区)。水肿经常引起占位效应,压迫邻近结构。常见的临床表现是癫痫、头痛、发热、淋巴细胞为主性脑膜炎和与病变位置有关的局部症状。弓形体病血清学检查并不可靠,因为多数普通人群有弓形体感染(美国为 30%, 法国为 80%)。中枢弓形体病通过脑脊液 PCR 分析诊断, 其敏感度约为 50%。弓形体病是 HIV 患者颅内肿块病变最常见的原因。因此,当这些患者 MRI 扫描出现典型表现的病变时, 通常采用经验性治疗, 给予大约 2 周的乙胺嘧啶和磺胺嘧啶治疗之后,再进行 MRI 扫描。如有改善,继续治疗;如果没有,建议采用脑组织活检进行确诊。

AIDS 增加了患**原发性中枢神经系统淋巴瘤**(见

临床要点 5.8)的风险。这种 B 细胞淋巴瘤的放射影像学表现与弓形体病相似,是 HIV 患者颅内占位病变的第二常见的病因。中枢神经系统淋巴瘤通过脑组织活检诊断。其预后远不如不与 HIV 伴发的原发性中枢神经系统淋巴瘤,但是给予激素治疗和放疗仍有一定疗效。卡波西肉瘤转移到中枢神经系统的报道罕见。

寄生虫感染

神经系统的寄生虫感染包括囊尾幼虫病、弓形体病、疟疾、非洲昏睡病(布氏锥虫感染)、阿米巴病、立克次体病、棘球蚴病(包虫病)和血吸虫病。在本节我们将讨论囊尾幼虫病。我们先前在 HIV 节已经讨论过弓形体病。关于其他的在北美相对少见的疾病,在本章末所列参考文献中可获得参考信息。

囊尾幼虫病是由吞食猪肉绦虫虫卵所致,猪肉绦虫主要见于拉丁美洲,以及非洲、亚洲和欧洲的中心地区。猪肉绦虫在体内经血流传播到全身,在肌肉、眼球和中枢神经系统内形成多发小囊肿。癫痫发作是常见的结果。其他常见的临床表现有头痛、恶心、呕吐、淋巴细胞性脑膜炎和囊肿所在部位的局灶性缺损。脊髓有时也受累。囊肿阻塞脑室系统时能引起脑积水。感染活动期 CT 典型表现是脑实质内出现多发性 1~2cm 的小囊,并被水肿包围。囊尾蚴最终死亡,留下 1~3mm 的钙化灶,散存在脑中("脑砂")。

囊尾幼虫病依据人群发病病史、典型的影像学表现,以及血清、抗体试验和脑脊液检查进行诊断。有时也可见嗜酸性粒细胞增多,粪便中可检测出绦虫,X 线也可以显示有软组织钙化。对于可疑病例,必要时可以进行组织活检。这种疾病应给予阿苯达唑进行治疗。

真菌感染

中枢神经系统真菌感染很少发生在具有免疫能力的寄主,但偶尔也会发病。先前在 HIV 节讨论过隐球菌性脑膜炎。曲霉病(由曲霉属真菌所致)和念珠菌病(念珠菌所致)能够累及脑实质,通常伴有强烈的炎症反应。其他能够感染脑实质和脑膜的真菌包括组织胞浆菌属、球孢子菌属和芽生菌。曲霉属真菌有时也能通过鼻通道扩散到眶尖,导致眶尖综合征(见临床要点 13.7)。毛霉菌病被认为是重要的具有潜在致命性的真菌感染,其主要以鼻脑型发生于糖尿病患者,也累及眶尖。鼻脑型毛霉菌病能

引起眼肌麻痹、面部麻木、视力丧失和面神经无力,而且伴有眼睑尖部典型的紫色着色。大多数真菌感染只有进行活组织检查才能诊断,应该积极采取该项检查,因为早期治疗至关重要。毛霉菌病采用两性霉素 B 治疗。对于真菌感染疑似病例应避免使用激素,激素能加重真菌感染。

朊病毒相关疾病

近年来,一种新的基于蛋白的感染性病原从某些神经学病变中鉴定出来,称为**朊病毒**。尽管事实上朊病毒明显不含有 DNA 和 RNA,但它们有在动物之间传播疾病的独特能力。在病理学方面,脑和脊髓出现弥漫性退行性变,并伴有多发性液泡,导致出现海绵状外观。人类朊病毒相关疾病包括库贾病、Gerstmann-Straussler-Scheinker 病、库鲁病和致死性家族性失眠症。这些疾病总体上都非常罕见。其中最常见的是库贾病,该病的发病率约为每年每百万人群中有 1 位新发病例。

库贾病典型的临床表现是快速进展的痴呆、对惊吓反应过度、肌阵挛、视野变形或幻觉、共济失调。EEG 常见周期性尖慢复合波,尤其在病程晚期。CSF 通常表现为 14-3-3 蛋白含量增加。MRI 弥散加权成像(DWI)可在基底核和皮层出现特征性的增强信号。不幸的是,到目前为止该病仍无法治疗,通常在 6~12 个月内出现进展性神经病学恶化和死亡。朊病毒相关疾病以遗传模式发病,或者通过接触被感染的组织进行传播,其发病潜伏期为 2~25 年(以往被误称为"慢病毒")。近来英国发生的一系列非典型的库贾病应该是误食感染牛海绵状脑病(疯牛病)的牛肉所致。

临床要点 5.10
腰椎穿刺

腰椎穿刺是实现直接到达终池蛛网膜下隙的重要方法(图 5.22)。该方法用于脑脊液采样、脑脊液压力测量,正常颅内压型脑积水疑似病例排放脑脊液,以及有时向脑脊液中注入药物(例如抗生素或癌症化疗)或放射对比剂(脊髓造影术,见第 4 章)。在进行腰椎穿刺之前,患者应当进行颅内压升高评估,最安全的做法是先进行 CT 扫描,以避免脑疝的风险。另外,如果患者有凝血功能障碍,进行腰椎穿刺时要谨慎对待,因为存在医源性脊髓硬膜外血肿的风险,血肿会压迫马尾。

腰椎穿刺是局部麻醉下的无菌操作技术(见图5.22)。用中空腰椎穿刺针穿透皮肤,穿刺针内腔用针芯封闭,这样可防止在穿刺中将皮肤细胞带入脑脊液。穿刺针穿过皮下组织、脊柱的韧带、硬膜和蛛网膜,最终进入终池蛛网膜下隙的脑脊液中。值得注意的是,在正常情况下终池内的脑脊液是直接与脑室内的和流经脑表面的脑脊液相流通的(见图5.10和图5.12)。腰穿可以采用卧位或坐位。脑脊液压力用测压管来测量。测量时采用卧位(见图5.22A),卧位结果更为可靠,因为坐位时椎管内的整个脑脊液柱会增加终池内的脑脊液压力。成人正常脑脊液压力小于20cmH₂O(见临床要点5.3)。

注意脊髓的底端,即**脊髓圆锥**,其终止于L1或L2椎骨水平,但神经根继续下行至终池,形成**马尾椎骨**(见图5.22B)。为了避免伤及脊髓,一般在L4或L5之间进行穿刺。当针尖进入蛛网膜下隙时,神经根通常都能被推开,不会损伤。髂嵴后部可作为标志来确定L4–L5间隙的大致水平。

首先应测量和记录脑脊液开启压力(见图5.22B),然后收集脑脊液样本,用于各种检测,包括细胞计数、蛋白测定、葡萄糖测定和微生物学检验。脑脊液样本要用不同的试管来收集,并按顺序编号,因为脑脊液收集顺序可以影响细胞计数,我们将在下文讨论。表5.7列出了正常情况和一些感染性疾病发生时的脑脊液特征,表5.9列出了淋巴细胞为主性脑膜炎的病因。

正常情况下,脑脊液中不存在红细胞。脑脊液中检出红细胞提示蛛网膜下隙出血(见临床要点5.6)、出血性疱疹性脑炎(见临床要点5.9)或**穿刺创伤**。穿刺创伤是指在腰穿时,穿刺针损伤血管,导致血细胞进入脑脊液。通常根据以下指南来区分穿刺创伤和病理性蛛网膜下隙出血:①在穿刺创伤中,从第1管到最后一管脑脊液,红细胞数目在逐渐减少,但蛛网膜下隙出血者没有变化。②如果出血发生在几小时前,红细胞会发生溶解,脑脊液离心上清液会出现**淡黄色外观**,而穿刺创伤者脑脊液在收集后就进行离心,不会出现淡黄色上清液。同红细胞一样,穿刺创伤也会将白细胞带入脑脊液,从而干扰脑脊液白细胞计数分析。在这种情况下,脑脊液中的红细胞与白细胞比例和白细胞分类计数应与外周血涂片中的一致。作为一般性指南,在穿刺创伤中进入脑脊液的白细胞与红细胞比例为1:700。如果脑脊液中出血量较大,无论原因如何,通常也会导致脑脊液葡萄糖含量下降或蛋白含量升高。

另外,除了用于诊断感染和出血,腰椎穿刺也用于获取细胞学样本来进行**脑瘤(或癌)和脑膜炎**的诊断,还可以用于免疫学试验,例如疑似多发性硬化(见临床要点6.6)者所做的**寡克隆区带**检测。

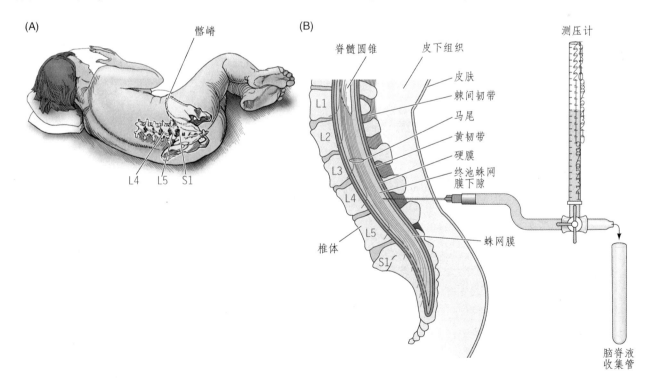

图5.22　腰椎穿刺　(A)患者体位和穿刺标志。(B)穿刺针在终池内的位置。脑脊液压力测量和脑脊液样品收集可以经三通开关转换,如图所示。

临床要点 5.11
颅骨切开术

考古学证据表明人类在史前时代就已经实施过某种形式的颅骨切开术。在 20 世纪,神经外科已进入现代化时代,我们已经拥有更加精湛的技术和无菌操作方法,手术并发症的发病率和与手术相关的死亡率明显下降。现在,已经通过颅骨切开术进行多种多样的颅内病变的诊断和治疗,技术熟练的神经外科医生能非常安全地完成这些操作。

在颅骨切开术中,首先是摆放头部位置以获得到达目标结构的最佳体位。然后需要剃除头发,用碘溶液清洗头皮,接下来进行切皮,显露颅骨。在手术野内选取多个位置进行**颅骨钻孔**,要钻穿颅骨但不能伤及硬膜。用小锯将钻孔连接起来,骨瓣(即一片骨)便可取出,显露硬膜。骨瓣通常保留下来,以便术后复位。接下来仔细切开硬膜,向回折叠,以显露颅内结构。在神经外科手术中,除了术中常规的监测外,麻醉师必须不断地了解术中会影响颅内压和大脑血流的干预措施(见临床要点 5.3)。有时会进行腰穿排放脑脊液,减少脑脊液的控制量,增加脑组织在力学上的松弛度。当颅内操作结束后,关闭硬膜,骨瓣复位,缝合头皮。

进入颅腔不同的区域要采用不同的神经外科入路。最常见的入路包括翼区、颞区、额区和枕下区颅骨切开术。翼区位于太阳穴区域,是额、顶、颞、蝶四骨交汇之处。在**翼区颅骨切开术**中,移去此区颅骨,可以获得进入额颞叶下部的入路。该入路用于前循环和基底动脉尖部动脉瘤手术、海绵窦手术和鞍上区肿瘤手术。**颞区颅骨切开术**是一个偏外侧的入路,用于颞叶手术,包括外科切除颞叶癫痫灶(见临床要点 18.2),还用于大部分头部创伤(见临床要点 5.6)颅内血肿的减压术。**额区颅骨切开术**用于额叶病变手术,例如肿瘤。**枕下区颅骨切开术**提供了进入颅后窝结构的入路,例如小脑脑桥角(见临床要点 12.5)、椎动脉、脑干后低位脑神经。其他特殊的入路在特定情况下使用,如经蝶入路,经过鼻腔通道(见临床要点 17.1)可达到垂体区。在影像引导下的**立体定位手术**中(见临床要点 16.4),手术器械可通过小钻孔送达脑内深部的特定部位。近年来,微创**内镜神经外科**,又称神经内镜,作为一种开放性颅骨切开术的替代方法,开展得越来越普遍。我们已经讨论过内镜第三脑室造瘘术(见临床要点 5.7)。尽管经蝶入路(见临床要点 17.1)也能到达鞍区和鞍上区,但是神经内镜到达脑室内结构时常选用经右侧侧脑室和室间孔入路。这一新兴技术还应用于脑室内或脑室壁上的肿块活检,以及囊肿、出血或脓肿的去除和排放。

临床病例

病例 5.1 表现为头痛和步态不稳的老年男性患者

主诉

患者,男性,82 岁,因为右侧头痛和行走困难就诊。

病史

患者 3 个月前遭遇了交通事故,车祸时并没有碰撞到头部,也没有丧失意识,但是车子损坏了。当时他在急诊室进行了检查但并没有发现异常,因此被送回了家。从那以后,他总是感到**全身乏力**和**右侧头痛**,尤其是最近两周。头痛于夜间加重,常常使得他不能入睡,并且最近由于左下肢乏力跌倒过几次。

查体

一般情况:老年男性,体型偏瘦,无急性病容。

生命体征:体温 36℃,脉搏 86 次/分,血压 146/80 mmHg,呼吸 18 次/分。

头部:无外伤表现。

颈部:颈软,颈部血管无杂音。

肺部:呼吸音清晰。

心脏:律齐,没有杂音、心包摩擦音和奔马律。

腹部:正常肠鸣音,腹软,无压痛。

四肢:正常。

神经系统检查:

意识状态:意识清楚,定位定向好,言语流利,

病例 5.1　(续)

够较好命名及重复,能够从 100 依次减去 7 算数(检测注意力和计算能力)。

脑神经(见表 2.5):双瞳等大等圆,对光反射灵敏(CN Ⅱ、Ⅲ),眼外肌运动正常(CN Ⅲ、Ⅳ、Ⅵ)。**双侧同时刺激时左侧视野缩小,余视野(CN Ⅱ)完整。**面部感觉正常(CN Ⅴ)。面部对称(CN Ⅶ)。咽反射正常(CN Ⅸ、Ⅹ)。胸锁乳突肌肌力正常 (CN Ⅺ)。伸舌居中 (CN Ⅻ)。

运动:**左臂前旋状态**(见临床要点 6.4),**左侧轻度偏瘫(左上肢和下肢肌力 4⁺/5 级)。**右侧肌力正常。

感觉:**双侧同时刺激时左侧感觉减退,**余感觉完好。

反射:

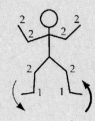

步态:步伐小,步速正常。能够演示踵趾步态。

协调性:未查。

定位和鉴别诊断

1. 根据上述加粗字体显示的症状和体征,患者的病变部位在哪里? 在颅内还是颅外? 左侧还是右侧?

2.根据这位老年患者的近期车祸的病史和夜间头痛加重症状,考虑最可能的诊断是什么? 其他可能性是什么?

讨论

1. 本病例的关键症状和体征是:
- **左侧偏瘫和左侧巴氏征阳性**
- **左侧偏盲和触觉减退**
- **右侧头痛**
- **全身乏力**

该患者有轻度的左侧肢体乏力和左侧巴氏征阳性,提示从右侧运动皮层到左侧颈髓的皮质脊髓束(见图 2.16)某个地方有上运动神经元(见表 3.3)的损伤。患者左侧视觉和触觉减退 (见临床要点 19.9),好像左侧不存在一样,这最常见于右侧顶叶病变,也可见于右侧额叶或皮层下病变。这些表现更像是右侧颅内病变而不是左侧脊髓疾病。全身乏力是一个非特异性的主诉,但结合右侧头痛,提示可能存在右侧颅内占位 (见临床要点 5.1 至 5.3)。临床最可能的定位是右侧大脑半球皮层和(或)皮层下病变,累及到皮质脊髓束和视觉通路。

2. 这是一位发生交通事故后有 3 个月头痛和全身乏力病史的老年患者,最近出现左侧偏瘫。老年患者轻微头部外伤后表现为这种不确切但逐步加重的症状,强烈提示为慢性硬膜下血肿(见临床要点 5.6)。由于他多次跌倒,因此血肿中可能有新发出血。其他可能但可能性不大的诊断有近几个月由于高血压、肿瘤、血管畸形、淀粉样变、凝血功能问题或者外伤(挫伤)引起的右侧颅内的血肿。另外,还可能与车祸是同时发生的,或者由于病变导致了车祸而不是车祸引起了外伤。这可能是患者已有右侧大脑半球病灶存在,如脑肿瘤、脑梗死、脱髓鞘病变、感染灶,这些干扰他的驾驶技术。

神经影像

医生决定给患者做**头部 CT 扫描**(影像 5.1)。

1. 头部 CT 扫描中血肿形成大概有多长时间(见图 5.19 和第 4 章)?

2. 挡住影像 5.1 上的标识,尽可能多地识别 CT 片上的结构。

3. 血肿位于哪两层脑膜中间? 这种类型的血肿叫什么?

讨论

1. 相对于脑组织,该液体占位为低密度的,但是比脑脊液密度高得多。血肿由高密度变成低密度大概需要 2~3 周的时间。

2. 见影像 5.1 上的标识。

3. 大量液体聚集在右侧的大脑和颅骨之间。新月形是硬膜下血肿的特征(见临床要点 5.6),包着脑组织,因为它是沿着硬膜和疏松的蛛网膜之间的腔隙扩散的。由于在 CT 上是低密度,所以这是一例慢性硬膜下血肿。

注意血肿下面的右侧脑实质是被血肿明显压迫的,包括中央沟和额顶叶区域。这些结构在左侧大脑半球能够更好地分辨出来。另外请注意 CT 上存在较轻度的中线移位,导致了轻度的大脑镰下疝(见临床要点 5.4)。从 CT 片看,很明显患者并没有受到严重的伤害。本病例表明大脑具有在长时间内适应大体积病变缓慢进展的能力。

临床病程

该患者被收住院并且推进手术室行了血肿引流术。在颅骨上钻了 2 个骨孔,一个在额叶,另一个在顶叶。硬膜通过骨孔打开,高压力的"油样"(暗紫色)液体被释放出来。没有新鲜出血的表现。硬膜下腔用生理盐水冲洗直到没有油样液体流出。

手术后患者的肢体偏瘫立即改善。3 周后随访,双侧肌力 5 级,视力完好,感觉正常,左侧不存在感觉消失,双侧巴氏征阴性。患者也不再感到头痛和全身乏力了。

病例 5.1　表现为头痛和步态不稳的老年男性患者

影像 5.1　头部 CT 显示慢性硬膜下血肿　右侧低密度影提示慢性硬膜下血肿。与图 4.12J 进行比较。

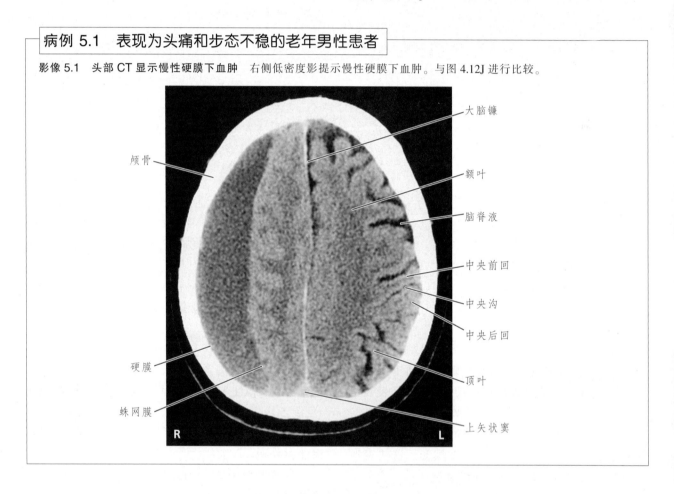

病例 5.2　脑外伤后意识改变

主诉

患者,男性,67 岁,被人发现躺在楼梯下,呈昏睡状,可闻到酒味。

病史

从患者身上未得到任何信息。他是被人发现躺在楼梯底下,醉酒,后枕部可见头皮裂伤,然后送入急诊室的。

初次查体

一般情况:男性患者,衣衫不整,平车推入院。

生命体征:体温 37℃,脉搏 90 次/分,血压 176/89mmHg,呼吸 20 次/分。

头部:右枕部头皮裂开,鼓膜正常(见表 3.9)。

颈部:急救人员用颈托固定。

肺部:无异常。

心脏:律齐,没有杂音、摩擦音和奔马律。

腹部:正常肠鸣音,腹软,无触痛。

四肢:无水肿,脉搏正常。

神经系统检查:

意识状态:**昏睡**,但能唤醒,**语言不连贯**。说出全名但是**不知道时间和身处何地**。**不能回忆受伤过程**,口述"我很好"。可简单地完成指令。

运动:四肢可活动。

定位和鉴别诊断

1. 神经系统的什么部位异常可以引起本例患者轻到中度的意识障碍?

2. 概括来讲,导致患者目前意识状态改变的两种最可能的原因是什么?

急诊室临床病程

在急诊室该患者给人最初的印象就是乙醇中毒,可能合并轻度的脑震荡,两者在几个小时的观察中均可缓解。患者进行了颈椎和胸部 X 线检查,乙醇浓度是 325mg/dL(100mg/dL 可以引起乙醇中毒,不过长期喝酒者能产生耐受)。然而在放射科检查时,患者变得**不配合**,**易激惹**,不断乱动以致无法做检查,继而逐渐**嗜睡**,呼吸变得不规则,需要急诊插管和机械通气。于是又进行了一次快速而仔细的神经系统查体,并送去进行了急诊头颅 CT 扫描。

二次查体

生命体征:脉搏 95 次/分,血压 184/90 mmHg,其他总体情况没有变化。

神经系统检查

意识状态:**无反应,对疼痛刺激肢体有活动**。

脑神经:瞳孔 3mm,光反射存在(收缩至 2mm),头眼反射(见第 3 章)由于颈部固定未做。**角膜反射**左侧引出,右侧消失。

感觉和运动:疼痛刺激左侧肢体后有反应,可活动。**右侧无反应**。

跖反射:**左侧巴氏征阳性,右侧未引出**。

协调性和步态:未查。

讨论

1. 患者呈嗜睡状,无判断力,不能提供其他信息,但是推测应该没有其他大的问题。意识障碍的加深可以由弥漫性的双侧大脑功能障碍,脑干和间脑网状激活系统功能障碍引起(见图 2.23)。

2. 虽然有很多可以引起意识改变的可能原因需要考虑,但这名患者有两个明显的原因。一是乙醇中毒,二是头颅外伤(见临床要点 5.5)。另外,这名患者还有其他可能引起意识状态改变的因素(见临床要点 19.15,也可见表 19.14),如其他的中毒和代谢性紊乱、癫痫、感染、梗死和脑肿瘤。

病例 5.2　脑外伤后意识改变(续)

定位和鉴别诊断

还是原有的腔隙。

1. 神经系统检查虽不完整,但是提示**意识障碍**、**右侧偏瘫**(单侧麻痹)和(或)右侧感觉障碍。什么结构的功能下降会导致该改变?什么是患者病情突然恶化的最主要原因?

2. 在急性颅脑外伤中,颅脑 CT 上什么部位常能看到血肿(见临床要点 5.5 和 5.6)?要回答这个问题,完成下面的表格。对每个部位,注意区分里层和外层(见图 5.1),描述清楚是潜在的腔隙

头颅外伤后出血部位			
名称	部位	潜在或原有腔隙	周围结构
脑室内出血			
脑挫伤合并脑内或 　脑实质内出血			
蛛网膜下腔出血			
硬膜下血肿			
硬膜外血肿			
帽状腱膜下血肿			

讨论

1. 本病例的关键症状和体征是:

* 除了疼痛刺激外无其他反应

* **右侧角膜反射消失,右侧肢体对疼痛无反应;右侧跖反射消失,左侧巴氏征阳性**

意识障碍可以由双侧大脑皮层或者脑干-间脑网状激活系统功能障碍引起(见图 2.23)。右侧面部和肢体对疼痛刺激的活动缺失可以解释为起源于左侧运动皮层的运动功能通路损害(见图 2.13 和图 2.16),同理右侧感觉缺失也一样(见图 2.19)。右侧跖反射消失也和皮质脊髓束功能障碍相符,因为急性上运动神经元病变经常引起反射减弱而不是增强(见表 3.3)。

虽然位于枕骨大孔上和下的病变均可引起单侧肢体麻痹,但偏瘫合并意识障碍强烈提示病变位于颅顶。右侧角膜反射的消失也提示病变定位于颅内。左侧脑干和半球的颅内病损均能引起右侧偏瘫。有一点征象提示病变在右侧,就是左侧巴氏征阳性。这表明病变很大,累及到中线两侧的结构,或者同时有两个病变存在。

总之,一个可能的定位就是病变位于脑干上端,累及脑桥中脑网状系统、左侧皮质脊髓和皮质延髓束(还有些右侧的)。因为颈托固定,头眼反射没有检查,该检查可能有助于进一步定位(见照片 5.2)。另外的可能性就是巨大颅内病变累及左侧运动皮层和下行白质纤维束,并且通过占位效应和小脑幕切迹疝压迫脑干-间脑连接的上端(见临床要点 5.4)。

脑外伤的外部证据(头皮裂伤)提示左侧颅腔存在迅速增大的病变,压迫左侧半球皮质包括皮层

和白质的皮质脊髓系统。它也能够通过中线移位压迫网状结构或者增加颅内压而损伤意识。颅脑外伤后进行性扩大的病灶最可能的就是硬膜外血肿、急性硬膜下血肿、脑挫裂伤或者脑水肿(见临床要点 5.5 和 5.6)。另外,虽然可能性很小,但病情加重也可能有其他原因:肿瘤、血管畸形、动脉瘤破裂出血;左侧脑干或半球梗死;脑积水;摄入毒素的延缓吸收(不过后两者本身不会引起偏瘫)。

2. 见表 5.10 和图 5.1。

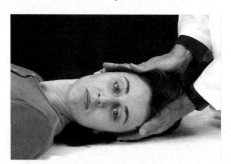

照片 5.2　头眼反射检查

神经影像

对这类患者,颅内病变的诊断过程中有几个容易误诊的地方。第一,乙醇中毒干扰了临床表现,使得很难识别由乙醇以外的其他原因引起的意识改变。第二,患者的躁动不安、情绪激动及易激惹虽然通常见于恶化的颅内高压或脑积水(见临床要点 5.3 和 5.7),但是很容易在因喝酒后人变得好斗、有攻击性而误导。因此,对于喝酒的患者需要额外的警觉和注意,如果患者没有神经功能改善的趋势,应该行急诊的颅脑 CT 扫描。该患者进行了急诊**头颅 CT** 检查(影像 5.2A–F)并且立即被送往手术室。影像 5.2A–C 是手术前图像,影像5.2D–F 是手术后

表 5.10　头颅外伤后出血部位

名称	部位	潜在或原有腔隙	周围结构
脑室内出血	脑室（脑脊液）	原有	脑室壁
脑挫伤合并脑内或脑实质内出血	大脑半球或脑实质其他部位	潜在	脑组织
蛛网膜下隙出血	蛛网膜下隙（脑脊液）	原有	软脑膜和蛛网膜
硬膜下血肿	硬膜下	潜在	硬膜和蛛网膜
硬膜外血肿	硬膜外	潜在	硬膜和颅骨
帽状腱膜下血肿	腱膜下（疏松连接组织）	潜在	颅骨骨膜和帽状腱膜

1 年图像。

　　1. 影像 5.2A–C 中的血肿形成有多长时间？

　　2. 该患者是什么类型的血肿？（提示：表 5.10 中列出了包括硬膜外血肿在内的所有血肿。）

讨论

　　1. 所有的血肿在 CT 上都呈高密度表现，在影像学上，形成时间不超过 1 周（见第 4 章）。根据临床病史，出血可能就几小时。

　　2. 左侧颅腔大范围薄层新月形血肿，与急性硬膜下血肿相符（见临床要点 5.6）。另外，有些血渗透到脑沟（见影像 5.2C），表明软膜由脑表面延伸到脑沟，而蛛网膜没有（见图 5.1）。脑沟中的血肯定是在蛛网膜下隙，意味着蛛网膜下隙出血。大血肿位于额颞部，与脑挫裂伤相符（见影像 5.2A,B）。注意右后侧头皮有肿胀和帽状腱膜下血肿。因此，受力方向为右侧后颅窝到左侧额颞部。这是一例典型的**对冲伤**，就是一侧的头部撞击引起对侧脑损伤，即由于减速导致脑组织撞击颅骨表面。额极和颞极尤其容易损伤，因为它们撞击到前颅窝和中颅窝的颅骨嵴（见图 5.21）。右侧枕角可见到少量出血（见影像 5.2B），这能够解释 1 年后随访的影像表现（见影像 5.2E）。最后，在小脑和颞枕叶交界处可看到一条高密度线（见影像 5.2A），表明硬膜在这个地方折向颅顶形成小脑幕（见图 5.6）。因此，这是一例位于小脑幕上的急性硬膜下血肿，从其他影像（未提供）可以看出硬膜下血肿向左侧大脑半球延伸。同样从未显示的 CT 骨窗上可看到，右侧枕骨骨折，但无移位。

　　血肿和水肿严重的占位效应也能够在 CT 片上看到。**中线部位钙化的松果体移位**可以很好地说明中脑–间脑部位的网状结构受损。该患者松果体向右移位约 11mm（见影像 5.2B）。超过 10mm 的移位一般会引起明显的昏迷。中脑前后好像被拉伸，左右变细（见影像 5.2A）。能够看到左侧的颞叶钩回和颞叶中部从小脑幕边缘突出压迫中脑，这符合早期的颞叶钩回小脑幕切迹疝（见临床要点 5.4）。显著的占位效应也可以由基底池几乎消失这一征象证实（见影像 5.2A），这和恢复后形成鲜明的对比（影像 5.2D）。左侧脑室和脑沟也近乎消失（见影像 5.2A–C）。相反，右侧脑室由于脑脊液循环部分受阻和继发的轻度脑积水而轻度扩张。左侧半球肿胀，密度偏低（见影像 5.2B,C），为弥漫性脑水肿。

临床病程

　　医生采取了急救措施来降低颅内压（见临床要点 5.3），包括静脉输注高渗药物甘露醇，将呼吸机参数调节成过度通气，然后患者被直接送往手术室。手术中，于左侧行手术切口切开头皮，去**大骨瓣**（见临床要点 5.11），暴露下面的硬膜，其张力高，呈蓝色。打开硬膜，露出大块新鲜的硬膜下凝血块，其随后被清除。术中还发现蛛网膜下隙出血，左侧额极和颞极肿胀、挫伤。为进一步减压，挫伤严重的左前颞叶和左前下额叶被切除，同时清除左侧额叶脑实质内血肿。硬膜用丝线缝合，复位骨瓣，缝合头皮。

　　患者随后入住重症监护室，3 小时后，患者仍然气管插管，但意识清醒，眼球运动正常，双瞳等大，反应灵敏。能够遵从指令跟医生握手，摆动双侧脚趾，左侧肌力增强。左边跖反射正常，右边消失。经过在医院和康复中心较长时间的康复治疗后，患者出院，能完全独立活动，并又开始去酒吧。1 年后因为又一次酒醉行头部 CT（见影像 5.2D–F），发现血肿和占位效应完全消失，左侧额颞叶区域残留低密度灶，为胶质瘢痕增生或组织缺失（局部积液）。这例患者恢复得相当好，这实属罕见，尽管术前从 CT 显示伤得相当严重，多处脑挫裂伤，急性硬膜下血肿，明显的脑干变形。他很幸运，病情加重是发生在可以毫不延迟时间立即行急诊外科手术的地方，不幸的是，他嗜酒如命，乙醇成瘾。

病例 5.2 脑外伤后意识改变

影像图 5.2A–F 头部 CT 显示急性硬膜下血肿和恢复后复查 (A–C)急性左侧额颞部及幕上的硬膜下血肿,同样可见左侧额颞部的脑挫伤及蛛网膜下隙出血。(D–F)1 年后的复查头颅 CT。

(A)

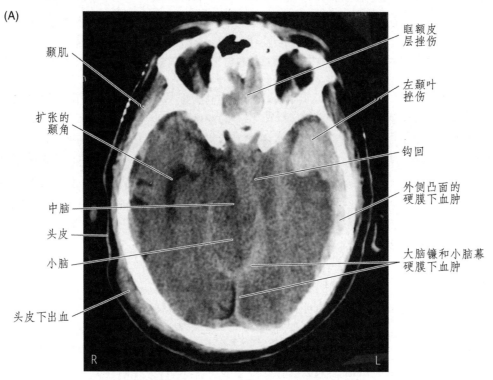

颞肌

扩张的
颞角

中脑

头皮

小脑

头皮下出血

眶额皮
层挫伤

左颞叶
挫伤

钩回

外侧凸面的
硬膜下血肿

大脑镰和小脑幕
硬膜下血肿

R　　　　　　　　　L

(B)

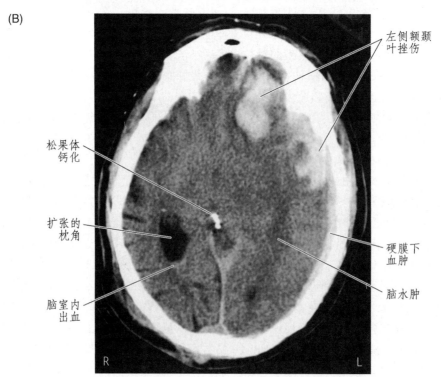

松果体
钙化

扩张的
枕角

脑室内
出血

左侧额颞
叶挫伤

硬膜下
血肿

脑水肿

R　　　　　　　　　L

病例 5.2 （续）

(C)

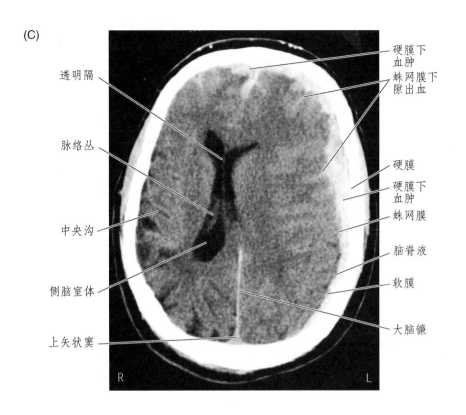

透明隔

脉络丛

中央沟

侧脑室体

上矢状窦

硬膜下血肿

蛛网膜下隙出血

硬膜

硬膜下血肿

蛛网膜

脑脊液

软膜

大脑镰

(D)

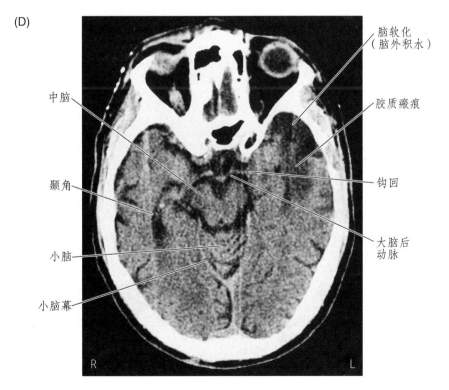

中脑

颞角

小脑

小脑幕

脑软化（脑外积水）

胶质瘢痕

钩回

大脑后动脉

病例 5.2 （续）

(E)

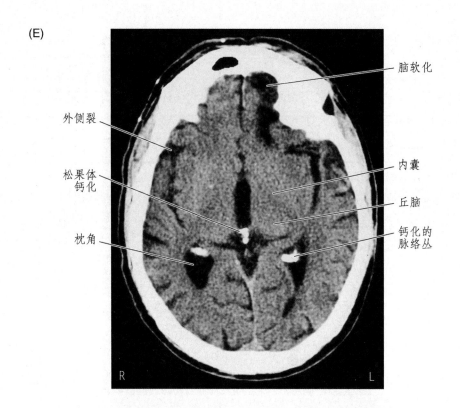

外侧裂

松果体
钙化

枕角

脑软化

内囊

丘脑

钙化的
脉络丛

R　　　　L

(F)

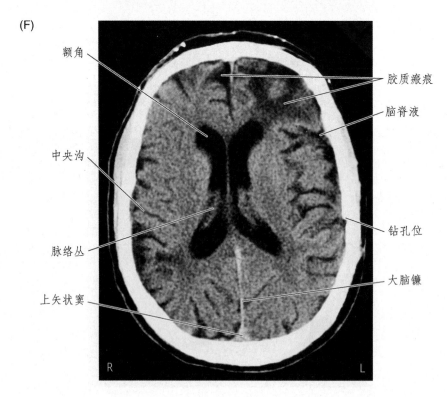

额角

中央沟

脉络丛

上矢状窦

胶质瘢痕

脑脊液

钻孔位

大脑镰

R　　　　L

病例 5.3　脑外伤后迟发性意识障碍

主诉

患者，男性，51 岁，于脑外伤后的第 2 天早上出现进行性的意识障碍。

病史

入院前一天中午 12 点，患者与家人吵架后从水泥楼梯上摔下，左颞部受到撞击，昏迷约 15 分钟。随后警察和急救车赶到现场，但是，此时患者已完全清醒，拒绝诊治，其身上可闻到酒味。他因为家庭暴力受到指控并且在监狱中待了一晚。第二天早上，当看守来传唤他出庭时，发现他**不能被唤醒，翻来覆去，语无伦次**，牢房中可见呕吐物和排泄物。随后叫来急救车并把他拉到急诊室予以全面评估。

查体

一般情况：男性患者，衣衫不整，平车推入病房。

生命体征：体温 36.7℃，脉搏 96 次/分，血压 150/100mmHg，呼吸 28 次/分。

头部：左前额可见擦伤，无熊猫眼，无耳后瘀斑，无脑脊液耳漏或鼻漏，鼓膜正常（见表 3.9）。

颈部：急救人员用颈托固定。

肺部：无异常。

心脏：律齐，没有杂音、摩擦音及奔马律。

腹部：正常。

四肢：正常。

直肠指诊：张力正常，未见血。

神经系统检查：

意识状态：对指令**无反应**，无言语，有时烦躁不安，敲打平车，处于半意识状态。

脑神经：**左侧瞳孔 5mm，固定**，无对光反射。右侧瞳孔 2mm，对光反射存在（收缩至 1mm）。头眼反射因为颈托固定未查。咽反射存在。

感觉和运动：左侧肢体活动自然，刺痛呈屈曲。**右侧肢体无活动**，疼痛刺激无反应。

反射：

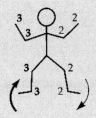

协调性和步态：未查。

在到达急诊室不久，患者出现呼吸困难，给予气管插管。随后患者出现左侧肢体无力，完全无反应。

定位和鉴别诊断

1. 对以上加粗字体显示的症状和体征，回顾其涉及的神经解剖通路（见图 2.16、图 2.23、表 2.5 和表 3.3）。在哪个区域这些通路相交？哪种脑疝症状（见临床要点 5.4）会压迫这些区域？在哪一侧可以发现压迫原因？

2. 根据急性脑外伤后几个小时迟发性和进展性意识障碍的病史，最可能的诊断是什么？其他的可能性是什么？

讨论

1. 本病例的关键症状和体征是：

- **烦躁，意识水平下降**
- **左侧瞳孔散大、固定**
- **右侧肢体瘫痪，右侧反射亢进，右侧巴氏征阳性**

意识障碍可以由脑干-间脑网状激活系统的病变引起（直接的或者邻近病变压迫所致，见图 2.23），或者由双侧大脑半球的病变导致。瞳孔收缩是由起源于中脑的动眼神经（第 Ⅲ 脑神经）的副交感纤维介导的（见图 2.9、图 2.22 和表 2.5）。动眼神经由中脑发出支配眼球，因此，左侧瞳孔散大、固定可能是由左侧中脑、动眼神经或瞳孔收缩肌的病变引起。右侧肢体无力和反射亢进提示上运动神经元病变（见表 3.3），可能位于皮质脊髓束，它起源于左侧运动皮层，终止于右侧脊髓（见图 2.16）。这三条通路/系统在中脑相交，产生昏迷三联征，瞳孔散大，颞叶钩回疝中见到的偏瘫（见临床要点 5.4，图 5.18）。左侧散大的瞳孔提示病变位于颅腔左侧，压迫左侧中脑和动眼神经。

最可能的临床定位就是左侧颞叶钩回疝压迫左侧中脑。

2. 该患者左侧颞部受到剧烈撞击，注意左侧颞骨骨折可以撕裂脑膜中动脉，导致硬膜外血肿（见图 5.7，临床要点 5.6）。另外，硬膜外血肿中有时可见到**中间清醒期**，即昏迷后清醒几小时，然后又出现昏迷，可能是由于血肿不断扩大所致。请记住，硬膜外血肿是动脉出血，因此由于血肿扩大可导致病情急速恶化。另外，我们已经在病例 5.2 中见到急性硬膜下血肿、脑挫伤和水肿有时可以导致病情进行性加重，因此这些诊断都应该考虑。最后，有可能但是可能性较小的是，患者创伤导致动脉破裂（见临床要点 10.6）而出现脑梗死，或者不是直接由脑外伤而是由高血压、脑肿瘤或者血管畸形导致的脑出血引起病情加重（见临床要点 5.6）。

神经影像

鉴于患者的病情状况，紧急行**头部 CT** 扫描（影像 5.3A–D）。

1. CT 上显示的血肿出血有多长时间（见第 4 章）？

2. 根据血肿形状，这是什么类型的血肿？它位于什么部位（见临床要点 5.6）？

3. 分辨骨窗位的骨折（见影像 5.3D），累及到哪块颅骨？

4. 描述血肿引起的占位效应（见临床要点 5.2），从 CT 上可辨识哪种脑疝（见临床要点 5.4）？

讨论

1. 血肿在 CT 上呈高密度，因此是近一周发生的

（见第 4 章）。

2. 左侧额颞骨内侧可以见到一个透镜形的液体占位（聚焦），注意血肿是双凸形的，前面到冠状缝（见影像 5.3B,C），这里硬膜的骨膜层伸入骨缝。这些是硬膜外血肿的特征，血肿位于颅骨和硬膜之间，由高压力性的动脉破裂出血所致（见临床要点 5.6）。

3. 左侧颞骨可见骨折（见影像 5.3D），更高层面（未示出）可见骨折线延伸到顶骨。

4. 血肿引起广泛的中线移位，整个脑组织向右移位，左侧侧脑室受压（见影像 5.3A,B）。左颞叶前内侧部分（包括钩回）疝入小脑幕，压迫左侧中脑（见影像 5.3A），形成左侧颞叶钩回疝（见临床要点 5.4）。另外，扣带回受压向大脑镰下移位（见影像 5.3B），形成大脑镰下疝（见图 5.18）。

临床病程

由于患者病情迅速恶化，直接由 CT 室送到手术室。降低颅内压的急救措施（见临床要点 5.3，表5.3）包括过度通气和静脉输注甘露醇。在手术室，手术切口从左耳到额部，切开后发现额颞骨巨大线性骨折。行开颅术（见临床要点 5.11），从硬膜外腔清除一大块新鲜血凝块。脑膜中动脉有几道破口（见图5.7），将其电凝直至颅底。患者术后住院时间较长，意识逐渐恢复，能够走动，活动右手。术后一周半行 CT 扫描显示血肿清除后正常颅内解剖明显复位。该病例表明，识别颞叶钩回疝神经解剖特征的重要性，以便据此及时实施治疗，患者仍有可能恢复。

病例 5.4　头痛和进行性左侧肢体无力

小病例

患者,52 岁,木材销售经理,有中度的行走困难,最开始是左侧拇趾无力,6 个月内逐渐发展为左下肢乏力,并且出现**头痛**。检查发现**左侧鼻唇沟变浅,左侧肱三头肌和左下肢肌力 4⁺/5 级**,余无异常。

定位和鉴别诊断

1. 在目前提供的有限信息基础上,考虑病变在颅内还是颅外（见图 2.13 和图 2.16）？在哪一侧？

2. 最可能的诊断是什么？其他的可能性是什么？

讨论

1. 本病例的关键症状和体征是：

• **头痛**

• **左侧轻偏瘫**

左脸、左臂和左腿都出现无力，这是由右侧运动皮质（见图 2.13 和图 2.16）的皮质延髓束（面部）

和皮质脊髓束（上、下肢）病变引起的。病变肯定在脑桥水平以上，因为面神经核（第Ⅶ脑神经）位于脑桥且从桥延沟出脑干（见图 2.22 和表 2.5）。该部位以下的病变不会累及面神经。头痛的表现也支持颅内的病变定位。

最可能的临床定位就是脑桥或以上的右侧颅内病变，并且累及皮质延髓束和皮质脊髓束。

病例 5.3　脑外伤后迟发性意识障碍

影像 5.3A–D　头部 CT,显示硬膜外血肿　**(A–C)**左侧 硬膜外血肿引起左侧颞叶钩回疝, 横断面的图像提示从 下往上进展。**(D)**骨窗提示左侧颞骨骨折。

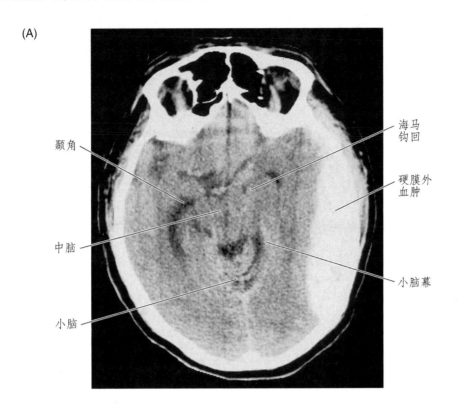

(A)

颞角
中脑
小脑
海马
钩回
硬膜外
血肿
小脑幕

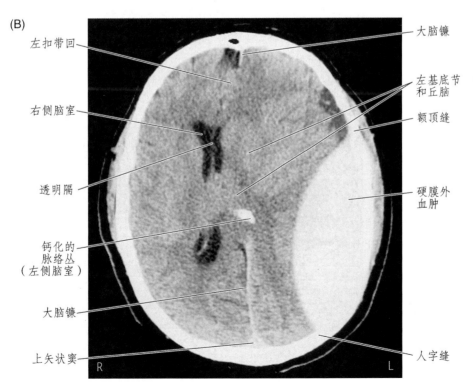

(B)

左扣带回
右侧脑室
透明隔
钙化的
脉络丛
(左侧脑室)
大脑镰
上矢状窦
大脑镰
左基底节
和丘脑
额顶缝
硬膜外
血肿
人字缝

R　　L

病例 5.3 （续）

(C)

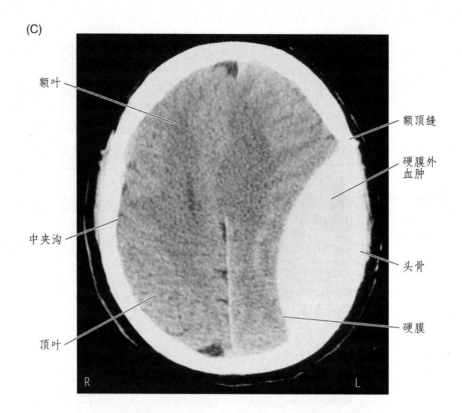

额叶

额顶缝

硬膜外
血肿

中夹沟

头骨

顶叶

硬膜

R L

(D)

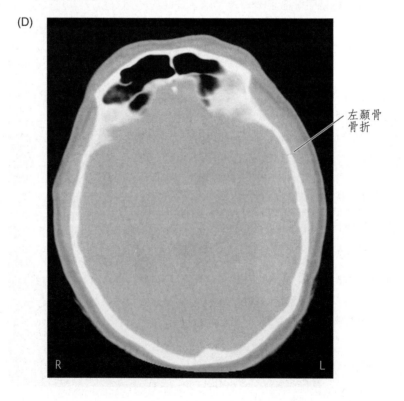

左颞骨
骨折

R L

2. 头痛有很多原因(见临床要点 5.1)。对一个 50 多岁的男性来说，新发头痛在 6 个月内合并有进展性神经功能缺损，提示可能是脑肿瘤(见临床要点 5.8)，最常见为脑膜瘤、多形性胶质母细胞瘤或者转移瘤。其他少见原因有感染、脱髓鞘病变、多发小血肿或梗死，或者血管炎。

临床病程

磁共振扫描显示右侧大脑半球的原发性脑肿瘤，称为多形性胶质母细胞瘤(见临床要点 5.8)。此病可通过活检确诊。该患者首先经过手术治疗，切除尽可能多的肿瘤，接着进行放疗*。尽管如此，在发病约 1 年后，患者头痛逐渐加重，出现昏睡，左侧肢体无力，磁共振提示肿瘤复发。尽管给予了大剂量的激素(地塞米松)治疗和静脉甘露醇输注(见临床要点 5.3)，但症状持续加重。死亡的前一天的下午 3 点，患者呈嗜睡，可唤醒，定向力可，双侧瞳孔 4mm，光反应灵敏，左侧偏瘫。这天晚上 10 点，他对剧痛刺激无反应。右侧瞳孔 7mm，光反应消失，左侧 4mm。不久，双侧瞳孔散大、固定，直径 7mm。进一步加大地塞米松和甘露醇的剂量，但症状没有改善。由于患者治疗效果差，家属要求放弃抢救，患者于第二天停止呼吸。

1. 脑干哪个区域的功能损害能解释患者的进行性瘫痪、意识丧失及死亡之前的瞳孔异常？

2. 哪种类型的脑疝导致了脑干区域的受压？

讨论

1. 中脑(见图 2.16、图 2.22A、图 2.23、表 2.5 和表 3.3)。

2. 该患者由于右侧大脑半球占位病变，导致了长期左侧偏瘫，因此很难用一个脑疝综合征来解释偏瘫。然而，意识障碍合并散大无反应的瞳孔是中脑受压的特征，常见于颞叶钩回疝(见图 5.6，临床要点 5.4)。增加的颅内压(见临床要点 5.3)也可能导致意识障碍。因此，患者无意识合并散大对光无反应的右侧瞳孔时，可能由增大的右侧大脑半球占位引起了右侧小脑幕切迹疝。最终，中脑双侧受压，表现为左侧瞳孔也散大，光反应消失。

病理

患者家属要求尸检证实死亡原因 (影像 5.4A-D)。大脑重 1420g(正常重量是 1250~1400g)，大体上看有水肿和肿胀。大体检查显示，颞叶下内侧面看到显著的凹槽，特别是右侧，离钩回尖 1cm，左侧离钩回尖 0.4cm(见影像 5.4A)，这与双侧颞叶钩回疝一致，右侧更严重。中脑从右侧向左侧受压变形(见影像 5.4B)。右侧动眼神经靠近右侧钩回的区域被压扁，长近 1cm(见影像 5.4A)。

冠状切面(见影像 5.4C,D)显示坏死的占位病变位于右侧大脑半球支配下肢运动的区域，稍显苍白，白质纤维水肿，显著膨胀。脑回受压于颅骨内表面，脑沟消失。右侧钩回有一条被小脑幕边缘压出的沟槽，中脑-间脑连接部受压变形(见影像 5.4C)。右侧扣带回向左移位 1cm，形成大脑镰下疝。右侧枕叶中间部分有一褐色区域，累及围着距状裂的灰质和白质(见影像 5.4D)。这是右侧大脑后动脉供血区域的缺血性梗死灶，伴有继发点状出血。这表明大脑后动脉通过小脑幕切迹孔，发生小脑幕切迹疝时可能会受到压迫，导致梗死(见图 5.6、图 10.5、临床要点 5.4)。

横切面显示中脑在前后方向显著被拉伸，左右方向受压变形(见影像 5.4B)。在中脑中央，有一片不规则的区域呈黑褐色。这一表现被称为"**Duret - Bernard 出血**"，能够在小脑幕切迹疝中脑和其他脑干部位严重受压时见到。

---

* 现在，使用化学药品(如替英唑胺)化疗，联合手术和放疗是胶质母细胞瘤的经典治疗方法。这样已经成功延长患者几个月的生命，但不幸的是，患者总体的预后仍然很差。

病例 5.4　头痛和进行性左侧肢体无力

影像 5.4A–D　病理标本显示脑疝和大脑后动脉出血性梗死　(A)底面观可见颞叶钩回疝对第Ⅲ脑神经的影响。(B)横切面可见变形的中脑及 Duret–Bernard 出血。(C)冠状面可见明显的钩回镰下疝。在右半球可见坏死的肿块。(D)从枕部的冠状面可见因在小脑幕切迹受到压迫的大脑后动脉,从而导致其供血区域出现出血性梗死。

(A)

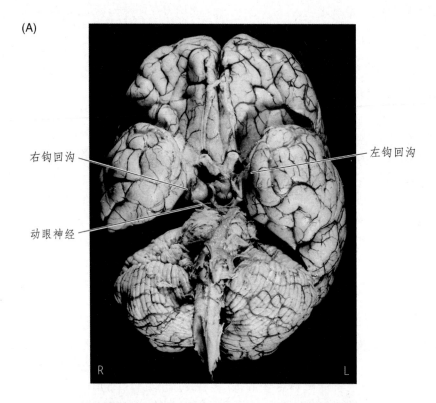

右钩回沟
左钩回沟
动眼神经

(B)

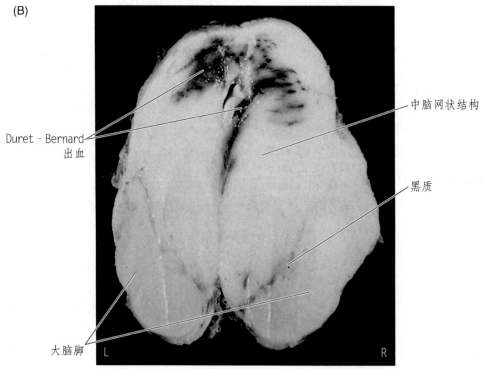

Duret – Bernard
出血
中脑网状结构
黑质
大脑脚

病例 5.4 (续)

(C)

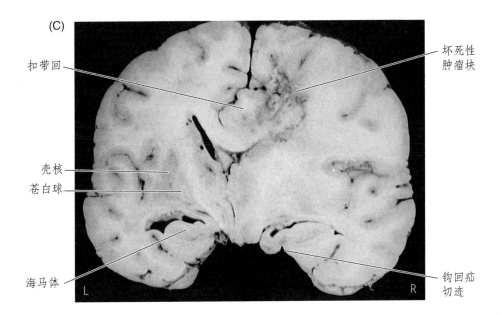

扣带回

坏死性
肿瘤块

壳核

苍白球

海马体

钩回疝
切迹

(D)

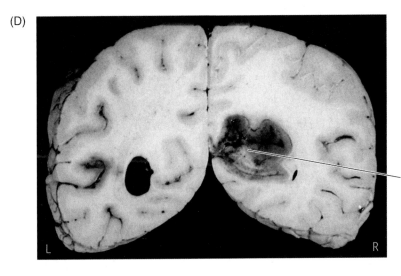

大脑后动
脉(枕部)
梗死伴出
血性改变

病例 5.5　静脉使用抗凝剂时突然出现昏迷和去大脑强直表现

小病例

患者,女性,61 岁,因为左侧面部和上肢无力 2 小时被送入急诊室。早上 8:00 检查时,她还完全清醒,左脸和上肢轻度乏力,左下肢完好。她有心房颤动的病史,这会导致血液在心房内形成血凝块(见临床要点 10.4)。因此,她通过口服抗凝药华法林抗凝治疗。然而,急诊室的血化验结果显示她没有用适当的剂量充分抗凝。似乎是栓子从心脏脱落堵塞了脑血管形成脑梗死。病发后 3 小时内头部 CT 扫描没有阳性发现,这和当前的诊断符合,因为急性脑梗死要在 6 到 24 小时才能在 CT 上显示(见第 4 章)。她因此被收入院,为

了快速达到抗凝的治疗剂量,后予静脉内输注肝素抗凝(注意,如果是现在发病该患者仍然可以行急性 tPA 溶栓;见临床要点 10.4)。患者在白天情况稳定, 晚上 10:00, 患者突然被发现**不能唤醒**。体格检查发现**瞳孔中等大小,固定,眼球无运动,双侧肢体呈去大脑强直状态**。呼吸变浅,行紧急气管插管。

定位和鉴别诊断

1. 根据上述加粗字体显示的症状和体征,病变定位于什么部位(见图 2.16、图 2.22、图 2.23、图 3.5 和表 2.5)?

2. 最可能的诊断是什么?

3. 该患者发生了哪种脑疝(见临床要点 5.4,图 5.18)?

讨论

1. 本病例的关键症状和体征是:

- **不能唤醒**
- **双侧瞳孔固定,无眼球运动**
- **双侧肢体过伸,去大脑强直**

昏迷、无眼球运动及瞳孔无对光反应,提示脑干功能严重受损,累及脑干上行激活系统(见图 2.23)以及第 Ⅲ、Ⅳ 和 Ⅵ 脑神经(见图 2.22 和表 2.5)。双侧肢体过伸意味着双侧的皮质脊髓束受损(见图 2.16),但是一些脑干功能保留,使得存在这种异常反射(见图 3.5B)。

2. 考虑到近期对该患者增加的抗凝治疗措施,最可能的诊断是出血。出血可能在脑干本身,也可能是脑干以上部位的大血肿引起脑疝并压迫双侧脑干(见临床要点 5.4,图 5.18)。另一种可能是,由于她有房颤的病史和最近的梗死事件,有可能出现脑干较大面积的梗死。

神经影像

气管插管后,患者紧急行**头部 CT**(影像 5.5A–H)检查。入院时第一次 CT 为影像 5.5A、C、G、E,病情变化后第二次 CT 为影像 5.5B、D、F、H。

1. CT 片上能看到什么类型的出血 (见临床要点 5.6)?

2. 辨识枕骨大孔、延髓、小脑扁桃体(见影像 5.5A–D)、中脑和双侧钩回(见影像 5.5E、F)。

讨论

1. 该患者在最初梗死部位有一巨大血肿,这是抗凝治疗一个偶然而又悲剧的并发症。出血在右侧大脑半球深部,血肿巨大,整个脑组织受压。血肿破入脑室系统,CT 上可看到数个片状血 (脑脊液样密度的改变)(见影像 5.5H)。皮层脑沟和脑回因为占位效应全部消失,左侧脑室因为梗阻性脑积水而扩张,中线显著移位。基于血肿的巨大体积和患者严重受损的神经功能,她的预后非常差。

2. 见影像 5.5A–H 上的标识。

3. 注意出血前,在枕骨大孔水平、延髓和颈髓延髓连接处有大量的脑脊液包围(见影像 5.5A、C)。能看到小脑扁桃体延伸一段距离到小脑延髓池。出血后,小脑扁桃体往下和往内移位,压迫延髓,下降到枕骨大孔以下水平(见影像 5.5B、D)。因此,形成了**小脑扁桃体疝**。该患者小脑扁桃体疝继发于巨大的幕上病变,其引起了整个脑干的**中央疝**,这种情况有时被称为**压迫圆锥**。从 CT 上看,双侧中脑因为双侧小脑幕切迹疝而受压迫,所以中脑水平的基底池完全消失(见影像 5.5E、F)。

临床病程

考虑到该患者的不良预后, 家属决定放弃治疗,患者于第二天死亡。

病例 5.5　静脉使用抗凝剂时突然出现昏迷和去大脑强直表现

影像 5.5A-H　头部 CT 扫描，显示颅内血肿　CT 从下往上看，入院时第一次 CT(A、C、E、G)与第二次(B、D、F、H)比较，提示已有严重的脑出血合并双侧小脑扁桃体疝。

(A) 平扫

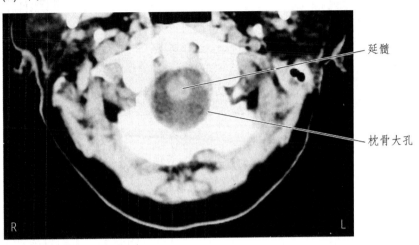

延髓

枕骨大孔

病例 5.6　严重脑外伤

小病例

患者，男性，80 岁，被发现躺在海边 6 英尺(1 英尺=0.3048m)高墙下的岩石上。在昏迷前神志清楚，有短时间的交谈。初步检查发现，右侧有头皮擦伤；右侧瞳孔 6mm，左侧瞳孔 5mm，对光反射消失；角膜反射消失；上肢对疼痛刺激呈过屈位(见图 3.5A)；双侧巴氏征阳性。

神经影像

患者被送进急诊室，行**头部 CT** 检查，见影像 5.6A、B。

1. 发现什么类型的血肿(见临床要点5.6)？

2. 看到什么类型的严重脑疝（见临床要点5.4，图 5.18)？

讨论

1. 巨大的新月形的高密度影聚集在右侧大脑半球和颅骨之间，符合急性硬膜下血肿。注意血肿顶端有一些低密度区，像脑脊液(黑色区域)，不凝血或血、脑脊液混合物(灰色区域)。少量的血液伸到脑沟中，符合蛛网膜下隙出血。右侧脑室中亦可见到少量出血(见影像 5.6A)。

2. 大脑镰下疝很明显，相当部分的右侧大脑半球突入镰下。除了上述发现，CT 较低位的影像发现右侧小脑幕切迹疝和右侧额颞骨骨折。

临床病程

患者被紧急送往手术室，硬膜下血肿被清除。不幸的是，术后病情没有改善，第二天再次行 CT 检查(见影像 5.6B)。

可见硬膜下血肿消失，已没有镰下疝和中线移位。然而，大脑镰两边有两处低密度影，这意味着双侧大脑前动脉供血区域有梗死(见图 10.5)。梗死区域有点状出血，提示低灌注导致了梗死，再灌注后形成出血流入坏死区域。大脑前动脉(见图 2.26C)可能由于严重大脑镰下疝而被挤压，导致梗死，随后疝解除而出现再灌注损伤。

在接下来的几天，患者病情持续恶化，最终于住院 8 天后死亡。

病例 5.5 （续）

(B) 出血后

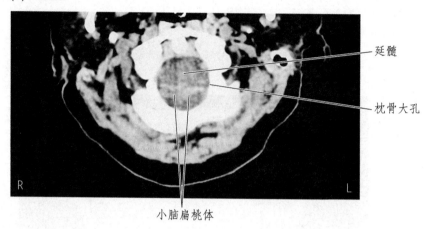

延髓

枕骨大孔

小脑扁桃体

(C) 平扫

椎动脉

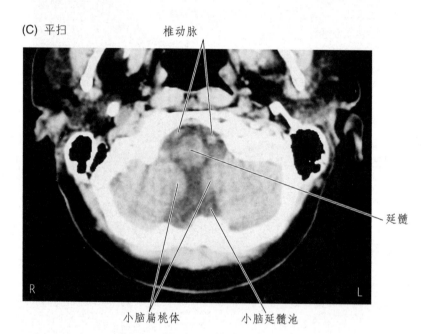

延髓

小脑扁桃体　　小脑延髓池

(D) 出血后

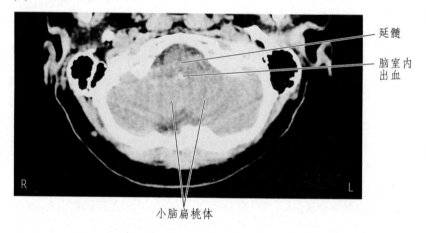

延髓

脑室内
出血

小脑扁桃体

病例 5.5 （续）

(E) 平扫

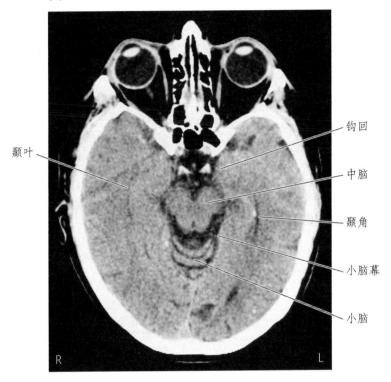

颞叶

钩回
中脑
颞角
小脑幕
小脑

(F) 出血后

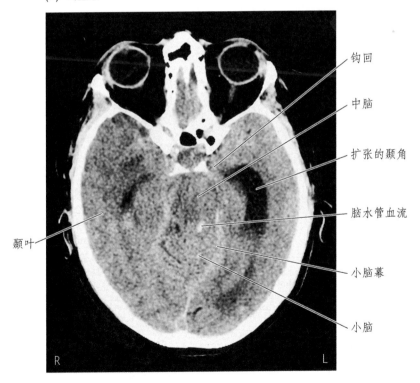

颞叶

钩回
中脑
扩张的颞角
脑水管血流
小脑幕
小脑

病例 5.5 （续）

(G) 半扫

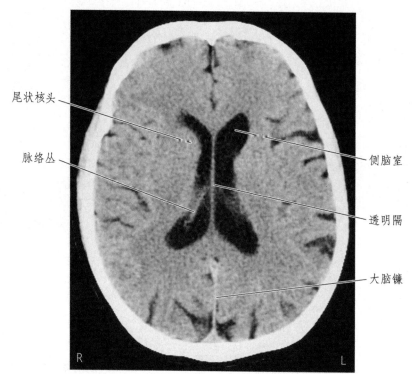

尾状核头

脉络丛

侧脑室

透明隔

大脑镰

R   L

(H) 出血后

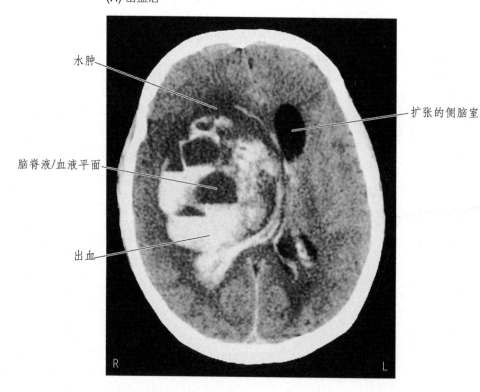

水肿

脑脊液/血液平面

出血

扩张的侧脑室

R   L

病例 5.6 严重脑外伤

影像 5.6A,B 头部 CT 显示大脑镰下疝和大脑前动脉梗死 (A)由右侧急性硬膜下出血引起的大脑镰下疝。(B)

术后 1 天后复查 CT(已手术清除血肿)提示双侧大脑前动脉梗死。

(A)

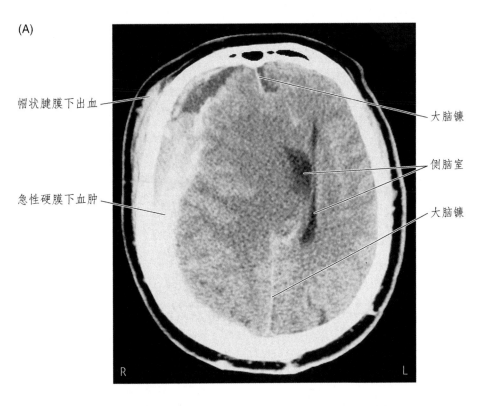

帽状腱膜下出血

急性硬膜下血肿

大脑镰

侧脑室

大脑镰

(B)

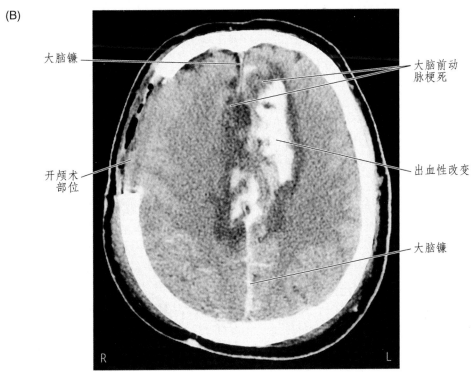

大脑镰

开颅术
部位

大脑前动
脉梗死

出血性改变

大脑镰

病例 5.7　表现为头痛、呕吐和复视的患儿

主诉

患者,女性,11 岁,因为过去 1 周内逐渐加重的头痛、恶心和复视被送入儿科就诊。

病史

1 周前患儿开始发病,表现为持续的**双侧额部疼痛和恶心,并逐渐加重**,过去两天伴随有多次**呕吐**。四五天前出现**向左侧看时有水平复视**。否认其他症状,父母诉其出生和发育史无特殊。就诊时为一个六年级学生。

查体

生命体征:体温 37.1℃,脉搏 76 次/分,血压120/68 mmHg,呼吸 16 次/分。

头围:54cm(属于同龄人第三个四分位数)。

颈部:颈软无杂音。

肺部:呼吸音清晰。

心脏:律齐,没有杂音、摩擦音和奔马律。

腹部:正常肠鸣音,腹软,无压痛。

四肢:正常。

神经系统检查

意识状态:定向定位正常,言语流利,动作正常。

脑神经:双瞳等大,直径 5mm,对光反射存在(收缩至 3mm)。眼底镜检查:**双侧视盘水肿**,(见图 5.17)。眼外肌运动:**左眼外展不全**,水平和垂直运动以及眼调节无异常。视野完好,面部感觉正常,双侧角膜反射正常,面部对称,听手指摩擦音正常,咽反射正常,抬颚正常,胸锁乳突肌肌力正常,伸舌居中。

运动:前臂无旋前状态,肌张力正常,肌力 5级。

感觉:触觉、痛觉、关节位置觉及振动觉正常。

反射:

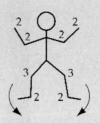

步态:正常。

协调性:正常。

定位和鉴别诊断

1. 水平复视合并左眼外展不全是由哪个脑神经或眼外肌的受损引起的(表 2.5,图 2.22)?

2. 颅内哪个部位的病变会引起头痛、恶心、呕吐、视盘水肿及水平复视等症状和体征(见临床要点 5.3)?根据患者的年龄和一周内逐渐加重的症状,可能的诊断有哪些(见临床要点 5.1、5.7-5.9)?

讨论

1. 本病例关键的症状和体征是:

- **头痛、恶心、视盘水肿**
- **水平复视及左眼外展不全**

左侧外展神经和外直肌受损可以引起左眼外展不全和水平复视(见临床要点 13.4)。

2. 该患者有令人烦恼的颅内压增高的体征(见临床要点 5.3)。值得注意的是,轻度增高的颅内压引起的外展麻痹可以是单侧的(在任何一侧),而如果颅内压严重升高的话,则可能引起双侧麻痹。

该患者进行性的颅内压增高体征可能是占位病变引起的,例如脑肿瘤(见临床要点 5.8)、脑积水(见临床要点 5.7)或自发性颅内压增高(假性脑瘤,见临床要点 5.1)。其他少见的可能原因有慢性颅内感染(见临床要点 5.9),或者凝血问题导致的矢状窦血栓形成(见第 10 章)。

神经影像

根据患者的症状和体征,儿科医师决定将患者收住院并且当天行**磁共振检查**(见影像 5.7A-C)。

1. 这些是 T1、T2 还是质子密度加权图像(见图4.6)? 是水平位、冠状位还是矢状位(见图 2.5)?

2. 挡住影像 5.7A 和 B 的标识,尽可能多地辨识神经结构,特别是脑脊液通路 (见图 5.10 和图5.11),从合成分泌到重吸收:脉络丛、侧脑室枕角和额角、室间孔、第三脑室、中脑导水管、第四脑室、小脑延髓池、枕骨大孔,最后到上矢状窦。

3. 静脉钆增强扫描影像是 5.7B,不是 5.7A。描述占位病变部位,有无增强?

4. 该患儿颅内压增高的原因是什么(见临床要点 5.3)？哪个脑室有扩张？为什么？

讨论

1. 重复时间(TR)和回波时间(TE)都相对要短，因此这是 T1 加权图像(见第 4 章)。注意 T1 加权图像脑脊液是黑色的，白质相对于灰质更白一些，因此像是真正的脑切片。影像 5.7A 是近中线矢状位图像，影像5.7B 和 C 是水平位图像。

2. 观察影像 5.7A 和 B 上的标识，与图4.13 和图4.15 比较。

3. 一个近圆形直径约 2cm 占位病变在第三脑室后部，位于丘脑之间(见影像 5.7B)，向中脑头端稍有延伸(见影像 5.7A)。病变在 5.7B 上亮一些，而在 5.7A 上黑一些，明显增强，提示病变血管丰富，或者血脑屏障被破坏，后者可见于炎症、组织损伤或肿瘤(见第 4 章)。

4. 该患者有脑积水引起的颅内压增高(见临床要点 5.7)。病变长入第三脑室后部阻塞**中脑导水管**，阻止脑脊液流入第四脑室(见图 5.10 和图5.11)，侧脑室和第三脑室因此扩张，但是第四脑室无扩张。矢状位上显示胼胝体在扩张脑室之上有点变薄并肿胀(见影像 5.7A)，而且邻近侧脑室额角和枕角的白质密度减低(见影像 5.7B)，这意味着**脑脊液开始从脑实质吸收进白质**，脑积水是相对最近发生并且是非常严重的。另外，如果患者在婴儿期颅缝闭合之前就有脑积水，头围应该增大，而该患者的头围正常，再次提示脑积水是近期产生的。

临床病程

患者在收住院的第二天进入手术室行了右侧**脑室腹腔分流术**(见临床要点 5.7)。在右侧前额头皮处切一小口，腹部皮肤亦切一小口深达腹腔，分流管从头皮切口处经皮下引流到腹部。颅骨钻孔，

打开硬膜，将导管从右侧额叶插入右侧脑室，深约 6cm，由于颅内压升高，可见清亮脑脊液流出。将导管连接分流管，可看见腹部切口处分流管末端有脑脊液流出，将分流管末端置入腹腔，丝线缝合关闭两处切口。该分流系统有一单向阀门，以防液体倒流。术后，患者头痛和恶心立即缓解，外展神经麻痹缓慢恢复，术后 2 月完全正常。

脑脊液生化标志和细胞学检查有助于松果体区肿瘤的诊断，但是该患者无阳性结果。因此，住院后 1 周，患者又在手术室行病变活检穿刺术。因为病变部位深在，邻近中脑，开颅或活检都有危险。因此，进行了**立体定向针吸活检术**(见临床要点 16.4)。注意该患者也可以行**神经内镜手术**(见临床要点 5.11)，既可以行第三脑室底造瘘治疗脑积水，又可以行病变活检。

该患者的病理结果是松果体区原发性神经外胚瘤(PNET)，也称作松果体母细胞瘤(见临床要点 5.8)。这是一种不常见的脑肿瘤，治疗效果好，但也可能致命。该患者接受了放疗和化疗，几个月后返回学校学习。8 个月后复查磁共振显示肿瘤基本消失(见影像 5.7C)，脑积水也完全缓解。随访 3 年，生活很好，肿瘤没有复发。

相关病例

另一个导水管梗阻引起脑积水的病例，磁共振为影像 5.7D-H。这是一位 42 岁讲葡萄牙语的男性患者，在被发现不能叫醒后由他的女朋友送入急诊室，病程 1 天，同时表现有情绪激动、思维混乱，既往有癫痫病史。CT 扫描显示颅内多发小钙化，表现为中枢神经系统囊虫病(见临床要点 5.9)。磁共振水平位(见影像 5.7D-F)、矢状位(见影像 5.7G)和冠状位(见影像 5.7H)可见一囊性病变阻塞了导水管。他接受了脑室腹腔分流术(见临床要点 5.7)和抗寄生虫治疗后完全康复。

病例 5.7 表现为头痛、呕吐和复视的患儿

影像 5.7A–C MRI 成像显示松果体肿瘤并康复 T1 加权像 TR=450,TE=11。 (A)矢状位成像。(B)静脉灌注钆剂的横断面像显示松果体肿瘤阻塞中脑导水管,引起非交通性脑积水。(C)经治疗 8 个月后的钆剂横断面像。

(A)

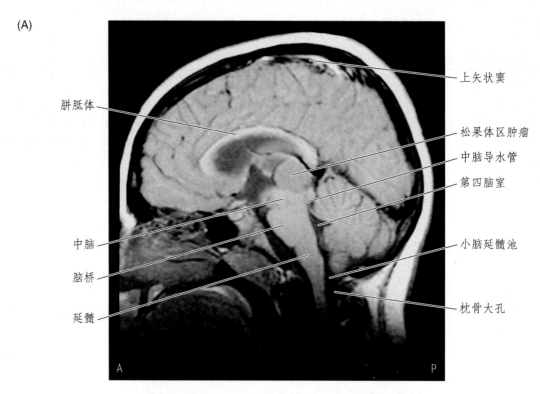

上矢状窦

胼胝体

松果体区肿瘤

中脑导水管

第四脑室

中脑

脑桥

延髓

小脑延髓池

枕骨大孔

A　　　　　　　　　　P

(B)

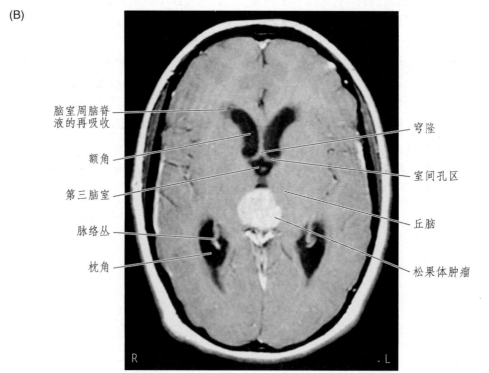

脑室周脑脊液的再吸收

穹隆

额角

室间孔区

第三脑室

脉络丛

丘脑

枕角

松果体肿瘤

R　　　　　　　　　　L

病例 5.7 （续）

(C)

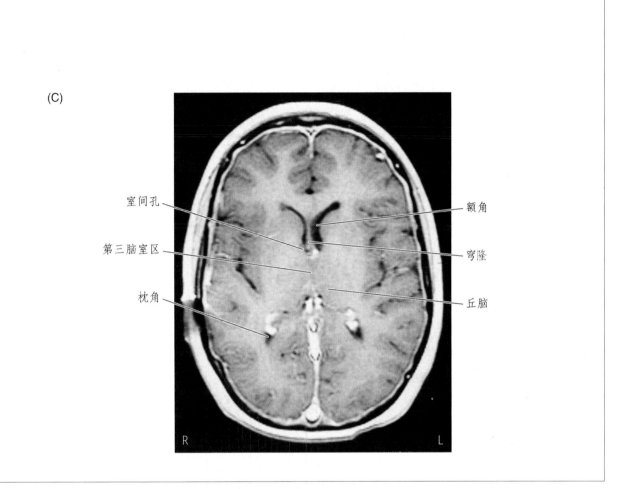

室间孔

第三脑室区

枕角

额角

穹隆

丘脑

病例 5.7 相关病例

影像 5.7D–H 提示囊性病变导致 T1 加权像。 (D–F)轴位。(G)矢状位。(H)冠状位。

(D)

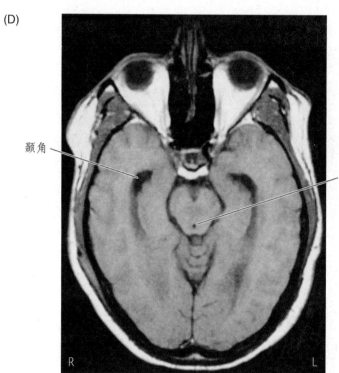

颞角

中脑导水管

(E)

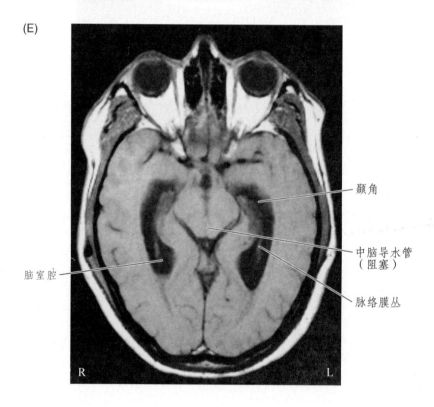

颞角

脑室腔

中脑导水管
（阻塞）

脉络膜丛

病例 5.7 相关病例

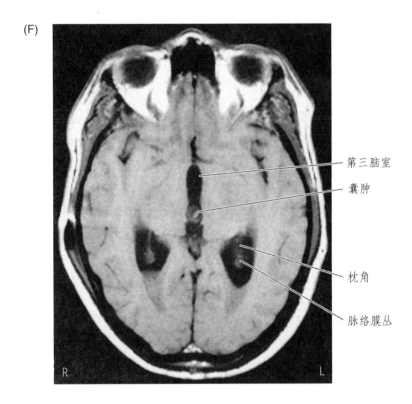

(F)

第三脑室

囊肿

枕角

脉络膜丛

R L

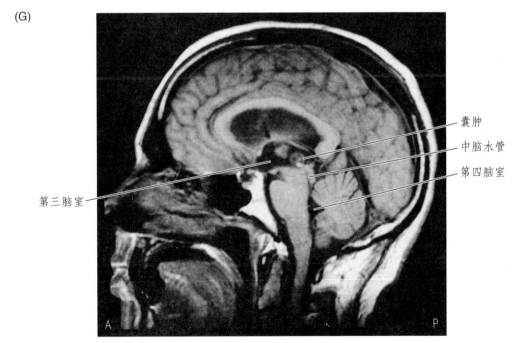

(G)

囊肿

中脑水管

第四脑室

第三脑室

A P

病例 5.7   相关病例

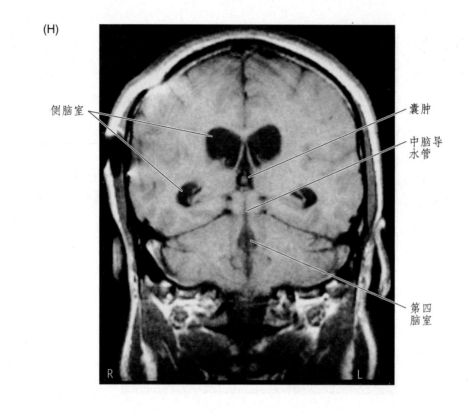

(H)

侧脑室

囊肿

中脑导水管

第四脑室

R   L

病例 5.8   头痛伴进行性视力下降

小病例

患者,男性,51 岁,来眼科就诊,主诉**头痛**和进行性**视力下降**8 个月,检查发现有双侧轻度**视盘水肿**,右侧视盘有些苍白,**盲点扩大**,双眼周边**视野向心性减小**(每只眼睛只能看到视野的中心,见图 11.16A)。其他神经功能检查正常。

定位和鉴别诊断

1. 头痛、视盘水肿和此种类型的视野缺失在哪种综合征中可以见到?

2. 下一步应该行哪种合适的检查?

讨论

1.头痛伴有视盘水肿是颅内压增高的征象(见临床要点 5.3)。向心性视野缺损可以由某些眼科原因引起,也可以由慢性或间歇性颅内压增高引起(见表 5.3)。增高的颅内压压迫视神经,造成神经纤维尤其是靠近神经鞘膜的表浅纤维损伤,从而导致向心性视野缺损。该患者几个月内增高的颅内压很可能由脑积水(见临床要点 5.7)或占位病变(见临床要点 5.2)引起,但也可能是假性脑瘤、矢状窦血栓或其他疾病引起的。

2. 下一步最好的检查就是行磁共振扫描。

神经影像

眼科医师给患者行了**磁共振检查**(影像5.8A-C)。

1. 挡住影像 5.8A-C 上的标识,辨认每部分结构(见图 2.5 和图 4.6)、影像方位及影像类型(T1 加权、T2 加权还是 FLAIR)。然后,通过脑室系统复习脑脊液循环通路(见图 5.10 和图 5.11)。

2. 哪个脑室有扩张? 这提示梗阻部位在哪里?

讨论

1. 所有影像重复时间(TR)和回波时间(TE)都相对要短,因此这是 T1 加权图像(见第 4 章)。影像 5.8A 是冠状位,5.8B 为水平位 (轴位),5.8C 为矢状位。

2. 侧脑室明显扩张,而第三和第四脑室没有,提示梗阻部位在室间孔。实际上,第三脑室前部可以看到一个小的占位病变,穹窿正下方,堵住室间孔(见影像 5.8A)。这是第三脑室胶样囊肿的典型部位和表现。虽然病变为良性,但该肿瘤主要通过间断进展的脑积水引起症状,有时甚至可以快速致命(见临床要点 5.7)。注意双侧侧脑室的显著扩张(见影像 5.8A-C)。

临床病程

该患者被收住院行手术治疗。于右侧头皮做手术切口,小心移去大骨瓣,暴露右侧大脑半球的硬膜和中线部位的部分上矢状窦,朝中线右侧纵向打开硬膜。看到一条较大的桥静脉(见图 5.1)从右侧引流到上矢状窦,小心操作,不要破坏该静脉。看到硬膜返折后, 暴露右侧大脑皮层和中线部位大脑镰,从大脑半球内侧面轻轻地将脑皮质往侧边牵拉离开大脑镰,暴露胼胝体表面,将胼胝体周血管(见图4.16)小心地推向两边。将胼胝体切开 2cm 长,进入两侧脑室,暴露位于中线部位的透明隔。接下来的手术使用显微镜。通过室间孔,很容易看到胶样囊肿,轻轻吸除它,小心不损伤穹窿。手术结束时,所有可见胶样囊肿被切除,冲洗的液体能从双侧室间孔流出。关闭硬膜,骨瓣复位,缝合头皮。

术后,患者恢复很好,接下来的几个月没有再出现头痛,视力下降无加重,甚至可能有轻度改善。1 周后的磁共振显示脑积水显著缓解, 胼胝体上的小切口没有造成神经功能缺损(见临床要点 19.8)。

相关病例

患者, 男性,36 岁, 因为进行性加重的头痛就诊,神经功能检查正常,磁共振提示双侧脑室扩张(与影像 5.8D-F 类似,但没有其严重),一个类圆形占位病变堵塞双侧室间孔。该患者转诊至神经外科,**行神经内镜手术**(见临床要点 5.7)治疗。在头皮上做一小切口,颅骨钻一骨孔,内镜从额叶进入右侧脑室,可看到右侧室间孔,如图 5.23 和影像 5.8D 所示。一个类圆形占位病变堵塞右侧室间孔(见影像 5.8D)。打开囊肿,可见凝胶状物质流出(见影像 5.8E),通过内镜完整切除。囊肿使右侧室间孔到第三脑室通路完全打开并且通畅(见影像 5.8F)。术后患者很快恢复回家,没有其他问题。

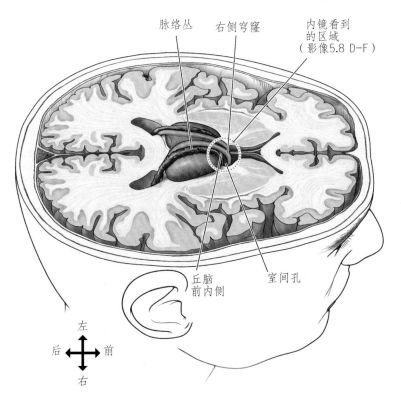

图 5.23　内镜看到的右侧室间孔区域　上半部脑组织已移去。

病例 5.8 头痛伴进行性视力下降

影像 5.8A–C MRI 提示颅内胶样囊肿引起梗阻性脑积水 位于第三脑室的胶样囊肿阻塞室间孔并引起非交通性的脑积水。T1 加权像 TR=450,TE=11。(A)冠状位。(B)横断面。(C)矢状位。冠状位(A)扫描前通过静脉给予钆作为增强剂。

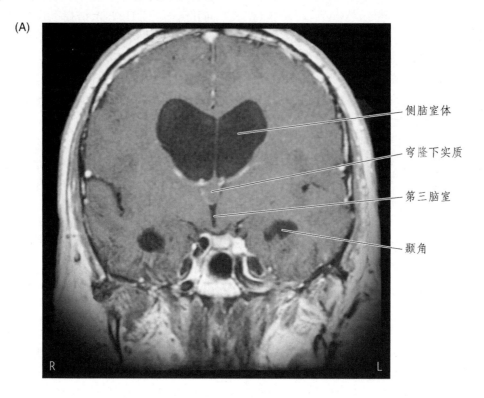

(A)

- 侧脑室体
- 穹隆下实质
- 第三脑室
- 颞角

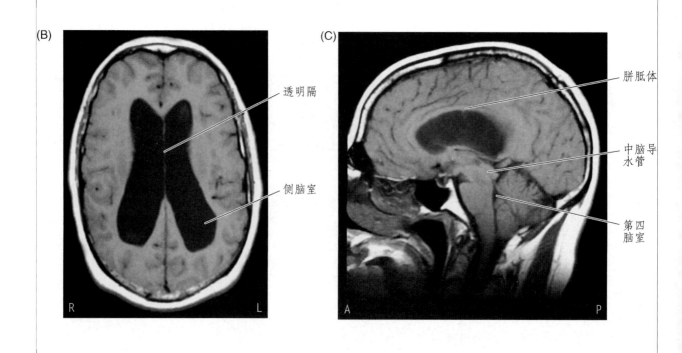

(B)
- 透明隔
- 侧脑室

(C)
- 胼胝体
- 中脑导水管
- 第四脑室

病例 5.8 （续）

(D)

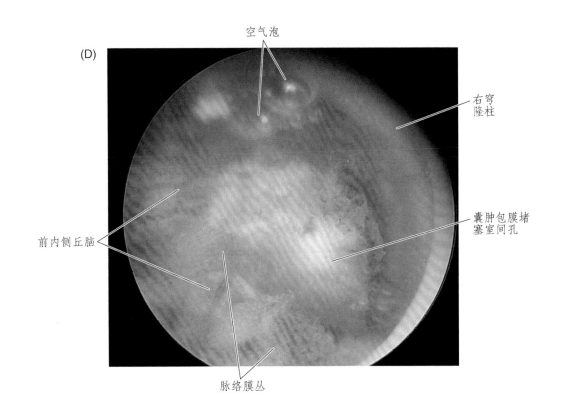

空气泡

右穹
隆柱

前内侧丘脑

囊肿包膜堵
塞室间孔

脉络膜丛

(E)

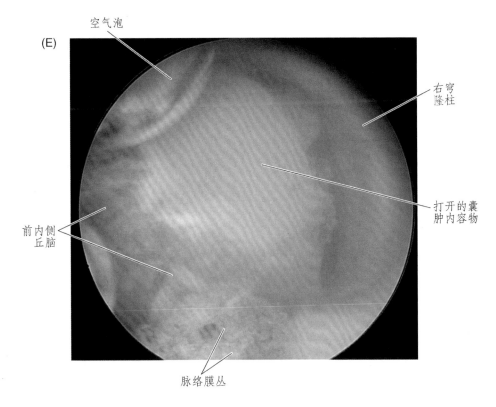

空气泡

右穹
隆柱

前内侧
丘脑

打开的囊
肿内容物

脉络膜丛

病例 5.8 （续）

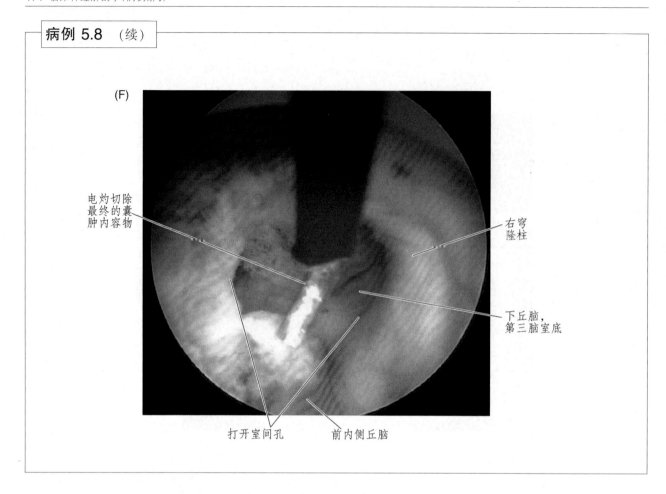

(F)

电灼切除最终的囊肿内容物

右穹隆柱

下丘脑，第三脑室底

打开室间孔　　前内侧丘脑

病例 5.9　表现为进行性步态不稳、认知功能障碍及尿失禁的老年男性患者

小病例

患者，男性，76岁，因为**进行性步态不稳、记忆功能障碍及尿失禁**收住院。该患者于1年内出现进行性步态不稳，刚开始是慢慢移动步伐行走，从座椅上站起困难，缓慢进展为需要拐杖帮助行走，到最后需要人撑扶才能行走。4个月前出现尿失禁，同时出现记忆力下降。入院检查发现，5分钟后只能回忆起3个物品中的1个，步态不稳，蹒跚，几乎不能把脚抬离地面。

神经影像

入院后行了**头部CT**扫描（见影像5.9A–D）。

1. 挡住影像5.9A–D上的标识，尽可能多地辨识每张影像上的神经结构。描述脑室的形状并考虑这种表现是脑萎缩引起的，还是脑积水引起的（见临床要点5.7）？

2. 根据患者目前的病史、检查和CT影像表现应考虑哪种综合征？

讨论

1. 观察影像5.9A–D上标注的特殊结构，侧脑室、第三脑室甚至第四脑室都有扩大。注意脑萎缩的患者，其脑沟和脑室应成比例地扩大。而在脑积水中，脑室扩大明显和脑沟加深不成比例。该患者脑沟轻度加深，而脑室显著扩大，因此诊断脑积水基本明确（见临床要点5.7）。如果观察头顶部（见影像5.9D），这个判断可以进一步得到验证，因为该患者此部位的脑沟不是特别明显，而脑萎缩的患者通常该部位的脑沟明显加深。

2. 该患者临床上有三联征：拖沓的"磁性步态"、尿失禁和智力减退，结合CT表现强烈支持患者诊断为正常压力性脑积水（见临床要点5.7）。

临床病程

通过腰穿抽取脑脊液前后对患者进行评估（见

临床要点 5.10),分别在住院第 1 天和第 12 天共抽取了两次,第一次抽取了 45mL,第二次抽取了 33mL 脑脊液。在每次腰穿前后(隔一天)进行了运动评估(见表),发现每次腰穿后,患者步行速度和稳定性都有显著的恢复,从平躺位到站立的能力明显加强。每次腰穿后症状都能改善几天,然后又逐渐加重。现在还不能解释为什么抽取 30~40mL 脑脊液后就能使患者症状缓解的时间长于这些脑脊液产生的时间(几小时)。这种延迟效应有可能是腰穿刺穿了硬膜后,脑脊液漏持续了一段时间。

腰穿释放脑脊液后运动改善效果

	第 1 天,腰穿前	第 2 天,腰穿后 24 小时	第 12 天,腰穿前	第 12 天,腰穿后 4 小时
15 英尺[a] 步行时间(s,3 次试验平均值)	10.5	6.5	14	8
15 英尺步行步数(3 次试验平均值)	10	6	—	—
180° 转身步数	9	10	—	—
平躺到站立时间(s,1 次试验值)	28	14	42	15
主观评价	不稳定,慢慢移动	稳定性增强	非常不稳定	稳定性增强

[a]1 英尺=0.3048m

因为患者对腰穿有很好的效果但是持续时间短,且临床符合正常压力性脑积水,因此患者做了右侧脑室腹腔分流术(临床要点 5.7)。患者症状持续改善。7 个月后,患者步态平稳,脚能高高抬离地面,9 秒内走了 15 英尺,再没发生尿失禁。然而患者的记忆力和注意力仍有中度损害,例如,5 分钟后只能记起 6 个物品中的 3 个。

病例 5.10 头痛、发热、意识混乱和颈强直的年轻患者

主诉

患者,男性,28 岁,因为头痛、发热、意识混乱和颈强直加重 1 天来急诊科就诊。

病史

患者既往体健,入院当天凌晨 4 点因为发冷、身体疼痛醒来,中午时感到呼吸急促,伴恶心、呕吐,之后稍感缓解,睡了午觉。下午 3 点醒来,感觉**前额中部疼痛,畏光,颈强直,发热,体温 38.9℃**。自己口服了对乙酰氨基酚,晚上还去参加了聚会。然而,晚上 9 时,出现**意识混乱**,嘴里唱着"拉格泰姆""裙子舞会带走我"。因此,他的女朋友打车将其送到急诊室就诊。

该患者近期没有明确的患者接触史,也没有艾滋病危险因素。他上周拜访了在密西西比的朋友,近期没有到国外旅行,也没有蚊虫叮咬和皮疹,没有饲养外来宠物。他是一名空军飞行员,没有口服任何药物,也没有药物过敏史。

查体

一般情况:青年男性,急性病容,平车推入病房。

生命体征:**体温 38.7℃**,脉搏 110 次/分,血压 136/84mmHg,呼吸 24 次/分。

头部:双侧鼓膜正常,口腔黏膜干燥,无鹅口疮。

颈部:**明显颈项强直**,颈部血管无杂音,甲状腺正常。

肺部:呼吸音清晰。

心脏:律齐,没有杂音、摩擦音及奔马律。

腹部:正常肠鸣音,腹软,无压痛。

四肢:正常。

皮肤:**无烫伤,手臂、腿、胸部可见散在 2~3mm 大小的紫色瘀点**。

(待续)

病例 5.9　表现为进行性步态不稳、认知功能障碍、尿失禁的老年男性患者

影像 5.9A–D　头部 CT 显示正常压力性脑积水典型的脑　　　室扩张　(A–D)从颅底至颅顶连续的横断面扫描。

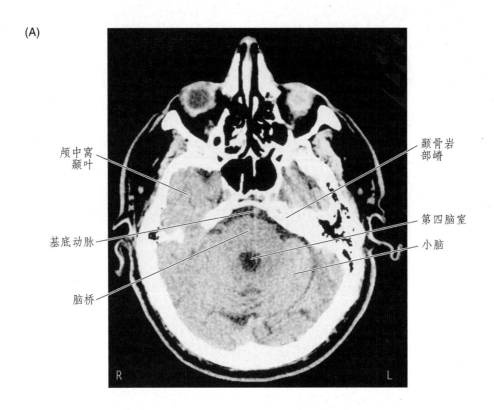

(A)

颅中窝颞叶

基底动脉

脑桥

颞骨岩部嵴

第四脑室

小脑

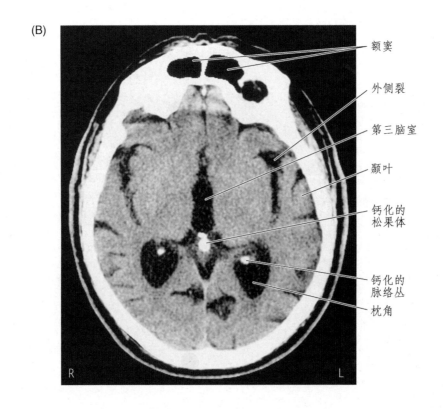

(B)

额窦

外侧裂

第三脑室

颞叶

钙化的松果体

钙化的脉络丛

枕角

病例 5.9 （续）

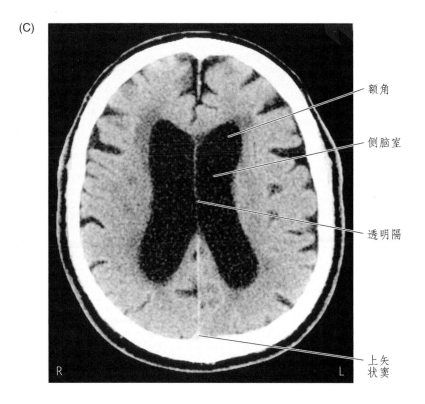

(C)

额角

侧脑室

透明隔

上矢
状窦

R   L

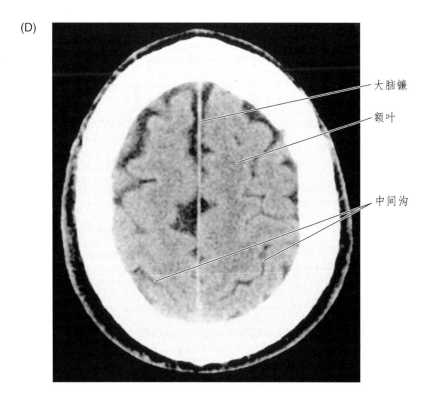

(D)

大脑镰

额叶

中间沟

病例 5.10 （续）

神经系统检查

意识状态:呈昏睡状,可唤醒,语言正常,能够分辨当前月份和年份，不能说出具体哪天和医院名称。陈述自己是西北航空飞行员,实际上他父亲才是那家航空公司的飞行员。不知道自己住哪里，可以正序拼出而不能逆序拼单词"world(世界)"。

脑神经:双瞳等大,直径 6mm,对光反射存在(收缩至 3mm)。眼底镜检查:双侧眼底正常。双眼眼外肌运动正常,视野无缺损,面部感觉正常、对称,双耳听手指摩擦音正常,抬腭正常,伸舌居中。

运动:肌张力正常,肌力 5 级,查体间断合作。

感觉:轻触觉和痛觉正常。

反射:

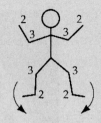

协调性:指鼻试验正常。

步态:未查。

定位和鉴别诊断

1. 该患者的症状和体征提示哪个结构受累? 最可能的诊断是什么?

2. 根据患者的年龄和病史考虑最可能感染的病原体是什么? 其他的可能性是什么?

3. 接下来该做哪些检查? 最先并且应该立即给予的治疗是什么?

讨论

1. 头痛、发热、畏光和颈强直强烈提示脑膜受到刺激(见表 5.6)。昏睡和意识混乱提示弥漫性脑功能受损(见临床要点 19.15)。急性进展性的病程强烈提示可能是急性细菌性脑膜炎或者病毒性脑膜脑炎。

2. 免疫力正常的成年人,急性细菌性脑膜炎通常由肺炎链球菌和脑膜炎球菌引起,也可以由单核细胞增多性李斯特菌导致(见表 5.8)。患者紫色的皮疹提示脑膜炎球菌,不过这也可见于立克次体感染。病毒性脑膜脑炎,包括单纯疱疹性脑炎也应当考虑。感染后脑膜炎和其他不常出现的脑膜炎也有可能。

3. 急性感染性脑膜炎患者病情可以在几小时甚至数分钟内恶化,因此尽早诊断和治疗是必要的。可以行头部 CT 扫描和腰穿(见临床要点 5.10)来缩小诊断范围和帮助确定最合适的治疗 (见表 5.7 和表 5.8)。然而,如果腰穿由于某些原因不能立即实施,也应该立即给予抗微生物治疗。

早期临床病程

给予患者静脉输注头孢曲松和氨苄西林,CT 扫

脑脊液化验结果

管号	红细胞(/mm³)	白细胞(/mm³)	多核细胞比例[a]	淋巴细胞比例
1	230	3280	100	0
4	220	2030	99	1

[a] 蛋白质:714mg/dL;糖 20mg/dL。

描正常,腰穿(见上表)在使用抗生素后 20 分钟成功进行。血液毒素检查阴性,其他常规血液化验无明显异常。胸部 X 线正常。

1. 腰穿时脑脊液是从哪个空隙释放出来的?该空隙由哪两层脑膜围绕(见图 5.22B)? 在正确的节段进入腰池有什么标志(见图 5.22A)?

2. 该患者的脑脊液化验结果提示什么 (与表 5.7 比较)?

讨论

1. 腰穿中,脑脊液是从腰池的蛛网膜下隙流出，该空隙由软膜和蛛网膜包绕 (见图 5.1 和图 5.22B)。髂嵴通常用来作为从 L4–L5 节段进入腰池的标志，因为该部位远离脊髓圆锥 (见临床要点 5.10,图 5.22)。

2. 脑脊液化验提示蛋白含量非常高, 糖低,白

细胞计数非常高,主要由多核细胞构成,符合急性细菌性脑膜炎的诊断(见表5.7)。

脑脊液培养无阳性结果,然而使用抗生素前的血液标本培养示**脑膜炎球菌**生长。入院后 1 天,患者发热缓解,神志清醒。静脉内使用抗生素治疗,效果非常好,于 7 天后出院,没有后遗症。

其他病例

相关主题的其他病例可以在其他章节中学习:

脑疝(病例 10.10);**脑出血**(病例 10.1、病例 10.13、病例 14.9、病例 19.3、病例 19.4);**动脉瘤**(病例 10.1 和病例 13.1);**动静脉畸形**(病例 11.5);**脑积水**(病例 15.3);**脑肿瘤**(病例 7.4、病例 11.3、病例 11.4、病例 12.2、病例 12.3、病例 12.5 至 12.7、病例 13.9、病例 15.2、病例 17.1、病例 18.2、病例 18.4、病例 18.5 和病例 19.7);**神经系统感染性疾病**(病例 8.4、病例 16.1 和病例 19.10)。

简明解剖学学习指南

1. 本章中,我们讨论了脑膜的解剖 (见图 5.1),包括**软脑膜**、**蛛网膜**和**硬脑膜**,以及主要的硬膜返折(见图 5.5 和图 5.6)。

2. 颅腔由**前**、**中和后颅窝**组成,各部分包含特异的脑结构(见图 5.2 至图 5.4)。

3. **血脑屏障**由脑毛细血管内皮细胞组成,细胞之间紧密相连(见图 5.13B 和图 5.14)。

4. 要理解脑室系统的三维结构以及与邻近结构空间关系,可参考图 5.10 和图 5.11,以及神经磁共振影像图 4.13 至图 4.15。几个 **C 形结构**和侧脑室的弧形结构相同,包括尾状核、胼胝体和穹隆(见图 4.15)。我们将讨论这些结构的空间关系,既回顾脑室系统的解剖,又为下节"脑内潜水探险"做准备。

5. **尾状核**和**丘脑**组成了**侧脑室**的内侧壁(图 4.13 和图 4.14)。尾状核沿着 C 形侧脑室各部分脑室壁形成一个 C 形结构 (见图 4.14 和图 16.4)。

6. **透明隔**是在中线分隔两侧侧脑室的一层薄膜,悬挂在**胼胝体**上,后者为另一个 C 形结构,它构成了大部分侧脑室的顶壁 (见图 4.14 和图 4.15)。

7. **穹隆** (见图 18.13) 悬挂在透明隔的下部,又形成一个 C 形结构,平行于侧脑室的弧线。

穹隆由一对有髓鞘的拱桥式的轴突束组成,将颞叶结构和下丘脑以及基底前脑连接起来 (见图 18.9)。

8. **海马**是一个涉及记忆和其他边缘系统脑功能的结构(第 18 章),形成侧脑室颞角的下壁和内侧壁(见图 4.14)。

9. **室间孔**上壁和内侧壁是穹隆,外侧壁是丘脑,下壁为前联合(一个连接两侧颞叶的白质纤维束结构) (见图 16.2、图 16.4 和图 18.9A)。

10. **第三脑室**侧壁是丘脑和下丘脑,上壁是穹隆,下壁是下丘脑,前壁是前连合、穹隆、终板和下丘脑,后壁是后连合、松果体和下丘脑(图 2.11B、图 4.14B 和图 5.11)。

11. **中脑导水管**为一条狭窄的脑脊液通路,整个位于中脑灰质中(见图 5.10)。

12. **第四脑室**是一个锥形结构,基底为背侧脑桥和延髓,顶延伸到小脑 (见图 5.10 和图 5.11)。

13. 注意主要**脑池**在蛛网膜下隙的位置(见图5.12)。

14. 最后,记住脑膜的"PAD"组成,从里到外依次是**软脑膜**、**蛛网膜**和**硬脑膜**(见图5.1)。

15. 脑脊液由**脉络丛**产生,由**蛛网膜颗粒**重吸收(见图 5.1 和图 5.10)。

脑内潜水探险

假如你的同学在神经解剖期末考试前失去记忆，而幸运的是，一个好朋友有一种可以直接植入海马帮助恢复记忆的微型射线的特殊电子仪器。假如你能够变成微型人，通过腰穿进入你朋友的腰池（见图 5.22）。为了帮助你的朋友，你勇敢地穿上潜水衣，带上你朋友的磁共振影像作为地图（见图 4.13 至图 4.15）。你的任务：寻找海马体。

在脑脊液中游泳，你环顾四周，看到很多小束状、蜘蛛网样的丝条从（1._____）内延伸出来。你在（2._____）（见图 5.1），外侧为（3_____），内侧为（4._____）。向上游，在腰池中，你发现长长的、绳子样的线条从你四周垂下来，他们让你想到了马尾巴，这是（5._____），由脊髓（6._____）组成。然后你看到一根厚厚的、隐隐发光的、略带桃色的白色组织：（7._____）。它的感觉根进入（8._____），运动根进入（9._____）。

在椎管内从蛛网膜下隙继续往上游，最终通过一个大的环形的孔进入颅腔。这个孔是（10._____），它把你带到了脑池（11._____）。它上面是略带桃红的灰质组织，上面有很多结节，好像在掌控协调性和其他操作，它是（12._____）。你看了看（13._____），然后决定沿着延髓和小脑中间的（14._____）继续游。突然，你遇到一股清亮的脑脊液急流流过你的脸，它们要去蛛网膜下隙，使得你使劲地蹬了下脚才进去。你来到了一个很大的空腔，称作（15._____）。你让自己下沉到第四脑室底，蹬脚继续前进。在你脚下，第四脑室底下部为（16._____），随着你往前（头端）走，其底由（17._____）组成。

往上看，头灯照到一个很大的结构形成的房顶，它是（18._____）。你决定继续往前游，来到一条狭窄通道，叫作（19._____）。通过这条通道，你不得不蜷起你的双肩，它是（20._____）的一部分。你仍然逆着脑脊液流前进。最后，你钻出通道上出口，发现你沉在另一个空腔的底部，它是（21._____）。当你沉在下面时，你左顾右盼，看到侧壁先由（22._____）组成，然后是（23._____）。你决定沉入底部，它有（23._____）构成。往顶上看，发现从后往前有两条平行的隐隐发光的白色拱形结构组织，形成了

第三脑室的上壁，它是（24._____）。你蹬了蹬脚，继续往第三脑室前游，在那里看见了两个孔，叫作（25._____）。你选择了右侧孔，爬上门槛，发现自己站在（26._____）上，左手（内侧）靠在（27._____）上，右手（外侧）靠在（28._____）上。你继续往前往上游，发现自己来到了一个非常大的空腔（29._____）。当你继续往前游时，你进入了侧脑室的（30._____）。往上看到一个发白的硬组织形成的顶部，它是（31._____）。很快，你来到了死角，它由（31._____）组成，弧形向下围绕着侧脑室前部的大部分。

180°大转弯，往后游，去侧脑室的其他部分。你很快又从（32._____）旁通过，不得不蹬了几下脚，以免被吸入（33._____）。现在你来到了右侧脑室的（34._____）。你右边是半透明的膜，形成了侧脑室的内侧壁，它叫作（35._____）。它从（36._____）（其形成侧脑室顶）往下延伸，到内侧壁的（37._____）。当你用头灯照射这层膜时，你可以看到在脑的另一边有一个近似相同的结构，左（38._____）。往左侧看，你发现一个大的灰质结构突入侧脑室并形成其外侧壁，对照地图（见图 4.13 至图 4.15），你知道这是（39._____）。继续往后游，又一个叫作（40._____）的灰质结构从外侧壁往里突。突然，你发现你的脚被缠绕不清搏动的血管缠住了，它好像还在分泌液体，这就是（41._____）。在脑室中一路上你都在注意它以免被它缠住。你小心地解开缠结，很快进入脑室的另一部分，称作（42._____）。

在这里你可以选择往三个地方游，你可以转身往前游进侧脑室的（43._____），也可以往下游进（44._____），但是你选择了继续往脑的后部游，进入了（45._____）。然而，你很快进入另一个死角，发现自己在（46._____）中。因此，你转身后继续往前游。但是随后，啊！你突然滑向了一条深沟，来到了（47._____）。慢慢站起，掸掉身上的东西，左手靠在内侧壁上，看看四周，确定在（48._____）。然后，你看看脚下和左手边，发现了什么，你终于刚好站在（49._____）上。恭喜你，你成功地找到了目标，帮助你朋友恢复了很多有价值的记忆。

（隋鸿锦　冯华　于胜波　李飞 译）

参考文献

General

Greenberg MS, Arredondo N, Duckworth M, Nichols T. 2005. *Handbook of Neurosurgery*. 6th Ed. Thieme, New York.

Laterra J, Goldstein GW. 2000. Ventricular organization of cerebrospinal fluid: blood-brain barrier, brain edema, and hydrocephalus. In Kandel ER, Schwartz JH, Jessell TM (eds.). *Principles of Neural Science*. 4th Ed., Appendix Part B. McGraw-Hill, New York.

Moore AJ, Newell DW (eds.). 2005. Neurosurgery Principles and Practice. Springer, London.

Rengachary S, Ellenbogen R (eds.). 2004. *Principles of Neurosurgery*. Mosby, 2nd Ed.

Headache

Detsky ME, McDonald DR, Baerlocher MO, Tomlinson GA, McCrory DC, Booth CM. 2006. Does this patient with headache have a migraine or need neuroimaging? *JAMA* 296 (10): 1274–1283.

Goadsby PJ, Silberstein SD, Lipton RB (eds.). 2002. *Headache in Clinical Practice*. Informa HealthCare.

Quality Standards Subcommittee of the American Academy of Neurology. 2000. Practice parameter: Evidence-based guidelines for migraine headache (an evidence-based review). *Neurology* 55: 754–762.

Rose G, Edmeads J, Dodick D. 2007. *Critical Decisions in Headache Management*. 2nd Ed. Hamilton: B. C. Decker, Malden, MA.

Silberstein SD. 2008. Treatment recommendations for migraine. *Nat Clin Pract Neurol* 4 (9): 482–489.

Elevated Intracranial Pressure

Bershad EM, Humphreis WE, Suarez JI. 2008. Intracranial Hypertension. *Semin Neurol* 28 (5): 690–702.

Kuroiwa T, Baethmann A, Czernicki Z, et al. 2004. *Brain Edema XII: Proceedings of the 12th International Symposium*. Springer, London.

Raslan A, Bhardwaj A. 2007. Medical management of cerebral edema. *Neurosurg Focus* 15; 22 (5): E12.

Rincon F, Mayer SA. 2008. Clinical review: Critical care management of spontaneous intracerebral hemorrhage. *Crit Care* 12 (6): 237.

Schrader H, Lofgren J, Zwetnow N. 1985. Regional cerebral blood flow and CSF pressures during the Cushing response induced by an infratentorial expanding mass. *Acta Neurol Scand* 72 (3): 273–282.

Brain Herniation Syndromes

Fisher, CM. 1984. Acute brain herniation: A revised concept. *Sem Neurol* 4: 417–421.

Kernohan JW, Woltman HW. 1929. Incisura of the crus due to contralateral brain tumor. *Arch Neurol Psychiatry* 21: 274.

Plum F, Posner JB. 2007. Structural lesions causing stupor and coma. In *Plum and Posner's Diagnosis of Stupor and Coma*, Chapter 3. Oxford University Press, Oxford.

Rhoton AL, Ono M. 1996. Microsurgical anatomy of the region of the tentorial incisura. In *Neurosurgery*, RH Wilkins and SS Rengachary (eds.), 2nd Ed., Vol. 1, Chapter 91. McGraw-Hill, New York.

Ropper AH. 1989. A preliminary MRI study of the geometry of brain displacement and level of consciousness with acute intracranial masses. *Neurology* 39 (5): 622–627.

Ross DA, Olsen, WL, Ross AM, Andrews BT, Pitts LH. 1989. Brain shift, level of consciousness, and restoration of consciousness in patients with acute intracranial hematoma. *J Neurosurg* 71 (4): 498–502.

Head Trauma

Cameron MM. 1978. Chronic subdural haematoma: A review of 114 cases. *J Neurol Neurosurg Psychiatry* 41 (9): 834–839.

Gallagher JP, Browder EJ. 1968. Extradural hematoma: Experience with 167 patients. *J Neurosurg* 29 (1): 1–12.

Haydel MJ. 2005 Clinical decision instruments for CT scanning in minor head injury. *JAMA* 294 (12): 1551–1553.

McKissock W, Taylor JC, Bloom WH, et al. 1960. Extradural hematoma: Observation on 125 cases. *Lancet* 2: 167–172.

Ropper AH, Gorson KC. 2007. Concussion. *N Engl J Med* 356 (2): 166–172.

Servadei F, Compagnone C, Sahuquillo J. 2007. The role of surgery in traumatic brain injury. *Curr Opin Crit Care* 13 (2):163–168.

Unterberg AW, Stover J, Kress B, Kiening KL. 2004. Edema and brain trauma. *Neuroscience* 129 (4): 1021–1029.

Intracranial Hemorrhage

Broderick JP, Brott TG, Duldner JE, Tonsick T, Huster G. 1993. Volume of intracerebral hemorrhage: A powerful and easy-to-use predictor of 30-day mortality. *Stroke* 24 (7): 987–993.

Edlow JA, Caplan LR. 2000. Avoiding pitfalls in the diagnosis of subarachoid hemorrhage. *N Engl J Med* 342 (1): 29–36.

Levine JM. Critical care management of subarachnoid hemorrhage. 2008. *Curr Neurol Neurosci Rep* 8 (6): 518–525.

Molyneux A, Kerr R, Stratton I, Sandercock P, Clarke M, Shrimpton J, Holman R; International Subarachnoid Aneurysm Trial (ISAT) Collaborative Group. 2002. International Subarachnoid Aneurysm Trial (ISAT) of neurosurgical clipping versus endovascular coiling in 2143 patients with ruptured intracranial aneurysms: a randomised trial. *Lancet* 360 (9342): 1267–1274.

Qureshi AI, Tuhrim S, Broderick JP, Batjer HH, Hondo H, Hanley DF. 2001. Spontaneous intracerebral hemorrhage. *N Engl J Med* 344: 1450.

Rost NS, Smith EE, Chang Y, et al. 2008. Prediction of functional outcome in patients with primary intracerebral hemorrhage: the FUNC score. *Stroke 39* (8): 2304–2309.

Segal R, Furmanov A, Umansky F. 2006. Spontaneous intracerebral hemorrhage: to operate or not to operate, that's the question. *Isr Med Assoc J* 8 (11): 815–818.

Suarez JI, Tarr RW, Selman WR. Aneurysmal Subarachnoid Hemorrhage. 2006. *N Engl J Med* 354: 387.

Teunissen LL, Rinkel GJE, Algra A, van Gijn J. 1996. Risk factors for subarachnoid hemorrhage: A systematic review. *Stroke* 27 (3): 544–549.

The Arteriovenous Malformation Study Group. 1999. Arteriovenous malformations of the brain in adults. *N Engl J Med* 340 (23): 1812–1818.

The International Study of Unruptured Intracranial Aneurysms Investigators. 1998. Unruptured intracranial aneurysms—risk of rupture and risks of surgical intervention. *N Engl J Med* 339 (24): 1725–1733.

Hydrocephalus

Adams RD, Fisher CM, Hakim S, Ojemann RG, Sweet WH. 1965. Symptomatic occult hydrocephalus with "normal" cerebrospinal fluid pressure—A treatable syndrome. *N Engl J Med* 273 (3): 117–126.

Hamilton MG. 2009. Treatment of hydrocephalus in adults. *Semin Pediatr Neurol* 16 (1): 34-41.

Milhorat TH. 1996. Hydrocephalus: Pathophysiology and clinical features. In *Neurosurgery*, RH Wilkins and SS Rengachary(eds.), 2nd Ed., Vol. 3. McGraw-Hill, New York.

Rosenberg GA. 2007. Brain edema and disorders of cerebrospinal fluid circulation. In *Neurology in Clinical Practice*, WG Bradley, RB Daroff, J Jankovic, and G Fenichel (eds.), 5th Ed., Vol. 2, Chapter 63. Butterworth-Heinemann, Boston.

Tsakanikas D, Relkin N. 2007. Normal pressure hydrocephalus. *Semin Neurol* 27 (1): 58–65.

Brain Tumors

Baehring JM, Piepmeier JM (eds.). 2007. *Brain Tumors: Practical Guide to Diagnosis and Treatment*. Taylor & Francis, Inc., Oxford.

DeAngenlis LM. 2001. Brain tumors. *N Engl J Med* 344 (2): 114–124.

DeMonte F, Gilbert MR, Mahajan A, McCutcheon IE. 2007. *Tumors of the Brain and Spine.* Springer.

Stupp R et al. 2009. Effects of radiotherapy with concomitant and adjuvant temozolomide versus radiotherapy alone on survival in glioblastoma in a randomised phase III study: 5-year analysis of the EORTC-NCIC trial. *Lancet Oncol* 10 (5): 459–466.

Wen PY, Kesari S. 2008. Malignant gliomas in adults. *N Engl J Med* 359 (5): 492–507.

Infectious Disorders of the Nervous System

Greenberg BM. 2008. Central nervous system infections in the intensive care unit. *Semin Neurol* 28 (5): 682–689.

Minagar A, Commins D, Alexander JS, Hoque R, Chiappelli F, Singer EJ, Nikbin B, Shapshak P. 2008. NeuroAIDS: characteristics and diagnosis of the neurological complications of AIDS. *Mol Diagn Ther* 12 (1): 25–43.

Peltola H, Roine I. 2009. Improving the outcomes in children with bacterial meningitis. *Curr Opin Infect Dis* 22 (3): 250–255.

Ropper AH, Samuels MA. 2009. Infections of the nervous system (bacterial, fungal, spirochetal, parasitic) and sarcoidosis. In *Adams & Victor's Principles of Neurology*, 9th Ed., Chapter 32. McGraw-Hill, New York.

Ropper AH, Samuels MA. 2009. Viral infections of the nervous system, chronic meningitis, and prion diseases. In *Adams & Victor's Principles of Neurology*, 9th Ed., Chapter 33. McGraw-Hill, New York.

Rosenstein NE, Perkins BA, Stevens DS, Popovic T, Hughes JM. 2001. Meningococcal disease. *N Engl J Med* 344 (18): 1378–1388.

van de Beek D, de Gans J, Tunkel AR, Wijdicks EFM. 2006. Community-acquired bacterial meningitis in adults. *N Engl J Med* 354: 44–53.

Ziai WC, Lewin JJ, 3rd. 2008. Update in the diagnosis and management of central nervous system infections. *Neurol Clin* 26 (2): 427–468, viii.

Lumbar Puncture

Ellenby MS, Tegtmeyer K, Lai S, Braner DAV. 2006. Lumbar puncture. *N Engl J Med* 355 (13): e12.

Joffe AR. 2007. Lumbar puncture and brain herniation in acute bacterial meningitis: a review. *J Intensive Care Med* 22 (4): 194–207.

Quality Standards Subcommittee of the American Academy of Neurology. 1993. Practice parameter: lumbar puncture (summary statement). *Neurology* 43 (3 Pt 1): 625–627.

脑内潜水探险的答案：

1. 蛛网膜；2. 蛛网膜下隙；3. 蛛网膜；4. 软膜；5. 马尾；6. 神经根；7. 脊髓；8. 背侧面；9. 腹侧面；10. 枕骨大孔；11. 枕大池；12. 小脑；13. Luscha 孔（外侧孔）；14. Magendie 孔（正中孔）；15. 第四脑室；16. 延髓；17. 脑桥；18. 小脑；19. 中脑导水管；20. 中脑；21. 第三脑室；22. 丘脑；23. 下丘脑；24. 穹隆；25. 室间孔；26. 前连合；27. 穹隆；28. 丘脑；29. 侧脑室；30. 额角；31. 胼胝体；32. 室间孔；33. 第三脑室；34. 体部；35. 透明隔；36. 胼胝体；37. 穹隆；38. 侧脑室；39. 尾状核；40. 丘脑；41. 脉络丛；42. 侧脑室三角区；43. 体部；44. 颞角；45. 枕角；46. 枕叶；47. 颞角；48. 颞叶；49. 海马。

本章目录

第 6 章

皮质脊髓束与其他运动传导通路

　　运动对人体正常功能至关重要，运动系统受损可致严重残疾。在本章中，我们将会学到以下案例：患者，女性，74 岁，早晨醒来后突然发现言语不清，身体右侧（包括右侧面部、上肢和下肢）完全瘫痪。体检发现：右侧腱反射亢进，巴氏征阳性，感觉正常。没人帮助时不能行走及站立。

　　为了诊断和治疗此类患者，我们必须学会脑和脊髓中控制躯体运动的传导通路。

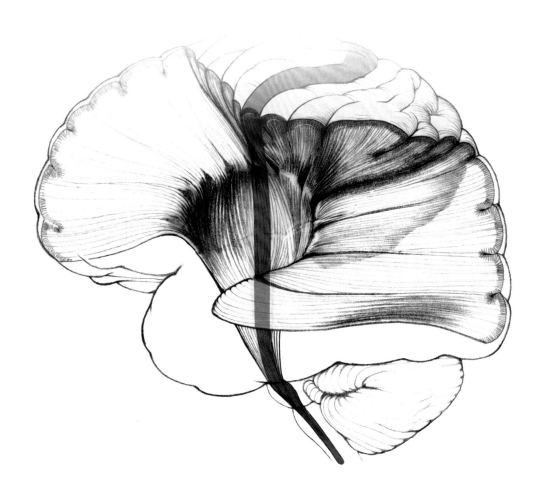

解剖和临床回顾

在本章和下一章,我们将主要学习神经系统中最重要的三条运动和感觉"长传导束"。熟悉这三条传导束既是掌握众多临床病例神经解剖学定位的基础,也是准确定位诊断的需要。这三条基本通路及其功能如表 6.1 所示。

表6.1 神经系统的主要长传导束	
通路	**功能**
皮质脊髓侧束	运动
后索	感觉(振动觉、关节位置觉、精细触觉)
前外侧通路	感觉(痛觉、温度觉、粗触觉)

这些传导通路都在其各自行经的特定部位跨越或交叉至对侧。熟知这些交叉部位,对定位损伤很有帮助。另一个有助于损伤定位的知识是熟知身体不同部位在这些传导通路中的局部定位。在这两章(第 6 和第 7 章)中,我们将在神经系统特别是脊髓的各级平面上,追踪主要运动和感觉传导束的走行,并综述其所有组织结构和功能。此外,我们还将简要讨论一些与脊髓相关的其他系统,例如自主神经系统、括约肌控制机制,以及皮质脊髓束以外的运动传导通路。

6.1 运动皮质、感觉皮质和躯体定位组织结构

初级运动皮质和初级躯体感觉皮质如图 6.1 所示。回忆第 2 章介绍过的知识,这两个区域分布于**中央沟**(即 **Rolandic 沟**)的两侧,此沟还将额叶和顶叶隔开。**初级运动皮质**(Brodmann 4 区)位于**中央前回**,而初级躯体感觉皮质(Brodmann 3、1 和 2 区)位于**中央后回**(见图 6.1)。这些区域的损伤将分别导致其对侧躯体的运动或感觉障碍。

运动联络皮质的一些重要区域(如辅助运动区和前运动皮质),恰好位于初级运动皮质的前方(见

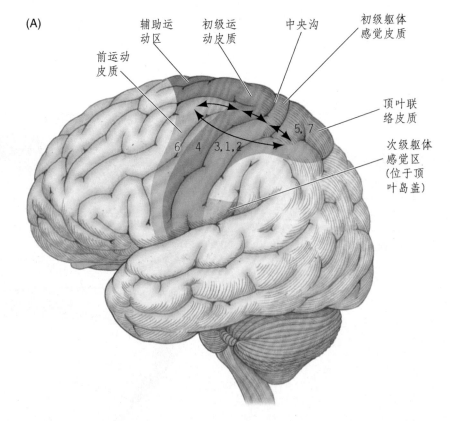

图 6.1 运动和躯体感觉皮质区 (A)外侧面观示感觉和运动的初级和联络皮质,以及这些区域间的相互联系。数字示出相应的 Brodmann 分区(见图 2.15)。(待续)

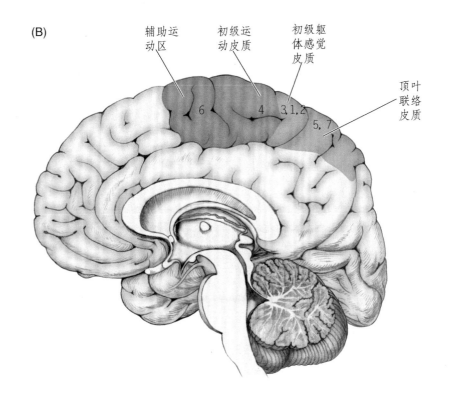

（B）

辅助运
动区

初级运
动皮质

初级躯
体感觉
皮质

顶叶
联络
皮质

6   4 3 1,2

5, 7

图 6.1（续） （B）内侧面观。

图 6.1）。这些区域参与高级运动计划并向初级运动皮质投射。同样，顶叶的躯体感觉联络皮质接受来自初级躯体感觉皮质的信号传入，并在高级感觉信息的加工中起重要作用。与初级皮质的损伤不同，感觉或运动联络皮质的损伤并不会造成基本的感觉或运动功能严重受损，但会影响到高级感觉信息的加工和运动计划，这些内容将在第 19 章做进一步讨论。值得注意的是，如图 6.1A 所示，初级皮质与联络皮质之间、感觉区皮质与运动皮质之间均存在神经纤维的相互联系。

皮质功能定位和损伤的研究表明，初级运动和躯体感觉皮质均按**躯体定位分布**（图 6.2）。换言之，皮质相邻区域对应着体表相邻区域。皮质定位图被经典地描述为**运动侏儒**和**感觉侏儒**（homunculus 源自拉丁语 "小人"）。自从采用这两个小人之后，对人类和其他动物的进一步研究表明，躯体定位图并不像最初描述的那样清晰和一致，特别是涉及高空间分辨率信息处理时。相对于感觉定位图，运动定位图中局部代表区更多。尽管如此，侏儒图仍有助于理解皮质代表区的大致轮廓，并被广泛应用于临床定位诊断。

正如我们将在接下来的小节中所见到的，躯体定位组织结构并不限于大脑皮质。相反，运动和感

觉传导通路的全程均保持粗略的躯体定位，并可在神经系统的不同水平间得以延续。

为方便记忆，躯体定位图的规律可归纳如下：除初级感觉运动皮质和脊髓后索外，上肢代表区均位于下肢代表区的内侧（见图 6.2、图 6.10 和图 7.3）。

6.2 脊髓的基本解剖结构

脊髓内部中央为呈蝴蝶形的**灰质**，周围为上行或下行纤维束构成的白质（图 6.3A）。**背根神经节**内的**感觉神经元**的轴突分为两支。一支传递来自外周的感觉信息，另一支则经由**背根**将感觉信息传入脊髓的背侧。中央的灰质包括：**背（后）角**，主要参与感觉信息加工；**中间带**，包含中间神经元和一些特殊神经核（表 6.2）；**腹（前）角**，包含运动神经元。运动神经元发出轴突经**腹根的根丝**离开脊髓。脊髓灰质还可分为多个名称不同的神经核，或者用 Rexed 命名法按功能的不同进行分层（图 6.3B，也可见表 6.2），有关内容将在本章和第 7 章进行讨论。脊髓白质则由**背（后）索**、**外侧索**和**腹（前）索**构成（见图 6.3A）。

脊髓的外形和结构在不同节段并不完全相同（图 6.4）。颈髓中的白质最丰富（见图 6.4C），此处大

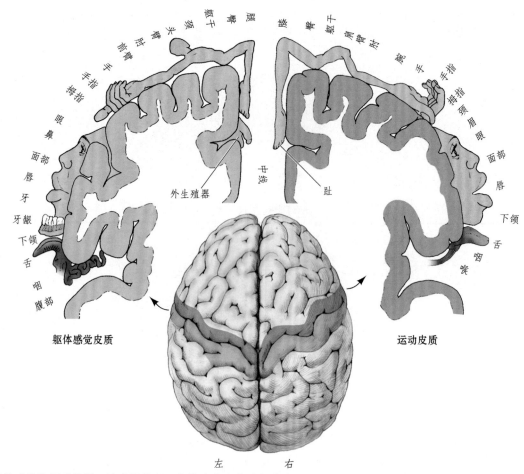

图 6.2 **躯体感觉和运动侏儒** 注意机体每一部位在大脑皮质投射范围的大小与该部位的感觉或运动功能的重要性有关,从而导致图像扭曲(也可见图 10.1)。

复 习

面部和手臂无力的患者,是大脑外侧的皮质还是邻近大脑纵裂的皮质受损的可能性大?腿部无力的患者,是大脑外侧的皮质还是邻近大脑纵裂的皮质受损的可能性大?

表 6.2 脊髓的神经核团和分层

区域	神经核	Rexed 分层
背角	边缘层	I
背角	胶状质	II
背角	固有核	III, IV
背角	后角颈	V
背角	后角基底部	VI
中间带	Clarke 核,中间外侧核	VII
腹角	连合核	VIII
腹角	运动核	IX
中央管周围的灰质	中央灰质	X

部分上行纤维束已经进入脊髓,而大部分下行纤维束还未到达其靶点。骶髓的主要成分是灰质(见图 6.4F)。另外,脊髓有两个膨大(见图 6.4A)。**颈膨大和腰骶膨大**分别发出支配上肢和下肢的神经丛。颈髓和腰骶髓节段(见图 6.4C、E 和 F)的灰质成分多于胸髓节段(见图 6.4D),且在前角尤其明显,因为此处含有支配上肢和下肢的下运动神经元。胸髓中还存在内含中间外侧细胞柱的**侧角**(见图 6.4D)。

6.3 脊髓的血供

脊髓的血供主要来自椎动脉和脊髓根动脉的分支(见图 6.5)。**脊髓前动脉**由椎动脉发出,沿脊髓腹侧面下行(见图 2.26C)。

两条脊髓后动脉由椎动脉或小脑下后动脉发出,供应脊髓背侧面。脊髓前、后动脉在脊髓不同节段的粗细有所不同,并在脊髓周围吻合成**脊髓动脉丛**(见图 6.5)。31 对节段性动脉发出分支进入相应节段的椎管内;大部分节段性动脉由主动脉发出,营养脊髓被膜,其中仅 6~10 条在脊髓不同节段以**根动**

脉的形式到达脊髓(见图6.5A)。一条来自左侧的根动脉,直径很粗,可位于T5到L3节段(常位于T9至T12节段),称为**Adamkiewicz大根动脉**,它是腰和骶髓的主要供血动脉。

胸髓中部在**T4**到**T8**之间,位居腰动脉和椎动脉血供区的交界处,为乏血供区,是脊髓的易损区。一旦胸部手术或其他疾病引发主动脉血压下降,最易引起该区梗死。脊髓前动脉主要供应脊髓前2/3,包括脊髓前角和白质前、外侧索(见图6.5B)。脊髓后动脉则供应白质后索和部分脊髓后角。脊髓静脉回流最初进入硬膜外隙内的静脉丛,再进入体循环。硬膜外隙内的静脉称为**Batson 静脉丛**(见图

8.2),没有瓣膜,故腹内压增高时会导致转移的癌细胞(如前列腺癌)或盆腔感染随血液逆流进入硬膜外隙。

6.4　运动传导系统组构概要

鉴于音乐家、体操运动员或外科医生能完成各种非常精细的动作,提示运动传导系统无疑是一个多重、分级反馈的精密网络。运动传导通路的总结如图 6.6 所示,其中仅描述了最重要的环路,省略了感觉传入。回顾之前提及的**小脑**和**基底核**,它们参与构成重要的反馈回路,均经**丘脑**投射返回到大脑皮质,而其自身并不向下运动神经元发出投射(见

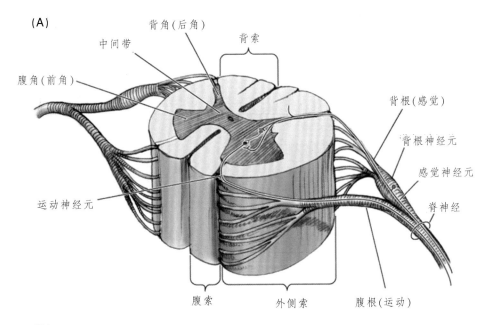

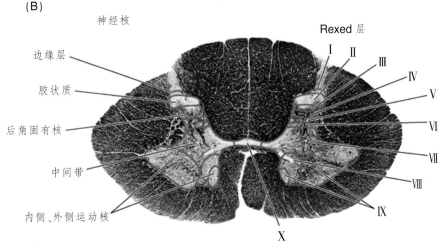

图 6.3　脊髓的基本解剖结构　(A)灰质、白质、背根和腹根。(B)脊髓神经核团(左)和 Rexed 分层(右)(也可见表6.2)。(B from DeArmond SJ, Fusco MM, Maynard MD. 1989. *Structure of the Human Brain: A Photographic Atlas.* 3rd Ed. Oxford, New York.)

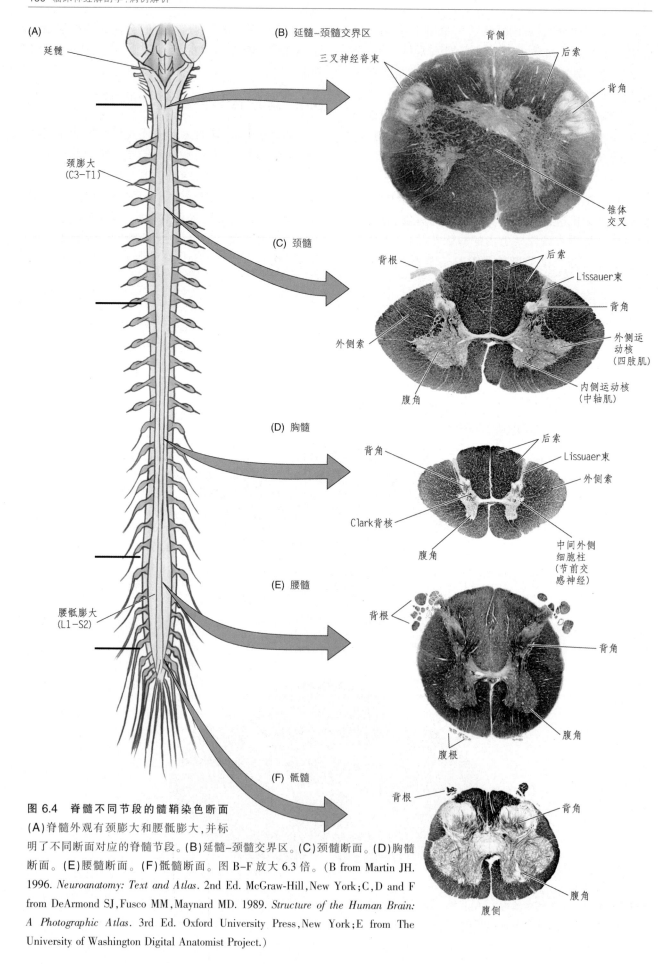

图 6.4 脊髓不同节段的髓鞘染色断面

(A)脊髓外观有颈膨大和腰骶膨大,并标明了不同断面对应的脊髓节段。(B)延髓-颈髓交界区。(C)颈髓断面。(D)胸髓断面。(E)腰髓断面。(F)骶髓断面。图 B-F 放大 6.3 倍。(B from Martin JH. 1996. *Neuroanatomy: Text and Atlas*. 2nd Ed. McGraw-Hill,New York;C,D and F from DeArmond SJ,Fusco MM,Maynard MD. 1989. *Structure of the Human Brain: A Photographic Atlas*. 3rd Ed. Oxford University Press,New York;E from The University of Washington Digital Anatomist Project.)

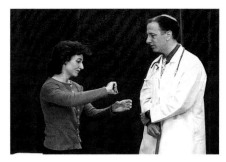

照片 6.1　运用测试

复习

遮住图 6.3A 和图 6.4 中标注的文字，说出尽可能多的结构名称。

图 2.17）。第 15、第 16 章将进一步讨论小脑和基底核对运动的调控作用。大脑皮质内部，也存在众多调控运动的重要回路。联络皮质如补充运动区、前运动皮质和顶叶联络皮质等区域的回路，在运动的计划和制订中起到至关重要的作用（见图 6.1）。在第 19 章，我们将了解到这些联络皮质区域病变会引起**失用症**，其特点是肌力正常，但高级的运动计划和执行功能障碍（照片 6.1）。**感觉传导通路**在图 6.6中没有显示，但它无疑在运动调控中也起着重要作用，并参与形成从脊髓（见图 2.21）到大脑皮质（见图 6.1）各级水平的运动环路和反馈回路。

上运动神经元将运动指令传递到位于脊髓和脑干中的**下运动神经元**，由此转而投射到周围的肌肉。上运动神经元下行通路发自大脑皮质和脑干（见图 6.6）。按其在脊髓位置的不同可分为**外侧运动通路**和**内侧运动通路**。外侧运动通路经脊髓外侧索下行，并主要与脊髓前角外侧群运动神经元以及中间神经元形成突触（图 6.7）。内侧运动通路经脊髓前内侧的白质中下行，与脊髓前角内侧群的运动神经元以及中间神经元形成突触。

外侧运动通路有两条，分别是**皮质脊髓侧束**和**红核脊髓束**（表 6.3），它们均控制四肢运动（见图

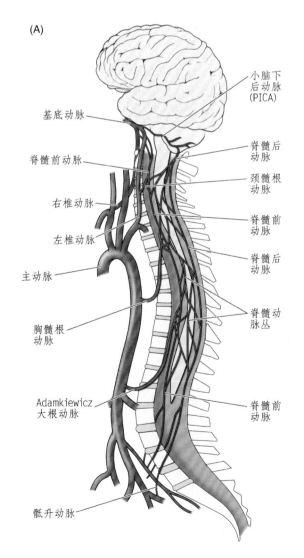

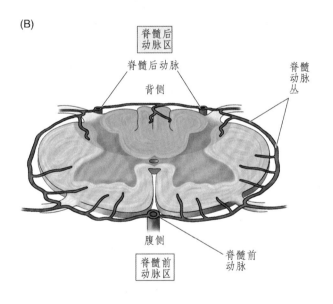

图 6.5　脊髓的动脉供应　（A）椎动脉和根动脉发出脊髓前、后动脉并形成脊髓动脉丛。(B)脊髓横断面显示脊髓前、后动脉供应区。

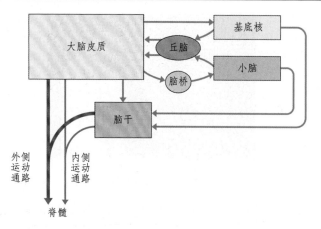

图 6.6 运动传导系统组构概要 大脑皮质、脑干、小脑、基底核和丘脑之间存在多重反馈回路。运动传导通路(内侧运动通路和外侧运动通路)发自大脑皮质和脑干。也可见图 2.17。

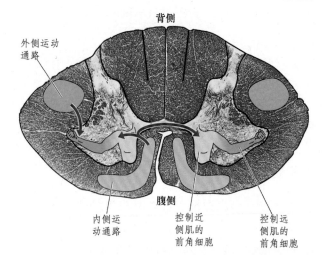

图 6.7 内、外侧运动通路投射到脊髓前角细胞的躯体定位组构 外侧运动通路(皮质脊髓束和红核脊髓束)投射到前角细胞外侧群,而内侧运动通路(皮质脊髓前束、前庭脊髓束、网状脊髓束和顶盖脊髓束)投射到前角细胞内侧群。前角细胞外侧群控制四肢远侧肌的随意运动,而前角细胞内侧群控制躯干近侧肌。(Spinal cord section from DeArmond SJ, Fusco MM, Maynard MD. 1989. *Structure of the Human Brain: A Photographic Atlas*. 3rd Ed. Oxford University Press, New York.)

6.7),特别是皮质脊髓侧束对各指(趾)或关节完成快速灵活作必不可少。这两条通路在各自起始位置发出后均交叉至对侧,在对侧脊髓外侧索内下行并控制对侧肢体运动(见表 6.3 和图 6.11A、B)。

内侧运动通路有 4 条,分别为**皮质脊髓前束**(见图6.11C)、**前庭脊髓束**(见图6.11D)、**网状脊髓束**和**顶盖脊髓束**(见图6.11E 和表 6.3)。它们均调控近侧中轴肌和肢带肌的运动,包括姿势紧张、躯体平衡、头颈定向运动和习惯性步态相关运动(见图6.7)。内侧运动通路可沿同侧或两侧下行。有些纤维

束仅延伸至颈髓上段(见表 6.3 和图 6.11C-E)。

内侧运动通路往往终止于中间神经元并投射至脊髓的两侧,调控涉及两侧脊髓多个节段的运

纤维束	起始位置	交叉位置(相关部位)	终止位置	功能
外侧运动通路				
皮质脊髓侧束	初级运动皮质和部分额、顶叶皮质	锥体交叉,位于延髓和脊髓连接处	脊髓全长(主要在颈膨大和腰骶膨大)	控制对侧肢体运动
红核脊髓束	红核、大细胞部	被盖腹侧交叉,位于中脑	颈髓	控制对侧肢体运动(在人类功能尚不明确)
内侧运动通路				
皮质脊髓前束	初级运动皮质和辅助运动区	—	颈髓和胸髓上段	控制双侧的中轴肌和肢带肌
前庭脊髓束(VST)[a]	前庭脊髓内侧束:前庭内侧核和前庭下核	—	前庭脊髓内侧束:颈髓和胸髓上段	前庭脊髓内侧束:调节头颈位置
	前庭脊髓外侧束:前庭外侧核		前庭脊髓外侧束:脊髓全长	前庭脊髓外侧束:调节平衡
网状脊髓束	脑桥和延髓的网状结构	—	脊髓全长	调控习惯性姿势和步态的相关运动
顶盖脊髓束	上丘	被盖背侧交叉,位于中脑	颈髓	协调头部和眼球的运动(在人类功能尚不明确)

表 6.3 外侧和内侧下行运动传导通路

[a] 尽管名称不同,前庭脊髓内侧束和外侧束都属于内侧运动通路。

动。因此,内侧运动通路的单侧受损并不会造成明显的运动障碍。与此相反,皮质脊髓侧束的病变则会产生严重后果 (见下一节)。人类红核脊髓束较小,其临床意义目前尚不明确,但在皮质脊髓束受损时可能会起到代替皮质脊髓束功能的作用。同时,红核脊髓束也参与上肢屈肌(去皮质)运动(见图3.5A),该作用常见于红核以上水平损伤之后,此时未累及红核脊髓束。

6.5 皮质脊髓侧束

皮质脊髓束特别是**皮质脊髓侧束**,是临床上最重要的神经系统下行运动传导通路。此通路控制四肢运动,通路沿途的损伤会产生特征性的功能障碍,这些障碍有助于临床上对损伤部位的精确定位。由于其在临床上的重要性,较之其他下行运动传导通路,我们将更详细地讨论皮质脊髓束。循经皮质脊髓束自大脑皮质到脊髓的通路(图6.8),皮质脊髓束逾半纤维发自中央前回的初级运动皮质 (Brodmann 4区),其余的发自前运动区和辅助运动区(6区)或顶叶(3、1、2、5 和 7区)(图6.9A)。发出皮质脊髓束的初级运动皮质神经元,主要位于第5层皮质 (见图2.14B)。第 5 层锥体细胞发出的纤维直接与脊髓前角运动神经元或中间神经元形成突触。发出皮质脊髓束的神经元中约3%为巨大锥体细胞,也称为**Betz细胞**,它是人类神经系统中最大的神经元。

大脑皮质神经元发出的轴突进入大脑白质的上部,即**辐射冠**(见图4.13J),再下行进入内囊(见图4.13G)。除皮质脊髓束外,大脑白质还双向传递不同皮质区之间,以及大脑皮质与深层结构(如基底核、丘脑和脑干等)之间的信息(图6.9B)。这些白质纤维在进入内囊处致密,总体形成一个扇形的结构,继而下行发出纤维至各皮质下结构后变得越来越稀疏(见图6.9A)。

脑水平切面最能展现**内囊的结构** (图 6.10A),左、右侧内囊看起来像是两个箭头或两个字母"V",尖端向内。丘脑和尾状核位于内囊的内侧,而苍白球和壳位于内囊的外侧。内囊由 3 部分组成:前肢、后肢和膝。内囊**前肢**将尾状核头与苍白球、壳隔开,而内囊**后肢**将丘脑与苍白球、壳隔开(也可见图16.2和图 16.3)。**膝**(拉丁语中"膝"的意思)是内囊前、后肢的连接部,位于 Monro 孔(注:室间孔)平面。**皮质脊髓束位于内囊后肢**,其**躯体定位**也存在于内囊中,支配面部的运动纤维位于最前端,而支配上、下肢的运动纤维则由前向后依次排列(见图6.10A)。大

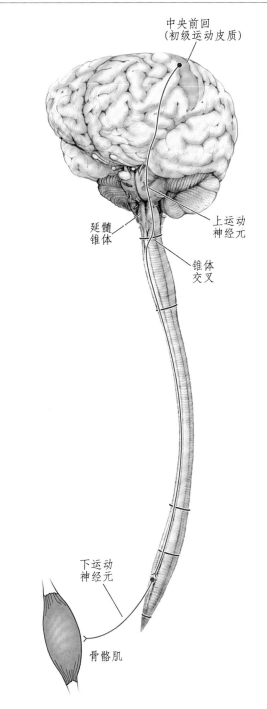

图 6.8 皮质脊髓侧束 初级运动皮质(中央前回)的上运动神经元发出轴突,轴突向下并经锥体交叉向对侧延伸,轴突交叉后在对侧脊髓中继续下行,在脊髓前角与下运动神经元形成突触。

复 习

皮质脊髓束在锥体交叉平面以上受损会产生对侧肌无力,而锥体交叉以下的损伤则会产生同侧肌无力(见图6.8和图6.11A)。试述以下部位损伤后的肌无力是在损伤部位的同侧还是对侧:大脑皮质、内囊、中脑、脑桥、延髓、脊髓。

脑皮质投射到脑干的纤维,包括管理面部的运动纤维,被称为**皮质延髓纤维**而非皮质脊髓纤维,这是因为它们是从大脑皮质投射到脑干或延髓的。尽管内囊纤维存在着躯体定位,但其内部纤维结构很紧密,以至于该处一旦受损,往往会引起整个对侧身体(面部、上肢和下肢)肌无力(见临床要点6.3,也可见图6.14A)。有时内囊病变也能导致部位更有选择性的运动障碍。图6.9B更详细地显示了内囊中皮质脊髓束和皮质延髓束以外的纤维束。

内囊向下延续至中脑的**大脑脚**,顾名思义,即"大脑的脚部"(图6.10B)。大脑脚的白质位于大脑脚的腹侧,被称为**大脑脚底**。**大脑脚底的中三分之一**由内侧向外侧依次排列为支配面部、上肢和下肢的皮质延髓纤维和皮质脊髓纤维(见图6.10B)。而大脑脚底的其余部分主要为皮质脑桥纤维(见第15章)。

皮质脊髓束的纤维继而通过脑桥腹侧下行,并在此形成一些分散的纤维束(图6.11A)。这些纤维束在延髓的腹侧面聚集形成**延髓锥体**(见图6.8和图6.11A),因此皮质脊髓束有时也称为**锥体束**(该别称尽管已广泛使用,但并不是非常确切,因为锥体束除皮质脊髓束外,还包括网状脊髓束和其他脑干传导通路)。延髓与脊髓的连接处位于枕骨大孔,称为**延髓-颈髓交界区**(见图5.10)。锥体束在此区约85%的纤维经**锥体交叉**交叉到对侧,进入脊髓白质外侧索形成皮质脊髓侧束(见图6.8和图6.11A)。皮质脊髓侧束中也存在着躯体定位,控制上肢运动的纤维位于控制下肢运动纤维的内侧(图6.10C)。最终,皮质脊髓侧束的纤维进入脊髓中央的灰质,与前角细胞形成突触(见图6.7、图6.8和图6.11A)。皮质脊髓纤维余下的约15%纤维不交叉,在同侧脊髓继续下行,进入脊髓白质前索形成皮质脊髓前束(见图6.9A和图6.11C)。

除皮质脊髓侧束外,图6.11还显示了其他外侧和内侧下行运动传导通路(见表6.3),包括红核脊髓束、皮质脊髓前束、顶盖脊髓束、网状脊髓束和前庭脊髓束。

6.6 自主神经系统

自主神经的传出从解剖结构的角度来说不同于**躯体传出**(图6.12)。躯体传出纤维发自脊髓前角细胞或脑神经运动核,直接自中枢神经系统投射至骨骼肌(见图6.12A)。**自主神经传出**在中枢神经系统与效应器(腺体或平滑肌)之间存在自主神经节,其纤维在此形成突触(见图6.12B、C)。自主神经系

统的中枢部和周围部均接受感觉传入,而自主神经系统本身仅由传出通路组成。因此,在此与其他运动传导通路一并描述。

与前文讨论的身体运动通路相比,**自主神经系统**一般控制身体的自主活动和内脏功能。自主神经系统分为两大部分(图6.13)。**交感部**,即**胸腰部**,发自脊髓T1至L2或T1至L3节段,主要参与"战斗或逃跑"功能,作用为加快心率、升高血压、舒张气管和扩大瞳孔。相反地,**副交感部**,即**颅骶部**,发自脑神经核和脊髓S2至S4节段,主要参与"休息和消化"功能,作用为促进胃液分泌和胃肠蠕动、减慢心率及缩小瞳孔。**肠神经系统**被认为是自主神经系统的第三部分,由位于肠道壁内的神经丛组成,参与调控胃肠蠕动和分泌。

交感部的**节前神经元**位于脊髓T1至L2或T1至L3节段第Ⅶ层的**中间外侧细胞柱**(见图6.4D、图6.12B和图6.13)。交感神经节有两种,一种是成对的**椎旁神经节**,位于脊柱两侧,由颈部直至骶部连接成链形的**交感干**(即交感链)。交感神经传出信息虽仅发自胸腰段水平,但交感干可将传出信息传至身体的其他部位。例如,脊髓上胸段(T1-T3)中间外侧细胞柱的传出信息通过3个交感链神经节,即**颈上神经节、颈中神经节**(常不易见到)和**颈下**(星状)**神经节**向头颈部发出交感神经(见图13.10)。其他的交感神经节为不成对的**椎前神经节**,位于主动脉周围的腹腔神经丛中,包括腹腔神经节、肠系膜上神经节和肠系膜下神经节。因此,交感节前神经元的轴突仅需行经较短的距离,而**节后神经元**的轴突则需行经较长的距离才可到达效应器(见图6.12B和图6.13)。与之相反,副交感节前纤维则需要经过较长的距离才能到达效应器官内或器官旁的**终神经节**(见图6.12C和图6.13)。副交感节前纤维发自**脑神经副交感核**(见图12.5和图12.6)和脊髓S2至S4节段灰质外侧部相当于中间外侧细胞柱的**骶副交感核**(见图6.12C)。

交感和副交感神经系统在**神经递质**方面也有所不同(见第2章;也可见图6.12和图6.13)。**交感节后神经元**向终末器官释放的主要是**去甲肾上腺素**。**副交感节后神经元**则主要释放**乙酰胆碱**,以激活靶器官上的**毒蕈碱样胆碱能受体**。而交感和副交感神经节的**节前神经元**则均释放乙酰胆碱,以激活烟碱样胆碱能受体(见图6.12和图6.13)。不同亚型的去甲肾上腺素能受体(α_1,α_2,β_1,β_2,β_3)和毒蕈样胆碱能受体(M_1, M_2, M_3)对终末器官的调节作用

(A)

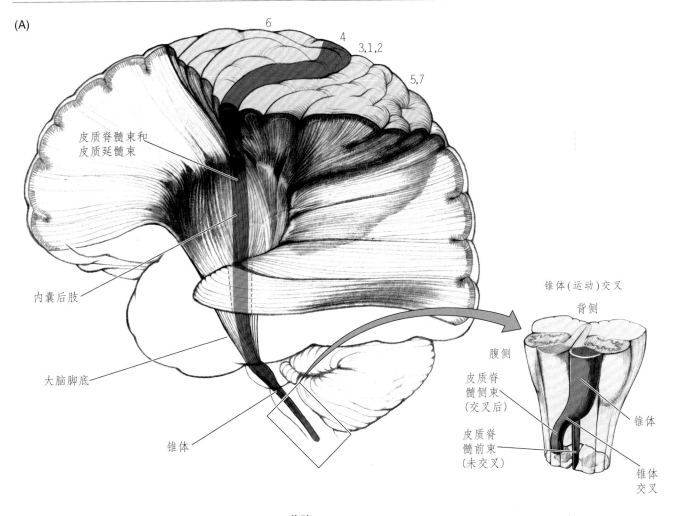

(B)

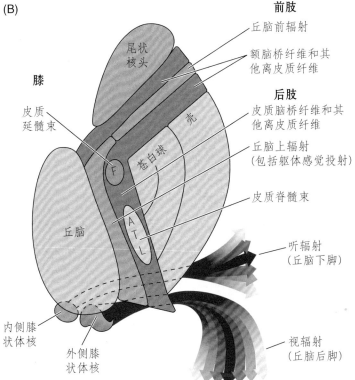

图 6.9　内囊　(A)内囊的三维结构。初级运动皮质及其邻近皮质发出皮质脊髓纤维和皮质延髓纤维，形成了内囊纤维的一部分。皮质延髓纤维投射至脑干内的下运动神经元。皮质脊髓纤维中约 85% 经锥体交叉处交叉至对侧形成皮质脊髓侧束，而余下的神经纤维则形成皮质脊髓前束。(B)内囊水平切面显示内囊前肢、膝、后肢，以及相邻的丘脑、尾状核头和豆状核(壳和苍白球)。内囊的主要纤维通路如图所示。

(A) 前脑

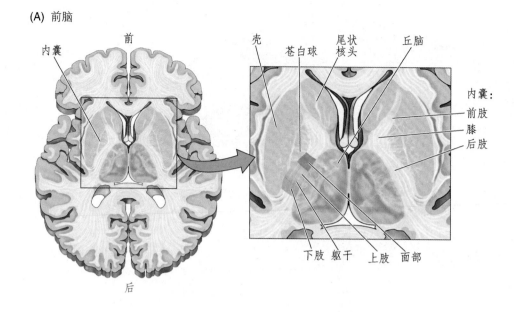

(B) 中脑

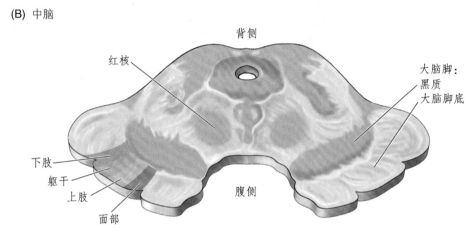

(C) 脊髓

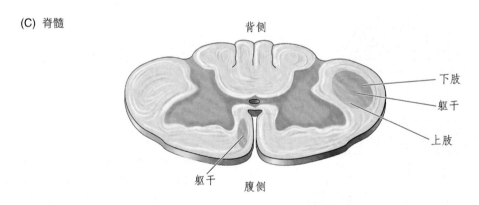

图 6.10 皮质延髓束和皮质脊髓束的躯体定位 (A)内囊水平切面。(B)中脑。(C)脊髓。

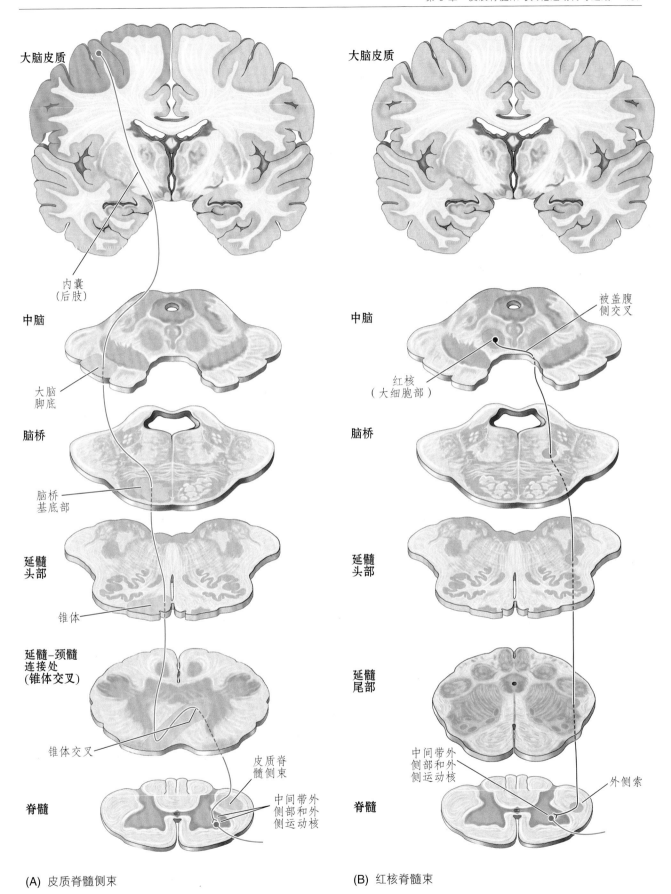

大脑皮质

大脑皮质

内囊
（后肢）

被盖腹
侧交叉

中脑

中脑

红核
（大细胞部）

大脑
脚底

脑桥

脑桥

脑桥
基底部

延髓
头部

延髓
头部

锥体

延髓-颈髓
连接处
（锥体交叉）

延髓
尾部

锥体交叉

皮质脊
髓侧束

中间带外
侧部和外
侧运动核

中间带外
侧部和外
侧运动核

外侧索

脊髓

脊髓

(A) 皮质脊髓侧束

(B) 红核脊髓束

图 6.11　下行运动传导通路　图及注释见本页及后两页（也可见表 6.3）。（待续）

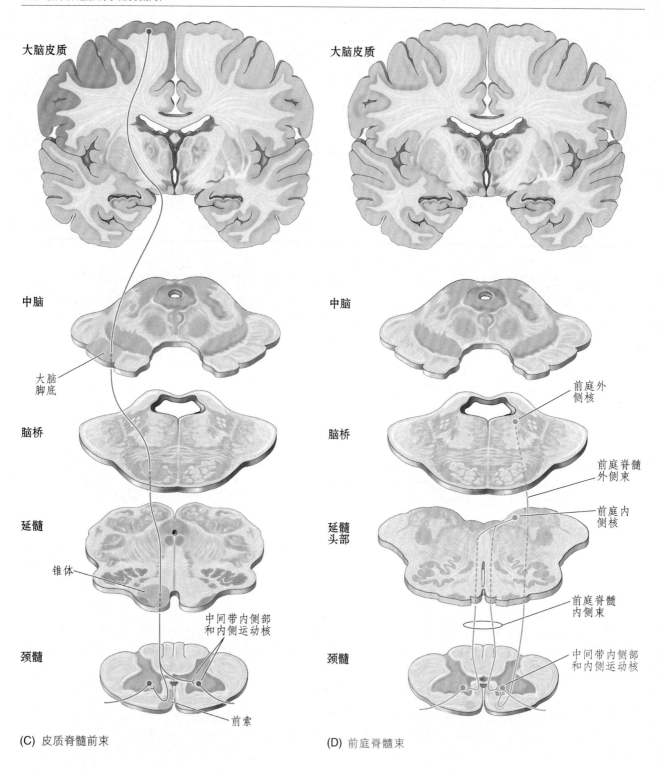

大脑皮质

大脑皮质

中脑

中脑

前庭外
侧核

大脑
脚底

脑桥

脑桥

前庭脊髓
外侧束

前庭内
侧核

延髓

延髓
头部

锥体

前庭脊髓
内侧束

中间带内侧部
和内侧运动核

颈髓

颈髓

中间带内
侧部和内
侧运动核

前索

(C) 皮质脊髓前束

(D) 前庭脊髓束

图 6.11(续)

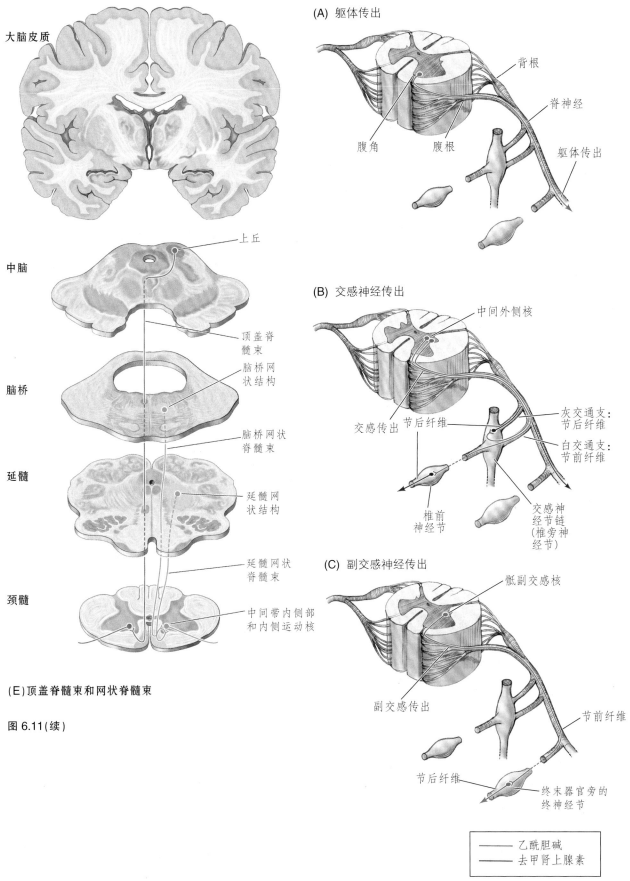

大脑皮质

中脑

上丘

顶盖脊髓束

脑桥

脑桥网状结构

脑桥网状脊髓束

延髓

延髓网状结构

延髓网状脊髓束

颈髓

中间带内侧部和内侧运动核

(E)顶盖脊髓束和网状脊髓束

图 6.11(续)

(A) 躯体传出

背根

脊神经

躯体传出

腹角　腹根

(B) 交感神经传出

中间外侧核

交感传出节后纤维

灰交通支：节后纤维

白交通支：节前纤维

椎前神经节

交感神经节链（椎旁神经节）

(C) 副交感神经传出

骶副交感核

副交感传出

节前纤维

节后纤维

终末器官旁的终神经节

—— 乙酰胆碱
—— 去甲肾上腺素

图 6.12　躯体传出和自主神经传出纤维　(A)躯体传出纤维由脊髓前角细胞发出。(B)交感神经传出纤维由中间外侧核发出。(C)副交感神经传出纤维由骶副交感核发出。

也不同(见本章最后的参考文献)。此外,自主神经突触也会释放各种肽类物质和其他如 ATP 和腺苷等物质。值得注意的是,虽然多数交感神经节后纤维释放去甲肾上腺素,副交感神经节后纤维释放乙酰胆碱,但例外的是汗腺由释放乙酰胆碱的交感节后神经元支配(见图 6.13)*。

交感和副交感的传出受到更高级中枢结构的直接或间接调控,这些中枢结构包括下丘脑(见第 17 章)、脑干的核团如孤束核(见第 12 章)、杏仁核和部分边缘皮质(见第 18 章)。自主神经的功能同时也受到体内来自化学感受器、渗透压感受器、温度和压力感受器等感觉传入信息的调控。

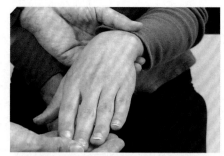

照片 6.2　肌萎缩,还是肌束颤动

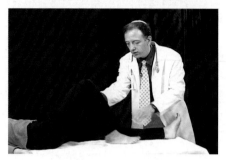

照片 6.3　下肢肌力

临床要点 6.1
上、下运动神经元损伤

上运动神经元和下运动神经元损伤这两个概念,在临床定位诊断中具有重要的参考意义(见图 6.8)。皮质脊髓束的**上运动神经元**发自大脑皮质,投射到位于脊髓前角的下运动神经元。**下运动神经元**继而再通过周围神经支配骨骼肌。上、下运动神经元的概念在皮质延髓束和脑神经运动核团中具有相同的含义。

下运动神经元损伤的体征包括:肌无力、肌萎缩、肌束颤动、肌张力下降和反射减退(表 6.4,也可见照片 6.2)。**肌束颤动**是指由多组肌细胞自发电活动所引起的异常肌肉抽搐。眼睑抽搐是一个与运动神经元损伤无关的良性肌束颤动,常于疲劳、服饮过量咖啡因以及用眼过度(如一夜都在阅读太多的神经解剖书籍)后发作。**上运动神经元的损伤**表现为肌无力和相伴随的肌张力增高 (见照片 6.3),反射增强,有时甚至出现**肌痉挛**。一些病理反射也见于上运动神经元损伤,包括**巴宾斯基征**(见图 3.2)、霍夫曼征及异常姿势等,详细描述见本书第 3 章。值得注意的是,急性上运动神经元损伤后的最初表现为迟缓性瘫痪 (软瘫),即肌张力降低和反射减退,但在数小时或数月之后,逐渐发展为痉挛性瘫痪。脊髓休克就是这种疾病的一个例子(见临床要点 7.2)。

单独损伤实验动物的皮质脊髓束,并不会导致肌张力增高和反射增强。因此,已有假说认为,痉挛是由于损伤了与皮质脊髓束相伴行的下行抑制通路,而不是损伤了皮质脊髓束本身。脊髓前角运动神经元失去下行抑制通路的作用后兴奋性增高,从而导致肌张力增高和一些病理反射。尽管这个假说受到相关实验数据的支持,但尚未在人类中得到确证。

临床要点 6.2
描述肌无力的术语

肌无力是上、下运动神经元损伤后最重要的功能性后果之一。临床实践中常用不同术语来描述其

表 6.4　上运动神经元和下运动神经元损伤的体征

体征	上运动神经元损伤	下运动神经元损伤
肌无力	有	有
肌萎缩	无[a]	有
肌束颤动	无	有
反射	增强[b]	减弱
肌张力	增强[b]	减弱

[a] 可因失用导致轻度萎缩。

[b] 急性上运动神经元损伤时,反射和肌张力可能减弱。

复　习

遮住表 6.4 的右边两栏,试述每种体征在上运动神经元损伤或下运动神经元损伤时是否出现,是增强还是减弱。

---

* 若读者感兴趣,可记住以下临床小知识:腋下局部注射肉毒杆菌毒素(一种胆碱能受体阻滞剂),可有效治疗多汗症(出汗过多)。

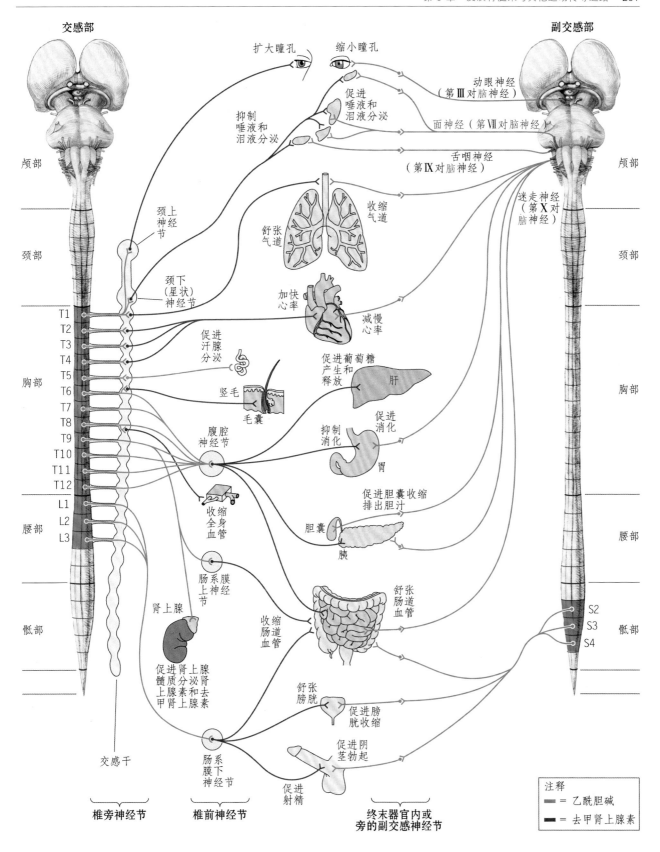

图 6.13　自主神经系统的交感神经和副交感神经　交感神经(左)发自胸腰髓,在椎旁神经节、椎前神经节内形成突触。副交感神经(右)发自脑干和骶髓,在效应器官旁或器官内的神经节内形成突触。与先前讨论的躯体运动通路不同,自主神经系统通常调控机体自主运动或内脏功能。

表6.5 描述肌无力的常用术语

术语	定义	举例	临床症状
表示严重程度			
轻瘫(Paresis)	肌无力(部分瘫痪)	轻偏瘫	一侧身体(面部、上肢和下肢)肌无力
瘫痪(-plegia)	运动丧失 a	偏瘫	一侧身体(面部、上肢和下肢)丧失运动
麻痹(Paralysis)	运动丧失 a	下肢麻痹	下肢丧失运动
瘫痪(Palsy)	肌无力和运动丧失尚不确定的术语	面瘫	面肌无力或丧失运动
描述位置			
半身(Hemi-)	身体一侧(面部、上肢和下肢)	偏瘫	一侧身体丧失运动(面部、上肢和下肢)
双侧(Para-)	双侧下肢	下肢轻瘫	双侧下肢肌无力
单个(Mono-)	单个肢体	单肢轻瘫	一个肢体(上肢或下肢)肌无力
两侧(Di-)	身体两侧受累相同	两侧面瘫	对称性面部无力
四个(Quadri-或tetra)	四肢全受累	四肢麻痹	四肢瘫痪

a 上运动神经元损伤导致的瘫痪,肢体虽已丧失随意运动,但反射尚存。

严重程度和分布范围(表6.5)。我们将在接下来的小节中讨论不同类型肌无力的损伤定位。

临床要点6.3
肌无力的类型和定位

肌无力可由运动系统任何结构的损伤或者功能不全造成,包括调控运动随意性和运动动机的联络皮质和边缘皮质,皮质脊髓束通路中从大脑皮质到脊髓的任何部位的上运动神经元,从脊髓前角到周围神经的任何部位的下运动神经元,神经肌接头,骨骼肌,以及关节和韧带的机械功能。正如随后小节所概述的,损伤定位必须确定受累运动系统的平面、侧别以及相应的神经解剖结构。本章插图中,神经损伤用红色标记,肢体功能不全用紫色标记。

单侧面部、手臂和腿部无力或麻痹

别名:轻偏瘫或偏瘫。

1. 不伴有相关感觉功能障碍(图6.14A)

别名:纯运动性轻偏瘫。

可排除的损伤定位: 不可能是大脑皮质损伤,如是皮质损伤将会波及整个运动皮质区域,而此时感觉皮质区域的损伤也很难幸免。也不可能是肌或者周围神经损伤,因为只有在身体一侧所有面部、上肢和下肢的肌或者周围神经同时受损,才可能出现此症状。更不可能是脊髓或者延髓受损,因为此类损伤时面部不会有异常。

可能的损伤定位:大脑皮质以下和延髓以上的皮质脊髓束和皮质延髓束的神经纤维,位于辐射冠、内囊后肢、脑桥基底部或者大脑脚的中1/3。

损伤侧别:肌无力对侧(锥体交叉之上)。

常见原因:内囊的腔隙性梗死(大脑中动脉的豆

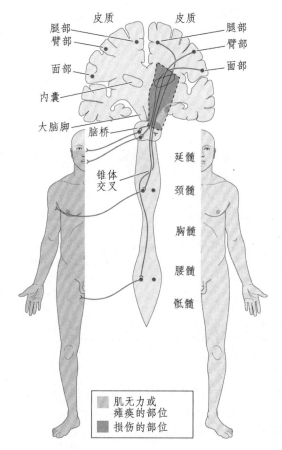

图 6.14(A) 纯轻偏瘫

状核纹状体支或者脉络膜前动脉；见图 10.7 和图 10.9，也可见表 10.3），或是脑桥的腔隙性梗死（基底动脉的旁正中穿支；见图 14.21B、C 和表 14.8）。大脑脚的梗死（见图 14.21A）较少见。以上部位或者辐射冠的脱髓鞘病变、肿瘤或者脓肿，也会导致纯运动性偏瘫。

相关特征：常出现上运动神经元损伤的体征（见表 6.4）。构音障碍也常见（见临床要点 12.8），因此命名为**纯运动性偏瘫性构音障碍**。偶尔也会出现伤侧的共济失调，因为相应的小脑通路（皮质脑桥束）受损，因此命名为**共济失调性偏瘫**（见表 10.3，也可见临床要点 15.2）。

2. 伴有相关的躯体感觉、眼球运动、视觉或更高级皮质损伤（图 6.14B）

可排除的损伤定位：不可能是延髓以下的损伤，理由已在前一节叙述。

可能的损伤定位：全部躯体运动皮质，包括面部、上肢和下肢在中央前回的代表区，或者是延髓以上的皮质脊髓束和皮质延髓束（如丘脑内囊腔隙；见表 10.3）。通常还可依据其他相关的功能障碍表现对损伤进一步定位。

损伤侧别：肌无力的对侧（锥体交叉之上）。

有助于进一步定位的相关特征：除了躯体感觉、眼球运动、视觉功能障碍或者高级皮质功能障碍（如失语、忽略）外，还可能有构音障碍或共济失调。上运动神经元损伤体征也常出现。

常见原因：有很多，包括梗死、出血、肿瘤、创伤、脑疝、癫痫发作后状态等。

单侧上肢和下肢肌无力或麻痹（图 6.14C）

别名：面部除外的偏瘫或轻偏瘫，臂腿瘫痪或轻偏瘫。

可排除的损伤定位：不可能是大脑运动皮质和延髓之间的皮质脊髓束，因为该区域皮质延髓束与皮质脊髓束相距很近，因此将累及面部功能。不可能是肌或者周围神经损伤，这类损伤将同时累及身体一侧上肢和下肢的肌肉或神经。也不可能是颈髓第 5 节段以下的脊髓损伤，因为此类损伤时某些上肢肌的功能保留。

可能的损伤定位：大脑运动皮质上肢和下肢代表区，延髓下段与颈髓第 5 节段之间的皮质脊髓束。

损伤侧别：在锥体交叉以上，位于肌无力对侧的大脑运动皮质或延髓；在锥体交叉以下，位于肌无力同侧的颈髓。

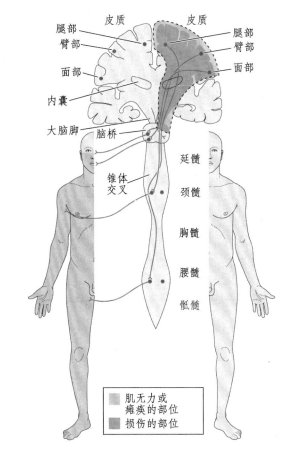

图 6.14（B）　偏瘫伴其他功能缺失

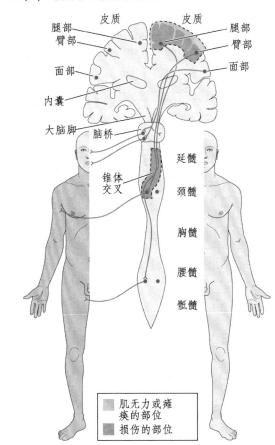

图 6.14（C）　面部除外的轻偏瘫

有助于进一步定位的相关特征:常出现上运动神经元损伤的体征。不包括面部代表区的皮质损伤,功能障碍出现部位界限清楚,且对身体近侧肌的影响更甚于远侧肌("桶人综合征"见临床要点10.2)。皮质损伤可伴有失语(见临床要点19.6)或半边忽略综合征(见临床要点19.9)。延髓内侧部损伤时,同侧振动觉或本体觉丧失,以及对侧舌肌无力(见图14.21D和表14.7)。对于扩展到外侧的延髓损伤,可表现为延髓外侧综合征(见临床要点14.3和表14.7)。脊髓损伤时,将出现布朗-塞卡尔综合征(见临床要点7.4)。高位颈髓损伤可累及三叉神经脊束核和脊束(见图12.8),引起面部感觉减退。

常见原因:分水岭区脑梗死(大脑前动脉和大脑中动脉的分水岭)、延髓内侧或合并外侧的梗死、多发性硬化、颈髓外侧创伤或压迫。偶尔出现内囊膝未受累的内囊后肢梗死(见图6.9B),可造成面部以外的对侧偏瘫。

单侧面部和上肢的肌无力或麻痹 (图6.14D)

别名:面臂轻瘫或瘫痪。

可排除的损伤定位:不可能是肌或周围神经损伤,这类损伤需同侧面部和上肢的肌或周围神经同时损伤。内囊或其以下结构损伤不常见 (但有可能),因为皮质脊髓束和皮质延髓束在此处排列非常致密,损伤后势必累及下肢。

可能的损伤定位:初级躯体运动区上肢和面部代表区,即额叶外侧圆隆处。

损伤侧别:肌无力对侧(锥体交叉以上)。

有助于进一步定位的相关特征:常见上运动神经元损伤的体征和构音障碍。优势半球的病变常导致布洛卡失语症(见临床要点19.4)。非优势半球损伤偶尔出现半边忽略综合征(见临床要点19.9)。如果损伤扩展至顶叶,还会出现感觉丧失(见临床要点7.3)。

常见原因:大脑中动脉上支梗死是最常见的原因(见图10.1和图10.5),抑或是该区域的肿瘤、脓肿或其他损伤。

单侧上肢肌无力或麻痹(图6.14E)

别名:臂单侧麻痹或臂单瘫,合并周围神经损伤的各种肌无力有其专用名称(见表8.1,临床要点9.1)。

可排除的损伤定位:不是皮质脊髓束沿途所经各部位(内囊、脑干、脊髓)的损伤,因为这势必会累及面部和(或)下肢。罕见的枕骨大孔肿瘤早期可累

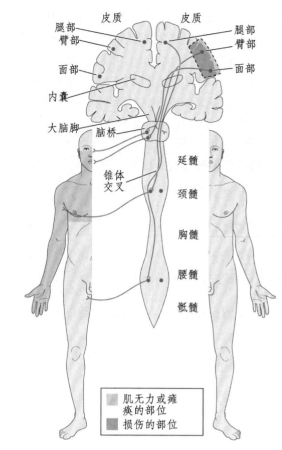

图 6.14(D)　单侧面部和上肢的肌无力

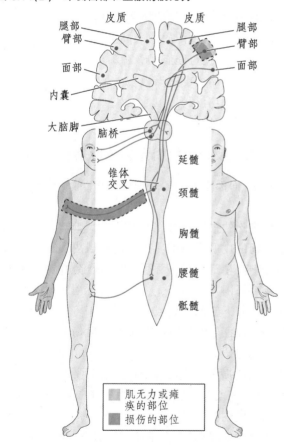

图 6.14(E)　臂部轻偏瘫

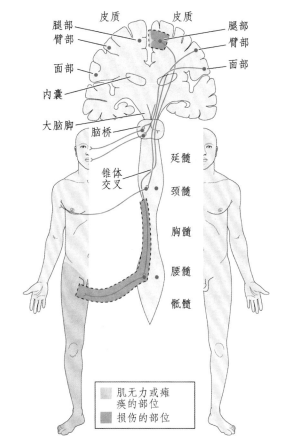

及一侧上肢。

可能的损伤定位：初级躯体运动区上肢代表区或者支配上肢的周围神经。

损伤侧别：肌无力对侧的运动皮质。肌无力同侧的周围神经。

有助于进一步定位的相关特征

运动皮质损伤：可出现相关的上运动神经元损伤体征、皮质性感觉丧失、失语（见临床要点 19.6），或者轻微累及面部和下肢。有时以上表现都没有。肌无力程度有时与周围神经损伤程度不匹配（见表 8.1，也可见临床要点 9.1）。比如，周围神经损伤时全部手指、手部和腕部肌无力显著，但不伴有感觉缺失和近侧肌力丧失。

周围神经损伤：可出现相关的下运动神经元损伤体征。出现受损周围神经相对应的肌无力和感觉丧失（见表 8.1，也可见临床要点 9.1）。

常见原因

运动皮质损伤：大脑中动脉一些小的皮质支梗死，或者小肿瘤、脓肿等。

周围神经损伤：压迫性损伤、糖尿病性神经病变等（见临床要点 8.3 和临床要点 9.1）。

单侧腿肌无力或瘫痪（图 6.14F）

别名：腿单侧麻痹或腿单瘫，各种周围神经或脊髓损伤产生的肌无力有其专用名称（见临床要点 7.4 和临床要点 9.1，也可见表 8.1）。

可排除的损伤定位：不可能是胸髓以上（内囊、脑干和颈髓）的皮质脊髓束，因为这些部位的损伤常累及面部和（或）上肢。颈髓肿瘤早期仅引起腿肌无力，但也很罕见。

可能的损伤定位：额叶内侧面初级躯体运动皮质的腿部代表区，胸髓第 1 节以下的皮质脊髓侧束，或者支配腿部的周围神经。

损伤侧别：肌无力对侧的运动皮质，肌无力同侧的脊髓或者周围神经。

有助于进一步定位的相关特征

运动皮质损伤：可出现上运动神经元损伤的体征，皮质性感觉丧失，额叶损伤体征，如握持反射阳性，还会轻度累及上肢和面部。这些体征有时都不出现。肌无力类型与周围神经损伤不同，如一侧下肢肌均表现为肌无力。

脊髓损伤：可出现上运动神经元损伤的体征，即布朗-塞卡尔综合征（见临床要点 7.4），且与感觉丧失平面对应，伴对侧腿部轻度疼挛。可累及括约

图 6.14(F)　大腿轻偏瘫

肌功能（见临床要点 7.5）。肌无力类型与周围神经损伤不同（见表 8.1，临床要点 9.1）。

周围神经损伤：可出现下运动神经元损伤的体征。同时存在周围神经损伤引起的相应运动和感觉障碍（见第 8 章和第 9 章）。

常见原因

运动皮质损伤：大脑前动脉分布区的梗死，或是小肿瘤、脓肿等。

脊髓损伤：单侧脊髓创伤、肿瘤压迫或多发性硬化。

周围神经损伤：压迫性损伤、糖尿病性神经病变等。

单侧面部肌无力或麻痹（图 6.14G、H）

别名：贝尔面瘫（周围神经）、孤立性面部肌无力。

可排除的损伤定位：不可能是延髓头端以下的损伤。

可能的损伤定位：常见于周围性面神经损伤（第 VII 脑神经）。不常见的损伤包括运动皮质面部代表区或内囊膝（这两个部位损伤常累及上、下肢），脑桥和延髓上外侧部的面神经核及其发出的神经束。

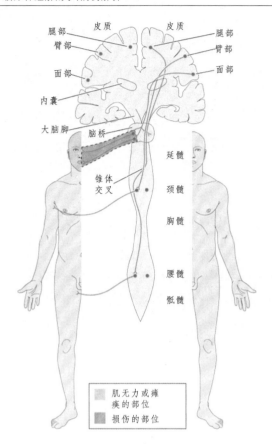

图 6.14(G)　下运动神经元损伤型的面部肌无力

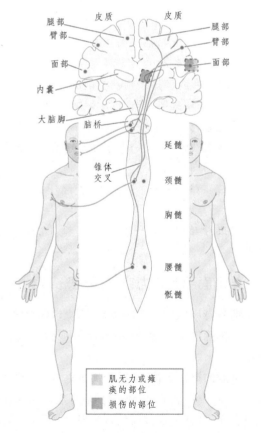

图 6.14(H)　上运动神经元损伤型的面部肌无力

损伤侧别：肌无力同侧的面神经和面神经核。肌无力对侧的运动皮质和内囊。

有助于进一步定位的相关特征

面神经或核团损伤（下运动神经元，见图6.14G)：额肌和眼轮匝肌不受累(见图12.13，损伤B)。面神经受损时(如贝尔面瘫)可出现听觉过敏，味觉下降，泪液减少，以及伤侧耳后痛(见临床要点12.3)。一旦脑桥的面神经核受损，通常还会累及邻近的神经核团和传导通路，例如第Ⅵ、第Ⅴ脑神经和皮质脊髓束（见图12.11和图14.21C，也可见表14.8)。延髓上外侧受损，可表现为延髓外侧综合征。值得注意的是，据一些报道，延髓损伤引起面瘫时前额不受累(上运动神经元损伤型)。

运动皮质或内囊膝损伤(上运动神经元损伤，见图6.14H)：相对而言，前额不受累(见图12.13，损伤A)。构音困难和单侧舌肌麻痹常见，上肢运动轻度受累。皮质损伤时，还可能伴有感觉丧失和失语。

常见原因：贝尔面瘫、创伤或手术致面神经损伤。运动皮质、内囊、脑桥或延髓梗死。

总之，仅出现下运动神经元损伤模式的孤立性面部肌无力，或同时伴有痛觉过敏、味觉丧失、眼干和耳后痛，可以准确定位在周围的面神经。当存在感觉丧失，其他脑神经或者运动异常，就需考虑为中枢神经系统损伤。

需要注意的是，当面部肌无力发生在双侧时，即"**双侧面瘫**"，由于肌无力呈对称性而很难发现。损伤原因包括运动神经元病（见临床要点6.7)、双侧周围神经损伤(如格林-巴利综合征、结节病、莱姆病或双侧贝尔面瘫)，或由于缺血、脱髓鞘疾病引起的双侧白质病变(如假性延髓性麻痹)。

双侧上肢无力或麻痹(图6.14I)

别名：上肢双侧瘫痪。

可排除的损伤定位：不可能是皮质脊髓束的损伤，此束损伤时面部和(或)下肢也会受累。

可能的损伤定位：双侧皮质脊髓侧束的内侧部纤维(见图6.10C)，双侧颈髓前角细胞，累及双侧上肢的周围神经和肌的疾病。

有助于进一步定位的相关特征：可能表现为脊髓中央综合征或脊髓前角综合征(见临床要点7.4)。

常见原因：脊髓中央综合征：脊髓空洞症、脊髓内肿瘤、脊髓炎。脊髓前角综合征：脊髓前动脉梗死、创伤、脊髓炎。周围神经损伤：双侧的腕管综合征或椎间盘突出。

双侧下肢无力或麻痹(图 6.14J)

别名:下身轻瘫或下身瘫痪。

可排除的损伤定位:不可能是胸髓上段以上(内囊、脑干、颈髓)的皮质脊髓束受损,因为如果这些部位受损伤,其面部和(或)上肢也会受累。偶见颈髓早期肿瘤引起双下肢肌无力,而上肢未受累。

可能的损伤定位:双侧额叶内侧面下肢代表区,脊髓 T1 以下的双侧皮质脊髓束,马尾综合征,累及双侧下肢的周围神经或肌的病变。

有助于进一步定位的相关特征

双侧额叶内侧部损伤:可能表现为上运动神经元征。还可能出现额叶功能不全(见临床要点19.11),包括意识模糊、忽略、握持反射和尿失禁。

脊髓损伤:可表现为上运动神经元征(见表6.4)、括约肌功能障碍和自主神经功能障碍。感觉平面的存在(见图 8.4)或者特定反射的消失(见表 3.6和表 3.7)有助于损伤节段的定位。

双侧周围神经或肌的病变:马尾综合征包括括约肌和勃起功能障碍,腰、骶区皮节感觉丧失和下运动神经元征(见临床要点 8.4)。远端对称性多发性神经病变(见临床要点 8.1)往往更偏向累及远端肌,同时会出现远端"手套袜套样"的感觉丧失和下运动神经元征。神经肌病变和肌病,常(但不总是)累及近端肌而非远端肌。

常见原因:注意脊髓损伤是引起两侧下肢肌无力的常见而且重要的原因。

双侧额叶内侧部损伤:矢状窦旁脑膜瘤(见临床要点 5.8)、双侧大脑前动脉梗死(见图 10.5)、大脑性瘫痪(双侧脑室周围白质软化)。

脊髓损伤:种类多样,包括肿瘤、创伤、脊髓炎、硬膜外脓肿(见临床要点 7.2,图 7.10)。

双侧周围神经或肌病变:马尾综合征:肿瘤、创伤、椎间盘突出。其他周围神经或肌病变(见临床要点 8.1、8.2 和 9.1):临床上的格林-巴利综合征、Lambert-Eaton 肌无力综合征、多种肌病变和远端对称性多发性神经病(由糖尿病,以及其他中毒、代谢、先天性和炎症性疾病引起),下肢常先于上肢受累。

双侧上肢和下肢无力或麻痹(图 6.14K)

别名:四肢轻瘫、四肢瘫痪。

可排除的损伤定位:不可能是运动皮质以下和延髓以上部位的损伤,因为这类损伤发生时面部功能也受累。也不可能是颈髓第 5 节以下的脊髓损

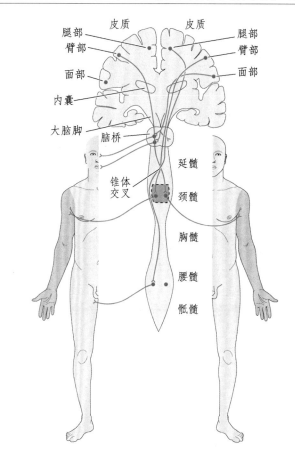

图 6.14(I)　双侧上肢轻瘫

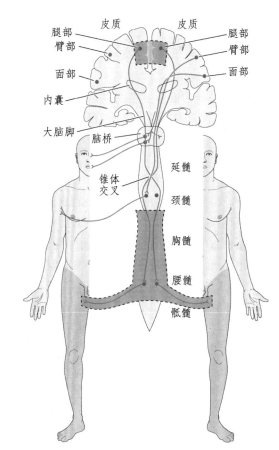

图 6.14(J)　双侧下肢轻瘫

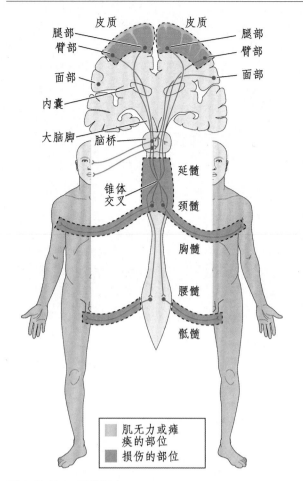

腿部
臀部
皮质
皮质
腿部
臀部
面部
面部
内囊
大脑脚
脑桥
延髓
锥体交叉
颈髓
胸髓
腰髓
骶髓

肌无力或瘫痪的部位
损伤的部位

图 6.14(K)　四肢轻瘫

伤,因为这类损伤发生时上肢不会受累。

可能的损伤定位:支配双侧上下肢的运动皮质损伤,位于延髓与颈髓第 5 节之间的双侧皮质脊髓束损伤。严重的周围神经、运动神经元和肌功能障碍可累及四肢,也常累及面部,但有时面部受累相对轻微。

有助于进一步定位的相关特征

双侧运动皮质损伤:面部未累及的皮质损伤常呈分水岭样分布,且更多见近侧肌受累("桶人综合征";见临床要点 10.2 和图 10.10)。常出现上运动神经元征,也可出现相关的失语症、忽略和其他认知障碍(见第 19 章)。

双侧颈髓上段损伤:常表现为上运动神经元征(见表 6.4)。存在一个感觉平面(见图 8.4),括约肌功能(见临床要点 7.5)和自主神经功能异常(胃轻瘫 *、膀胱无力、勃起无力、直立性低血压)。颈髓上段损伤可出现呼吸无力,当损伤到三叉神经脊束核时(见图 12.8)可引起面部感觉减退。

延髓下段损伤:常出现上运动神经元征。可出现枕部头痛(见临床要点 5.1)、舌肌瘫痪(见图 14.21D,也可见表 14.7)、感觉丧失、呃逆(见临床要点 14.3)、呼吸无力、自主神经功能障碍、括约肌功能不全(见临床要点 7.5)以及眼部运动异常。

周围神经和肌的疾病:神经损伤时可出现下运动神经元征。

常见原因

运动皮质损伤:双侧分水岭区梗死(大脑前动脉和大脑中动脉的分水岭区)(见临床要点 10.2)。

颈髓上段和延髓下段损伤:肿瘤、梗死、创伤、多发性硬化。

周围神经和肌的疾病:原因有许多种(见临床要点 8.1、8.2 和 9.1)。

全身肌无力或瘫痪

可排除的损伤定位:小局灶性或单侧损伤不会出现全身瘫痪。延髓下段或脊髓损伤不会累及面部和上肢。

可能的损伤定位:双侧全部运动皮质损伤,双侧皮质脊髓束和皮质延髓束从辐射冠到脑桥之间的损伤,累及下运动神经元、周围神经、神经肌接头和肌的弥漫性疾病。基底动脉狭窄引起的双侧脑桥腹侧缺血,是短暂性全身瘫痪的一个重要原因。

有助于进一步定位的相关特征:双侧大脑和皮质脊髓束损伤,可出现相关的上运动神经元征。周围神经损伤可出现相关的下运动神经元征,表现为感觉丧失、眼球运动异常、瞳孔异常、自主功能障碍或意识障碍,且这些特征性表现有助于确定损伤部位和性质。呼吸抑制常见于严重的全身瘫痪。

常见原因

全脑缺氧、脑桥梗死或出血(闭锁综合征,见临床要点 14.1)、肌萎缩性侧索硬化症晚期(见临床要点 6.7)、格林-巴利综合征、重症肌无力、肉毒素中毒(见临床要点 8.1),以及各种弥漫性肿瘤、感染、炎症、创伤、中毒和代谢紊乱。

总结

对于以上还未涉及的瘫痪形式,就应该考虑两种或多种损伤、少见的损伤类型、解剖学变异或非神经性瘫痪。第 8 和第 9 章将对特异性周围神经损伤引起的瘫痪进行详细描述,第 12、13 和 14 章将

---

* 目前尚不清楚为什么脊髓损伤会引起胃轻瘫,因为支配胃的副交感神经是通过迷走神经到达胃部的,而不是来自骶髓的副交感神经(见图 6.13)。

对脑神经损伤造成的眼外肌、下颌、颈部、舌肌等其他特殊肌的瘫痪进行详细描述。

临床要点 6.4
轻偏瘫的检查方法

患者有时未出现明显的瘫痪或上运动神经元征，而临床上怀疑时必须通过其他测试来检查更轻微的损伤。以下测试可用于检测皮质脊髓束的轻微损伤。可参阅第 3 章复习基本的运动检查。

旋前肌漂移检查（轻瘫试验）：患者双上肢前伸，手掌向下，闭目。出现一侧前臂轻微向内旋转（旋内）或一侧手指尖轻微的卷曲，都是异常表现（见照片 6.4）。

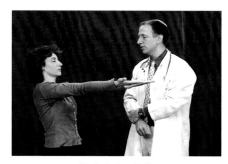

照片 6.4　偏移

指伸肌检查：患者保持手指伸展，同时对抗检查者对手指的屈曲。该检查非常有效，因为皮质脊髓束损伤通常最先累及伸肌而不是屈肌，而且手指伸肌在强大的皮质抑制作用下肌力相对较弱。

精细运动检查：患者进行拇指和示指的快速对指运动；依次用其他手指与拇指进行对指运动（见照片 6.5）；手上举做"旋拧电灯泡"动作或者用手掌和手背交替拍击大腿，检查手快速旋前和旋后运动；用手将一个硬币从手掌移动到手指，将足底快速轻踏地板或床面。利手或优势足在测试中常稍快一点。

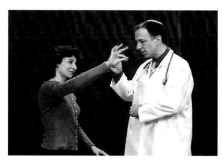

照片 6.5　手部快速运动

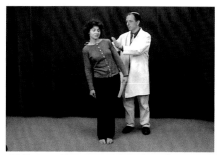

照片 6.6　Romberg 测试（闭目直立测试）

手指孤立运动：患者握拳后，手指展开和伸直，然后一次仅一个手指伸展开。

痉挛性抓持：检查者以握手的姿势握住患者的一只手，然后迅速使其前臂旋后，与另一只手相比，感觉患侧有一种轻微的握持感。

鼻唇沟轻度变浅：仔细观察患者不同的面部表情，包括静息状态、自然微笑、扮鬼脸状态、自发微笑。

精细步态测试：检查一条腿的轻微环转运动（每次迈步时一条腿向外画圈）或上肢的摆动减弱。也可让患者单脚跳和用足趾步行。

强迫步态：患者以足外侧步行。仔细观察可见一侧手呈轻度肌张力障碍的姿势。

足底无痛感：一侧足底屈肌反射正常，而另一侧足底呈轻度巴宾斯基征。

定量测试：在特殊情况下，定量测试运动的力量和速度，有助于诊断。

总结

需要牢记的是，以上部分测试也能查出其他结构（如大脑、基底核，甚至周围神经）的损伤和异常，应结合全面的神经系统检查对结果做出合理的解释。

临床要点 6.5
步态不稳

步态紊乱可由神经系统任一部位功能异常，以及骨科疾病或损伤引起。因此，对于轻度神经功能异常，精细的步态检查是最灵敏的测试方法之一。特定系统的损伤会导致特征性的步态紊乱，具体描述见表 6.6。然而，仅靠步态紊乱不能为定位诊断提供足够的信息，还必须结合完整的病史和神经系统检查。此外，在一些轻度步态紊乱，可能仅表现为表 6.6 中少数几种所见。

表 6.6　常见步态紊乱的定位

名称	定位	步态异常的描述	常见原因
痉挛步态 (见临床要点 6.1)	单侧或双侧皮质脊髓束	单侧或双侧。下肢僵硬、环转运动,有时伴剪刀步态和蹑脚(因小腿肌张力增高)、摆臂减弱、步态不稳、倒向痉挛严重侧	皮质、皮质下或脑干的梗死,累及上运动神经元通路;大脑瘫痪;变性疾病;多发性硬化;脊髓损伤
共济失调步态 (见临床要点 15.2)	小脑蚓或其他小脑中线结构	脚间距宽、步态不稳、左右摇晃并倒向病变严重侧。可通过踵趾步态(足跟到足趾或"醉酒样"行走)发现轻微病变	毒素(如乙醇)、药物、小脑蚓部肿瘤、小脑通路梗死或缺血、小脑退变
眩晕步态 (见临床要点 12.6)	前庭神经核、前庭神经或半规管	脚间距宽和步态不稳,与共济失调步态相似。患者闭眼、双脚靠紧站立时摇摆、摔倒(Romberg 征)	毒素(如乙醇等)、前庭神经核梗死或缺血、良性体位性眩晕、梅尼埃病
额叶步态 (见临床要点 5.7、19.11)	额叶或额叶皮质下白质	缓慢、曳步、脚间距宽或窄、"有磁性的"(足几乎不能离地)、步态不稳。有时像帕金森病步态。有些患者倒走比前行更易于完成环转运动,这种疾病被称为"步态失用症"	脑积水、额叶肿瘤(如胶质母细胞瘤或室管膜瘤)、双侧大脑前动脉梗死、弥漫性皮质下白质疾病
帕金森病步态 (见临床要点 16.1、16.2)	黑质或基底核其他区域	缓慢、曳步、脚间距窄。起步困难。常前倾、摆臂减弱、"整体转身"。步态不稳伴"后退",后退时通过几个小快步重获平衡	帕金森病、其他帕金森样综合征(如进行性核上性麻痹)或服用神经安定药
运动障碍步态 (见临床要点 16.1、16.3)	底丘脑核或基底核其他区域	行走时出现单侧或双侧舞蹈样(舞蹈症)、抛掷样(挥舞症)、扭体样(手足徐动)动作,有时伴步态不稳	亨廷顿症、底丘脑核或纹状体梗死、左旋多巴副作用、其他家族性或药物性运动失调
脊髓痨步态 (见临床要点 7.4)	脊髓后索或感觉神经纤维	跨阈步态,在黑暗或路面不平时行走困难。患者闭眼、双脚靠紧站立时摇摆、摔倒(Romberg 征)	脊髓后索综合征、严重感觉神经疾病
轻瘫步态 (见临床要点 8.3、9.1)	神经根、周围神经、神经肌肉接头或肌	具体表现取决于损伤部位。髋部近端无力可表现为蹒跚、Trendelenburg 步态。严重股部无力可导致关节突然屈曲。足下垂可导致跨阈步态,且经常绊倒	多发性周围神经和肌肉疾病
疼痛步态 (防痛步态)	周围神经或骨创伤	疼痛显然可通过患者主诉和面部表情发现。患者为防止对患肢施压而表现该步态	椎间盘突出、周围神经疾病、肌扭伤、挫伤、骨折
骨科步态紊乱	骨、关节、肌腱、韧带和肌	取决于患处的位置和病情。也可出现在周围神经损伤或脊髓相关病变	关节炎、骨折、脱位、挛缩、软组织损伤
功能性步态紊乱	心理因素	难以诊断。有时患者主诉难以平衡,行走时也会自发出现很不稳定的摆臂运动,但从不摔倒	转换障碍、造作性障碍

临床要点 6.6

多发性硬化

多发性硬化是一种累及中枢神经髓鞘的自身免疫性炎症疾病。尽管越来越多的证据表明遗传和环境因素共同激活的 T 细胞介导了对少突胶质细胞髓鞘的免疫反应,但该病的病因仍不明。周围神经系统的髓鞘不受累。随着时间的推移,脱髓鞘和炎症反应产生的散在斑块可在中枢神经系统的多个部位不断出现和消失，最终形成硬化的神经胶质瘢痕。脱髓鞘病变会引起神经传导速度减慢，动作电位波形的弥散或连贯性消失，最终导致传导阻滞。由于升温能增加神经动作电位的弥散度，因此一些患者在受暖时病情加重。除了脱髓鞘外，最近研究证实多发性硬化斑块中的一些轴突也受到破坏。

在美国，多发性硬化的发病率为 0.1%，其中美国北方白人的发病率在世界范围内都较高，男女患病比例约为 1:2。如果直系亲属中有人患病，则进展为多发性硬化的终生危险上升到 3%~5%。高发年龄为 20~40 岁。10 岁前或 60 岁后发病很罕见，但也并不是完全没有。

多发性硬化的经典的临床定义为神经系统两处或多处结构在不同部位和时间各自发病。临床实践中，**诊断**是基于典型的临床症状，同时结合 MRI 显示的白质损伤，诱发电位传导速度减慢，腰椎穿刺获得的脑脊液中存在寡克隆区带（见临床要点 5.10）。**寡克隆区带**是在脑脊液凝胶电泳中出现的异常离散条带，来源于脑脊液中特定的浆细胞克隆合成的大量相对同源的免疫球蛋白。在临床确诊为多发性硬化的患者中，逾 85% 的患者存在寡克隆区带，但在其他疾病患者中约 8% 可查出该寡克隆区带。多发性硬化患者的脑脊液中出现 50 个以上的白细胞或者出现非淋巴细胞，属异常现象。MRI 检查中有助于多发性硬化诊断的征象包括多发性的 T2 高信号区，表明白质中出现了脱髓鞘斑块。这些斑块可出现在幕上区和幕下区，常由脑室周围延伸入白质区域（由此导致"Dawson 手指征"）。急性期斑块可使用钆得到强化。诊断多发性硬化并不一定具有这里介绍的所有的临床特征。在一些不常见或不典型的多发性硬化病例中，尚需与其他具有相似临床表现的炎症、感染、肿瘤、遗传性疾病和退行性疾病相鉴别。

多发性硬化可累及多个系统（表 6.7）。当患者首次出现明显症状时，更多的轻微症状可在回顾病史的过程中被发现。一过性视神经炎（见临床要点 11.4）或横贯性脊髓炎（见表 7.4）的患者中，约 50% 随后发展为多发性硬化。多发性硬化在发病后常表现为反复的**复发–缓解**，但最终进展为一种难治性、**慢性进行性**疾病。尽管病情严重程度因人而异，但经良好医治和神经护理能使伴有残疾的多发性硬化患者的寿命正常或接近正常。目前的治疗方案包括多种免疫调节剂。急性恶化患者可给予大剂量激素冲击疗法，患者能在短期内加速恢复，但不能改变疾病进程。β 干扰素和共聚物（醋酸格拉替雷）是

表 6.7　慢性多发性硬化常见症状和体征	
功能系统	**百分频率**
运动系统	
肌无力	65~100
痉挛	73~100
反射（反射亢进、巴宾斯基征、腹壁反射消失）	62~98
感觉系统	
振动觉/位置觉减弱	48~82
痛觉、温度觉或触觉减弱	16~72
疼痛（中度至重度）	11~37
Lhermitte 征	1~42
小脑	
共济失调（肢体/步态/躯干）	37~78
震颤	36~81
眼震（脑干或小脑）	54~73
构音障碍（脑干或小脑）	29~62
脑神经/脑干	
视觉受损	27~55
眼球运动异常（除外眼球震颤）	18~39
第 V、VII、VIII 脑神经受损	5~52
延髓体征	9~49
眩晕	7~27
自主神经系统	
膀胱功能障碍	49~93
肠功能紊乱	39~64
性功能障碍	33~59
其他（出汗和血管异常）	38~43
精神	
抑郁症	8~55
欣快症	4~18
认知障碍	11~59
其他	
疲劳	59~85

Source: Rowland LP (ed.). 2000. *Merritt's Textbook of Neurology*. 10th Ed., Table 13.1. Lippincott Williams and Wilkins, Baltimore, MD.

治疗复发–缓解的多发性硬化的一线方案，能适度防治病情急性恶化并延缓疾病进程。对突发的复发病例，二线治疗方案包括单克隆抗体，诸如那他珠单抗、利妥昔单抗、阿仑单抗和一些化疗药物（如环磷酰胺和米托蒽醌）。目前，应用神经保护药物和神经再生药物治疗进展期患者，还未证实疗效，亟待积极研究。尤为重要的是，加强多学科联合对症治疗痉挛、疼痛、胃肠道、膀胱和性功能障碍、复视、吞

咽困难、精神异常等,能大大提高患者生活质量。

临床要点 6.7
运动神经元疾病

相对少见的几种疾病能选择性地分别或同时累及上、下运动神经元,导致运动障碍而无感觉异常等其他表现。这些疾病大多属于退行性病变,可以归类为**运动神经元疾病**。运动神经元疾病的典型例子是**肌萎缩性侧索硬化症**,又名 **ALS** 或 **Lou Gehrig 病**。ALS 以上、下运动神经元同时发生渐进性退变为特征,最终导致呼吸衰竭而死亡。ALS 的发病率为(1~3)/10 万,男性略好发,为女性的 1.5 倍。起病年龄通常为 50~70 岁,也有在早年发病的病例。多数病例散发,也有部分通过常染色体显性、隐性或伴 X 染色体连锁遗传。

初发症状常为无力或动作迟缓,起初为局灶性的,后波及邻近肌群。痛性肌痉挛和肌束颤动也是常见表现。一些患者先出现以延髓症状为主的表现,如发音和吞咽困难,或出现呼吸系统症状。神经病学检查可以发现,ALS 患者表现为肌无力和上运动神经元受损的体征(如肌张力增强和反射亢进),以及下运动神经元受损的体征(如肌萎缩和肌束颤动)(见表 6.4),有时以舌肌的表现最为明显。因颈部肌群无力而常常导致头部下垂。有些患者在没有相应的情绪变化时,出现不能控制地哭或笑,这种表现称为假性延髓性麻痹(见临床要点 12.8)。感觉检查和精神状态并无异常。眼外肌相对不受影响。随着疾病的进展,部分患者只能通过眼球运动进行交流。肌电图(见临床要点 9.2)显示在两处以上的肢体或体节(例如,头部和上肢、躯干和下肢、上肢和下肢等)的肌肉呈去神经支配和神经再支配变化。

不幸的是,当前尚无治疗该病的有效方法,从发病开始,生存期平均为 23 至 52 个月。利鲁唑为谷氨酸释放阻断剂,也仅能延长生存期数月。其他药物的试验性临床研究正在进行。很有必要向患者和其家属进行有关此疾病的教育,以及开展医学和社会心理学的综合服务。

评价疑似 ALS 患者时,注意鉴别检查那些能引起相同临床表现的罕见病症,包括铅中毒、蛋白异常血症、甲状腺功能异常、维生素 B_{12} 缺乏症、血管炎、副瘤综合征(见临床要点 5.8)、氨基己糖苷酶 A 缺乏症及伴神经传导阻滞的多灶性运动神经元病等疾病。颈椎压迫有时也引起上运动神经元受损的表现(颈髓受压)和下运动神经元受损在上肢的表现(神经根受压)。颈部 MRI 有助于鉴别诊断。

某些运动神经元疾病原发于上运动神经元或下运动神经元。**原发性侧索硬化**是典型的上运动神经元疾病,而**脊髓性肌肉萎缩症**则影响下运动神经元。婴儿脊髓性肌肉萎缩症被称为 Werdnig-Hoffmann 病,常导致患儿在出生后第 2 年死亡。近年来,有关运动神经元疾病进行的分子基础的研究已取得很大进展,为我们在不久的将来有效治疗这些严重疾病带来了希望。

临床病例

病例 6.1　突发性右手无力

主诉

患者，男性，64 岁，心搏骤停后出现右手无力。

病史

该患者有高血压和吸烟史，入院前身体一直健康，因在教堂突然跌倒入院。在场的亲属立即实施了心肺复苏术（CPR）。救护车到来后，给予患者电除颤，恢复了正常心率。收入心内科重症监护病房后，发现有快速房颤。入院数天后，查出**右手无力**，请神经科会诊。

查体

生命体征：体温 36.7℃，脉搏 100 次/分，血压 130/60mmHg。

颈部：颈软无杂音。

肺部：音清。

心脏：心律不齐，轻度收缩期杂音。

腹部：肠鸣音正常；腹平软，无紧张感。

四肢：正常。

神经系统检查

精神状态：清醒，定向力×3。语言流利，命名、重复及阅读能力正常。5 分钟后能正确回忆 3 个对象。

脑神经：正常，无面肌无力。

运动：除右手和腕部外，全身肌力 5/5。**右腕部屈、伸、握手肌力 3/5。右指伸、外展、内收、拇指对掌肌力 0/5。**

反射：

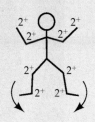

协调和步态：未检查。

感觉：粗触觉、针刺、关节位置觉和振动觉正常。连续刺激感觉无减退。

定位和鉴别诊断

1. 根据上述粗体字显示的症状和体征，是何处的损伤？

2. 由于患者起病急骤且存在房颤，最可能的诊断是什么？其他的可能性是什么？

讨论

1. 本病例的关键症状和体征是：

• 孤立的右侧腕部屈、伸，指屈、伸、外展、内收与拇指对掌无力

孤立的手无力可由初级运动皮质或周围神经损伤导致（见临床要点 6.3，图 6.14E）。本患者无上、下运动神经元征来辅助定位。然而，全指、手和腕肌无力而不伴有感觉缺失和近端肢体无力，不能用周围神经损伤来解释（见临床要点 8.3、9.1、表 8.1）。

最可能的临床定位是左侧中央前回初级运动皮质手的代表区。

2. 考虑到心脏病发作，包括房颤和起病急骤，最可能的诊断是血栓性梗死（见临床要点 10.4）。左侧中央前回手代表区的梗死应该是大脑中动脉上方分支中的小皮质支阻塞所致（见图 10.5 和图 10.6）。一些极少发生的其他损伤包括：小范围的皮质出血、脑脓肿或肿瘤。

临床病程和神经影像

脑部 CT（影像 6.1A–C）显示一片低密度区域，提示左侧大脑中央前回近似手代表区的皮质梗死（与图 6.2 对比）。其他检查显示患者心脏扩大，仍存在房颤和栓塞复发的风险。因此，患者接受了抗凝和抗心律失常药物治疗。首次会诊后 10 天，患者右手力量显著提高，腕屈、伸肌力 5/5，指屈肌力 4+/5，指伸肌力 4-/5。

病例 6.1　突发性右手无力

影像 6.1A–C　梗死位于左侧中央前回手代表区 (A–C) 头上部连续水平断面 CT 图像。可见梗死区位于左侧中央前回手代表区(B)和(C)。(对比图 4.12 正常 CT 神经放射影像图谱。)

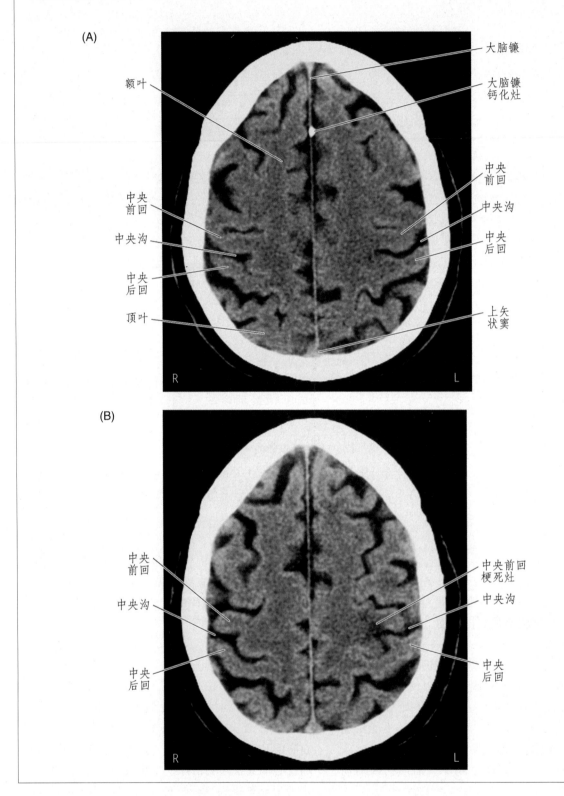

(A)

大脑镰
大脑镰钙化灶
额叶
中央前回
中央沟
中央前回
中央后回
中央沟
中央后回
顶叶
上矢状窦
R　　L

(B)

中央前回
中央前回梗死灶
中央沟
中央沟
中央后回
中央后回
R　　L

病例 6.1　（续）

(C)

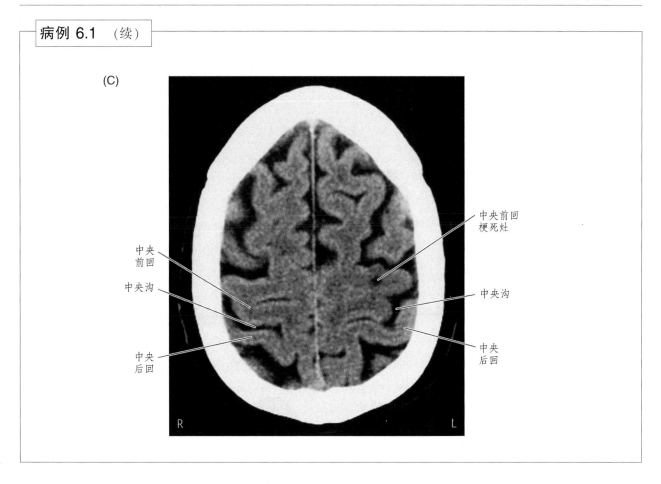

病例 6.2 突发性左足无力

主诉

患者,女性,81 岁,因左足无力来看急诊。

病史

患者既往除有高血压和糖尿病病史外,身体健康。入院当天早晨,患者起床时发现左足着地困难,当试图行走时,感觉在**拖曳自己的左足**。尽管如此,患者在椅子支撑下,仍如平时进行晨练。晨练一段时间后,患者难以保持步态,遂电话通知其子女送医院急诊。主诉除**右额部轻微疼痛**外无其他症状。

查体

生命体征:入院时无记录。

颈部:颈软无杂音。

肺部:音清。

心脏:心率正常,有轻度收缩期杂音。

腹部:良好,肠鸣音正常。

四肢:正常。

神经系统检查

精神状态:清醒,定向力×3。语言流利,命名和理解能力正常。

脑神经:正常,无面肌无力。

运动:轻瘫试验阴性。肌张力正常。全身除左足和左腿外,肌力为 5/5。**左髂腰肌、腘绳肌肌力 4⁺/5。左踝背屈和姆长伸肌肌力 4/5。**

反射:

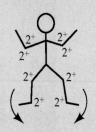

协调:除**左腿跟胫试验减慢**外均正常。

步态:未检查。

感觉:粗触觉、温觉、关节位置觉及振动觉正常。

定位和鉴别诊断

1. 根据上述粗体字显示的症状和体征,损伤发生在何处?

2. 由于老年患者起病急骤,伴有糖尿病和高血压,最可能的诊断是什么?其他的可能性是什么?

讨论

1. 本病例的关键症状和体征是:

• 孤立的左侧髂腰肌、腘绳肌、踝足部背屈肌和 长伸肌无力和迟缓

• 右额部头痛

孤立的下肢无力可由初级运动皮质、脊髓或周围神经损伤导致(见临床要点 6.3,图 6.14F)。本例中无上、下运动神经元征来辅助定位。然而,股神经和坐骨神经分布区同时出现无力却无感觉缺失(见表 8.1,临床要点 8.3、9.1),可以排除周围神经和脊髓损伤。另外,右额部头痛提示定位于脑部(见临床要点 5.1)。

最可能的临床定位:右侧中央前回初级运动皮质的下肢代表区。

2. 由于患者有糖尿病和高血压,而且起病急骤,提示最可能的诊断是血栓性梗死(见临床要点 10.4)。右侧中央前回下肢代表区的梗死,应由右侧大脑前动脉的小皮质支阻塞导致 (见图 10.5)。此外,可能性较小的原因是该位置的小损伤,包括小出血、脑脓肿或肿瘤。虽然不像是脊髓损伤和运动神经元病,但也有可能。

临床病程和神经影像

头部 MRI(影像 6.2A—C)显示 T2 信号增强,提示右侧初级运动皮质下肢代表区梗死。当患者出院回家后,右足肌力逐渐由 4⁺/5 提高至 5/5。多项检查(见临床要点 10.4)显示为病因不明脑卒中。因此,她接受了一项比较阿司匹林和华法林(可密定)在治疗病因不明脑卒中作用的试验性治疗。(该试验最终显示这两种疗法在临床疗效上无差异。)

病例 6.2　突发性左足无力

影像 6.2A–C　梗死位于右侧中央前回下肢代表区　(A–
C) 头上部轴向连续水平断面 MRI　T2 加权橡。可见梗死
区位于右侧中央前回下肢代表区 (B) 和 (C)。(对比图 4.6B
和图 4.14 正常 MRI 神经放射影像图。)

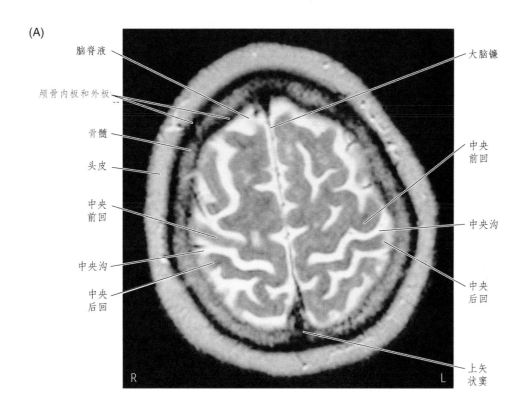

(A)

脑脊液
颅骨内板和外板
骨髓
头皮
中央前回
中央沟
中央后回

大脑镰
中央前回
中央沟
中央后回
上矢状窦

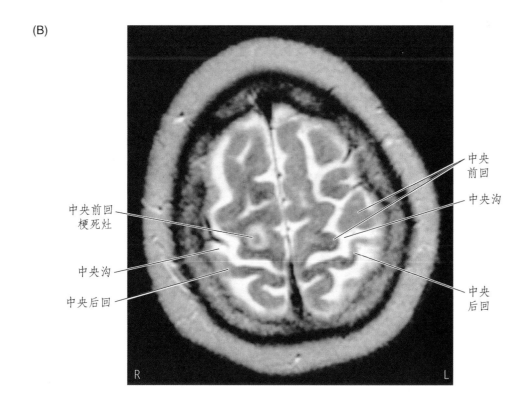

(B)

中央前回梗死灶
中央沟
中央后回

中央前回
中央沟
中央后回

病例 6.2 （续）

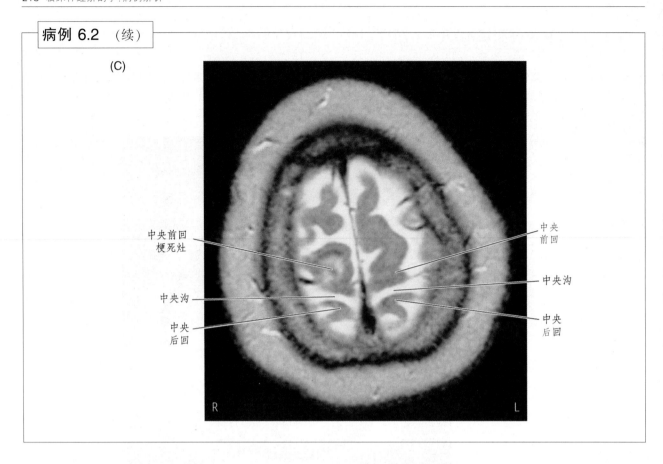

(C)

中央前回梗死灶

中央前回

中央沟

中央沟

中央后回

中央后回

R   L

病例 6.3　突发性右侧面瘫

主诉

患者,男性,62 岁,因右侧面瘫到急诊科就诊。

病史

患者早晨起床时右眼感觉"怪异"不适,自认为可能患了结膜炎。照镜子时发现自己右眉下坠。还觉得自己说话声音有点含糊不清,所以他让他的妻子来确认。妻子建议患者前往急诊看病,他照做了。既往病史主要是糖尿病。

查体

生命体征:体温 36.1℃,脉搏 80 次/分,血压 160/80mmHg,呼吸频率 18 次/分。

颈部:颈软无杂音。

肺部:音清。

心脏:心率和心律正常,无杂音、奔马律、摩擦音。

腹部:肠鸣音正常;腹平软,无紧张感。

四肢:正常。

神经系统检查

精神状态:清醒,定向力×3。语言流利,命名、重复能力正常。5 分钟后能正确回忆 3 个单词。

脑神经:双侧瞳孔 4mm,光照后收缩至 3mm。视野无缺损。眼外肌运动正常。双侧眼运动性眼球震颤正常。V_1、V_2 和 V_3 针刺觉、粗触觉、皮肤书写感觉正常。双侧角膜反射正常。**右侧眉毛轻微下坠。右下半面部笑时动作迟滞。**用棉签蘸芥末或糖试验,舌双侧味觉正常。手摩擦音测听觉正常。呕吐和提腭反射正常。**说话声音**正常。(患者仍自觉**说话轻微不清**,但比白天要好。)胸锁乳突肌肌力正常。舌居中。

运动:轻瘫试验阴性。轻瘫试验中掌心向上、闭眼,**右指尖痕迹卷曲**(见临床要点 6.4),左侧无此表现。肌张力正常。无手指、足趾抽动。全身肌力 5/5。

（待续）

病例 6.3 （续）

反射：

协调和步态：双侧指鼻试验、跟胫试验正常。反向踵趾步态正常。无 Romberg 征。

感觉：粗触觉、针刺觉、振动觉和皮肤书写觉正常。

定位和鉴别诊断

1. 根据上述粗体字显示的症状和体征，损伤在何处？

2. 最可能的诊断是什么？其他可能性是什么？

讨论

1. 本病例的关键症状和体征是：

• **右侧眉毛轻微下坠，右下半面部笑时运动迟滞，轻度言语不清**

• **右指尖痕迹卷曲**

单侧面肌无力而无其他显著病变，最常由面神经的周围性损伤所致（见临床要点 6.3，图 6.14G）。尽管如此，该病偶尔也可见于皮质损伤或内囊膝损伤（见图 6.10A 和图 6.14H）。该患者主要问题是右侧面肌无力，而且有其他轻微的神经学表现，如构音困难和手指画弧线分别提示病变少量累及皮质延髓束和皮质脊髓束。因此，病变最可能位于左侧运动皮质面部代表区（见图 6.14H），并轻度侵犯了邻近结构，或位于左侧内囊膝。该病例的一个不常见的特点是轻度累及眉毛，这在上运动神经元型面肌无力中并不常见。

2. 由于患有糖尿病，而且相对起病急骤，提示最可能的诊断是血栓性梗死（见临床要点 10.4）。左侧中央前回面部代表区梗死，应由左侧大脑中动脉的小皮质支阻塞导致（见图 10.6）。此外，该病例可能性较小的病因还包括此区皮质发生小出血、脑脓肿或肿瘤。

临床病程和神经影像

急诊 MRI T1 和 T2 加权序列显示正常。然而，同时检测的 **MRI 弥散加权序列**（见第 4 章）显示左侧中央前回（影像 6.3）几处小范围弥散减弱（信号增强）。中央沟处"Ω"（或倒 Ω）形结构常标志 MRI 轴向切面上的手代表区（见图 4.11C 和图 4.13J），可见于影像 6.3B。注意弥散的改变位于该区的外侧，提示是运动皮质的面部代表区。

患者进入急诊室几个小时后，轻瘫试验时右指尖运动痕迹卷曲的现象消失。收治入院次日，患者和他妻子认为言语不清症状已经消失，但他右侧面部仍有轻度无力。血栓来源检查（见临床要点 10.4）阴性。患者出院后服用阿司匹林以降低未来发生脑卒中的风险。

病例 6.3 突发性右侧面瘫

影像 6.3A,B 梗死位于左侧中央前回面部代表区 头上部连续水平断面的 MRI 弥散加权图像 (A) 和 (B)。梗死区可见位于左侧中央前回面部代表区，恰巧位于中央沟 Ω 形结构外侧，后者常为手代表区所在部位。

(A)

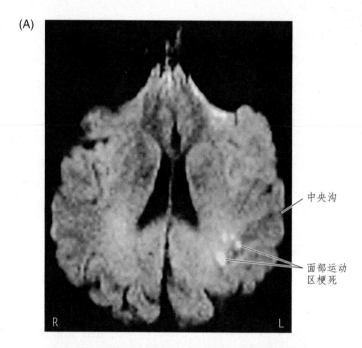

中央沟

面部运动区梗死

R L

(B)

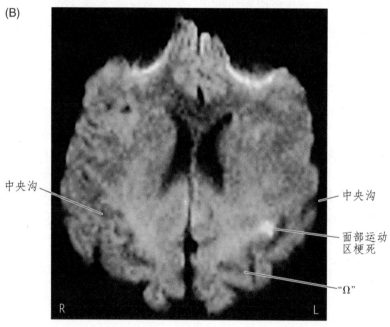

中央沟

中央沟

面部运动区梗死

"Ω"

R L

病例 6.4　纯运动性轻偏瘫(1)

主诉

患者,女性,31 岁,左侧面部、上肢及下肢无力。

病史

入院 3 天前,患者在商务旅行中注意到自己步行困难,**渐渐偏向左侧,并且左侧经常磕碰**。第 2 天,她**说话时口吃**,之后症状缓解,随后回家。入院当天早晨,她自觉**左臂和手部有些无力、不灵活**。她无任何感觉症状、视觉障碍、头痛以及肠膀胱功能改变。其症状在温暖的会议室中加重,在冷水浴后有所减轻。

查体

生命体征:体温 36.9℃,脉搏 85 次/分,血压 132/81mmHg,呼吸频率 20 次/分。

颈部:颈软。

肺部:音清。

心脏:心率正常,无杂音。

腹部:肠鸣音正常;腹平软,无紧张感。

四肢:正常。

神经系统检查

精神状态:清醒,定向力×3。5 分钟后能正确回忆 3 个单词中的 2 个。语言流利,理解、重复能力正常。画钟面与划线试验无疏漏。抽象和判断能力正常。

脑神经:除左侧**鼻唇沟变浅**外均正常。无构音困难。眼底正常。

运动:轻瘫试验阴性。**左下肢肌张力轻度增高。左侧手指轮替试验变慢。左侧三角肌、肱三头肌、髂腰肌、股四头肌及腘绳肌肌力 4⁺/5**。其余各部位肌力 5/5。

反射:

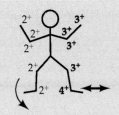

协调:双侧指鼻试验正常。

步态:**往往偏向左侧,闭眼时尤其明显。左侧手臂摆动幅度减小**。踵趾步态不稳,向左侧倾倒。

感觉:粗触觉、针刺觉、温度觉、振动觉及关节位置觉正常。

定位和鉴别诊断

1. 根据上述粗体字显示的症状和体征,损伤在何处?
2. 最可能的诊断是什么? 其他的可能性是什么?

讨论

1. 病例中的关键症状和体征是:

• **左侧面部、上肢及下肢无力,笨拙,迟缓,肌张力增高,反射增强,巴宾斯基征疑似阳性**

• **构音困难**

• **步态不稳,倒向左侧,左臂摆动幅度减小**

该患者纯运动性轻偏瘫,左侧面部、上肢及下肢上运动神经元性无力,既无感觉障碍,也无皮质障碍(如忽略、失语及其他认知或视觉障碍)。纯运动性轻偏瘫可由对侧皮质延髓束和皮质脊髓束损伤导致,多见于内囊或脑桥 (见临床要点 6.3,图 6.14A)。构音困难(检查时没有但病史中有记录)可由多个部位的损伤导致(见临床要点 12.8),但常伴纯运动性轻偏瘫,因此称为"构音困难轻偏瘫"。与此相似,步态不稳也可由多个部位损伤引起(见临床要点 6.5),但最易解释为患者左侧痉挛性轻偏瘫。

最可能的临床定位诊断是内囊后肢或脑桥腹侧的右侧皮质延髓束和皮质脊髓束损伤。

2. 纯运动性轻偏瘫多由对侧内囊或脑桥的腔隙性梗死(见表 10.3)导致。然而,该患者是一位 30 多岁并无血管危险因素的女性,她的症状随气温升高而加重,提示可能是多发性硬化的早期表现(见临床要点 6.6)。其他疾病的可能性较小,如右侧内囊、大脑脚或脑桥腹侧的小肿瘤、脓肿或出血。

临床病程和神经影像

头部 MRI(影像 6.4A、B)显示右侧内囊后肢处

T2 信号增强,提示此处被钆增强,表明血脑屏障被破坏。该影像改变多见于炎症损伤(如脱髓鞘斑块)(见临床要点 6.6),但也可见于梗死发作几天后。另有几个邻近左侧额角区域的 T2 信号增强,提示可能既往发生过脱髓鞘。

对血栓、脱髓鞘、炎症、感染和肿瘤,进行了全面的检查。患者除了脑脊液中有两条寡克隆区带外(见临床要点 6.6),所有结果均呈阴性。患者左侧无力感在出院时即入院 1 周后好转。幸运的是,她在其后几年中,症状持续改善,未见其他新的不适。入院 15 个月后随访,患者神经系统检查结果除外左手快速轮替运动轻度迟缓,以及左侧反射 3+,右侧反射 2+,其余结果均正常。患者仍未被确诊,随后周期性随访,检查神经体征的复发和恶化。

病例 6.5 纯运动性轻偏瘫(2)

主诉

患者,女性,74 岁,右侧面部、上肢及腿部无力。

病史

患者正在进行感染后的康复训练。她的身体一直健康,直到一天早晨突然发现**言语不清和右侧身体无力**。请神经科医生急诊会诊。病史中值得注意的是,高血压、冠心病和最近房颤发作。

查体

生命体征:体温 37.4℃,脉搏 84 次/分,血压 110/70mmHg,呼吸频率 18 次/分。

颈部:无杂音。

肺部:音清。

心脏:心率正常,无杂音。

腹部:肠鸣音正常,腹平软。

神经系统检查

精神状态:清醒,定向力×3。理解、重复及阅读能力正常。计算能力正常。

脑神经:双侧瞳孔等圆,对光反射正常。视野无缺损。眼外肌运动正常。双侧角膜反射存在。右侧鼻唇沟变浅。**右侧面部运动障碍,前额**仅轻度受累。咽反射存在,但**右侧腭运动减弱**。言语不清,构音困难。胸锁乳突肌肌力正常。**舌右偏**。

运动:右侧肌张力减弱,左侧正常。**右侧轻偏瘫显著**,右侧三角肌肌力 2/5,右侧肱三头肌、肱二头肌和手部肌群肌力 0/5。右侧髂腰肌和股四头肌肌力 2/5,右足肌力 0/5。

反射:

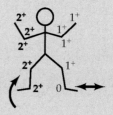

协调:左侧正常,右侧极弱。

步态:不能站立。

感觉:粗触觉、针刺觉及关节位置觉正常。无感觉减退。

定位和鉴别诊断

1. 根据上述粗体字显示的症状和体征,损伤在何处?

2. 最可能的诊断是什么?其他的可能性是什么?

讨论

1. 本病例的关键症状和体征是:

• **右侧面部、上肢和下肢无力,反射增强,巴宾斯基征阳性**

• **构音困难,右腭运动减弱,舌右偏**

与病例 6.4 相似,该患者为纯运动性轻偏瘫伴构音困难(构音困难轻偏瘫)。左侧反射减弱很可能是由于慢性神经系统疾病(见临床要点 8.1),右侧反射相对增强,表明上运动神经元损伤。而且该患者也无感觉障碍及皮质障碍(如忽略、失语及其他认知或视觉功能障碍)。纯运动性轻偏瘫可由对侧皮质延髓束和皮质脊髓束损伤导致,多见于内囊或脑桥(见临床要点 6.3,图 6.14A)。对右侧第 IX、第 X(右腭运动减弱)和第 XII 脑神经(舌右偏)的调控减弱,同样可能是因为对侧皮质延髓束受损。

病例 6.4 纯运动性轻偏瘫(1)

影像 6.4A,B 损伤位于右侧内囊后肢 脑 MRI 图像。 后 T1 加权冠状断面。
(A)质子密度加权轴向水平断面。(B)静脉注射钆对比剂

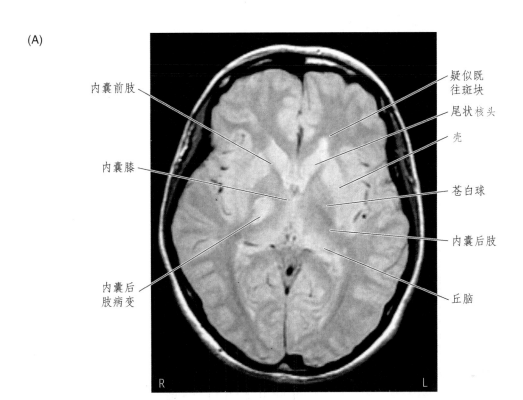

(A)

内囊前肢

内囊膝

内囊后
肢病变

疑似既
往斑块

尾状核头

壳

苍白球

内囊后肢

丘脑

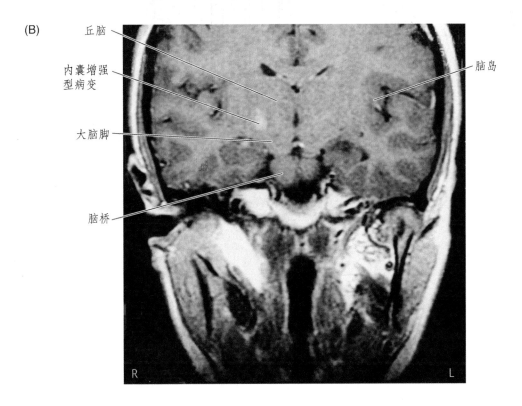

(B)

丘脑

内囊增强
型病变

大脑脚

脑桥

脑岛

最可能的临床定位诊断是内囊后肢或脑桥腹侧的左侧皮质延髓束和皮质脊髓束损伤。

2. 纯运动性轻偏瘫通常由对侧内囊或脑桥的腔隙性梗死(见表10.3)引起。该患者有多个血管危险因素,所以最可能的诊断是小血管疾病导致的腔隙性梗死 (见临床要点10.4)。根据给出的房颤病史,也要考虑内囊或脑桥穿支小血管栓塞的可能。

临床病程和神经影像

患者因有房颤病史, 转到邻近医院行溶栓治疗。**MRI 扫描**(影像 6.5)显示脑桥腹侧的左侧为 T2 信号增亮区,与腔隙性梗死一致(见图14.21B)。磁共振血管造影(见第 4 章)显示大脑动脉环无明显狭窄。患者出院时,轻偏瘫只有轻度好转,右侧上、下肢的肌力,近端为 3/5,远端为 0/5。次年,由于仍有构音困难和吞咽困难,最终只能靠饲管获取营养。

病例 6.5　纯运动性轻偏瘫(2)

影像 6.5　左侧脑桥基底部梗死　头部轴向水平 MRI　T2 加权图像,显示梗死区位于脑桥左侧。

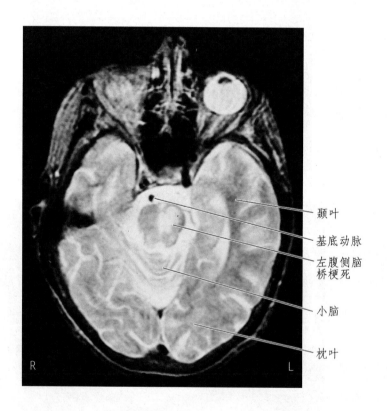

颞叶

基底动脉

左腹侧脑桥梗死

小脑

枕叶

病例 6.6　进行性无力、肌束颤动和痉挛

主诉

患者,男性,52 岁,右利手,因肌无力和行走困难到神经科就诊。

病史

患者 6 个月前首次感觉行走困难,自觉"易失去平衡"。其后 2 个月,病情加重,在坐椅上仍难提足。几个月后,**腿部无力感加重**,下楼梯困难。另外,**手臂无力**,难以做木匠的工作。他还发现他的**上肢和下肢肌束颤动**,下肢痛性痉挛。患者无复视、构音困难或吞咽困难。患者无创伤,也无颈部疼痛病史、毒物暴露史。无特殊家族史。他的初级护理医师最初对其行颈髓 MRI 检查,结果正常。

查体

生命体征:体温 36.7℃,脉搏 96 次/分,血压 120/70mmHg,呼吸频率 18 次/分。

颈部:无杂音。

肺部:音清。

心脏:心率正常,无杂音。

腹部:正常。

四肢:正常。

神经系统检查

精神状态:清醒,定向力×3。命名、理解及重复能力正常。

脑神经:双侧瞳孔等大等圆,对光反射正常。眼外肌运动正常。无眼球震颤。无上睑下垂。面部感觉正常。无面部无力和不对称。双侧听力正常。舌和软腭居中,无舌震颤。

运动:**两侧下肢肌张力增强。四肢均有近乎持续性的肌束颤动。左手骨间肌与两侧足内肌萎缩。两侧肢体无力(见下表),下肢比上肢严重,右侧比左侧略重。**

反射:**两侧霍夫曼征阳性。下颌反射存在。**

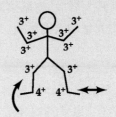

协调:指鼻试验、跟胫试验和快速轮替动作正常。

步态:**行走需要帮助。下身轻瘫和痉挛性步态。**

感觉:粗触觉、针刺觉、振动觉及关节位置觉正常。无感觉减退。

定位和鉴别诊断

1. 根据上述粗体字和下表显示的症状和体征,是上运动神经元征吗? 哪些是下运动神经元征(见表 6.4)? 这些表现是颈髓受压导致的吗?

2. 最可能的诊断是什么? 其他的可能性是什么?

肌力检查结果						
臂			腕		指	
三角肌	肱二头肌	肱三头肌	伸肌	屈肌	伸肌	握力
右侧　4/5	5/5	5/5	4+/5	5/5	4+/5	4+/5
左侧　4/5	5/5	5/5	5–/5	5/5	4+/5	5–/5
颈		下肢				
屈肌	伸肌	髂腰肌	腘绳肌	背屈肌	跖反射	股四头肌
右侧　5/5	5/5	4/5	4+/5	3–/5	5–/5	5/5
左侧　5/5	5/5	4+/5	4+/5	3–/5	5–/5	5/5

讨论

1. 如表 6.4 所示,肌无力同时是上运动神经元和下运动神经元的体征。肌束颤动和萎缩是下运动神经元的体征。肌张力增高、痉挛性步态和反射亢进(巴宾斯基征、霍夫曼征和下颌反射)是上运动神经元的体征。

颈髓受压可以导致上肢和下肢出现上运动神

经元征,也可由于局部神经根受压导致上肢出现下运动神经元征。然而,该患者肌束颤动和萎缩的下运动神经元表现也出现在下肢。此外,还存在下颌反射亢进,是由颈髓以上皮质延髓通路的上运动神经元功能障碍引起的。因此,该患者的临床表现是由从脑部一直到腰骶髓的弥漫性的上运动神经元和下运动神经元功能障碍导致的。

2. 肌无力由局灶性进展为弥散性,并伴有上、下运动神经元征,肌肉痉挛和肌束颤动,而无感觉障碍,是肌萎缩性侧索硬化症的典型表现(见临床要点6.7)。也有可能但可能性微乎其微的疾病包括:副瘤性运动神经元病、己糖胺酶缺乏、铅中毒或在临床要点6.7中列举的其他疾病。

临床病程

医生与患者及其家属详尽地讨论了疑似ALS的诊断和相关事宜。患者遂决定尝试服用利芦噻

唑,并进行综合康复治疗。此外,包括EMG(见临床要点9.2)的其他检查显示四肢发生了去神经支配和神经再支配,与ALS诊断相符。其他测试包括血清蛋白电泳、血清B_{12}、叶酸和全血细胞计数,结果均正常。

患者在随后几个月的随访中,症状加重。在症状发作不到1年后,患者因无力,只得使用轮椅。在起病约2年的最后一次随诊时,患者出现了严重构音困难、吞咽困难和舌萎缩伴肌束颤动,四肢肌力0/5至4-/5不等。患者在家人照顾和临终护理下一直居住在家,几周后因呼吸衰竭去世。

其他病例

在其他章节,可用以下主题词找到相关病例:**皮质脊髓束和皮质延髓束功能障碍导致的无力**(见病例5.1至5.4,病例7.3、7.4、10.2、10.4、10.5、10.7至10.12、12.8、13.7、14.1至14.6、18.3)。

简明解剖学学习指南

1. 运动和感觉通路是按**躯体定位组构**的,如皮质面部代表区位于手部的外侧,腿部的位于最内侧(见图6.2)。

2. **脊髓背侧与感觉神经根相连,腹侧与运动神经根相连,中央为灰质**,周围为**白质**(见图6.3)。脊髓外形在不同节段有所变化,如**颈膨大**和**腰膨大**最粗,因为此处发出支配上肢和下肢的神经(见图6.4)。脊髓**血供源自脊髓前、后动脉**(见图6.5)。

3. **皮质脊髓侧束**在临床上是神经系统中最重要的通路,熟悉其解剖知识足以满足定位许多神经疾病的需要(见图6.8和图6.11A)。皮质脊髓侧束主要起自**中央前回**的初级运动皮质,下行穿过**内囊后肢**(见图6.10),向下通过中脑**大脑脚**,再通过脑桥腹侧后形成延髓腹侧的纤维束,即**锥体束**(见图6.11A和图2.22A)。皮质脊髓侧束在延髓与脊髓交界区经**锥体交叉**穿行至对侧,这一点对损伤定位很重要(见图6.8、图6.11A和图6.14)。该束继续下行于脊髓外侧的白质中,终止于脊髓**前(腹)角**,并与运动神经元形成突触。

4. 从运动皮质投射到脊髓的运动神经元,称为**上运动神经元**;从脊髓发出轴突至肌的运动神经元,称为**下运动神经元**(见图6.8)。**上、下运动神经元征**(见表6.4)通常对确定患者的损伤是在中枢神经还是周围神经具有重要意义。

5. **肌无力类型**对损伤定位也有重要的参考价值(见图6.14)。

6. 尽管皮质脊髓侧束在临床上最重要,但还有其他几条下行运动通路。下行运动通路由**外侧运动通路和内侧运动通路**构成,前者如皮质脊髓侧束参与**肢体控制**,后者参与控制**躯干近侧肌群**(见表6.3,也可见图6.6和图6.11)。

7. **自主神经系统**一般调控机体功能的平衡稳定,不受意志控制,分为两个主要部分(见图6.12和图6.13)。**交感神经**参与"战斗或逃跑"功能,如增加心率和升高血压,释放去甲肾上腺素作为其神经递质作用于靶器官。副交感神经参与"休息和消化"功能,如促进唾液分泌和肠蠕动,释放**乙酰胆碱**作为其周围的神经递质。交感部(**胸腰部**)的传出神经起自胸髓和腰髓上段的**中间外侧细胞柱**,在椎旁神经节或椎前神经节换神经元后分布到靶器官。副交感部(**颅骶部**)的传出神经起自脑干和骶髓的核团,与其靶器官内或靶器官旁的神经节形成突触。

(刘芳 许家军 译 致谢:刘洋 杨蕊 黄麒麟)

参考文献

General References

Carpenter MB. 1991. *Core Text of Neuroanatomy*. 4th Ed., Chapters 3, 4, 9. Williams & Wilkins, Baltimore, MD.

Kandel ER, Schwartz JH, Jessell TM (eds.). 2000. *Principles of Neural Science*. 4th Ed., Chapters 33–38, 47. McGraw-Hill, New York.

Martin JH. 2003. *Neuroanatomy: Text and Atlas*. 3rd Ed., Chapters 5, 10, 11. McGraw-Hill, NY.

Purves D, Augustine GJ, Fitzpatrick D, Katz LC, LaMantia A-S, McNamara JO, Williams SM (eds.). 2008. *Neuroscience*. 4th Ed., Chapters 16, 17, 21. Sinauer, Sunderland, MA.

Motor Cortex, Sensory Cortex, and Somatotopic Organization

Iwata M. 1984. Unilateral palatal paralysis caused by lesion in the corticobulbar tract. *Arch Neurol*. 41 (7): 782–784.

Kurata K. 1992. Somatotopy in the human supplementary motor area. *Trends Neurosci* 15 (5): 159–160.

Nii Y, Uematsu S, Lesser R, Gordon B. 1996. Does the central sulcus divide motor and sensory function? Cortical mapping of the human hand areas as revealed by electrical stimulation through subdural grid electrodes. *Neurology* 46 (2): 360–367.

Penfield W, Boldrey E. 1937. Somatic motor and sensory representation in the cerebral cortex of man as studied by electrical stimulation. *Brain* 60: 389–443.

Penfield W, Rasmussen T. 1950. The Cerebral Cortex of Man: A Clinical Study of Localization of Function. Macmillan, New York.

Sanes JN, Donoghue JP, Thangaraj V, Edelmann RR, Warach S. 1995. Shared neural substrates controlling hand movements in human motor cortex. *Science* 268 (5218): 1775–1778.

Tharin S, Golby A. 2007. Functional brain mapping and its applications to neurosurgery. *Neurosurgery*. 60 (4 Suppl 2): 185–201.

Lateral Corticospinal Tract

Davidoff RA. 1990. The pyramidal tract. *Neurology* 40 (2): 332–339.

Dum RP, Strick PL. 1991. The origin of corticospinal projections from the premotor areas in the frontal lobe. *J Neurosci* 11 (3): 667–689.

Lemon RN. 2008. Descending pathways in motor control. *Annu Rev Neurosci*. 31: 195–218.

Nathan PW, Smith MC, Deacon P. 1990. The corticospinal tract in man: Course and location of fibers at different segmental levels. *Brain* 113 (Pt. 2): 303–324.

Other Medial and Lateral Descending Motor Systems

Muto N, Kakei S, Shinoda Y. 1996. Morphology of single axons of tectospinal neurons in the upper cervical spinal cord. *J Comp Neurol* 372 (1): 9–26.

Nathan PW, Smith MC. 1982. The rubrospinal and central tegmental tracts in man. *Brain* 105 (Pt. 2): 223–269.

Nathan PW, Smith M, Deacon P. 1996. Vestibulospinal, reticulospinal and descending propriospinal nerve fibres in man. *Brain* 119 (Pt. 6): 1809–1883.

Nudo RJ, Sutherland DP, Masterton RB. 1993. Inter- and intra-laminar distribution of tectospinal neurons in 23 mammals. *Brain Behav Evol* 42 (1): 1–23.

Teroa S, Takahashi M, Li M, Hashizume Y, Ikeda H, Mitsuma T, Sobue G. 1996. Selective loss of small myelinated fibers in the lateral corticospinal tract due to midbrain infarction. *Neurology* 47 (2): 558–591.

Autonomic Nervous System

Cooper JR, Roth RF, Bloom FE. 2002. *Biochemical Basis of Neuropharmacology*. 8th Ed. Oxford, New York.

Goldstein DS, Robertson D, Esler M, Straus SE, Eisenhofer G. 2002. Dysautonomias: clinical disorders of the autonomic nervous system. *Ann Intern Med*. 137 (9): 753–763.

Robertson D, Low PA, Polinsky RJ (eds.). 1996. *Primer on the Autonomic Nervous System*. Academic Press, San Diego.

Wilson-Pauwels L, Stewart PA, Akesson EJ. 1997. *Autonomic Nerves.* B C Decker, Malden, MA.

Upper Motor Neuron versus Lower Motor Neuron Lesions

Phillips CG, Landau WM. 1990. Clinical neuropathology VIII. Upper and lower motor neurons: The little old synecdoche that works. *Neurology* 40 (6): 884–886.

Young RR. 1994. Spasticity: A review. *Neurology* 44 (Suppl 9): S12–S20.

Pure Motor Hemiparesis

Fisher CM, Curry HD. 1965. Pure motor hemiplegia of vascular origin. *Arch Neurol* 13: 30.

Gait Disorders

Boonstra TA, van der Kooij H, Munneke M, Bloem BR. 2008. Gait disorders and balance disturbances in Parkinson's disease: clinical update and pathophysiology. *Curr Opin Neurol.* 21 (4): 461–471.

Jankovic J, Nutt JG, Sudarsky L. 2001. Classification, diagnosis, and etiology of gait disorders. *Adv Neurol.* 87: 119–133.

Snijders AH, van de Warrenburg BP, Giladi N, Bloem BR. 2007. Neurological gait disorders in elderly people: clinical approach and classification. *Lancet Neurol.* 6 (1): 63–74.

Multiple Sclerosis

Agrawal SM, Yong VW. 2007. Immunopathogenesis of multiple sclerosis. *Int Rev Neurobiol.* 79: 99–126.

Bartt RE. 2006. Multiple sclerosis, natalizumab therapy, and progressive multifocal leukoencephalopathy. *Curr Opin Neurol.* Aug; 19 (4): 341–349.

Carmosino MJ, Brousseau KM, Arciniegas DB, Corboy JR. 2005. Initial evaluations for multiple sclerosis in a university multiple sclerosis center: outcomes and role of magnetic resonance imaging in referral. *Arch Neurol.* 62 (4): 585–590.

DeAngelis T, Lublin F. 2008. Multiple sclerosis: new treatment trials and emerging therapeutic targets. *Curr Opin Neurol.* 21 (3): 261–271.

Miller DH, Weinshenker BG, Filippi M, Banwell BL, Cohen JA, Freedman MS, Galetta SL, Hutchinson M, et al. 2008. Differential diagnosis of suspected multiple sclerosis: a consensus approach. *Mult Scler.* 14 (9): 1157–1174.

Olek MJ, Dawson DM. 2000. Multiple sclerosis and other inflammatory demyelinating diseases of the central nervous system. In *Neurology in Clinical Practice*, WG Bradley, RB Daroff, GB Fenichel, and J Jankovic (eds.), 4th Ed., Chapter 60. Butterworth-Heinemann, Boston.

Rudick RA, Fisher E, Lee JC, Simon J, Jacobs L. 1999. Use of the brain parenchymal fraction to measure whole brain atrophy in relapsing-remitting MS. *Neurology* 53 (8): 1698–1704.

Motor Neuron Disease

Bromberg MB. 2002. Diagnostic criteria and outcome measurement of amyotrophic lateral sclerosis. *Adv Neurol.* 88: 53–62.

Brooks B. 1994. El Escorial World Federation of Neurology criteria for the diagnosis of amyotrophic lateral sclerosis. Subcommittee on Motor Neuron Diseases/Amyotrophic Lateral Sclerosis of the World Federation of Neurology Research Group on Neuromuscular Diseases and the El Escorial "Clinical limits of amyotrophic lateral sclerosis." *Journal of the Neurological Sciences.* 124: 96–107.

Brooks BR. 2009. Managing amyotrophic lateral sclerosis: slowing disease progression and improving patient quality of life. *Ann Neurol.* 65 Suppl 1: S17–23.

Gordon PH, Cheng B, Katz IB, Mitsumoto B, Rowland LP. 2009. Clinical features that distinguish PLS, upper motor neuron-dominant ALS, and typical ALS. *Neurology* 72: 1948–1952.

Miller R, Rosenberg J, Gelinas D, et al. 1999. Practice parameter: the care of the patient with ALS (an evidence-based review): report of the quality standards subcommittee of the American Academy of Neurology: ALS Practice Parameters Task Force. *Neurology* 52: 1311–1323.

Rothstein JD. 2009. Current hypotheses for the underlying biology of amyotrophic lateral sclerosis. *Ann Neurol.* 65 Suppl 1: S3–S9.

Rowland LP, Shneider NA. 2001. Amyotrophic lateral sclerosis. *N Engl J Med.* 344 (22):1688–1700.

Strober JB, Tennekoon GI. 1999. Progressive spinal muscular atrophies. *J Child Neurol* 14 (11): 691–695.

本章目录

第 7 章

躯体感觉传导通路

患者,女性,71岁,右腿进行性麻木刺痛,伴左腿无力,偶发尿失禁。神经系统检查示:右侧脐以下痛觉减弱,左足振动觉与位置觉减弱,左腿反射亢进伴轻度无力。

这位患者复杂的感觉运动缺失由一个病变引起。在本章,我们会学习感觉传导通路,包括触觉、痛觉与四肢位置觉。我们将这些知识运用于临床病例中,以准确定位传导通路中的病变位置。

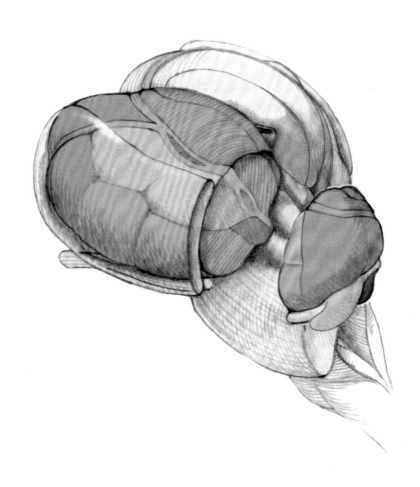

解剖和临床回顾

在第 6 章,我们讨论了皮质脊髓束与其他下行运动传导通路的解剖。在本章,我们将讨论神经系统中其他两个主要"长传导束"(表 7.1)。它们是**后柱–内侧丘系系统**与**前外侧系统**两个躯体感觉传导通路。与皮质脊髓束一样,这些传导通路也具有局部的定位关系(见图 6.2)。理解三大主要长传导束的功能与交叉点(见表 7.1)是临床神经解剖学定位的基础。

表 7.1 神经系统的主要长束

通路	功能	交叉名称 (和位置)
皮质脊髓侧束	运动	锥体交叉(延髓和颈髓交界处)
后柱–内侧丘系通路	感觉(振动觉、关节位置觉和触觉)	内侧丘系交叉(延髓下段)
前外侧通路	感觉(痛觉、温度觉和粗触觉)	前连合(脊髓)

接下来,我们会学习运用三大主要长传导束的解剖定位神经系统的病变。我们会讨论累及这些传导通路的脊髓与其他位置的常见病变。此外,也会提及脑干和脊髓的痛觉调控机制。丘脑作为感觉和其他信息向皮质传递的主要中继部位,其组成也会在本章复习到。最后,我们会讨论感觉与运动传导通路在排尿、排便以及性功能中的作用。

7.1 主要的躯体感觉传导通路

躯体感觉通常指身体对触、痛、温度、振动及**本体**(肢体或关节的位置觉)的感觉。躯体感觉主要有两个传导通路(见表 7.1,图 7.1 和图 7.2):

• **后柱–内侧丘系传导通路**传递本体感觉、振动觉和精细触觉的信息(见图 7.1)。

• **前外侧传导通路**包括**脊髓丘脑束**和其他相关神经束传递痛觉、温度觉和粗触觉(见图 7.2)。

由于触觉的传递在两条通路中都存在,因此不能从两条通路中区分触觉病变。

根据轴突的直径,感觉神经纤维被分为 4 类(表 7.2)。这些不同类型的神经纤维有专门的外周感受器来处理不同的感觉。大直径的、有髓鞘的轴突比小直径的或无髓鞘的轴突传递得快。

感觉神经元胞体位于**背根神经节**(见图 7.1 和图 7.2)。每一个背根神经节细胞有一个有分叉的轴突干,一端是周围突传递来自外周的感觉信息,另一端是中枢突将接受的感觉信息由背根神经传入脊髓。每一个脊神经及其周围突支配的皮肤区域称为一个**皮节**。不同脊髓水平的皮节形成一张有利于定位神经根或者脊髓病变的体表地图(见图 8.4)。在第 8 章和第 9 章,我们会讨论基于皮节以及感觉运动缺失的周围神经模式的定位。在本章,我们重点讨论脊髓和脑中躯体感觉传导通路的中枢传导通路径。正如我们所知道的,皮质脊髓束在椎体交叉处交叉帮助我们定位中枢神经系统病变(见图 6.11A),了解两个主要躯体感觉传导通路的交叉点对于病变定位同样重要(见表 7.1,图 7.1 和图 7.2)。因此,我们将从脊髓到初级躯体感觉皮质来追溯这些通路。

7.2 后柱 – 内侧丘系传导通路

大直径有髓鞘的轴突将本体觉、振动觉和精细触觉的信息由脊神经后根的内侧部分传入脊髓(见图 7.1)。然后,此类轴突中的大部分进入同侧**后柱**上升至延髓的**后柱核团**。此外,一些轴突进入脊髓的中央灰质与中间神经元和运动神经元形成突触(见图 2.21)。如果能在后柱中画出随着节段升高,不断增加的纤维,将有助于记忆后柱内躯体感觉纤维的排列关系(见图 7.3)。因此,内侧部分(被称为**薄束**)传导下半身的感觉信息。更多的是外侧的**楔束**,传导来自第 6 胸椎(T6)以上躯干部,以及臂部和颈部的信息。在薄束和楔束中有轴突的一级神经元分别会与**薄束核与楔束核**中的二级神经元形成突触(见图 7.1)。

这些二级神经元的轴突交叉成**内侧弓状纤维**,然后在延髓对侧形成**内侧丘系**(见图 14.5)。内侧丘系起初沿竖直方向走行,而后在向脑干方向上升的过程中,逐渐向侧面以及倾斜方向走行(见图 7.1、图 14.3 和图 14.4)。内侧丘系的躯体定位排列在延髓中呈竖直位,因此代表脚的区域更靠前("一个直立的小人"),而后在脑桥和中脑开始倾斜,因此代表手臂的区域更向内,而腿部向外("一个躺倒的小人")。注意躯体定位排列方向相反:在脑桥和中脑

表 7.2 感觉神经纤维类型

名称	别名	纤维直径(μm)	髓鞘	感受器	感觉
A-α	I	13~20	有	肌梭	本体觉
				腱梭	本体觉
A-β	II	6~12	有	肌梭	本体觉
				触觉小体	精细触觉
				默克尔受体	精细触觉
				环层小体	深触觉、振动觉
				鲁菲尼小体	深触觉、振动觉
				头发接收器	触觉、振动觉
A-δ	III	1~5	有	裸露的神经末梢	痛觉
				裸露的神经末梢	温度觉(冷)
				裸露的神经末梢	痒感
C	IV	0.2~1.5	无	裸露的神经末梢	痛觉
				裸露的神经末梢	温度觉(热)
				裸露的神经末梢	痒感

的内侧丘系,脚在外侧;而在后柱,脚在内侧。大多数的躯体定位排列图中代表身体上部的纤维位于内侧,代表身体下部的纤维位于外侧,而后柱和初级运动感觉皮质则显然是个例外(图7.3)。

下一个主要的突触出现在内侧丘系轴突终止于丘脑**腹后外侧核处**。腹后外侧核的神经元发出纤维经**内囊后肢**的**丘脑中央**辐射投射 (见图6.9B)到中央后回(见图7.1)的**初级躯体感觉皮质**(见图6.1的区域3、1和2)。正如我们在第12章中讨论的(见图12.8),一个类似的通路叫作三叉丘系,通过丘脑的腹后内侧核向躯体感觉皮质传输面部触觉信息。来自躯体和面部的突触输入信息到达初级躯体感觉皮质时, 主要进入在第IV层和第III层的深部,同时一些输入信息到达第VI层(见图2.14)。

7.3 脊髓丘脑束和其他前外侧感觉传导通路

运输温度觉和痛觉信息的小直径、无髓鞘的轴突,也是由背根入口区域进入脊髓的(见图7.2)。然而, 这些轴突在脊髓灰质中迅速形成第一个突触,主要在背脚**边缘区**(I层)和背脚的深部(V层)(见图6.3B和表6.2)。一些轴突侧支在进入中央灰质前在 Lissauer 束上升或下降几个节段 (见图6.4和图7.2)。在中央灰质中的二级神经元轴突穿过**脊髓前(腹侧)联合**,在前外侧白质上升。值得注意的是,交叉纤维到达对侧需要**两到三个脊髓节段**,所以侧索病变会累及病变部位以下几个节段的对侧痛觉和温度觉。脊髓的前外侧通路有一个**躯体特定区域组**

构(见图7.3),其中最外侧代表脚。为了帮助你记住这些组构,描绘从前联合内侧走行纤维类似于前外侧通路在脊髓中的上升路径。这一躯体特定区域,手臂更趋于内侧,腿更趋于外侧,被保留为通过脑干的前外侧通路。当它们到达延髓,前外侧通路会位于外侧,走行于下橄榄和小脑下脚的沟中(见图7.2和图14.5)。然后进入丘脑被盖,恰位于脑桥和中脑内的内侧丘系侧方(见图14.3和图14.4)。

前外侧通路包含 3 个束支(见图7.2):脊髓丘脑束、脊髓网状束和脊髓中脑束。**脊髓丘脑束**是最为人熟知的,它介导了痛觉和温度觉的识别,例如刺激的位置和强度。像后柱-内侧丘系通路,一个主要的脊髓丘脑束的中继是丘脑的**腹后外侧核**(见图7.2)。但是,脊髓丘脑束的终端和后柱-内侧丘系在腹后外侧核到达独立的神经元。从腹后外侧核,在脊髓丘脑束传递的信息再次通过丘脑躯体感觉辐射(见图6.9B)投射到中央后回(见图7.2)的初级躯体感觉皮质(见图6.1 的区域 3、1 和 2)。面部的痛觉和温度觉被一个类似的被称为三叉丘脑束的通路传递, 这些内容将在第12章进一步讨论 (见图12.8)。

脊髓丘脑会放射到其他丘脑核团,包括**丘脑髓板内核**(中央侧核)和内侧丘脑核团(如**背内侧核**)(见图7.2)。这些辐射可能与**脊髓网状束**共同参与一个在进化演变中古老的传输痛觉的通路,该通路传递情绪和觉醒的痛觉。脊髓网状束终止于脊髓脑桥网状结构, 依次投射到丘脑髓板内核 (中央中核)。腹后外侧核特异性地以躯体特定区形式投射

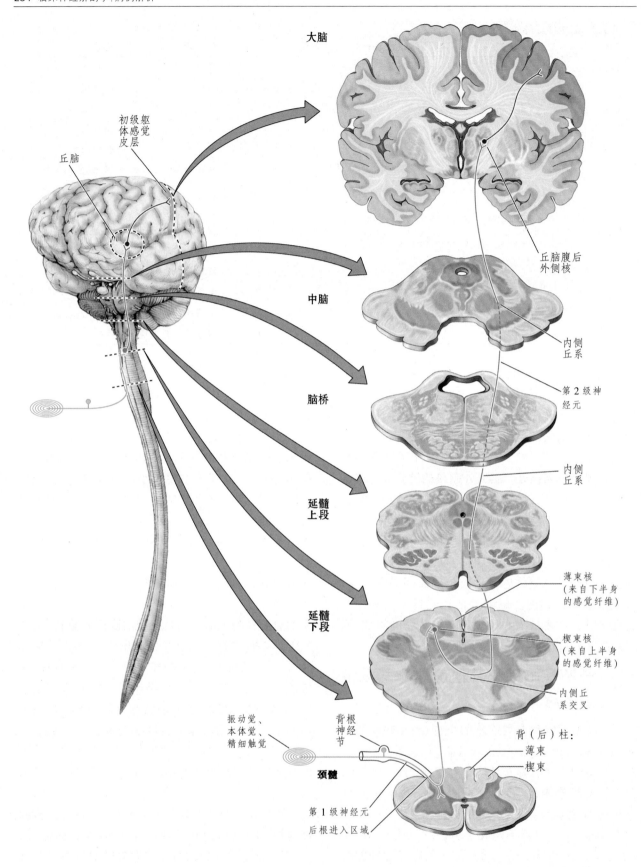

图 7.1　后柱-内侧丘系传导通路

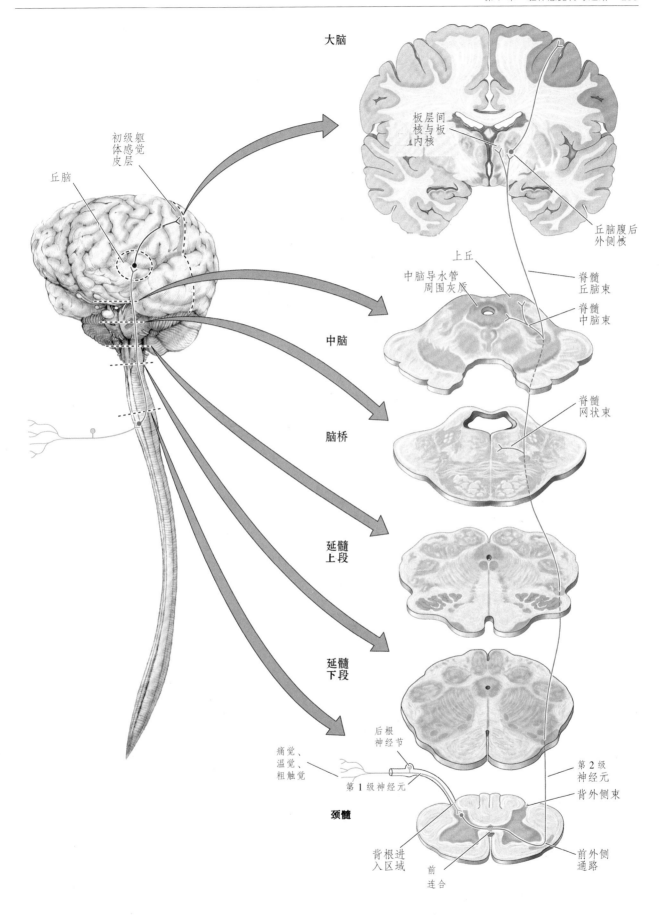

图 7.2　前外侧传导通路

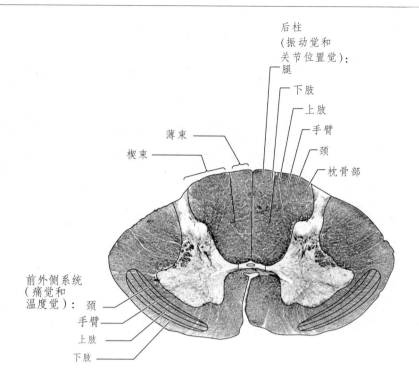

后柱
(振动觉和
关节位置觉):
腿
下肢
上肢
手臂
颈
枕骨部

薄束
楔束

前外侧系统
(痛觉和
温度觉):
颈
手臂
上肢
下肢

图 7.3　脊髓内后柱与前外侧通路的躯体纤维排列顺序　与图 6.10C 中皮质脊髓侧束的躯体纤维排列顺序对照。(Spinal section from DeArmond SJ, Fusco MM, Maynard MD. 1989. *Structure of the Human Brain: A Photographic Atlas*. 3rd Ed. Oxford University Press, New York.)

到初级感觉皮质,丘脑髓板内核与其不同,它弥散性地投射到整个大脑皮层,被认为参与行为性觉醒(见本章关于"丘脑"一节)。

脊髓中脑束投射到中脑导水管周围灰质和上丘(见图 7.2)。**导水管周围灰质**参与了痛觉的中央调控,讨论见下文。

脊髓丘脑束和脊髓中脑束主要起自脊髓 I 和 V 层,脊髓网状束弥散性地起自过渡带和腹角的 6 到 8 层(见图 6.3)。除了痛觉和温度觉,前外侧通路可以传递一些粗触觉,因此,后柱受损时,触觉不会消失。

总之,如果你的左脚不小心踩在了一个图钉上,你的脊髓丘脑束会让你意识到"一些尖的东西刺到了我的左脚底"。你的脊髓丘脑板内投射和脊髓丘脑束会让你感觉到"哇,那个地方好疼"。你的脊髓中脑束会让调控痛觉,使你最终感觉到"啊,好多了"。

图 7.4 总结了脊髓感觉和运动通路。左侧所示的感觉通路在本章讨论,脊髓小脑束将在第 15 章讨论,右侧所示的运动通路在第 6 章讨论 (见图 6.11)。正如我们在临床要点 7.4 中所见,脊髓的临床症状为局部脊髓解剖提供了实用性的复习。我们现在要讨论躯体感觉通路的延续,从丘脑到大脑皮

> **复　习**
>
> 在哪一水平后柱内侧丘系通路(见图 7.1)和前外侧通路(见图 7.2)发生交叉?设想一位患者在左半侧脊髓有病变。在患者的哪一侧病变部位以下的振动觉和位置觉会降低?在患者的哪一侧病变部位以下的痛觉和温度觉会降低?哪一侧病变部位以下会出现无力(见图 6.8)?如果病变在左侧大脑皮层,这些缺失会在哪一侧?

层。

7.4　躯体感觉皮质

从丘脑的腹后外侧核与腹后内侧核,躯体感觉信息被传输到了中央后回的**初级躯体感觉皮质**,包括 Brodmann3、1 和 2 区(见图 7.1、图 7.2 和图 6.1)。与初级运动皮层一样,初级躯体感觉皮质也是由躯体特定区域组成的,脸代表最旁侧,而腿代表最内侧(图6.2)。来自初级感觉皮层的信息沿着顶骨岛盖的上缘被传递到位于外侧裂的**次级躯体感觉相关皮质**(见图 6.1)。次级躯体感觉皮质也是躯体特定区域组成的。躯体感觉信息的进一步处理发生在顶上小叶的相关皮质,包括 Brodmann 5 和 7 区(见图

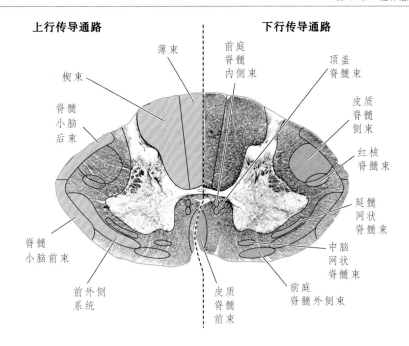

图 7.4 脊髓感觉和运动传导通路 此图总结了第 6 章和第 7 章的脊髓运动和感觉通路。(Spinal section from DeArmond SJ, Fusco MM, Maynard MD. 1989. *Structure of the Human Brain: A Photographic Atlas*. 3rd Ed. Oxford University Press, New York.)

6.1)。初级躯体感觉皮质和躯体感觉相关皮质与运动皮层有广泛的联系。躯体感觉皮质和相邻区域的病变会出现特征性的缺失，被称为**皮质感觉缺失**（见临床要点 7.3）。

7.5 痛觉的中枢调控

痛觉调控包括脊髓后脚水平的局部通路与长距离调控输入信息的相互作用（图 7.5）。在一种称为**门控理论**的机制中，从大直径、非痛觉的 A-β 纤维输入的感觉（见表 7.2）会降低通过后脚的痛觉传输。因此，例如经皮的电神经刺激装置通过激活 A-β 纤维以达到缓解慢性疼痛的目的。这也解释了为什么在用锤子瞬时击打拇指后摇动手会帮助减缓疼痛。**中央导水管周围灰质**接受来自下丘脑、杏仁核和皮质的输入信息，它可以抑制由位于脑桥中脑连接被称为**延髓头端腹侧**区域中继，在后角中的痛觉传输（见图 7.5）。这一区域包括中缝核 5-HT 神经元，它投射到脊髓，在背角调控痛觉（见图 14.12）。延髓头端腹侧同时会发送由神经肽 P 物质介导的输入信息到达蓝斑核（见图 14.11），而后反过来发送去甲肾上腺素投射在脊髓后角调控痛觉（见图 7.5）。组胺通过 H₃ 受体也会促进痛觉的调控。

阿片类药物（如吗啡）有可能通过遍及整个神经系统的各种受体来发挥阵痛效果，包括位于外周神经和脊髓后角神经元的受体。但是，研究发现，镇静受体和**内啡肽**（如脑啡肽、β–脑内啡肽和强啡肽）

在调控痛觉通路上的关键点浓度非常高。因此，包含脑啡肽和强啡肽的神经元集中在中脑导水管周围灰质、延髓头端腹侧和脊髓后角，而 β–脑内啡肽包含的神经元主要集中在投射到中脑导水管灰质的丘脑区域。

7.6 丘脑

丘脑（希腊语的意思为"内室"或者"卧室"）是位于大脑中央重要的处理站。几乎所有投射到大脑皮层的通路都会通过在丘脑的突触样中继进行信息处理。丘脑常被认为是主要的感觉中继站，因此本章介绍丘脑网络更合适。但是，除了感觉信息，丘脑也传送几乎所有的其他输入到达大脑皮层的信息，包括来自小脑和基底神经节（见第 15 和第 16 章）的运动信息，边缘叶信息（见第 18 章），涉及行为觉醒和睡眠觉醒通路的广泛调控信息（见第 14 章），以及其他输入信息。我们会在这里详细地介绍丘脑，因为它不仅和本章讨论的感觉信息处理相关，而且丘脑核团在后续几章中非常重要。

一些丘脑核团会特异性定位投射到特定区域，而其他投射会更加弥散。丘脑核团通常接收来自它们所投射到皮层区域的密集倒置反馈连接。事实上，皮质丘脑辐射的数目超过了丘脑皮质辐射。

正如第 2 章所述，丘脑、下丘脑和上丘脑都是**间脑**的一部分。间脑恰好位于中脑头端（见图 2.2）。**下丘脑**位于丘脑腹侧，在第 17 章讨论；**上丘脑**由几个小的核团组成,包括缰核、部分前顶盖和松果体。在水平切面部分,丘脑在深部可见,灰质结构形成了类似鸡蛋的形状,后尾部转向外边,形成了一个反转角(见图4.13、图6.9B、图6.10A和图16.2)。丘脑被一个Y形的白质结构(被称为**内侧髓板**)(图7.6)分为**中间核群**、**外侧核群**和**前核群**。内侧髓板本身的核团被称为**髓板内核**。丘脑中线核是另一个毗邻第三脑室的薄层核团的集合,它们中的一些是髓板内核的延续,或者功能上与髓板内核相似。最后,**丘脑网状核**(与脑干网状核相区别)形成了一个大面积的薄层,覆盖丘脑的侧面。我们现在就讨论丘脑核团的3个主要类型(表7.3):

1. 中继核
2. 髓板内核
3. 网状核

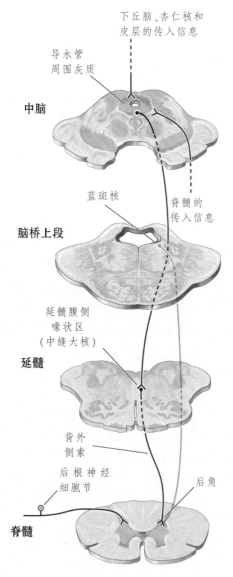

图 7.5 涉及痛觉调控的中枢通路

7.6.1 中继核

丘脑的大部分都是由**中继核**组成,它接收来自大量通路的传入信息,然后投射到皮质。此外,中继核接收大量的由皮层返回的双向连接。中继核到皮层的投射可能完全定位于特定的皮质区域,或者更加弥散(见表7.3)。

具体的丘脑中继核团 在丘脑中继核团中,到初级感觉和运动神经元的投射往往最为局限。这些具体的中继核团主要位于丘脑侧面。所有的感觉形态(除嗅觉外),在侧丘脑到初级大脑皮层区域都有具体的中继(见表7.3,图7.7和图7.8)。例如,正如我们讨论的,来自脊髓和脑神经的躯体感觉通路会在**腹后外侧核**和**腹后内侧核**中继。腹后外侧核与腹后内侧核依次投射到初级躯体感觉皮层。视觉信息在**外侧膝状体核**中继,我们将在第11章讨论;听觉信息在**内侧膝状体核**中继,我们将在第12章讨论(也可见图6.9B)。对这两个核团的一个有用的记忆方法是外视内听。离开小脑和基底神经节的运动通路(见图2.17、图15.9和图16.6)在**腹外侧核**到运动、前运动和补充运动皮质都有具体的丘脑中继(见表7.3,图7.7和图7.8)。即使一些边缘通路(见第18章)也有相当特定的皮层辐射,例如那些由**前核群**携带的到达前扣带回的通路。前丘脑核组在前上丘脑形成了一个显著的突起(图7.6)。

广泛辐射(非特定的)丘脑中继核 许多丘脑核团有更加广泛的皮层辐射(表7.3,图7.7和图7.8)。例如,视觉和其他输入到**丘脑后结节**的信息会中继到顶叶、颞叶和枕叶相关皮质的大片区域,这些区域涉及相关刺激的行为定位。丘脑后结节是一个大的枕形核团,占后丘脑的大部分(见图7.6)。边缘系统的信息和其他涉及认知功能的信息在**背中部核**、丘脑中线核以及丘脑板内核弥散性中继。背中部核有时被称为背中线核,在内髓板的中部形成一个大的凸起,最易看到冠状缝切面(见图16.4)。背中部核是额叶相关皮层信息传输的主要的丘脑中继(见图7.8,也可见第16、第18和第19章)。其他广泛投射到丘脑核团的例子在表7.3中列出。

7.6.2 髓板内核

髓板内核位于内髓板中(见图7.6)。类似于中继核团,他们接受来自许多通路的输入信息,与皮层相互连接。有时,它会被归类于其他"非特异"的中

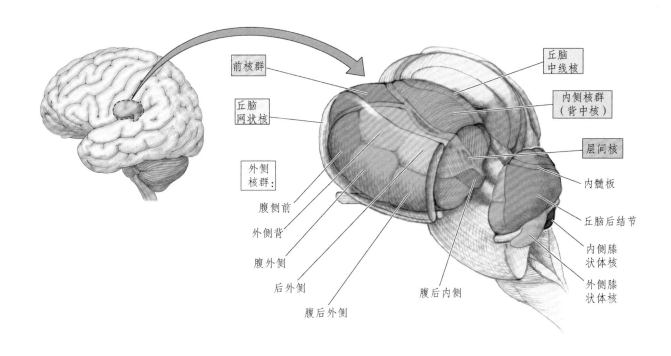

图 7.6 丘脑主要核团分布 网状核后部被移除。

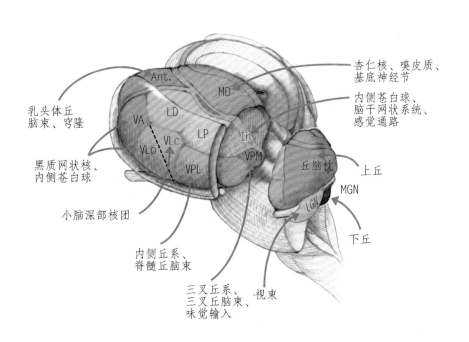

图 7.7 到达丘脑的非皮质输入信号 展示了主要的到达不同丘脑核的非皮质输入信号。在图 7.8 中展示了皮质连结。其余细节见表 7.3。Ant.,前核群; In,髓板内核; LD,外侧背核; LGN,外侧膝状体核; LP,外侧后核; MD,内侧背核; MGN,内侧膝状体核; VA,腹前核; VLc,腹外侧核,尾侧部; VLo,腹外侧核,口部; VPL,腹后外侧核; VPM,腹后内侧核。

表 7.3　主要丘脑核团

核团 [a]	主要输入信息 [b]	主要输出信息	辐射到皮质的扩散 [c]	可能的功能
中继核				
外侧核群				
腹后外侧核(VPL)	内侧丘系、脊髓丘脑束	躯体感觉皮层	+	中继躯体感觉脊髓输入信息到大脑皮层
腹后内侧核(VPM)	三叉丘系、三叉丘脑束、味觉输入	躯体感觉皮层与味觉皮层	+	中继脑神经输入信息和味觉信息到皮层
外侧膝状体核(LGN)	视网膜	初级视皮层	+	中继视觉输入信息到皮层
内侧膝状体核(MGN)	下丘	初级听觉皮层	+	中继听觉输入信息到皮层
腹外侧核(VL)	内侧苍白球、小脑深部核团、黑质网状核	运动、运动前与运动辅助皮层	+	中继基底神经节和小脑输入信息到皮层
腹前核(VA)	黑质网状核、内侧苍白球、小脑深部核团	扩展到额叶,包括前额叶、运动、运动前与运动辅助皮层	+++	中继基底神经节和小脑输入信息到皮层
丘脑后结节	顶盖(外侧膝状体通路)、其他感觉输入	顶颞枕皮层相关	++	视觉和其他刺激相关的行为导向
背外侧核	见前核	—	++	与前核功能一致
后外侧核	见丘脑后结节	—	++	与丘脑后结节功能一致
腹内侧核	中脑网状结构	扩展到皮层	+++	可能协助维持觉醒与意识状态
内侧核群				
内侧背核(MD)	杏仁核、嗅皮质、边缘基底神经节	额叶	++	边缘系统,主要中继到额叶
前核群				
前核	乳头体、海马结构	扣带回	+	边缘通路
丘脑中线核				
丘脑室旁核、带旁核、前内侧间、背内侧间核、菱形核(腹内侧)	下丘脑、基底前脑、杏仁核、海马	杏仁核、海马、边缘皮层	++	边缘通路
髓板内核				
髓板内核头部 　中央内侧核 　中央旁核 　中央外侧核	小脑深部核团、苍白球、脑干上行网状激活系统、感觉通路	大脑皮层、纹状体	+++	维持觉醒意识,为基底核和小脑运动中继
髓板内核尾部 　**中央中核** 　束旁核	苍白球、脑干上行网状激活系统、感觉通路	纹状体、大脑皮层	+++	基底核运动中继
网状核	大脑皮层、丘脑中继与髓板内核、脑干上行网状激活系统	丘脑中继与髓板内核、脑干上行网状激活系统	无	调控丘脑其他核团状态

[a] 最知名的和临床最相关的核团用粗体字标出。其他一些小的核团没有包括。

[b] 除了表中所列输入信息,所有丘脑核团接受来自皮质以及丘脑网状核的双向信息。调节性胆碱能、去甲肾上腺素能、血清素能以及组胺能输入信息同样到达大部分的丘脑核团(见第14章)。

[c] +代表最小弥散(具体的丘脑中继核);++代表中度弥散;+++代表最大弥散。

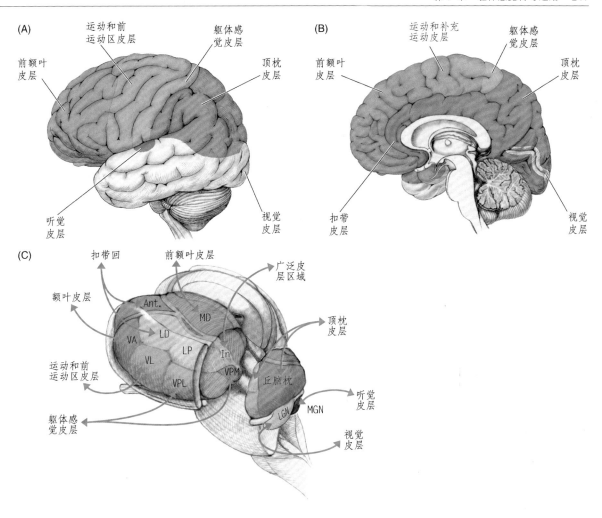

图 7.8　丘脑和大脑皮层之间的纤维联系　在本图中用不同的颜色展示丘脑核团和大脑皮层区域之间的主要联系。(A)皮层,侧面观。(B)皮层,内侧观。(C)丘脑。其他细节见表 7.3。缩写同图 7.7。

继核团。但是,我们这里把它作为单独的一类,因为与中继核团不同,它们主要的输入和输出信息都是来自基底核。髓板内核分为两个功能区(见表 7.3):**髓板内核尾部**包括大的**中央中核**,并且涉及基底核的环路(见第 16 章);**髓板内核头部**也有输入和输出信息与基底核相联系。此外,髓板内核头部似乎还有一个重要作用,就是中继来自**上行网状激活系统**到达皮层的输入信息,维持觉醒和意识状态(见

图 2.23 和第 14 章)。

7.6.3　网状核

网状核在丘脑其余部分的侧面形成一个薄层,恰好位于内囊中间(见图 7.6 和图 16.4D)。请不要和位于脑干的网状结构相混淆(见第 14 章)。网状核是丘脑中唯一不辐射到皮层的核团。相反,它接收来自其他丘脑核团和皮质的输入信息,然后辐射回丘脑。网状核包括了一个几乎纯粹的 γ 氨基丁酸抑制性神经元群。这样的组成,加上它与整个丘脑的联系,使得它非常适合调控丘脑活动。除了皮质和丘脑的输入信息,其他到达网状核的输入信息由脑干的网状激活系统发出,基底前脑可能参与调控警觉和注意力的状态(见第 14 章和第 19 章)。

综上所述,丘脑和大脑皮层的所有区域存在相互联系。它包括许多不同功能的不同核团。这些核

复 习

写出将以下信息中继到皮层的最重要的丘脑核团名称。躯体感觉输入信息,面部躯体感觉输入信息,视觉输入信息,听觉输入信息,基底核与小脑输入信息,边缘系统输入信息 (见表 7.3 粗体字部分)。

团传递来自神经系统其他部分的信息，以及从外周到皮层的信息。

临床要点 7.1
感觉异常

除了感觉缺失的阴性症状，躯体感觉通路病变可导致异常的阳性感觉现象，这种异常称为**感觉异常**。患者主诉的异常感觉的位置和特征具有定位价值。在后柱－内侧丘系的病变，患者通常会描述刺痛、麻木的感觉；一种躯干和四肢的紧绷、束带感；或者一种类似于当你想触摸东西的时候，指头总有一种纱覆盖的感觉。在前外侧通路的病变，通常会有剧烈的烫伤或者灼烧痛。在顶叶或者初级感觉皮质病变，通常会导致对侧的麻木刺痛，不过疼痛可以是非常显著的。丘脑病变会导致对侧严重的疼痛，叫作 Dejerine－Roussy 综合征。颈椎病变常会伴有**莱密尔特征**，一种自颈部弯曲扩散至背部和四肢的电流样感觉。神经根病变经常会产生**神经根痛**（见临床要点 8.3），向下辐射至肢体皮区，伴随麻木和刺痛，由伸展神经根的运动所激发。外周神经病变常常会导致神经支配的感觉区域疼痛、麻木和刺痛。

除了"感觉异常"，其他表示感觉不适的常见术语包括**触物感痛**（一种不愉悦的异常感觉）、**触诱发痛**（一种常常被非痛觉刺激，如轻触激发的疼痛），以及**痛觉过敏**（对于正常痛觉刺激而感到疼痛加强）。**痛觉减退**的意思是感觉降低，它可能会被错误理解，所以最好避免使用。

临床要点 7.2
脊髓病变

脊髓病变是导致残疾的主要原因，因为它会影响运动、感觉和自主神经通路。疑似脊髓的功能异常必须以急诊处理，防止不可逆损伤。最常见的脊髓功能异常的原因是脊髓变性疾病、创伤以及转移癌引起的外部压缩。其他脊髓病变的原因可参见表 7.4。

当病变水平相关的**感觉和运动功能障碍**出现时，脊髓功能障碍的症状和体征就会很明显（见临床要点 7.4）。反射异常，包括**不正常的括约肌功能**也可以帮助确诊（见表 3.6 和表 3.7，临床要点 7.5）。在一些不易察觉的情况下，小的感觉和运动的改变，背和颈部的疼痛，或发热（硬膜外脓肿）都可能

会是灾难性功能缺失的前兆预警。因此，临床医生应该在怀疑脊髓病变的情况下，有更低的阈值来为患者预约紧急磁共振扫描。基于此，注意即使一个感觉水平的障碍也可提示脊髓水平的病变，有时候病变要比脊髓水平高得多。因此，更高的脊髓水平，如胸髓和颈髓，也必须经常想到，即使怀疑是腰骶髓的病变。

在急性严重的病变（如**创伤**）中，常常在病变以下会出现以迟缓性麻痹为特征的**脊髓休克**现象，腱反射消失，血管平滑肌的交感神经兴奋降低导致血压适度降低，括约肌反射和张力消失。在几周到几个月的时间内，强直和上运动神经元征常常会发展。一些括约肌反射和勃起反射可能会重新建立，不过经常无法自主控制。急性创伤性脊髓病变如果在最初 8 小时用高剂量的激素冲击，可能对结局有所改善。

慢性**脊髓病**（脊髓功能障碍）常被看作是**脊髓退行性病变**，最常见发生在颈或腰区域。因为脊髓和神经根经常被压缩，在一些病例中常常会出现上、下神经元体征的组合，类似运动神经元疾病。

在**肿瘤**造成的脊髓压迫，及时进行放射和(或)外科手术干预是必要的，以防止**不可逆的运动缺失**。根据以往的经验，在丧失运动功能后治疗转移

表 7.4　脊髓功能障碍的鉴别诊断 [a]

创伤或机械性的	热带痉挛性瘫痪
挫伤	血吸虫病
压迫	炎症性脊髓炎
椎间盘突出	多发性硬化
椎骨退行性疾病	狼疮
盘栓子	感染后脊髓炎
血管性的（见图 6.5）	肿瘤
前脊髓动脉梗死	硬膜外转移
分水岭梗死	脑膜瘤
硬脊膜动静脉畸形	施万细胞瘤
硬膜外血肿	癌性脑膜炎
营养缺乏	星形细胞瘤
维生素 B_{12}	室管膜瘤
维生素 E	血管母细胞瘤
硬膜外脓肿	退变/发育性的
感染性脊髓炎	脊柱裂
病毒（包括 HIV）	小脑扁桃体下疝畸形
莱姆病	脊髓空洞症
三期梅毒	

[a] 同图 1.1 格式。

性脊髓压迫的患者中约 80% 的患者将永久丧失运动功能,而在丧失运动功能前进行治疗的患者中约 80% 的患者将保持活动能力直到死亡。转移扩散到硬膜外腔的肿瘤是迄今为止的肿瘤性脊髓压迫症的最常见原因,但也可见于原发性脊髓肿瘤(见表 7.4)。

脊髓**梗死**通常是由于脊髓前动脉闭塞,导致前脊髓综合征(见临床要点 7.4)。常见的原因有外伤、主动脉夹层、血栓性栓塞和盘栓子(外伤导致的椎间盘物质进入局部循环)。正如我们已经讨论的,脊髓分水岭梗死通常是在中间胸椎脆弱区 (见图 6.5)。硬脊膜动静脉畸形可导致脊髓功能障碍永久或短暂发作,如果没有运用适当的影像学检查(通常包括血管造影),这种疾病的诊断会相当困难。

脊髓炎在病因学上可以是感染性或炎症性的,它是造成脊髓功能障碍的另一个重要且常见的原因(见表 7.4,也可见临床要点 5.9 和 6.6)。 脊髓炎患者通常出现进展相对较快的脊髓功能障碍,病程发展在数小时至几天。 MRI 检查常可见 T2 高信号区,并有脑脊液白细胞计数升高,根据不同的原因通常淋巴细胞为主型。**硬膜外脓肿** (见临床要点 5.9)一旦没有及时诊断和治疗,可导致脊髓不可逆的损害。

临床要点 7.3
感觉缺失的类型和定位

躯体感觉通路上任何部位的病变均会引起感觉缺失(见图 7.1 和图 7.2),包括外周神经、神经根、后柱-内侧丘系和前外侧通路、丘脑、丘脑皮层白质通路,以及初级躯体感觉皮质。在本节中和临床要点 7.4,我们会回顾感觉缺失的定位模式及相关缺陷。面部感觉缺失将在临床要点 12.2 中进一步讨论。在本节插图中,病变用粉红色标出,而感觉丧失的区域用紫色标出。在后柱-内侧丘系的神经元(振动和位置觉)以红色显示,前外侧或三叉丘系的神经元(痛温觉) 以蓝色显示。

初级运动皮质(图 7.9A)

缺损是在病灶对侧。尽管如图 7.9A 所示,但感觉减退不会恰好从中线开始,各种亚区域可能会根据病变的大小和位置受到不同程度的累及。精细触觉和关节位置觉往往受累最严重,但所有的感觉形态均可受累。有时所有的感觉形态均完好,但会出现一种**皮质感觉缺失**的形态,表现为实体觉和皮肤

书写觉的消失或减退 (见第 3 章,照片 7.1 和照片 7.2)。相邻皮层区域的相关缺损可能包括上运动神经元型无力(见表 6.4)、视野缺损或失语(见临床要点 19.6)。

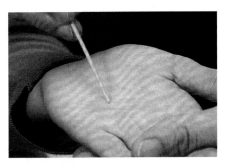

照片 7.1　皮肤书写觉

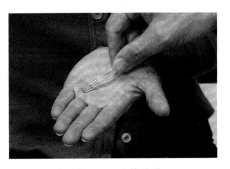

照片 7.2　立体感觉

丘脑腹后外侧(VPL)和腹后内侧(VPM)核或丘脑躯体感觉辐射(图 7.9A)

缺损是在病灶对侧。正如初级躯体感觉皮层的病变,感觉缺失不会恰好从中线开始,各种亚区域可能不同程度受累。脸部、手(尤其是在嘴唇和指尖)和脚比躯干或四肢近端的缺损可能更显著。所有的感觉形态均可受累,有时没有运动障碍。较大的病灶可能伴有轻偏瘫,或者由于内囊、外侧膝状体或视放射受累引起的偏盲。丘脑躯体感觉辐射的病变还可导致对侧偏身感觉丧失,这与偏瘫有关,因为毗邻的皮质延髓和皮质脊髓纤维受累(见图 6.9B)。较少见的是,其他位置的病变(如中脑或上部脑桥)可引起累及面部、手臂及腿部的对侧躯体感觉障碍。

脑桥外侧或延髓外侧(图 7.9B)

累及前外侧通路和三叉神经脊束核的病变在同侧。它会导致病变部位对侧身体的疼痛和温度觉缺失,而在病变同侧面部痛温觉缺失。脑桥外侧和延髓外侧综合征的相关障碍在临床要点 14.3 讨论(见表 14.7)。

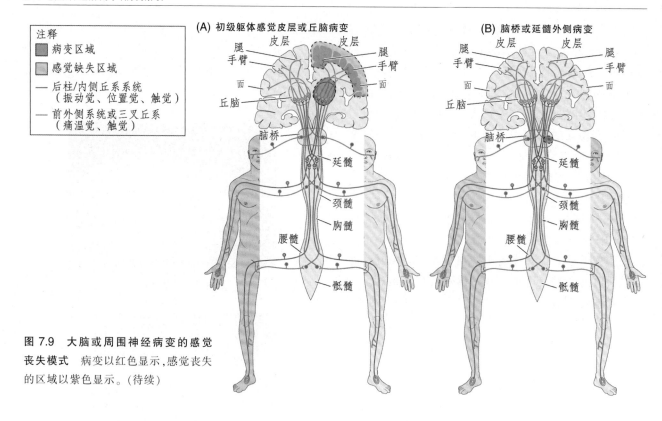

(A) 初级躯体感觉皮层或丘脑病变

(B) 脑桥或延髓外侧病变

注释
- 病变区域
- 感觉缺失区域
- —— 后柱/内侧丘系系统
  (振动觉、位置觉、触觉)
- —— 前外侧系统或三叉丘系
  (痛温觉、触觉)

图 7.9　大脑或周围神经病变的感觉丧失模式　病变以红色显示,感觉丧失的区域以紫色显示。(待续)

延髓内侧(图 7.9C)

病变累及内侧丘系,引起振动觉和关节位置觉对侧丧失。延髓内侧综合征的相关障碍在第 14 章讨论(见表 14.7)。

脊髓

脊髓病变的感觉和运动缺失类型,请参阅临床要点 7.4 。

神经根或周围神经(图 7.9D、E)

远端对称性多发性神经病引起双侧感觉丧失,在所有的形态中呈"手套和袜子式"分布。

特定的神经或神经根病变(见图 7.9E)在特定的区域造成感觉缺失,更详细的讨论参见临床要点 8.3 和 9.1。周围神经或神经根病变的相关障碍常包括下运动神经元型无力(见表 6.4)。

临床要点 7.4
脊髓损伤综合征

在本章的前面,即临床要点 7.2 中,我们讨论了脊髓功能障碍的常见原因。 在本节中,我们将介绍几种重要的脊髓综合征,这些综合征通常可以用于定位病变的感觉和运动体征。

脊髓横向病变(图 7.10A)

所有的感觉和运动通路部分或完全中断。经常有一个感觉平面,意味着病变水平以下的皮节感觉减退(见图 8.4)。无力和反射消失的类型也可以帮助确定脊髓病变的水平(见表 3.4 至表 3.7,临床要点 8.2,照片 7.2 和 7.3)。横向脊髓病变的常见原因包括外伤、肿瘤、多发性硬化症和横贯性脊髓炎。

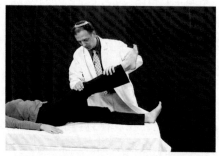

照片 7.3　下肢力量

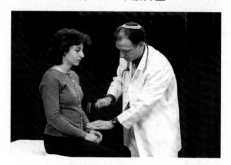

照片 7.4　深腱反射

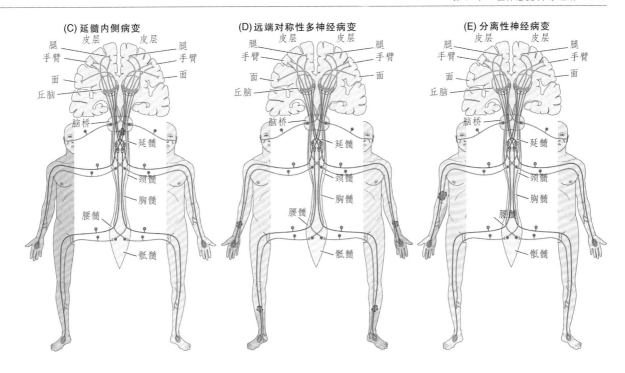

图 7.9(续)

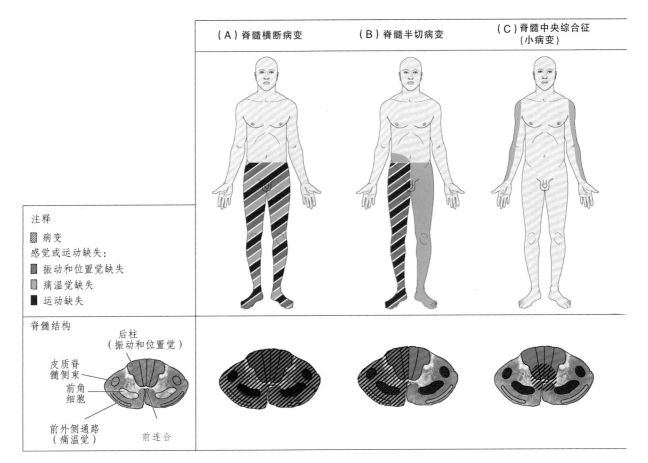

图 7.10　脊髓综合征（Spinal section from DeArmond SJ, Fusco MM, Maynard MD. 1989. Structure of the Human Brain: A Photographic Atlas. 3rd Ed. Oxford, New York.）（待续）

脊髓半切病变:脊髓半切综合征 (Brown-Séquard 综合征)(图 7.10B)

皮质脊髓侧束损伤会导致同侧上运动神经元型无力。后柱的中断导致同侧振动和关节位置觉的缺失。然而,前外侧系统的中断会导致对侧痛觉和温度觉的缺失。这往往从略低于病变位置开始,因为前外侧纤维上升两到三个节段后在腹侧联合处交叉。痛温觉的丧失常会在病变同侧有一个或两个节段,因为在后角细胞轴突穿过之前破坏了后角细胞。脊髓半切综合征的常见原因包括穿透伤、多发性硬化,以及因肿瘤引起的侧向压缩。

脊髓中央损伤综合征(图 7.10C、D)

在小病灶,穿过腹侧联合的脊髓丘脑纤维损害(见图 7.2)会导致双边区域痛温觉**暂停性感觉丧失**。颈髓(见图 8.4)的病变产生经典的**披肩式分布**;然而,疼痛和温度感觉丧失的皮区也可以发生在其他水平的病变。对于较大的病灶(见图 7.10D),前角细胞被损坏,在病灶的水平产生下运动神经元的障

碍。此外,皮质脊髓束受累,从而导致上运动神经元体征,后柱也可能受累。因为前外侧通路被大的病灶从其内侧表面压缩,在病变之下痛温觉几乎完全丧失,除外**马鞍回避**区域(回顾前外侧系统在脊髓的躯体分布,见图 7.3)。中央脊髓综合征的常见原因包括:脊髓挫伤、非创伤性或创伤后脊髓空洞症和脊髓内肿瘤(如血管母细胞瘤、室管膜瘤或星形细胞瘤)。

后索综合征(图 7.10E)

后柱的病变引起病变以下水平的振动和位置觉消失。对于较大的病变,也可能侵犯皮质脊髓侧束,引起上运动神经元型无力。常见的原因包括:外伤、来自后部位置肿瘤外压和多发性硬化症。另外,维生素 B_{12} 缺乏和脊髓痨 (三期梅毒,见临床要点5.9)优先累及后索。

脊髓前索综合征(图 7.10F)

前外侧通路的损伤可导致病变水平以下疼痛及温度觉丧失,并且前角细胞损伤会在病变水平产

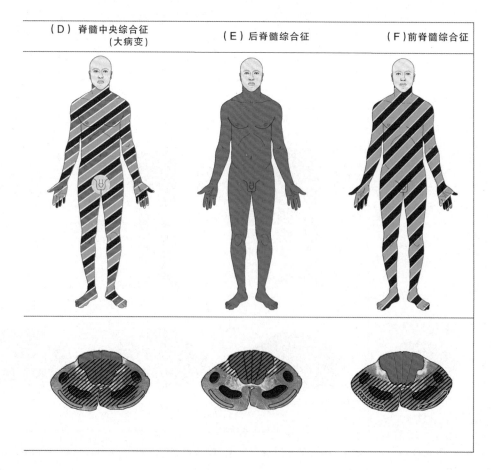

图 7.10 (续)

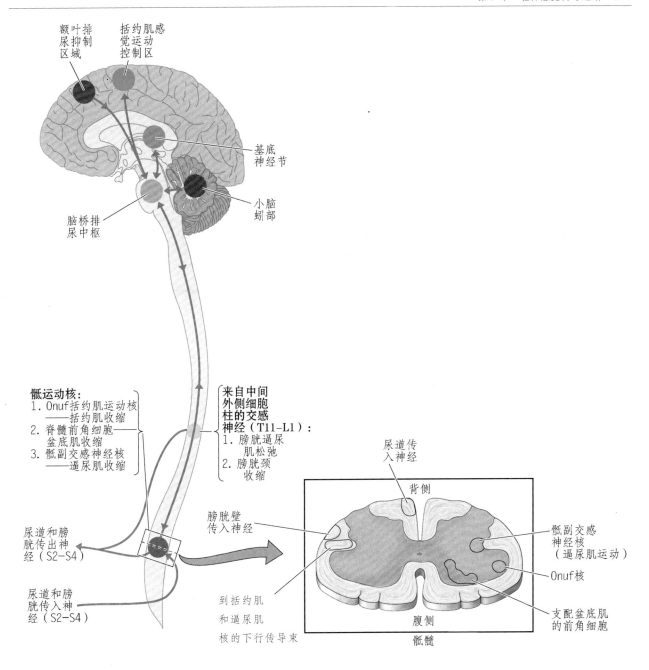

图 7.11 泌尿功能控制通路

生下运动神经元无力。对于较大的病灶,皮质脊髓侧束可能也被累及,引起上运动神经元体征。尿失禁常见,因为控制括约肌功能的下行通路往往位于腹侧(图7.11)。常见的原因包括外伤、多发性硬化症和脊髓前动脉梗死。

临床要点 7.5
肠道功能、膀胱功能和性功能解剖

正常的排便、排尿和性功能,需要神经系统很多层面的感觉与自主和非自主的运动通路复杂的

相互作用。来自直肠、膀胱、尿道和生殖器的感觉信息由骶神经根 S2 到 S4 输送到脊髓(表 7.5)。这些信息通过后柱和前外侧柱上升到神经系统的更高水平(见图 7.11)。自主躯体运动纤维来自 S2 到 S4 控制盆底肌肉的**前角细胞**,以及 S2 到 S4 控制**尿道和肛门括约肌**的 **Onuf 核专门的括约肌运动核**(也被称为单纯的 **Onuf 核**)(见图 7.11,也可见表 7.5)。盆腔副交感神经起自 S2 到 S4 的**骶副交感神经核**,交感神经起自 T11 至 L1 的**中间外侧细胞柱**(见表7.5)。总之,对于影响排便、膀胱或性功能的病变,一定是双侧通路受累。

膀胱功能

正常成人膀胱排空是完全自主控制的。膀胱充盈感到达感觉皮层,排尿是由下行通路的激活**排尿或逼尿肌反射**的**内侧额叶排尿中心**启动（见图7.11)。逼尿肌反射是由固有的脊髓环路介导,由**脑桥排尿中心**调节,也可能受小脑和基底神经节途径的调控。反射在正常情况下是由尿道外括约肌自主松弛来启动,从而触发交感神经对膀胱颈的抑制,导致它松弛,激活副交感神经,引起逼尿肌收缩。尿流经过尿道的感觉持续激活括约肌松弛和逼尿肌收缩。当尿流停止时,尿道括约肌收缩,从而引发**尿道反射**,逼尿肌松弛。尿流也可以在任何时候由于尿道括约肌主动关闭而中断,同样会触发逼尿肌松弛。

当膀胱充盈时,累及双侧额叶内侧排尿中心病变导致脑桥和脊髓排尿中心反射性激活。尿流和膀胱排空是正常的,但是,它们不再受自主控制,个体可能察觉到或不能察觉到尿失禁。额叶型尿失禁的常见原因包括脑积水、矢状窦旁脑膜瘤、双侧额部胶质母细胞瘤、创伤性脑损伤和神经退行性疾病。

脑桥排尿中枢以下及脊髓圆锥水平 S2 到 S4 以上的病变通常在初期导致**弛缓性、无力(失张力)型膀胱**(图 7.12A)，通常在几周到几个月进展为**高反应性(痉挛性)膀胱**(图 7.12B)。当膀胱是弛缓性的,尿道括约肌的反射性收缩常常存在,导致**尿潴留**和膀胱充盈(见图 7.12A)。导尿通常是必要的。在这种疾病,自主排尿后通过导尿测量的**排尿后残余尿量**会增加(正常量少于 100mL)。在高反应性膀胱(见图 7.12B)，常发生**逼尿肌-括约肌协同失调**,逼尿肌和尿道括约肌以一种不协调的方式,有时是对抗的方式下,张力增加。当发生不自主反射性膀胱收缩时,可能有**尿急感**或尿失禁。残余尿量增加常常因为不完全排空，不过尿量通常比无力型膀胱少。常见的导致无收缩性或高反应性膀胱的脊髓病变包括:创伤、肿瘤、横贯性脊髓炎和多发性硬化症。

周围神经病变,即 S2 至 S4 的脊髓病变,通常会导致**弛缓无反射性膀胱**,或显著受损膀胱(收缩类似于无收缩性膀胱)(图 7.12C)。此结果可能是由于副交感神经对逼尿肌的控制消失和(或)从膀胱和尿道的传入感觉信息的缺失。**溢出性尿失禁**经常存在。常见的原因包括糖尿病性神经病变,以及因外伤、肿瘤或椎间盘突出症压迫脊髓圆锥或马尾神经。大量的非神经系统疾病也可导致尿潴留和尿失禁,例如前列腺肥大、尿道狭窄和内括约肌缺如。**神经源性膀胱**是一个广义的、非特异性术语,用于表示神经功能紊乱起源的弛缓性和高反应性膀胱。

（A）**急性中央病变** 弛缓性膀胱,膀胱逼尿肌持续反射性收缩。尿潴留、膀胱扩张、溢出性尿失禁

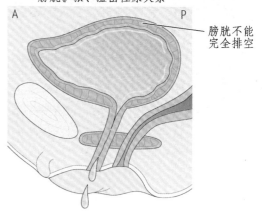

膀胱不能完全排空

（B）**慢性中央病变** 高反应性（痉挛性）膀胱,逼尿肌-括约肌协同失调导致的尿频、尿急、尿失禁

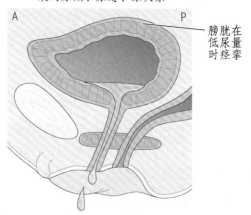

膀胱在低尿量时痉挛

(C) **周围病变** 无反应性、弛缓性膀胱,溢出性尿失禁、压力性尿失禁

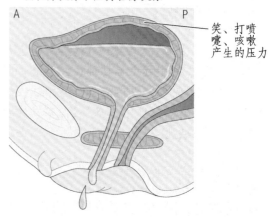

笑、打喷嚏、咳嗽产生的压力

图 7.12 由弛缓性和高反应性膀胱疾病引起的尿失禁类型 A =前,P =后。

排便功能

和排尿控制类似(见图 7.11),排便主要是由起源于内侧额叶的下降通路控制的。肛门括约肌通过由骶副交感支配的**内平滑括约肌**,由 Onuf 核发出的盆神经支配的**外部横纹肌括约肌**,以及受骶前角细胞支配的盆底肌(见图 7.11 和图 7.12)而保持闭合。感觉输入信息进入 S2 至 S4,并且发挥重要的反馈作用。肠胃蠕动依赖于 S2 至 S4 的副交感神经控制,除了结肠左曲的结直肠平滑肌。结肠左曲以上的胃肠道部分接受来自迷走神经的副交感神经支配(见图6.13)。大便失禁可由弥漫性大脑或内侧额叶病变,脊髓病变,骶神经根、骨盆或阴部神经的病变导致(见前文关于膀胱功能一节, 每种病变类型的例子)。在急性脊髓病变中,肛门括约肌完全松弛。骶副交感神经输出消失也会造成严重的便秘。

性润滑、勃起和射精功能

在性兴奋时,来自多个感觉通道的刺激,再加上内部心理因素,导致参与性功能的脊髓自主途径激活。来自生殖器的感觉是由阴部神经传递,达到 S2 至 S4。在女性,巴氏腺润滑黏液的分泌由副交感神经介导,同时,阴道血流的增加和分泌由交感神经介导。对于男性,副交感神经和交感神经通路都有助于勃起(见表 7.5),这两个系统的相对作用因人而异。射精是通过交感神经介导平滑肌(精囊、输精管、前列腺、膀胱颈)收缩,精液进入尿道引起的排放,其次是横纹肌(盆底、尿道括约肌、球海绵体肌、坐骨海绵体肌)有节奏地反射性收缩,导致精液有力地排出。

在脊髓损伤中,反射性勃起和射精反射可能仍然存在,但是这是有较大差异的。周围神经病变、高阶皮质病变、药物和心理因素也可能导致性功能障碍。

表 7.5　排尿、排便以及性功能的神经核与神经根

通路	运动通路神经核	神经根 [a]
排尿功能		
逼尿肌和尿道传入神经	—	S2、S3、S4
尿道括约肌的躯体支配	Onuf 核	**S3**、S4
盆底肌的躯体支配	前角	S2、S3、S4
逼尿肌的副交感神经支配	骶副交感神经核	S2、S3、S4
膀胱颈、尿道和膀胱顶的交感神经支配(α 和 β)	中间外侧细胞柱	T11、T12、L1
排便功能 [b]		
直肠和盆底传入神经	—	S2、S3、S4
肛门外括约肌的躯体支配	Onuf 核	S3、**S4**
盆底肌的躯体支配	前角	S2、S3、S4
肛门内括约肌、降结肠和直肠的副交感神经支配	骶副交感神经核	S2、S3、S4
脾曲以上肠道的副交感神经支配	迷走神经运动背核	CN X
性功能		
生殖器传入神经	—	S2、S3、S4
前庭大腺的副交感神经支配	骶副交感神经核	S2、S3、S4
阴道壁的交感神经支配	中间外侧细胞柱	T11、T12、L1
副交感神经的勃起通路	骶副交感神经核	**S2**、S3、S4
交感神经的勃起和抗勃起通路	中间外侧细胞柱	T11、T12、L1
交感射精通路	中间外侧细胞柱	T11、T12、L1
射精的躯体运动通路	前角和 Onuf 核	S2、S3、S4

[a] 粗体字表明适用的情况下最重要的神经根。

[b] 肠蠕动和分泌也受肠道壁壁内的神经细胞的固有网络调节,称为肠神经系统(见第 6 章)。

临床病例

病例 7.1　突发右臂麻木

主诉

患者,男性,81 岁,右手优势,因右臂麻木和轻度语言障碍来急诊室就诊。

病史

该患者已经有许多年没看过医生。既往病史值得注意的是高血压、糖尿病和心绞痛。在入院当天下午 6 时 30 分,突然**言语混乱,难以成句**。主诉**右臂麻木,无法感觉到东西**。此外,他感到右手难以控制,主诉无法"**把控它**",但实际上患者叙述为"grape(葡萄)with it"。最后,**视力模糊**,无法更详细地做出解释。

查体

生命体征:体温 37.1℃,脉搏 60 次/分,血压 169/79mmHg,呼吸频率 12 次/分。

颈部:无杂音。

肺部:呼吸音清晰。

心脏:律齐,无杂音。

腹部:正常肠鸣音,腹软,无压痛。

神经系统检查:

意识状态:警觉和定向力×3。讲话**流利,但偶尔言语错乱,在词语中经常带有错误字母**(请参阅"病史"中患者对右手使用的叙述)。命名和复述佳。无左右混乱和手指失认症。可做简单的计算。**阅读和写作困难**。

脑神经:瞳孔 2mm,对光反射收缩至 1.5mm。视野检查不配合,但**在他的右侧似乎有时很难看到他的右手手指**。眼外肌运动正常。面部感觉可察觉轻触觉和针刺觉。笑容对称。咽反射存在。胸锁乳突肌强度正常。舌居中。

运动:**轻度右旋前肌移位**。正常肌张力。肌力 5 级。

反射:

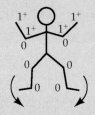

协调性:指鼻试验和脚跟到小腿的测试正常。

步态:有限的测试中正常。

感觉:轻触觉和针刺感完整。两个脚趾振动觉减退。**皮肤书写觉和实体辨别觉**左手正常,**但右手缺失**。同时刺激时,右手偶尔完全消失。

定位和鉴别诊断

1. 根据上述粗体字显示的症状和体征,病变在哪里?

2. 最可能的诊断是什么?其他的可能性是什么?

讨论

1. 本病例的关键症状和体征是:

• **右手臂麻木、失用,皮肤方向感错乱,触物难辨,初级感觉方式存在**

• **轻度流利性失语**

• **有时在右侧难以看到他的手指**

• **右旋前肌移位**

患者右臂皮质感觉缺失与左侧中央后回初级躯体感觉皮层手臂区域病变相符(见临床要点 7.3)。脚趾振动觉的丧失可能与目前的问题不相关,可能由于长期的远端对称多神经病导致(见临床要点 8.1),这种情况常见于糖尿病患者(患者的一般反射减弱也支持了这一结论)。轻度流畅性失语可以用优势(左)顶叶病变解释(见第 19 章),右侧视野缺损也可以用此解释(见第 11 章)。右侧旋前肌移位提示起自附近的运动皮质到达手臂的皮质脊髓纤维轻微受累。

最可能的临床定位是左侧中央后回、初级躯体感觉皮质、手臂区域,以及一些相邻的左顶叶皮层。

2. 该患者是一名患有高血压、糖尿病和心脏疾病的老人,突然发作提示栓塞性中风(见临床要点 10.4)。左侧大脑中动脉的皮质支闭塞可导致左侧中央后回臂区和邻近的顶叶皮层梗死(见图 10.6)。在此病例中,一些其他的可能性较小的皮质病变有小出血、脑脓肿或肿瘤。左侧硬膜下血肿也应考虑,因为它可能会导致一些左半球轻微的功能障碍,正如在这位患者中看到的。

临床病程和神经影像

头部 MRI 检查(影像 7.1A、B)显示了一个增强 T2 信号，与左中央后回及邻近顶叶区域梗死相符。患者入院后检查(见临床要点 10.4)，主要有超声心动图提示局部室壁运动异常，提示既往的心脏缺血。他的语言能力 5 天后恢复正常，右手的感觉也恢复了。带阿司匹林药物出院回家。

相关病例

患者，男性，58 岁，疑似心肌梗死被送往急诊室。有高血压和高胆固醇病史。入院当日，他从椅子上站起来，突然觉得短暂的右臂麻木，继而右腋下和右肩持续麻木。他被送往医院后，心脏检查阴性，随即进行了神经病学检查。神经病学检查显示，除了右肩感觉减退外，其他均正常。 MRI 显示左侧中央后回的急性梗死(影像 7.1C、D)。请注意，在 CT 和轴向 MRI 扫描中央沟有一"倒 Ω"形的部分(见图 4.13J)，它通常代表手的感觉和运动皮层。因此，该患者的梗死区域刚好位于手的躯体感觉皮层内侧的区域，与肩膀麻木的表现相符(见图 6.2，影像 7.1C、D)。该患者接受了栓塞的检查(见临床要点 10.4)，结果为阴性，出院带阿司匹林和降低胆固醇的药物以降低中风复发的风险。

病例 7.2 突发右侧面部、手臂及腿部麻木

主诉

患者，女性，62 岁，右手优势，由于右侧面部、手臂和腿部麻木 2 天就诊。

病史

在早晨患者醒来时发现**右侧面部和手臂感觉减退**，"好像右侧面部和手臂仍在睡觉"。语言、运动功能和视力无异常。她的症状一直持续到第 2 天早上，当时她还注意到**右脚感觉丧失**。她开始担心，并来到了诊所。既往病史有高血压、吸烟和抑郁症。她的父亲在 64 岁时中风。

查体

生命体征:体温 36.3℃,脉搏 80 次/分,血压 198/114mmHg,呼吸频率 16 次/分。

颈部:颈软,无杂音。

肺:呼吸音清晰。

心脏:正常节律,无杂音、奔马律及摩擦音。

腹部:肠鸣音正常,腹软。

四肢:无水肿。

神经系统检查

精神状态:警觉与定向力×3。5 分钟后回忆 3/3。言语正常。手指的命名和计算能力正常。无左右混乱。

脑神经:瞳孔等圆,对光反射正常。眼底伴动静脉局部狭窄(动静脉局部狭窄是慢性高血压的一种眼底表现),但其余正常。无视野缺损。眼外肌运动正常。**右面部针刺觉、温度和轻触觉减弱**,特别是近口处。面部肌张力正常。关节和上腭运动正常。胸锁乳突肌正常。舌居中。

运动:无偏移。正常肌张力。快速交替运动正常。肌力 5/5。

反射:

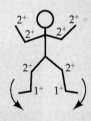

协调性:指鼻试验与脚跟到小腿试验正常。

步态:正常。踵趾步态正常。

感觉:**右侧躯体针刺样痛觉、温度觉、轻触觉和振动觉降低**,特别是在右手和足部,躯干稍降低。**右手示指 15mm 的两点辨别觉**,与之相比,左手示指为 4mm(用直尺和一个回形针的末端)。皮肤书写觉正常。双侧同时刺激无消失。

定位和鉴别诊断

1. 根据上述粗体字显示的症状和体征,病变在哪里?

2. 最可能的诊断是什么? 其他的可能性是什么?

病例 7.1 突发右臂麻木

图 7.1A,B 左中央后回躯体感觉区及邻近顶叶区域梗死   T2 加权轴位(水平)磁共振像。(A)较低位。(B)较高位。

(A)

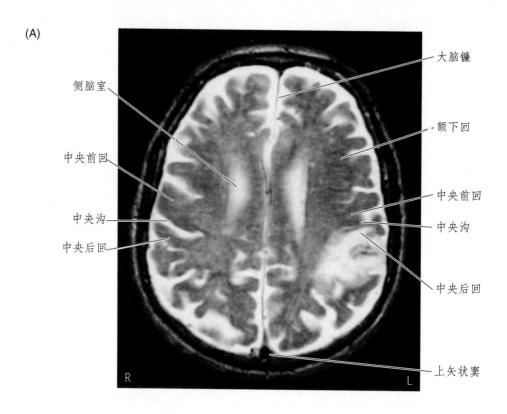

- 侧脑室
- 中央前回
- 中央沟
- 中央后回
- 大脑镰
- 额下回
- 中央前回
- 中央沟
- 中央后回
- 上矢状窦

(B)

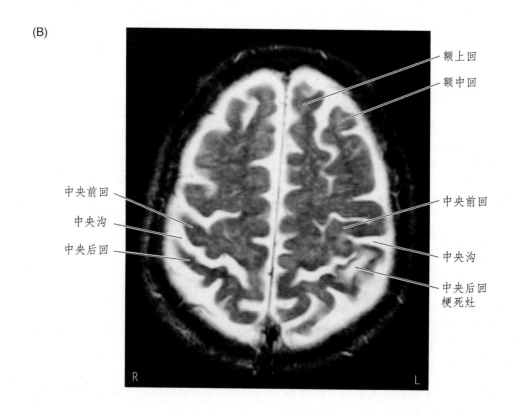

- 中央前回
- 中央沟
- 中央后回
- 额上回
- 额中回
- 中央前回
- 中央沟
- 中央后回梗死灶

病例 7.1 （续）

图 7.1C,D　左侧中央后回急性梗死　MRI 扫描。(C)弥散轴向加权磁共振图像显示急性脑梗死在左侧中央后回有一"倒 Ω"形的区域,它通常代表中央沟手的感觉区。(D)轴向 FLAIR 图像。

(C)

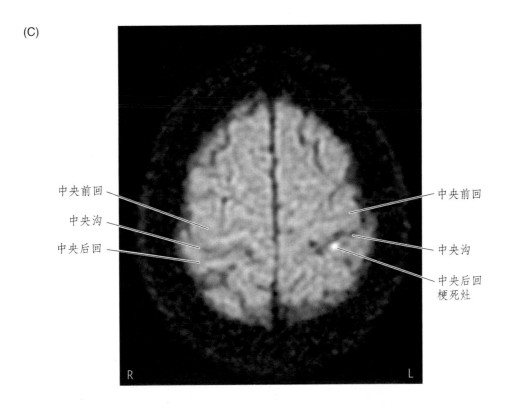

中央前回
中央沟
中央后回

中央前回
中央沟
中央后回
梗死灶

R　　　　　　　L

(D)

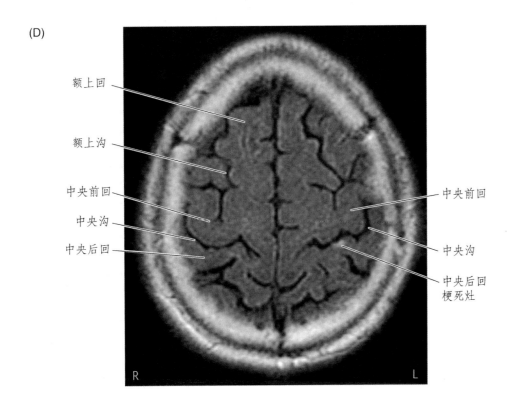

额上回
额上沟
中央前回
中央沟
中央后回

中央前回
中央沟
中央后回
梗死灶

R　　　　　　　L

讨论

1. 在这一病例中,主要症状和体征有:

· 右面部和身体针刺觉、温度觉、振动觉和轻触觉降低,右手两点辨别觉降低

在半侧肢体(包括面部)降低的初始感觉,但没有其他功能障碍时,有时被认为是心理因素导致的,因为在体格检查中未见其他异常。但是,这种疾病可以由对侧丘脑腹后内侧和腹后外侧的核病变引起(见临床要点 7.3)。

最可能的临床定位是左侧丘脑腹后。

2. 对于突然发作的功能障碍,伴有高血压、吸烟和脑卒中家族史,最可能的诊断是左侧丘脑缺血性梗死。丘脑梗死通常是由小的穿通动脉如豆纹(大脑中)、脉络膜前(颈内动脉)或丘脑穿通(后脑)分支闭塞引起,从而导致腔隙性脑梗死(见临床要点 10.4,表 10.3)。这个位置的出血也并不鲜见。其他可能性包括肿瘤或脓肿。

临床病程和神经影像

将患者从诊所送到急诊室,头部 CT 显示左丘脑局部低密度影,后被头颅 MRI 证实(影像 7.2),显示外侧丘脑 T2 信号和质子密度信号增加,与腔隙性脑梗死表现一致。她住进了神经内科卒中服务中心,栓子检查没有显示她梗死的原因。嘱她开始服药,以便更好地控制自己的高血压,并被纳入了一个不明原因脑卒中的临床试验,比较阿司匹林与华法林在预防卒中复发的效果(试用后发现这些治疗之间没有临床差异,所以阿司匹林目前广受青睐)。她的麻木感逐渐好转,入院 5 天后完全消失。

病例 7.2　右侧面部、手臂及腿部突发麻木

影像 7.2　左侧丘脑腹后外侧核和腹后内侧核的腔隙性脑梗死区 经丘脑和基底节断面的质子密度加权轴向 MR 图像。

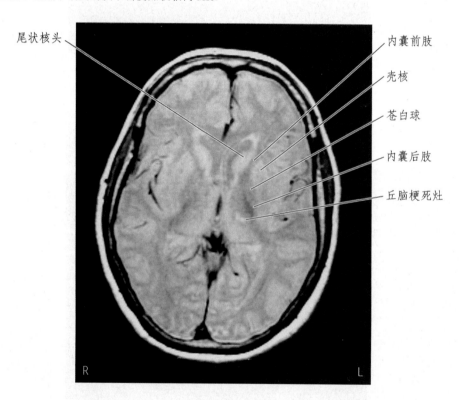

病例 7.3　坠落导致截瘫和感觉消失

小病例

患者,男性,24 岁,在 7 月底的周末和几个朋友一起喝酒,醉酒后从 2 楼的阳台上坠下。在坠落过程中,他的背部撞击到硬物,落在一个座椅上。他立刻意识到**腿部的运动和感觉完全丧失**。在急诊室,值得注意的检查有**弛缓性肌张力和整个下肢的力量 0/5,肌张力减弱,球海绵体肌反射消失**,以及**双侧 T10 感觉层面针刺觉、触觉、振动觉和关节位置觉消失**(图 7.13,见图 8.4)。

定位和鉴别诊断

1. 根据上述粗体字显示的症状和体征,病变在哪里?

2. 最可能的诊断是什么?

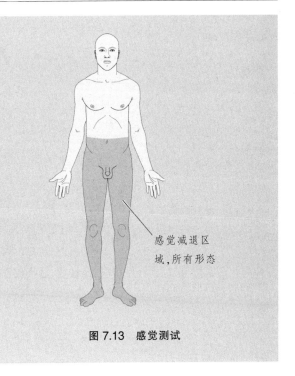

感觉减退区域,所有形态

图 7.13　感觉测试

讨论

1. 本病例的关键症状和体征是:
- **双侧腿软瘫**
- **肌张力降低和球海绵体肌反射消失**
- **T10 平面的所有感觉形态消失**

双腿无力可以由双侧内侧额叶、脊髓、神经根、周围神经或肌肉病变引起(见临床要点 6.3)。但是,完全性双腿瘫痪且其他部位无异常,以及肌张力和反射降低(见临床要点 7.4 和 7.5,也可见表 3.5 和表 3.7),极有可能是脊髓或马尾神经损伤。T10 的感官水平更特异性病变定位是脊髓的 T10 水平(马尾不能引起 L1 或 L2 以上的病变)。球海绵体反射消失支持急性脊髓损伤引起的脊髓休克(见临床要点 7.2 和 7.5)。最可能的临床定位是在脊髓 T10 水平(约 T9 脊椎骨,见图 8.1)。

2. 鉴于明确的坠落史,考虑 T10 脊椎骨折伴脊髓受压的可能性大。

临床病程和神经影像

按照标准的急性脊髓损伤方案,给予该患者大剂量静脉注射泼尼松 (一种类固醇)。先行 X 线平片,然后是**脊柱 CT**(影像 7.3A、B),影像检查显示 T9 和 T10 椎骨的爆裂性骨折导致椎管接近完全闭塞。侧位片显示 T9 对 T10 约 4cm 的前移位,进一步压缩椎管。该患者住进了重症监护室,并安置在特殊的脊柱床以保持脊柱稳定。由于脊柱几乎完全性压缩,恢复功能的希望渺茫。然而,他被送进了手术室机械固定他的胸椎,这是用于保持座位姿势重要功能。用骨移植和金属棒完成了 T6 –T11 椎体融合。该患者入院 2 周后被送往脊髓康复中心时仍高位截瘫。

病例 7.4　左腿无力和右腿麻木

主诉

患者,女性,71 岁,因渐进性步态困难,右腿麻木,以及排尿问题 10 个月于神经科就诊。

病史

该患者身体健康,每天走 3~4 英里(约 4.8~6.4km),直到就诊入院前 10 个月,当时她第一次

注意到步态轻度不稳及双侧小腿僵硬。她觉得无法完全控制她的脚。左腿逐渐变得比右腿无力,偶尔走路时,左腿会下垂。同时,她的**右腿渐进麻木和刺痛**,她有间歇性**左半侧胸背部疼痛**。最后,她**尿频越来越严重,偶有尿失禁和难以排便**,尽管使用了一些泻药。

(待续)

病例 7.4 （续）

查体

生命体征:体温 35.7℃,脉搏 78 次/分,血压 136/76mmHg。

颈部:颈软。

肺:呼吸音清晰。

乳房:正常。

心脏:律齐无杂音。

腹部:腹软,无包块。

四肢:无水肿。

直肠:正常肠鸣音,然而,患者**无法自主收缩肛门括约肌**。大便隐血试验阴性。

神经系统检查

精神状态:警觉和定向力×3。轻度焦虑,但其他方面正常。

脑神经:完好。

运动:上肢正常运动和张力,肌力 5/5。下肢正常;**左腿张力增高**,肌力 5/5,除外**左髂腰肌为 4/5**。

反射:

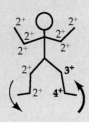

协调性:指鼻和跟胫试验正常。

步态:**腿部僵硬,不稳定**。

感觉:**右侧脐下针刺感下降**(图 7.14)。**左脚和腿的振动觉和关节位置觉下降**。其余无异常。

定位和鉴别诊断

1. 根据上述粗体字显示的症状和体征,病变在什么位置?

2. 最可能的诊断是什么?其他的可能性是什么?

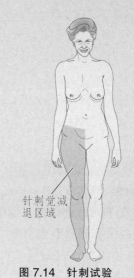

针刺觉减退区域

图 7.14　针刺试验

讨论

1. 本病例的关键症状和体征是:

• **左下肢无力,张力增加,反射亢进和巴宾斯基征阳性**

• **左脚和小腿振动觉和关节位置觉降低**

• **右侧脐下针刺觉降低,右腿麻木,刺痛感觉异常**

• **左侧胸背部疼痛**

• **腿僵硬,步态不稳**

• **大小便功能受损**

一侧肢体无力和腿部上运动神经元体征(见表 6.4)可以由同侧脊髓或对侧运动皮层的病变引起(见临床要点 6.3)。相关的感觉异常和左胸部疼痛支持左半脊髓 T9 或 T10 附近的病变(见图 8.4),出现脊髓半切综合征(见临床要点 7.4)。大小便功能障碍提示双侧脊髓受累(见临床要点 7.5),正如麻痹步态(见临床要点 6.5),双侧腿部受累。

最可能的临床定位是左侧 T9 或 T10 半脊髓病变,右脊髓也可能轻度受累。

2. 鉴于老年女性患者的病情在几个月间逐渐进展,局部疼痛,最可能的诊断是肿瘤从左侧压缩胸髓(见临床要点 7.2,表 7.4)。其他可能性较小的原因包括骨性关节炎压缩脊柱或多发性硬化。

临床病程和神经影像

该患者接受了**脊柱 MRI 检查**(影像 7.4A、B),显示病变来源于硬脊膜,与脑膜瘤从左侧在 T9 水平压迫脊髓表现相符。她开始使用类固醇,并住进了医院。脑膜瘤组织学上是良性的（见临床要点 5.8),通常可以通过局部切除有效治疗。因此,她被送进了手术室,进行了 T8-T9 后路椎板切除术(见临床要点 8.5)。当进入硬膜囊后,左侧发现一个淡棕色肿块,仔细切除肿瘤,并远离脊髓和神经根。病理分析显示与脑膜瘤一致。患者术后恢复良好,右侧痛觉、温度觉,左侧位置、振动觉重新恢复,行走能力改善,括约肌得以控制。

病例 7.3　坠落导致截瘫和感觉消失

图 7.3A,B　脊柱轴向 CT　(A)显示了 T10 椎骨粉碎性
骨折伴椎管闭塞,进一步压迫椎管。(B)较低层面,在 T11
椎骨显示正常椎管外观。

(A)

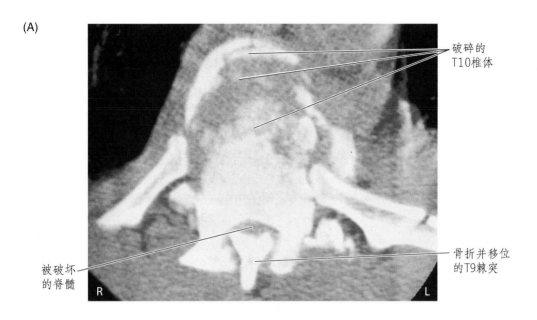

破碎的
T10椎体

骨折并移位
的T9棘突

被破坏
的脊髓

R　L

(B)

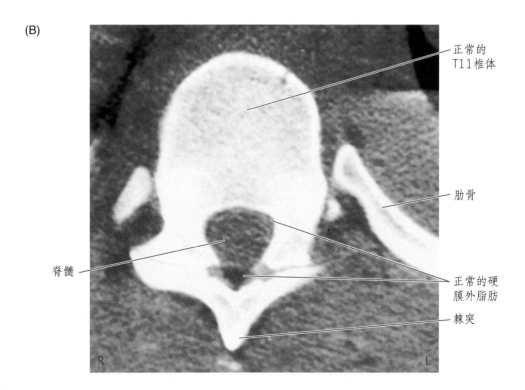

正常的
T11椎体

肋骨

脊髓

正常的硬
膜外脂肪

棘突

R　L

病例 7.4　左腿无力和右腿麻木

影像 7.4A, B　硬膜内肿瘤与脑膜瘤同时压迫左侧脊髓 T9 节段　MRI 扫描　(A) 矢状位 T1 加权静脉钆显示 T9 水平的均匀增强肿块。(B) 轴向 T2 加权 T9 水平显示肿块在硬膜囊,但在脊髓外,从左侧压迫脊髓。

(A)

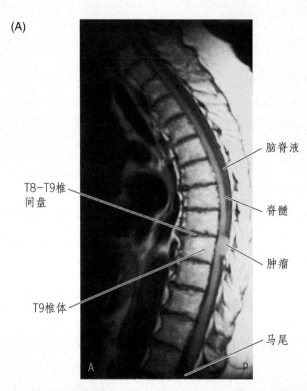

脑脊液

脊髓

肿瘤

T8-T9椎间盘

T9椎体

马尾

(B)

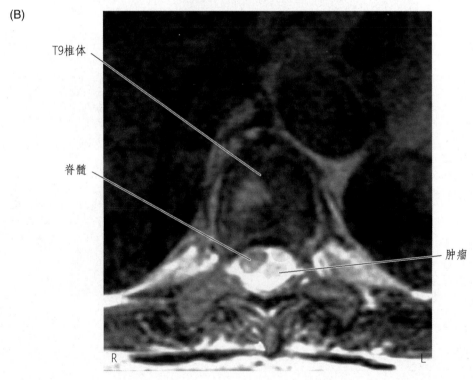

T9椎体

脊髓

肿瘤

病例 7.5　双肩感觉缺失

小病例

患者，男性，46 岁，18 岁时因遭遇车祸造成 C2 和 C3 骨折。这些骨折导致四肢瘫痪逐渐加重。然而，近年来，他**行走困难逐渐加重，肩膀和手臂疼痛和麻木，左侧更加严重**。检查中值得注意的是，**所有四肢肌张力增加，肌力 3/5 至 4/5**。这些检查结果较往年略差。他**反射降低，交叉伸步趾征**。步态**僵硬而缓慢**。**左手臂肩膀以下、右肩以上针刺觉下降**（图 7.15）。振动觉完整。

定位和鉴别诊断

1. 根据上述粗体字显示的症状和体征，病变在什么位置？

2. 最可能的诊断是什么？其他的可能性是什么？

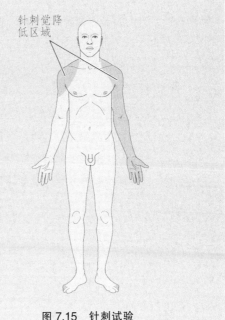

针刺觉降低区域

图 7.15　针刺试验

讨论

1. 本病例的关键症状和体征是：
- **双侧肩膀和左臂针刺觉降低伴疼痛麻木**
- **四肢无力，肌张力增加，反射亢进**
- **迟缓，拽行步态**

该患者有暂停性针刺样感觉缺失的区域，在两肩膀上呈"披肩"式分布，符合颈部中央脊髓综合征，累及双侧 C5 皮节附近区域和左侧 C6-T1（见临床要点 7.4，也可见图 8.4）。颈椎中央脊髓病变也可以解释上运动神经元体征和步态异常的弥漫性无力，因为大型中央脊髓病变可引起双侧皮质脊髓功能障碍。

最可能的临床定位是 C5 水平附近中央脊髓损伤。

2. 鉴于脊髓损伤的既往史和延迟发作的中央脊髓综合征，最可能的诊断是创伤后脊髓空洞症。**脊髓空洞症**是一种在脊髓中形成充满液体的腔体，可以由脊髓肿瘤、颅颈交界处先天性畸形或创伤后引起。脊髓损伤的远期后遗症中，**创伤后脊髓空洞症**约占 1%，症状开始从几个月到长达 30 年（平均是 9 年）。病理生理机制尚不清楚，但患者可出现逐步恶化或自发稳定的中央脊髓综合征。采用手术减压进行治疗，但长期效果仍不确定。除了创伤后脊髓空洞症，该患者其他可能性较小的诊断包括多发性硬化症导致的中央脊髓受累或脊髓内肿瘤（如星形细胞瘤或室管膜瘤）（见表 7.4）。

临床病程和神经影像

颈椎 MRI 检查（影像 7.5）呈 T1 暗腔，符合脊髓中央液体腔表现，提示从 C3-C4 脊髓延伸出一个空洞。患者行减压手术，并在术后早期表现良好，但随后失访。

病例 7.5　双肩感觉缺失

影像 7.5　C3 和 C4 水平颈髓充液空腔　T1 加权矢状位　MRI 像。

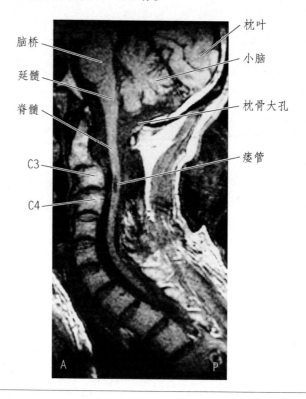

- 枕叶
- 小脑
- 枕骨大孔
- 瘘管
- 脑桥
- 延髓
- 脊髓
- C3
- C4
- A
- P

病例 7.6　全身刺痛和步态不稳

小病例

患者,女性,37 岁,**手臂、腿和躯干刺痛和麻木** 1 周来急诊室就诊,主诉上楼梯或快速**行走时迟钝,手灵活性下降**。除了由脊椎到胳膊和腿的偶尔、短暂的**电流样感觉**外,无其他主诉。这种不寻常的感觉由颈部运动引起。值得注意的检查有指鼻试验**辨距不良,闭眼时明显加重**。踵趾步态略**不稳定**。Romberg 征(闭目难立征)阳性。脚趾、脚踝、膝盖的**振动觉显著丧失**,指关节的振动觉减弱。**关节位置觉**在脚趾中度下降,在手指轻微下降。针刺及温度觉完好,但测试引出从下胸部至腹部束带样痛觉增强。其余检查正常。

定位和鉴别诊断

1. 根据上述粗体字显示的症状和体征,病变在什么位置?

2. 最可能的诊断是什么?其他的可能性是什么?

讨论

1. 本病例的关键症状和体征是:
- 双侧胳膊和腿振动觉和关节位置觉消失
- 笨拙、不稳定步态,闭目难立征阳性
- 手灵活性降低和辨距不良,特别是闭眼时
- 感觉异常:弥漫性刺痛和麻木,Lhermitte 征阳性(临床要点 7.1),以及腹部周围束带样痛觉过敏

造成所有四肢振动觉和关节位置觉丧失的病因只有颈髓后柱病变(见临床要点 7.4)或大纤维神经病(见表 7.2,临床要点 8.1)。步态不稳和 Romberg 征(见临床要点 6.5)也可以用本体感觉障碍解释,这也可以解释当闭眼时手协调性降低。Lhermitte 征(见临床要点 7.1)提示病变是在颈椎。

最可能的临床定位是颈椎脊髓后柱,上方延伸至 C5 附近(累及手臂)。

2. 鉴于年轻女性患者迅速起病,定位在中枢神经系统白质束,这些症状可能代表多发性硬化首次发病(见临床要点 6.6),表现为脊髓炎(见临床要点 7.2)。另外,也可能是其他原因导致脊髓炎,如感染性或感染后脊髓炎(见表 7.4)。其他可造成后柱显著受累的疾病包括三期梅毒的脊髓痨和维生素 B_{12} 缺乏(脊髓痨实际上主要累及背根,伴后柱继发性退变)。

临床病程和神经影像

颈椎 MRI(影像 7.6)显示在颈椎后索 T2 信号增加。其他病史包括:被问出叔叔患有多发性硬化症(见临床要点 6.6)。此外,患者曾在 1 个月前有呼吸道感染。其他试验均呈阴性,除了脑脊液有两个寡克隆区带(见临床要点 6.6)。可能的诊断是感染后脊髓炎或多发性硬化前期脊髓炎。患者的步态不稳及振动觉丧失有改善,但在出院时仍然存在。

病例 7.6　全身刺痛和步态不稳

影像 7.6　在 C3、C4 和 C5 节段颈髓后(背)部的局部高信号,符合脱髓鞘表现　T2 脊髓加权矢状位 MRI 像。

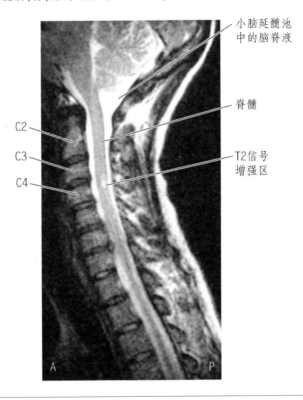

小脑延髓池中的脑脊液

脊髓

T2 信号增强区

C2
C3
C4

A　　　P

病例 7.7　手无力、针刺感觉平面和尿潴留

小病例

患者,女性,26 岁,推着购物车,突然颈部疼痛,手臂疼痛,**双侧手无力**。不久之后,她发现有**尿潴留**,暂时无法自主排空,以及**大便失禁**。她去了急诊室,检查显示:双侧上肢肌张力降低,三头肌肌力 3/5(C7),双侧握持和手指伸肌 0/5(C8–

T1),且肱三头肌反射缺失。此外,她有一个如图 7.16 所示**针刺和温度觉的感觉减退**(见临床要点 7.4),振动和关节位置觉尚存。**肠鸣音消失,需导尿**。

定位和鉴别诊断

1. 双侧手无力是由上运动神经元还是下运

病例 7.7 （续）

动神经元病变导致的(见表 6.4)？什么位置的病变可以引起这样的无力(见临床要点 6.3)？

2. 针刺觉降低发生在哪一脊髓水平（见图 8.4)？

3. 什么位置的病变可引起急性尿潴留及大便失禁,肠鸣音消失(见临床要点 7.5)？

4. 基于上述的症状和体征，患者的病变在哪？有哪些可能的原因？

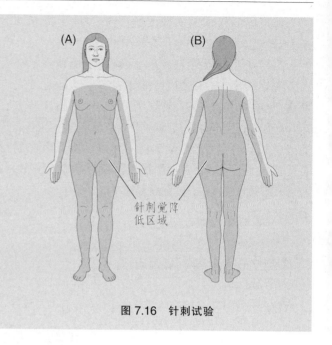

图 7.16 针刺试验

讨论

1. 本病例的关键症状和体征是：

• **双侧手和肱三头肌无力,肌张力减弱,肱三头肌反射消失**

• **针刺觉和温度觉水平降低**

• **尿潴留,大便失禁,肠鸣音消失**

患者无力,反射消失,在 C7-T1 肌张力减退,提示下运动神经元病变或急性上运动神经元病变(见表 6.4)。双侧手(C8-T1)和三头肌(C7)无力可能由在这一水平双侧前角细胞病变引起（见临床要点 6.3,图 6.14I)。

2. 针刺觉降低发生在 C7 脊髓水平。

3. 尿潴留是由弛缓性膀胱以及尚存的活跃的尿道括约肌反射引起的,可以由脑桥排尿中心以下及脊髓圆锥以上的急性病变所致（见临床要点 7.5)。大便失禁与肠鸣音消失可以出现在马尾或急性脊髓损伤。因此,最有可能的神经定位是急性脊髓损伤。

4. C7-T1 的下运动神经元无力,C7 针刺觉水平,振动和位置觉尚存,尿潴留、大便失禁提示大约在 C7 至 T1 水平的前脊髓综合征（见临床要点 7.4)。可能的原因包括脊髓前动脉梗死,感染或炎症性脊髓炎,或可能的不明原因创伤(见表 7.4)。

临床病程和神经影像

颈椎 MRI(影像 7.7A、B)检查示前颈椎脊髓从 C5 到 T1 呈高 T2 信号。行炎症、感染和栓塞性疾病检查,但结果为阴性。患者的力量和尿潴留逐步改善,并在随访 1 年后检查,双手肌力恢复 4/5。然而,她继续有颈部和肩部疼痛,需要制订综合的疼痛管理计划进行治疗。

其他病例

其他章节包括躯体感觉障碍的相关病例(见病例 8.1、病例 8.5、病例 8.6、病例 8.7、病例 8.11、病例 9.1 病例 9.3 病例 9.4 病例 9.6 至病例 9.10、病例 10.2、病例 10.8、病例 10.10、病例 10.11、病例 10.13、病例 12.2、病例 12.3、病例 13.5、病例 14.1、病例 14.4、病例 15.4 和病例 19.6)。

病例 7.7 手无力、针刺感觉平面和尿潴留

影像 7.7A,B C5–T1 水平的前脊髓前部病变 T2 加权 MRI 像。(A)矢状位图像显示病变在 C5 到 T1 节段脊髓 前(腹)部。(B)轴向位显示 C5 节段水平的脊髓前部病 变。

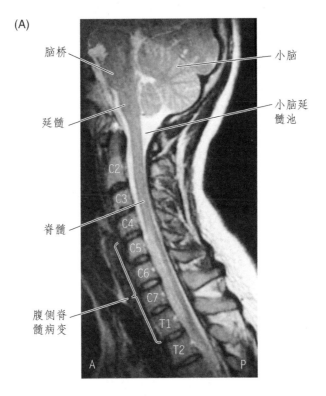

(A)

脑桥
延髓
脊髓
腹侧脊髓病变

小脑
小脑延髓池

C2
C3
C4
C5
C6
C7
T1
T2

A
P

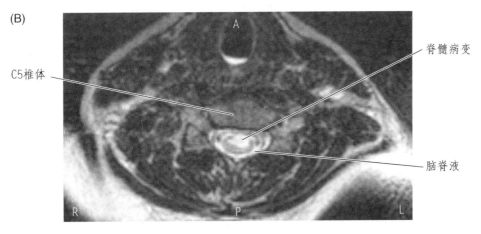

(B)

C5椎体

脊髓病变
脑脊液

A
R
P
L

简明解剖学学习指南

1. 本章完成了在神经系统中 3 个临床最重要的长传导束的讨论：**皮质脊髓侧束**（见第 6 章）、**后柱－内侧丘系通路**和**前外侧通路**（见表 7.1）。后柱－内侧丘系通路传递**本体觉**、**振动觉**和**精细触觉**的感觉形态，并在**较低的延髓存在主要交叉**。前外侧通路传输**痛觉**、**温度觉和粗触觉**的感觉形态并且在**脊髓交叉**。

2. 在后柱－内侧丘系通路(本体、振动觉和精细触觉)，有髓神经纤维进入脊髓背根，上升到后柱**薄束(腿)**或**楔束(手臂)**，在延髓尾端的**薄束核**或**楔束核**形成突触(见图 7.1)。

3. 二级感觉神经元穿到**内侧弓状纤维的延髓对侧**形成**内侧丘系**，其中上升到**丘脑腹后外侧核**。从腹后外侧核发出三级感觉神经元由内囊的后肢辐射到**初级躯体感觉皮层**(见图 7.1,也可见图 6.1)。

4. 前外侧系统**脊髓丘脑通路**介导痛觉和温度觉的识别,而其他前外侧通路参与觉醒、情感和痛知觉的调节。在脊髓丘脑通路,小的有髓和无髓纤维进入脊髓背根，在**背角边缘区**及其他层形成突触(见图7.2,也可见图 6.3B)。

5. 背角二级感觉神经元轴突**穿到脊髓对侧**,然后在脊髓腹外侧部和脑干上升，到达丘脑**腹后外侧核**。腹后外侧核再次发出三级感觉神经元,然后经内囊后肢投射到**初级躯体感觉皮层**(见图7.2,也可见图6.1)。

6. 与皮质脊髓侧束一样,躯体感觉通路是**躯体特定区域组构**的(见图 7.3,也见图 6.2)。在第 6 章和第 7 章中讨论的脊髓通路在图 7.4 进行了概述。

7. **丘脑**是皮层下的传输到皮层信号的主要中继。除了中继躯体感觉信息的丘脑腹后外侧核和丘脑腹后内侧核,丘脑还包含许多其他核(见表 7.3,图 7.6 至图 7.8),传达感觉、运动、边缘、联想、调节或其他信号到不同的皮层区域。丘脑在临床上最重要的核团在表 7.3 用粗体字显示。

8. **排尿、排便和生殖功能的控制**涉及传入感觉信息,以及交感神经、副交感神经和躯体运动的通路(见表 7.5)。多层次病变会影响这些功能,因为它们是由骶脊髓局部网络控制,也受脑干和前脑下行输入信息的控制,包括内侧额叶(见图7.11)。

(李七渝 张绍祥 译)

参考文献

General References

Carpenter MB. 1991. *Core Text of Neuroanatomy*. 4th Ed., Chapters 3, 4, and 9. Williams & Wilkins, Baltimore, MD.

Kandel ER, Schwartz JH, Jessell TM. 2000. *Principles of Neural Science*. 4th Ed., Chapters 21–24. McGraw-Hill, New York.

Martin JH. 2003. *Neuroanatomy: Text and Atlas*. 3rd Ed., Chapters 5 and 10. Appleton & Lange, Stamford, CT.

Purves D, Augustine GJ, Fitzpatrick D, Katz LC, LaMantia A-S, McNamara JO, Williams SM (eds.). 2007. *Neuroscience*. 4th Ed., Chapters 8 and 9. Sinauer, Sunderland, MA.

Posterior Columns and Anterolateral Pathways

Apkarian AV, Hodge CJ. 1989. Primate spinothalamic pathways: I. A quantitative study of the cells of origin of the spinothalamic pathway. *J Comp Neurol* 288 (3): 447–473.

Craig AD, Bushnell MC, Zhang ET, Blomqvist A. 1994. A thalamic nucleus specific for pain and temperature sensation. *Nature* 372 (6508): 770–773.

Hodge CJ, Apkarian AV. 1990. The spinothalamic tract. *Crit Rev Neurobiol* 5 (4): 363–397.

Light AR. 1988. Normal anatomy and physiology of the spinal cord dorsal horn. *Appl Neurophysiol* 51 (2–5): 78–88.

Ralston HJ. 2005. Pain and the primate thalamus. *Prog Brain Res* 149: 1–10.

Thalamus

Jones E. 2007. *The Thalamus*. 2nd Ed. Cambridge University Press.

McCormick DA, Huguenard JR. 2007. Thalamic synchrony and dynamic regulation of global forebrain oscillations. *Trends Neurosci* 30 (7): 350–356.

Sherman SM, Guillery RW. 2005. *Exploring the Thalamus and Its Role in Cognitive Function*. 2nd Ed. The MIT Press.

Steriade M, Jones EG, McCormick DA. 1997. *Thalamus*. Vol. 1. Elsevier, Amsterdam.

Sensory Loss in Stroke

Arboix A, García-Plata C, García-Eroles L, Massons J, Comes E, Oliveres M, Targa C. 2005. Clinical study of 99 patients with pure sensory stroke. *J Neurol* 252 (2): 156–162.

Derouesne C, Mas JL, Bolgert F, Castaigne P. 1984. Pure sensory stroke caused by a small cortical infarct in the middle cerebral artery territory. *Stroke* 15 (4): 660–662.

Fisher CM. 1978. Thalamic pure sensory stroke: A pathologic study. *Neurology* 28 (11): 1141–1144.

Shintani S. 1998. Clinical-radiological correlations in pure sensory stroke. *Neurology* 51 (1): 297–302.

Sullivan JE, Hedman LD. 2008. Sensory dysfunction following stroke: incidence, significance, examination, and intervention. *Top Stroke Rehabil* 15 (3): 200–217.

Spinal Cord Disorders

Bracken MB, Shepard MJ, Collins WF et al. 1990. A randomized, controlled trial of methylprednisolone or naloxone in the treatment of acute spinal-cord injury. *N Engl J Med* 322 (20): 1405–1411.

Breuer AC, Kneisley LW, Fischer EG. 1980. Treatable extramedullary cord compression. Meningioma as a cause of the Brown–Séquard syndrome. *Spine* 5 (1): 19–22.

Brody IA, Wilkins RH. 1968. Brown Sequard syndrome. *Arch Neurol* 19 (3): 347–348.

Cheshire WP, Santos CC, Massey W, Howard JF. 1996. Spinal cord infarction: Etiology and outcome. *Neurology* 47 (2): 321–330.

Kwon BK, Tetzlaff W, Grauer JN, Beiner J, Vaccaro AR. 2004. Pathophysiology and pharmacologic treatment of acute spinal cord injury. *Spine J* 4 (4): 451–464.

Mariani C, Cislaghi MG, Barbieri S, Filizzdo F, DiPalma F, Farina E, D'Aliberti G, Scarlato G. 1991. The natural history and results of surgery in 50 cases of syringomyelia. *J Neurol* 238 (8): 433–438.

Miko I, Gould R, Wolf S, Afifi S. 2009. Acute spinal cord injury. *Int Anesthesiol Clin* 47 (1): 37–54.

Schneider RC. 1955. The syndrome of acute anterior spinal cord injury. *J Neurosurg* 12: 95–122.

Schneider RC, Cherry G, Pantek H. 1954. The syndrome of acute central cervical spinal cord injury. *J Neurosurg* 11: 546–573.

Vernon JD, Chir B, Silver JR, Ohry A. 1982. Post-traumatic syringomyelia. *Paraplegia* 20 (6): 339–364.

Anatomy of Bowel, Bladder, and Sexual Function

Beckre HD, Stenzi A, Wallwiener D, Zittel TT. 2005. *Urinary and Fecal Incontinence: An Interdisciplinary Approach*. Springer.

Craggs MD, Balasubramaniam AV, Chung EA, Emmanuel AV. 2006. Aberrant reflexes and function of the pelvic organs following spinal cord injury in man. *Auton Neurosci* 126–127: 355–370.

Fowler C, DasGupta R. 2007. Neurological causes of bladder, bowel, and sexual dysfunction. In *Neurology in Clinical Practice: Principles of Diagnosis and Management*, WG Bradley, RB Daroff, GM Fenichel and CD Marsden (eds.), 5th Ed., Chapter 31. Butterworth-Heinemann, Boston.

Sung VW. 2009. Urinary incontinence. *Med Health R I* 92 (1): 16–19.

Wald A. 2007. Fecal incontinence in adults. *N Engl J Med* 356: 1648.

本章目录

第 8 章

脊神经根

　　患者,男性,38 岁,在路上工作时因爆炸被抛向空中后坠落地面。住院后在烧伤的康复过程中,患者感觉背部轻度疼痛,伴沿左下肢放射至足底和小趾的麻木。不能用左足站立,跟腱反射消失。这位患者的症状表明,这种感觉和运动功能障碍与脊神经根损伤有关。

　　在本章中,我们将学习脊神经根的解剖、神经根的功能及这些结构损伤的临床表现。

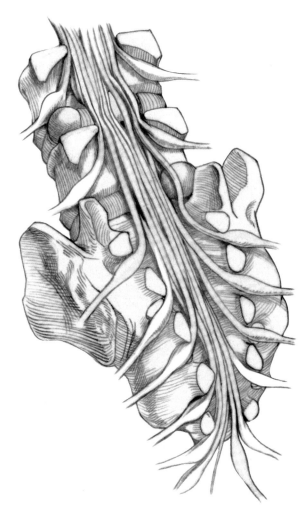

解剖和临床回顾

在前面的两章中，我们研究了中枢神经系统 3 个主要的运动和感觉通路(见表 7.1)。现在，我们将遵循这些躯体感觉和躯体运动的通路进入周围神经系统(见图 2.1)来探讨周围神经的解剖和临床疾病。在本章中,我们重点介绍脊神经根的解剖结构,以及它与脊柱、神经支配区域和常见的临床疾病之间的联系。周围神经的自主功能已经在第 6 章中讲述。在第 9 章中,我们将按照神经走行深入周围神经系统,讨论臂丛、腰骶神经丛和周围神经的分支。

8.1 神经系统的节段性结构

类似于祖先无脊椎动物,人类仍然保留一定程度的节段性结构,特别是在脊髓。整个脊髓分为 **8 对颈神经(C1–C8)**,**12 对胸神经(T1 –T12)**,**5 对腰神经(L1–L5)**,**5 对骶神经(S1– S5)**,以及 **1 对尾神经(Co1)**(图 8.1)。在生长发育过程中,当脊髓长到最长尺寸后,脊柱继续生长。因此,成人脊髓在 **L1 或 L2 椎体骨骼的水平**以**脊髓圆锥**结束。神经根(见图 8.1,也可见图 6.3)继续向下走行,并在适当的水平出椎间孔。在 L1 或 L2 椎体以下,椎管内含有神经根而无脊髓,形成**马尾**,因其形似"马尾巴"(见图 8.1A 和图 8.3C)。脊髓圆锥逐渐变细形成**终丝**,后者是位于马尾神经正中的一条很薄的结缔组织线。马尾神经在椎管内的排列顺序是,最中间的马尾神

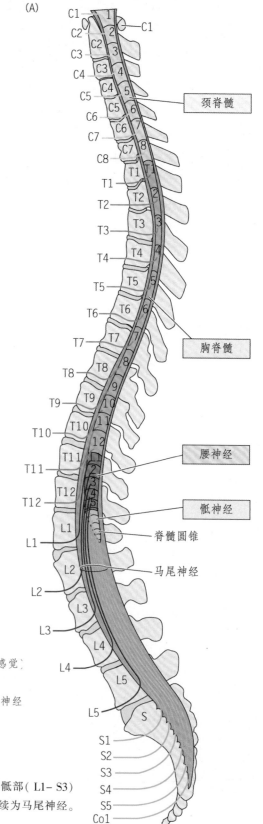

(A) 颈脊髓 胸脊髓 腰神经 骶神经 脊髓圆锥 马尾神经

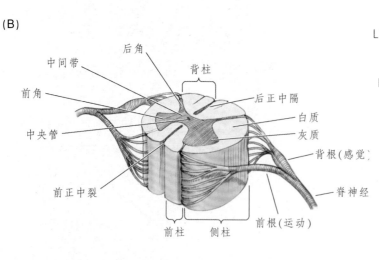

(B)

图 8.1 **脊髓和神经根与椎管的关系** (A)矢状位。颈椎(C5- T1)和腰骶部(L1- S3)脊髓膨大分别发出上、下肢的神经。在脊柱 L1 或 L2 脊髓末端,神经继续为马尾神经。(B)腹侧运动神经根和背侧感觉神经根在每个水平汇合组成脊神经。

经根来自脊髓的最尾端(见图 8.3C)。

　　左右感觉和运动**神经根**在相应的脊髓节段分出(见图 8.1B),但 C1 没有感觉支。正如第 6 章所述,**颈膨大**(C5 –T1)分出支配上肢的神经根,**腰骶膨大**(L1 – S3)分出支配下肢的神经根(见图 8.1A)。从脊髓分出后不久,在离开椎管之前,感觉和运动神经根汇合形成相应节段的**混合脊神经根**(见图 8.1B)。脊神经在周围系统再进一步融合形成神经丛和神经分支,这将在第 9 章中讨论。在本章中,我们将重点讨论单一脊髓节段的神经支配,以及各个神经根损伤引起的不同的临床病症。

8.2　神经根及其相对应的椎体、椎间盘和韧带

　　脊柱起着对身体中央的机械支撑和保护脊髓的作用。各椎骨都有一个位于前方的坚固的圆柱形**椎体**(图 8.2A、B)。椎体之间以结缔组织构成的**椎间盘**相隔,后者包括一个中央**髓核**和包被髓核的**纤维环**(图 8.2C)。后方的神经组织被由**椎弓根、横突、椎板**和**棘突**形成的半圆形骨管环绕(见图 8.2B)。上、下**关节突**或**关节面**在相邻椎体间形成额外的机械接触点(见图 8.2A、B)。

　　脊髓位于**椎管(椎孔)**内,并被软膜、蛛网膜和硬膜(见图 8.2)包围。硬膜出枕骨大孔,内层继续延伸,而外层与骨膜相延续(见图 5.10)。与颅内不同的是,椎管内硬脊膜与骨膜之间还有一层**硬膜外脂肪**(见图 8.2C 和图 8.2D),这是 MRI 检查时有用的定位标志。此外,还有无瓣膜的硬膜外静脉丛,称为**Batson 丛**,人们认为它与转移性癌的播散和硬膜外腔的感染有关。弹性的黄韧带在颈椎和腰椎尤其明

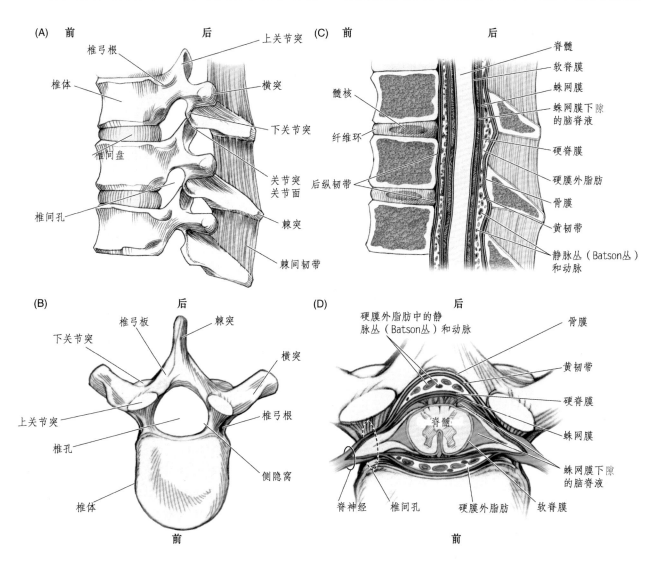

图 8.2　椎体、硬脊膜和其他组织　(A)脊柱侧面观。　(B)椎体上面观。(C)脊柱矢状切面,包括椎体、椎间盘、韧带、脊髓、硬脊膜、硬膜外脂肪和血管。(D)脊柱及其内容物的横截面。

显，有时甚至可能因为肥厚而压迫脊髓或神经根。

神经根通过**神经(椎间)孔**离开椎管（见图8.2A、D 和图8.3）。**椎间盘突出**（见临床要点 8.3）在颈段和腰骶段最常见。对神经根和椎间盘解剖结构的理解应该掌握以下重要原则：**对于颈椎和腰椎间盘突出，受压的神经根的序列通常对应于相邻两个椎体之中的低位椎体。**例如，C5–C6 椎间盘突出通常会产生 C6 神经根病，L5–S1 椎间盘通常会压迫 S1 神经根等。对颈椎和腰骶椎的这条原则，解释是不同的，我们现在来讨论一下。

胸、腰和骶神经根在相应序列的椎体下面出椎管（见图 8.1）。而颈神经根在相应椎体上方穿出，只有 C8 从 C7 和 T1 之间穿出，因为它没有相应的椎体。颈神经根于椎间盘附近的硬膜囊或**硬脊膜**处出现，后从椎间孔穿出，其沿水平方向走行（见图 8.3B）。颈椎间盘通常因后方的**后纵韧带**限制而突向侧后方，压迫神经根，而不是正后方突出压迫脊髓。因此，颈神经根受累通常对应于低位椎体（见图8.3A）。

与颈神经根不同的是，腰骶神经根在离开椎管前必须向下经过几个椎体（见图 8.1）。此外，在腰骶部的椎间孔（图 8.2 和图 8.3B），其神经根距椎间盘上方有一定距离。当神经根即将出椎管时，走行于椎管两侧的**侧隐窝**（见图 8.2B），此处的神经根最靠近椎间盘（见图 8.3B）。因此，**椎间盘后外侧突出**通常压迫在此经过的从下位椎体之下穿出的神经根，而此神经根和这个下位椎体的序列是一致的（见图 8.3B、C）。

极外侧型椎间盘突出有时可以压迫同一水平穿出的神经根，从而累及较高的神经根。例如，极外侧型的 L5– S1 椎间盘突出症可引起 L5 神经根病（见图 8.3C）。此外，马尾神经水平的**中心型椎间盘突出**可以侵犯突出水平以下的神经根，发生在 L1 水平以上的突出可以压迫脊髓。

8.3 皮节和肌节

由神经根支配的皮肤感觉区域称为**皮节**（图 8.4）。有趣的是，皮节分布图因检查方法和个体患者的差异而略有不同。但是，熟悉皮节的常见定位对临床上定位病变节段是很有帮助的。

面部感觉由三叉神经（见图 12.7）支配，而头部其余大部分部位由 C2 神经支配（通过耳大神经和枕小神经）。乳头通常是在 T4 水平，而脐约与 T10 平齐。当检查胸部或背部的感觉时，应记住 C4 和 T2 之间有一个正常的跳跃，因为 C5 至 T1 主要支配上

肢（见图 8.4B）。C5 在肩部，C6 在上臂外侧和拇指、示指，C7 在中指，C8 在环指和小指。L4 延伸至小腿前内侧，L5 向下延伸至小腿前外侧、足背踇趾，S1 是在小趾、足外侧、足底及小腿后面。S2、S3 和 S4 支配会阴区，呈马鞍状分布。需要注意的是，相邻皮节之间有很大部分的重叠，因此单个神经根病变通常导致感觉减弱，而不会出现特定皮节的感觉完全丧失。在检查皮节感觉障碍时，针刺比触摸敏感，这可能与较小的皮肤纤维组织很少重叠有关。

由单一的神经根支配的肌肉构成**肌节**。肌节的神经支配见表 8.1。表中还包括神经根支配的外周神经总结和每块肌肉的主要功能（详见第 9 章）。肌力测试，以及个体肌肉、神经和神经根的反射见第 3 章（见表 3.4 至表 3.7，照片 8.1）。

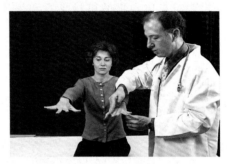

照片 8.1 上肢肌力

临床要点 8.1
神经、神经肌肉接头和肌肉疾病

多种疾病可累及周围神经系统的多个水平。本节重点讨论神经解剖定位，因此在本章和第 9 章中，我们主要介绍脊神经根、神经丛或单个神经分支病变引起的局部病症。我们这里把这些疾病与周围神经系统疾病相联系，以便更好地鉴别诊断。

周围神经系统疾病通常可以根据出现感觉或运动障碍的解剖学形态变化，与中枢神经系统功能障碍相鉴别（见临床要点 6.3 和临床要点 7.3，表 8.1）。此外，下运动神经元病变体征（见临床要点 6.1）（如萎缩、肌束震颤、音调降低或反射降低）和外周神经分布区域的皮肤感觉异常通常提示周围神经系统功能紊乱（见临床要点 7.1）。如果询问病史、体格检查后仍然不能明确病灶是在中枢还是周围神经系统时，辅助检查[如神经影像学检查（见第 4 章）、血液检查、脑脊液分析及电生理学检查（见临床要点 9.2）等]可以提供帮助。周围神经系统疾病有很多病因，如创伤性、中毒性、代谢性、感染性、免疫

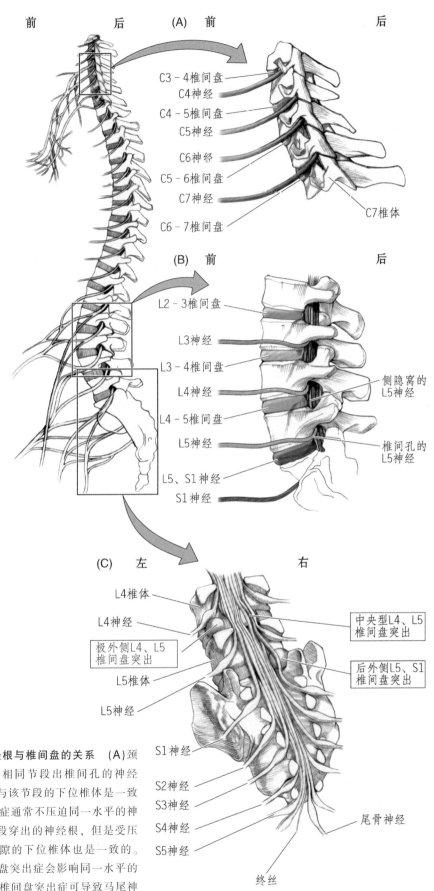

图 8.3 颈椎及腰骶神经根与椎间盘的关系 (A)颈椎间盘突出症通常压迫相同节段出椎间孔的神经根。受压神经根的序列与该节段的下位椎体是一致的。(B)腰骶椎间盘突出症通常不压迫同一水平的神经根而是压迫从下一节段穿出的神经根，但是受压神经根的序列与突出间隙的下位椎体也是一致的。(C) 极外侧的腰骶椎间盘突出症会影响同一水平的神经根，而中央型的腰骶椎间盘突出症可导致马尾神经综合征(见临床要点 8.4)。

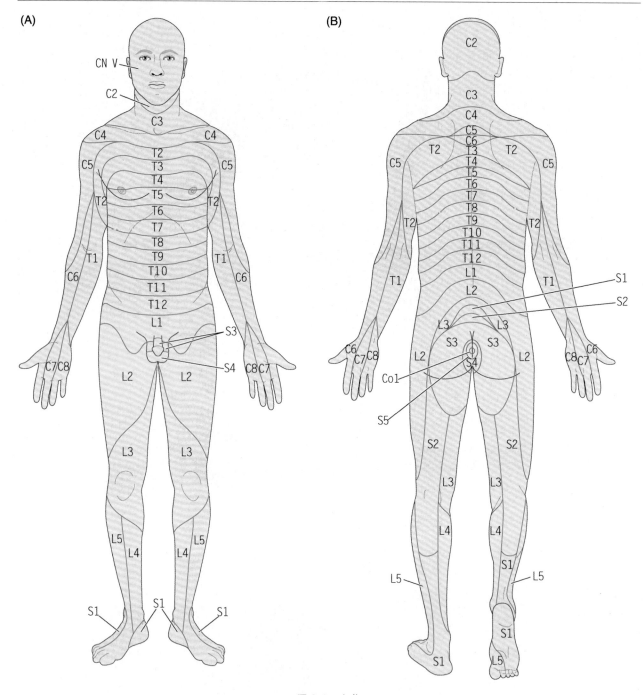

图 8.4　皮节

性、炎症性、退行性和先天性，这些病因超出了本书的范围(具体请参阅本章最后的参考文献)。我们将简要介绍几种常见的神经、神经肌肉接头和肌肉的疾病。

常见的神经病变

神经病变是神经功能障碍的一个泛称。病变部位可以在轴突、髓鞘或两者兼而有之，并且可以累及大直径纤维、小直径纤维或者两者同时受损。通常情况下，神经病变可以累及神经的感觉纤维和运动纤维，不过其中之一先受累。病变可以恢复，也可

以是不可逆损伤。神经病变的部位可以是单病灶(**单一神经病变**)、多病灶(**多发性单一神经病变**)或者是全身广泛性的(**多发神经病变**)。累及神经根的神经病变称作**神经根病**，将在临床要点 8.3 详细介绍。同神经病变一样，运动神经元病变(见临床要点6.7)也可以引起下运动神经元性肌力下降，但是它不会引起感觉改变。

神经病变的重要病因包括糖尿病、创伤、感染性疾病(如莱姆病、HIV、CMV、水痘-带状疱疹病毒或乙型肝炎病毒)(见临床要点 5.9)、中毒、营养不

表 8.1 上、下肢的外周神经、肌肉、神经根一览

神经	肌肉	肌肉功能	神经根[a]
副脊神经	斜方肌	上举肩部/上肢,固定肩胛骨	CN Ⅻ,C3,C4
膈神经	膈肌	吸气	C3,C4,C5
肩胛背神经	菱形肌	牵引肩胛骨向内上	C4,**C5**
	肩胛提肌	上提肩胛骨	C3,C4,C5
胸长神经	前锯肌	固定肩胛骨,助上肢上抬	C5,C6,C7
胸外侧神经	胸大肌(锁骨头)	牵引肩部向前	**C5**,C6
胸内侧神经	胸大肌(胸骨头)	内收内旋肩关节	C6,**C7**,C8,T1
	胸小肌	下拉肩胛骨,牵引肩关节向前	C6,C7,C8
肩胛上神经	冈上肌	肩关节外展0°至15°	**C5**,C6
	冈下肌	外旋肩关节	**C5**,C6
肩胛下神经	肩胛下肌	内旋肩关节	C5,C6
	大圆肌	内收内旋肩关节	C5,C6,C7
胸背侧神经	背阔肌	内收内旋肩关节	C6,C7,C8
腋神经	小圆肌	内收外旋肩关节	C5,C6
	三角肌	外展肩关节超过15°	**C5**,C6
肌皮神经	肱二头肌	屈肘关节,前臂旋后	C5,C6
	肱肌	屈肘关节,前臂旋后	C5,C6
	喙肱肌	肩关节屈曲、内收	C6,**C7**
桡神经	肱三头肌	伸肘关节	C6,**C7**,C8
	肱桡肌	屈肘关节	C5,**C6**
	桡侧腕伸肌(长肌和短肌)	腕关节背伸、外展	C5,**C6**
骨间背侧神经 (桡神经分支)	旋后肌	前臂旋后	C6,C7
	尺侧腕伸肌	腕关节背伸、内收	**C7**,C8
	指总伸肌	伸指(掌指关节)	**C7**,C8
	小指伸肌	伸小指	**C7**,C8
	拇长展肌	拇指外展(在掌面内)	**C7**,C8
	拇伸肌(长肌和短肌)	拇指背伸	**C7**,C8
	示指固有伸肌	示指背伸	**C7**,C8
正中神经	旋前圆肌	前臂旋前,屈肘关节	**C6**,C7
	桡侧腕屈肌	屈、外展腕关节,	C6,C7
	掌长肌	屈腕关节	C7,**C8**,T1
	指浅屈肌	屈曲掌指关节和近节指间关节	C7,**C8**,T1
受腕管综合征影响的肌肉	蚓状肌(1和2)	二三指掌指关节屈曲,余关节伸展	C8,**T1**
	拇对掌肌	拇指屈曲、对掌	C8,**T1**
	拇短展肌	垂直掌平面外展拇指	C8,**T1**
	拇短屈肌(浅头)	屈拇指第1节	C8,**T1**
骨间前侧神经 (正中神经分支)	指深屈肌(第2,3指)	屈曲第2,3指(主要是远节)	C7,C8
	拇长屈肌	屈曲拇指远节	C7,**C8**
	旋前方肌	前臂旋前	C7,**C8**,T1

[a] 黑体字为相对应的神经、肌肉中,最重要的神经根。

(待续)

表 8.1(续)

神经	肌肉		肌肉功能	神经根 [a]
尺神经		尺侧腕屈肌	屈曲内收腕关节	C7,**C8**,T1
		指深屈肌(第4、5指)	屈第4、5指(主要是远节)	C7,**C8**
		蚓状肌(3、4)	第4、5掌指关节屈曲,伸其他关节	**C8,T1**
		骨间掌侧肌	手指内收,屈掌指关节,伸其他关节	**C8,T1**
		骨间背侧肌	手指外展,屈掌指关节,伸其他关节	**C8,T1**
		拇短屈肌(深头)	拇指屈曲内收	**C8,T1**
		拇收肌	拇指内收	**C8,T1**
		小指对掌肌	小指对掌	**C8,T1**
	小鱼际肌	小指展肌	小指外展	**C8,T1**
		小指屈肌	屈曲小指掌指关节	**C8,T1**
闭孔神经		闭孔外肌	内收外旋下肢	**L2,L3**,L4
		长收肌	内收髋关节	**L2,L3**,L4
		大收肌	内收髋关节	**L2,L3**,L4
		短收肌	内收髋关节	**L2,L3**,L4
股神经		股薄肌	内收髋关节	**L2,L3**,L4
	髂腰肌	髂肌	屈曲髋关节	L1,L2,**L3**,
		腰大肌	屈曲髋关节	L2,**L3**,L4
		股直肌	伸膝关节,屈髋关节	L2,**L3**,L4
	股四头肌	股外侧肌	伸膝关节	L2,**L3**,L4
		股内侧肌	伸膝关节	L2,**L3**,L4
		肌中间肌	伸膝关节	L2,**L3**,L4
		耻骨肌	内收髋关节	**L2,L3**,L4
		缝匠肌	屈膝屈髋,内旋大腿	**L2,L3**,L4
坐骨神经		大收肌	内收髋关节	L4,L5,S1
	膝旁肌群	半腱肌	屈膝伸髋,内旋大腿	L5,**S1**,S2
		半膜肌	屈膝伸髋,内旋大腿	L5,**S1**,S2
		股二头肌	屈膝伸髋	L5,**S1**,S2
胫神经	小腿三头肌	腓肠肌	足跖屈	S1,S2
(坐骨神经分支)		比目鱼肌	足跖屈	S1,S2
		腘肌	足跖屈	L4,L5,S1
		胫骨后肌	足跖屈内翻	L4,L5
		跖肌	伸展内收屈曲近节趾骨	L4,L5,S1
		趾长屈肌	屈曲远节趾骨,帮助跖屈	L5,S1,S2
		姆长屈肌	屈曲拇趾,帮助跖屈,	L5,**S1,S2**
		小足肌	维持足弓	S1,S2
腓浅神经		腓骨长肌	足跖屈、外翻	L5,S1
(坐骨神经分支)		腓骨短肌	足跖屈、外翻	L5,S1
腓深神经		胫骨前肌	足背伸、内翻	L4,L5
(坐骨神经分支)		趾长伸肌	伸趾,足内翻	**L5**,S1
		姆长伸肌	伸拇趾,帮助足背伸	**L5**,S1
		第三腓骨肌	足跖屈	L4,**L5**,S1
		趾短伸肌	伸趾	L5,S1
臀上神经		臀中肌	外展内旋髋关节	**L4,L5**,S1
		臀小肌	外展内旋髋关节	**L4,L5**,S1
		阔筋膜张肌	外展内旋髋关节	**L4,L5**,S1
臀下神经		臀大肌	伸、外展及外旋髋关节,背伸下侧肢体	**L5,S1**,S2

来源:经过 Devinsky O 和 Feldmann E 的同意后修改而成。中枢和外周神经的检查.1988.Churchill Livingston,纽约。

[a] 黑体字为相对应的神经、肌肉中,最重要的神经根。

良、免疫系统疾病（如格林–巴利综合征），以及遗传性神经病变（**如腓骨肌萎缩症**）等。这里我们只介绍几种常见的神经病变。

糖尿病神经病变的发病原因有很多，包括外周神经微血管血供损害（其他可能的机制包括氧化应激反应、自身免疫、神经营养和生化紊乱）。糖尿病神经病变最常见的类型是**远端对称性多发性神经病**，具有典型的**手套和长袜式**感觉缺失（见图7.9D）。单神经病在糖尿病中也相对常见。急性糖尿病神经病可以累及任何脑神经或脊神经，但最常见于第Ⅲ脑神经、股神经和坐骨神经。通常是突然起病，神经支配区皮肤出现感觉障碍，也可能伴疼痛。持续几周到几个月的时间，症状部分或者完全消失。

神经损伤的机械原因包括**外在压迫、牵引、裂伤**或内部结构的**卡压**（如骨或结缔组织）。轻微的神经损伤可以引起**神经失用症**，暂时性神经传导障碍（通常可以在几小时到几周内恢复）。更严重的损伤可以导致轴突断裂，引起 **Wallerian 变性**（轴突和髓鞘的变性），至损伤部位的远端。只要神经组织的结构完好无损，轴突可以以约 1mm/d（每月 1 英寸多点）的速率**再生**。少见的长期并发症包括不全或异常的神经再支配和**复杂性区域疼痛综合征**。**1 型复杂区域疼痛综合征**，也称为**反射性交感神经营养不良**，比较常见，一般由创伤引起，并且没有明确的神经损伤，而 2 型又叫作**灼性神经痛**，一般都有明确的神经损伤。这两种类型的共同特点是强烈的局部灼热疼痛伴有水肿、出汗和皮肤血运的改变。在某些情况下，外周神经被切断或因其他原因断裂，可以通过外科手术吻合。此外，一些卡压综合征可能需要手术减压。由各种原因引起的神经病变伴疼痛往往需要药物治疗，如抗惊厥药、5-羟色胺、去甲肾上腺素再摄取抑制剂或三环类抗抑郁药。常见的机械性神经病变在临床要点 8.3 和临床要点 9.1 进一步讨论。

格林–巴利综合征，又称为**急性炎症性脱髓鞘性神经病（AIDP）**，是一种重要的由周围神经脱髓鞘引起的神经病。它通常会在病毒感染（弯曲杆菌属空肠弯曲菌肠炎、HIV 感染或其他感染）1~2 周后发病，表现为进行性肌无力，**反射消失**，以及手脚麻木，运动功能障碍通常比感觉障碍严重得多。起病 1~3 周后症状逐渐加重至顶峰，数月后恢复。诊断依据是典型的临床表现，脑脊液（CSF）检查显示**蛋白升高**而白细胞计数无明显升高，以及肌电图/神经传导检查提示**脱髓鞘**（见临床要点 9.2）。行**血浆置换**

或**静脉内免疫球蛋白**治疗后可以很快恢复。在严重的病例，患者需要行气管插管和机械通气。在有些病例，自主神经功能紊乱比较明显，需要仔细监护。通过完善的支持性治疗和免疫治疗，多数患者可以完全或基本完全恢复，但是有约 20% 的患者起病 1 年后仍然遗留轻度肌无力。

神经肌肉接头的常见疾病

神经肌肉传导受损会导致运动障碍而无感觉损伤。原因包括重症肌无力、神经肌肉阻断剂或其他药物、兰伯特 – 伊顿肌无力综合征（通常是副瘤性）和肉毒杆菌感染。

重症肌无力是一种自身免疫性疾病，其在骨骼肌细胞的神经肌肉接头处存在抗突触后烟碱乙酰胆碱受体的抗体。本病有时可以同时合并其他自身免疫性疾病，比如甲状腺功能减低、系统性红斑狼疮、类风湿关节炎和白癜风。重症肌无力的发病与性别和年龄相关，10~30 岁女性和 50~70 岁男性发病率明显升高。患病率是每百万 50~125 例。临床特点是广泛的对称性肌无力，尤其是四肢近端肌肉、颈部肌肉、膈肌和眼部肌肉。延髓肌受累可引起面部肌肉无力、鼻音加重及吞咽困难（见临床要点 12.8）。反射和感觉检查正常。比较典型的表现是，**重复使用同一肌肉或者经过一天的时间后出现肌无力**。约 15 % 的病例只累及眼外肌和眼睑，这种病称为**眼肌型重症肌无力**。

重症肌无力的诊断是根据临床特征和诊断性检查，包括冰袋测试、重复神经刺激、抗乙酰胆碱抗体检查或肌肉特异性受体酪氨酸激酶（麝香）抗体检查、单纤维肌电图和胸部 CT 或 MRI 检查。**冰袋**测试适用于眼睑下垂患者，将冰袋放置于闭合的眼睑上，约 2 分钟后重新评估眼睑下垂的改善（这可能是由于低温抑制了胆碱酯酶的作用）。以前还有**腾喜龙试验**，使用短效的乙酰胆碱酯酶抑制剂（氯化腾喜龙），然后床边观察其对受累肌肉的临床效果。这种抑制剂的商业生产在 2008 年停止，今后能否继续使用还不确定。临床上常用的中效乙酰胆碱酯酶抑制剂（如新斯的明），有时候也有助于某些病例的诊断。复合肌肉动作电位测量（见临床要点 9.2），**以每秒 3 次的速度重复神经刺激**，通常可以在病变肌肉中监测到一个典型的波幅降低。如果降低大于 10%，则可以认为阳性。单纤维肌电图敏感性更强（约 90 %），但对重症肌无力特异性不高。

抗乙酰胆碱受体抗体（AchR-Ab）在约 85 % 的全

身肌无力病例呈阳性,而仅在约 50% 的眼肌型重症病例呈阳性。抗乙酰胆碱受体抗体阴性的全身肌无力患者中,约半数病例的**肌肉特异性受体酪氨酸激酶抗体(MuSK-Ab)**检查血清学阳性。

约 12% 的重症肌无力患者有**胸腺瘤**(一种胸腺肿瘤),许多人有胸腺增生,所以应该进行胸部 CT 或 MRI 检查。其他相关疾病的检查也有必要进行,如甲状腺疾病或者其他免疫系统疾病。

重症肌无力需要免疫治疗。抗胆碱酯酶药物也有助于缓解症状。**溴吡斯的明(Mestinon)**是一种长效的胆碱酯酶抑制剂,口服约 30 分钟后起效,持续时间约 2 小时。剂量需要根据个人情况用滴定法确定,但通常不应超过每 3 小时 120mg,因为抗胆碱酯酶过量可以加重病情。青春期至 60 岁的患者中大部分需要行**胸腺切除术**(不管胸腺瘤是否存在),因为这样通常可以改善症状(机制不明,可能因为降低了自身免疫反应)。这个年龄段之外或眼肌型重症肌无力患者能否行胸腺切除术还有争议,但有些病例已经使用。胸腺切除术应该在患者病情相对稳定时进行,以尽量减少围术期的并发症。短期免疫治疗如**血浆置换**或者**静脉内免疫球蛋白**(IVIG)治疗有效,尤其是患者出现**肌无力危象**需要气管插管,出现其他病情恶化的症状,或准备择期手术时。长效**免疫抑制剂**,包括类固醇、硫唑嘌呤、霉酚酸酯和环孢素,也是典型的临床用药。

常见的肌肉疾病

肌肉疾病即肌病,其肌无力的特点是近端较远端更严重,无感觉或反射消失。肌病的常见原因包括:甲状腺病、营养不良、毒素、病毒感染、皮肌炎、多发性肌炎和肌营养不良症。**皮肌炎**和**多发性肌炎**是免疫介导的炎性肌病。血液肌酸磷酸激酶(CPK)通常升高,肌电图(EMG)检查(见临床要点 9.2)提示肌病。皮肌炎通常在指间关节等关节的伸面出现典型的紫色皮疹。虽然还存在许多其他类型,但**进行性假肥大性肌营养不良**是最常见的。通过 X 染色体遗传,本病发生在男孩儿,并导致进行性四肢近端肌肉无力。异常蛋白(肌营养不良)已被确定,为将来治愈该病带来了希望。

临床要点 8.2
腰背痛

腰背痛是人们就医最常见的原因之一。在本章

表 8.2　腰背部疼痛的不同诊断

创伤/机械性损伤	椎间盘突出、滑脱、脊柱骨折、关节炎、肌肉劳损/韧带拉伤、软组织损伤
血管性	脊柱动静脉畸形、脊髓梗死、蛛网膜下隙出血、硬脊膜外血肿
感染/炎症/肿瘤	骨髓炎、蛛网膜炎、硬膜外脓肿、肌炎、巨细胞病毒脊神经炎、病毒性肌肉疼痛、格林-巴利综合征、原发性或者继发性肿瘤(硬膜外、髓外或者髓内)
退行性/继发性	脊柱侧弯、关节退变、肌肉萎缩、侧索硬化
牵涉痛/其他(非神经病变的)	正常怀孕、异位妊娠、月经、泌尿系感染、肾盂肾炎、肾结石、腹膜后脓肿、腹膜后血肿、腹膜后肿瘤、胰腺炎、主动脉瘤、主动脉夹层、心绞痛、心肌梗死、肺栓塞

中,我们重点介绍神经根疾病引起的腰背痛,但是从整体简要回顾引起腰背痛的一般原因是必要的。表 8.2 是引起腰背部疼痛的部分原因,旨在突出腰背痛相关疾病的多样性。表中列举的许多诊断可以通过仔细询问病史和体格检查明确。肌肉骨骼病变是所有年龄组中最常见的病因。然而,50 岁以上的腰背痛患者也应该怀疑肿瘤。年轻患者的腰背痛,表现为劳累加重、休息缓解,多是由肌肉骨骼病变引起的,某些病例则是因为椎间盘突出症(见临床要点 8.3)。应该明确神经根病(见临床要点 8.3)的症状和体征。任何年龄组出现腰背痛进行性加重或长时间不缓解都需要进行适当的影像学检查(脊柱通常是 MRI)。此外,绝不能忽略评估腰背部患者的肠道、膀胱和性功能,以使这些不可逆的功能损伤及时预防(见临床要点 7.2 和 8.4)。关于脊柱退行性病变的几个明确定义见表 8.3。

临床要点 8.3
神经根病

神经根病变引起的感觉或运动功能障碍称为**神经根病**。(神经病学概论参考临床要点 8.1,神经根病是累及神经根的一种特殊亚型。)神经根病通常表现为受累神经根支配的四肢相应皮区出现**放射性烧灼痛**或麻木感(见图 8.4)。神经分布区域可能有运动和感觉功能的丧失(见表 3.4 至表 3.7,表 8.1)。慢性神经根病会导致肌肉萎缩和震颤(见临床

表 8.3　脊柱退变的几个明确定义

诊断	定义
脊柱脱位	脊柱退变的一般形式，来源于希腊语 spondylos,意为"椎骨"
脊柱滑脱	发生在椎体关节间的骨折，位于同一椎体上下关节突之间（见图 8.2A），Lysis 在希腊语中意为"松散"
脊柱前移	相对于下位椎体的椎体移位，包括前*滑脱*和*后滑脱*，意为上位椎体的"前移位"和"后移位"。前滑脱一般伴随脊柱脱位。希腊语中，*olisthesis* 意为"滑动和下降"
骨赘	因慢性退变在相邻椎体边缘形成的骨刺。希腊语中 *osteo* 意为"骨"，加上 *phyton*，意为"种植"或者"长出"
椎管狭窄	先天性或后天性的椎管狭窄

要点 6.1）。单一皮区受累可能出现感觉减退，但由于与相邻神经根支配的皮区存在重叠，通常情况下感觉并不会缺失。在检查神经感觉障碍时，用针刺比触摸更敏感。相对较轻或新近发病的神经根病变可仅引起感觉变化而无运动障碍。T1 神经根病变可以损害交感神经通路的颈交感神经节（见图 6.13），导致霍纳综合征（见临床要点 13.5）。L1 以下多神经根受累可导致马尾神经综合征（见临床要点 8.4）。

　　神经根病的常见原因见表 8.4。迄今为止最常见的原因是**椎间盘突出症**，即部分或全部髓核经撕裂的纤维环突出，压迫神经根（见图 8.2C 和图 8.3）。椎间盘突出症一般没有近期外伤史，但偶尔可以由外伤引起或加重。它作为神经根病的一个原因多见于 C6、C7、L5 和 S1 神经根，而少见于其他节段。腰骶神经根病的发病率是颈部的 2~3 倍。胸椎间盘突出症比较少见，因为胸椎活动度小且被胸廓固定。椎间盘突出症患者典型表现为背部或颈部疼痛，以及神经根性的感觉运动症状。随着脊柱的退变，**骨赘**形成（见表 8.3）。骨赘与椎间盘病变可以导致椎间孔变窄或向椎管内突出，引起椎管狭窄和慢性脊髓损伤（脊髓型）。

　　直腿抬高试验有助于检查腰骶部神经根是否受压（图 8.5A）。检查方法是患者仰卧，检查者慢慢抬高患者下肢并保持膝关节伸直。这样可以引起神经根的牵拉，如果患者出现典型的根性疼痛和感觉异常，则提示直腿抬高试验阳性。小于 10° 或大于 60° 出现上述症状并不一定是由神经根压迫引起的。在**交叉直腿抬高试验阳性时**，抬高健肢会使患肢出现典型症状。交叉直腿抬高试验对腰骶神经根受压有 90% 以上的特异性。神经根症状也可以由 Valsalva 动作引出（如咳嗽、喷嚏、用力）。在神经根型颈椎病，将头向患侧倾斜或旋转可以引起神经根症状，这可能是因为这些动作可以加重椎间孔的狭窄。**脊柱叩击**痛（图 8.5B）提示可能存在脊柱转移性病变、硬膜外脓肿、骨髓炎或其他疾病，不过这些疾病可能并不出现这一体征。

　　持续性的背部疼痛，并逐渐加重，或是出现在老年人、有肿瘤病史或者怀疑硬膜外脓肿的患者中，通常需要行神经影像学检查。脊柱MRI 通常是备选检查（见第 4 章）。但是，将病史、查体情况和 MRI 联系起来分析是很重要的，因为轻度的椎间盘膨出和脊柱的其他退行性变在无症状人群的MRI 中也常见。在某些病例，CT 脊髓造影（见第4章）可以发现 MRI 不能明确的病变。如果诊断仍不明确，肌电图和神经传导检查（见临床要点 9.2）可能会有所帮助。

　　神经根病的其他原因列于表 8.4。**椎管狭窄**，意思是"椎管管腔的狭窄"，可由先天性因素、后天性因素（退变的结果）或者两种因素同时作用出现。**腰椎管狭窄**可以导致**神经性跛行**，行走时可出现双下肢疼痛及乏力。**颈椎管狭窄**可以同时出现神经根性症状和长纤维束体征。外伤引起的神经根损伤是由于压迫、牵拉神经根或者神经根自脊髓**撕裂**造成的。糖尿病神经病变偶尔可以累及神经根，尤其是在胸椎水平，可产生腹痛。**硬膜外转移**多见于椎体，但是大范围扩散可以压迫神经根。扩散的癌细胞，比如腺癌、淋巴瘤、髓母细胞瘤和髓内的胶质母细胞瘤均可累及神经根。

表 8.4　神经根病的常见病因

椎间盘突出
骨赘形成
椎管狭窄
外伤
糖尿病
硬膜外脓肿
硬膜外转移性肿瘤
脑膜癌
神经鞘肿瘤（肾神经鞘瘤和神经纤维瘤）
格林-巴利综合征
带状疱疹
莱姆病
巨细胞病毒
自发性神经炎

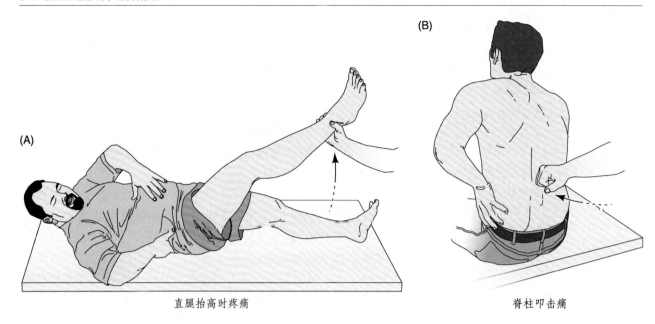

直腿抬高时疼痛   脊柱叩击痛

图 8.5   直腿抬高试验和脊柱叩击测试   (A)直腿抬高或交叉直腿抬高可引起典型的神经根性症状。(B)脊柱叩击痛提示可能存在转移性、感染性或脊柱的其他疾病。

神经根病的许多病因类似于神经病变的一般原因(见临床要点 8.1),只是更倾向于累及神经根。例如,一些自身免疫性疾病(如**格林–巴利综合征**)多累及神经根。潜伏在背根神经节的**水痘–带状疱疹病毒**(水痘病毒)活化后可以产生伴疼痛的**带状疱疹性水泡**。其可发生在受损神经根支配的皮区,多伴感觉障碍而不常合并运动功能障碍。带状疱疹最常见于胸部,也可以发生于其他任何部位。口服抗病毒药物(如伐昔洛韦、泛昔洛韦或阿昔洛韦)可以缩短水泡的持续时间。剧烈疼痛,称为带状疱疹后遗神经痛,可持续到出疹后,并可因抗病毒治疗而缩短。当带状疱疹发生于眼部的三叉神经时,可以损害视力,所以及时治疗很关键。莱姆病,一种蜱传播造成的螺旋体病,也可引起神经根病。**巨细胞病毒性多发神经根病**可见于 HIV 感染患者,多累及腰骶部神经根。哑铃状神经鞘肿瘤,如**神经纤维瘤**(在神经纤维瘤病中)和**神经鞘瘤**,偶尔可以发生在椎间孔,产生神经根病。

简化记忆:支配上肢的 3 个神经根

实际应用过程中,临床上最重要的上肢神经根是 **C5**、**C6** 和 **C7**。熟悉它们对应的反射、运动和感觉功能很重要(见图 8.6 和表 8.5)。检查患者时,至少

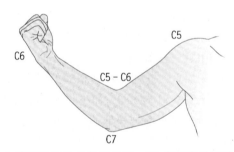

图 8.6   上肢要记住的 3 条神经根   C5 支配肩关节外展,C5 和 C6 支配肘关节屈曲和肱二头肌反射,C6 支配伸腕,C7 支配伸肘和肱三头肌反射(见表8.5)。

表 8.5 上肢的 3 个重要神经根					
神经根	肌力下降的主要肌肉 [a]	反射减弱 [a]	感觉异常皮区常见的病变椎间盘 [b]	常见的病变椎间盘	腰骶神经根病的近似百分比
C5	三角肌、肱二头肌、冈下肌	肱二头肌、胸肌	肩部、上臂外侧	C4–C5	7%
C6	腕伸肌、肱二头肌	肱二头肌、肱桡肌	拇指、示指、前臂外侧	C5–C6	18%
C7	肱三头肌	肱三头肌	中指	C6–C7	46%

[a] 见图 8.6。

[b] 见图 8.4。

第 8 章　脊神经根　279

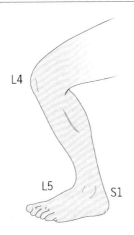

图 8.7　下肢要记住的 3 条神经根　L4 支配伸膝关节和膝腱反射,L5 支配踝背屈,S1 支配踝跖屈和跟腱反射 (也可见表 8.6)。

记住上述 3 条神经根各自主要支配的一组肌肉是很有用的。除了表 8.5 列出的神经根外,也需要知道 C8 神经根病变约占颈神经根病的 6 %,通常是由 C7 –T1 椎间盘突出症引起的,并伴有手固有肌的乏力,以及第四、第五指和前臂内侧感觉减退。约 20 % 的颈椎神经根病累及两个或两个以上颈椎水平。

简化记忆:支配下肢的 3 个神经根

临床上最重要的下肢神经根是 **L4**、**L5** 和 **S1**。与 L4、L5 和 S1 对应的反射、运动和感觉功能总结见图 8.7 和表 8.6 。同颈神经根一样,检查患者时,应该至少记住上述 3 条神经根各自主要支配的一组肌肉。

临床要点 8.4
马尾综合征

L1 或 L2 以下多发性神经根受损称为**马尾综合征**。如果损伤在 S2 以下,可能没有明显的下肢无力。S2 至 S5 支配皮区感觉消失(见图 8.4)有时候被称为**马鞍区感觉缺失**。S2、S3 和 S4 神经根受累可产生迟缓性膀胱扩张,伴尿潴留或充溢性尿失禁(见临床要点 7.5)、便秘、肠蠕动减慢、大便失禁和勃起功能障碍。及早发现和治疗马尾神经综合征以避免不可逆的损伤是非常必要的。马尾神经综合征有时很难与**脊髓圆锥综合征**相鉴别,因为二者的功能障碍相似,都是由于骶脊髓病变引起的(见图 8.1)。**马尾综合征**的病因包括椎间盘中央突出压迫 (见图 8.3C)、硬膜外转移、神经鞘瘤、脑膜瘤、脑膜炎肿瘤、创伤、硬膜外脓肿、蛛网膜炎及巨细胞病毒多发性神经根炎。

临床要点 8.5
常见的脊柱手术方法

大多数椎间盘突出症引起的神经根病患者可以在几个月内恢复而无须手术。紧急手术的适应证是脊髓受压或马尾神经综合征,这些都不常见。亚急性手术的指征是进行性加重或严重运动障碍患者,或者少见的无法忍受的药物难治性疼痛患者。神经根损伤明显存在或者保守治疗(如休息、理疗、牵引)1~3 个月无效者可以考虑手术治疗。

颈椎的手术方案包括**后路椎板切除术**,切除超过病变水平的椎板(见图 8.2B),同时行**椎间盘切除术**摘除脱出的椎间盘组织,以及**椎间孔切开术**以扩大椎管侧隐窝,也就是神经根出椎间孔之前的通道。颈椎手术也可以采用前路的方法,颈前部切口,一直剥离至椎体。前路手术可以直达椎体而不用绕过椎管,且可以用移植骨来进行相邻椎体的**融合**。前路手术同样可以用于胸椎间盘突出症,只是比较少见。腰椎一般采用后路手术。有时候需要置入内固定物以增加脊柱的稳定性。

表 8.6　下肢的 3 个重要神经根

神经根	肌力下降的主要肌肉 [a]	反射减弱 [a]	感觉异常皮区 [b]	常见的病变椎间盘	腰骶神经根病的近似百分比
L4	髂腰肌 股四头肌	膝反射	膝部、小腿内侧	L3–L4	3%~10%
L5	足背屈、踇趾背伸、足外翻、内翻	无	足背、踇趾	L4–L5	40%~45%
S1	足跖屈	跟腱	足外侧、小趾、足底	L5–S1	45%~50%

[a] 见图 8.7。

[b] 见图 8.4。

临床病例

病例 8.1 单侧颈部疼痛,拇指和示指刺痛麻木

主诉

患者,男性,30岁,因左颈部和左上肢疼痛、麻木4周就诊。

病史

既往有轻微的运动损伤,其他病史不详。运动损伤包括2年前滑雪时伤及左颈部致局部疼痛3周,1年前垒球比赛时仰面摔倒伤及后枕部,虽然无意识丧失,但有约30分钟的意识模糊。4周前晨起后感觉**左颈和左肩部剧烈疼痛并向第一、第二指**(拇指和示指)**放射**。几天后症状略缓解,但4天前复发,并致失眠。非处方止痛药物治疗有效但无法根除疼痛。无乏力、麻木感,以及肠道、膀胱改变(见临床要点7.5),Lhermitte征阴性(见临床要点7.1)。

查体

生命体征:体温36.7℃,脉搏72次/分,血压140/80mmHg。

颈部:活动灵活,无压痛。

肺部:呼吸音清。

心脏:正常心率。

腹部:柔软。

四肢:正常。

神经系统检查

精神状态:神志清,定向力×3。言语正常。可以详述病史。

脑神经:正常。

运动:语调正常。**左肱二头肌、肱桡肌和伸腕肌肌力为4级**,余正常。

反射:

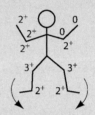

共济试验:指鼻试验和跟胫试验正常。

步态:正常。踵趾步态正常。Romberg征阴性。

感觉:轻触觉、振动觉和关节位置觉正常。**左第一、第二指针刺感轻度降低。两点辨别力,左示指4~5mm**,右示指3mm(用直尺和回形针的末端)。

定位和鉴别诊断

根据上述粗体字显示的症状和体征,损伤在何处?最可能的诊断是什么?

讨论

本病例的关键症状和体征是:

• **左颈和左肩部疼痛并向第一和第二指放射,伴有针刺和辨别性感觉下降**

• **左肱二头肌、肱桡肌和伸腕肌肌力减弱**

• **左肱二头肌和肱桡肌反射消失**

该患者是典型的C6神经根病(见临床要点8.3,图8.4和图8.6,表8.1和表8.5)。诊断很可能是左C5-C6椎间盘突出症(其他不常见的原因见表8.4)。

临床病程和神经影像

该患者行颈椎MRI(影像8.1A、B)检查确诊为C5-C6椎间盘突出,并由神经外科医生讨论手术解除神经根压迫的可行性。患者选择等待几个星期,如果症状没有缓解再行手术。给予颈托牵引,避免体力消耗,并持续服用非甾体消炎药物止痛。1个月后,他的症状彻底缓解。查体基本正常,只有左侧肱二头肌反射减弱,左侧肱二头肌肌力略减弱,并通过物理治疗持续改善。

复习

用图8.3A和图8.1A、B解释为什么C5-C6椎间盘突出症可以导致C6神经根病。

病例 8.1　单侧颈部疼痛,拇指和示指刺痛麻木

影像 8.1 突出的 C5–C6 椎间盘压迫至左 C6 椎间孔颈椎 MRI。(A)矢状位 T1 加权像显示C5–C6 椎间盘突出。

(B)突出的C5–C6 椎间盘水平的轴位 T2 加权像显示压迫至左 C6 椎间孔。

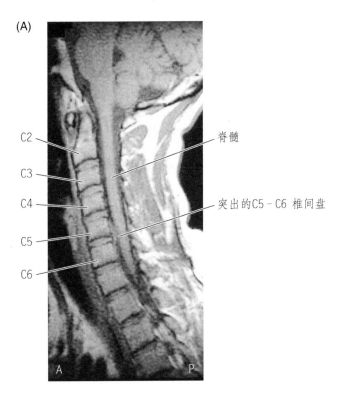

(A)

C2
C3
C4
C5
C6

脊髓

突出的C5 - C6 椎间盘

A　　P

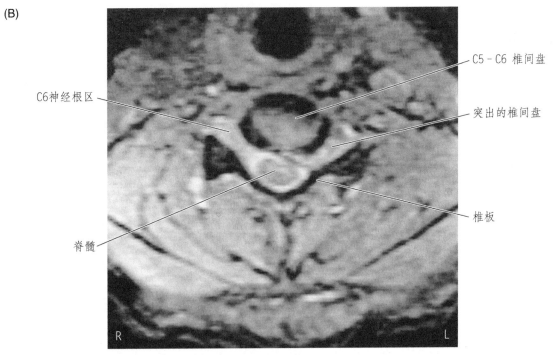

(B)

C6神经根区

脊髓

C5 - C6 椎间盘

突出的椎间盘

椎板

R　　L

病例 8.2　单侧枕部和颈部疼痛

小病例

患者,男性,74 岁,既往有膀胱癌病史,最近两周出现**左后枕部及左颈部疼痛**。**左枕部皮肤感觉可疑改变**,余正常。颅脑 CT 和颈椎 X 线片未见异常。行骨扫描和颈椎 MRI 检查。

定位和鉴别诊断

根据上述粗体字显示的症状和体征,损伤在何处? 最可能的诊断是什么?

讨论

本病例的关键症状和体征是:

• **左枕区疼痛和感觉改变**

病变区域出现疼痛和感觉缺失表明周围神经病变。C2 支配后枕部皮肤(见图 8.4),并形成耳大神经和枕小神经。

最可能的临床定位是左 C2 神经根或左枕神经。**枕部神经痛**(类似于三叉神经痛,见临床要点 12.2)是单侧神经痛相对常见的病因,有时候伴感觉改变。考虑到患者既往有膀胱癌病史,另一个可能的诊断是硬膜外转移导致左 C2 神经根或者左枕神经受压。其他可能性较小的诊断包括脊柱的退行性改变和表 8.4 所列的其他诊断。

临床病程和神经影像

行**颈椎 MRI** 检查(影像 8.2),显示左侧颈椎肿物侵及 C2 。患者行 CT 引导下穿刺活检 ,病理诊断显示转移性膀胱移行细胞癌。行放射治疗,但患者病情逐渐恶化,最后转至临终关怀。

病例 8.2　单侧枕部和颈部疼痛

影像 8.2　膀胱癌转移浸润 C2 神经根　颈椎轴位 T1 加权 MRI。与图 4.12A 进行比较。

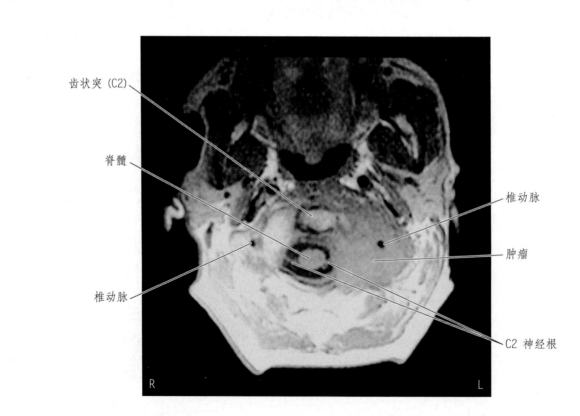

病例 8.3　单侧肩部疼痛和麻木

小病例

患者,男性,50 岁,高中及大学时多次在足球比赛中受伤,最近在交通事故后出现**左肩部疼痛、麻木**,偶尔向左上肢放射至拇指,颈部向上伸展时加重。**左三角肌肌力 4 级,左肩部针刺感下降**,余正常。

定位和鉴别诊断

根据上述粗体字显示的症状和体征,损伤在何处？最可能的诊断是什么？

讨论

本病例的关键症状和体征是:

- **左肩部疼痛、麻木**
- **左三角肌肌力减弱**

支配肩部感觉和三角肌运动的神经是腋神经,而腋神经主要来自 C5 神经根(见表 8.1,图 8.6)。最可能的诊断就是 C4-C5 椎间盘突出或者骨赘压迫 C5 神经根。其他较少见的可以导致 C5 神经根病的病因见表 8.4。腋神经病变也需要考虑在内(见表 9.1)。此外,可能的病因还包括肩袖损伤,它是一种可以导致肩关节外展和外旋功能障碍的韧带和肌腱损伤。然而,肩袖损伤不能解释患者肩部麻木。

临床病程

该患者行颈椎 MRI 检查示骨赘(见表 8.3)致 C4-C5 椎间孔狭窄(未示出)。行椎板切除术和椎间孔减压术(见临床要点 8.5),术后恢复良好。

病例 8.4　左手臂水疱、疼痛及无力

小病例

患者,男性,68 岁,晨起发现左肩部及左上肢痛性水疱样皮疹伴左上肢无力、麻木,1 周来持续加重。最终**无法抬起左臂**,但左手肌力正常。患者求助于家庭医生,查体示淡红色水疱,局部鳞屑覆盖,分布如图 8.8 所示。此外,**左三角肌肌力 2 级,左臂外旋肌力 3 级,左二头肌和肱桡肌肌力 4 级。左肱二头肌和肱桡反射消失**,而其他反射是 2⁺。**皮疹区针刺感觉下降**(见图 8.8)。余未发现明显异常。

定位和鉴别诊断

根据上述粗体字显示的症状和体征,损伤在何处？最可能的诊断是什么？

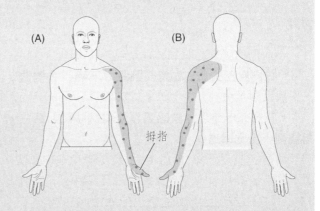

图 8.8　水疱形成、针刺感下降的皮肤区域　与图 8.4 进行对比。

讨论

本病例的关键症状和体征是:

- **左肩部和左上肢水疱性皮疹并伴有针刺感觉下降**
- **左三角肌、左臂外旋、肱二头肌和肱桡肌肌力下降,左肱二头肌和肱桡肌反射消失**

疱疹性皮损,伴有左侧 C5-C6 支配区感觉改变,由此可得出最可能的诊断是左侧 C5 和 C6 神经根带状疱疹(见临床要点 8.3)。带状疱疹虽然在胸部多见,但在其他皮区也可发生,偶尔可引起乏力。该患者肌力下降和反射消失应该考虑 C5 和 C6 受累,不过 C5 的损伤可能更为严重,因为腕关节伸展(C6)正常(见表 8.1 和表 8.5,图 8.6)。

临床病程

行腰椎穿刺术。脑脊髓液(CSF)检查示白细胞 224/mm³ (正常为 0~5，见临床要点 5.9 和 5.10，表 5.7)，89%的淋巴细胞，余正常。CSF 和皮损病毒培养均为阴性；但是，CSF 聚合酶链反应(PCR)试验示水痘带状疱疹病毒阳性。给予患者静脉内阿昔洛韦治疗，而后改为口服。颈椎 MRI 检查结果为阴性，仔细检查示脑神经受累。患者 3 个月后随访，皮疹已痊愈。左臂疼痛和乏力改善，但仍未达到正常。

病例 8.5 单侧肩关节疼痛，示指和中指麻木

小病例

患者，37 岁，医生，突发**右肩部剧痛**，后出现沿上肢放射至手部的刺痛和麻木，并发现**右手第二和第三指麻木**。患者试图梳头时，发现右肘部持续屈曲，以致她的手只能落到头上。她对疾病的诊断相当肯定，并求助于骨科同事。查体示**右侧肱三头肌肌力明显 3 级**，**右手指伸肌肌力 4⁺**，**右侧肱三头肌反射消失**，**右手第二、第三指桡侧半针刺感和轻触感减退**(图 8.9)。

定位和鉴别诊断

根据上述粗体字显示的症状和体征，损伤在

何处？最可能的诊断是什么？

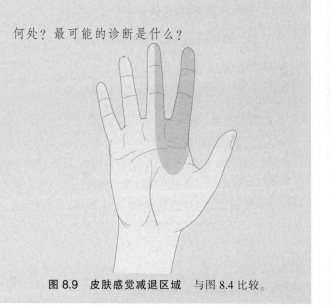

图 8.9 皮肤感觉减退区域 与图 8.4 比较。

讨论

本病例的关键症状和体征是：
- 右侧肱三头肌、右指伸肌肌力下降，右侧肱三头肌反射消失
- 右肩部疼痛伴皮肤感觉异常，右手第二、第三指桡侧半感觉减退

该患者肌力下降，反射消失，感觉减退，应该考虑 C7 神经根病 (见表 8.1 和表 8.5，图 8.4 和图 8.6)。如前文所述，应该注意，皮区改变可以略有不同。但是，C7 神经根病通常累及中指，并可能累及示指。最有可能的诊断是 C6 – C7 椎间盘突出症压迫 C7 神经根。其他可能性较小的原因列于表 8.4。

临床病程

颈椎 MRI 示一个 C6 – C7 椎间盘突出压迫右侧 C7 神经根(见影像 8.1A ,B 对不同水平的类似影像学扫描)。她最初选择保守治疗，但随后一直持续疼痛并出现有肱三头肌萎缩。因此，她接受了部分椎板切除与 C6 – C7 椎间盘切除术 (见临床要点 8.5)。术后，她的肱三头肌肌力完全恢复，不过右臂和右手仍然持续数月存在少许疼痛和麻木。

病例 8.6　单侧颈部疼痛,手部肌肉无力,无名指、小指麻木

小病例

　　患者,34 岁,心胸外科医生,**左颈部和肩部疼痛,伴沿上肢尺侧放射至第四、第五指的刺痛和麻木**。查体示**左手内在肌肌力稍减退,左手第四、第五指针刺和轻触觉减退**(图 8.10),余正常。

定位和鉴别诊断

　　根据上述粗体字显示的症状和体征,损伤在何处? 最可能的诊断是什么?

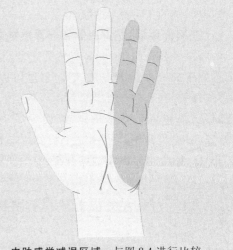

图 8.10　皮肤感觉减退区域　与图 8.4 进行比较。

讨论

　　本病例的关键症状和体征是:

- **左手内在肌肌力稍减退**
- **左颈部和肩部疼痛,左手第四、第五指感觉异常、感觉减退**

　　如果运动功能检查更详细一些,将更有利于病变的定位。手内在肌乏力(蚓状肌、骨间肌)可由尺神经、正中神经、臂丛神经下干(见第 9 章)、C8 或 T1 神经根(见表 8.1)的病变引起。另外,该患者感觉异常的分布提示尺神经、臂丛神经下干(C8、T1,见第 9 章)或 C8 神经根(见图 8.4)病变。颈部和肩部疼痛提示神经根病。因此,最可能的诊断是 C7-T1 椎间盘突出症压迫左侧 C8 神经根(也可见表 8.4),但是,尺神经或下臂丛神经病变也要考虑。

临床病程

　　磁共振检查示 C7-T1 椎间盘突出症(见影像 8.1A、B 对不同水平的类似扫描)。在行椎板切除术时,发现一些游离的椎间盘组织压迫左侧 C8 神经根,并予以摘除。术后,患者的疼痛消失,手部肌力完全恢复。

病例 8.7　臂内侧疼痛和麻木

小病例

　　患者,66 岁,高级管理人员,**左肩部和臂内侧疼痛、麻木** 2 年。值得注意的查体是**轻触左臂内侧和前臂感觉减退**(图 8.11),余未见明显异常。多次磁共振和 CT 脊髓造影提示可能存在多节段神经根压迫,包括 C6-C7、C7-T1 和 T1-T2。

定位和鉴别诊断

　　根据上述粗体字显示的症状和体征,损伤在何处? 最可能的诊断是什么?

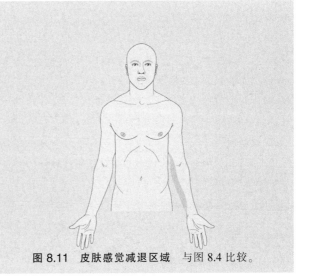

图 8.11　皮肤感觉减退区域　与图 8.4 比较。

讨论

本病例的关键症状和体征是:

• 左肩部疼痛,左臂内侧和前臂感觉减退

该患者在左侧 T1 皮区有感觉异常(见图 8.4)。虽然胸椎神经根病不常见,但偶尔也可以由胸椎间盘突出症或表 8.4 中列出的其他疾病引起。但应注意的是,该患者只有感觉异常,而无运动功能异常(见表 8.1),可由神经根不完全损伤引起(见临床要点 8.3)。还应当注意霍纳综合征,有时可以在 T1 神经根病中看到,但本病例不存在这种情况。

临床病程

因为影像学检查没有明确病变节段,但患者有顽固性疼痛,所以予以椎板切除术和左侧 C7、C8 和 T1 神经根探查术。术中发现 T1-T2 盘碎片压迫左侧 T1 神经根,将其移除。这个病例表明,MRI 或 CT 检查需要结合临床症状和体征才能明确神经根受压,因为影像学检查异常而无症状是很常见的。手术后,患者的疼痛症状明显缓解。

病例 8.8 放射至足底和小趾的腰背痛

主诉

患者,男性,38 岁,外伤后出现行走困难,下腰部疼痛,并放射至左足底外侧。

病史

该患者是在道路上工作时,突发爆炸受伤入院,因严重烧伤需行整形手术。此外,患者自诉**腰背疼痛、麻木及刺痛**,并沿着下肢**放射至左足底、左足外侧及左足小趾**。他因疼痛而行走困难,同时发现**无法用左足趾着地站立**。无肠道、膀胱及勃起功能障碍。

查体

生命体征:体温 36.7℃,脉搏 80 次/分,血压 112/80mmHg。

颈部:活动正常。

肺部:呼吸音清。

心脏:心率正常,无杂音,节律规整,无心包摩擦音。

腹部:肠鸣音正常,柔软。

四肢:正常。

皮肤:面部和上肢多处瘢痕。

神经系统检查

精神状态:神智清,定向力×3。言语流利。

脑神经:正常。

运动:**左腓肠肌和腘绳肌**(半腱肌、半膜肌和股二头肌)**肌力 4 级**,余正常。

反射:

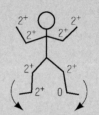

协调性:指鼻试验正常。

步态:慢、疼痛。**左足趾不能着地**。

感觉:**左小腿外侧、左足外侧(包括左足第五趾和足底)轻触觉、针刺觉减退**,余正常(图 8.12)。

定位和鉴别诊断

根据上述粗体字显示的症状和体征,损伤在何处?最可能的诊断是什么?

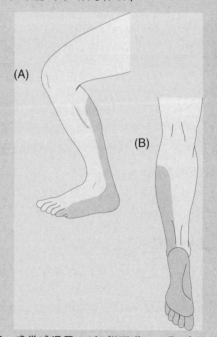

图 8.12 感觉减退区 (A)侧面观。 (B)后面观。与图 8.4 比较。

讨论

本病例的关键症状和体征是:

• **左腓肠肌和腘绳肌肌力下降,跟腱反射消失**
• **左小腿外侧、左足外侧(包括小趾和足底)感觉减弱**

该患者肌力下降,反射消失,以及感觉变化与左侧S1神经根病一致 (见表 8.1 和表 8.6, 图 8.4 和图 8.7)。最有可能的诊断是 L5–S1 椎间盘左后外侧突出压迫左侧 S1 神经根(其他可能的原因见表 8.4)。

临床病程和神经影像

行**脊柱 MRI** 检查示 L5-S1 椎间盘左侧突出(影像 8.8A - G)。由于患者的症状无改善,因此被送入手术室行椎板切除术,术中见 L5-S1 椎间盘突出,左侧隐窝有一游离椎间盘组织压迫左侧 S1 神经根。病变去除后,患者恢复良好,直到 1 年后,疼痛复发并伴轻度小腿无力。复查 MRI 示左侧 S1 神经根被瘢痕组织包裹压迫。这种情况不能用外科手术治疗,因此他只能用止痛药物以及局部注射类固醇来部分缓解。

影像 8.8H 显示了一个来自不同患者脊髓造影的例子(见第 4 章),它证实 L4-L5 椎间盘突出压迫 L5 双侧神经根。

复习

观察影像 8.8A - G (也可见图 8.3B、C)中 L4、L5 和 S1 的神经根走行,理解为什么 L4–L5 椎间盘突出会压迫 L5,而 L5/S1 椎间盘突出会压迫 S1。

病例 8.8　放射至足底和小趾的腰背痛

影像 8.8A,B　L5-S1 后外侧椎间盘突出压迫外侧陷窝的左侧 S1 神经根　椎柱 T1 加权 MRI。(A)略偏向左侧中线的旁矢状面观显示 L5-S1椎间盘突出。(B)进一步偏向中线的旁矢状面观显示神经孔。注意 L5 神经根(L5-S1)的孔并没有堵塞。

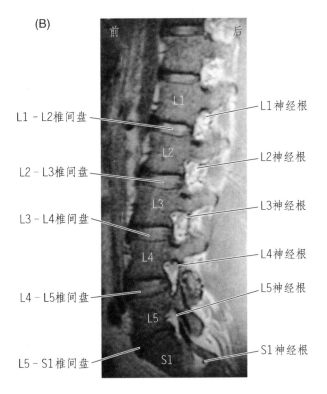

病例 8.8 （续）

影像 8.8C–G **轴切面显示后外侧椎间盘突出压迫外侧隐窝的左侧 S1 神经根** 椎柱 T1 加权 MRI。(C)正中矢状位观显示L5–S1椎间盘突出(也可见影像 8.8A)，以及影像 D–G 显示的轴切面水平。D–G 切面从头部至尾部。(D)L5 椎体水平的轴切面显示外侧窝内的 L5 神经根。(E)L5 神经窝水平的轴切面，L5–S1 椎间盘水平之上（与图 8.3B、C 比较）。(F)L5–S1 椎间盘水平轴切面显示椎间盘突出进入左外侧窝压迫左侧S1 神经根(与图 8.3B、C 比较)。(G)S1 椎体水平轴切面显示外侧窝内的神经根在压迫水平之下。

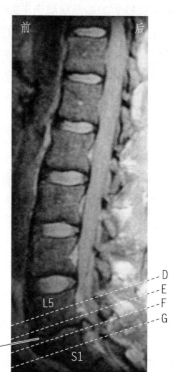

(C)

前　后

L5

L5 – S1
椎间盘

S1

D
E
F
G

(D)

L5 椎体

侧隐窝的
L5神经根

侧隐窝的
L5神经根

R　L

(E)

L5 椎体

从椎间孔出来
的L5神经根

从椎间孔出来
的L5神经根

R　L

病例 8.8 （续）

(F)

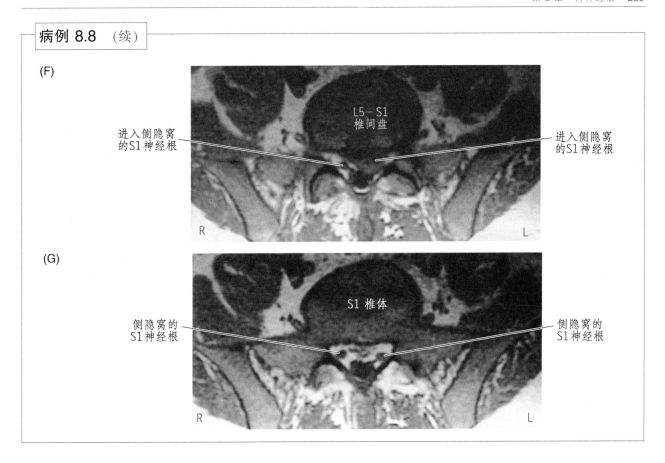

(G)

病例 8.8 相关病例

影像 8.8H　脊髓 X 线造影例子显示在 L4–L5 椎间盘水平的双侧 L5 神经根压迫　前后平片 X 线成像是在蛛网膜下隙注入脊髓成像造影剂之后（见第 4 章，也可见临床要点 5.10）。相对于椎骨，可见正常的L3、L4、S1 和 S2 神经根袖（与图 8.3 比较）。由于L4–L5椎间盘突出，因此L5 神经根袖双侧缩短。

(H)

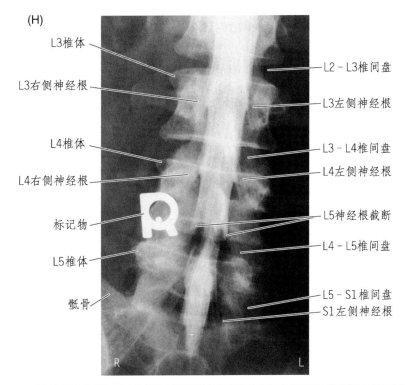

病例 8.9 单侧大腿无力伴胫前放射痛

小病例

患者,男性,76 岁,主诉从右臀部辐射到大腿前面直到小腿的疼痛和麻木,持续 1 年。值得注意的检查包括:右股四头肌肌力 4⁻/5,右髂腰肌肌力 4⁺/5。右膝反射消失,并且右胫骨内侧和小腿针刺感觉减退(图 8.13)。

定位和鉴别诊断

根据上述粗体字显示的症状和体征,病变在哪里? 最可能的诊断是什么?

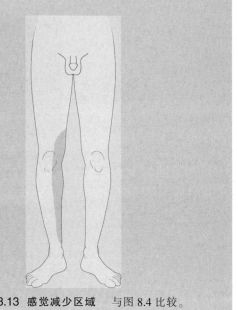

图 8.13 感觉减少区域 与图 8.4 比较。

讨论

本病例的关键症状和体征是:

• **右股四头肌肌力及髂腰肌肌力减弱,膝反射消失**

• **大腿前、胫前及小腿内侧感觉异常及减退**

肌力减弱,反射消失,感觉改变的模式与右侧股神经病变或 L4 神经根病变相匹配(见表8.1 和表 8.6,图 8.4 和图 8.7,也可见表 9.3)。**有时候需要通过测试大腿内收力量的减弱来区别股神经病变与 L4 神经根病变**,在 L4 神经根病变力量减弱会出现,而股神经病变则不会出现(见表8.1)。不幸的是,这位患者没有记录大腿内收试验,而且也应考虑 L2 或 L3 神经根病变;然而,这些神经根病变通常不产生延伸到膝下的感觉改变,并且它们比 L4 神经根病变少见得多。因此,最可能的诊断是右股神经病变或者右后外侧的 L3–L4 椎间盘突出压迫右 L4 神经根(也可见表8.4 列出的其他可能性)。

临床病程

有趣的是,这不是一个 L3–L4 后外侧椎间盘突出,这位患者的 MRI(未示出)显示是右侧 L4–L5 椎间盘突出并向上向侧面延伸到右侧 L4 神经根处形成压迫(见图 8.3C)。在椎板切除术和椎间盘突出物摘除后,患者的疼痛完全缓解,他的右腿力量也得到改善。

病例 8.10　放射至大脚趾的腰痛

小病例

患者,男性,57 岁,有 20 余年的腰痛史,因被门框绊倒,突然感觉**右腰痛加重,沿着右腿放射到右大蹬指**。由于疼痛,他走路困难,使得他在接下来的 3 个月数次到急诊室就诊。值得注意的检查包括:**右蹬长伸肌跟右胫骨前肌肌力 3/5 级,右足内翻肌及外翻肌肌力 4⁺/5**,反射正常,**右前外侧小腿及足背针刺感觉减退**(图 8.14)。左侧**直腿抬高**(见图 8.5A)超过 30°无任何影响,但是在右侧重现了患者平时的疼痛。

定位和鉴别诊断

根据上述粗体字显示的症状和体征,病变在什么地方? 最可能的诊断是什么?

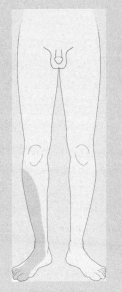

图 8.14　感觉减退区域　与图 8.4比较。

讨论

本病例关键的症状和体征是:

• **右蹬长伸肌、右胫骨前肌、右足内翻肌及外翻肌肌力减弱**

• **直腿抬高时出现放射到右大蹬趾的疼痛,并且小腿前外侧及足背感觉减退**

这位患者具有典型的根性痛,感觉缺失,以及与 L5 右侧神经根病变相匹配的肌力减弱(见表 8.1 和表 8.6,图 8.4 和图 8.7)。腓神经麻痹(见表 8.1 和表 9.3)同样可以引起相似的感觉减退及足下垂,但是在直腿抬高时不会引起痛觉异常。此外,腓神经病变有时可以通过足内翻肌力减弱试验来与 L5 神经根病变相区别,在 L5 神经根病变中足内翻力量可能减弱,但在腓神经病变中不会出现(见表 8.1)。

因此,最可能的诊断是 L4–L5 椎间盘向右后外侧突出压迫右侧 L5 神经根(也可见表 8.4 中的其他可能性)。

临床病程

MRI 显示 L4–L5 椎间盘突出压迫 L5 右侧神经根(见影像 8.8F 对不同水平上类似的扫描)。与患者探讨了手术方案,然而,患者没有再随访。

病例 8.11　鞍区麻痹及括约肌和勃起功能障碍

主诉

患者,男性,39 岁,因双侧臀部疼痛、麻木及括约肌功能障碍 10 天来急诊室就诊。

病史

患者住院 10 天之前一直从事重体力混凝土劳动,当时他咳嗽并且突然感觉"砰的"一下,随后**剧痛传遍了双臀部**。通过口服非处方止痛药物,疼痛得到部分缓解。在接下来的几天中,他注意到他**没有出现勃起**,即使是在早上醒来时。此外,他还注意到**他的外阴部和臀部感觉缺失**。当他坐下时感觉就像在空中一样,因为他根本没有感觉到座位。10 天来他经常**便秘**,而且没有任何肠蠕动,尽管经常去尝试大便。**排尿也变得困难了**,当他感觉到膀胱膨胀不舒服时,他在他的小腹部施加压力来启动排尿。由于增加了尿潴留的问题,他最终来到了急诊室就诊。

查体

生命体征:体温 37℃,脉搏 60 次/分,血压 130/80mmHg,呼吸频率 16 次/分。

颈部:柔软,无杂音。

肺部:呼吸音清。

心脏:律齐,无杂音、奔马律及心包摩擦音。

腹部:正常肠鸣音,腹软。**下腹部耻骨之上可触及韧的、充盈的膀胱。**

四肢:无水肿。

直肠:**直肠音迟缓**。

神经病学检查:

精神状态:神志清晰,定向明确×3。语言流畅。

脑神经:第 Ⅱ 至第 Ⅻ 脑神经正常。

运动:肌肉饱满,弹性正常。肌力始终 5/5 级。

反射:**无肛周反射,仅仅有微弱的球海绵体反射**

(见表 3.7)。提睾反射存在。

协调性:指鼻试验及跟膝胫试验正常。

步态:正常。

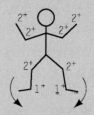

感觉:马鞍区分布的针刺及轻触感觉减退,包括外阴部、肛周区域、臀部以及大腿上后部(图 8.15)。针刺觉、轻触觉、震动觉以及关节位置觉在身体其他区域都是正常的。

残余尿量(见临床要点 7.5):患者尝试自主排尿之后被置入导尿管,导出 **1300mL** 的尿量(正常量少于 100mL)。

定位和鉴别诊断

根据上述粗体字显示的症状和体征,病变在什么地方?最可能的诊断是什么?

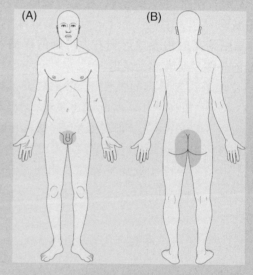

图像 8.15　感觉减退区域　与图像 8.4 比较。

讨论

本病例的关键症状和体征是：

· **双臀部疼痛，超过外阴部及臀部的鞍状分布区域的感觉减退**

· **便秘，尿潴留，勃起功能障碍，直肠音缺失，肛周反射消失，球海绵体反射缺失**

肠道、膀胱及性功能障碍可以由双侧大脑半球病损、脊髓损伤、圆锥损伤、马尾损伤或周围神经损伤引起(见临床要点7.5)。完整的提睾反射表明L1-L2神经根功能保存良好(见表3.7)，正常的下肢力量表明S1功能保存完好。同时，疼痛和感觉减退区域是在双侧S2-S5或者尾部皮肤区（见图8.4)，表明病损在较低的马尾或脊髓圆锥。

最可能的临床定位是：S2-S5马尾神经根或者脊髓圆锥。

考虑到症状突然出现，中央型的椎间盘突出症可能作为诊断。由于低位神经根在马尾分布得更加平均(见图8.3C)，中央型的椎间盘突出往往压迫低位神经根。另外，这位患者不太可能导致马尾综合征，见临床要点8.4。脊髓圆锥可能的病损包括内在的肿瘤，例如室管膜瘤或星形胶质瘤、转移瘤、脱髓鞘过程和肉状瘤病。

临床病程和神经影像

患者立即做了**脊髓CT/X线片**(影像8.11A-C)，显示L5-S1中央型椎间盘突出压迫马尾。因此，紧急行椎板切除术。在L5-S1椎间水平，发现了大量的椎间盘组织从前方压迫硬膜囊。减压后，患者疼痛得到改善，并且恢复了一些臀部感觉；然而，患者仍然有尿潴留，且在11天住院结束时需要间歇性导尿。

其他病例

其他章节也包括相关的病例：**周围神经疾病**(病例9.1-9.14)、**远端对称性多发神经病**(病例6.5和10.3)和**脑神经病变**(病例12.2-12.7，病例13.1-13.3，病例13.5)。

病例 8.11　鞍区麻痹及括约肌和勃起功能障碍

影像 8.11A-C　巨大的后方的L5-S1椎间盘突出压迫马尾 脊髓CT造影(见第4章)。图A-C从头端到尾端显示。**(A)** 在L4-L5椎间盘水平显示正常造影剂填充的CSF间隙和此水平的马尾。**(B)** 在此水平的马尾，严重的L5-S1椎间盘突出，使椎管堵塞，造成对比剂完全阻滞。**(C)** S1椎体水平显示正常的神经根、椎管及其他结构。与图8.3比较。

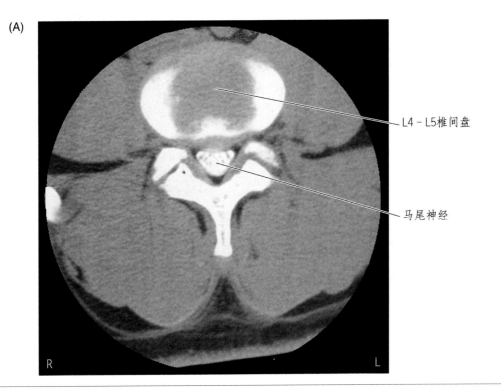

(A)

L4 - L5椎间盘

马尾神经

R　　　L

病例 8.11 （续）

(B)

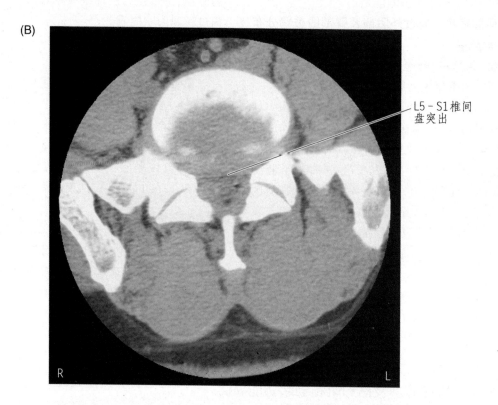

L5-S1椎间盘突出

(C)

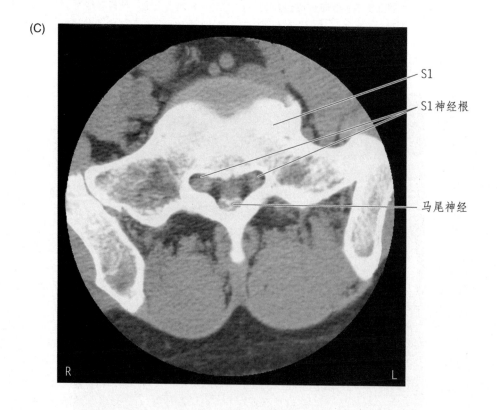

S1

S1神经根

马尾神经

简明解剖学学习指南

1. 在本章,我们讨论了在**颈、胸、腰**和**骶**水平出脊髓并且融合形成混合脊神经 (见图 8.1B)的由**背侧感觉神经根**和**腹侧运动神经根**所支配的身体阶段性神经分布(见图 8.1A)。由于在生长过程中椎骨生长要快于脊髓,低位神经根依然**低于 L1 或 L2 椎骨而形成马尾**(见图 8.1)。被神经根所支配的感觉区域称作**皮节**(见图 8.4),神经根所支配的运动区域称作**肌节**。

2. 最常见的导致神经根功能障碍,即**神经根病变**的是在颈或腰骶水平的**椎间盘突出** (见图 8.2 和图 8.3)。受累神经根通常对应于**低于椎间盘突出水平的椎体**。例如,L5–S1 椎间盘突出通常导致 S1 神经根病变。

3. **3 个临床上最相关的臂部和腿部神经根分别是 C5、C6 和 C7,以及 L4、L5 和 S1**。这些神经根的感觉和运动功能的简要叙述见表 8.5、表 8.6 和图 8.6、图 8.7。

(赵廷宝 译)

参考文献

General References

Aids to the Examination of the Peripheral Nervous System. 4th Ed. 2000. W.B. Saunders on behalf of the Guarantors of Brain, Edinburgh.

Bell R, Balderston RA, Garfin SR, Herkowitz HN, Eismont FJ. 2006. *Rothman-Simeone The Spine*. 5th Ed. Saunders, Philadelphia.

Brazis PW, Masdeu JC, Biller J. 2006. The localization of spinal nerve and root lesions. In *Localization in Clinical Neurology*, 5th Ed., Chapter 3. Lippincott Williams & Wilkins.

Devinsky O, Feldmann E. 1988. *Examination of the Cranial and Peripheral Nerves*. Churchill Livingstone, New York.

Greenberg MS. 2006. *Handbook of Neurosurgery*. 6th Ed. Thieme, New York.

Neuromuscular Disorders

Amato A, Russell J. 2008. *Neuromuscular Disorders*. McGraw-Hill, Columbus, OH.

Deymeer FS (ed.). 2000. Neuromuscular Diseases: From Basic Mechanisms to Clinical Management. *Monogr Clin Neurosci*, Vol. 18.

Gold, R, Schneider-Gold, C. 2008. Current and future standards in treatment of myasthenia gravis. *Neurotherapeutics*. 5 (4): 535–541.

Preston DC, Shapiro BE. 2005. *Electromyography and Neuromuscular Disorders: Clinical-Electrophysiologic Correlations*. 2nd Ed. Butterworth-Heinemann, Boston.

Back Pain

Carragee EJ. 2005. Clinical practice. Persistent low back pain. *N Engl J Med* 352 (18): 1891–1898.

Chou R, Fu R, Carrino JA, Deyo RA. 2009. Imaging strategies for low-back pain: systematic review and meta-analysis. *Lancet* 373 (9662): 463–472.

Peul WC, van Houwelingen HC, van den Hout WB, Brand R, Eekhof JAH, Tans JTJ, Thomeer RTWM, Koes BW. 2007. Surgery versus prolonged conservative treatment for sciatica. *N Engl J Med* 356: 2245.

Cervical Radiculopathy

Brown S, Guthmann R, Hitchcock K, Davis JD. 2009. Clinical inquiries. Which treatments are effective for cervical radiculopathy? *J Fam Pract* 58 (2): 97–99.

Carette S, Fehlings MG. 2005. Cervical radiculopathy. *N Engl J Med* 353: 392.

Nasca RJ. 2009. Cervical radiculopathy: current diagnostic and treatment options. *J Surg Orthop Adv* 18 (1): 13–18.

Poletti CE, Sweet WH. 1990. Entrapment of the C2 root and ganglion by the atlanto-epistrophic ligament: clinical syndrome and surgical anatomy. *Neurosurgery* 27 (2): 288–291.

Samuraki M, Yoshita M, Yamada M. 2005. MRI of segmental zoster paresis. *Neurology* 64 (7): 1138.

Tanaka N, Fujimoto Y, An HS, Ikuta Y, Yasuda M. 2000. The anatomic relation among the nerve roots, intervertebral foramina, and intervertebral discs of the cervical spine. *Spine* 25 (3): 286–291.

Thoracic Radiculopathy

Kanno H, Aizawa T, Tanaka Y, Hoshikawa T, Ozawa H, Itoi E, Kokubun S. 2009. T1 radiculopathy caused by intervertebral disc herniation: symptomatic and neurological features. *J Orthop Sci* 14 (1): 103–106.

Kumar R, Buckley TF. 1986. First thoracic disc protrusion. *Spine* 11 (5): 499–501.

Kumar R, Cowie RA. 1992. Second thoracic disc protrusion. *Spine* 17 (1): 120–121.

Levin KH. 1999. Neurologic manifestations of compressive radiculopathy of the first thoracic root. *Neurology* 53 (5): 1149–1151.

McCormick WE, Will SF, Benzel EC. 2000. Surgery for thoracic disc disease. Complication avoidance: overview and management. *Neurosurg Focus*. 9(4):e13.

Sellman MS, Mayer RF. 1988. Thoracoabdominal radiculopathy. *Southern Med J* 81(2): 199–201.

Lumbosacral Radiculopathy

Chou R, Fu R, Carrino JA, Deyo RA. 2009. Imaging strategies for low-back pain: systematic review and meta-analysis. *Lancet* 373 (9662): 463–472.

Cohen MS, Wall EJ, Olmarker K, Rydevik BL, Garfin SR. 1992. Anatomy of the spinal nerve roots in the lumbar and lower thoracic spine. In *The Spine*, RH Rothman and FA Simeone (eds.), 3rd Ed., Chapter 4. Saunders, Philadelphia.

Goldstein B. 2002. Anatomic issues related to cervical and lumbosacral radiculopathy. *Phys Med Rehabil Clin N Am* 13 (3): 423–437.

Madigan L, Vaccaro AR, Spector LR, Milam RA. 2009. Management of symptomatic lumbar degenerative disk disease. *J Am Acad Orthop Surg* 17 (2): 102–111.

Tarulli AW, Raynor EM. 2007. Lumbosacral radiculopathy. *Neurol Clin* 25 (2): 387–405.

Cauda Equina Syndrome

Ahn UM, Ahn NU, Buchowski JM, Garrett ES, Sieber AN, Kostuik JP. 2000. Cauda equina syndrome secondary to lumbar disc herniation: a meta-analysis of surgical outcomes. *Spine* 25 (12): 1515–1522.

Gindin RA, Volcan IJ. 1978. Rupture of the intervertebral disc producing cauda equina syndrome. *Am Surg* 44 (9): 585–593.

Lavy C, James A, Wilson-MacDonald J, Fairbank J. 2009. Cauda equina syndrome. *BMJ* 338.

McCarthy MJ, Aylott CE, Grevitt MP, Hegarty J. 2007. Cauda equina syndrome: factors affecting long-term functional and sphincteric outcome. *Spine* 32 (2): 207–216.

本章目录

第 9 章

主要的神经丛和周围神经

　　患儿,3 周龄,左臂不能正常活动。分娩时因体重大,左肩曾受过大的引产牵引。她的左臂肌张力降低并出现内旋,左臂能够伸肘,手能握紧并松开,但是左肩不能外展和屈肘,左侧肱二头肌反射消失。

　　在本章中,我们将学习上、下肢主要神经的感觉和运动功能。正如我们将看到的,这例患者的症状就是特定神经损伤的特征。

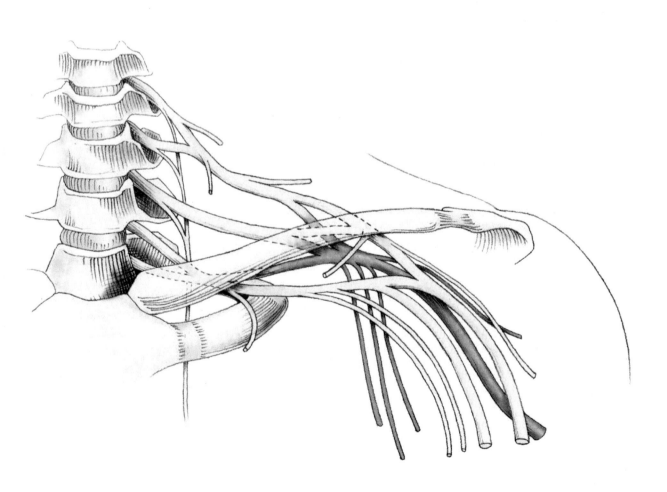

解剖和临床回顾

在本章中，我们将讨论臂丛、腰骶丛及起源于它们的神经分支的功能。掌握脊神经根的运动和感觉成分(见第 8 章)、主要的神经丛以及周围神经等相关知识，对于临床上鉴别特定的神经损伤及区分其与中枢神经系统损伤表现是非常有用的。特异性累及运动神经元的疾病已在第 6 章中讨论(见临床要点 6.7)。神经根和神经根疾病已在第 8 章中讨论，在第 8 章中我们还概述了周围神经和神经根病变(见临床要点 8.1)。本章我们将讨论四肢最重要的周围神经，以及常见的局部神经丛和神经症状。

9.1 臂丛和腰骶丛

臂丛由来自颈膨大 **C5**、**C6**、**C7**、**C8** 和 **T1** 的神经根组成(图 9.1)。这些神经根支配上肢的感觉和

运动。臂丛神经对临床如此重要，值得我们去记住它的结构。通过一张简单的示意图(图 9.2)，我们可以记住臂丛的各个组成部分(根、干、股和束)及其分支，这对理解肌肉的神经支配也很重要 (见表 8.1)。起源于臂丛的 5 个临床上最重要的神经是桡神经、正中神经、尺神经、肌皮神经和腋神经(见下一节)。更为简单的记忆方法是，后束的分支可以用 STAR 或 ARTS 两个单词来记忆 (A 指腋神经，R 指桡神经，T 指胸背神经，S 指肩胛下神经)。肌皮神经支配的肌肉可通过 BBC 来记忆 (B 指肱二头肌，B 指肱肌，C 指喙肱肌)。

腰骶丛源自腰骶膨大的 **L1**、**L2**、**L3**、**L4**、**L5**、**S1**、**S2**、**S3** 和 **S4**，支配下肢和盆部(图 9.3)，其示意简图如图 9.4，腰骶丛各神经分支支配的肌肉如表 8.1 所

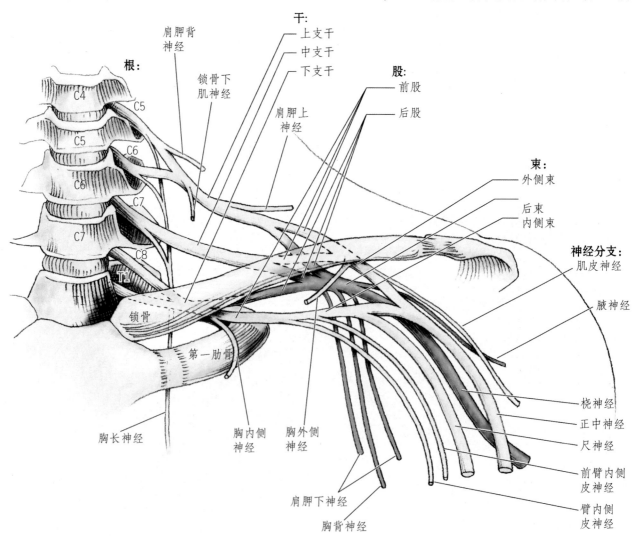

图 9.1 臂丛 (After material supplied by M. O'Brien, Guy's and St. Thomas's Hospital, London.)

图 9.2　臂丛示意图　Lth，胸长神经；DSc，肩胛背神经；SuSc，肩胛上神经；SuCl，锁骨下肌神经；LP，胸外侧神经；A，腋神经；R，桡神经；T，胸背神经；S，肩胛下神经；MP，胸内侧神经；MCA，臂内侧皮神经；MCF，前臂内侧皮神经；Musc.，肌皮神经；Med.，正中神经；Uln，尺神经。

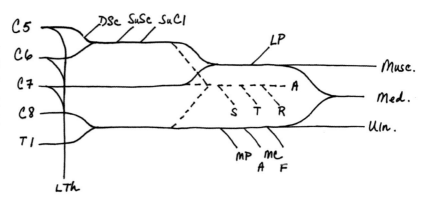

示。接下来将要简述临床上最重要的源自腰骶丛神经的分支：股神经、闭孔神经、坐骨神经、胫神经和腓总神经。

　　还有一个神经丛称之为**颈丛**，是由 C1-C5 及舌下神经的分支组成，主要支配颈部肌肉。我们这里

仅介绍源自 **C3**、**C4** 和 **C5** 支配膈的**膈神经**，而不再进一步讨论这个神经丛。

　　皮神经分支的**感觉神经支配区**如图 9.5 所示。由于相邻的皮神经分布区稍有重叠，因此当感觉神经损伤后感觉丧失的实际面积略小于其分布区。请将

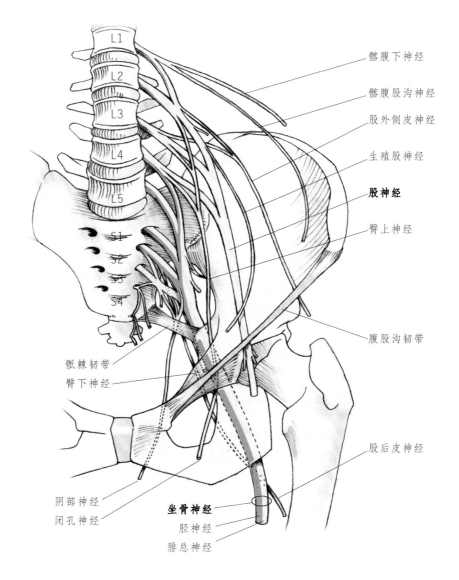

图 9.3　腰骶丛　(After Kahle W，Leonhardt H，Platzer W. 1993. *Color Atlas/Text of Human Anatomy*，*Vol. 3: Nervous System and Sensory Organs*. 4th Ed. Thieme，New York.)

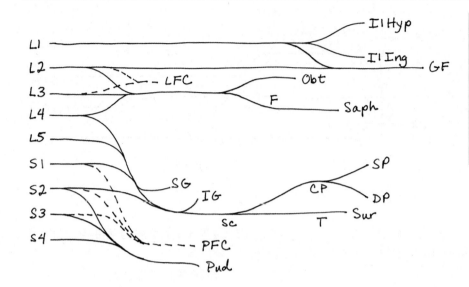

图 9.4　腰骶丛示意图　IlHyp,髂腹下神经;IlIng,髂腹股沟神经；GF,生殖股神经;LFC,股外侧皮神经;F,股神经;Obt,闭孔神经;Saph,隐神经;SG,臀上神经,IG,臀下神经;Sc,坐骨神经;CP,腓总神经;SP,腓浅神经;DP,腓深神经；T,胫神经;Sur,腓肠神经；PFC,股后皮神经;Pud,阴部神经。

该图与图 8.4 所示的神经根感觉分布区进行比较。

9.2　简化记忆:支配手臂的 5 个神经

临床上熟悉手臂上**桡神经**、**正中神经**、**尺神经**、**腋神经**和**肌皮神经**的功能非常重要。表 9.1 总结了这些神经的运动和感觉功能,更多的细节内容见表 8.1。一般来说,桡神经对手臂和近侧端手指所有关节的伸展是很重要的, 正中神经是手和手腕的桡侧半的重要神经, 而尺神经是尺侧半的重要神经。注意:①表 9.1 所示感觉区比图 9.5 所示要小,这是因为相邻的神经有重叠分布区;②表 9.1 显示的是神经损伤后感觉丧失的区域,而不是神经支配的区域。对于远端指间关节,手指屈曲是最好的检验方法,正中神经仅支配指深屈肌至示指和中指的部分, 而尺神经是支配指深屈肌至无名指和小指的部分(表 9.2)。

9.3　简化记忆:支配拇指的 3 个神经

桡神经、尺神经和正中神经支配不同的拇指肌肉。如图 9.6 所示,用记忆法 RUM 来记忆(**R**adial 桡神经, **U**lnar 尺神经, **M**edian 正中神经)是最简单的方法。桡神经支配拇长展肌,使拇指在手掌平面上外展;尺神经支配拇收肌,使拇指内收;正中神经通过支配拇指对掌肌使拇指对掌, 通过支配拇长屈肌和拇短屈肌浅头使拇指屈。值得一提的是, 正中神经穿过屈肌管后支配的拇短展肌可以使拇指垂直于手掌,即外展。

表 9.1　臂部的五支重要神经

神经	运动功能	神经损伤后感觉丧失的区域
桡神经	肩以下所有关节的伸,包括伸肘、伸腕以及近侧指关节,前臂旋后,拇指在掌平面上外展	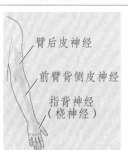 臂后皮神经／前臂背侧皮神经／指背神经(桡神经)
正中神经	拇指的屈和对掌,屈第 2 和第 3 手指,腕的屈和外展,前臂旋前	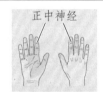 正中神经
尺神经	除拇指外其他手指的外展和内收,拇指的内收,屈第 4 和第 5 指,手腕的屈和内收	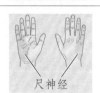 尺神经
腋神经	在肩外展超过 15° 时起外展作用	腋神经
肌皮神经	屈肘,前臂旋后运动	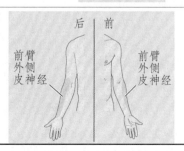 后／前　前臂外侧皮神经

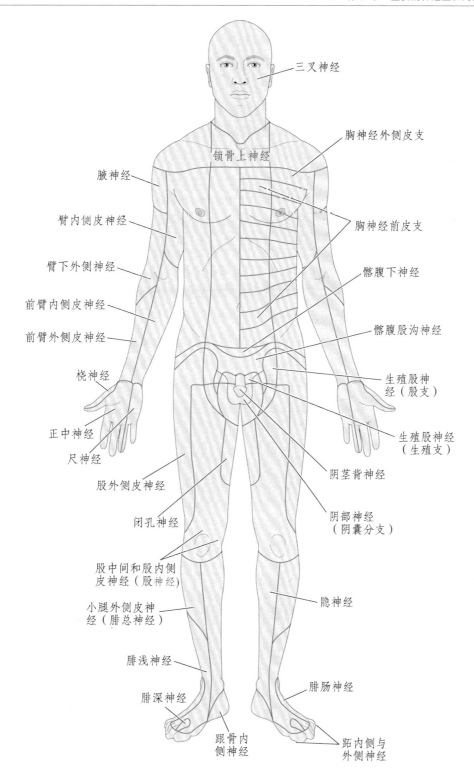

图 9.5　皮神经分支的感觉分布区　(After Devinsky O, Feldmann E. 1988. Examination of the Cranial and Peripheral Nerves. Churchill Livingstone, New York.)

9.4 手内在肌和外在肌

手内在肌包括拇指根部的**鱼际隆起**的肌肉(拇指对掌肌、拇短展肌、拇短屈肌和拇收肌),小指根部的**小鱼际隆起**的肌肉(小指对掌肌、小指展肌和小指屈肌),以及**蚓状肌**和**骨间肌**。手内在肌中,除了 LOAF 肌(**L**umbricals I and II 第 1 和第 2 蚓状肌,**O**pponens pollicis 拇指对掌肌,**A**bductor pollicis brevis 拇短展肌,**F**lexor pollicis brevis-superficial head 拇短屈肌浅头)外均受尺神经支配,LOAF 肌受穿过腕管的正中神经支配。所有的手内在肌支配神经均来自 **C8** 和 **T1** 脊神经根 (见表 8.1)。

除手内在肌外,来自前臂的**手外在肌**对于手指的运动也非常重要(见表 8.1)。表 9.2 总结了除拇指外,手内在肌和外在肌对其他手指关节的屈伸作用。正如我们已经提到的,在这张表格上可以清楚看出指深屈肌(正中神经支配第 2 和第 3 指,尺神经支配第 4 和第 5 指)是对指间关节最好的验证,因为其他肌肉参与其他关节的弯曲。同样,在掌指关节测试指伸肌(受桡神经和 C7 支配)是最好的 (见表 9.2)。这是因为其他肌肉,尤其是蚓状肌,主要作用是伸近侧和远节指间关节 (正中神经支配第 2 和第 3 指,尺神经支配第 4 和第5 指)。参见表 8.1 和表 9.1 列出的使手指内收、外展及对掌的肌肉。例如,**骨间掌侧肌**使手指内收,而**骨间背侧肌**使手指外展。

9.5 简化记忆:支配腿部的 5 个神经

熟悉下肢的**股神经、闭孔神经、坐骨神经、胫神**

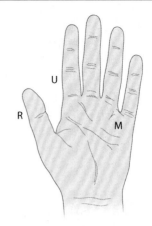

图 9.6 作用于拇指的 3 支神经 桡神经使拇指在手掌平面上外展,尺神经使拇指在手掌平面上内收,正中神经使拇指对掌。还要注意的是,拇短展肌(正中神经支配)使拇指垂直于手掌平面外展(未示出)。

经和**腓总神经**的功能在临床上是非常重要的。表9.3 总结了这些神经的运动和感觉功能。表 8.1 提供了其他细节。再次提醒,表 9.3 中的感觉区小于在图 9.5 所示区域,因为我们关注的是感觉障碍区。

胫神经和腓总神经是坐骨神经的两个最重要的分支。**腘绳肌**(半腱肌、半膜肌和股二头肌)是由坐骨神经在未分支为胫神经和腓总神经之前由主干直接支配。腓总神经进一步分支为**腓浅神经**和**腓深神经**(见图 9.3 和图 9.4,表 9.3)。

临床要点 9.1

常见的神经丛和神经综合征

在第 8 章中,我们介绍了神经病变的一般原因

表 9.2 作用于除拇指外其他手指关节的肌肉

肌肉	神经	屈			伸		
		MCP	PIP	DIP	PCP	PIP	DIP
指深屈肌	正中神经(第 2,3 手指)	X	X	**X**			
	尺神经(第 4,5 手指)						
指浅屈肌	正中神经	X	**X**				
小指屈肌(第 5 个手指)	尺神经						
蚓状肌	正中神经(第 2,3 手指)	**X**			**X**	**X**	
	尺神经(第 4,5 手指)						
骨间掌侧肌和骨间背侧肌	尺神经	X			X	X	
指伸肌	桡神经				**X**	X	X
示指伸肌(第 2 个手指)	桡神经				X	X	X
小指伸肌(第 5 个手指)	桡神经				X	X	X

注意:粗体表示重要的肌肉。

MCP:掌指关节;PIP:近端指间关节;DIP:远端指间关节。

表 9.3　腿部重要的神经

神经	运动功能	神经损伤后感觉丧失的区域
股神经	屈髋，伸膝	
闭孔神经	大腿内收	
坐骨神经	屈膝（参阅左列胫神经和腓神经）	
胫神经	足跖屈和内翻，屈趾	
腓浅神经	足外翻	
腓深神经	脚背屈，伸趾	

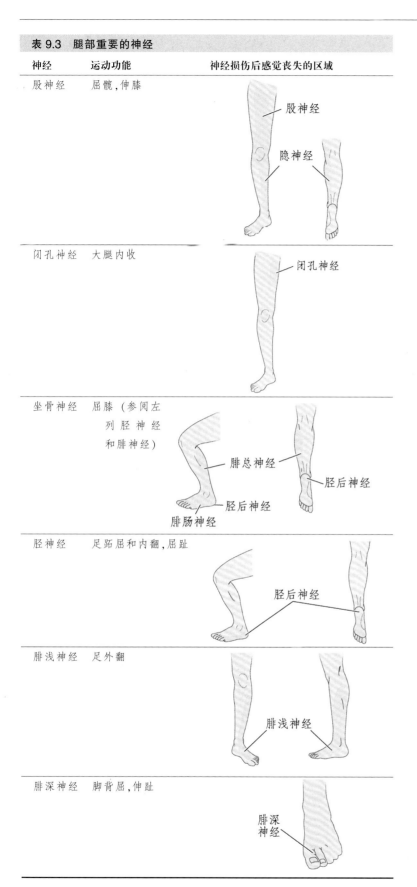

（见临床要点 8.1）。这里我们重点介绍临床上常见的单一神经病变的定位，以及主要由机械因素或糖尿病引起的神经丛综合征。注意：在某些情况下，肢体的创伤会导致神经损伤，其确切机制尚不清楚。

上肢神经损伤

臂丛上干损伤（Duchenne-Erb 型麻痹）　损伤的原因主要有两个：难产给婴儿带来的拉力和车祸造成的撞击力。臂丛上干损伤（见图 9.1 和图 9.2）会导致 C5 和 C6 神经支配的肌肉功能丧失，造成三角肌、肱二头肌、冈下肌和腕伸肌明显的瘫痪（见表 8.1）。手臂会呈典型的"侍者手"姿势，手臂垂悬在一侧，内旋，屈腕（图 9.7）。手指和手掌的运动相对保留。许多婴儿可以完全恢复，但预后需要根据损伤严重程度而定。有时通过外科手术治疗臂丛损伤。鉴别诊断方法包括诊断 C5 和 C6 神经根的创伤性撕裂，或者 C5 和 C6 神经根病的其他原因（见临床要点 8.3）。

臂丛下干损伤（Klumpke 型麻痹）　损伤的常见原因包括：从一棵树上掉下时抓住树枝而产生的向上的牵引力、胸廓出口综合征及潘科斯特综合征。臂丛下干损伤（见图 9.1 和图 9.2）会引起 C8 和 T1 支配的肌肉瘫痪，因此导致手掌和手指无力，小鱼际肌肉萎缩，以及手掌和前臂尺侧面感觉的丧失。如果 T1 神经根损伤部位靠近交感神经干（见图 6.13），那么可能会同时伴有霍纳综合征（见临床要点 13.5，也可见图 13.10）。鉴别诊断包括尺神经病变或C8-T1 神经根病。

在**胸廓出口综合征**，臂丛通过锁骨和第一肋骨之间时，臂丛下支受到挤压（见图 9.1）。当抬臂或臂外旋时症状会加重，肱动脉搏动也有可能会减弱。在诊断中，肌电图和 X 线片（查找一个颈肋或其他骨性畸形）非常重要。治疗方法包括通过锻炼以增强肩部肌

复 习

1. 返回到第 3 章的表 3.4、表 3.5 和表 3.6，我们讨论过强度和反射测试。在这些表中涵盖了最左边的所有列。针对每一个作用或反射，列出相应的肌肉、神经以及被检测神经根 (参考表 8.1)。

2. 在表 9.1 和表 9.3 中，列出上、下肢的五条神经中的感觉障碍区并勾画出每条神经感觉障碍的范围。

肉，以及对于证据充分的难治性病例进行手术减压。对一些不典型病例的治疗一直存在争议。

在**潘科斯特综合征**中，肺尖肿瘤(通常是非小细胞癌)侵犯到臂丛下支。除了臂丛下支症状(有时包括霍纳综合征)外，喉返神经袢进入胸腔时偶尔会受累，从而导致声音嘶哑(见临床要点 12.8)。最终，整个臂丛神经可能被入侵，导致上肢活动受限且无知觉。

腋神经病变 肱骨近端骨折或关节脱位可以压迫腋神经，造成肩部的三角肌无力和麻木(见表

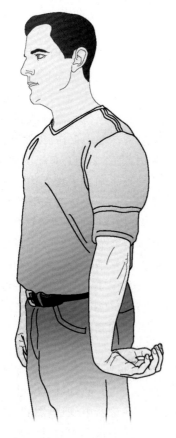

图 9.7 上肢神经丛损伤后出现的姿势:Bellman 症或"侍者手"

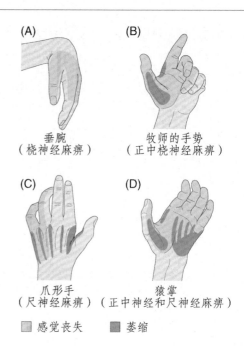

垂腕
(桡神经麻痹)

牧师的手势
(正中桡神经麻痹)

爪形手
(尺神经麻痹)

猿掌
(正中神经和尺神经麻痹)

■ 感觉丧失　■ 萎缩

图 9.8 桡神经、正中神经及尺神经损伤后手的经典姿势
(A)桡神经损伤后腕部伸展肌功能丧失，出现垂腕。 (B)近端正中神经损伤，造成小鱼际、第 1 和第 2 屈指深肌功能丧失，当患者握拳时(弯曲手指)，呈现"牧师"或"演讲者"等手势。(C)慢性尺神经损伤造成第 3、第 4 蚓状肌(见表 9.2)功能丧失，当患者伸展手指时会出现"爪形手"和祝福的手势。(D)正中神经合并尺神经发生慢性病变后，导致手掌和小鱼际萎缩，拇指对掌功能丧失，出现"猿掌"。

9.1)。 鉴别诊断包括 C5 神经根病 (不过腋神经病变不累及肱二头肌，而在 C5 神经根病却会累及)。

臂丛神经丛炎(臂丛神经炎，Parsonage-Turner 综合征) 病因不明，可能是由肩部烧伤或颈部外侧疼痛引起的炎症反应，之后会导致臂丛神经支配的肌肉萎缩，发病在成年期，男性更常见。多数患者在发病后 6~12 周内完全恢复。

桡神经病变 桡神经病变的常见原因是，用胳膊支撑在公园的长凳上睡觉("周六夜麻痹")，使用拐杖不当而压迫腋窝("拐杖麻痹")，或肱骨骨折损害进入桡神经沟内的神经。桡神经病变会出现肩以下的臂、手及手指伸肌瘫痪，前臂旋后肌麻痹，三头肌反射消失，并且桡神经分布区域的感觉丧失(见表 9.1)。经常出现**垂腕**的症状(图 9.8A)。根据病变部位离手臂的远近，肱三头肌可能保留功能。骨间背侧神经是桡神经纯粹的运动支。外伤后或卡压骨间背侧神经会导致桡神经支配的肌肉无力(除外三头肌)(见表 8.1)，但没有任何感觉丧失。腕带过紧或戴手铐有时会压迫桡神经浅支，造成手背外侧的感觉丧失，称作**感觉异常性手痛**或手铐性神经病变。

正中神经病变 原因包括睡觉时爱人的头枕着对方的手臂（"蜜月麻痹"）。桡骨远端或肱骨骨折有时会损伤正中神经。另外，当正中神经通过前臂的旋前圆肌时可能会受卡压（见临床要点 8.1）。正中神经病变时，屈腕、外展、拇指对掌及第 2 和第 3 指屈指无力，正中神经分布区域感觉丧失（见表 9.1）。在尝试握拳时，手可能会呈一个"牧师的手"或"演说家的手"的姿势（图 9.8B）。

腕管综合征 这种常见的卡压综合征是由正中神经与腕屈肌在通过腕横韧带下方时受压所致。常见于 30 岁以上妇女，并与一些活动有关（例如打字或粉刷墙壁），这些活动可以在手腕上引起重复性压力损伤、水肿和炎症。其他原因还包括妊娠、口服避孕药、甲状腺功能减退症、关节炎、腕关节骨折、肢端肥大症、尿毒症、糖尿病和淀粉样变性。复习一下，正中神经通过腕管后，它支配 LOAF（**L**，第 1、第 2 蚓状肌；**O**，拇指对掌肌；**A**，拇短展肌；**F**，拇短屈肌浅头）肌肉。测试疑似腕管综合征最佳的肌肉是拇短展肌，该肌肉使垂直于手掌平面的拇指外展，不过拇指屈曲和反向（见图 9.6）也可能无力。症状通常包括第 1、第 2 和第 3 指的感觉丧失，以及明显的感觉异常（见临床要点 7.1），此种异常在夜间最烦人，有时还可以向上肢辐射。患者主诉经常通过摇手来试图缓解症状（甩腕征）。严重时还可出现大鱼际萎缩。屈腕、屈第 2 和第 3 指及在鱼际隆起的感觉通常不受累，因为执行这些功能的神经分支不在腕管近端。

腕管综合征的鉴别诊断包括检查 C6 和 C7 的神经根病或近端腕管的正中神经受压的情况，不过这些疾病通常包括更近侧的症状。测试正中神经分布区的感觉异常可能会有助于诊断，但这种测试既不敏感，也不具有特异性。检查方法还有 Tinel 征（通过叩诊来检查腕管内的正中神经）和 Phalen 征（手背表面加压并屈腕约 1 分钟）。治疗包括用可移动的夹板固定腕部，注射类固醇激素，以及腕管手术减压。

尺神经病变 肘部的肱骨内上髁有一个名字叫作"有趣的骨头"，因为轻微损伤经过**尺神经沟**（位于鹰嘴和肱骨内上髁之间）时，就会导致尺神经分布区出现短暂的感觉异常（见临床要点 7.1）。尺神经病变的常见原因是尺神经被卡压在肘部的肘管内（见临床要点 8.1），它位于尺骨沟处。这种疾病有时被称为迟发性尺神经麻痹，是创伤后、退行性病变或先天性因素导致肘部角度的增加的迟发性

结果。尺神经也可由内上髁骨折造成急性损伤，或者由于习惯性地将肘放在坚硬的桌上而造成尺神经受压。

表现包括腕关节屈曲、内收，手指内收和外展，以及第 4 和第 5 指屈曲等功能障碍，伴随尺神经分布区感觉丧失和感觉异常（见表 9.1）。与大多数神经病变一样，在轻度损伤情况下不会出现运动障碍，严重时可出现小鱼际萎缩和肌束震颤。由于第 4 和第 5 指的蚓状肌瘫痪，这些手指可呈现特征性的"爪形手"或"祝福姿势"（图 9.8C）。鉴别诊断包括 C8 和 T1 神经根病、潘科斯特综合征、胸廓出口综合征、臂丛神经下干或内侧束的其他病变（见图 9.1 和图 9.2）。与尺神经病变不同，上述这些疾病有时会造成霍纳综合征，臂上内侧的 T1 分布区皮肤的感觉发生改变（见图 8.4），或者累及受正中神经支配的手部肌肉。肘管卡压综合征可通过手术将尺神经移位到肘部屈侧进行治疗。

骑自行车时长时间的前倾会导致尺神经通过钩骨时在腕尺管中受到压迫，结果导致小指内收外展无力但不伴有感觉丧失，因为尺骨神经的皮支是在更近端处发出。

正中神经合并尺神经慢性病变会导致大鱼际和小鱼际萎缩而使拇指不能对掌，造成"猿掌"或"猴爪"（图 9.8D）。

下肢的神经损伤

股神经病变 股神经可以偶尔在骨盆手术中受伤，也可由于腹膜后血肿或盆腔包块而受到挤压。此异常包括大腿屈曲和膝关节伸直无力，膝反射消失，以及大腿前部感觉丧失（见表 9.3）。鉴别诊断包括 L3 或 L4 神经根病。然而，L3 或 L4 神经根病常伴有大腿内收无力（闭孔神经），这是与股神经病变不相关的特征（见表 8.1）。

坐骨神经病变 坐骨神经病变的原因包括髋关节后脱位，髋臼骨折，以及肌肉注射时太靠近臀部的内下侧。坐骨神经病变时所有的足和踝关节的肌肉萎缩和膝关节屈曲无力，跟腱反射消失，足及膝盖以下的小腿外侧感觉减退（见表 9.3）。鉴别诊断包括诊断运动皮层的足的代表区病变（见临床要点 6.3，图 6.14F）。

"坐骨神经痛"是个概念模糊的术语，指造成坐骨神经分布区域感觉异常的所有疾病。最常见的病因是腰骶部神经根受到椎间盘和骨赘的压迫（见临床要点 8.3）。坐骨神经很少受到更远侧的肌肉或骨

髂的压迫。

腓总神经麻痹 由于腓总神经绕过腓骨头靠近皮肤表面,它很容易受到裂伤,强制足内翻会使其受到牵拉伤,由于穿紧身袜、双腿交叉而受到压迫或外伤。腓总神经麻痹时,出现**足下垂**,足不能背屈和外翻,以及足背外侧和小腿感觉丧失。当机械性压迫原因解除时大多数患者会自行恢复。如果足下垂显著时,撑脚可改善功能。鉴别诊断包括诊断L5神经根病。然而,L5神经根病包括足背屈、外翻及反转无力,而在腓总神经麻痹,足内翻通常不受影响,因为这个功能可以由胫骨后肌(由胫神经支配)进行(见表9.3,也可见表8.1)。

闭孔神经麻痹 闭孔神经(源自L2-L4,见图9.3和表9.3)可以在妇女难产时受压,有时在骨盆外伤或手术过程中也可受压,造成腿部内收肌萎缩和大腿内侧疼痛或麻木,导致步态不稳。

感觉异常性股痛 当股外侧皮神经(它起源于L2和L3,见图9.3和图9.4)在腹股沟韧带或筋膜下方穿行时可被卡压,从而产生大腿外侧部的感觉异常和感觉丧失(见图9.5)。此卡压综合征中无运动障碍和反射改变。常见的原因包括肥胖、妊娠、体重减轻或负重,症状可在长时间行走、站立或久坐后加重。鉴别诊断包括诊断L2或L3神经根病,但与感觉异常性股痛不同的是,这些疾病通常包括运动改变或膝反射减弱。症状通常会自行痊愈,或通过减少机械负重而改善,但是,在难治性病例中偶尔也尝试用手术减压。

莫顿跖骨痛 紧身鞋可以压迫趾骨神经,尤其是第3和第4趾,产生麻木和感觉异常。

总之,熟悉本节讨论的常见的神经丛及神经综合征中感觉和运动缺失的类型,以及那些出现在神经根病(见临床要点8.3)、神经、肌肉和神经肌接头等疾病中的感觉和运动丧失的形态(见临床要点8.1),可以极大地帮助定位神经功能缺失,并有助于区分周围神经系统与中枢神经系统障碍的不同之处。当诊断仍然不明朗时,进行电生理检查有助于进一步诊断,这将在下一节讨论。

临床要点 9.2
肌电图和神经传导检查

肌电图(EMG)和神经传导检查是有价值的诊断工具,可以帮助定位和确定神经和肌肉疾病的发病原因。在**神经传导检查**中,将刺激电极放置在覆盖一根神经的皮肤上,记录电极置于同一神经的不同位点,或置于该神经支配的肌肉上(图9.9A–C)。当刺激神经时,可以在由该神经支配的肌腹记录**复合运动动作电位(CMAP)**,此电位来源于肌细胞累加的电活动(图9.9D)。如果一个具有纯粹的感觉功能的远端神经分支用于记录或刺激,并且第2组刺激或记录电极被放置在这根神经的其他地方,那么在这根神经上可记录到**复合感觉神经动作电位(SNAP)**,此电位来源于这个神经的感觉神经元轴突电活动的累加。

背侧根神经节近侧端病变会使胞体和感觉神经远端轴突保持完好(见图8.1B)。因此,SNAP将被保留。与此相反,运动神经根近端病变会引起远侧运动神经元的轴突变性,减少或消除CMAP。对于每个主要的神经当沿它的走行刺激其上各点时,都有对应的SNAP和CMAP的潜伏期或传导速度的标准值。这些值在神经传导检查中可被作为确定神经传导减慢的依据,例如,在**脱髓鞘**的情况下(见临床要点8.1)。此外,还有SNAP振幅的标准值。SNAP振幅降低表明传导中的一些神经轴突已被中断,例如**轴突损伤**的情况下。

CMAP检查可以通过**重复刺激**来评估神经肌肉接头的功能。慢重复刺激(2~3Hz)消耗突触前储备的乙酰胆碱;较快的重复刺激(> 5Hz)增加突触前钙离子,促进神经递质的释放。在正常条件下,重复刺激不会显著影响CMAP的幅度,因为有一个"安全系数",它指每个突触前动作电位必须使突触后电位超过某个阈值才能使肌细胞产生动作电位。然而在病理情况下,神经肌肉传递发生障碍。因此,例如,在**重症肌无力**情况下(见临床要点8.1),存在于肌肉细胞中突触后乙酰胆碱受体减少,缓慢重复刺激导致CMAP幅度逐渐**减小**。超过10%的递减被认为是不正常的。在**兰伯特-伊顿综合征**(Lambert - Eaton,又称肌无力综合征)和**肉毒杆菌**感染中,突触前神经递质的释放减少,快速重复电刺激(或主动意志性肌肉收缩)引起CMAP在振幅异常的低起点递增。

在**肌电图(EMG)**中,一根电极被直接插入到肌肉中,从肌肉细胞中记录运动单位的动作电位(MUP)。肌电图模式提供了用于区别由**神经性疾病**(神经或运动的疾病)引起的肌肉萎缩还是由**肌痛疾病**(肌肉疾病)引起的肌肉萎缩的信息。在神经性疾病,**增加的自发活动**(纤颤电位和正锐波)通常被记录在肌电图中,有时在体格检查中也可见到,如肌束震颤(见临床要点 6.1)。肌束震颤和其他形式的自发活动可源于肌细胞的慢性去神经支配。去神经支配也导致相邻运动神经元轴突突出而重新支配较大的区域,造成异常大的运动单元(运动单元包括所有由一个单一的运动神经元轴突支配的肌细胞)。因此,在神经性疾病中,MUP 呈现异常大的幅度和较长持续时间。小幅度和短持续时间的 MUP 表明了**肌痛**疾病的存在。

当肌肉自主收缩时,肌电图通常显示了运动单元的一种连续放电模式,此模式被称作正常**募集电位**。在神经性疾病中,募集电位有正常的幅度,但却由于一些运动单元未被成功激活而显示间断放电现象。这种现象被称为减少、减小或不完整的募集。在肌痛疾病中,募集电位是连续的或增加的(因为对于给定的外力,更多的运动单元需要被激活),但是振幅往往下降。

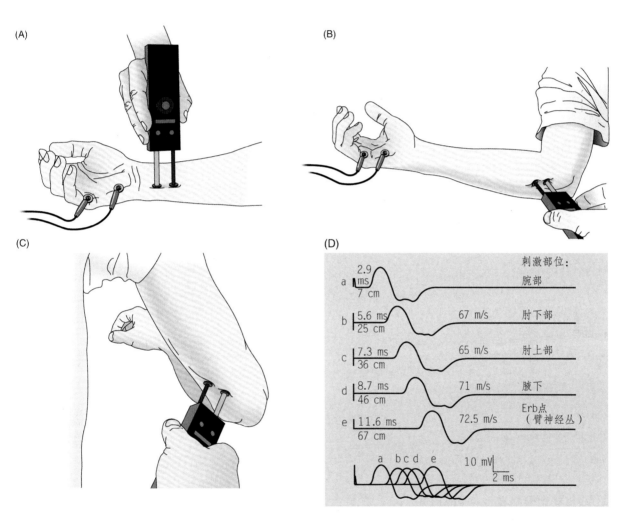

图 9.9　神经传导检查　在这个例子中尺神经的复合运动动作电位(CMAP)的记录来自正常受试者的几个刺激位点。 (A)刺激手腕的尺神经,从小鱼际突出的小指展肌记录 CMAP。(B)从尺神经沟远侧端刺激尺神经。(C)从尺神经沟近侧端刺激尺神经。(D)不同的刺激部位记录的 CMAP。对于每个跟踪记录,记录电极的距离(cm)和 CMAP 起始的潜伏期(ms)标记在左侧。刺激相邻位点之间传导速度(m/s)为两个刺激点之间的距离除以两个位点运动潜伏期的差值所得的值。(After Rajesh KS, Thompson LL. 1989. *The Electromyographer's Handbook*. 2nd Ed. Little, Brown, Boston.)

临床病例

病例 9.1 单侧手臂完全麻痹和感觉丧失

主诉

患者,男性,60岁,有肺癌史,其右臂逐渐发展为严重疼痛、乏力及麻木。

病史

患者吸烟34年。两年前,他被确诊为肺癌,并接受了右肺上叶切除手术,随后进行了放疗和化疗。半年前,他右臂开始出现**放射痛和肿胀。他整个右臂直至肩部逐渐失去了所有的力量和感觉**,而且进一步出现严重的烧灼样疼痛。值得注意的是,既往病史中20年前他因受棒球棒袭击而做过右眼手术。

查体

生命体征:体温37.4℃,脉搏110次/分,血压130/80mmHg。

颈部:柔软,无压痛。

肺部:音清。

心脏:心率正常,无杂音、奔马律和心包摩擦音。

腹部:肠鸣音正常,质软、无包块。

四肢:右手臂肿胀,有两个坚硬的、大小5cm、无颜色的包块,一个在右腋,另一个在右上胸壁。两侧手指呈明显的杵状变。

神经系统检查

精神状态:警觉和定向力×3。

脑神经:完整,除外右眼(有一侧瞳孔不规则,外侧和内侧视野视力减弱)。

运动:除**右手臂松弛**外,运动正常。除了**右侧肩、胳膊及手的肌力是0级**外,其余肌力全部为5级。

反射:

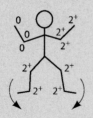

协调性:指鼻试验(除了无法测试右臂)和跟胫试验正常。

步态:正常。

感觉:**从右手臂向上到三角肌轻触觉、针刺觉、整个震动觉缺失**(图9.10),其他感觉正常。

定位和鉴别诊断

1. 根据上述粗体字显示的症状和体征,试问病变在哪里?

2. 最可能的诊断是什么?

3. 这位患者由于之前的外伤导致右眼异常。如果他的右眼以前正常,在检测中有哪些额外的发现将有助于定位?

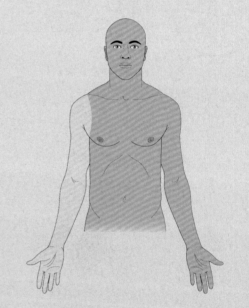

图9.10 感觉丧失区域 与图8.4及图9.5比较。

讨论

本病例的关键症状和体征是：

- **麻痹,协调性降低,整个右手臂和手反射消失**
- **整个右臂到三角肌的轻触觉、针刺觉和震动觉缺失**
- **右手臂疼痛和肿胀**

一只手臂无力可由周围神经病变或支配该手臂的运动皮层病变引起（见临床要点 6.3,图 6.14E)。然而,由丁皮质病变不可能使整个手臂完全瘫痪,并且感觉丧失区仅局限在手臂至肩膀处,面部和腿部没有出现无力现象。另外,没有单一的周围神经病变可能会产生这种形态。因此,病变必须累及整个右侧臂丛神经,或从 C5 到 T1 右侧全部的神经根。

2. 右肺上叶肿瘤史支持其病变由下方累及右侧臂丛神经的可能性（见临床要点 9.1 描述的肺上沟综合征),手臂肿胀提示静脉循环受阻,同样也与此有关。由于有放射治疗史,**辐射性神经丛炎**是另外一种可能,辐射神经丛炎由于放射导致神经损伤而使其四肢在治疗后数月至数年内产生麻木,有时无力的症状。

3. 累及 T1 神经根的臂丛下部近端的病变可引起霍纳综合征（见图 6.13 和图 13.10,临床要点 13.5)。鉴于他之前有右眼创伤史,因此很难说这个患者属于上述病症。

临床病程和神经影像

臂丛神经磁共振成像(影像 9.1)显示肺尖的肿块已经广泛浸润到右侧臂丛神经区域。不幸的是,该患者的癌症已不再适合治疗。然而,可以采用口服、静脉注射及硬膜外给药等多种方法对症治疗,以充分缓解疼痛。

病例 9.1　单侧手臂完全麻痹和感觉丧失

影像 9.1　右肺尖肿瘤扩散到臂丛区域　胸部的 T1 加权冠状位磁共振扫描影像。

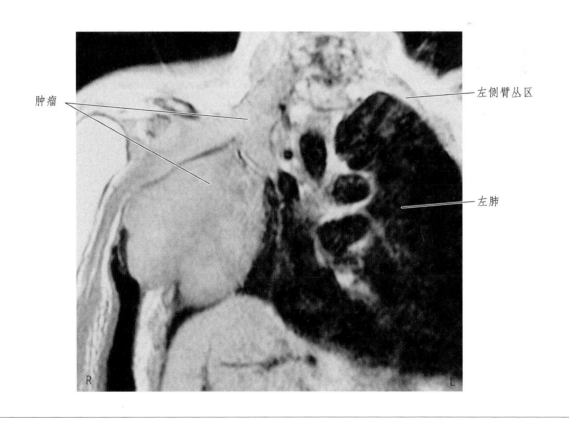

肿瘤

左侧臂丛区

左肺

病例 9.2 单侧手臂无力的新生儿

小病例

患者,女性,3 周龄,因为左臂无力被带去看儿科医生。她在 42 周出生(比预产期晚 2 周),体重 10 磅 11 盎司(约 4.84kg),分娩时并发肩难产(肩膀出来困难),导致在分娩过程中的左颈部和肩部受到显著牵引。出生时左手臂明显无力,到就诊时症状已略有改善,但仍然存在。除了**左上肢协调性减弱,向其内侧旋转,并且自主运动减少外**,其他检查结果正常。**她不能外展左臂或屈肘**,但手可以正常握拳和松开,并且握力正常,能正常伸肘和稍稍屈腕。**左肱二头肌反射缺失**,其他反射全为 2+。

定位和鉴别诊断

根据上述粗体字显示的症状和体征,试问病变在何处? 最可能的诊断是什么?

讨论

本病例的关键症状和体征是:

• **左臂外旋,外展,屈肘无力,协调性减弱,肱二头肌反射消失**

患者的症状与左侧臂丛上干损伤的典型特征一致 (Erb-Duchenne 麻痹),在出生时 (临床要点 9.1)由于左肩牵引,累及 C5 和 C6 神经支配的肌肉。

临床病程

开始采用物理治疗以在恢复过程中保持关节活动度。在 7 周龄时,患者能够将手臂从桌面上抬起,可稍外旋,并可轻度屈肘。左肱二头肌反射仍然缺失。到 4 月龄时,她能够用任意一只手到达目标位置,不过她更喜欢用她的右手,当坐位时,她左肱二头肌有 4+级肌力,并有望得到进一步改善。

病例 9.3 撞击手臂内侧引起的无力和麻木

小病例

患者,男性,38 岁,因酗酒而跌倒,其右臂撞到垃圾桶上。他被带到急诊室,检查发现他的**右上臂内侧受到擦伤,有压痛感**。神经系统检查正常,但患者**右手拇指对掌、第 2 和第 3 指屈指及腕关节屈曲和外展只有 4 级肌力,沿右手外侧面及第 1、第 2 和第 3 指针刺觉和轻触觉减弱**(图 9.11)。

定位和鉴别诊断

根据上述粗体字显示的症状和体征,试分析病变在何处? 最可能的诊断是什么?

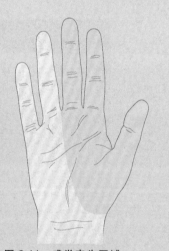

图 9.11 感觉丧失区域

讨论

本病例的关键症状和体征是:

• **右拇指对掌、第 2 和第 3 指屈指及腕关节屈曲和外展无力**

• **沿右前臂远端的外侧面、手掌、第 1、第 2 和第 3 指的针刺觉和轻触觉减弱**

• **右上手臂内侧擦伤和压痛**

该患者无力和感觉丧失的形态与正中神经损伤一致(见表 9.1 和表 8.1,图 9.5)。该区的压痛及损伤机制表明,最可能的原因是上臂内侧的神经受到压迫。

临床病程

X 线显示右臂没有发生骨折。患者从急诊室直接出院,没有再返院治疗。

病例 9.4　拇指、示指和中指夜间疼痛和麻木

小病例

患者,男性,38 岁,在可乐公司工作,最近两个月出现**右手第 1、第 2 和第 3 指疼痛感伴随针刺感**,并放射至右手臂和前臂。该症状在夜间及手臂放松时尤为显著。扣衬衫时,他还注意到**右手第 1 和第 2 指指尖感觉减退**。检查发现:**右手拇对掌肌肥大,肌力为 4⁺级,右手第 1、第 2 和第 3 指掌面针刺感下降,但鱼际区除外**(图 9.12)。该患者 Tinel 征和 Phalen 征(屈腕试验)均为阴性。

定位和鉴别诊断

根据上述粗体字显示的症状和体征,推测病变在哪里? 最可能的诊断是什么?

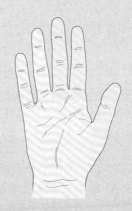

图 9.12　感觉缺失区

讨论

本病例的关键症状和体征是:

· **右手拇对掌肌轻度乏力**

· **右手除鱼际区外,第 1、第 2 和第 3 指疼痛,有麻刺感,手指掌面针刺感降低**

拇对掌肌由正中神经支配(表 9.1,也可见表 8.1)。患者屈腕、腕关节外展,以及鱼际区感觉未受累,提示正中神经受损的部位在发出支配桡侧腕屈肌和掌面皮支部位后,比如在腕管内受损(见临床要点 9.1)。因此,右腕管综合征是个比较接近的诊断。但是在腕管综合征,拇短展肌通常受累,而该患者未做这方面功能的专门测试。另外一些可能性比较小的诊断是右侧 C6 和 C7 神经根轻微病变,或者右正中神经近侧端损伤。

临床病程

甲状腺功能和血常规均正常。晚上用可拆卸的夹板固定患者手腕,病症逐渐得到改善。

病例 9.5　跌倒后手和手腕无力

小病例

患者,男性,20 岁,服务员,在餐厅工作时不慎被绊倒,左手按在桌子上,险些摔倒。当天傍晚他的左臂疼痛,第 2 天疼痛缓解,但随后发现**左手和左手腕无力**,到急诊室就诊。检查发现:**左手腕伸肌肌力、手指伸肌肌力和在手掌平面方向的拇指外展肌肌力为 3 级,前臂旋后肌力为 4 级**外,其他肌肉肌力和感觉均未受损。

定位和鉴别诊断

根据上述粗体字显示的症状和体征,推测病变在哪里? 最可能的诊断是什么?

讨论

本病例的关键症状和体征是:

· **左前臂外旋,伸腕,伸指,手掌平面上拇指外展肌肌力减弱**

这些肌肉均由桡神经支配(表 9.1,也可见表 8.1)。肱三头肌未受累,且感觉没有丧失,提示桡神经的运动分支,即骨间后神经受损。患者摔倒时桡神经的骨间后神经分支受伤,但确切机制尚不清楚(见临床要点 9.1)。

临床病程

X 线显示左臂没有骨折。为避免造成挛缩畸形对该患者进行夹板治疗，随后在职业理疗师帮助下，肌力逐渐得到恢复。受伤 2 个月后肌电图显示与左侧桡神经支配肱三头肌后的远端纤维发生病变一致的结果。4 个月后，受伤肌肉的肌力恢复到 4+ 级，且逐渐增强。(注:骨间背侧神经受伤时,桡侧腕伸肌通常不受累,因此在桡侧方向的伸腕不受累。在该病例中,也未对这些指标进行检测。)

病例 9.6　无名指和小指麻木、刺痛

小病例

患者,32 岁,计算机程序设计员,主诉连续 2 个月**左手第 5 指、第 4 指内侧及左手和前臂的内侧面疼痛、麻木**,并逐渐加剧。晨起和肘关节支撑在硬物上时症状加剧。检查除了**左手第 5 指外展肌肌力为 4 级,左手第 5 指和第 4 指内侧针刺感降低**(图 9.13)外,其余一切正常。手臂外展并抬高时症状并未加剧。

定位和鉴别诊断

根据上述粗体字显示的症状和体征,推测病变在哪里？最可能的诊断是什么？

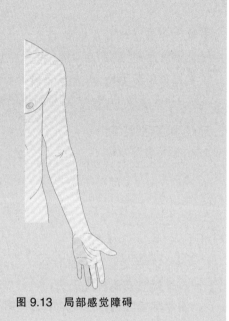

图 9.13　局部感觉障碍

讨论

本病例的关键症状和体征是:

- **左手第 5 指外展时乏力**
- **左手第 5 指及第 4 指内侧感觉异常、针刺感降低**

患者的感觉及运动缺失可能是由于尺神经、臂丛下干（如胸廓出口综合征）、臂丛内侧束或者 C8 或 T1 神经根(见表9.1,临床要点 9.1,也可见表 8.1)轻度功能障碍造成的。患者肘部受力后该症状加剧,但不伴随颈部疼痛(常见于颈神经根病,见临床要点 8.3),并且臂外展伴上举时疼痛无加剧(胸廓出口综合征特征),提示病因为尺神经,但不能确定。

临床病程

神经传导检查显示除了尺神经外(见临床要点 9.2,图 9.9),其他均正常。为了测量尺神经的传导速度,记录电极置于小指展肌肌腹上的皮肤,刺激电极放置在臂上尺神经的不同位点处。当给予神经刺激时,肌肉产生一个复合运动动作电位(CMAP)。当肘关节内侧髁以下部分的尺神经受到刺激时,该患者远端神经传导速度正常(见图 9.9A、B);当肘关节上方尺神经受到刺激时,远端传导速度下降(见图 9.9C),提示肘部的传导存在问题。

神经传导检查表明,虽然只有左侧尺神经表现出症状,但两侧尺神经均受累。双侧正中神经的神经传导均正常。要求患者睡觉或进行电脑工作时带护肘,并建议他避免靠着肘关节休息。两个月后,患者感觉异常现象明显得到了改善,他的手指外展力量正常,仅左臂尺侧方向的感觉仍有轻度减退。

病例 9.7　遭勒颈后肩部无力、麻木

小病例

患者,女性,39 岁,遭勒颈攻击,在严重窒息情况下逃脱,但随后数日出现颈部进行性肿胀和吞咽困难。10 天后她来到急诊室,CT 扫描发现咽后部血肿及脓肿,并延伸到左胸锁乳突肌。患者被立即施行脓肿引流手术,并给予抗生素治疗。手术后吞咽得到改善,但她发现穿衬衫及使用除臭剂时抬高左手臂困难,还注意到左肩有些麻木。神经系统检查显示除了**左臂及肩部外展肌力为 3 级,左肩上部轻触感和针刺感降低**(图 9.14)外,其余均正常。值得注意的是,左肱二头肌力量和反射均正常。

定位和鉴别诊断

根据上述粗体字显示的症状和体征,推测病变在哪里? 最可能的诊断是什么?

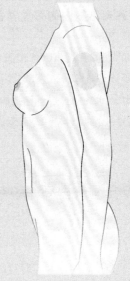

9.14　感觉丧失区域

讨论

本病例的关键症状和体征是:

- **左臂外展乏力**
- **左肩膀外侧轻触觉和针刺觉下降**

手臂外展与肩麻木无力可能是由左侧 C5 神经根病变(见图 8.4 和表 8.5)或左腋神经损伤(见表 9.1 和图 9.5)造成的。因为受 C5 神经支配的肱二头肌未受累,所以 C5 神经根病变的可能性较小。因此,最可能的诊断是左腋神经损伤(见临床要点 9.1)。腋神经损伤通常是由脱位或肩牵引造成的,也可能是颈部和肩部手术的并发症。

临床病程

告知患者神经受损,建议定期随访,因为损伤通常不会即刻修复,腋神经损伤可以通过神经移植术或内减压手术得到恢复。在医院静脉注射一个疗程抗生素后,患者出院回家后没有再进行后续治疗。

病例 9.8　糖尿病患者单侧大腿疼痛、无力和麻木

小病例

患者,男性,45 岁,因糖尿病酮症酸中毒和严重双侧肺炎重症监护数周,病情稳定后转移至普通病房,他发现**左腿无力、麻木,刺痛感从大腿前部沿着小腿内侧至足上部**。神经内科会诊后,检查发现**左髂腰肌和股四头肌肌力为 4 级**。其他所有肌肉群,包括大腿内收肌肌力正常。**左大腿前部和小腿内侧皮肤针刺感降低**(图 9.15)。除了**左膝反射消失**外,其他反射均正常且对称。

定位和鉴别诊断

根据上述粗体字显示的症状和体征,推测病变在哪里? 最可能的诊断是什么?

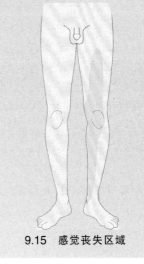

9.15　感觉丧失区域

讨论

本病例的关键症状和体征是:

- **左髂腰肌和股四头肌无力,左膝跳反射消失**
- **左大腿前部和小腿内侧感觉异常,针刺感降低**

该患者的肌无力、反射消失和感觉变化,可能由 L4 神经根病变或股神经病变造成(见表 9.3,也可见表 8.1、表 8.6 和图 8.4)。大腿内收肌肌力正常,说明病变在股神经,因为 L4 既参与构成闭孔神经又是股神经的重要组成。最可能的诊断是糖尿病引起的左侧股神经病变(见临床要点 8.1 和 9.1)。也有可能是,患者在重症监护病房期间,股静脉插管产生不易被检测到的血肿压迫股神经,但这种可能性很小。该病例可与病例 8.9 相比较。

临床病程

该患者左腿力量逐渐恢复。1 年后,他所有的肌肉群力量全部恢复,但是他的左股神经分布区域的皮肤感觉永久性丧失,左膝跳反射缺失。

病例 9.9 跌倒后足部刺痛和麻痹

主诉

患者,女性,30 岁,跌倒后**右脚麻痹和刺痛**,被立即送到急诊室。

病史

两天前,患者在超市潮湿的地板上仰面滑倒,背部着地。她最初未发现任何症状,但凌晨 3:00 醒来给她 2 个月大的婴儿喂奶时发现**右脚无法移动**。她的**右小腿外侧及足部有刺痛感**。这些症状在接下来 2 天并没有缓解,因此她来到了急诊室。患者背部未见疼痛,且并无肠道及膀胱方面的症状。

查体

生命体征:体温 36.7℃,脉搏 84 次/分,血压 136/68mmHg。

颈部:柔顺,无杂音。

肺部:肺音清晰。

心脏:心率正常。

腹部:质软。

四肢:正常。

背部和脊柱:无压痛感。

直肠:肠鸣音正常,无肿块。

神经系统检查

精神状态:警觉和定向力×3 。讲话流利。

脑神经:完好无损。

运动:无漂移。除了**右足音减弱**外,其他音调均正常。**右胫骨前肌、蹈长伸肌、足内翻肌、外翻肌和腓肠肌肌力均为 0 级,腘绳肌腱肌力 3 级**,其他肌肉肌力均正常。

反射:

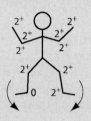

协调性:指鼻试验正常。

步态:**右足走路、离开地面时发生摆动**。

感觉:**右小腿外侧和整个右足的轻触觉、针刺觉、振动觉和关节位置觉减弱**(图 9.16)。感觉正常。

定位和鉴别诊断

根据上述粗体字显示的症状和体征,推测病变在哪里? 最可能的诊断是什么?

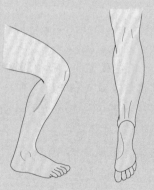

图 9.16 感觉丧失区

讨论

本病例的关键症状和体征是：

• 右侧胫骨前肌、蹞长伸肌、足内外翻肌、腓肠肌和腘绳肌乏力，右足音变弱，右跟腱反射缺失

• 右足和小腿外侧感觉异常，轻触觉、针刺觉、振动觉及关节位置觉降低

该患者右腿乏力、足音变弱和反射降低，可能是右小腿外周神经发生病变，也可能是运动皮层或脊髓的上运动神经元发生急性病变（见临床要点 6.1 和 6.3，图 6.14F）造成的。但该患者感觉丧失症状与脊髓损伤（见临床要点 7.4）或皮质病变（见临床要点 7.3）表现不一致，进一步的运动检查显示与坐骨神经病变（见临床要点 9.1，表 9.3）表现一致。

因此，最可能的诊断是由跌倒造成的右侧坐骨神经损伤，不过受伤的确切机制尚不明确。

临床病程和神经影像

X 线检查未发现脊柱腰骶段和骨盆骨折。**腰丛磁共振成像**（影像 9.9A、B）显示右侧坐骨神经 T2 信号较强，出现水肿。患者接受物理治疗，并使用脚箍帮助行走。病症出现 1 周后肌电图检查显示，右侧坐骨神经支配的一些肌肉无肌电图反应，包括腓肠肌、胫骨前肌、蹞伸肌和内侧腘绳肌。患者并没有做进一步检查。患者的肌力逐渐增强，5 个月后，身体基本恢复正常。1 年后检查发现，她的右侧胫骨前肌、足内和外翻肌肌力恢复到 4~4⁺级，双侧腓肠肌肌力达到 5 级，右脚感觉和跟腱反射已经恢复。

病例 9.10　腿部受伤导致足下垂

小病例

患者，男性，27 岁，在潮湿的瓷砖地板上滑倒，右脚扭向左边，造成急性足部疼痛，接着引发足无力。被送至急诊室后检查发现，**右胫骨前肌和蹞长伸肌肌力为 0 级，右足外翻肌力 3 级**。其他肌肉如内翻肌和腓肠肌肌力正常。**右足背尤其是在第 1 和第 2 脚趾之间皮肤针刺感降低**（图 9.17）。

定位和鉴别诊断

根据上述粗体字显示的症状和体征，推测病变在哪里？最可能的诊断是什么？

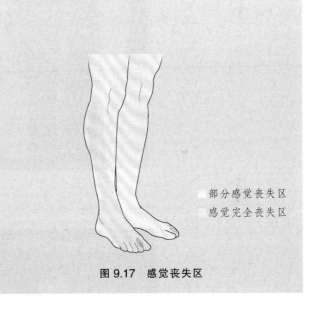

■ 部分感觉丧失区
■ 感觉完全丧失区

图 9.17　感觉丧失区

讨论

本病例的关键症状和体征是：

• 右侧胫骨前肌和蹞长伸肌无力，右脚外翻中度乏力

• 右侧足背，特别是在第 1、第 2 脚趾之间皮肤针刺感减退

该患者出现的乏力和感觉丧失症状与常见的腓骨神经损伤（见表 9.3，临床要点 9.1，也可见表 8.1）表现一致，该损伤在摔倒时最有可能发生。值得注意的是，该患者的腓深神经（支配胫骨前肌、蹞长伸肌、第 1 和第 2 脚趾之间皮肤感觉）损伤重于腓浅神经（足外翻、足背及小腿外侧皮肤感觉）。此外，该

病症有别于 L5 神经根病，因为在 L5 神经根病中应出现足内翻无力，而本病例目前不存在该症状（与病例 8.10 进行比较）。

临床病程

受伤 2 天后的肌电图（见临床要点 9.2）检查发现：右侧胫骨前肌、蹞长伸肌、趾短伸肌和腓骨长短肌等动作电位异常低，提示有神经病变。运动神经传导检查显示，在腓骨颈上方刺激右侧腓总神经时，振幅减小；在腓骨颈下方刺激腓总神经时振幅正常，提示腓总神经在腓骨颈部位受损。随后几个月患者病情逐渐好转。

病例 9.9 跌倒后足部刺痛和麻痹

影像 9.9A,B 右侧坐骨神经的异常高亮信号，见于坐骨神经病变 腰丛的磁共振影像。(A)T2 加权冠状位磁共振影像，显示图 B 的切面位置。(B)横断位 T2 增强扫描切面显示经过股骨后方的右坐骨神经异常高亮信号。

(A)

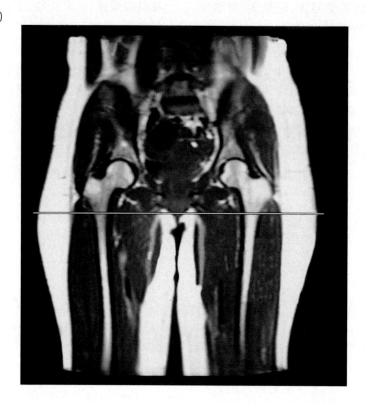

(B) 股骨

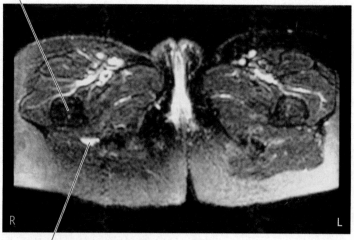

坐骨神经的高亮信号

病例 9.11 怀孕后大腿外侧疼痛、麻木

小病例

患者,女性,24 岁,分娩后 2 天,**右大腿外侧有灼热疼痛和麻木感**,行走时症状加剧。**右大腿外侧部轻触觉和针刺感下降,而且感觉寒冷**(图9.18),其他检测均正常。她的反射和运动力量(肌力)均未受影响。

定位和鉴别诊断

根据上述粗体字显示的症状和体征,推测病变在哪里?最可能的诊断是什么?

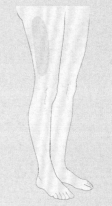

9.18 感觉丧失区域

讨论

本病例关键症状和体征是:

• **右大腿外侧皮肤疼痛、感觉异常、感觉寒冷,伴随轻触觉、针刺觉降低**

单纯大腿外侧皮肤感觉障碍与股外侧皮神经支配或感觉异常性股痛综合征的表现一致(见图9.5,临床要点 9.1)。此种情况要考虑 L2 或 L3 神经根病变;但该症状没有运动障碍、反射异常及背痛,所以可以排除 L2 或 L3 神经根病变。

临床病程

经过再三确认,该症状是由感觉神经损伤导致的,随着时间的推移,症状得到缓解。患者的症状在5 个月内逐渐消失,可以在不进行特殊治疗的情况下恢复。

病例 9.12 构音障碍、眼睑下垂和运动耐受量下降

主诉

患者,女性,35 岁,由于构音障碍和肌肉疲劳到神经科就诊。

病史

患者曾经做过护士,病程超过 4 个月,她发现在口述时,**很难明确地表达自己的意思,特别是在她工作一天后这种现象尤为明显。甚至快下班时做一个完整的微笑表情对她来讲都很难**。休息后,这种症状会消失。她同时也注意到一些轻微的颈部不适,伴**仰头困难**。此外,和之前相比,她的**运动耐受能力也减弱**了,在健身房使用跑步机锻炼时,很快就会累得气喘吁吁。

查体

生命体征:体温 36.7℃,脉搏 80 次/分,血压 90/70mmHg。

颈部:颈软无抵抗,未闻及颈部血管杂音。

肺部:清晰。

心脏:心率正常。

腹部:柔软。

四肢:正常。

神经系统检查

精神状态:警觉和定向力×3,语言流利,5 分钟后能够回忆出 3/3 字,计算能力正常。

脑神经:视野完整,敏锐度正常。两侧瞳孔大小相同,对光反射正常。眼外肌运动完好,眼球运动正常,无震颤。**在长期向上凝视后,患者左眼皮开始下垂**。面部感觉正常,脸部运动对称,听力正常,腭升高正常,舌位于中线。**在大声读一长段文章时,患者慢慢开始发音困难**。

运动系统:发音正常。无肌束震颤。肌力 5 级(始终是 5/5 的强度)。

病例 9.12 （续）

反射：

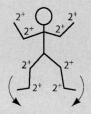

协调性：指鼻试验和跟胫试验均正常。

感觉：针刺、温度、振动以及关节位置觉均正常。无知觉消失。

定位和鉴别诊断

1. 根据上述粗体字显示的症状和体征,损伤部位在哪里?

2. 最可能的诊断是什么?

讨论

本病例的关键症状和体征是:

• **发音障碍,特别是在长时间的讲话快结束时更为严重**

• **下班时很难做一个完整的微笑表情**

• **长时间凝视左眼睑下垂**

• **工作一天后很难昂起头**

• **在跑步机上锻炼时肌力降低,呼吸急促**

1. 脑神经或上运动神经元性疾病可引起发音障碍(见临床要点 12.8),如微笑时面肌无力(见图 12.13)。动眼神经损伤可致其支配的上睑提肌无力而引起上睑下垂或霍纳综合征(见临床要点 13.6)。颈部肌肉、腿和呼吸肌无力同样可由中枢或外周神经障碍引起。然而,这种多部位的肌无力,在不伴随感觉障碍的情况下,是较难以诊断的神经性疾病。此外,也没有上运动神经元损伤症状提示该患者患有中枢神经系统多病灶病变。因此,累及神经肌肉接头或参与发声、眼睑抬高、呼吸肌和近端呼吸、颈部和腿部肌肉的周围神经障碍是最可能的病因。

2. 这种无知觉丧失、反射完好的肌无力,特别是在一天工作结束或不停重复使用肌肉时更为严重的肌无力,可能是重症肌无力症(见临床要点8.1)。这类弥散的、渐进性的肌无力但无感觉丧失、反射消失或上运动神经元体征的其他病因可能有兰伯特-伊顿综合征(Lambert–Eaton syndrome)和肌病(见临床要点 8.1)。

诊断分析和临床病程

神经科医生对患者进行"腾喜龙"(氯化腾喜龙,抗胆碱酯酶药)测试来评价其能否大声朗读长篇文章(见临床要点 8.1)。该患者的发音障碍在给予腾喜龙药物后明显减轻,表明该患者"腾喜龙"测试阳性。乙酰胆碱受体的抗体亦为阳性,达到 1.73 nmol/L(正常水平小于 0.3 nmol/L)。尺神经在每秒 3 次**重复刺激**下 (见临床要点 9.2),CMAP 波在小指展肌上以 23% 的幅度持续递减(影像 9.12)。一般认为,大于 10% 的递减即为不正常,该检测支持重症肌无力的诊断(见临床要点 9.2)。肺功能检查均正常。患者接受了胸部 CT,结果发现在右前纵隔一个 7cm×5cm 分叶状肿块延伸至右侧心包,与胸腺瘤的表现一致(见临床要点 8.1)。对患者用抗胆碱酯酶药物溴吡斯的明(麦斯提龙)处理,并对肿块进行手术切除,病理切片证实为胸腺瘤。手术后,患者的发音障碍和肌无力症状完全消失,神经系统检查正常,包括无发音障碍,即使在长时间注视之后眼睑也不下垂。

病例 9.12　构音障碍、眼睑下垂和运动耐受量下降

影像 9.12　递减的重复刺激　重复刺激试验是通过刺激右臂的尺神经，并在小指展肌表面记录 CMAP（见图 9.9，临床要点 9.2）。每 3 秒重复刺激一次，共 9 次。连续的刺激显示依次向右移位（每次刺激位移 3ms），便于对连续的 CMAP 进行比较。该系列中的第 1 个 CMAP 显示在最左边，第 9 个显示在最右边。CMAP 振幅递减了 23%。

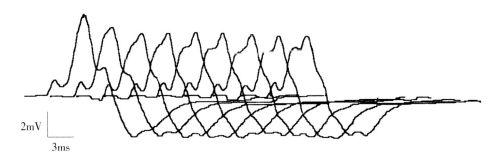

2mV

3ms

病例 9.13　全身乏力和反射消失

主诉

患者，女性，70 岁，由于进行性无力衰弱、步态困难和气短到急诊室就诊。

病史

患者一直都很健康，直到约 2 周前，她开始间歇性腹泻。在就诊前 8~9 天，患者注意到她**胳膊和腿无力**，并且有几次跌倒。患者被送去接受物理治疗，但越来越虚弱，最近 4 天患者**不能走路**，她也注意到她的**足和手指尖都有刺痛感**。最后，患者进展为**呼吸困难**，到医院就诊。

查体

生命体征：体温 36.8℃，脉搏 74 次/分，血压 132/74mmHg，呼吸频率 20 次/分。

床旁肺功能检查：**肺活量 1.6L**（对于成年女性，正常约为 3.5L；对于成年男性，约为 4.5L）；**负吸气力为 −35 cmH₂O**（正常超过 −80 cmH₂O）。

颈部：颈软无抵抗，未闻及颈部血管杂音。

肺部：清晰。

心脏：心率正常，无杂音。

腹部：肠鸣音正常，质软，无压痛。

四肢：正常，无水肿。

神经系统检查

精神状态：警示和定向力×3。语言、注意力和记忆力正常。

脑神经：视野完好。瞳孔大小相同，对光反射正常。眼外肌运动完好。三叉神经的眼支到下颌支支配的区域面部感觉正常。**双侧面部动作减弱。腭和咽部运动出现疲软，耸肩无力**。舌的运动正常。

运动：体积与肌张力正常。**双侧三角肌肌力 4 级，肱二头肌 3 级，三头肌 4⁻级，腕伸肌 3 级，手指外展肌 4⁻级，屈髋肌 3 级，屈膝肌 4⁺级，足背伸肌 4 级。**

反射：

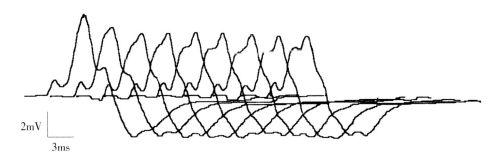

步态：在无辅助物下无法站立。

感觉：双足脚踝以下振动觉降低。针刺感完好。

定位和鉴别诊断

1. 根据上述粗体字显示的症状和体征，损伤部位在哪里？

2. 最可能的诊断是什么？

讨论

本病例的关键症状和体征是:

• **面部、硬腭及上下肢渐进性衰弱,导致无法行走**

• **呼吸困难,肺活量和吸气张力降低**

• **反射消失**

• **指尖和脚有刺痛感,双脚震动感降低**

1. 中枢神经系统的病变(如脑干病变累及皮质延髓束和皮质脊髓束),广泛的下运动神经元性疾病,或弥散的周围神经疾病(多发性神经病变)、神经肌肉接头疾病及肌肉本身的疾病都可能导致双侧脑神经支配的肌肉、上下肢和呼吸肌无力(见临床要点 6.3,全身无力或瘫痪)。脑神经受累症状,提示病变不在脊髓。尽管曾有 1 周以上的反射缺失,因为无反射亢进出现,所以脊髓以上的上运动神经元病变可能性也很小。此外,双侧远端感觉介入的反射缺失不符合下运动神经元疾病、神经肌肉或肌肉障碍有关的症状,因为这些症状通常不引起感觉缺失,一般也不导致反射消失,除非肌无力很严重(反射的急速下降通常是由于感觉神经受累)。因此,最有可能的定位是双侧对称性多发性神经病变。

2. 神经病变有很多原因,但在急性期后数天到数周内,渐进性运动障碍要比感觉神经受累更为严重,并且反射消失,最可能的诊断是格林–巴利综合征(Guillain-Barré syndrome)(见临床要点 8.1),也称为急性炎性脱髓鞘性多发性神经病。还有另外一些因素可导致快速进展的以运动无力为主的病症,包括重症肌无力、重金属或有机磷中毒、白喉、肉毒杆菌毒素中毒、莱姆(Lyme)多发性神经根炎、卟啉病、脊髓灰质炎和蜱性瘫痪。但这些疾病通常能根据临床特征和诊断工具与格林–巴利综合征相区别(见临床要点 8.1),比如神经传导检查和腰椎穿刺等(见临床要点 5.10 和 9.2)。

诊断分析和临床病程

虽然患者出现脑神经受累症状,但考虑到老年患者且既往患脊椎退行性病变,因此行颈椎磁共振成像检查排除脊髓压迫导致的渐进性肌无力和感觉丧失,从而能够安全地进行腰椎穿刺(见临床要点 5.10)。脑脊液结果显示 2 个白细胞/mm³(67% 为淋巴细胞,31% 为单核细胞),2 个红细胞/mm³,血糖为 69mg/dL(正常),蛋白质升高到 115mg/dL(见表 5.7)。此升高的脑脊液蛋白与正常细胞计数被称为**白蛋白细胞学解离**,它是对神经和神经根所产生的自身免疫反应的依据,此反应是格林–巴利综合征的主要特征。**神经传导检查**(见临床要点 9.2)显示传导速度明显降低,并且复合肌肉动作电位(CMAP)振幅有所降低,与轴突缺损相比,此现象更符合大面积脱髓鞘,此现象证实了格林–巴利综合征的诊断结果。

该患者接受了连续 5 天的静脉注射免疫球蛋白治疗,但住院第 2 天,她的肺活量下降到 800 mL,负吸气力为 -20mmH₂O,所以对她进行择期气管插管。患者情况逐渐好转,住院 5 天后成功拔管,患者能够自主呼吸。出院当天(即入院后 9 天),四肢肌力从 4 级变为 4⁺级,并且足部振动觉减弱感消失。最后一次是在 7 个月后的门诊,她的神经传导速度正常,全身肌力均为 5 级,反射 2⁺,步态正常。

病例 9.14 晚餐后不可思议的肌无力 *

小病例

患者,女性,58 岁,晚饭后,**吞咽开始有困难,复视**。随后的几个小时,患者的**眼睑开始下垂、面肌无力和呼吸困难**,患者家属将其送至急诊就诊。精神状态正常,**眼球水平与垂直运动严重受限、瞳孔反应正常**,面部痉挛型双瘫,**发音障碍,双上下肢近端比远端的肌无力现象严重,髌反射**

1⁺,检测不到其他深部肌腱反射,感觉测试正常。**肺活量是 600mL**(正常成年妇女约 3.5 L 以上),所以对患者进行了插管。

定位和鉴别诊断

根据上述粗体字显示的症状和表现,损伤部位在哪里?可能的诊断结果是什么?

---

* 在 Shapiro BE, Soto O, Shafqat S 和 Blumenfeld H 1997. *Muscle and nerve*, 20: 100–102 文章中曾对此类患者做过描述。

讨论

本病例的关键症状和体征是：

- **复视，水平和垂直眼球运动受限，眼睑下垂，面部双侧瘫，发音障碍和吞咽困难**
- **上、下肢近端肌无力**
- **呼吸困难，肺活量降低**
- **反射减弱**

全身肌无力而无知觉丧失的症状可以由脑干病变（见临床要点 14.1）或由广泛的下运动神经元、周围神经、神经肌肉接头或肌肉病变引起（见临床要点 6.3）。近端肌无力症状比远端更显著，提示肌肉或神经肌肉接头病变，但反射减弱意味着可能有急性多发性神经病变，如格林-巴利综合征（见临床要点 8.1）。另一种可能是一种急性上运动神经元病变，有时可表现为反射减弱而非增强（见表 6.4）。总之，鉴别诊断范围很大，包括急性脑干病变（如梗死或出血）和急性进展性周围神经障碍（如格林-巴利综合征、重症肌无力、重金属或有机磷中毒、肉毒杆菌、卟啉症、脊髓灰质炎和蜱麻痹）（见临床要点 8.1）。

临床病程

对患者行气管插管，并被送入重症监护室。磁共振成像与磁共振血管造影术检查结果没有发现脑干有任何异常，血常规及脑脊液化验正常。家属和患者一再否认任何可能的中毒。**神经传导检查**表明神经传导速度正常，但复合肌肉动作电位（CMAP）振幅却显著下降（见临床要点 9.2）。另外，快速重复刺激或强烈的随意肌收缩造成的复合肌肉动作电位（CMAP）幅值增加 2~3 倍。这种增量通常出现在神经肌肉接头的突触前功能紊乱，如 Lambert-Eaton 肌无力综合征或肉毒杆菌毒素中毒（见临床要点 8.1 和 9.2）。

在进一步追问下，家属承认经营一家罐头作坊。他们透露，入院当天患者使用他们的罐装番茄酱准备了意大利面晚餐。粪便标本和家属带来的剩余酱汁检验显示肉毒毒素 B 阳性。患者得到抗肉毒杆菌毒素治疗，并延长在重症监护的住院时间，最终得到恢复。患者拔管能交流后，解释说，她打开罐头后发现酱汁闻起来有点变质，所以她就试着把酱汁喂狗，但狗拒绝吃它（明智的选择），患者尝了一些原料酱，感觉没有变质，就开始做饭，并给全家做了意大利面晚餐。幸运的是，她把酱煮了很长时间，毒素已经被灭活。

其他病例

其他章节对以下主题介绍了相关病例：**神经根病变**（病例 8.1-8.11）、**远端对称性多发性神经病**（病例 6.5 和 10.3）、**脑神经病变**（病例 12.2-12.7、13.1-13.3 和 13.5）。

简明解剖学学习指南

1. **臂丛**起于 **C5** 到 **T1**（见图 9.2），而**腰骶丛**起于 **L1** 到 **S4**（见图 9.4）。

2. 临床上支配上肢最重要的神经是**桡神经、正中神经、尺神经、腋神经及肌皮神经**，表 9.1 对这些神经的感觉和运动支配做了总结。

3. 下肢最重要的神经是**股神经、闭孔神经、坐骨神经、胫神经和腓神经**，表 9.3 对这些神经的感觉和运动支配进行了总结。

（李卫云　凌树才　译　致谢：李静）

参考文献

General References

Aids to the Examination of the Peripheral Nervous System. 1986. Bailliere Tindall on behalf of the Guarantors of Brain, London.

Dawson DM, Hallett M, Wilbourn AJ, Campbell WW, Terrono AL, Millender LH. 1999. *Entrapment Neuropathies.* 3rd Ed. Lippincott Williams & Wilkins, New York.

Devinsky O, Feldmann E. 1988. *Examination of the Cranial and Peripheral Nerves.* Churchill Livingstone, New York.

Deymeer FS (ed.). 2000. *Neuromuscular Disease: From Basic Mechanisms to Clinical Management.* (*Monogr Clin Neurosci*, vol. 18). S Karger AG, New York.

Massey EW. 1998. Sensory Mononeuropathies. *Seminars in Neurology* 8 (2): 177–183.

Moore KL, Dalley AF. 2005. *Clinically Oriented Anatomy*. 5th Ed. Lippincott Williams & Wilkins, Philadelphia.

Preston DC, Shapiro BE. 2005. *Electromyography and Neuromuscular Disorders: Clinical–Electrophysiologic Correlations*. 2nd Ed. Butterworth-Heinemann, Boston.

Salter RB. 1999. *Textbook of Disorders and Injuries of the Musculoskeletal System*. 3rd Ed. Williams & Wilkins, Baltimore, MD.

Upper Extremity

Anto C, Aradhya P. 1996. Clinical diagnosis of peripheral nerve compression in the upper extremity. *Orthop Clin North Am* 27 (2): 227–236.

Colbert SH, Mackinnon SE. 2008. Nerve compressions in the upper extremity. *Mo Med* 105 (6): 527–535.

Brachial Plexus

Arcasoy SM, Jett JR. 1997. Superior pulmonary sulcus tumors and Pancoast's syndrome. *N Engl J Med* 337 (19): 1370–1376.

Blaauw G, Muhlig RS, Vredeveld JW. 2008. Management of brachial plexus injuries. *Adv Tech Stand Neurosurg* 33: 201–231.

Kawai H, Kawabata. 2000. *Brachial Plexus Palsy*. World Science Publishing Company.

Sandmire HF, DeMott RK. 2008. Newborn brachial plexus palsy. *J Obstet Gynaecol* 28 (6): 567–572.

Zafeiriou DI, Psychogiou K. 2008. Obstetrical brachial plexus palsy. *Pediatr Neurol* 38 (4): 235–242.

Median Nerve

Katz JN, Simmons BP. 2002. Carpal Tunnel Syndrome. *N Engl J Med* 346: 1807.

Phalen GS, Kendrick JI. 1957. Compression neuropathy of the median nerve in the carpal tunnel. *JAMA* 164: 524.

Wertsch JJ, Melvin J. 1982. Median nerve anatomy and entrapment syndromes: A review. *Arch Phys Med Rehabil* 63 (12): 623–627.

Radial Nerve

Kleinert JM, Mehta S. 1996. Radial nerve entrapment. *Orthop Clin North Am* 27 (2): 305–315.

Massey EW, Pleet AB. 1978. Handcuffs and Cheiralgia Paresthetica. *Neurology* 28 (12): 1312–1313.

Ulnar Nerve

Khoo D, Carmichael SW, Spinner RJ. 1996. Ulnar nerve anatomy and compression. *Orthop Clin North Am* 27 (2): 317–338.

Shea JD, McClain EJ. 1969. Ulnar-nerve compression syndromes at and below the wrist. *J Bone Joint Surg* 51 (6): 1095–1103.

Vanderpool DW, Chalmers J, Lamb DW, Whiston TB. 1968. Peripheral compression lesions of the ulnar nerve. *J Bone Joint Surg* 50 (4): 792–803.

Sciatic Nerve

Fassler PR, Swiontkowski MF, Kilroy AW, Routt ML, Jr. 1993. Injury of the sciatic nerve associated with acetubular fracture. *J Bone Joint Surg (Am)* 75 (8): 1157–1166.

Johnson ME, Foster L, DeLee JC. 2008. Neurologic and vascular injuries associated with knee ligament injuries. *Am J Sports Med* 36 (12): 2448–2462.

Peroneal Nerve

Berry H, Richardson PM. 1976. Common peroneal nerve palsy: A clinical and electrophysiological review. *J Neurol Neurosurg Psychiatry* 39 (12): 1162–1171.

Masakado Y, Kawakami M, Suzuki K, Abe L, Ota T, Kimura A. 2008. Clinical neurophysiology in the diagnosis of peroneal nerve palsy. *Keio J Med* 57 (2): 84–89.

Meralgia Paresthetica

Harney D, Patijn J. 2007. Meralgia paresthetica: diagnosis and management strategies. *Pain Med* 8 (8): 669–677.

Kitchen C, Simpson J. 1972. Meralgia paresthetica: A review of 67 patients. *Acta Neurol Scand* 48 (5): 547–555.

Nouraei SA, Anand B, Spink G, O'Neill KS. 2007. A novel approach to the diagnosis and management of meralgia paresthetica. *Neurosurgery* 60 (4): 696-–700.

Sarala PK, Nishihara T, Oh SJ. 1979. Meralgia paresthetica: Electrophysiologic study. *Arch Phys Med Rehabil* 60 (1): 30–31.

本章目录

第 10 章

大脑半球和血液供应

　　一位有吸烟嗜好和高血压病史的 45 岁男性患者，语无伦次地唠叨着、步履蹒跚地摇晃着进入了一家餐馆，不多时便昏倒在地。餐馆经理叫来救护车将其送往医院。检查发现，患者右侧面部和右上肢明显软弱无力。6 天后，患者仍不能清晰吐字发音，但能理解简单指令，并可确切地回答"是"或"不是"之类的问题。

　　每一个脑区归属一个特定的血管"流域"，该患者的症状是典型的某个血管流域的脑损伤。要诊断和治疗这类疾病，我们就必须清楚地了解不同脑区的主要功能及其血液供应，这是本章的重点。

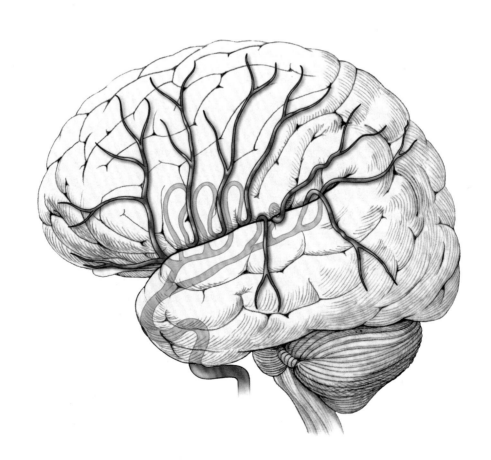

解剖和临床回顾

只要我们谈及人脑，通常就会想到双侧大脑半球。本章将通过研究脑的血供，复习大脑半球的功能解剖，以及因暂时或永久性供血障碍而诱发的临床和解剖相关问题。脑干和小脑的血供及功能解剖将在第 14 章和第 15 章讨论，脊髓的血供已经在第 6 章讲述。由于血管的分布通常覆盖相邻的数个功能区，因此，认识脑的血供有利于学习区域性脑解剖。此外，血管分布区域的相关知识具有临床意义，这些知识可帮助定位临床常见的脑卒中综合征，进行正确诊断和治疗干预。

10.1 大脑皮层主要功能区回顾

我们现在对容易发生脑梗死的大脑皮层的主要功能区（图 10.1）进行简要的复习。其他详细内容将在运动皮层、躯体感觉皮层、视皮层和联合皮质等章节以大篇幅具体介绍（见第 2、第 6、第 7、第 11 和第 19 章）。

回忆：负责管理手部和面部的运动感觉皮质位于大脑半球的外侧凸面，而负责腿部的区域则位于半球间裂两侧的中央旁小叶（见图 6.2）。在大脑的优势半球，通常为左侧半球，布洛卡区位于额下回，正好位于第 Ⅰ 躯体运动区负责发音的皮层的前方，该部皮层能够很好地管理发音运动（见图 10.1A，也可见图 19.2 和临床要点 19.4）。同时，韦尼克区位于颞上回，靠近初级听觉皮质（也可见图 12.16），它参与语言处理。

在非优势半球的联络皮层，通常为右侧半球（特别是右顶叶），主要负责对侧躯体活动和空间的感知。主管对侧半视野的初级视皮质位于枕叶的距状裂（图 10.1B，也可见图 11.15）。视辐射是从丘脑携带视觉信息到视皮质的白质纤维通路，通行于顶叶皮质和颞叶皮质之下（见图 10.1A），因此顶叶和颞叶皮质的血管梗死可损伤视辐射，从而造成对侧视野偏盲。

10.2 大脑动脉环：前循环和后循环

大脑半球的动脉血供来自由两侧成对的**颈内动脉**构成的**前循环**和由两侧椎动脉构成的**后循环**（图 10.2）。前循环始于由主动脉或头臂干发出的颈总动脉（见图 4.20A）。在颈动脉分叉处，颈总动脉分为颈内动脉和颈外动脉（见图 4.19）。构成后循环的椎动脉，起自锁骨下动脉（见图 4.20B），然后上行穿过颈椎横突上的小孔（横突孔，见图 10.2B），最终经枕骨大孔入颅腔合成基底动脉。前循环和后循环的

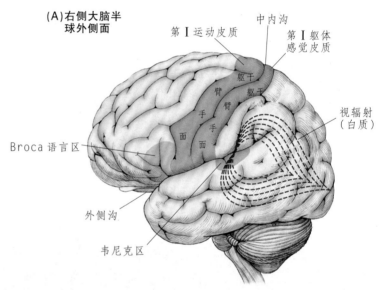

（A）右侧大脑半球外侧面

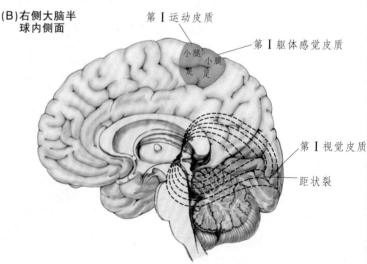

（B）右侧大脑半球内侧面

图 10.1 大脑皮层的重要功能区 （A）左侧大脑半球外侧面。（B）右侧大脑半球内侧面。

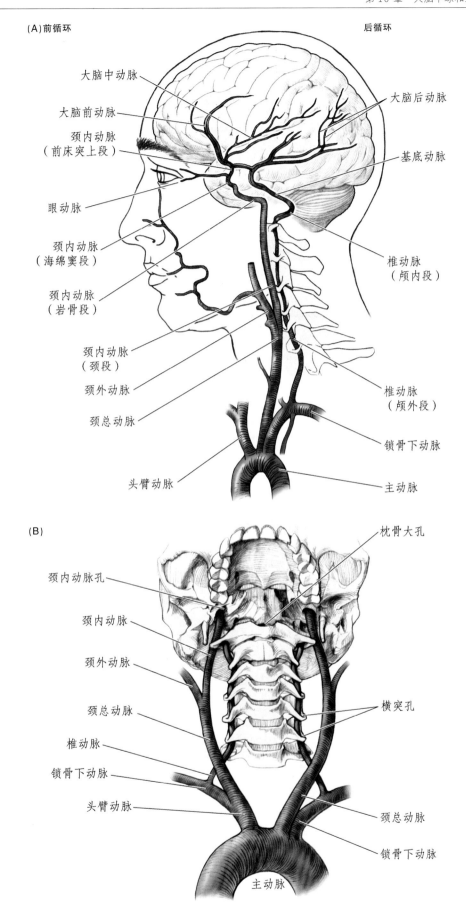

(A)前循环　　　　　　　　　　　　　　　　　　　　后循环

大脑中动脉

大脑前动脉

颈内动脉
（前床突上段）

眼动脉

颈内动脉
（海绵窦段）

颈内动脉
（岩骨段）

颈内动脉
（颈段）

颈外动脉

颈总动脉

头臂动脉

大脑后动脉

基底动脉

椎动脉
（颅内段）

椎动脉
（颅外段）

锁骨下动脉

主动脉

(B)

枕骨大孔

颈内动脉孔

颈内动脉

颈外动脉

颈总动脉

椎动脉

锁骨下动脉

头臂动脉

横突孔

颈总动脉

锁骨下动脉

主动脉

图 10.2　脑动脉前循环和后循环　前循环始于颈内动脉,后循环始于椎动脉。

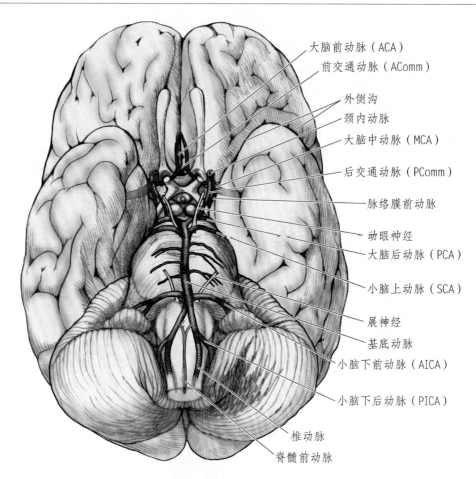

大脑前动脉（ACA）
前交通动脉（AComm）
外侧沟
颈内动脉
大脑中动脉（MCA）
后交通动脉（PComm）
脉络膜前动脉
动眼神经
大脑后动脉（PCA）
小脑上动脉（SCA）
展神经
基底动脉
小脑下前动脉（AICA）
小脑下后动脉（PICA）
椎动脉
脊髓前动脉

图 10.3　大脑动脉环(Willis 环)及其主要分支

血管形成一个吻合环,称为大脑动脉环,也称为脑基底动脉环,或 **Willis 环**,所有的主要脑血管均起自此环(图 10.3)。Willis 环为脑血管的侧副循环提供了充足的路径,然而,解剖学的变异是普遍存在的,口径一致的完整血管环只占人群的 34%。大脑半球的血供主要来自大脑前动脉、大脑中动脉和大脑后动脉。**大脑前动脉(ACA)** 和 **大脑中动脉(MCA)** 属于颈内动脉的终支。两侧的大脑前动脉在前方借**前交通动脉(AComm)** 相吻合。大脑动脉的前循环和后循环之间,借连于颈内动脉和大脑后动脉之间的数条**后交通动脉(PComm)** 彼此交通,**大脑后动脉(PCA)** 起自两条椎动脉汇合形成的基底动脉的末端。除了大脑后动脉,一些至脑干和小脑的分支也起自椎-基底动脉系,这些将在第 14 章和第 15 章介绍。

　　颈内动脉在行程中分为数段,各段均有名称(见图 10.2)。各段在图 4.16A、C 和图 4.18B 的血管造影图像中很容易观察。第 1 段为在颈部相对垂直的**颈段**;之后颈内动脉迅速弯曲呈水平位进入颞骨,称为**岩段**。接下来为**海绵窦段**,它是颈内动脉在海绵窦内呈 S 形弯曲的部分,也称为**颈动脉虹吸部**

复 习

　　在图 4.16 至图 4.18 的常规血管造影和磁共振血管造影影像上,遮盖标记的名称,尽可能多地辨认结构,特别是辨认颈内动脉、椎动脉、基底动脉、大脑前动脉、大脑中动脉、大脑后动脉、前交通动脉和后交通动脉。

(见图 13.11);然后经过前床突(见图 5.2B)进入硬膜并向后弯曲进入**蛛网膜下隙**,称为**前床突上部或颅内段**(见图 4.16C)。尽管在行程中有数个小分支发出,而颈内动脉前床突上部的主要分支可以归纳为 **OPAAM**(如果你能够记得住 OPAAM),O 代表眼动脉,P 代表后交通动脉,第 1 个 **A** 代表脉络丛前动脉,第 2 个 **A** 代表大脑前动脉,**M** 代表大脑中动脉。**眼动脉**通常起始于颈内动脉刚刚穿越硬膜后的弯曲处(见图 4.16A、C)。眼动脉伴随视神经进入视神经孔,是营养视网膜的主要血管。

　　有时使用另一种命名法,分别用 **A1**、**M1** 和 **P1** 来表示大脑前动脉、大脑中动脉和大脑后动脉的起始部，而它们的第 2 级和第 3 级分支分别称为 A2、A3，依此类推。

10.3　3 条主要脑动脉的解剖及供血范围

3 条主要的大脑动脉(ACA、MCA 和 PCA)发出很多分支，走行于大脑表面的蛛网膜下隙中并进入脑沟，再发出细小的分支，穿入脑的表浅部分，为大脑皮质和皮质下的白质供血。主要的大脑动脉在脑底 Willis 环周围的起始部发出一些细小的穿支，供应脑深部的结构，如基底神经节、丘脑和内囊。这里将介绍大脑半球浅表结构和深部结构的血供。

10.3.1　大脑表面的血管分布

大脑前动脉向前走行于大脑纵裂，再迂回向后走行在胼胝体上方(图 10.4)。该动脉通常发出胼胝体周动脉和胼胝体缘动脉两大分支 (见图 4.16C 和图 4.18B)。大脑前动脉供应大脑前内侧面从额叶到顶叶前部的大部分皮质(图 10.5)，通常包括内侧的感觉运动皮层(见图 10.1B)。

大脑中动脉向外走行，进入大脑外侧沟深部

(见图 10.3)。在外侧沟内，大脑中动脉通常分出**上、下两组分支**(图 10.6)。这种情况常常出现变异，有时大脑中动脉还会有 3 条，甚至 4 条主要分支。大脑中动脉的分支行至岛叶时形成血管祥，围绕并越过岛盖后穿出大脑外侧沟，至脑外侧的凸面 (见图 4.16A、C 和图 4.18B)。大脑中动脉的上组分支分布于外侧沟之上的皮质，包括额叶外侧，通常还包括中央沟周围皮质(见图 10.6)。下组分支分布于外侧沟之下的皮质，包括颞叶外侧和部分顶叶。因此，大脑中动脉供应大脑背外侧的大部分皮质(见图 10.5)。

大脑后动脉从基底动脉上端发出，弯曲向后，发出分支至颞叶下部和内侧部，以及枕叶内侧部(见图 4.17、图 4.18 和图 10.4)。因此，大脑后动脉的供血范围包括颞叶下部和内侧部，以及枕叶皮质 (见图 10.5)。

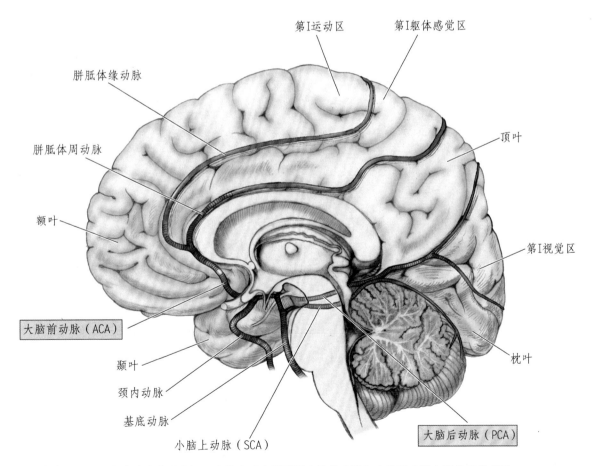

图 10.4　大脑前动脉(ACA)和大脑后动脉(PCA)　大脑半球内侧面示大脑前动脉和大脑后动脉主要分支的走行。

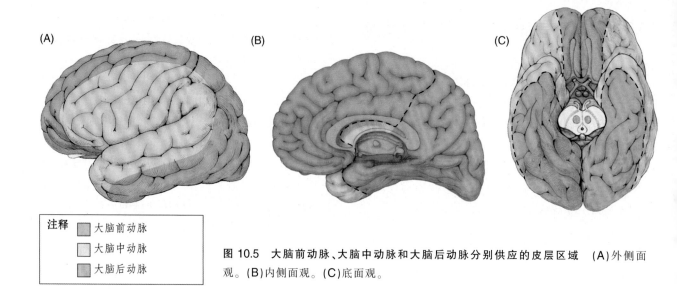

(A)　　　　　　　　　　(B)　　　　　　　　　　(C)

注释　■ 大脑前动脉
　　　□ 大脑中动脉
　　　■ 大脑后动脉

图 10.5　大脑前动脉、大脑中动脉和大脑后动脉分别供应的皮层区域　(A)外侧面观。(B)内侧面观。(C)底面观。

10.3.2　大脑深部的血管分布

大脑底最重要的穿支血管是**豆纹动脉**。这些细小的血管起自大脑中动脉进入外侧沟之前的起始部(图 10.7),穿过前穿质(见图 2.11C)供应基底核和内囊的大部分区域(图 10.8)。高血压时,豆纹动脉和其他相似的细小血管很容易收缩,可导致腔隙性梗死(见临床要点 10.4),也可以破裂,引起脑内

出血(见临床要点 5.6)。

其他一些细小的血管也供应深部结构,但范围大小不定(见图 10.7 和图 10.8)。**脉络膜前动脉**起自颈内动脉(见图 10.3)。其供应范围包括部分的苍白球、壳核、丘脑(有时也包括一部分外侧膝状体)和突入侧脑室(见图 10.8 和图 10.9B)的内囊后肢(见图 6.9B)。请回忆,内囊后肢含有的重要皮质延髓束和皮质脊髓束运动传导通路 (见图 6.9 和图 6.10)。

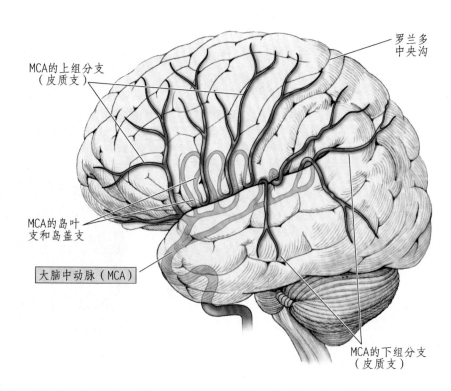

罗兰多
中央沟

MCA的上组分支
(皮质支)

MCA的岛叶
支和岛盖支

大脑中动脉（MCA）

MCA的下组分支
(皮质支)

图 10.6　大脑中动脉(MCA)分支的上组和下组　大脑中动脉在大脑外侧裂内发出上、下两组分支。

因此，不管豆纹动脉还是脉络丛前动脉导致的腔隙性梗死通常会造成对侧肢体偏瘫。**休伯纳(Heubner)返动脉**由大脑前动脉起始部发出，供应尾状核头、壳核前部、苍白球和内囊(见图 10.7 至图 10.9)。其他变异分支也能够从大脑前动脉起始部发出，供应深部结构。在靠近基底动脉上端处，大脑后动脉起始部发出的细小穿动脉包括**丘脑穿动脉** (见图 10.8)(以及丘脑膝状体动脉和脉络丛后动脉)，向丘脑供血，有时延伸供应内囊后肢的一部分。如第 14 章所述，起自基底动脉上端的细小穿支也可分布于中脑 (见图 14.21A)。

主要大脑动脉的浅部和深部血供范围，总结于图10.9 的冠状切面和水平切面。

临床要点 10.1
3 条大脑动脉梗死后的临床症状

正确鉴别由大脑中动脉 (MCA)、大脑前动脉 (ACA)和大脑后动脉(PCA)梗死导致的典型症状，是评价神经功能的基础，对评价急性脑卒中患者的状态有重要作用。在此，我们讨论这些血管症状的定位，有关脑卒中的病理生理及临床护理，在临床要点

复　习

在下列图上，画出三条主要脑动脉(ACA、MCA 和 PCA)的分布区域。参考图 10.1，推断三条主要脑动脉各自梗死时，脑的受损区域。这是非常重要的临床应用知识(见临床要点 10.1)。

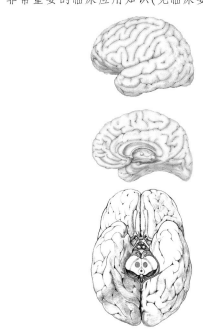

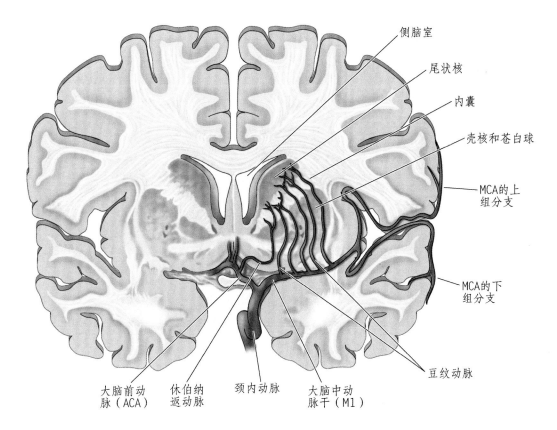

图 10.7　**豆纹动脉**　冠状面显示起自大脑中动脉近段的豆纹动脉，供应基底核和内囊。休伯纳返动脉(recurrent artery of Heubner)起自大脑前动脉。

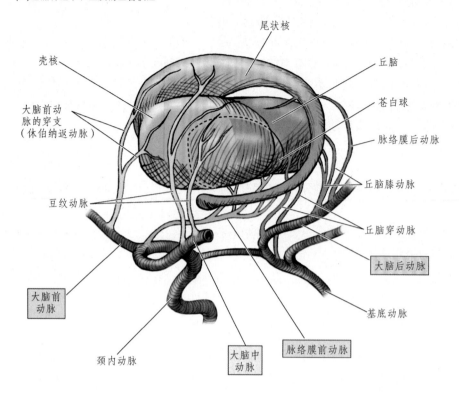

(A)基底神经节和丘脑的血管供应

尾状核

壳核

丘脑

苍白球

大脑前动
脉的穿支
（休伯纳返动脉）

脉络膜后动脉

豆纹动脉

丘脑膝动脉

丘脑穿动脉

大脑后动脉

大脑前
动脉

基底动脉

颈内动脉

大脑中
动脉

脉络膜前动脉

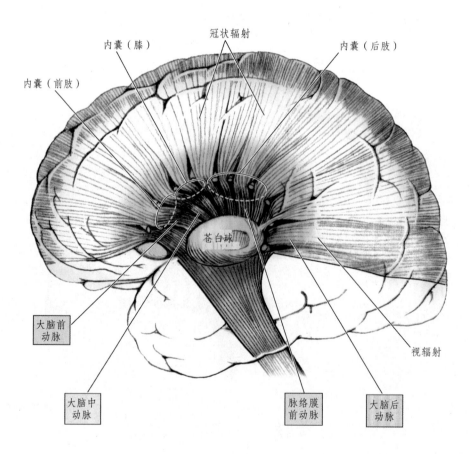

(B)内囊和苍白球的血供

内囊（膝）

冠状辐射

内囊（后肢）

内囊（前肢）

苍白球

大脑前
动脉

视辐射

大脑中
动脉

脉络膜
前动脉

大脑后
动脉

图 10.8　大脑深部结构的血供　(A) 供应基底节和丘脑的血管。(B)内囊和苍白球的血供。

(A)

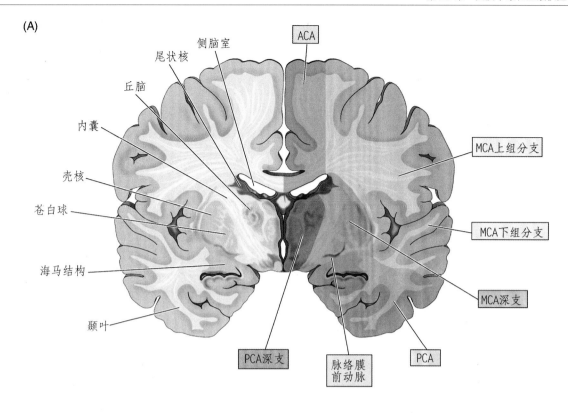

侧脑室
尾状核
丘脑
内囊
壳核
苍白球
海马结构
颞叶

ACA
MCA上组分支
MCA下组分支
MCA深支
PCA

PCA深支
脉络膜
前动脉

(B)

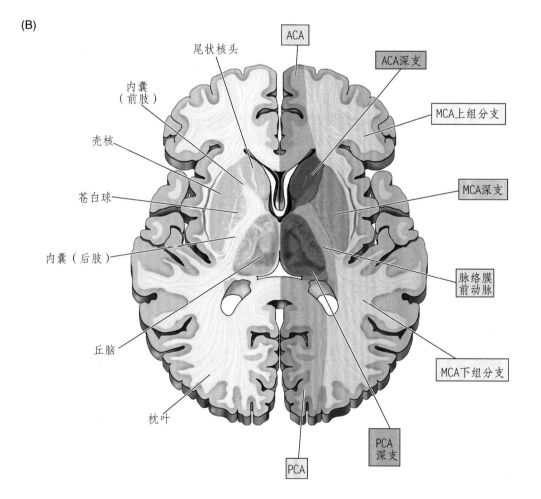

尾状核头
内囊
（前肢）
壳核
苍白球
内囊（后肢）
丘脑
枕叶

ACA
ACA深支
MCA上组分支
MCA深支
脉络膜
前动脉
MCA下组分支
PCA
深支
PCA

图 10.9　大脑半球浅部和深部血供总览　(A)冠状切面。(B)水平切面。

复 习

在图 4.16B 和图 4.17B 所示的血管造影像中,辨认①起自大脑中动脉的豆纹动脉,②起自大脑前动脉的休伯纳(Heubner)返动脉,③起自大脑后动脉的丘脑穿动脉和脉络膜后动脉。

10.3 和临床要点 10.4 中讨论。

大脑中动脉(MCA)

大脑中动脉的梗死和缺血比大脑前动脉和大脑后动脉更为常见,至少部分原因是大脑中动脉的分布区域相对较大。MCA 的梗死多发生于以下 3 个常规脑区(见图 10.6、图 10.7 和图 10.9):

1. 上组分支分布区
2. 下组分支分布区
3. 深部区

MCA 近端闭塞累及上述全部 3 个区域时,称作 MCA 干梗死。表 10.1 总结了左侧或右侧 MCA 流域梗死导致的最常见的脑损害。MCA 梗死相对普遍,因而与每个流域相关的脑损害的知识对临床都很有用。脑损害,比如失语症、偏侧忽略症、偏盲以及面部–上肢或面部–上肢–下肢感觉运动缺失等,会在临床要点 6.3、7.3、11.2、19.4、19.5 和 9.9 中进一步描述。MCA 大范围的梗死通常表现出朝向**损伤侧凝视嗜好**(见图 13.14 和图 13.15),发病伊始的急性期尤为常见。

表 10.1 中没有列举其他组合类型,比如,除深部脑区以外的上组分支合并下组分支梗死,或上组分支合并深部脑区的梗死,有时也可能发生。此外,局部或重叠损伤的综合征有时也会发生。较小的皮层梗死也可能在一个范围内发生,导致较局限的缺陷,例如单肢轻瘫(见临床要点 6.3,图 6.14E、F)。

由 MCA 穿支或其他血管导致的小而深的梗死,称作腔隙梗死,将在临床要点 10.4 中讨论。依据临床表现,特征性的腔隙综合征(见表 10.3)通常能够与大血管的区域性梗死相区别(见表 10.1)。

大脑前动脉 (ACA)

ACA 梗死通常导致上运动神经元型肢体软弱无力和皮层型感觉丧失(见临床要点 7.3),对对侧的下肢的影响比上肢或面部更大(见表 10.1,图 10.1B)。较大的 ACA 脑卒中可能导致对侧偏瘫,至少是在梗死刚发生时。优势半球的 ACA 脑卒中有时出现皮质性运动型失语(见临床要点 19.6),非优势半球 ACA 脑卒中,则能产生对侧忽略症(见临床要点 19.9)。此外,还可能出现不同程度的大脑额叶功能紊乱,其程度取决于梗死的大小。这种功能紊乱可能包括:抓握反射、判断力受损、情感贫乏、失用症、意志力缺乏和难以自制等(见临床要点 19.11)。有时损伤辅助运动区和大脑额叶其他区域,引起一种不常见的"异相手动综合征",这种综合征的特征是,一侧手臂运动时,对侧手臂也非意识性地半自动活动。

大脑后动脉 (PCA)

PCA 梗死通常导致对侧同向偏盲(见表 10.1,图 11.15)。不涉及整个 PCA 区域的较小梗死可能导致小范围的同向视野缺损。有时发自 PCA 近端的细小穿动脉受累,导致丘脑或内囊后肢梗死。如果梗死位于优势半球(通常是左侧),可能导致对侧感觉缺失、对侧偏瘫,甚至丘脑性失语(见临床要点 19.6),因而与 MCA 梗死的特征相似。累及左侧枕叶皮质

表 10.1 MCA、ACA 和 PCA 分布区的主要临床症状

梗死位置	受累脑区	缺陷[a]
左侧 MCA 上组分支	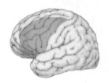	上运动神经元型右侧面部和右上肢肌力减弱,迟滞型或布洛卡失语症。有时也可能是右侧面部和右上肢的皮层型感觉缺失
左侧 MCA 下组分支	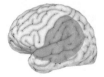	空洞型失语或韦尼克失语症,右侧视野缺陷。有时出现某些右侧脸和手臂皮层型感觉缺失。通常无运动异常,初病患者可能看上去困惑或狂躁,除非仔细检查,否则无其他症状。右侧肢体出现轻微肌力减弱,症状发作伊始尤甚

[a] 与图 10.1 中的梗死脑区比较。

(待续)

表 10.1(续)

梗死位置	受累脑区	缺陷[a]
左侧 MCA 深部分支		上运动神经元型右侧单纯性运动偏瘫。更大的梗死还可能引起"皮层"功能缺陷,比如失语症
左侧 MCA 干		包括上述所有症状,右侧偏瘫,右侧半身麻木,右侧同向偏盲和完全性失语。存在经常性向左侧凝视嗜好,症状发作伊始尤甚,是由控制向右转眼的左大脑半球皮层区损伤所致
右侧 MCA 上组分支		左侧面部和左上肢上运动神经元型肌力减弱。左侧偏盲的范围大小不定。在某些病例,有时出现左面部和左上肢的皮层型感觉丧失
右侧 MCA 下组分支		深度左侧偏侧忽略症。通常存在左侧视野缺失和躯体感觉缺失,然而,因为忽略症,视野及感觉的缺失常难以明确地检查出来。左侧主动性或自发性活动减少症被忽略的情况也时常发生。然而,即便是患有左侧运动忽略症,患者左侧肢体肌力通常还是正常的,因为偶尔会出现自发运动或主动地避开疼痛刺激。轻微的左侧肌力减弱可能存在。经常出现右侧凝视嗜好,发作时尤甚
右侧 MCA 深部分支	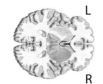	上运动神经元型左侧单纯运动偏瘫。更大的梗死可能导致"皮层性"功能缺陷,比如左侧偏盲
右侧 MCA 干	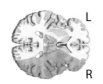	包括上述所有症状,左侧偏瘫,左侧半身麻木,左侧同向偏盲,以及深度左侧偏侧忽略症。通常有右侧凝视嗜好,发作时尤甚,是由控制向左转眼的右大脑半球皮质损伤所致
左侧 ACA		右下肢上运动神经元型肌力减弱和右下肢皮层型感觉丧失。还可出现抓握反射、额叶型行为异常以及皮层型失语症。更大的梗死可能导致右侧偏瘫
右侧 ACA		左下肢上运动神经元型肌力减弱和左侧腿皮层型感觉丧失。还可出现抓握反射、大脑额叶型行为异常以及左侧偏侧忽略症。更大的梗死可能导致左侧偏瘫
左侧 PCA		右侧同向偏盲。延伸至胼胝体压部可能导致非失写的失读症。更大的梗死,包括丘脑和内囊,可能导致失语症、右侧偏身感觉缺失和右侧偏瘫
右侧 PCA		左侧同向偏盲。包括丘脑和内囊的更大梗死,可能导致左侧偏身感觉丧失和左侧偏瘫

[a] 与图 10.1 中的梗死脑区比较。

区和胼胝体压部的 PCA 梗死可能导致非失写性的失读症(见临床要点 19.7)。

起始于基底动脉上端的 PCA,在其近端发出小穿支动脉(见图 4.17B)供应中脑。脑干的血管综合征在第 14 章中讨论(见临床要点 14.3)。

临床要点 10.2
分水岭区梗死

堵塞一条大脑动脉,其供血脑区就会发生缺血或梗死,而邻近的其他血管支配的脑区则幸免梗死。相比之下,如果相邻两条大脑动脉的血供同时受阻,这两条血管交界的脑区则更容易遭受缺血和梗死。两条大脑动脉分布区的临界处,称为**分水岭区域**(图 10.10)。严重的全身血压下降时,就可能发生左右两侧的 ACA-MCA 和 MCA-PCA 分水岭区域梗死。由于 MCA 和 ACA 均受颈内动脉供血(见图10.2),患有颈动脉狭窄(临床要点 10.5)的患者在颈内动脉突然闭塞或血压下降时,就可能发生 ACA-MCA 分水岭区梗死。

分水岭区梗死可导致上、下肢近端肌肉软弱无力("桶人"综合征),因为受累脑区对应的人体范围通常包括躯干和四肢的近端(见图 10.1A),在优势大脑半球,分水岭梗死可能导致皮质型失语综合征(见临床要点 19.6)。MCA-PCA 分水岭区梗死可导致高阶视觉处理障碍(见临床要点 19.12)。除不同脑血管的浅部脑区之间的分水岭梗死外,分水岭梗死偶尔也可能发生在 MCA 供血区的浅部与深部之间的脑区(见图10.9)。

临床要点 10.3
短暂性脑缺血发作和其他短暂性神经症状发作

短暂性神经发作是一个常见的诊断难题。短暂性神经发作的症状和体征可以是阳性或阴性,其本质可以是运动的、躯体感觉的、视觉的、听觉的、嗅觉的、运动觉的、情绪的或认知性的。短暂性神经发作的一些起因列于表 10.2。最常见的原因是短暂性脑缺血发作、偏头痛、癫痫以及其他非神经性问题,例如心律失常或低血糖症。

本章将主要关注由脑血管疾病导致的短暂性神经发作。**短暂性脑缺血发作(TIA)**的传统定义是,由短暂脑缺血引起的、持续时间不足 24 小时的神经损伤。近年来,这个概念因多种原因而修正。首

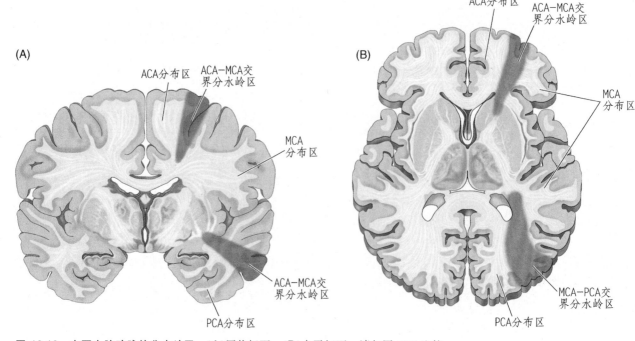

图 10.10 主要大脑动脉的分水岭区 (A)冠状切面。(B)水平切面。请与图 10.9 比较。

表 10.2　短暂性神经发作的鉴别诊断 [a]

分类	例子
结构性的/机械性的	间歇性脊髓或周围神经受压迫、小脑扁桃体疝、颅底扁平症
血管性的	短暂性脑缺血发作(TIA)、偏头痛、动静脉畸形、淀粉样脑血管病
癫痫性发作	
与脑脊液循环相关的	第三脑室胶质样囊肿
遗传性的	低血钾性或高血钾性周期性麻痹、发作性共济失调
中毒性的/代谢性的	药物相关的、毒素暴露、低血糖症、良性肿瘤、嗜铬细胞瘤
传染性的/炎症性的	脑炎、多样性硬化
运动障碍性的	舞蹈症、肌张力障碍、抽搐
精神性的	无端恐惧症、解离症、躯体化(somatization)
其他	温和阵发性定位眩晕、三叉神经痛、嗜睡发作
其他非神经性的	视网膜脱离、肩关节脱臼、心绞痛、心律失常、低血压、低血糖症、周围性血管疾病、屏气发作

[a] 仿照图 1.1 中的格式。

先,尽管一些短暂性缺血损伤持续时间较长,但较**典型 TIA 的持续时间大约是 10 分钟**。其次,改进的影像技术和动物研究认为缺血损伤持续时间大于 10 分钟,在受累脑区可能导致至少一部分细胞永久死亡。实际上,TIA 持续时间大于 1 小时,通常属于小型梗死。另一方面,尽管在 MRI 扫描上显示小型梗死,但完全的功能恢复有时可能在 1 天内完成。TIA 的概念仍是有用的, 至少对于潜在性更大面积的脑缺血损伤是一个重要的警告信号。

TIA 是一种**神经性急症**,类似于急性冠心病或不稳定型心绞痛。大约15%的 TIA 患者会在 3 个月内发生永久性损伤的脑卒中,这些脑卒中患者大约一半发生在开始的 48 小时。因此,TIA 患者均应该紧急入院,并评估缺血性脑血管疾病可治疗的病因(见下一节)。

人们提出了 TIA 的几种机制,它们可能发生于不同的状态。一种可能是单个栓子临时堵塞了血管,但又溶解了,在永久性损伤发生之前,血流得以恢复。其他的可能性包括血管壁原位血栓形成和(或)血管痉挛导致血管腔短暂性狭窄。

临床上,TIA 必须与表10.2 中列举的其他种类的短暂性发作相区别。如果短暂性损害发生在典型的血管(见临床要点 10.1,也可见第 14 章),尤其是发生于有脑卒中风险的患者 (见临床要点 10.4),TIA 就必须列为可能的诊断,并做适当的病情追踪检查。常见的类似于 TIA 的其他诊断包括局部性癫痫发作(见临床要点 18.2)和偏头痛(见临床要点 5.1)。值得注意的是,低血糖症发作有时也可能导致短暂性局部神经损害,尤其是在老年人。

没有其他局部特征的**短暂性意识丧失**是短暂性神经功能紊乱的一种特殊情况。目前为止,最常见的原因是心源性**晕厥**,包括血管迷走神经性低血压("昏厥")、心律失常和其他非神经性原因。神经性原因导致的晕厥不超过 5% ~ 10%(见临床要点 18.2), 包括癫痫在内的昏迷的其他原因列举在表 14.4 中, 累及脑干网状激活系统的后部循环发生 TIA 很少见(见临床要点 14.3)。

临床要点 10.4
缺血性脑卒中:发病机制和治疗方法

在美国,脑卒中是导致死亡和永久残疾的第三大主要因素。当前,脑卒中急性期的诊断和疗效提高,使人们清楚地认识到,脑卒中必须按照应对心脏病急性发作类似的程序处理。**脑卒中**既指脑出血性病变,如脑内和蛛网膜下隙出血,也指脑的缺血性梗死。有时缺血性脑卒中可能导致血管变脆易破裂,导致继发性**出血风险**。缺血性脑卒中在本节讨论,非创伤性颅内出血已在临床要点 5.6 中讨论。

缺血性脑卒中的机制

缺血性脑卒中是某脑区持续长时间血供不足导致的脑组织梗死(死亡)。缺血性脑卒中有很多机制。在临床实践中,通常分为栓子性梗死和血栓形成性梗死。**栓子性梗死**是指一块东西(通常是一个血凝块)在一个部位形成,然后随着血流运动,突然在一条脑血管内停留,并堵塞该血管。**血栓形成性梗死**则指血凝块在血管壁局部形成,通常位于动脉粥样硬化斑块的表面,导致血管闭塞。栓子性梗死被认为是突然发生的, 一开始就伴随最大损害, 而血栓形成性梗死更多地可能为时断时续的过程。事实上,仅根据临床背景区别这两种梗死并不容易。

另外需注意大血管梗死与小血管梗死之间的区别。**大血管梗死**累及脑表面的主要血管，比如大脑中动脉及其主要分支（见临床要点 10.1）。大血管梗死最常见的是由栓子引起，不过血栓也偶有发生，尤其在大血管的近端，比如椎动脉、基底动脉（见临床要点 14.3）和颈动脉。**小血管梗死**累及小的穿支血管，它们供给深部结构。在大脑半球，这些小血管性梗死部位包括基底核、丘脑和内囊（见图 10.7 和图 10.8），而在脑干，则包括中脑内侧部分、脑桥和延髓（见图 14.18 和图 14.20）。小血管梗死有时也被称为**腔隙性梗死**，因为在脑的病理切片检查中它们类似小湖泊或小腔室。

在栓子性梗死，目标是要确定**栓子的来源**，以便防止脑卒中的发生。大部分栓子由血栓（血凝块）形成。在**心源性栓子梗死**中，栓子来源于心脏。心源性栓子梗死多发生于**心房颤动**（血栓在纤维化的左心耳形成）、**心肌梗死**（血栓在运动功能减退或丧失的心肌梗死区形成）和**瓣膜病**或机械修补（血栓在瓣膜或修复部分形成）。从**动脉到动脉的栓子**也可能发生。这样的栓子来源于颈内动脉狭窄部（见临床要点 10.5）、椎动脉狭窄处或扩张的基底动脉处。颈动脉或椎动脉**夹层动脉瘤**（见临床要点 10.6）经常导致血栓形成，从而栓塞脑血管。此外，主动脉弓的动脉粥样硬化疾病越来越多地被认为是动脉到动脉性栓子栓塞的重要潜在因素。**卵圆孔未闭**有时可能使血栓在静脉系统形成，栓子绕开肺，直接从右心房到左心房，然后到达脑。

除了血栓，其他来源的栓子也可导致脑卒中，但较少见。这种情况包括深海潜水员或医源性导入的**空气栓子**进入血液循环，细菌性心内膜炎可能导致细菌动脉瘤和出血的**感染性栓子**，长骨骨折或动脉壁创伤的**脂肪或胆固醇栓子**，消耗性心内膜炎的**蛋白质性栓子**，颈椎创伤造成的**椎间盘栓子**，分娩时的羊水栓塞，血小板聚集和异物进入血液循环（比如，滑石粉或其他不正当静脉注射药物的污垢等）形成的栓子。

腔隙性梗死通常与慢性高血压导致的**小血管疾病**有关。高血压时，细小的穿动脉血管可因多种病理原因而堵塞。动脉粥样硬化疾病、原位血栓形成、小栓子或高血压引起的血管壁的变化，均称为**脂质透明膜病**，都可导致颅内小血管阻塞。此外，患者母管壁异常，如血栓形成、动脉粥样化形成或夹层动脉瘤，可能闭塞 1 条或多条小血管。许多特征性的**腔隙综合征**已有描述，一些较常见的腔隙综合

征在表 10.3 中列出。这些腔隙综合征的临床特征有助于定位梗死部位，并与大血管性梗死相鉴别（见表 10.1）。**单纯运动性偏瘫**（见表 10.3）在临床要点 6.3（也见图 6.14A）中已经讨论。在**震颤性偏瘫**，共济失调（见临床要点 15.2）是由于本体感受或小脑神经环路损伤引起的，而非小脑本身的损伤。**丘脑的腔隙症**可导致对侧躯体感觉障碍（见临床要点 7.3，图 7.9A），有时伴随丘脑疼痛综合征。**基底核的腔隙症**偶尔可导致运动障碍，比如单侧抽搐（见临床要点 16.1）。关于少见腔隙综合征更详细的内容，可参见本章末的参考文献。

临床上有时可通过是否出现所谓的**皮层征**来鉴别**皮层损伤与皮层下损伤**，包括失语症（见临床要点 19.6）、忽略症（见临床要点 19.9）、同向性视野缺失（见临床要点 11.2）和皮层感觉丧失（见临床要点 7.3）。然而，所有这些缺陷在某些皮层下损伤的病例中也能见到。典型的腔隙综合征（见表 10.3）表现（如单侧运动偏瘫），提示皮层下损伤。**半球与脑干损伤**的临床鉴别将在临床要点 14.3 中讨论。

除了**局灶性神经功能障碍**（见临床要点 10.1、10.2、11.3 和 14.3），缺血性脑卒中可与**头痛**，或偶尔与**癫痫**相关联。缺血性脑卒中有 25%~30% 患者发生头痛（见临床要点 5.1）。如果是偏头痛，通常发生于梗死的一侧（尽管也可能有例外）。后循环的梗死比前循环梗死更容易发生头痛。此外，头痛或颈部疼痛常见于颈动脉或椎动脉（见临床要点 10.6）夹层动脉瘤。脑卒中患者的癫痫（见临床要点 18.2）发生率为 3%~10%，有时作为偶发性异常出现于脑卒中之后。

小结：

• 栓子通常导致大血管梗死，累及大脑或小脑皮层（少见），伴有突发的最大损害。

• 腔隙综合征是小血管梗死，通常见于慢性高血压，常累及深部白质，以及大脑半球与脑干的核团。

• 偶发于大血管近端的血栓，例如椎动脉、基底动脉和颈动脉，也可能导致大血管或小血管的梗死。

脑卒中的危险因素

某些患者处于血管性疾病（包括缺血性脑卒中）的高风险。询问患者病史时，应问他们是否有如下常见血管风险因素：高血压、糖尿病、高胆固醇血症、吸烟、家族史、脑卒中病史或其他血管疾病（表

表 10.3　常见的腔隙综合征

综合征	临床特征	可能的梗死位置	可能涉及的血管
单纯运动性偏瘫或构音障碍偏瘫	单侧面部、上肢和腿的上运动神经元型肌无力，伴构音障碍	内囊后肢（普遍）	豆纹动脉（普遍）、脉络丛前动脉或大脑后动脉的穿支
		脑桥腹侧（普遍）	基底动脉腹侧穿支
		放射冠	大脑中动脉的小分支
		大脑脚	大脑后动脉近端的小分支
震颤性偏瘫	与单纯运动性偏瘫相同，但伴有同侧共济失调	与单纯运动性偏瘫相同	与单纯运动性偏瘫相同
单纯感觉性脑卒中（丘脑腔隙症）	对侧面部和躯体所有形式的感觉缺失	丘脑腹后外侧核 (VPL)	大脑后动脉的丘脑穿支
感觉运动性脑卒中（丘脑内囊腔隙症）	丘脑腔隙症合并单纯性运动偏瘫	内囊后肢、丘脑腹后外侧核或丘脑皮层辐射	大脑后动脉的丘脑穿支或豆纹动脉
基底神经节腔隙症	通常无症状，但可能导致单侧抽搐（见临床要点 16.1）	尾状核、壳、苍白球或丘脑底核	豆纹动脉、脉络膜前动脉或休伯纳动脉

10.4）。此外,某些心脏病是脑卒中的重要危险因素,尤其是心房颤动、机械瓣膜或其他心脏瓣膜异常、卵圆孔未闭(在之前的章节中提到)和严重的射血分数下降。

少数情况下,其他多种系统性疾病可能累及凝血通路或通过其他机制增加血栓和栓子梗死（表 10.5)。这些高凝状态也增加了静脉血栓形成的危险(见临床要点 10.7)。

年轻人的缺血性脑卒中相对少见,因为主要的脑卒中风险因素(见表 10.4)的累积效应往往随年龄的增长而增加。如果脑卒中的确发生于一个年轻患者,除常见原因外,还应考虑动脉壁夹层瘤(见临床要点 10.6)、卵圆孔未闭以及表 10.5 中所列举的疾病。

缺血性脑卒中和短暂性脑缺血发作(TIA)的治疗和诊断检查

急性处理　人们越来越像对待心脏病发作一样,把脑卒中或短暂性脑缺血发作当作医学急症或脑病发作来处理。及时的医药治疗有利于早期治疗性干预,可改善预后。如果病史和检查提示有脑缺血的可能,应立即进行脑影像检查以排除脑出血。在大多数急诊室,CT 扫描可能比 MRI 扫描更快捷,因此 CT 检查足以满足此目的。要记住,发病早期尤其在症状开始后的前几小时,CT 扫描梗死灶通常不易发现;然而,出血几乎总是可见的(见第 4 章)。此时,应进行血常规、细胞计数和凝血实验。若临床上

需要(见表 10.5),应该进行特殊的凝血实验,比如,对一位不知是否有血管危险因素的年轻患者,就该做这类检查。

一旦 CT 检查排除出血,患者就可能适合使用**溶栓剂组织纤溶酶原激活剂**(tPA)进行治疗。起初有人证明,若在脑卒中开始 3 小时内静脉给予 tPA尚有改善预后的机会。而当前研究则显示,即使在发病 4.5 小时内给予该药物,仍然对患者有益。不管怎么说,很可能治疗越早,疗效就越好。使用 tPA 确实可增加颅内和系统性出血的危险,偶尔可能危及生命。使用 tPA 的标准性建议和禁忌证包括:明显的颅内出血或有颅内出血史、AVM 或动脉瘤、活动性内部出血、凝血实验中的异常血小板或凝结物,以及不可控制的高血压和其他症状(详见本章最后的参考)。使用 tPA 治疗后,患者转入普通病房之前,应在特护病房密切监护至少 24 小时。

对于不适合采用 tPA 治疗或有短暂脑缺血发作(TIA)的脑卒中患者,紧急给予抗血小板聚集药

表 10.4　常见的脑卒中危险因素

高血压

糖尿病

高胆固醇血症

吸烟

阳性家族史

心脏疾病(瓣膜疾病、心房颤动、卵圆孔未闭、低射血分数)

脑卒中病史或其他血管疾病

表 10.5　导致血凝过快的疾病

蛋白 S 缺乏

蛋白 C 缺乏

抗凝血酶 III 缺乏

其他遗传性凝血因子失常

脱水

腺癌

外科手术、创伤、分娩

弥散性血管内凝血

抗磷脂抗体综合征

血管炎(除了凝血过快,还累及血管壁):

　　颞动脉炎

　　原发性中枢神经系统血管炎(肉芽肿性血管炎)

　　全身性红斑狼疮

　　结节性多发性动脉炎

　　韦格纳(Wegener)肉芽肿病

　　其他风湿性疾病

　　感染

　　肿瘤

镰状细胞病

红细胞增多症

白血病

冷沉球蛋白血症

高胱氨酸尿(增加动脉粥样硬化风险)

物**阿司匹林**,能减少早期复发性脑梗死的危险。使用肝素抗凝,尽管在过去极为常见,但在急性脑卒中的常规治疗中证明无效,因而不再推荐使用。一些研究显示,肝素治疗后,增加的出血风险超过了其治疗的作用。在几种情况下,肝素仍然有治疗作用,譬如,可防止动脉壁夹层或心房颤动患者进一步栓塞,但这尚有争议。其他正处于试验阶段的紧急干预措施包括:动脉内血栓溶解和机械性血凝块抽出,这在脑卒中发生后可使治疗窗延长至 8 小时。这些干预手段将导管插入堵塞的血管中(见图4.9),这样可以直接在血栓处给予血栓溶解剂或运用专业性机械装置抽出血管中的血凝块。此外,在不可逆的细胞损伤发生之前,一些"神经保护剂"可能具有保护脑组织的作用,这些药物目前正处于试验阶段。它们包括抗氧化剂、钙通道阻滞剂、谷氨酸受体拮抗剂和调节炎症的细胞受体拮抗剂。血管成形术,狭窄的椎动脉、颈动脉和颅内动脉支架术,正在按冠状动脉支架相似的程序被尝试使用。

治疗急性脑卒中的一些最有效的措施还涉及综合的维持性疗法。患者应该给予静脉输液以纠正水合状态、保持脑血流并防止低血压。对于急性脑卒中患者,**低血糖症**或**高血糖症**应该迅速纠正,因为这些疾病可能通过增加局部组织酸中毒和血脑屏障渗透而使梗死恶化。好的护理、阻止深静脉血栓形成和早期活动都可能促进预后。因此,患者在住院治疗期间,应给予最好的护理。同时,一些研究提示,患者接受脑卒中专业机构的治疗可明显改善预后。

诊断性评价　诊断性评价始于患者病史和检查,包括对脑卒中危险因素(见表10.4)的询问和继续做大量的诊断实验,我们将对此进行讨论。对**主要脑血管和颈部血管的血流**应该采用多普勒超声和(或)磁共振血管造影(MRA,见图 4.18 和图 4.19)或 CT 血管造影(CTA)进行评估。这对疑似有颈内动脉狭窄的患者尤为适用,因为可能需要做颈动脉内膜切除手术(见临床要点 10.5)。如果这些无创性检测不确定动脉狭窄程度,偶尔需要使用传统的血管造影术。

疑似存在心源性栓子时,需做**心电图检查**,以寻找局限性心肌缺血或心律失常的证据;并做**超声心动图检查**,以寻找心脏的结构性异常或血栓。一些医生采用 24 小时的霍尔特(Holter)动态心电监护检查心律失常。研究显示,有心房颤动者,栓塞性脑卒中的风险增加。如果他们口服抗凝剂华法林(香豆素),能显著降低这种危险。在大多数因急性脑卒中入院的患者中应进行心肌梗死的心肌酶谱实验。正如前文已经提到的,年轻的脑卒中患者或其他有提示性脑卒中病史者,也应该按表 10.5 中列举的那些不常见的疾病做评估。

中、长期监护　缺血性脑卒中的中、长期并发症包括出血性倾向、癫痫和迟发性水肿。MCA 大面积梗死的患者,开始的 3~4 天可能形成实质性水肿和肿块效应。要想尽力防止形成脑疝(见临床要点5.4)和死亡,必须监测降低的颅内压(见临床要点5.3)。一种探查性治疗措施是**单侧颅骨切除术**,即临时从肿胀区域去除一部分颅骨,在形成疝的危险期过后,再放植回去。同样,大范围的小脑梗死可能在颅后窝形成肿块效应,在某些情况下,这可能需要外科手术减压。

脑卒中的发生经常与其他严重疾病相关联,因此,多学科的综合疗法更为合适。注意并发症的发生、加强高质量的护理和综合的康复措施能大幅度降低发病率和死亡率。脑卒中的康复和痊愈是一个非常时期,决定着不同的预后。功能性神经影像研究已经证明,随时间的推移,其他脑区可能"接管"由梗死脑区以前执行的功能。这一过程可能发生得非常快,一些人在几天内即可完成,然而,大多数患者的功能会逐渐改善,要持续大约 1 年。

预防措施对减少复发性梗死的发病率很最重要。不稳定的**危险因素**,比如高血压、吸烟和高脂血症等,必须予以注意。羟甲基戊二酰辅酶 A(HMG-CoA)还原酶抑制剂或**他汀类药物**,通过减少炎症和增加一氧化氮合成酶活性等途径,对降低脑卒中风险的作用,超过对控制胆固醇水平的效果。此外,已证实抗血小板类药(如**阿司匹林**)也可减少缺血性脑卒中的复发。

临床要点 10.5
颈动脉狭窄

粥样动脉硬化常导致颈内动脉起始部狭窄(见图 4.19B 和图 10.2)。颈内动脉中所形成的血栓,可能成为栓子,引起暂时性缺血性脑卒中或颈内动脉不同部位的栓塞,尤其是 MCA、ACA 和眼动脉的栓塞。因此,颈动脉狭窄与 MCA 分布区的症状相似,如出现对侧面部–上肢或面部–上肢–下肢无力、对侧感觉异常、对侧视野偏盲、失语症或忽略症。此外,还会有眼动脉阻塞的症状,如同侧眼视觉消失,通常称为**一过性黑矇**(见临床要点 11.3),以及 ACA 分布区症状,如对侧下肢无力。

颈动脉狭窄有时在体检时就可发现,颈部听诊可听到"斯斯"的声音或**杂音**持续至心脏舒张期。把听诊器钟形听头轻轻放于下颌角下最容易听到(见照片 10.1)。颈动脉狭窄的严重程度通常可通过无创性多普勒超声和 MRA(或 CTA)评估,常规的血管造影术仅在偶尔需要时作为"金标准"使用。

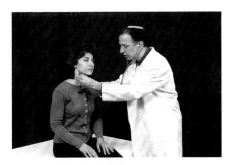

照片 10.1　颈动脉听诊

颈动脉狭窄有时无临床症状,有的颈动脉狭窄患者,会出现同侧一过性单眼失明,或类似短暂性脑缺血(TIA)或脑卒中导致的对侧症状,这被认为是**有症状的颈动脉狭窄**。有症状的颈动脉狭窄的主要治疗方法是**颈动脉内膜切除术**。手术中,暴露并暂时夹闭颈动脉;纵行切开动脉,剥除颈动脉腔的粥样化物质,消除狭窄。在颈内动脉狭窄程度大于 70%并伴有脑卒中或 TIA 的患者中,曾对颈动脉内膜切除术与内科保守疗法进行了前瞻性比较。一项随访超过两年的大型临床试验(北美有症状的颈动脉内膜切除术试验)显示,狭窄导致脑卒中的比例在内科治疗组中为 26%,在行动脉内膜紧急切除术治疗组中为 9%。一些研究也提示,在较轻的(50%~70%)有症状的颈动脉狭窄或严重的颈动脉狭窄,即便是无症状,手术也可改善其预后,不过改善程度不及有症状的颈动脉狭窄者明显。**血管成形术和支架植入术**对颈动脉狭窄患者的可能作用还在研究中,因此,目前这些技术主要用于传统颈动脉内膜切除术有高手术风险的患者。

有时,颈内动脉可逐渐地或者突然性地完全阻塞,导致 MCA、ACA 或 ACA–MCA 分水岭区域梗死(见临床要点 10.1 和 10.2)。如果前或后交通动脉能提供足够的侧副循环血流,**颈动脉闭塞**可能完全无临床症状(见图 10.2 和图 10.3)。闭塞通常出现在颈动脉分叉上方的起始部,随后血栓逐渐充满血管腔,上达眼动脉水平,而眼动脉通常由侧支血动脉供血。血栓顶部可能脱落形成栓子,导致 TIA 及脑卒中。与颈动脉狭窄不同,完全性颈动脉闭塞的病例通常不进行动脉内膜切除术,因为手术有导致更多栓子脱落的危险,而且手术的优势尚未得到证实。由于有不同的治疗方法,因此,将重度颈动脉狭窄与颈动脉闭塞相区别至关重要。

颈动脉狭窄致梗死形成的另一种机制是全身血压突然下降,导致 ACA–MCA 分水岭区域梗死(见临床要点 10.2)。

临床要点 10.6
颈动脉或椎动脉夹层

头、颈部外伤,有时即使是咳嗽或打喷嚏等小动作便可引起颈动脉或椎动脉内膜表面产生小的撕裂,如此可使血液钻入血管壁形成一个**夹层**。随后,一些悬垂物突入血管腔引起血栓形成,而血栓形成可导致远端发生栓塞。血管夹层患者可能主述在发病时感到或听到"砰"的一声。在**颈动脉夹层**,他们可能会听到伴随每次心跳的湍流声,并伴有同侧霍纳综合征(见临床要点 13.5),以及眼上部的疼痛。在**椎动脉夹层**,患者常有颈后及枕部疼痛。颈动

(A) 静脉回流概观

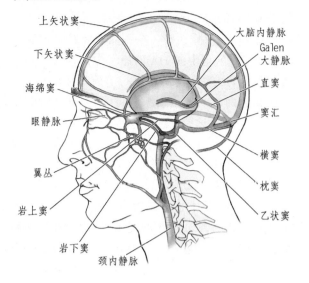

(B) 由颈静脉孔回流的静脉

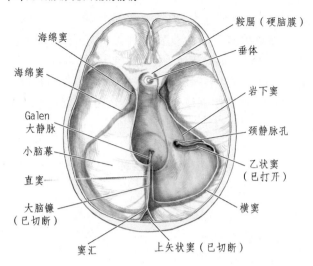

(C) 浅静脉回流

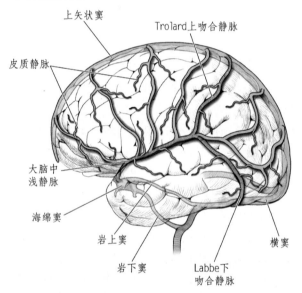

(D) 深静脉回流

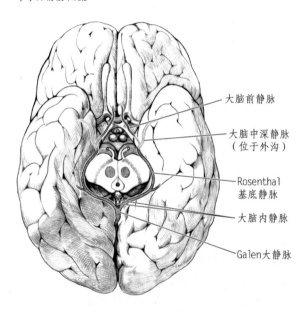

图 10.11　大脑半球的静脉回流

脉夹层引起前循环而椎动脉夹层引起后循环发生 TIA 或梗死。从夹层发生到缺血发生可能有数小时到数周的延迟。一般通过颈部的 MRI/MRA 或 CTA 进行确诊，显示为血管管腔不连续、狭窄，有时可见血管壁上有紧邻真管腔的**假管腔**。动脉夹层最常用的治疗方法是静脉注射肝素抗凝，随后口服华法林抗凝，以阻止血栓栓塞。至于治疗需要持续的时间，还没有足够的研究，但大多数医师持续抗凝数月，并进行 MRA 跟踪检查，以确保停止抗凝前血管完全开放。有时，动脉夹层，尤其是椎动脉的夹层可导致假性动脉瘤形成，少数情况下，假性动脉瘤可能会破裂，引起蛛网膜下隙出血。

10.4　大脑半球的静脉回流

　　与动脉系统一样，脑的静脉回流也有浅层和深层流域。**浅静脉**主要回流进入**上矢状窦**及**海绵窦**，而**深静脉**回流入**大脑大静脉**（图 10.11）。最终，几乎所有脑的静脉都回流到**颈内静脉**。如第 5 章所述，主要的大脑静脉窦位于硬膜密闭的两层之间（见图 5.1）。

　　上矢状窦向后汇流入两侧的**横窦**（见图 10.11A、B）。每条横窦转向下，更名为**乙状窦**，通过**颈静脉孔**出颅，形成颈内静脉。**海绵窦**是一个静脉丛,位于蝶鞍两侧。颈内动脉和第Ⅲ、Ⅳ、V_1、V_2 及Ⅵ脑神经都穿经海绵窦(也可见图 13.11)。海绵窦通过**岩上窦**回流进入上矢状窦,通过**岩下窦**回流进入颈内静脉(见图 10.11A、B)。深部结构回流进入大脑内静脉(见图 4.7)、**罗森塔尔(Rosenthal)基底静脉**和其他静脉汇入 **Galen 大脑大静脉**(见图 10.11B、D)。Galen 大静脉进入小脑幕硬膜并联合**下矢状窦**形成**直窦**(见图 10.11B 和图 4.15A)。

窦汇也称为 torcular Herophili(简称 torcular),位于上矢状窦、直窦及枕窦汇合处,回流入横窦(见图 10.11A、B)。在窦汇处,通常由从上矢状窦来的大部分血液进入右侧横窦,而从直窦来的大部分血液进入左侧横窦。

尽管**皮质静脉**变异很多,少数较为稳定的主要静脉包括:汇入横窦的 **Labbé 下吻合静脉**、汇入上矢状窦的 **Trolard 上吻合静脉**,以及汇入海绵窦的**大脑中浅静脉**(见图 10.11C)。**大脑前静脉**和**大脑中深静脉**汇入 **Rosenthal 基底静脉**,进而汇入大脑内静脉而形成大脑大静脉(见图 10.11D)。

临床要点 10.7

矢状窦血栓形成

矢状窦血栓形成通常与表 10.5 所列的高血凝状态相关。孕妇及产后 1 周内发病率增高。静脉回流障碍通常导致颅内压升高(见临床要点 5.3)。皮

质静脉反压可导致矢状窦旁出血。此外,静脉压升高可减少脑灌注,从而导致梗死,易发癫痫。患者常有头痛及视盘水肿,并可能有意识水平下降。正常情况下,上矢状窦在轴位 CT 及 MRI 扫描影像上显示为一个三角形区域(见图 4.12 和图 4.13)。此窦正常充满静脉注射的对比造影剂(见图 4.4),但在矢状窦血栓形成时可能有一中心性暗影缺损,称为空三角征。矢状窦血栓形成更细微的放射学标志包括:矢状窦在 CT 影像上密度增高,是凝固的血液所致(见表 4.1);或 MRI 影像上 T1 信号增加(见表 4.4)。疑有矢状窦血栓形成时,无论是否出现这些细微的放射学结果,都应进行更明确的检查,如核磁共振静脉造影(MRV)或传统的血管造影。此病通常需要抗凝治疗,尽管发生出血时这一治疗法存在争议。若存在癫痫(见临床要点 18.2)和颅内压增高(见临床要点 5.3),同样需要进行相应处理。

少数静脉血栓形成通常也可出现在其他颅内静脉窦、大脑深静脉或某一主要皮质静脉,导致这些血管所属区域梗死或出血。

复 习

哪几个静脉窦接纳大脑表面的大部分静脉血?哪条静脉接受深部结构的大部分静脉血(见图 10.11C、D)?

临床病例

病例 10.1 最剧烈的突发性头痛

小病例

患者,男性,68 岁,突然遭遇"**平生最剧烈的头痛**"。患者有严重的多发性动脉粥样硬化病史,包括需多次搭桥的冠心病及外周血管病。同时有 40 年的重度吸烟史。患者自述,入院当天早上正在家中走廊散步,上午 10 点时突然出现暴发性头痛,比以前经历的所有疼痛都剧烈。头痛始于双额区,数分钟遍及整个头部及颈部。患者无恶心、呕吐、意识或视觉改变。体查发现,除**轻度颈**

强直外无明显异常。

定位和鉴别诊断

1. 此类病例的这种临床表现(见第 5 章),应考虑的诊断是什么?

2. 这种疾病最常见的病因是什么?哪些血管最常受累?

3. 此病例颈强直意味着什么?

4. 应进行哪些检查?

讨论

1. 突发剧烈头痛,比以往所经历的任何头痛都难受。在未证实其他疾病前应考虑蛛网膜下隙出血(见临床要点 5.1 和 5.6)。

2. 在约 80%的病例中,自发性蛛网膜下隙出血是由蛛网膜下隙的动脉瘤破裂所致。动脉瘤最常见的位置是前交通动脉、后交通动脉的起始处,或大脑中动脉分支处(见图 5.20)。

3. 颈部强直通常是脑膜刺激征(见表 5.6)的表现,由蛛网膜下隙的炎症、感染或出血所致。

4. 对于疑似的蛛网膜下隙出血,可行急诊头部 CT 检查。少数情况下,蛛网膜下隙出血的 CT 结果是阴性的,因此,若临床症状提示蛛网膜下隙出血,还应进行腰椎穿刺(见临床要点 5.10)。如果 CT 结果为阳性,则不必行腰穿,特别是因腰椎穿刺致动脉瘤壁的压力增加,偶尔会造成动脉瘤破裂。蛛网膜下隙出血的诊断一旦确认,应行血管造影定位动脉瘤,以便立即通过手术切除或血管内闭塞术进行治疗(见临床要点 5.6)。

神经影像

患者行紧急**头部 CT** 检查(影像 10.1 A),CT 显示蛛网膜下高密度影的区域与扩散在大脑纵裂、大脑外侧裂以及脑干周围的蛛网膜下出血的层面一致。此外,侧脑室出现轻度增大,符合脑积水的表现。此种情况可出现于因出血所致的脑脊液难以流入蛛网膜下隙(见临床要点 5.7)。随后,患者进行**血管造影**检查(见影像 10.1B–D)。

1. 哪条血管注入造影剂并形成影像 10.1B–D?将此图与图 4.16 中的正常血管造影做比较。遮盖影像 10.1 上的标记,指出颈内动脉、大脑前动脉及大脑中动脉(包括豆纹动脉)。注意有一个直径约 1cm 的囊状动脉瘤。

2. 动脉瘤的原发部位在哪里?

讨论和临床病程

1. 左颈动脉注射造影剂后,左颈内和外动脉、左大脑中动脉(包括豆纹动脉)显影,通过前交通动脉使得双侧大脑前动脉也显影。

2. 在斜位图像上(见影像 10.1D),清晰可见前交通动脉区域内的动脉瘤。

患者经开颅外科手术(见临床要点 5.11)切除动脉瘤,随后完全康复。

相关病例 颅内动脉瘤的治疗越来越多地采用微创式,以动脉造影导管引导,用可拆线圈填充动脉瘤(见临床要点 5.6)。影像 10.1E、F 的例子显示出一位 71 岁男性患者在邻近其左侧颈内动脉处的一团块,此结果是因其他原因进行头部 CT 检查时意外发现的。CT 血管造影和后来的常规血管造影(见影像 10.1E)证明是一个发生于左侧颈内动脉的血管瘤,位于左后交通动脉区域。此患者的血管瘤并未引起症状,但由于存在出血的危险,患者进行介入神经放射治疗,用金属线圈填塞动脉瘤(见影像 10.1F)。这促使动脉瘤内形成凝块,使动脉瘤不再威胁患者生命。

病例 10.2 左下肢无力和左侧相异手动综合征

主诉

患者,女性,67 岁,突发左下肢无力和左手运动障碍。

病史

重要既往史有高血压,周围血管病变,以及 40 年吸烟史,每天 1 包。入院当天早晨,吃过早饭,患者想站起时突然发觉自己的腿难以支撑体重,一下子摔倒在一扇门旁,擦伤了身体左侧皮肤。但还是挣扎着找到了电话,叫来了救护车。

查体

生命体征:体温 36.7℃,脉搏 76 次/分,血压 140/90mmHg,呼吸频率 14 次/分。

颈部:柔软,无杂音。

肺部:呼吸音清。

心脏:正常心率。

腹部:柔软。

四肢:左上肢、下肢有小面积擦伤。

神经系统检查

精神状态:神志清,定向力×3。当时患者似乎**未察觉到左侧身体的任何无力,也未诉身体的**

病例 10.2 （续）

擦伤。语言表达流畅。

脑神经：**左鼻唇沟轻微变浅、轻微构音障碍**，其他正常。

运动：**左下肢近端和远端肌力为 1/5 至 2/5，左臂近端肌力 4/5**，其他部位肌力 5/5。

反射：

协调性和步态：未查。

感觉：**左侧肢体对针刺的反应较右侧低**。

临床病程

患者肌无力症状暂时性恶化，入院两天后，左侧上、下肢的肌力均为 0/5。同时左侧肢体**两点同步触觉刺激感消失**。1 个月后，患者左臂肌力恢复到 3/5，但左腿的肌力依然为 0/5。值得注意的是，她感觉自己的**左臂不受控制**。有时她左手会无意识地紧握东西，然后必须用右手把"**紧握**"的左手松开。她不能确定自己左臂的空间位置，并且难以用左手完成有意识的运动，有明显的**运动保持困难**。然而，当注意力分散时，她能用双手机械地完成某些已经做熟练的动作，比如把一张纸对折。

定位和鉴别诊断

1. 根据上述粗体字显示的症状和体征，损伤部位在哪里？

2. 最可能的诊断是什么？其他的可能性是什么？

讨论

1. 本病例的关键症状和体征是：

• **左下肢严重无力，左上肢和左侧面部轻微无力，轻微构音障碍，左下肢反射亢进和巴宾斯基征阳性**

　• **左侧抓握反射和运动保持困难**

　• **左上肢"失控"**

• **对左侧肢体无力和擦伤没有觉察，左侧肢体针刺反应降低及触觉消失**

上运动神经元型左下肢肌无力，可由右侧初级运动皮层的下肢区损伤引起，或由左侧胸腰部脊髓损伤引起（见临床要点 6.3，图 6.14F）。因为还有轻微的构音障碍和左面部与左上肢肌无力，所以必定存在牵涉到支配面部和上肢的皮质延髓束和皮质脊髓束的轻微损伤，这就排除了脊髓的损伤。抓握反射和运动保持困难表明有大脑额叶的损伤（见临床要点 19.11）。患者左手的不正常行为与相异手动综合征一致（见临床要点 10.1），有时见于运动辅助区的损伤（见图 6.1）。病感失认和对侧忽略（见临床要点 19.9）可见于非优势半球（通常是右侧）的损伤，尤其是顶叶的损伤，但有时也见于额叶的损伤。另外，患者主观感觉左侧肢体无力可能是因左侧运动忽略所致，而不是真正的肌无力，这一点表现在她有时具有很好地持续性使用左手的能力。

最有可能的临床定位是右侧初级运动皮质的足区、辅助运动区和其他邻近右侧额叶或顶叶区域的损伤。

2. 考虑到患者突然发病，结合患者的年龄、高血压病史、吸烟史和周围性血管疾病等情况，最可能的诊断是栓塞性脑卒中（见临床要点 10.4）。右侧大脑前动脉的闭塞可引起右侧额叶皮质内侧面，包括足部运动皮质和辅助运动区的梗死（见临床要点 10.1）。此外，根据皮质损伤的时间进程，不太可能由脑出血导致。因为随时间的推移，症状得到了改善，因此，症状由肿瘤或者感染而引起的可能性也不大。

神经影像

入院后不久做的头部 CT 扫描影像检查提示，可能是右侧大脑前脑动脉梗死。入院 1 个月后，再次**头部 CT 扫描**（影像 10.2A、B），确认在右侧大脑半球的前内侧有一个低密度区，与右侧大脑前动脉梗死相符（比较图 10.4、图 10.5 和图 10.9）。注意，假如是现在，若该患者尽早就医，她可能适用 tPA（组织型纤溶酶原激活剂）进行治疗。

病例 10.1 最剧烈的突发性头痛

影像 10.1A–D 动脉瘤破裂致蛛网膜下隙出血 (A)头部 CT 水平位影像证实,蛛网膜下隙出血(SAH)和脑积水。(B)前–后位动脉造影。(C)侧位动脉造影。(D)斜位动脉造影。

(A)

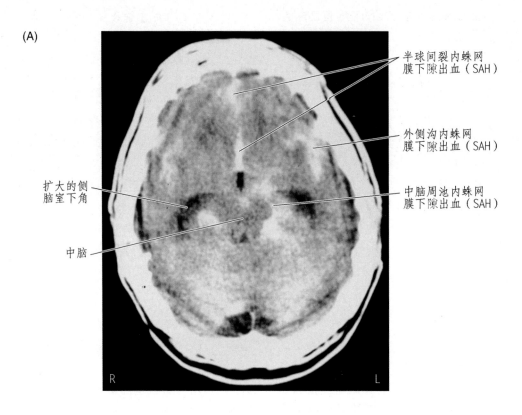

半球间裂内蛛网膜下隙出血（SAH）

外侧沟内蛛网膜下隙出血（SAH）

中脑周池内蛛网膜下隙出血（SAH）

扩大的侧脑室下角

中脑

R　L

(B)

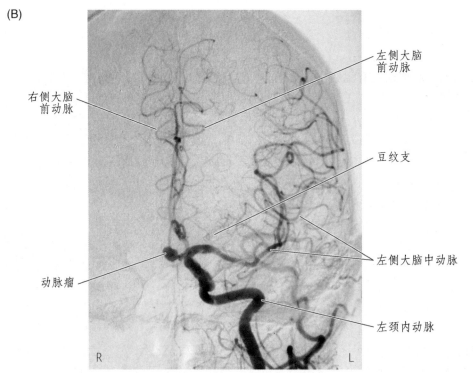

左侧大脑前动脉

右侧大脑前动脉

豆纹支

左侧大脑中动脉

左颈内动脉

动脉瘤

R　L

病例 10.1 （续）

(C)

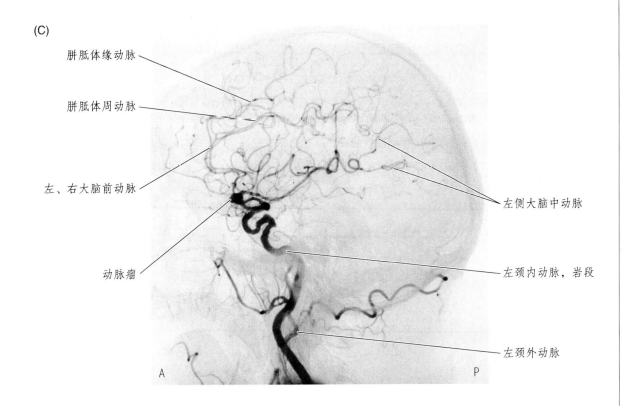

胼胝体缘动脉

胼胝体周动脉

左、右大脑前动脉

动脉瘤

左侧大脑中动脉

左颈内动脉，岩段

左颈外动脉

A   P

(D)

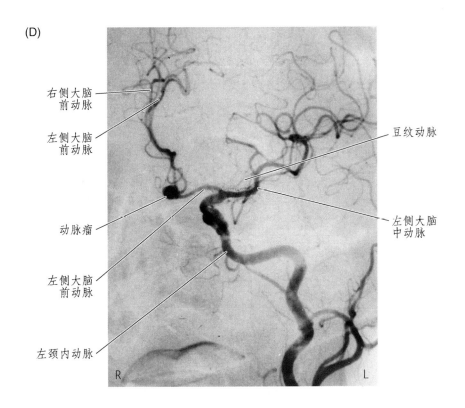

右侧大脑
前动脉

左侧大脑
前动脉

动脉瘤

左侧大脑
前动脉

左颈内动脉

豆纹动脉

左侧大脑
中动脉

R   L

病例 10.1 相关病例

影像 10.1E,F 安放线圈治疗后交通动脉动脉瘤 （E）左颈内动脉注射前–后位造影。（F）安放线圈后再次造影,不再呈现高密度瘤体。

(E)

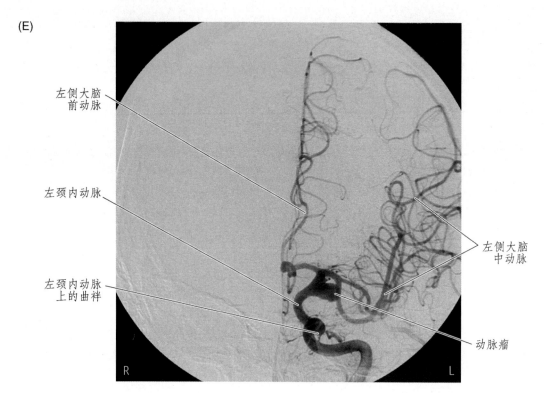

左侧大脑前动脉

左颈内动脉

左颈内动脉上的曲袢

左侧大脑中动脉

动脉瘤

(F)

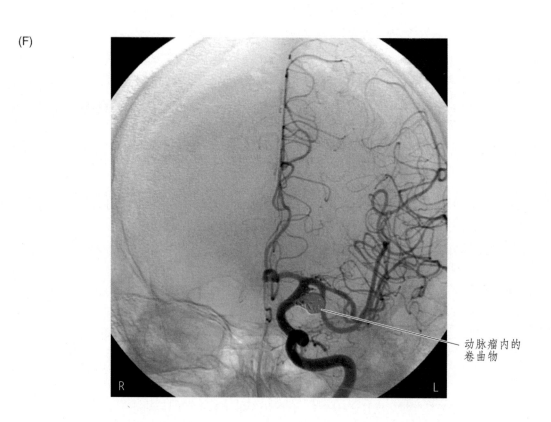

动脉瘤内的卷曲物

病例 10.2　左下肢无力和左侧相异手动综合征

影像 10.2A,B　右侧大脑前动脉(ACA)梗死　(A,B)自下而上处理的水平位 CT 影像。此处的中央沟实则位于上一层的影像上(未显示,与图 4.12 比较)。

(A)

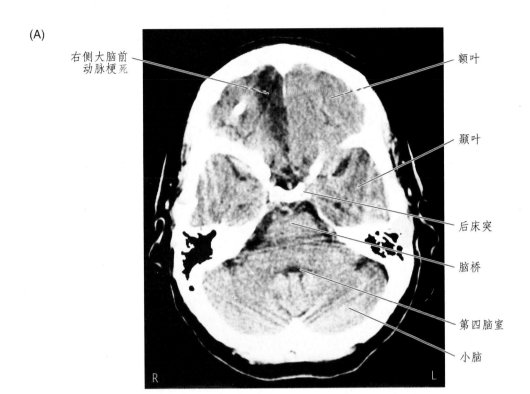

右侧大脑前动脉梗死

额叶

颞叶

后床突

脑桥

第四脑室

小脑

(B)

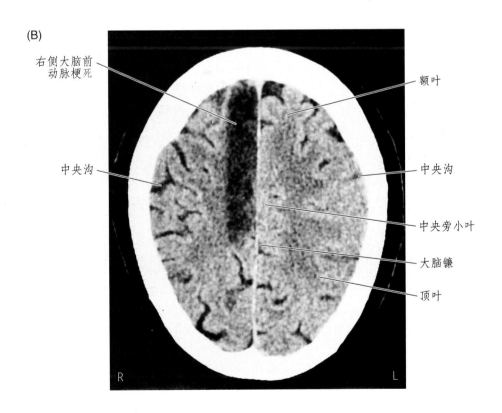

右侧大脑前动脉梗死

中央沟

额叶

中央沟

中央旁小叶

大脑镰

顶叶

病例 10.3 单侧视力下降

主诉

患者,女性,63 岁,因"右眼"视力下降伴头疼就诊于眼科。

病史

既往主要病史为糖尿病、高血脂及冠心病。五六周前,患者**突发"模糊波纹"视觉。她认为这一现象主要在右眼**,但是她并没有用一只眼来试看。发作时间持续 15~20 分钟,每周 3~4 次,并伴有**严重的左侧眶后头痛**。发作期间,她能够辨别他人容貌,但阅读困难。患者再无其他症状。2 天前开始出现右侧视力持续下降。

查体

生命体征:体温 37℃,脉搏 84 次/分,血压 180/78mmHg,呼吸频率 20 次/分。

颈部:柔软,无杂音。

肺部:呼吸音清。

心脏:正常心率,无杂音。

腹部:柔软,无触痛。

神经系统检查

精神状态:神志清,定向力×3。语言表达流畅。

脑神经:双侧瞳孔 3 mm,可收缩到 2 mm,眼底正常。视敏度:右眼 20/30,左眼 20/25。视野检查(见临床要点 11.2)显示**右侧同向偏盲**(图 10.12)。眼外肌运动正常。面部轻触觉和针刺感觉无异常。面部对称,味觉正常,耸肩正常,伸舌居中。

运动:无异常,肌张力正常,全身肌力 5/5。

反射:

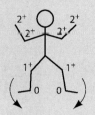

协调性:指鼻试验及跟-膝-胫试验正常。

步态:正常。

感觉:针刺感觉和关节位置觉完整。双足的针刺感觉和震动感觉下降(可能和糖尿病性神经病有关)。

定位和鉴别诊断

1. 根据上述粗体字显示的症状和体征,患者损伤部位在哪里?最可能的诊断是什么?其他的可能性是什么?

2. 该患者可以静脉注射 tPA 治疗吗(见临床要点 10.4)?

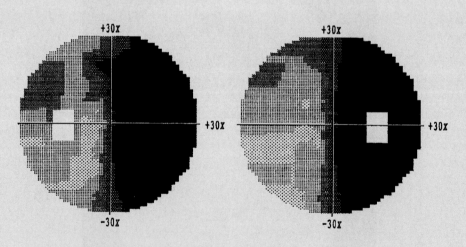

图 10.12 自动视野检查显示右侧同侧偏盲 见临床病例 11.2 自动视野绘图的讨论。

讨论

本病例的关键症状和体征是：
- **右侧同向偏盲**
- **左侧眶后头痛**

如第 11 章所述，右侧同向偏盲可由从左侧视束到左侧初级视皮层的左侧大脑半球视觉通路中任何部位的损伤引起(见图 11.15)。通常 15~20 分钟短暂性右侧视力下降的发作会持续数周，随后为持续性视力减弱，提示脑梗死(见临床要点 10.4)前有短暂性缺血(见临床要点 10.3)。另外，患者的年龄、糖尿病、高胆固醇血症和冠心病病史，进一步提示脑血管病可能是病因。沿着视觉通路从前向后，视束和丘脑外侧膝状体核由多个小血管供给。视束的梗死很少见，外侧膝状体核的梗死常伴有邻近内囊的损伤，从而引起对侧轻度偏瘫。全部视辐射的梗死也可发生，可伴有大脑中动脉梗死导致的偏盲，但这也可引起对侧偏瘫和其他障碍。因此，偏盲不伴有其他障碍最可能的原因是大脑后动脉闭塞引起的初级视皮层的梗死。患者的左侧眶后头痛也和左侧大脑后动脉疾病相一致(见临床要点 10.4)。大脑后动脉近端闭塞有时会累及小的穿支血管(见图 10.8 和图10.9)，导致丘脑或内囊的梗死。但是，该患者没有躯体感觉和运动障碍，因此大脑后动脉的起始段肯定未受损。另外，根据患者的症状，可能性较小的诊断为左枕叶皮质出血、肿瘤、脓肿或脱髓鞘病变。

最可能的临床定位和诊断是左侧大脑后动脉梗死引起的左侧初级视皮质损伤。

由于患者就诊 2 天前就有持续性视力减弱，所以不能用 tPA 治疗，因为目前的 tPA 治疗时间窗是发病后 4.5 小时(见临床要点 10.4)。注意，患者讲述她的视力消失是在右眼。即便是双眼的视野都有缺损，对于该患者的这种描述视野缺损的方式也很常见。

临床病程和神经影像

最初的 CT 扫描影像显示左侧大脑后动脉梗死，几天后做**头部磁共振成像**(影像 10.3A–D)随访，证实了左侧大脑后动脉梗死的存在，累及左侧初级视皮层。注意影像 10.3A 中 T2 强信号，与水肿和坏死引起的水含量增高一致。另外，在 T1 加权影像中(见影像 10.3C)，有一些明亮的区域与出血瘀斑转化所成的高铁血红蛋白一致(见表 4.4)。更严重的出血会导致明显血肿，这在 T1 和 T2 加权影像中均可以看到。

患者入院后做了动态心电图监测、超声心动图和颈部血管的多普勒超声检查，以寻找栓子的来源(见临床要点 10.4)。这些检查显示阴性，但磁共振血管造影显示大脑血管多处狭窄和弥散性颅内动脉粥样硬化。因此认为，此患者可能有从动脉到动脉的栓子，或者是由大脑动脉粥样硬化引起的大脑后动脉血栓形成。以往，此患者可能用口服抗凝血药治疗，然而，最新的研究表明，服用华法林与服用抗血小板药物(如阿司匹林)相比并没有临床益处，尽管前者是目前首选的治疗方案。患者右侧偏盲没有纠正，而一段时间后，她学会了适应偏盲，提高阅读能力，患者格外谨慎地避免撞上身体右侧的物体。

病例 10.4　左眼视物模糊和右手无力的短暂性发作

小病例

患者，男性，71 岁，右利手，有长期吸烟史和高血压史，入院时**右手无力、讲话困难、"词语混淆"**。5 个月前，曾发作一次，之后，又有数次发作，每次持续几分钟。发病时**左眼视物暗淡、模糊**。患者曾因**右下肢突然失控**而摔倒过 3 次，最后一次发生在入院当天。检查发现**左颈内动脉高亢杂音**，其他无异常。

定位和鉴别诊断

1. 患者短暂的神经病发作最可能的原因是什么？其他的可能性是什么？

2. 根据上述每种发作类型，找出颈内动脉中可能导致患者症状原因的一个分支。

讨论

1. 根据患者的年龄、吸烟史和高血压史，考虑可能是动脉粥样硬化性脑血管病。发作每次持续几分钟及相应的血管解剖模式(见下面的定位讨论)提示为短暂性脑缺血发作(TIA)(见临床要点

病例 10.3 单侧视力下降

影像 10.3A–D 左侧大脑后动脉（PCA）梗死 脑部 MRI。(A,B)自下而上处理的水平位 T2 加权影像。

(A)

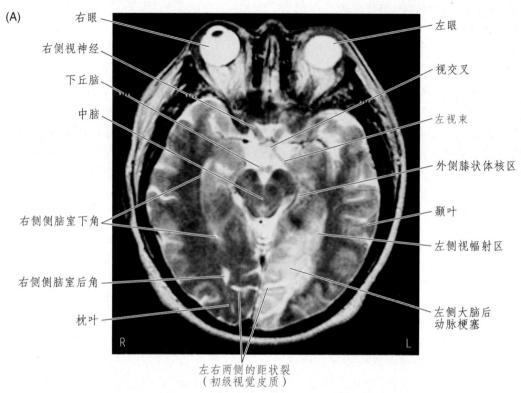

右眼
右侧视神经
下丘脑
中脑

左眼
视交叉
左视束
外侧膝状体核区
颞叶
左侧视幅射区

右侧侧脑室下角

右侧侧脑室后角
枕叶

左侧大脑后
动脉梗塞

左右两侧的距状裂
（初级视觉皮质）

(B)

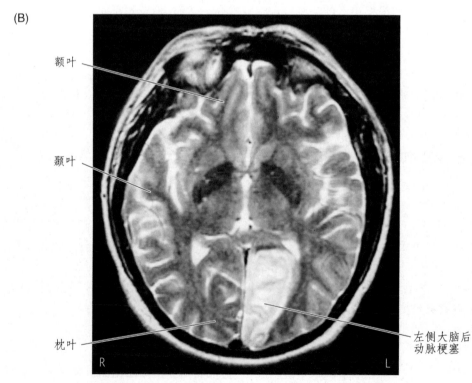

额叶

颞叶

枕叶

左侧大脑后
动脉梗塞

病例 10.3 （续）

影像 10.3A–D　左侧大脑后动脉(PCA)梗死　(C) 左侧大脑半球旁矢状位 T1 加权影像,显示 PCA 梗死形成的高

亮出血区。**(D)** 同一患者,右侧大脑半球的 T1 加权正常影像,显示距状沟和顶枕裂,可与病侧比较。

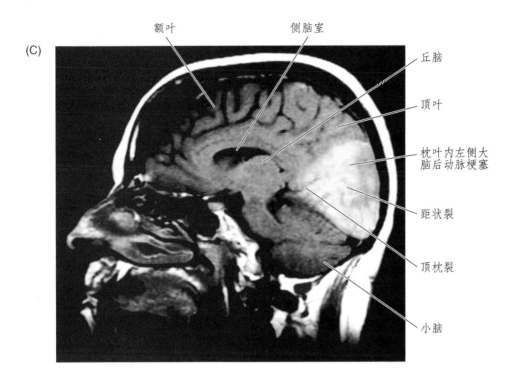

(C)

额叶　　侧脑室

丘脑

顶叶

枕叶内左侧大脑后动脉梗塞

距状裂

顶枕裂

小脑

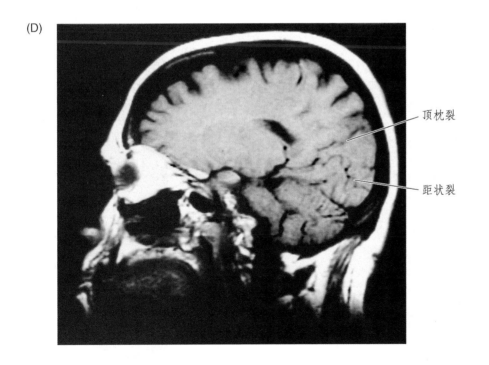

(D)

顶枕裂

距状裂

10.3）。此外,**左颈动脉杂音**是进一步支持左颈内动脉狭窄引起短暂性脑缺血发作的确凿证据。表 10.2 列出了其他不太可能的原因。

2. 本病例发病的 3 种典型情况:

· **右手无力和讲话困难,"词语混淆"**:颈内动脉分支的症状=左大脑中动脉的上组分支（见临床要点 10.1）

· **右腿无力**:颈内动脉分支的症状=左侧大脑前动脉(见临床要点 10.1)

· **左眼视力减弱**:颈内动脉分支的症状=左侧眼动脉(见临床要点 10.5 和 11.3)

值得注意的是,与此患者的病情不同,颈内动脉狭窄引起的短暂性脑缺血发作主要源于颈动脉的一个分支,导致的缺血症状反复发作。例如,患者可能会有数次对侧手肌无力、麻木和刺痛发作,或是数次短暂单眼视力丧失发作。

临床病程

颈多普勒超声检查显示,左侧颈内动脉有一处严重狭窄,这被磁共振血管造影所证实。患者进行了左侧颈内动脉的动脉内膜切除术。手术过程中,颈内动脉被暂时夹闭,切开动脉,动脉粥样硬化斑块被小心剥除, 然后缝合动脉壁（见临床要点 10.5）。该患者的一个巨大动脉粥样硬化斑块被移除。病理检查时发现残余的管腔直径只有 0.1 cm。患者术后恢复良好,不再发生肌无力或视力减弱等情况。

相关病例 影像 10.4A、B 显示了另外一个右侧颈内动脉严重狭窄患者典型的磁共振血管造影结果。该患者有过两次左手麻木、刺痛,而且感觉左手好像不是自己身体的一部分, 每次持续 5 分钟。影像 10.4C 显示动脉内膜切除术移除的另一例患者的病理标本。

病例 10.4 相关病例

影像 10.4 A,B 颈内动脉狭窄 一位左手麻木的暂时性缺血性脑卒中(TIA)患者的磁共振血管成像(MRA)。(A)右侧颈内动脉的 MRA,显示颈总动脉分叉处上方的颈内动脉呈现一段"缺损"。(B)左侧颈动脉 MRA 显示血流正常。

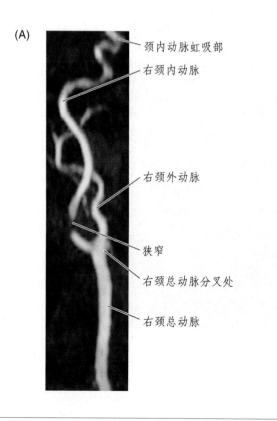

(A)
- 颈内动脉虹吸部
- 右颈内动脉
- 右颈外动脉
- 狭窄
- 右颈总动脉分叉处
- 右颈总动脉

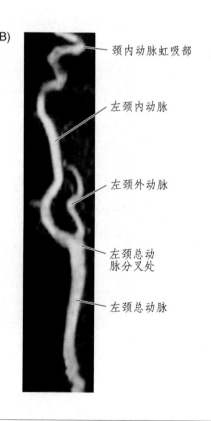

(B)
- 颈内动脉虹吸部
- 左颈内动脉
- 左颈外动脉
- 左颈总动脉分叉处
- 左颈总动脉

病例 10.4　相关病例

影像 10.4 C　由动脉粥样硬化导致的严重颈内动脉狭窄病理标本的连续切片

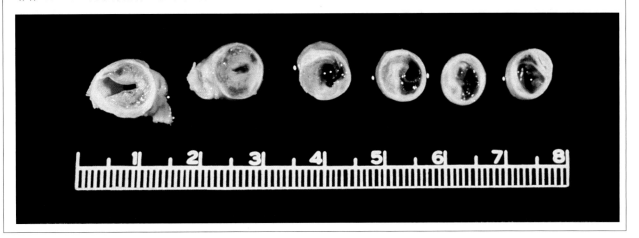

病例 10.5　迟滞性失语伴右面部和右上肢无力

主诉

患者,男性,45 岁,因右面部、右手无力,不能说话,被送往急诊室就医。

病史

患者既往有饮酒史、吸烟史及高血压病史。该患者每天在同一家快餐店吃早餐,但最近已有两天没露面。入院的当天早晨,他蹒跚着进入快餐店,说话含糊不清、语无伦次,绊了一下,摔倒在地板上。快餐店人员注意到患者的右手不能活动,因此叫了救护车。

查体

生命体征:体温 36.1℃,脉搏 88 次/分,血压 218/116mmHg,呼吸频率 16 次/分。

颈部:柔软无杂音。

肺部:呼吸音清。

心脏:心率正常,无杂音。第四心音奔马律。

腹部:柔软,无触痛。

四肢:无水肿。

神经系统检查

精神状态:神志清。**只发出咕哝声,不能吐字。只能按指令闭眼和张嘴,不能根据指令做其他活动。根据手势指令可举手和抬腿。**

脑神经:双侧瞳孔 3 mm,可收缩至 2 mm。双眼对刺激有眨眼反射,眼外肌运动正常。**右侧鼻**唇沟变浅,右侧脸部运动减少,额纹变平。

运动:**右上肢不能运动,仅在疼痛刺激时才做微弱屈曲。能把右腿抬离床面,但不能抵抗推力。**

左上肢可很好地有目的地完成运动,左腿能够抵抗推力。

反射:

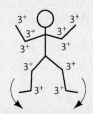

协调性和步态:未查。

感觉:对四肢疼痛刺激时,表现为痛苦面容。

最初的临床病程

患者的完全性失语很快进展成布洛卡失语症(见临床要点 19.4)。入院 6 天后,他仍**只能表达少数词语,且不能重复,但能完成一些简单的指令,**而且能够正确地回答是或不是。

定位和鉴别诊断

1. 根据上述粗体字显示的症状和体征,损伤部位在哪里?

2. 最可能的诊断是什么? 其他的可能性是什么?

3. 该患者是否为用静脉注射 tPA 来治疗这一急性缺血性脑卒中的候选对象?

讨论

1. 本病例的关键症状和体征是:

• **右侧面部运动减少(额头未受累),严重的右上肢无力和轻微的右腿无力**

• **迟滞型(布洛卡)失语症**

一侧面部和上肢无力通常是由对侧脑运动皮层的面部及上肢代表区的损伤所致(见临床要点6.3,图16.14)。支持这一点的是,面瘫的类型符合上运动神经元型损伤。值得注意的是,右侧没有反射亢进,但是这在严重的上运动神经元损伤是常见的。右上肢对疼痛刺激的轻微屈曲表示尚存微弱的屈肌反射 (见图3.5A)。另一种可能性是累及内囊的深部损伤,但腿部仅有轻微障碍,所以这种可能性比较小。此外,该患者的布洛卡失语症符合左侧额皮质的损伤。要注意,患者最初有完全性失语,逐渐演变成布洛卡失语,这一情况通常发生于布洛卡区域以及相邻的左侧额叶广泛区域的急性损伤(见临床要点19.4)。同时值得注意的是,患者完整的视野及对威胁性刺激的正常眨眼反射有助于排除脑皮质的后部损伤。

最可能的临床定位是左侧初级运动皮层的面部及上肢代表区、布洛卡区和邻近的左额皮质。

2. 患者年龄并不大,但考虑到患者有高血压史、吸烟史,以及身体缺陷的解剖学分布,最可能的诊断是左侧的大脑中动脉上组分支栓塞(见临床要点10.1)。另外,可能性较小的诊断包括出血、肿瘤或左额叶脓肿。

3. 因为在患者蹒跚着到快餐店之前已经有2天没露面,所以真正的发作时间还不知道。因此,他不符合发病4.5小时之内的标准,不适合用tPA治疗。

临床病程和神经影像

在急诊室做的头部CT显示,大脑中动脉上组分支呈现超24小时的陈旧性栓塞。患者随即入院并做栓子检测(见临床要点10.4)。入院4天后行**大脑磁共振扫描成像**确定为左侧大脑中动脉上组分支的栓塞(见影像10.5A、B)。要注意,T2亮区的出现表明左侧大脑中动脉上组分支区域的水肿和坏死引起水含量增加 (见图10.5、图10.6和图10.9,临床要点10.1)。与对侧半球的相同区域相比,脑沟变浅,呈现出团块性效应。可以看到梗死累及左侧额叶岛盖区(布洛卡区) 和额叶凸面皮质的面部和手臂运动区。然而,位于大脑纵裂的腿部运动区未受累,内囊的后肢也同样未受损害(见图10.1和图10.9B)。

多普勒超声检查和磁共振血管造影显示左侧颈内动脉的一段无血流。由于鉴别颈内动脉闭塞和紧密狭窄有重要的意义(见临床要点10.5),因此行常规血管造影以确定是颈内动脉闭塞 (见影像10.10,为颈内动脉闭塞血管造影所见)。因此,很可能是该患者堵塞的左颈内动脉形成的栓子向上游动,进入左侧大脑中动脉上组分支。患者口服抗凝药物治疗,以防止进一步栓塞。需注意的是,血栓性梗死也可以发生于颈内动脉狭窄(而不是闭塞),这种情况则可进行动脉内膜切除术(见临床要点10.5)。

正如所指出的,患者的完全性失语很快进展为布洛卡失语症,但是仍然难以理解一些较复杂的指令。患者右腿力量完全恢复,右臂力量也有改善。入院后的第六天,患者能够伸指,并能活动大部分的右臂肌肉对抗重力,但不能对抗推力。

病例 10.6 "语无伦次"

主诉

患者,男性,64岁,右利手,曾患精神分裂症,突然胡言乱语,独自一遍又一遍地反复唠叨。

病史

患者有慢性精神分裂症病史,偶有幻听妄想症状,接受过抗精神药物治疗。他还有高血压史,近来出现过胸痛。入院当天中午12:00前,有人还见他很正常。其妻外出购物,下午4:00回到家时,见他坐在餐桌旁, **一遍又一遍地唠叨一些无意义的话语,却对他妻子的问题没有任何反应**。其妻注意到他的右手下垂在身体一侧,随即叫了救护车。

查体

生命体征:体温36.9℃,脉搏67次/分,血压153/82mmHg,呼吸频率20次/分。

颈部:无杂音。

肺部:呼吸音清。

病例 10.5　迟滞性失语伴右面部和右上肢无力

影像 10.5A,B　左侧大脑中动脉(MCA)上组分支梗死　　水平位 T2 加权 MRI,(A)和(B)为自下而上进展。

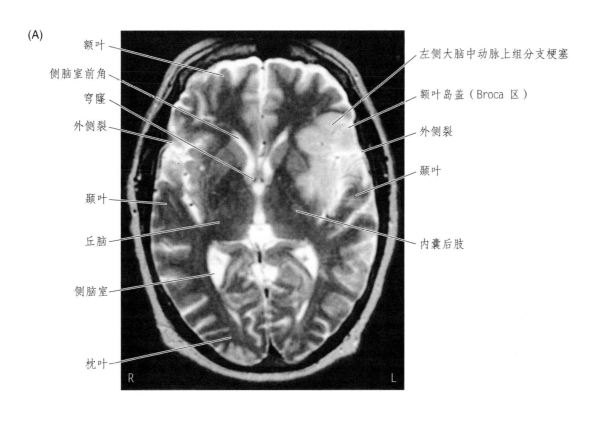

(A)

额叶
侧脑室前角
穹窿
外侧裂

颞叶
丘脑

侧脑室

枕叶

左侧大脑中动脉上组分支梗塞
额叶岛盖（Broca 区）
外侧裂
颞叶
内囊后肢

R　L

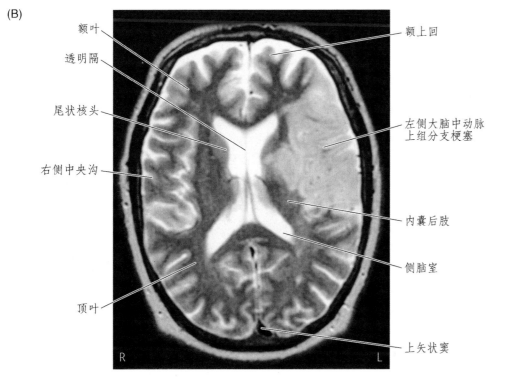

(B)

额叶
透明隔
尾状核头
右侧中央沟

顶叶

额上回

左侧大脑中动脉
上组分支梗塞

内囊后肢

侧脑室

上矢状窦

R　L

病例 10.6 （续）

心脏:心率正常,无杂音、奔马律及心包摩擦音。

腹部:柔软,无触痛。

四肢:踝关节轻度水肿。

直肠:正常。

神经系统检查

精神状态:神志清。轻微焦虑。**回答医生的任何问题,仅是重复"是,是的"及"不知道"。不能按命令完成任何动作,不能说出任何物体的名字,无法重复单词。**患者会偶尔询问"现在是什么时间?"或反复说一些不相关的音节,如"吉莉安"或"莱克茜"等。不能按要求完成书写命令。仅能模仿左侧视野看到的一些手势动作。

脑神经:双侧瞳孔直径 4 mm,收缩可至 2 mm。眼底检查正常。**眨眼反射仅在左侧出现**。眼外肌运动正常。面部表情左右对称。无构音障碍。

运动功能:**右臂肌张力轻微增加**。四肢均可运动,**能举起右手高过头顶,但运动灵活程度不如左臂**。

反射:

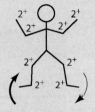

协调性:未检测。

步态:缓慢站立,支持时间较短,无协助下可以试探性迈步。

感觉:四肢可对针刺做出回缩反应并有痛苦表情。**针刺左侧肢体时反应灵敏性优于右侧**。

定位和鉴别诊断

1. 根据上述粗体字显示的症状和体征,损伤部位位于何处?

2. 最可能的诊断是什么? 其他可能性是什么?

3. 此患者是否适用于溶栓治疗(tPA)?

讨论

1. 本病例的关键症状和体征是:

- **空洞型失语症伴理解力低下和话语复述障碍**
- **仅左侧出现眨眼反射**
- **对针刺的感觉左侧远优于右侧**
- **右上肢肌张力轻微升高,右下肢巴宾斯基征阳性**

这位患者患有韦尼克失语症（见临床要点 19.5）,说话流畅,但话语无意义,并伴有严重的理解力低下和话语复述障碍。这些症状提示病变区位于左侧颞顶叶皮层,包括韦尼克区。这一脑区的损伤,若累及视辐射(见图 10.1A),还可能导致右侧视野偏盲。右侧肢体运动相对正常,表明初级运动皮层并没直接受累。然而,右侧感觉缺失,轻度右侧上运动神经元症状,以及可能出现的轻度右侧忽略(因为患者不情愿用右手),提示损伤累及左侧顶叶和左侧初级感觉皮层,伴皮质脊髓束的轻度受累。

最可能的临床定位是左侧颞叶和顶叶,包括韦尼克区、视辐射和躯体感觉皮层。

2. 功能障碍的解剖学分布与左侧大脑中动脉下组分支梗死相吻合(见临床要点 10.1)。这一定位诊断,可根据患者年龄、高血压病史、心脏病(胸痛)得以进一步确认。此外,应适当考虑左侧颞顶叶出血、脓肿及肿瘤的可能性。

值得注意的是,这位患者曾患精神分裂症,这也可以导致讲话无意义及对言语性的提问和命令冷漠。其他的神经病学检查结果也确认该患者罹患神经性疾病而非精神性异常。然而,左侧大脑中动脉下组分支梗死、感觉和运动功能障碍可以不出现,这给诊断增加了难度。此外,视野检查对诊断脑后部是否损伤很重要,不过患者在非常焦虑的情况下,这些结果可能很难对眨眼反射的存在做出解释。

3. 患者发病前 4 小时处于正常状态,如果患者被及时送医并迅速处理相关事宜,理论上说患者可以进行 4.5 小时以内时间窗的溶栓(tPA)治疗。但实际上,患者被送到医院时,4.5 小时的时间窗已经过去,从而不适宜做溶栓治疗。

临床病程和神经影像

急诊科头部 CT 显示,左侧颞顶叶存在低密度影,入院两天后随访的**头部CT**证实,左侧大脑中动脉下组出现梗死(影像 10.6A、B)。注意在左颞叶和顶叶的低密度区内脑沟消失。脑卒中也包括韦尼克区(见图 10.1A)、视辐射和左侧顶叶,而中央前回和内囊则幸免受累。应记住大脑中动脉上、下组分支的开始部位有时在顶叶发生变异。例如,下组梗死时,会有较此病例范围小的顶叶受损。

患者接受相关检查,并未发现血栓的来源(见临床要点 10.4)。住院的第 2 天,患者右侧肢体运动几乎正常,右脚蹬趾不再上翘。患者的失语症有所改善,能够以不同内容间断地、流利地自然说话。发音变得流畅,但言语理解能力严重受损,右侧视野减少。对这类患者的长期治疗计划应包括:主要危险因素的处理,如降血压和降低胆固醇的治疗;应用抗血小板剂,如阿司匹林;以及专业肢体康复和言语康复治疗。

病例 10.7　构音障碍和偏瘫

小病例

患者,女性,84 岁,有高血压和糖尿病史,最近两天,出现间断性口齿不清和右侧肢体无力,在第 3 天进展为持续性**构音障碍和右侧肢体偏瘫**。检查发现,**右侧面肌无力(额头除外),构音障碍,右侧肌力降低,右上、下肢肌力 0/5 级,右侧巴宾斯基征阳性**[*],其他正常。

定位和鉴别诊断

1. 根据上述粗体字显示的症状和体征,损伤在哪里?

2. 最可能的诊断及其他的可能性是什么?

---

[*] 患者发病前曾服用 tPA 进行常规临床治疗,是否能够进行溶栓治疗取决于发病时间及其他治疗指标。

讨论

1. 本病例的关键症状和体征是:

·构音障碍及右侧面瘫,上、下肢偏瘫伴右侧巴宾斯基征阳性

该患者仅存在运动性偏瘫,无感觉异常和皮质损伤体征,如失语或偏盲。这可以定位于对侧皮质延髓和皮质脊髓束,最常见于内囊或脑桥腹侧(见临床要点 6.3,图 6.14A)。构音障碍也普遍存在,称作"构音障碍性偏瘫"(见表 10.3)。此外,面神经无力是上运动神经元型损伤,因为额肌完好。右侧巴宾斯基征也支持是上运动神经元损伤。

最可能的临床定位是内囊或脑桥腹侧的左皮质延髓和皮质脊髓束。

2. 鉴于患者的年龄及高血压、糖尿病史,诊断为缺血性梗死的可能性最大。内囊梗死最常见于豆纹动脉闭塞,这跟豆纹动脉起于大脑中动脉的近端,并且供大脑中动脉流域的深部脑区有关 (图 4.16B、图 10.7 至图 10.9)。这种类型的梗死,常称为腔隙性梗死(见临床要点 10.4)。其他可导致内囊腔隙性出血性梗死的血管包括脉络膜前动脉和较少见的来自大脑后动脉近端的穿支血管。脑桥腹侧梗死,是由起自基底动脉的细小中央旁穿支血管梗死引起(见图 14.18 至图 14.20)。除腔隙性梗死外,其他的可能性包括:脑出血,肿瘤,脓肿,或内囊左后肢、脑桥腹侧、放射冠或大脑脚等部位的神经纤维脱髓鞘病(与病例 6.4 和 6.5 相比较)。

临床病程和神经影像

患者在急诊室所做的头部 CT 显示,左侧内囊呈现低密度影,第 10 天的随访**头部CT**结果显示更为明显(影像 10.7)。值得注意的是,腔隙性梗死往往比此患者的范围小,这样大小的梗死区有时也称为巨大梗死灶。患者住院后,MRA 显示双侧大脑中动脉严重狭窄。有人认为,沿血管壁形成的血栓或动脉粥样硬化可能阻塞发自左侧大脑中动脉近端的豆纹动脉(见图 4.16B 和图 10.7)。尽管一些医学中心的研究显示,可考虑应用血管内支架置入术,但目前,这类患者采用的应对措施多为抗血小板药物治疗和主要危险因素处理。住院治疗期间,该患者症状没有进一步恶化,但仍然有严重的右侧肢体无力。

病例 10.6　"语无伦次"

影像 10.6A,B　左侧大脑中动脉(MCA)下组分支梗死　　　(A)和(B)为自下而上的水平位 CT 影像。

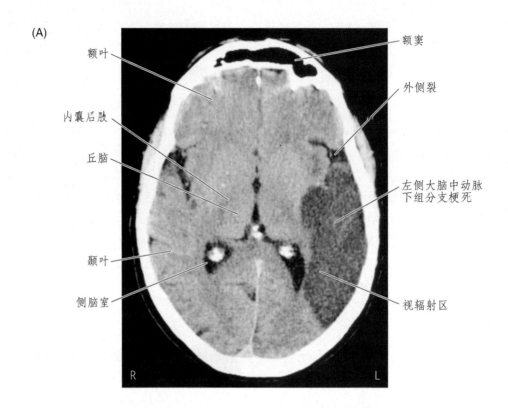

(A)

额叶
内囊后肢
丘脑
颞叶
侧脑室

额窦
外侧裂
左侧大脑中动脉下组分支梗死
视辐射区

R　　　　L

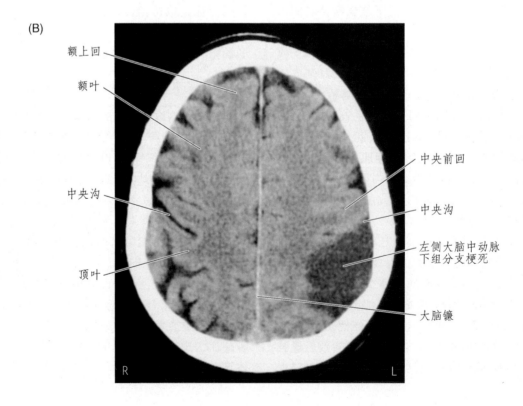

(B)

额上回
额叶
中央沟
顶叶

中央前回
中央沟
左侧大脑中动脉下组分支梗死
大脑镰

R　　　　L

病例 10.6　"语无伦次"

病例 10.7 构音障碍和偏瘫

影像 10.7 左侧大脑中动脉(MCA)深部流域梗死 头部水平位 CT 影像,显示左侧内囊膝部和后肢处可能因豆纹动脉阻塞而形成的"巨大"腔隙。

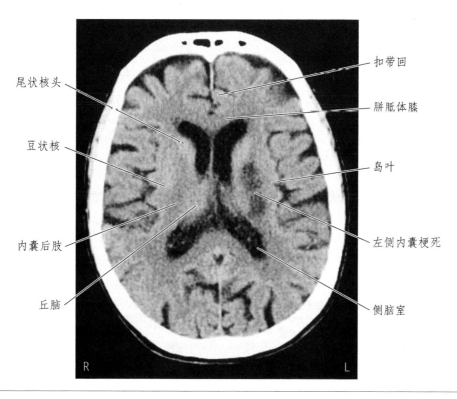

尾状核头

豆状核

内囊后肢

丘脑

扣带回

胼胝体膝

岛叶

左侧内囊梗死

侧脑室

R   L

病例 10.8 完全性失语、右侧肢体偏瘫和偏盲

主诉

患者,男性,63 岁,右利手,**突然不能说话、右侧面瘫、偏瘫**,被送入急诊室。

病史

该患者与其妻正在度假,一天早上吃早饭时,不小心将一块黄油掉到桌下。当他站起来去寻找时,却突然觉得**只能看到左侧**,便回到座位上。患者不能说话,不能应答指令,且无法移动右侧上、下肢。患者妻子立即呼叫救护车。患者有严重的高血压病史,7 年前做了主动脉瓣置换术。目前正在服用降压药和阿司匹林。

查体

生命体征:体温 36.3℃,脉搏 80 次/分,血压 150/80mmHg。

颈部:柔软无抵抗,无杂音。

肺部:双肺底轻度湿啰音。

心脏:心律不齐。主动脉瓣听诊区有响亮的收缩期和舒张期杂音。

腹部:柔软,无压痛。

四肢:外形正常。

神经系统检查

精神状态:神志清,有点焦虑。偶尔发出莫名其妙、没有词语的声音。不能重复发音。除能执行"闭上你的眼睛"指令,不能执行其他任何指令;不能回答任何问题。

脑神经:双侧瞳孔直径 3 mm,压缩时 2 mm。眼底正常。右侧无眨眼反射。左凝视嗜好。视觉跟踪检查,眼球可以完全向左边旋转,但不能越过中线向右转。右角膜反射减弱,右侧面肌运动明显减弱,额部肌运动相对正常。咽反射存在。

病例 10.8 （续）

运动:即使在疼痛刺激的情况下,右侧上肢也无活动。右腿仅有轻微屈曲,疼痛刺激时可以活动。左上、下肢可以有目的地自发运动。能将左手臂或左腿抬离床面。

步态协调性:未检查。

反射:

感觉:仅右侧下肢对疼痛刺激有微弱屈曲反应,右侧上肢全无反应(见上文)。左侧对疼痛刺激有表情反应和主动躲避反应。

定位和鉴别诊断

1. 基于上述粗体字显示的阳性症状和体征,病变在哪里?

2. 最可能的诊断是什么?其他的可能性是什么?

讨论

1. 本病例的关键症状和体征是:

- **右侧面瘫,右上、下肢偏瘫,右侧反射亢进和巴宾斯基阳性**
- **仅右下肢对疼痛刺激有微弱屈曲反射,右侧身体对疼痛刺激无反应**
- **完全性失语**
- **右侧眼无眨眼反射**
- **左凝视嗜好**
- **右侧角膜反射减弱**

这位不幸的患者表现出病例 10.5 至 10.7 的综合症状。伴上运动神经元损伤体征的右侧偏瘫,是累及整个左侧运动皮层的大范围损伤或由皮质延髓束和皮质脊髓束损伤所致（见临床要点 6.3,图 6.14A、B）。该患者右下肢对疼痛刺激表现出的轻微屈曲,可能是反射性反应的一部分,可能由局部脊髓环路完成的三屈反射(见图 3.5C)。右侧躯体对疼痛的反射消失,可能部分是由偏瘫导致;然而,如果患者能感受到疼痛刺激,他至少可在左侧脸部表现出痛苦表情反应或出现左侧身体的不舒服样活动,这是预料之中的事。因此,该患者可能出现右侧单侧感觉丧失,这种丧失可能由左侧躯体感觉皮层大面积损伤所致,或是左侧丘脑皮质辐射损伤导致,抑或是由左侧丘脑损伤引起（见临床要点 7.3,图 7.9A）。右侧角膜反射减弱(见临床要点 12.4)是损伤同侧脑干,或第 V 或第 VII 脑神经受损的缘故。然而,这种症状在躯体感觉通路的对侧幕上损伤也能见到。完全性失语症(见临床要点 19.6)可能由于优势半球出现损伤所致。注意:即使是完全性失语患者,有时仍保持执行简单中线命令的能力,例如执行"闭上你的眼睛"之类的指令。右侧眨眼反射消失,可因左侧视束、丘脑、视辐射或视觉皮层损伤引起(见图 11.15)。同侧凝视嗜好(见图 13.15)也可以出现在大范围皮质损伤时,在这种情况下,眼球向损伤对侧转动的能力将丧失。

最可能的临床定位是累及整个左侧脑皮质的大范围损伤,或累及大范围皮层加全部皮层下通路的左半球损伤。

2. 该患者的年龄和高血压、心脏病病史提示可能为脑血管疾病。左侧大脑中动脉干梗死可产生上述全部症状(见表 10.1)。其他可能性包括大量的左半球出血,或鉴于时间进程可能有脓肿或肿瘤。

临床病程和神经影像

最初发病几小时内,CT 显示左侧大脑中动脉近端高密度影,与血凝块部位一致,其他为阴性。心电图显示心房颤动,提示左心房已经形成了栓子,并循环到左侧大脑中动脉干。溶栓和其他急性干预在此患者发病时间内并不适用。入院后 1 天,**脑部 CT** 复查显示左侧大脑中动脉干高密度影,以及大面积的低密度影,这与整个左侧大脑中动脉分布区域梗死相符(影像 10.8A–C)。注意梗死累及大脑中动脉分布的浅层和深部区域（与图 10.8 和图 10.9 比较）,而除了内侧额顶叶皮质(大脑前动脉分布区)未受损外,丘脑、颞叶下部和内侧枕顶叶皮层(大脑后动脉分布区)也未受累。另外值得注意的是,左半球脑沟接近消失,中脑在中线处大脑镰下方明显地从左向右移位,并且在小脑幕处变形,这些征象提示有钩回疝的形成(见临床要点 5.4)。

入院后第 3 天,患者变得嗜睡,CT 扫描复查,显示左半球肿胀加剧,并在中线处由左向右移位 1cm,基底池几近消失。患者行气管插管和静脉注射甘露醇治疗,试图通过渗透性利尿减少脑水肿(见临床要点 5.3)。然而,在住院第 4 天时患者变得反应迟钝,双侧上、下肢呈伸展姿势(见图 3.5B)。由于家属有患者写下的遗嘱,如果患者得了存在不良预后且不能恢复功能的疾病,患者不希望使用极端手段来维持自己的生命。于是给患者拔掉了插管并给予止痛药,次日患者在家人陪伴下离世。

相关病例

患者,女性,86 岁,有高血压、阵发性心房颤动、主动脉瓣置换术和高脂血症病史。上午 11:45,在养老院内突然不会说话、右侧肢体无力。她未曾口服抗凝药。患者于 12:30 被送进急诊室并立即行神经系统检查,检查发现完全性失语,右侧眨眼反射消失,左凝视嗜好,右侧面肌无力,右侧上、下肢肌力 0/5 级,右侧躯体痛反射消失,右侧巴宾斯基征阳性。头部 CT 除显示在左侧大脑中动脉有密度增加的血凝块阴影外,无出血或其他急性变化。总之,该患者同病例 10.8 中的患者的临床表现极为相似,与左侧大脑中动脉干梗死症状相符,累及左侧大脑中动脉上组、下组和深部的全部分支(见表 10.1)。

与病例 10.8 的患者不同,该患者进入的急诊室配有紧急溶栓设施。急诊室完成初步评估后立即静脉注射了 tPA,随后转入重症监护病房。住院 2 天后,患者右上肢肌力达到 2/5 级,右下肢肌力 3/5 级。发病后 24 小时进行 **MRI 扫描**的磁共振弥散加权成像(DWI)显示,左侧大脑中动脉的增强信号仅为零星区域(见影像 10.8D、E)。这些发现与在左侧大脑中动脉分布区梗死相符,但可能由于再灌注的原因,很多脑区奇迹般地被排除在外。住院 10 天中,患者症状持续改善。出院时,患者能正确确定方向,可以正常说出物件的名字,但有轻微的构音障碍,右侧略微有点面瘫,右上、下肢肌力分别达到 3/5 和 4/5 级。

病例 10.9 左侧面部和左上肢无力

小病例

患者,女性,91 岁,右利手,有阵发性房颤史。一天早晨起床后,**她不能把胳膊伸入衣袖,无法穿衣**,便给她女儿打电话。电话中,女儿听到母亲有点发音不清,便叫了救护车送医。检查发现,**患者左侧面部松软,额纹消失,稍有吐字不清,左臂旋前、肌力为 4/5、肌反射活跃 3^+,右臂的肌反射 2^+**。

此外,**左侧偶尔发生双同步视觉和触觉刺激消失**。其他检查基本正常,包括视野范围和肢体长度均无异常。

定位和鉴别诊断

1. 根据上述粗体字显示的症状和体征,损伤部位在哪里?

2. 最可能的诊断是什么?其他的可能性是什么?

讨论

1. 本病例的关键症状和体征是:

• **左侧面部松软、额纹消失,左上肢无力,反射亢进**

• **轻度构音障碍**

• **偶发双同步视觉和左侧触觉刺激消失**

单侧面部和手臂无力,通常是由于对侧运动皮质受损(见临床要点 6.3,图 6.14D)所致。构音障碍可由包括支配面部和口部的运动皮质多处损伤导致(见临床要点 12.8)。对刺激感觉消失提示存在轻度偏侧忽略症(见临床要点 19.9),最常见的原因是右侧顶叶损伤,但也可由右侧额叶损伤导致。

最可能的临床定位是右侧支配面部和上肢及其相邻额叶的初级运动皮质受损。

2. 考虑到患者的心房颤动病史、年龄、急性发作等情况,以及与右侧大脑中动脉皮层支的解剖学分布相匹配的典型临床模式(见表 10.1),最有可能的诊断是右侧 MCA 上组分支梗死。另外,也应适当考虑出血、感染或右侧大脑额叶肿瘤等病变的可能性。

临床病程

本病例具体发病时间不清,所以患者不适宜使用 tPA 血栓溶解类药物。最初的头部 CT 显示在右侧大脑额叶存在低密度病灶,4 天后的再次头部 CT

证实右侧 MCA 上组分支梗死，与病例 10.5 梗死表现相似（见影像 10.5A、B），但病变位于脑的另外一侧。如前文所述，患者有阵发性心房颤动病史。尽管她这个年龄出血危险性增加，还是首先给予静脉注射肝素，随后转用口服抗凝血药，患者很好地耐受了。经过一段时间的住院康复治疗，患者右上肢的力量和功能得到部分恢复。

病例 10.8 完全性失语、右侧肢体偏瘫和偏盲

影像 10.8A–C 左侧大脑中动脉(MCA)主干梗死，形成明显的团块效应 头部横断面 CT 扫描为自下而上进展(A–C)。

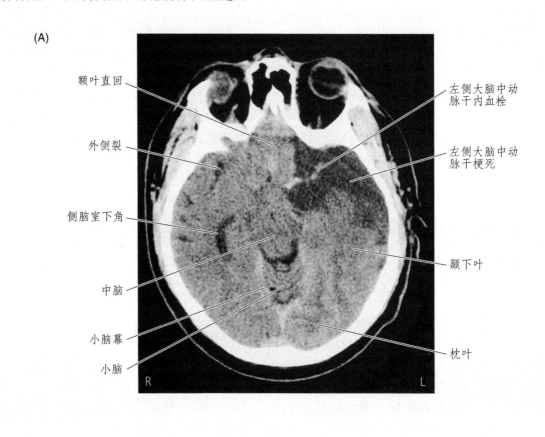

(A)

额叶直回
外侧裂
侧脑室下角
中脑
小脑幕
小脑

左侧大脑中动脉干内血栓
左侧大脑中动脉干梗死
颞下叶
枕叶

R　L

病例 10.8 （续）

(B)

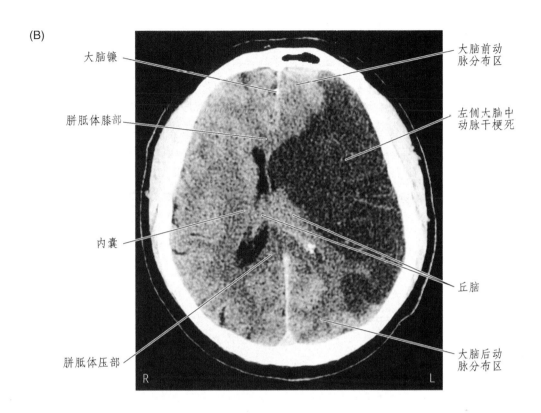

- 大脑镰
- 胼胝体膝部
- 内囊
- 胼胝体压部
- 大脑前动脉分布区
- 左侧大脑中动脉干梗死
- 丘脑
- 大脑后动脉分布区
- R
- L

(C)

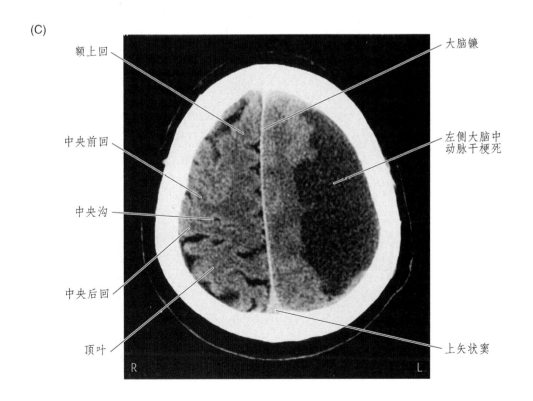

- 额上回
- 中央前回
- 中央沟
- 中央后回
- 顶叶
- 大脑镰
- 左侧大脑中动脉干梗死
- 上矢状窦
- R
- L

病例 10.8 （续）

影像 10.8D,E 左侧大脑中动脉(MCA)主干阻塞,做过　　显示正常侧和受损侧的大脑皮质。
溶栓治疗　MRI 弥散加权成像(DWI)。(D,E)自下而上

(D)

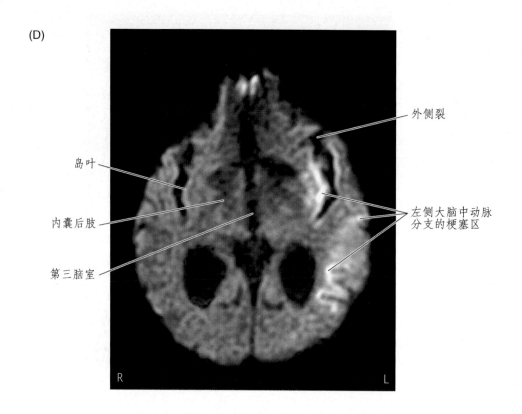

外侧裂

岛叶

内囊后肢

左侧大脑中动脉
分支的梗塞区

第三脑室

(E)

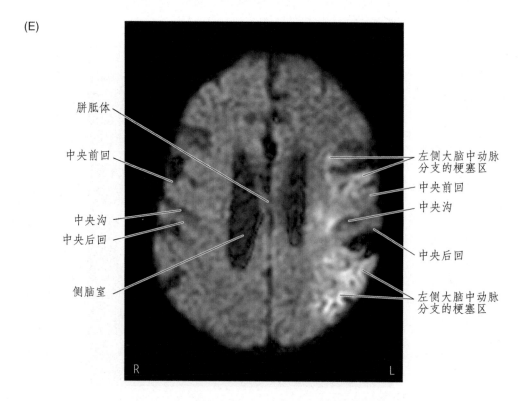

胼胝体

中央前回

左侧大脑中动脉
分支的梗塞区

中央前回

中央沟

中央沟

中央后回

中央后回

侧脑室

左侧大脑中动脉
分支的梗塞区

病例 10.10　左侧偏侧忽略症

小病例

患者,61 岁,左利手,保安员,**左手曾出现过刺痛感,持续约 1 小时**,这些是他的朋友告诉医生的。次日,在杂货店买彩票时,他突然跌倒。但患者**自己否认朋友所说的情况**,并说:"他们叫了救护车,因为他们说我得了中风。"检查过程中,患者认为**没有任何不适**,并想回家。他有**严重的左侧视野缺失**,只能描述复杂视觉场景的最右边部分,只能读取杂志文章每一行最右边的两个字。当试着写字时,**他把笔拿到了书页右边的空中。**他左侧眨眼反射缺失,眼睛显著偏右侧凝视,左鼻唇沟轻微变平。身体左侧自发运动减少,但受鼓励时,左侧上、下肢的肌力可达 4/5。左侧躯体触觉存在,能感觉到外界触碰,但左侧对两点间触觉刺激的感觉消失。左侧的肌反射更为活跃。*

定位和鉴别诊断

1. 短暂性手部刺痛感的发生有什么意义?

2. 根据上述粗体字显示的症状和体征,损伤部位在哪里?

3. 最可能的诊断是什么?其他的可能性是什么?

---

* 该患者是在 tPA 成为常规临床用药以前就诊,否则他就可能成为一位 tPA 的用药候选对象。

讨论

1. 本病例的关键症状和体征是:

• 疾病感缺失,左侧视觉缺失,左侧两点间触觉刺激感丧失,写字时手移出页面右侧,左侧肢体自发性运动减少

• 右侧注视嗜好

• 左侧无眨眼反射

• 左侧肢体自发运动减少,左鼻唇沟略微变平,左侧肌反射更活跃

患者发病前一天发生的短暂性手部刺痛提示缺血性脑卒中的征兆。左手刺痛可能是因为右侧大脑中动脉血流受阻所致,最常见的原因是来自心源性栓子或右侧颈动脉狭窄。其他一过性神经症状的可能原因列举在表 10.2 中。

2. 该患者出现多种形式的忽略(见第 19 章)。除了疾病感缺失,还有左侧视觉和触觉的忽略及左侧运动忽略。这些特征最常见于非优势半球(通常为右侧)顶叶受损的患者,但偶尔也可见于右侧大脑额叶或其他部位受损的患者。右侧注视嗜好可进一步支持右半球额部或顶部的损伤定位。然而,眨眼反射衰减通常是由于初级视觉通路受损所致,而不是忽略。因此,左侧眨眼反射衰减提示受损部位更靠后,可能累及穿行于右侧颞叶和顶叶深面的视辐射(见图 10.1A)。轻微皮质延髓和皮质脊髓症状的发生也可见于顶叶病变的患者,特别是急性期(见临床要点 10.1)。

最可能的临床定位是右侧颞顶叶,包括视辐射。

3. 考虑到突然发病和患者年龄,可能性最大的诊断应该是短暂性脑缺血发作后缺血性梗死。右侧颞顶叶由大脑中动脉(MCA)下组分支供应(见表 10.1A,图 10.7 和图 10.9)。其他的可能诊断为局限性癫痫发作的初期,以及之前忽略了的肿瘤、出血及感染等导致的病变,这些症状在住院当天变得更加严重。

临床病程和神经影像

入院时的头部 CT 显示,患者右侧颞顶部有一个微弱的高密度区。10 天后再次行头部 CT 证实了右侧大脑中动脉下组分支梗死,这与影像 10.6A、B(见病例 10.6)表现相似,只是梗死位于大脑另一侧。颈动脉多普勒和 MRA 显示,右侧颈动脉阻塞而严重狭窄(见临床要点 10.5),因此做了常规**脑血管造影**(见第 4 章)。右侧颈动脉造影显示右侧颈总动脉闭塞(影像 10.10A、B)。左侧颈动脉注射后,出现右侧大脑前动脉和右侧大脑中动脉通过前交通动脉的越界充盈显影(见图 10.10B)。因此,患者很可能在入院的前 1 天就发生了右侧颈动脉闭塞,继而颈动脉血栓形成,造成右侧大脑中动脉下组分支梗死形成。这与病例 10.5 的梗死原因相似,也应与病例 10.4 中见到的颈动脉狭窄做对比。

患者先接受静脉内注射抗凝血药物,后改为口服,以减少颈动脉进一步栓塞的风险。入院后 3 天,患者就能有意识地向左看,自主活动时,左侧肢体

的力量也恢复了正常,两侧的肌反射对称。患者仍然有眨眼反射衰退,以及左侧肢体两点间触觉刺激反射的偶尔(试验的 1/3)缺失。最终停止了华法林用药。患者在 1 年后的随访检查中,除了左视野减少(检查者不能精确地划定其减少的范围),其他均正常。

病例 10.10 左侧偏侧忽略症

影像 10.10A,B 右侧颈动脉闭塞 (A)右侧颈动脉注射造影,显示颈总动脉阻塞。(B)左侧颈动脉注射造影后,造影剂经前交通动脉(AComm)至右侧大脑前动脉 (ACA)和大脑中动脉(ACA)。A1=MCA 的起始部,位于前交通动脉近侧。

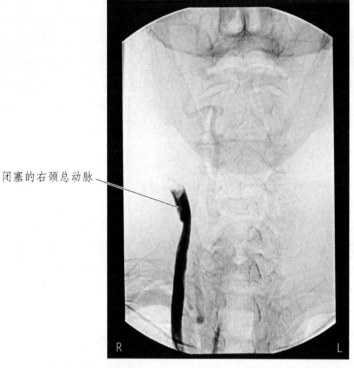

(A)

闭塞的右颈总动脉

(B)

右侧大脑中动脉

左、右大脑前动脉

左侧大脑中动脉

右A1 左A1

左侧颈内动脉虹吸部

前交通动脉

左颈内动脉

病例 10.11　左侧偏侧忽略症、偏瘫及偏盲

小病例

患者,女性,62 岁,右利手,有高血压、甲状腺功能亢进及房颤病史,一天早上很早就醒了,感觉右眼后方疼痛。她去厕所时,跌倒在门口。随后,家人发现她躺在地上,**身体左侧不能动弹**,当家人打电话叫救护车时,患者却反复说"谁也不要叫",因为**她确信自己没毛病**。检查时,**给她看她自己的左手,并问她这是什么?她回答:"一个人的手。"**再问,是谁的手?她回答:"医生的手。"

患者**左眼眨眼反射消失**,眼球没有向左越过中线的自主注视,左侧面部下部肌显著软弱无力。左侧上、下肢的肌力为 0/5,左足底刺激反应为踇趾上翻,左侧肢体对针刺无反应。

定位和鉴别诊断

1. 根据上述粗体字显示的症状和体征,损伤部位在哪?

2. 最可能的诊断是什么?其他的可能性是什么?

讨论

1. 本病例的关键症状和体征是:
- **疾病感缺失,半侧躯体失认**
- **左侧面部,上、下肢麻痹,左侧巴宾斯基征阳性**
- **左侧眼无眨眼反射**
- **没有向左越过中线的自主注视**
- **左侧肢体对针刺无反应**

该患者有明显的右半脑大范围病变,包括全部皮质延髓束和皮质脊髓束系统、视交叉之后视觉通路、躯体感觉系统以及负责自身意识和控制对侧半区凝视的通路。这与病例 10.8 类似,但因为累及右半球,患者对疾病和整个左侧身体的认识丧失而无失语症。她具有病例 10.9 和病例 10.10 的所有问题,再加上左侧身体偏瘫,以及单侧感觉缺失。总之,她一定具有一个大范围的病灶,累及全部右侧大脑皮层和(或)右侧半球皮层下通路。

2. 考虑到患者的年龄、疾病突然发作、高血压以及房颤病史,最确切的诊断是右侧人脑中动脉干梗死(见表 10.1)。大范围右半球出血也有可能。根据疾病时间进程,可适当考虑大片脓肿或肿瘤。

最初临床病程

患者被收住院,进行深入的评估和治疗。注意由于确切发病时间未知,她不是 tPA 用药对象。患者入院时的头部 CT 影像符合早期右侧大脑中动脉干梗死,这一点被 MRI 和 MRA 所证实。入院 2 天后,患者**越来越难以唤醒**,最终发展为**右侧瞳孔扩大、右臂呈屈曲姿态和右侧踇趾上翘**。

1. 根据上述粗体字描述的新表现,此病例属于哪种临床综合征? 损伤部位在哪?

2. 该患者的可能病因是什么?

讨论

1. 综合患者意识受损、右侧瞳孔扩大和新出现的右侧皮质脊髓束损伤表现,符合右侧钩回性小脑幕裂孔疝(见临床要点 5.4)。这三种表现可能分别是由于中脑网状激活系统、右侧第 III 脑神经和左侧大脑脚受压所致(Kernohan 现象,见临床要点 5.4)。

2. 右侧钩回疝可由右侧颅腔内膨大的肿块所致。这种情况的可能原因包括梗死所致的膨胀和水肿,或出血的结果。

临床病程与神经影像

紧急头部 CT 显示,患者右半球显著肿胀,大脑从右向左越过中线,大脑脚间池消失。给予气管插管、强力吸氧、静脉内注射甘露醇后,患者症状得到暂时改善。之后的 2 天,使用颅内压(ICP)监控器,并结合神经病学检查,以评估患者对颅内高压降压措施的反应 (见临床要点 5.3)。然而,入院后第 4 天,患者右侧瞳孔扩大、颅内压增高,进展为心动过缓和高血压(库欣反应,表 5.3),对甘露醇无反应。因此与家属谈话后,将患者送进手术室进行偏侧颅骨切除的探查手术(见临床要点 10.4),暂时性切除一大块颅骨为大脑减压(影像 10.11A、B)。经过长期复杂的住院治疗和院内康复,患者最终出院回家。就诊 2 个月后,随访检查显示,患者说话声音轻柔,稍有昏沉嗜睡,有持续性左侧偏瘫和偏盲。然而,她能知道正确的月份和年份,能写出自己的姓名,并能认出家庭成员。更换骨瓣之后的头部CT显示,大脑肿胀得以缓解(见影像 10.11B)。

病例 10.11 左侧偏侧忽略症、偏瘫及偏盲

影像 10.11A,B 右侧大脑中动脉(MCA)干梗死,行单侧颅骨切除术治疗 头部水平位 CT 影像。(A) 入院后第 4 天,刚刚行单侧颅骨切除后不久的影像。很大的膨胀性梗死位于右侧 MCA 分布区,影像密度增高,与顶叶出血区相符。切除颅骨后防止致命的钩回疝。一条脑室手术导管插入左侧脑室引流,防止脑积水(见临床要点 5.7)。(B)6 周后的随访影像。肿胀消失,将颅骨骨瓣植回原位。

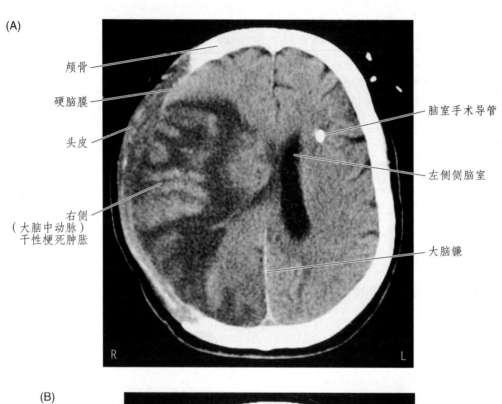

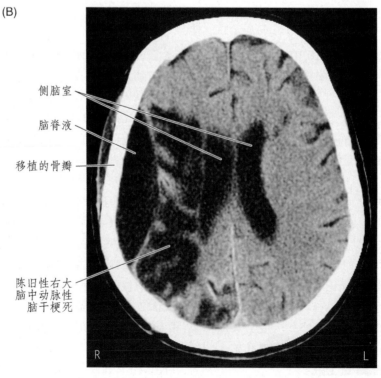

病例 10.12 单侧上、下肢近端无力

主诉

患者,女性,52 岁,右利手,出现**左臂抬起困难症状**,第 2 天上午去看医生。

病史

有明确的高血压病史和重度吸烟史。入院前一天晚饭后,患者想用右手去拿一杯咖啡,但是**无法抬起左臂**。当她要转身走开时,而转身动作使她的左胳膊稍有下垂,将咖啡杯打翻在地。她对这个情况没太在意,就去睡觉了。第 2 天早晨,当她和丈夫去超市购物,她注意到自己无法抬起左臂从货架上取物品。无奈在回家的路上,他们去了医院。

查体

生命体征:体温 37.2℃,脉搏 84 次/分,血压 140/70mmHg,呼吸频率 18 次/分。

颈部:柔软,**右侧颈动脉可闻及持续至舒张期的杂音**。

肺部:呼吸音清。

心脏:律齐,第四心音奔马律。

腹部:正常肠鸣音,腹软。

四肢:正常。

神经系统检查

精神状态:神志清,定向力×3。语言正常。简单计算正常。画钟表面正常。

脑神经:除**向左侧转眼快速阶段能力减弱**,其他正常(见第 13 章)。

运动:精细手指动作正常。右侧肢体肌力均达 5/5。**左上肢肌力:耸肩肌 4⁺/5,三角肌 4⁻/5,三头肌 4/5,二头肌 4⁺/5**,腕伸肌 5/5,手指 5/5。**左下肢肌力:髋部屈肌 4/5**,髋部伸肌 5/5,股内收肌 5/5,股外展肌 5/5,小腿肌 5/5。

反射:

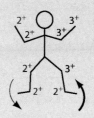

协调性:因左上肢肌力弱,指鼻测试变慢。

步态:倾向于向左转向。直线行走时(脚跟对脚趾),向左跌倒。

感觉:轻触、针刺、关节位置觉和震动觉无异常。皮肤的书写觉正常,两点间距离感存在。

定位和鉴别诊断

1. 根据上述粗体字显示的症状和体征,损伤部位在哪?

2. 最可能的诊断是什么?其他的可能性是什么?

讨论

1. 本病例的关键症状和体征是:

• **左侧上、下肢近端肌肉软弱无力,左侧腱反射亢进、巴宾斯基征阳性**

• **蹒跚步态,身体向左偏转**

• **视动性眼球震颤向左快速期减弱**

• **右侧颈动脉杂音**

该患者有上运动神经元类型的单侧上、下肢近端肌肉无力,无面瘫。这种无力状态有时被称为"桶人"综合征,与对侧大脑半球管理上肢近端-躯干-下肢近端的运动皮层区受损相一致(见图10.1)。ACA-MCA 分水岭区梗死可以导致这个区域的损害(见临床要点 10.2)。蹒跚步态及身体向左偏转,可以是包括右腿运动皮质的多个部位受损所致(见临床要点 6.5)。视动性眼球震颤向左快速阶段损害,可由右侧大脑额叶受损引起。

2. 患者的血管性风险因素包括高血压和吸烟。另外,右颈动脉杂音提示右颈动脉狭窄。在这种情况下,如果系统性血压突然降低或狭窄突然恶化(如血栓形成),右颈内动脉灌注就会减少。因此,最有可能的诊断是,因右颈动脉灌注减少所致的右 ACA-MCA 分水岭区的梗死,包括管理右侧上肢和下肢近端的运动皮质,以及右侧大脑额叶。其他的可能原因包括相同区域的其他类型的皮质受损,如出血、肿瘤或脓肿。

临床病程和神经影像

医生将患者送入急诊室。因为她的发病已超过 4.5 小时,仍不适合进行溶栓治疗,被送入医院以进一步诊断和治疗。弥散加权 **MRI 扫描**(见第 4 章)显示,在右侧 ACA-MCA 分水岭区域(图10.12A)有急

性梗死。此结果 2 天后由常规MRI 得以证实（影像 10.12B，与图 10.10 对比）。MRA 和颈动脉多普勒研究显示，右侧颈内动脉的起始部略高于颈内、颈外动脉的分叉处，存在高度狭窄。因此，该患者接受右侧颈动脉内膜切除术(见临床要点 10.5)。动脉内膜切除标本的病理检查显示，存在严重动脉粥样硬化及

叠加附壁血栓，导致 90%的管腔狭窄。这一发现提示颈内动脉血栓能暂时性堵塞动脉，导致颈内动脉流域远端供血区梗死。手术后，患者肢体力量逐渐改善，并给予阿司匹林治疗，以减少复发性脑卒中风险。术后 5 周随访，除发现左三角肌和髂腰肌肌力轻微减弱(4⁺/5)外，患者整体力量正常。

病例 10.12　单侧上、下肢近端无力

影像像 10.12A,B　右 ACA–MCA 分水岭梗死　(A)入院当天的弥散加权冠状面 MRI 显示右侧 ACA–MCA 之间的分水岭区梗死。(B)两天后常规 T2 加权水平位 MRI，证实梗死的范围。

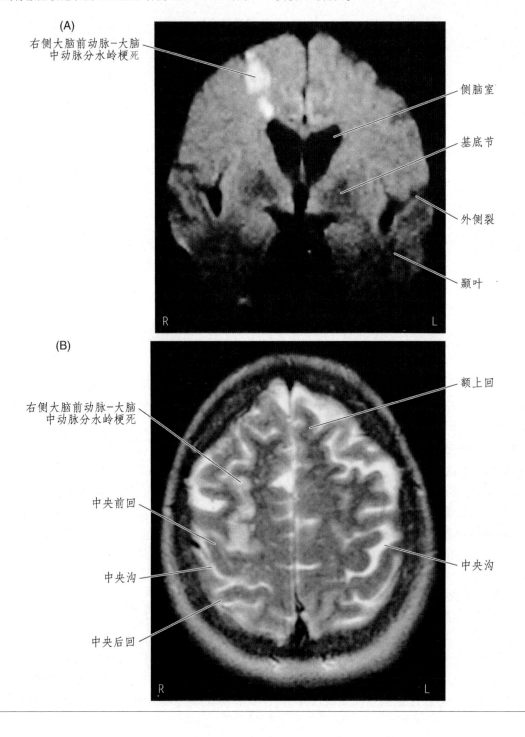

(A)
右侧大脑前动脉-大脑中动脉分水岭梗死

侧脑室
基底节
外侧裂
颞叶

(B)
右侧大脑前动脉-大脑中动脉分水岭梗死

额上回

中央前回
中央沟
中央后回

中央沟

R　　L

病例 10.13　一例胃癌妇女右前额痛、左上肢麻木

主诉

患者,女性,75 岁,右利手,胃癌,出现右侧额部头疼,伴左上肢麻木无力。

病史

入院前 2 周,患者感觉进食困难。入院做普通外科检查,发现腹部有一人肿块,内镜取材活检,确诊为胃癌。入院当日的傍晚,护士见其**躺着压住了自己的左胳膊,姿态怪异**。患者自诉**右侧额部头疼,左手臂麻木**。外科医生检查发现患者左半身软弱无力,随即请神经科会诊。

查体

生命体征:体温 36.3℃,脉搏 80 次/分,血压 130/80mmHg。

颈部:柔软,无杂音。

肺部:呼吸音清。

心脏:心率正常,无杂音。

腹:肠鸣音正常。腹部中部可明显触及约 15cm 的肿块并轻度压痛。

四肢:无水肿。

神经系统检查

精神状态:神志清,定向力×3。语言表达正常,能够回忆起 5 分钟之前 1/3 的事物,在提示下可以回忆 2/3 的事物。

脑神经:瞳孔 3mm,两侧瞳孔可收缩至 1mm。眼底正常,视野完整,但**同时刺激两眼,左侧视野消失**。眼球外肌运动正常,但有**右侧凝视嗜好**。左侧面部对轻触和针刺的感觉轻度下降。**除前额外,左侧轻度面瘫**。听觉正常。吞咽、提腭及发音正常。舌居中。

运动:**左臂旋前偏移**。右臂力量 5/5,**左臂力量 3/5 至 4/5**。左髂腰肌和股四头肌 5/5,**左侧拇长伸肌 4⁺/5**。

反射:

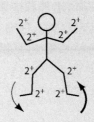

协调性:右侧具有正常的快速交替运动能力。左侧未测试。

步态:未查。

感觉:**左侧肢体轻触觉、痛觉、温度觉、振动觉及位置觉轻度下降。左侧两点同时刺激感全部消失。左手物体辨别觉和皮肤书写感下降。**

定位和鉴别诊断

1. 根据上述粗体字显示的症状和体征,病变在哪里?

2. 最可能的诊断是什么?其他的可能性是什么?

讨论

1. 本病例的关键症状和体征是:

• **右侧额部头痛**

• **左侧面部和上肢比腿部更加软弱无力,左侧巴宾斯基征阳性**

• **左侧轻触觉、痛觉、温度觉、振动觉及位置觉轻度下降,左手物体辨别觉和皮肤书写感下降**

• **左侧视野和触觉消失**

左侧面部和上肢比腿部更加软弱无力,这通常是由控制面部和手臂的右侧运动皮层损伤所致(见临床要点 6.3,图 6.14D)。巴宾斯基征阳性表明上运动神经元损伤。左侧感觉障碍表明右侧躯体感觉皮层损伤。左侧忽略症提示病变可能扩展到顶叶或额叶联合皮层,不过可能性较小。很多原因,包括右侧大脑半球的损伤(见临床要点 5.1)都可能导致右侧额部头痛。

损伤最可能的临床定位是支配面部和上肢的右侧初级运动皮层、右侧躯体感觉皮层和右侧顶叶联合皮层。

2. 考虑到患者的年龄、发病的突然性以及与癌有关的高凝血状态(见表 10.5),最可能的诊断是缺血性脑卒中。虽然检查结果不能完全符合右侧大脑中动脉上组分支或下组分支梗死的表现(见临床要点 10.1),但患者的症状可以用覆盖这一脑区的血管梗死来解释。这一区域的出血也可以解释她的病情。鉴于此患者的特殊病史,其他可能的诊断包括脓肿或肿瘤,如颅内转移瘤。应当注意的是,大约 10%的脑瘤,病情以"中风样"症状快速恶化。

最初的临床病程

头部 CT(影像 10.13A、B)显示,右侧顶叶皮层出血伴有周围区域水肿,并波及支配面部和上肢运动的中央前回。初步诊断为颅内转移瘤出血或皮层梗死后出血。计划用钆 MRI 扫描和栓子查找验证这些可能性。然而,头部 CT 后不久,患者突然变得反应迟钝,左侧面部抽搐,伴**癫痫**发作(见临床要点 18.2)。通过静脉注射抗惊厥药(地西泮和苯妥英钠)治疗,接下来的一天,患者虽有两次短暂的发作且**难以被唤醒**,但还是有所好转。头部 CT 复查显示,出血区没有变化,**头部 CT 静脉造影**(见影像 10.13B)未见任何损伤增大和转移。仔细查看造影 CT 片,发现上矢状窦有一个空三角征(见影像 10.13B)。

1. 空三角征的意义是什么?

2. 现在应该考虑的可能诊断是什么?还应该做哪些检查来确诊?

讨论

1. 矢状窦内造影剂分布均匀,而中间相对暗的区域提示充盈缺损,可能是由于血液凝块所致(见影像 10.13B)。注意,回顾之前的无造影剂扫描图像,上矢状窦内提示有密度增高的斑块状物(高亮度信号)(见影像 10.13A)。

2. 根据扫描所见,应高度怀疑上矢状窦血栓形成(见临床要点 10.7)。与上矢状窦血栓形成一致的其他特征(但非特异性的) 包括头痛、矢状窦周围的出血、轻度意识障碍和癫痫发作。空三角征是进行诊断的参考性依据,但不是决定性依据,因此,还应该做其他检查项目,例如磁共振静脉造影或常规血管造影。

临床病程和神经影像

磁共振静脉造影术(影像 10.13C)显示上矢状窦内无明显血流。应该把这个图像与其他患者的正常 MR 造影影像相比较 (影像 10.13D)。虽然患者有出血,但还是皮下注射肝素,对患者进行低强度抗凝治疗,以防止血栓进一步形成。患者住院 3 周,她的左臂活动能力和力量均有改善。最终接受腹部胃癌手术。

其他病例

相关病例包括:**脑梗死或短暂性缺血性发作**(病例 5.5、6.1 –6.3、6.5、7.1、7.2、11.1、11.6、13.7、14.1–14.8、15.1、18.3、19.1–19.4、19.6、19.8 和 19.9)、**动脉瘤**(病例 13.1)、**动静脉畸形**(病例 11.5)、**动脉夹层**(病例 13.6)以及**颅内出血**(病例 5.1–5.6、14.9、19.3 和 19.4)。

简明解剖学学习指南

1. 图 10.1 概述**大脑半球的主要功能**。3 条主要的脑动脉是**大脑前动脉 (ACA)、大脑中动脉 (MCA)和大脑后动脉(PCA)**。大脑前动脉和大脑中动脉来自**前部循环**或 Willis 环的**颈内动脉流域**,而大脑后动脉起自**后部循环**或**椎基底动脉系**(见图 10.2 和图 10.3)。

2. **大脑前动脉**供应内侧额叶和内侧顶叶,包括支配下肢的感觉运动皮层(见图 10.4)。**大脑后动脉**供应枕叶,包括初级视皮质和颞叶的内下部。**大脑中动脉**供应大脑半球的整个外侧面,包括面部、手臂的感觉运动皮层和联络皮质的许多区域(见图 10.5)。

3.大脑中动脉的流域主要有以下 3 处(见表10.1):**大脑中动脉上组分支**供应外侧裂上方的大部分皮层,包括额叶外侧面、支配面部和手臂的罗兰多 (Rolandic) 周围皮质;**大脑中动脉下组分支**供应外侧裂下部的颞叶外侧和顶枕叶;**大脑中动脉深部分支**供应内囊和基底神经节的大部分(见图 10.7 至图 10.9)。

4. **大脑前动脉**在深部拥有一个供血范围,包括基底神经节前部的一部分和内囊,而**大脑后动脉的深部血供**范围包括丘脑、中脑和内囊后部的一部分(见图 10.8 和 14.21A)。3 个主要脑血管的浅层和深部的供血范围全部总结在图 10.5 和图 10.9 中。由 3 个主要脑动脉或其分支阻塞造成的损伤总结在表 10.1 中。

5. 脑动脉或其分支阻塞往往会在一个特定的血管分布区造成梗死。梗死也可能通过另一种机制发生,即当全身血压骤降或多个重要脑血管(例如,ACA 和 MCA)的主干动脉(如颈动脉)阻塞时,会造成这些血管末梢重叠分布部分的梗死。这些区域被称为**分水岭区**(见图 10.10)。

6. 大脑半球的静脉通过浅层及深部的脑静脉系统回流。浅表静脉主要流入**上矢状窦和海绵窦**,而深静脉流入**大脑大静脉**(见图 10.11)。最终,大脑的所有静脉大多通过**横窦和乙状窦**回流至**颈内静脉**。

病例 10.13　一例胃癌妇女右前额痛、左上肢麻木

影像 10.13A,B　右侧顶叶出血和空三角征 (A)常规 描显示空三角征。
扫描显示右侧顶叶出血及其周围水肿。(B)静脉造影后扫

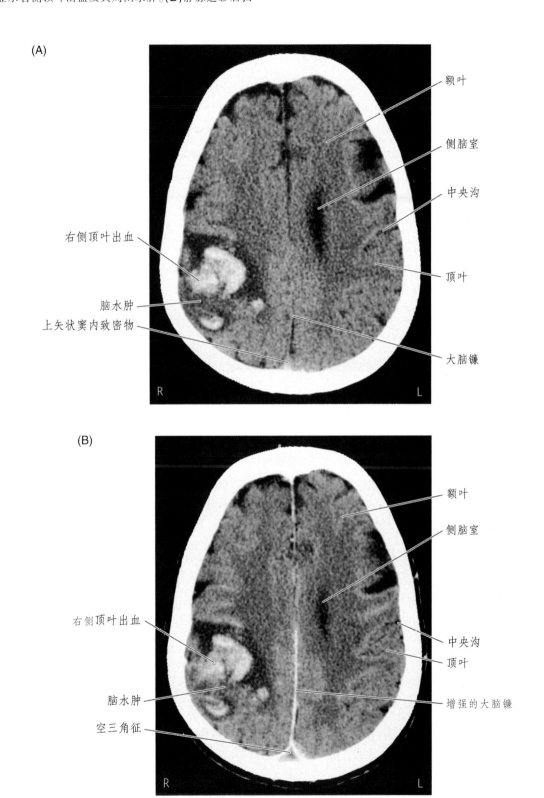

(A)

额叶
侧脑室
中央沟
顶叶
大脑镰

右侧顶叶出血
脑水肿
上矢状窦内致密物

R　L

(B)

额叶
侧脑室
中央沟
顶叶
增强的大脑镰

右侧顶叶出血
脑水肿
空三角征

R　L

病例 10.13 （续）

影像 10.13C,D 上矢状窦血栓形成 磁共振静脉造影（MRV）。(C)病例 10.13 患者的 MRV 显示,上矢状窦内无血流,很可能是血栓的问题。注意,(C)和(D)影像中均不易看到横窦,因为其起始端接近窦汇,看到的只是其断面,横窦的外侧部分则因图像处理技术而缩短了。与图 10.11 进行比较。

(C)

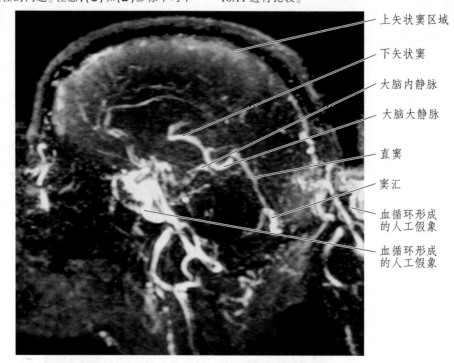

上矢状窦区域
下矢状窦
大脑内静脉
大脑大静脉
直窦
窦汇
血循环形成的人工假象
血循环形成的人工假象

(D)

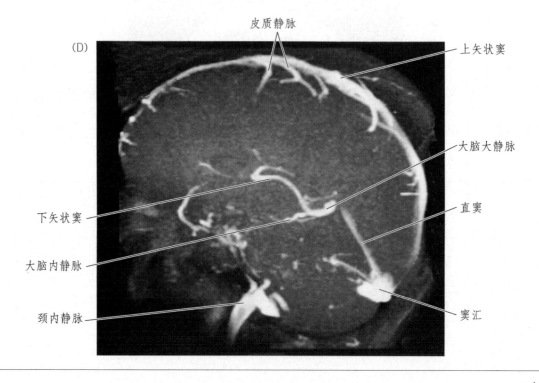

皮质静脉
上矢状窦
大脑大静脉
直窦
窦汇
下矢状窦
大脑内静脉
颈内静脉

（李瑞锡 译）

参考文献

General References

Bogousslavsky J, Regli F. 1990. Anterior cerebral artery territory infarction in the Lausanne Stroke Registry: Clinical and etiologic patterns. *Arch Neurol* 47 (2): 144–150.

Brust JCM. 1998. Anterior cerebral artery. In *Stroke: Pathophysiology, Diagnosis, and Management*. 3rd Ed., HJM Barnett, JP Mohr, BM Stein (eds.), Chapter 18. Churchill Livingstone, New York.

Caplan L. 2009. *Caplan's Stroke: A Clinical Approach*. Saunders, Philadelphia.

Damasio H. 1987. Vascular territories defined by computed tomography. In *Cerebral Blood Flow: Physiologic and Clinical Aspects*, JH Wood (ed.), Chapter 20. McGraw-Hill, New York.

Klatka LA, Depper MH, Marini AM. 1998. Infarction in the territory of the anterior cerebral artery. *Neurology* 51 (2): 620–622.

Osborn AG, Tong KA. 1995. *Handbook of Neuroradiology: Brain and Skull*. 2nd Ed. Mosby, St. Louis, MO.

Renfro MB, Day AL, Rhoton AL. 1997. The extracranial and intracranial vessels: Normal anatomy and variations. In *Cerebrovascular Disease*, HH Batjer (ed.), Chapter 1. Lippincott-Raven, Philadelphia.

Tatu L, Moulin T, Bogousslavsky J, Duvernay H. 1998. Arterial territories of the human brain: Cerebral hemispheres. *Neurology* 50 (60): 1699–1708.

Warlow CP, van Gijn J, Dennis MS, Wardlaw JM. 2008. *Stroke: Practical Management*. 3rd Ed. Wiley-Blackwell, Malden, MA.

Middle Cerebral Artery

Caplan L, Babikian V, Helgason C, Hier DB, DeWitt D, Patel D, Stein R. 1985. Occlusive disease of the middle cerebral artery. *Neurology* 35 (7): 975–982.

Heinsius T, Bogousslavsky J, Van Melle G. 1998. Large infarcts in the middle cerebral artery territory: Etiology and outcome patterns. *Neurology* 50 (2): 341–350.

Lhermitte F, Gautier JC, Derouesne C. 1970. Nature of occlusions of the middle cerebral artery. *Neurology* 20 (1): 82–88.

Mohr JP, Lazar RM, Marshall RS, Gautier JC. 1998. Middle cerebral artery disease. In *Stroke: Pathophysiology, Diagnosis, and Management*. 3rd Ed., HJM Barnett, JP Mohr, BM Stein (eds.), Chapter 19. Churchill Livingstone, New York.

Moulin T et al. 1996. Early CT signs in acute middle cerebral artery infarction: Predictive value for subsequent infarct locations and outcome. *Neurology* 47 (2): 366–374.

Waddington MM, Ring BA. 1968. Syndromes of occlusions of middle cerebral artery branches. *Brain* 91 (4): 685–696.

Posterior Cerebral Artery

Chambers BR, Brooder RJ, Donnan GA. 1991. Proximal posterior cerebral artery occlusion simulating middle cerebral artery occlusion. *Neurology* 41 (3): 385–390.

DeRenzi E, Zambolin A, Crisi G. 1987. The pattern of neuropsychological impairment associated with left posterior cerebral artery infarcts. *Brain* 110 (Pt. 5): 1099–1116.

Finelli PF. 2008. Neuroimaging in acute posterior cerebral artery infarction. *Neurologist* 14 (3): 170–180.

Hayman LA, Berman SA, Hinck VC. 1981. Correlation of CT cerebral vascular territories with function: II. Posterior cerebral artery. *Am J Neuroradiol* 2: 219–225.

Mohr JP, Pessin MS. 1998. Posterior cerebral artery disease. In *Stroke: Pathophysiology, Diagnosis, and Management*. 3rd Ed., HJM Barnett, JP Mohr, BM Stein (eds.), Chapter 20. Churchill Livingstone, New York.

Pessin MS, Kwan ES, DeWitt LD, Hedges TR, Gale D, Caplan LR. 1987. Posterior cerebral artery stenosis. *Ann Neurol* 21 (1): 85–89.

Lacunar Infarcts and Other Subcortical Infarcts

Adams HP Jr, Damasio HC, Putman SF, Damasio AR. 1983. Middle cerebral artery occlusion as a cause of isolated subcortical infarction. *Stroke* 14 (6): 948–952.

Boiten J, Lodder J. 1991. Discrete lesions in the sensorimotor control system. A clinical topographical study of lacunar infarcts. *J Neurol Sci* 105 (2): 150–154.

Fisher CM. 1965. Lacunes: Small, deep cerebral infarcts. *Neurology* 15: 774–784.

Fisher CM. 1991. Lacunar infarcts—A review. *Cerebrovasc Dis* 1: 311–320.

Fisher CM, Curry HD. 1965. Pure motor hemiplegia of vascular origin. *Arch Neurol* 13: 30–44.

Ghika J, Bogousslavsky J, Regli F. 1991. Infarcts in the territory of lenticulostriate branches from the middle cerebral artery. Etiological factors and clinical features in 65 cases. *Schweiz Arch Neurol Psychiatr* 142 (1): 5–18.

Lodder J, Barnford J, Kappelle J, Boiten J. 1994. What causes false clinical prediction of small deep infarcts? *Stroke* 25 (1): 86–96.

Melo TP, Bogousslavsky J, van Melle G, Regli F. 1992. Pure motor stroke: A reappraisal. *Neurology* 42 (4): 789–795.

Stroke Mechanisms and Treatment

Adams H, Adams R, Del Zoppo G, Goldstein LB. 2005. Guidelines for the Early Management of Patients with Ischemic Stroke. 2005 Guidelines Update. A Scientific Statement from the Stroke Council of the American Heart Association/American Stroke Association. *Stroke* 36: 916.

Amarenco P, Bogousslavsky J, Callahan A 3rd, et al. 2006. High-dose atorvastatin after stroke or transient ischemic attack. *N Engl J Med* 355: 549–559.

Barnett HJM, Taylor DW, Eliasziw M, et al. 1998. Benefit of carotid endarterectomy in patients with symptomatic moderate or severe stenosis. *N Engl J Med* 339 (20): 1415–1425.

Bruno A, Biller J, Adams HP, Jr, Clarke WR, Woolson RF, Williams LS, Hansen MD. 1999. Acute blood glucose level and outcome from ischemic stroke. *Neurology* 52 (2): 280–284.

Delashaw JB, Broaddus WC, Kassell NF, Halcy EC, Pendleton GA, Vollmer DG, Maggio WW, Grady MS. 1990. Treatment of right cerebral infarction by hemicraniectomy. *Stroke* 21 (6): 874–881.

Easton JD, Saver JL, Albers GW, et al. 2009. Definition and evaluation of transient ischemic attack: a scientific statement for healthcare professionals from the American Heart Association/American Stroke Association Stroke Council. *Stroke* 40: 2276–2293.

Executive Committee for the Asymptomatic Carotid Atherosclerosis Study. 1995. Endarterectomy for asymptomatic carotid artery stenosis. *JAMA* 273: 1421–1428.

Furlan A, Higashida R, Wechsler L, et al. 1999. Intra-arterial prourokinase for acute ischemic stroke. The PROACT II Study: A randomized controlled trial. *JAMA* 282: 2003–2011.

Hacke W, Kaste M, Bluhmki E, et al. 2008. Thrombolysis with alteplase 3 to 4.5 hours after acute ischemic stroke. *N Engl J Med* 359: 1317–1329.

Huttner HB, Jüttler E, Schwab S. 2008. Hemicraniectomy for middle cerebral artery infarction. *Curr Neurol Neurosci Rep.* 8 (6): 526–533.

Josephson SA, Sidney S, Pham TN, Bernstein AL, Johnston SC. 2008. Higher ABCD2 score predicts patients most likely to have true transient ischemic attack. *Stroke* 39 (11): 3096–3098.

Mohr JP, Thompson JL, Lazar RM, Levin B, Sacco RL, Furie KL, Kistler JP, Albers GW et al. 2001. Warfarin-Aspirin Recurrent Stroke Study Group. A comparison of warfarin and aspirin for the prevention of recurrent ischemic stroke. *N Engl J Med* 345 (20): 1444–1451.

NINDS Stroke rt-PA Stroke Study Group. 1995. Tissue plasminogen activator for acute ischemic stroke. *N Engl J Med* 333 (24): 1581–1587.

Sacco RL, Adams R, Albers G, et al. 2006. Guidelines for prevention of stroke in patients with ischemic stroke or transient ischemic attack: a statement for healthcare professionals from the American Heart Association/American Stroke Association Council on Stroke. *Circulation* 113: e409–449.

Watershed Infarcts

Bladin CF, Chambers BR. 1993. Clinical features, pathogenesis, and computed tomographic characteristics of internal watershed infarction. *Stroke* 24 (12): 1925–1932.

Bogousslavsky J, Regli F. 1986. Unilateral watershed cerebral infarcts. *Neurology* 36 (3): 373–377.

Wodarz R. 1980. Watershed infarctions and computed tomography. A topographical study in cases with stenosis or occlusion of the carotid artery. *Neuroradiology* 19 (5): 245–248.

Headache and Stroke

Jorgensen HS, Jespersen HF, Nakayamu H, Raaschou HO, Olsen TS. 1994. Headache in stroke: The Copenhagen stroke study. *Neurology* 44 (10): 1793–1797.

Vestergaard K, Andersen G, Nielsen MI, Jensen TS. 1993. Headache in stroke. *Stroke* 24 (11): 1621–1624.

Cerebral Venous Anatomy and Thrombosis

Agostoni E, Aliprandi A, Longoni M. 2009. Cerebral venous thrombosis. *Expert Rev Neurother* 9 (4): 553–564.

Capra NF, Anderson KV. 1984. Anatomy of the cerebral venous system. In *The Cerebral Venous System and Its Disorders*, JP Kapp, HH Schmidek (eds.), Chapter 1. Grune & Stratton, Orlando, FL.

Einhaupl KM, Villringer A, Meister W, Mehraein S, Gamer C, Pellkofer M, Haberl RL, Pfister HW, Schmeidck P. 1991. Heparin treatment of venous sinus thrombosis. *Lancet* 338 (8767): 597–600.

Isensee C, Reul J, Thron A. 1994. Magnetic resonance imaging of thrombosed dural sinuses. *Stroke* 25 (1): 29–34.

Saadatnia M, Fatehi F, Basiri K, Mousavi SA, Mehr GK. 2009. Cerebral venous sinus thrombosis risk factors. *Int J Stroke* 4 (2): 111–123.

Virapongse C, Cazenave C, Quisling R, Sarwar M, Hunter S. 1987. The empty delta sign: Frequency and significance in 76 cases of dural sinus thrombosis. *Radiology* 162 (3): 779–785.

本章目录

第11章

视觉系统

　　单一位置的视路损伤可累及单眼或双眼，造成显著功能障碍。患者，男性，57岁，由于头痛多次前来急诊就诊，症状为双侧或右枕部抽痛，视物扭曲。他还发现最近由于视力问题经常撞到左边的物体。检查发现，该患者双眼左下象限视野完全缺失。

　　本章我们将了解从视网膜到大脑皮层神经通路的正常解剖结构和功能，以便于临床病例的准确诊断和精确定位。

解剖和临床回顾

人类是视觉系统高度发达的生物。相对其他任何感觉系统,视觉系统在我们大脑中所占的比例是相当大的。在本章中,我们将对从视网膜到丘脑的外侧膝状体核的初级视觉皮层的视觉通路的解剖及该系统中不同点的病灶产生的不同影响 (见图11.15)进行综述。视觉相关皮层病变引起的高阶视觉障碍将在第19章讨论。

11.1 眼和视网膜

光线进入眼内通过**晶状体**,在视网膜上形成的图像是**反转和颠倒**的:上方的视觉信息被投射到下方视网膜,而下方的视觉信息被投射到上方视网膜(图11.1A)。同样,右边的视觉信息被投射到左侧视网膜,反之亦然(图11.1B)。中心注视点落在视网膜具有最高视敏度的区域——**中心凹**。中心凹对应于视野中心部1~2°范围。尽管其面积相对较小,但半数的视神经纤维及初级视觉皮层细胞的信息由中心凹收集。**黄斑**是围绕中心凹3~5mm椭圆形的区域,同样具有较高的视觉敏感度。黄斑部对应视野中央区5°范围。

中心凹内侧(鼻侧)约15°是**视盘**,视神经轴突在这里离开视网膜聚集形成**视神经**。视盘处无光感受器,这样就在略低于中心注视点外侧 (颞侧)约

15°处位置形成一个小的盲点(图11.1C和图11.2)。双眼的盲点并不叠加,所以当双眼共视时是无功能障碍的。有趣的是,即使闭上一只眼睛,我们的视觉分析途径也会自动"充填"盲点,所以除非专门测试,我们通常不能发现盲点(图11.3)。

大量研究者已研究了视觉通路的细胞成分。我们将仅回顾其中的亮点(详见本章末参考文献)。视网膜中有两类**光感受器**:视杆和视锥细胞(图11.4)。**视杆**与视锥细胞的比例约为20:1。然而,视杆细胞对视觉刺激的空间和时间分辨率较差, 并且不能识别颜色。其主要功能是在光线暗的条件下视物,这一点远比视锥细胞敏感。在正常光线下,绝大多数视杆细胞的反应是饱和的。**视锥细胞**数量较少,但它们高度集中在视敏度最高的中心凹处。视锥细胞具有相对较高的空间和时间分辨率,且能识别颜色。

除了光感受器,视网膜还包含其他几个细胞层(见图11.4)。光感受器在远离晶状体的最外层,光线必须穿过整个视网膜才能到达。但在中心凹处,视网膜的其他层不存在,从而光线能到达光感受器而不失真。

视觉通路神经元的**感受野**被定义为光线可激发或抑制的细胞的视野区。光感受器回应在感受野中的光线并在**双极细胞**上形成兴奋性或抑制性突触。然后双极细胞突触到**神经节细胞**,神经节细胞

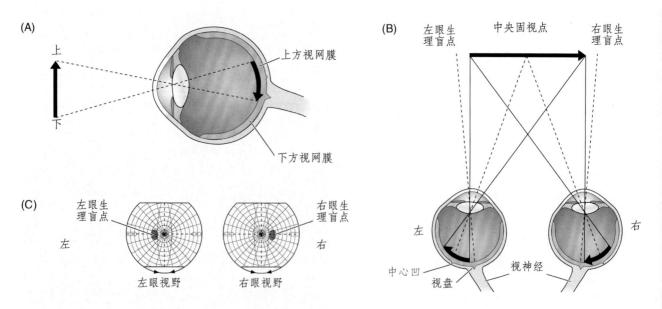

图11.1 视网膜成像 视网膜成像是反转的(A),而且上下颠倒(B)。此外,由于视神经乳头(视盘)处缺乏视杆和视锥细胞,在中心注视点鼻侧约15°形成了生理盲点(C)。

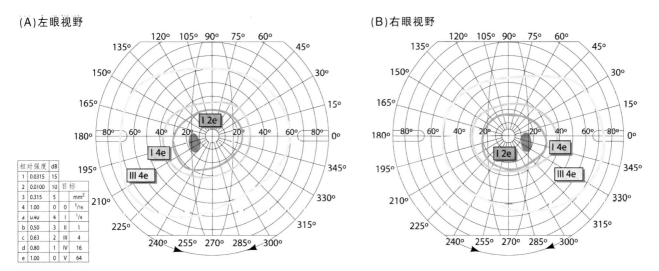

(A)左眼视野

(B)右眼视野

相对强度	dB		
1	0.0315	15	目标
2	0.0100	10	
3	0.315	5	mm²
4	1.00	0	0	1/16
d	0.40	4	I	1/4
b	0.50	3	II	1
c	0.63	2	III	4
d	0.80	1	IV	16
e	1.00	0	V	64

图 11.2 正常视野 使用 Goldmann 视野计检测(见临床要点 11.2)。使用不同大小和强度的测试光斑。较大(Ⅲ = 4 mm²)及较亮(4e=相对强度 1.00)比较小(I = 1/4mm²)及较暗(2e = 相对强度 0.01)的对象有更大的视野范围。也显示盲点(测试目标 I 2e)。

的轴突组成了视神经(见图 11.4)。与其他神经元不同,感光细胞和双极细胞不发放动作电位。信息是沿着这些细胞由被动电传导传递的,并且它们通过"非传统"突触依赖膜电位渐变释放通信神经递质。另一方面,神经节细胞通过发放动作电位来传递信息到视神经。

除了这些直接或垂直的视网膜通路,还有被称为**水平细胞**和**无长突细胞**的中间神经元(见图 11.4)。这些中间神经元与附近的双极细胞和神经节细胞通过横向抑制或兴奋连接。因此,光线在视网膜上的一个小点直接在其路径导致双极细胞和神经节细胞的激发(或抑制)并抑制(或激发)周边双极细胞和神经节细胞。由于存在这些横向连接,双

极细胞和神经节细胞具有**环绕**(同轴)形态的感受野(图 11.5)。

感受野中的环绕细胞有两类。感受野**中心部**细胞被中心部光线激活而被周边部的光线抑制。相反,**非中心外**细胞被中心部光线抑制而被周边部光线激活。以双极细胞开始,许多神经元在视觉通路(包括神经节细胞、外侧膝状神经元和初级视觉皮层的传入神经元)都具有环绕感受野的特点,这些

复 习

说出由外向内视网膜 5 层的名称,并描述每一层的主要细胞类型或出现的突触(见图 11.4)。

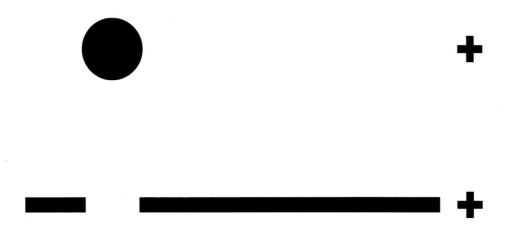

图 11.3 盲点示范(左眼) 遮盖右眼,左眼与书保持约 15 英寸(1 英寸=2.54cm)距离注视上方的十字。将书缓慢前后移动,当黑点进入盲点时其会消失。同样,覆盖右眼,左眼注视下方的交叉,左侧黑线的缺口进入盲点时也会消失。(After Hurvich LM. 1981. *Color Vision*. Sinauer, Sunderland, MA.)

神经元或者分布在中心,或者分布在周边。视皮层传入神经元之外的其他神经元有更复杂的感受野特性,这将在后文讨论。

视网膜神经节细胞可以进一步分类为**阳伞细胞**(又名 Pα 或 A 细胞)及**侏儒细胞**(也称为 Pβ 或 B 细胞),阳伞细胞具有很大的细胞体,大的接受(和树突)野,对明显的刺激特点和运动的反应最好。侏儒细胞具有小的细胞体,小的接受(和树突)野,数量较大,且对精细的视觉细节和颜色敏感。伞状细胞具有较大直径的纤维并投射到丘脑的外侧膝状体的**巨细胞层**(见图 11.7),而侏儒细胞具有较小直径的纤维,投射到外侧膝状体的**小细胞层**。当然,还有其他类型的视网膜神经节细胞,其中一些对整体光强度敏感。伞状细胞和小细胞既可以是中心细胞,也可以是非中心细胞。

11.2 视神经、视交叉和视束

视网膜神经节细胞发出轴突到**视神经** *,在眶尖部通过蝶骨的视神经管(见图 12.3A、C)进入颅腔。**视交叉**处有部分的神经纤维交叉(见图 11.15)。因此,双眼的左半边视神经纤维最终汇聚在左**视束**,而右半边纤维最终汇聚在右视束。需要注意的是,为了实现这一点,每只眼睛的鼻侧(内侧)视网膜的纤维即负责颞侧视野(横向)的纤维跨越视交叉。因此,视交叉病变往往产生**双颞侧 (双外侧)视野缺损**(见图 11.15C)。眼、视网膜或视神经的病变会产生单眼视野缺损 (见图

11.15A、B)。由于视交叉的存在,视交叉近端病变(视束、外侧膝状体、视放射或视觉皮层)一般产生**同侧视野缺损**,这意味着该缺损发生在每只眼的**相同部分视野**(见图 11.15D、G、H)。

视交叉位于大脑的腹面,在额叶下方,垂体前方(见图 17.2B)。因此,它易受附近的垂体瘤等病变的挤压。视束从外侧绕过中脑到达丘脑的外侧膝状体(LGN)(图 11.6)。

11.3 外侧膝状体核和膝状体外通路

视网膜神经节细胞的轴突与丘脑**外侧膝状体核(LGN)**的神经元形成突触后,再传递至初级视皮

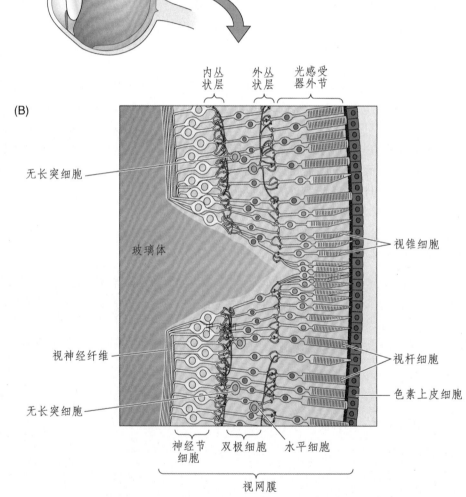

图 11.4 视网膜 (A)视网膜和其他眼内结构的空间关系。(B)黄斑中心凹的放大图,光线不经过视网膜中间层直接到达感光细胞(视杆和视锥细胞),显示了视网膜的主要细胞和主要细胞层。

---

* 视神经不是真正的神经。视网膜双极细胞类似于主躯体感觉神经元(背根神经节细胞),而视网膜神经节细胞类似于投射到丘脑的继发躯体感觉神经元。因此,由视网膜神经节细胞轴突形成的该通路完全位于中央神经系统。按照惯例,这条通路的起始部分(视交叉之前)被称为视神经,而该通路的更近端部分(视交叉之后)被称为视束(见图 11.15)。

层。少数神经纤维绕过外侧膝状体核进入**上丘的隆起部**(见图 11.6)。由这些视网膜神经纤维构成的**膝状体外视觉通路**主要投射至**顶盖前区和上丘脑**。在第13章将会讲到,顶盖前区在瞳孔对光反射中发挥重要作用,其通过将信号传递至副交感神经核来调节瞳孔大小(见图 13.8)。上丘和顶盖前区在调控眼球对光刺激的视觉注意和眼球运动中发挥重要作用。因此,上丘和顶盖前区的神经纤维通过丘脑枕和丘脑后外侧核(见图 11.6,也可见图 7.7 和图 7.8)投射至很多与这些功能相关的脑干区域及**相应的大脑皮层**(侧顶叶皮层和枕叶皮层前部的视觉区)。因此,视网膜–顶盖–丘脑枕–视觉相关的大脑皮层通路主要调控视觉注意和视觉指向,而视网膜–膝状体–纹状区通路主要调控视觉辨别和感知。

LGN 自腹侧向背侧分为 6 层(图 11.7)。前两层为**大细胞层**,接受来自视网膜 RGC 伞状细胞(司运动和空间分析)的信息;3 至 6 层为**小细胞层**,接受来自视网膜 RGC 微小细胞(司分辨率和颜色)的信息。经过 LGN 的这两条通路有时也被称为**M 通路**(通过伞状细胞)和**P 通路**(通过小细胞)。**层间神经元**(也称作粒状细胞神经元)沿小细胞神经元分布于 LGN 的各层之间,参与彩色视觉或其他功能。

来自左右眼的视觉信息即使在经过 LGN 后仍然是分开的。之所以会有这种双眼信息的分离是因为来自同侧和对侧视网膜的轴突与 LGN 的不同层之间形成突触(见图 11.7)。与视网膜神经元相似,

LGN 中大多数的神经元有中心型或偏中心型感受器(见图 11.5)。然而,有一些 LGN 神经元,特别是大细胞层的神经元,兼具**两种感受器**。这些细胞可以感受到变化并发出兴奋或者抑制刺激信号。

11.4 至初级视皮层的视放射

神经纤维自 LGN 发出后进入白质,在侧脑室的中央和颞侧角穿行后回到枕叶初级视皮层(图 11.8)。因此,这些视觉纤维扇形投射覆盖的广大区域形成**视放射**。来自对侧和同侧的视网膜纤维在 LGN 换元(见图 11.7)后汇入到视放射,所以视放射病变往往累及双眼对角线视野(见图 11.15E–G)。

视放射弓下方的神经纤维进入颞叶,形成 Meyer 环(见图 11.8 和图 11.15)。视放射的下半纤维传递来自下方视网膜或上方视野的信息(见图 11.1A)。因此,颞叶损伤会导致**上方的同侧象限性偏盲**(见图 11.15E)。相反,视放射的上半纤维进入顶叶(见图 11.8)。因此,顶叶的损伤常引起**下方的同侧象限性偏盲**(见图 11.15F)。

初级视皮质位于枕叶**距状裂**的两唇(图 11.9,也可见图 4.13G 和 4.15A)。视放射上部的纤维终止于距状裂的上唇,下部的纤维终止于下唇(见图 11.8)。因此,上唇的损伤会引起对侧眼下方视野象限性缺损,而下唇的损伤则会引起对侧眼上方视野象限性缺损(见图 11.15I、J)。与视觉通路的其他部分一样,初级视皮质与**视网膜存在定位关系**。中心

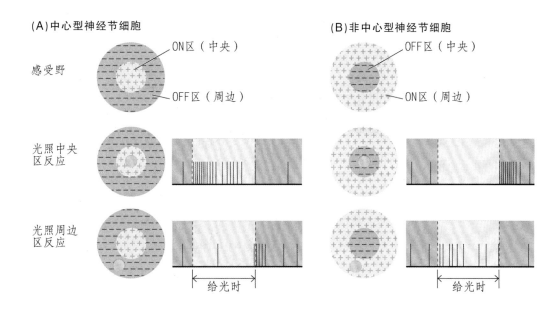

图 11.5 以视网膜神经节细胞为中心的(同轴)感受野 (A)中心细胞的感受野和反应模式。右侧从细胞外记录了光刺激的持续时间和动作电位发放模式。(B) 非中心细胞的感受野和反应模式。(After Kuffler SW. 1953. Discharge patterns and functional organization of mammalian retina. *J Neurophysiol* 16: 37–68.)

凹区域投射到枕极附近,而同侧视网膜和对侧视野的外周区域则投射到距状裂的前部(见图 11.9)。值得注意的是,尽管中心凹的面积很小,但由于其光感受器的密度最高且视敏度最高,因此中心凹在视皮质中的投射面积约占 50%。

距状裂上方枕叶中间的区域称为楔叶,距状裂以下的部分称为小舌(见图 11.9)。

11.5 大脑新皮层的视觉信息处理

回顾不同的皮质层及其功能(见图 2.14)。大多数输入到初级视觉皮层的视觉信号达**第 4 皮质层**。因为大脑此区域的功能十分重要,第 4 层较厚并且被进一步分成 4A、4B、4Cα 和 4Cβ 亚层(图 11.10)。4B 亚层含有大量有髓神经纤维,导致 **Gennari 条纹**颜色较浅,在灰质切片上肉眼可见。由于这种独特的条纹(见图 11.10),**初级视觉皮层(17 区)**有时也

复 习

视放射的整个过程是经过侧脑室的边缘,还是中心?(见图 11.8)

被称为**纹状皮质**。

11.5.1 运动、成像和成色的平行通道

在视觉系统,许多信息通道是平行处理的。最有特点的 3 种通道是**运动、成像和成色**。正如之前所讨论的,一些信息在传递早期是通过视网膜神经节细胞和外侧膝状体完成的。这 3 个通道最初被视为大脑皮质的不同层面(图 11.11A)。LGN 上的大细胞层,是用来传输有关运动和总的空间属性的,主要投射至 **4Cα 层**。而 LGN 的小细胞层,是用来传输小范围的空间属性,主要在 4Cβ 层结束。对于颜色的识别,则被定位在小细胞层,而每层中间的区域,例如在 **2 层和 3 层**之间,被称为 **blobs**(见图 11.14),上面的细胞色素氧化酶已经通过免疫组化染色定位。

最初的视觉皮质层即 17 区域,神经元投射到**纹外的可视区域联合皮质**,包括 18、19 区,以及顶枕和枕颞区(见图 11.11A)。对于猴子,这 3 种传输通道被划分为 18 个区域,分别为细小条纹区、密集条纹区和苍白条纹区(内纹状层)。从第一和第二视觉皮质区域(17 区及 18 区)中发现,两种主要的传

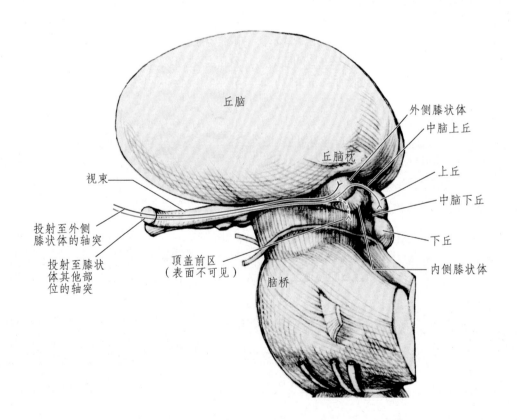

图 11.6 膝状体和膝状体外视觉通路 膝状体(或外侧膝状体纹皮质)通路经外侧膝状体核(LGN)中继后,通过视放射传入到初级视觉皮层(见图 11.15)。膝状体外通路通过上丘的隆起部绕过外侧膝状体核,在上丘顶盖区中继,从上丘和顶盖区投射入枕叶视觉相关皮质。这里也展示了内侧膝状体核(MGN)和下丘,其作为重要的听觉系统中继结构,将在第 12 章中讨论。

输通道存在于动物和人类中(图 11.18B)。**背侧通路**与顶枕联合皮层对应。这些通路通过分析物体间和身体与视觉刺激间的运动和空间关系,对"在哪"这个问题给出了答案。**腹侧通路**投射至枕颞区相关皮层。这些通道通常采用特定区域辨别颜色、面孔、文字及其他刺激,分析成像回答出"是什么"这个问题。这两个高级视觉处理通路病变的后果将在第 19章讨论。

11.5.2 眼优势柱和方位柱

David Hubel 和 Torsten Wiesel 在 20 世纪 60 年代的经典研究中发现视皮质具有**柱状结构**。如同在外侧膝状体中,传入初级视皮质的信号基于来源于同侧眼还是对侧眼而被分开。然而,两眼的传入信号终止于皮质的不同带而不是不同层,这些带大概1mm 宽,被称为**眼优势柱** (图 11.12A, 也可见图11.14A)。Hubel 和 Weisel 及其同事最初通过对死亡动物组织的组织学和放射自显影技术研究证实眼优势柱。如今,使用与神经活动相关内源光信号,在活体动物(包括人)成像眼优势柱和皮质活动的其他模式已成为可能,如图 11.12A。通过一个照相机观察受视觉刺激的软脑膜表面,研究人员在主视觉皮质记录到视觉信号。受视觉刺激的右眼的激活区域标记为白色,而受视觉刺激的左眼的激活区域标记为黑色。这就生成了一个典型的眼优势柱,由与左眼或右眼输入信号相对应升高或降低的交替条纹组成。

在初级视皮层输入层神经元的感受野,比如说第 4 层,主要有中心和非中心环绕两种细胞 (图11.13A)。然而,这些细胞如果投射到其他神经元,第4层向上或者向下,即会有更复杂的感受野。**简单细胞**在一个**特定的**位置对直线和边缘做出反应,并与它们的感受野有一个特定的角度 (图 11.13B)。图11.13C 是一个模型,它总结了来自一些有邻近细胞野的同心细胞活性如何产生一个具有特定方向选择性的简单细胞的感受野。简单细胞的活性,反过来,综合而产生一定比例**复杂细胞**的感受野,这是神经进程的另一个层次。复杂细胞对直线和边缘做出反应发生在它们感受野内

的任何位置,但有一个特定的角方向。除这些细胞型子类的存在外,还有一些神经元有着更复杂的感受野。

简单细胞、复杂细胞和其他神经元的方向选择性是相同的,从软脑膜到白质的一个大脑皮层的垂直柱。相反,如果在大脑皮层水平移动,方向选择性就会不停地改变,以至于1mm 的皮质距离将导致180°的方向选择序列的改变(图 11.14)。统一的方向选择性的垂直列被称为**定位柱**,这也可以在活体动物中用光学成像反映(图 11.12B)。

眼优势及定位柱相交,因此皮层 1mm² 的区域将包含一个完全的眼优势和定位柱的序列 (见图11.14)。这些功能单元被 Hubel 和 Wiesel 定义为"**超级柱**"。最近发现,主导除眼优势和方向选择性外的其他功能的额外的柱体在视皮层是有存在性的。这些功能包括方向选择性、空间频率,还有可能有一些视知觉特征。

临床要点 11.1
视力障碍的评估

视力障碍的定位和诊断包括两个主要步骤。第一步是对**视觉障碍性质**的详细描述,包括它的进展过程,是否存在出现如颜色鲜艳的灯光的阳性现象或者视力下降的阴性现象。第二步就是描述每眼受累的**视野**区域。在本节中,我们将讨论可能从视力

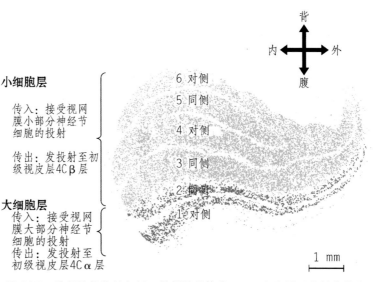

图 11.7 外侧膝状体核各层 外侧膝状体核(LGN)自腹侧至背侧共分为 6 层。如图所示,背侧小细胞层多接受来自视网膜神经节微小细胞的信号,并将其传导至视皮层 4Cβ 区。腹侧大细胞层多接受来自视网膜神经节伞状细胞的信号,并将其传导至视皮层 4Cα 区。(Courtesy of Tim Andrews and Dale Purves, Duke University School of Medicine.)

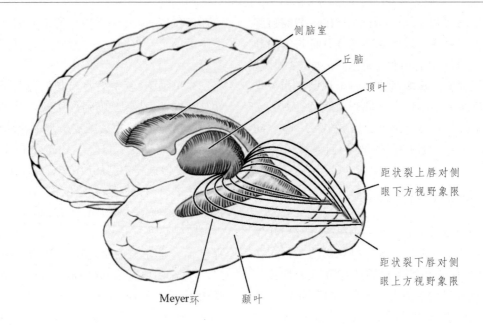

图 11.8 **视放射** 视放射下层纤维(Meyer 环)经过颞叶,上层纤维经过顶叶。

障碍的性质中得到的病变定位信息。在下一节,我们将讨论特定区域病变所引起的特殊的视野缺损。

像其他疾病一样,视觉障碍的评估是在一个全面检查后进行详细病史的讨论,检查包括眼底检查(见照片 11.1)、每眼的视力和视野的检查 (见照片 11.2)。**视力**通常用 **Snellen 记法** 20/X 来表示。在此记法中,分母("X")表示一个正常人能够看到的需在 20 英尺(1 英尺=0.3048m)距离检查的视力表最小的一行所需要的距离。影响视力的眼科疾病很多,这超出了本节的范围 (请参阅本章末尾的参考文献的详细

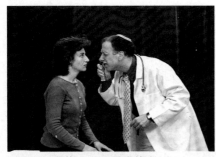

照片 11.1 眼底检查

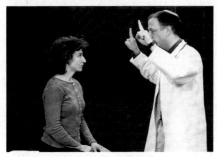

照片 11.2 视野检查

信息)。需要注意的是,视野缺损通常不影响视力。

单眼还是**双眼**发生视觉障碍对病损的定位至关重要。然而,患者通常描述视觉变化在一只眼睛中,而实际上左侧或右侧的视野损害影响的是**双眼**。在描述一只短暂性的视觉障碍时,患者有时会在遮盖一只眼睛的时候症状有所改善,提示这是一种真正的单眼视觉障碍。通常情况下,只有这种现象一直存在才能检查出来。同样的,**"模糊"视力**如果没有深入的描述是无法解释的,它可以意味着从角膜到视皮层的任何区域的病变。"模糊"视力有时也可能是一种轻微复视的表现,提示眼球的运动障碍(见第 13 章)。

表 11.1 列出了一些描述视觉障碍的重要术语。视觉变化通常分为阳性现象和阴性现象。阴性现象,比如**暗点**或**同侧的视野缺损**可由视觉通路上不同位置的病灶引起(见图 11.15,见临床要点 11.2)。在视野缺损区域出现一个深褐色、紫色或白色图形

表 11.1 描述视觉障碍的一些术语

术语	定义
暗点	固定形状的视力丧失
同侧视野缺陷	双眼同侧相同区域的视野缺陷
屈光不正	可以被镜片纠正的模糊视力
闪光感	亮的、不成形的闪光、条纹或者球状光
幻视	由视网膜脱离或视神经疾病所导致的闪光
内视现象	看到自己眼睛的内部结构
错觉	对视觉感知的误解或失真
幻觉	感知到本不存在的事物

导致患者看不见时,他们往往会比较警觉。但有些时候由于病变发生类似于生理盲点（见图 11.2）或病变引起的视野缺损位于极周边,因此患者很难发现这种变化。这种视野缺损几乎都是由中枢视觉通路的病变引起的,而黑色、深褐色或紫色盲点通常是由视网膜病变造成的。

阳性视觉症状一般简单而清晰。**简单视觉症状**如亮度、颜色或形状的变化可由从眼部到初级视皮层任何部位的病变引起。引起视觉阳性症状的许多重要疾病包括视网膜脱离引起的闪光感,急性青光眼引起的虹视,这些不在本文讨论范围内。有些偏头痛患者可能会出现视物模糊和暗点,甚至会有锯齿状闪光,这种变化的明暗相间的折线也称为**防御工事暗点**(因为它类似于欧洲中世纪城镇的防御工事)。这些典型的偏头痛症状被认为和初级视觉皮层的暂时性功能障碍有关(例如折线是由于交替的方向柱的激活产生的)。虽然枕叶癫痫有时会有偏头痛样视觉症状,但如果患者感到搏动性彩光或者移动的几何图形,就应该怀疑是枕叶癫痫。

成形幻视(见表 11.1),例如人、动物或者复杂情景,产生于枕颞下联合视皮层。常见的产生幻视的原因有毒性或代谢障碍(特别是致幻剂、抗胆碱类和环孢菌素),乙醇或镇静剂戒断,局灶性癫痫发作,复杂性偏头痛,神经变性疾病(如克雅病或路易体病),嗜睡症,中脑缺血(大脑脚性幻觉,见临床要点 14.3),以及精神疾病。值得注意的是,精神疾病中幻听比幻视更为常见,并且幻视的出现常伴有幻听。形成幻视也可以视为**症状缓解**。因此,眼或中枢神经系统损伤导致的部分或全视野视觉剥夺的患者,特别是在视觉缺损早期可在视觉缺损区看到物体、人或动物。老年患者由于视觉损伤出现幻视被称为邦纳特(Bonnet)综合征。

临床要点 11.2
视野缺损的定位

一旦确定视觉障碍的性质,包括时间进程和其他临床表现,例如是否有阳性或阴性症状,简单或复杂表现,下一步就是要估计损伤视野的比例。我们先描述检测视野的方法,然后讨论阐明和定位特定视野缺损区域的意义。

视野检查

初步的**视野检查**可以用**对照法**在床旁完成(见

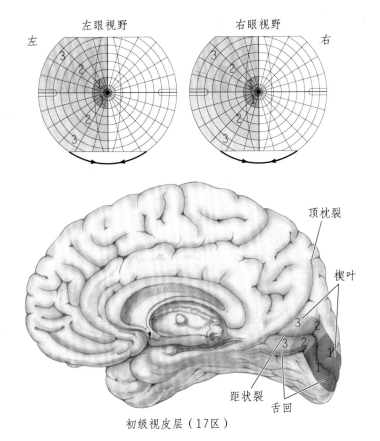

图 11.9 视网膜皮层映射 双眼的左侧视野映射到大脑右半球的初级视皮质。

照片 11.2)。检查者需要对每只眼分别进行检查，每次遮盖一只眼来检查另一只眼。嘱患者注视检查者的眼睛，检查者将视标(如手指或小棉签)置于自己和患者的中间等距离处。这样检查者的视野也同时被检测。检查者仔细注视患者获得中心固视，完成对每一个象限的检查。移动或摇摆手指更容易看到，但对轻度视力减退区域敏感性较低。检查者需要在左右两侧同时举起手指来检查是否存在消失，消失即提示视野缺失 (见临床要点 19.9)。按照惯例，右眼的视野记录在页面右侧，像看你自己的视野一样(见图 11.1)。**威胁眨眼测试**是粗略检查不合

作或昏睡患者的有效方法(见照片 11.3)。

Goldmann 视野计的屏幕上有不同大小和亮度

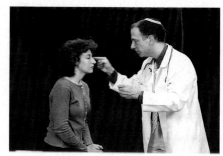

照片 11.3　威胁眨眼

(A)

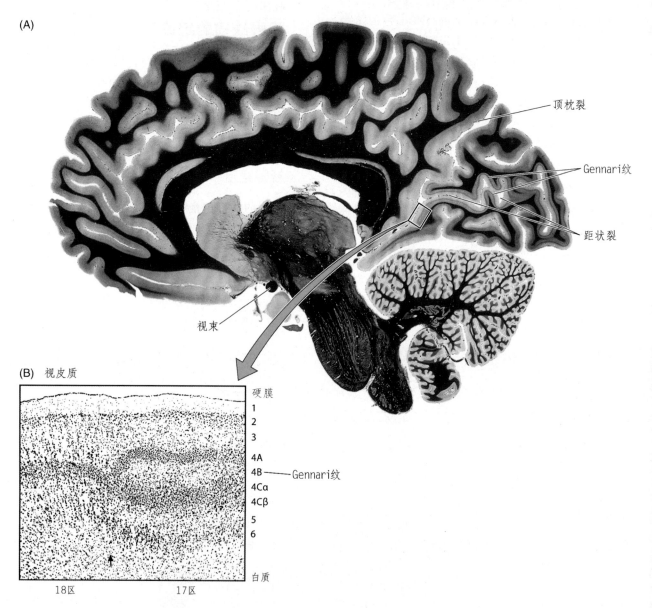

(B) 视皮质

图 11.10　初级视觉皮层(纹状皮质)　(A)Gennari 条纹(4B 层)在矢状窦旁髓磷脂染色切片上清晰可见，名为"纹状皮质"。条纹在 17 区和 18 区的交界处消失。(B)从 17 区至 18 区过渡带(箭头)的放大图，为 Nissl 染色，细胞体变暗。17 区的细胞层如图所示。(A 见于 Nolte J. 1999. The Human Brain. 4th Ed. Mosby, St. Louis, MO. B after Brodmann, from Kahle W. 1993. *NervousSystem and Sensory Organs: Color Atlas/Text of Human Anatomy*. Vol. 3. Thieme, NewYork.)

的小灯,用它可以完成更多**正规的视野检查**(见图 11.2)。正常的视野范围在鼻侧和上方约 60°,在下方和颞侧要略宽。除手动的 Goldmann 视野计外,计算机自动视野计在一些情况下越来越多地被应用。然而,它通常只能测试中心 30°视野。

<table>
<tr><td>

复　习

在背侧或腹侧视觉相关皮层中是否会发生运动和空间关系的分析?如何分析成像和成色?(见图 11.11)

</td></tr>
</table>

视野缺损

盲区的位置、形状及累及单眼还是双眼对于定位视觉通路的病变起到至关重要的作用。图 11.15 总结了从视网膜到初级视皮层的视路中,不同损伤位点对视野的影响,这在本章已讨论,这里再进行回顾。视网膜损伤引起**单眼的盲区**(见图 11.15A),盲区的位置、大小和形状取决于损伤的位置和程度。常见的病因包括视网膜梗死(见临床要点 11.3)、出血、退变或感染。如果损伤十分严重,将累及整个视网膜,引起**单眼视力丧失**(见图 11.15B)。除了视网膜病变,单眼的视力障碍可由大量其他的

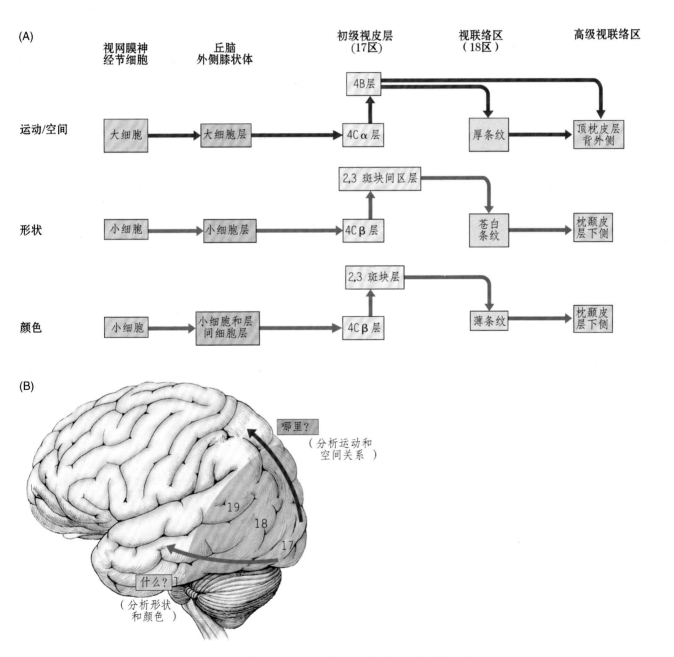

图 11.11　视觉传输通道　(A)3 种平行的视觉传输通道。(B)背侧和腹侧核的高级传输通道。

眼部疾病引起(可查阅眼科学文献获取更多详细内容)。

视神经的损伤会引起部分或不完全的单眼视力丧失或单眼盲区(见图 11.15A、B),这取决于损伤的严重程度。常见的病因包括青光眼、视神经炎、颅内压升高、前部缺血性视神经病变、视神经胶质瘤、神经鞘瘤、脑膜瘤及外伤。

视交叉邻近脑垂体(见图 17.2B),此区域的损伤会造成视交叉受压。视交叉病变引起典型的**双眼颞侧偏盲**(见图 11.15C),通常不如影像所示的那么对称。这一区域常见的损伤包括垂体瘤、脑膜瘤、颅咽管瘤和下丘脑神经胶质瘤,不过许多其他病变也可发生在该部位。

视交叉后的病变,包括视束、外侧膝状体、视放射或视皮质的损伤,通常引起**同向性**视野缺损,即双眼相同区域的视野受累。由于两眼的视神经纤维在视束和外侧膝状体的排列不十分对称,因此,越靠前的视交叉后病变引起的视野缺损越不一致,而视皮质损伤时,视野缺损一般完全一致。

视束的损伤相对不常见,它通常引起病变**对侧的、双眼同向性偏盲**(见图 11.15D)。可能的损伤因素包括肿瘤、梗死或脱髓鞘。

外侧膝状体核的损伤也通常引起病变对侧的、双眼同向性偏盲(见图 11.5D),不过有时会出现不常见的视野缺损,如锁孔样扇形视野缺损。可能的损伤因素包括肿瘤、梗死、出血、弓形虫病或其他感染。

视放射的损伤因素包括梗死、肿瘤、脱髓鞘、外伤及出血。如下节将要讨论的,由于视放射环形穿过颞叶(Meyer 襻,见图 11.8),如果损伤累及颞叶,如大脑中动脉(MCA)下分支阻塞时,会影响下半部视放射。颞叶的损伤引起**对侧的上象限盲**(见图 11.15E)或"**空中的饼**"形的视野缺损。同时,由于视放射穿过顶叶,当损伤累及顶叶时,如 MCA 上分支阻塞,可影响上半部视放射(见图 11.8)。因此,顶叶的损伤引起典型的**对侧下象限盲**(见图 11.15F),或"**地板上的饼**"形视野缺损。整个视放射的损伤引起**病变对侧的、双眼同向性偏盲**(见图 11.15G)。

初级视皮质损伤可由大脑后动脉(PCA)闭塞、肿瘤、出血、感染或枕极的外伤引起。距状裂上唇损伤引起**对侧的下象限盲**(见图 11.5I),而下唇的损伤引起**对侧的上象限盲**(见图 11.5J)。整个初级视皮质的损害引起**对侧的、同向性偏盲**(见图 11.5H)。小的损伤引起对侧视野相应部分的同向性暗点(见图

11.9)。

视路部分损伤有时会发生**黄斑回避**现象(图 11.16)。发生的原因是从视神经开始一直到初级视皮层中心凹都有相对较大的投射区(见图 11.9)。黄斑回避也发生于视皮质损伤,因为 MCA 或 PCA 均有枕极部的黄斑投射区的侧支循环(见图 10.5)。尽管"黄斑回避"一词常用于皮质损伤的情况,但其他

(A)

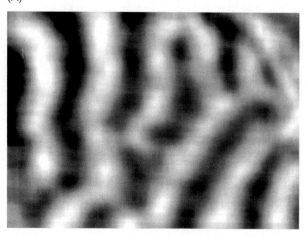

(B)

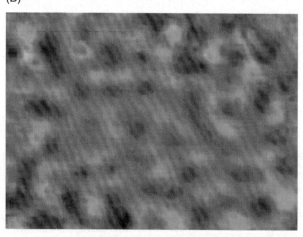

图 11.12 眼优势柱和方位柱内光学信号。图示为俯视软膜方向。 (A)眼优势柱。猕猴的左右眼分别给予视觉刺激,于初级视觉皮层记录内在光信号。内在光信号强度与氧合血红蛋白和氧离血红蛋白比例有关,即与神经活性相关。传入信号主要来源于左眼的区域呈现浅色,主要来源于右眼的区域则呈现深色。图示的皮质大小为 8×5mm²。但需注意人类的优势柱的宽度为 1mm,猕猴的只有 400μm。(B)方位柱。研究认为双眼皮质对不同方向平行光线感受呈特殊排列。特定区域的皮质有选择地对特定方向平行光线产生强烈反应。图中不同方向光线刺激诱发的内在光信号由不同颜色表示。光刺激方向与皮质区域和颜色对应如下:0°=红色;45°=黄色;90°=绿色;135°=蓝色。皮质成像的区域大小在图(A)中显示。(Courtesy of Anna Wang Roe,Vanderbilt University.)

的损伤也能引起中心视力的相对回避。例如,在颅内压升高时,视神经受压,可引起**向心性视力丧失**(收缩的视野,见图 11.16 A)。

视觉相关皮层损伤引起高级视觉进程的异常将在第 19 章讨论。

临床要点 11.3
视路的血液供应和缺血

视网膜的血液供应主要来源于**眼动脉**的分支,起自颈内动脉膝段的上方(见图 10.2A)。用**检眼镜**可以很清楚地观察到从视盘发出的视网膜动脉和静脉(见图 5.17)。引起眼动脉及其分支血流受阻的 3 个主要原因是:①**栓塞**,源于同侧颈内动脉狭窄的动脉硬化物质;②**狭窄**,通常与糖尿病、高血压和颅内压升高有关;③**血管炎**,例如颞动脉炎。

视网膜中央动脉阻塞和**视网膜分支动脉阻塞**分别会引起整个视网膜或视网膜受累部分的梗死。视网膜动脉通常有两个主要分支,一支供应视网膜上半部分,另一支供应视网膜下半部分,其中一支阻塞会引起单眼的**上下性**偏盲(图 11.17)。小的单眼盲区源自小分支的阻塞(见图 11.15A)。由栓子引起的短暂性视网膜动脉阻塞造成的视网膜一过性缺血发作(TIA),被称为**黑矇**,这种单眼的视力丧失或"变暗"大约维持 10 分钟,有时被描述成"像百叶窗"在眼前落下又升起。这种疾病像其他 TIA 一样值得关注,因为这可能是即将发生视网膜或脑梗死的警示信号。黑矇的常见原因是同侧颈内动脉狭窄(见临床要点 10.5)诱发的动脉源性栓子。

视神经前部血液供应障碍称为**前部缺血性视神经病变(AION)**,这是 50 岁以上患者突然视力丧失的相对常见原因。视神经前部是由**睫状后短动脉**供应的,它是眼动脉的分支。有一类 AION 称为动脉炎性AION,与**颞动脉炎**有关,需要立即应用糖皮质激素治疗来挽救视力丧失(见临床要点 5.1)。更常见的类型是**非动脉炎性 AION**。这一类的危险因素包括糖尿病、高血压、胆固醇升高及检眼镜检查发现的小杯盘比。清醒后发作的单眼无痛性视力减退,可能是由夜间低血压造成的。非动脉炎性 AION 的发病机制可能与动脉硬化有关,目前最重要的措施是预防和减少危险因素。

视束、视交叉和视神经颅内段的血液供应来自从大脑前动脉(ACA)、大脑中动脉(MCA)、前交通动脉及后交通动脉发出的大量小分支。临床上这些结构的典型梗死极少见。

外侧膝状体核的血供可来自包括脉络膜前动脉(颈内动脉的分支)、丘脑膝状动脉、脉络膜后动脉(大脑后动脉的分支)在内的几根血管。前文已提及外侧膝状体的梗死一般会导致对侧的、同向性偏盲(见图 11.15D),有时也可见到不常见的视野缺损形式。另外,当累及附近的内囊后肢及丘脑的躯体感觉神经放射时,会出现对侧偏瘫或半侧身体感觉障碍(见图 6.9B 和图 10.8B)。

视放射分别经过顶叶和颞叶,当大脑中动脉的上、下分支阻塞时,那些部位的视放射可能被损害(见图 11.8,也可见图 10.1 和表 10.1)。位于顶叶的上部视放射受损会引起对侧的下象限盲(见图 11.15F),而位于颞叶的 Meyer 襻受损会引起对侧的

(A)同心(围绕中心)细胞视觉感受野   (B)简单细胞视觉感受野   (C)

  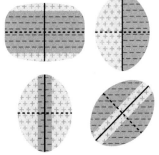 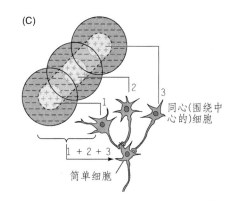

图 11.13　来源于中心-周围细胞输入集成信号的皮质简单细胞的感受野 　(A)视网膜、外侧膝状体及皮质输入层中心-周围细胞的感受野。(B)主视觉皮质的简单细胞的感受野。虽然每个域不同,但它们总包括兴奋或抑制的定向选择区域。(C)Hubel 和 Wiesel 针对综合中心-周围细胞输入信号以产生简单细胞的定向选择区域的感受野而提出的模型。(After Hubel DH, Wiesel TN. 1962, Receptive fields, binocular interaction and functional architecture in the cat's visual cortex. *J Physiold* (Lond) 160: 106 - 154.)

上象限盲(见图 11.15E)。

初级视皮质由大脑后动脉(PCA,见图 10.5)供应。整个初级视皮质的梗死会引起对侧的同向性偏盲(见图 11.15H)。小的梗死会引起小的对侧同向性视野缺损(见图 11.15I、J 和图 11.16C)。基底动脉供应双侧的 PCA(见图 10.3),有时基底动脉的疾病,会引起双侧 PCA 缺血或阻塞。双侧的上下性偏盲(见图 11.17B)强烈提示是椎–基底动脉供应不足导致双侧阻塞或 TIA。

枕–颞视觉融合皮质下部("什么",见图11.11B)由 PCA 供应(见图 10.5)。枕–顶视觉融合皮质外侧("在哪")位于 MCA–PCA 交界处(见图 10.5 和图 10.10)。枕颞下部或枕–顶背外侧的视觉融合皮质梗死会引起典型的高级视觉传导障碍,这一部分将在第 19 章讨论(见临床要点 19.12)。

临床要点 11.4
视神经炎

视神经炎是发生于视神经的一种炎性脱髓鞘疾病,在流行病学及病理生理上与多发性硬化相关(见临床要点 6.6)。和多发性硬化一样,视神经炎多在 30 岁左右发病,45 岁以后发病少见,女和男比例约为 2:1。通过仔细随访发现,曾经有过单次发作的视神经炎患者中,有 50% 甚至更多的患者最终进展为多发性硬化。

发病初期的临床症状通常是眼痛和单眼视觉障碍,眼痛在眼球运动时加重。代表性的视力损害包括单眼的**中心暗点**(视野中央的视觉丧失)、视力下降及色觉受损。在严重的病例,可出现单眼视力完全丧失。局限于球后的神经炎眼底表现可以完全正常,当炎症蔓延至眼底,造成**视乳头炎**时,眼底检查可见视盘水肿。有时候会发现视盘变得苍白,这一体征被称为**视盘苍白**,是既往视神经炎发生的表现。

检查中心视力区视锥细胞功能是否受损的一种比较敏感的方法是检测其**红色觉**,方法是要求患者双眼交替视同一红色物体,并比较不同。曾患过或现患有视神经炎的患者,患眼视红色物体颜色稍暗淡。另一项检测视神经功能异常的方法是使用**摇摆闪光试验**(见照片 11.4,也可见临床要点 13.5)来

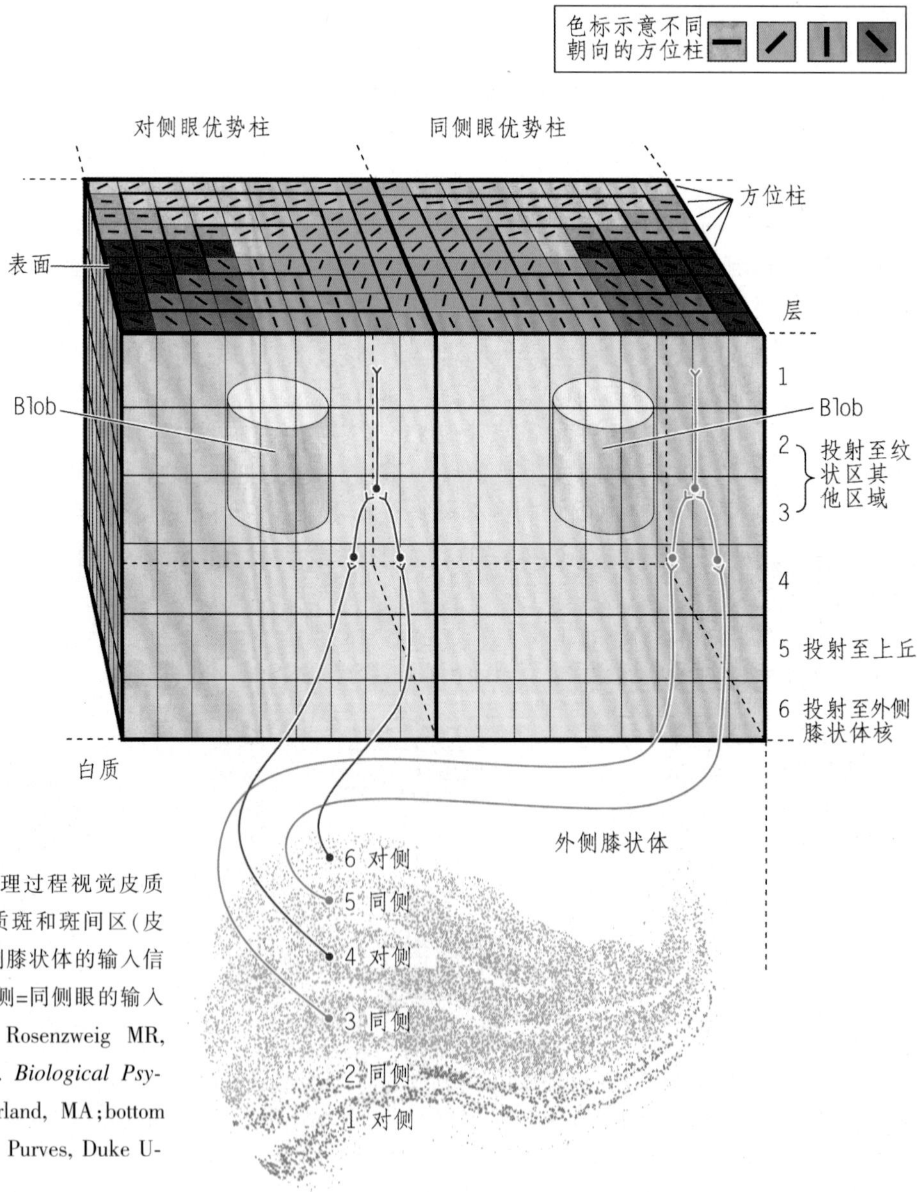

图 11.14 **超级柱** 一个信息处理过程视觉皮质模块包括眼优势柱、定向柱、皮质斑和斑间区(皮质斑之间的区域)。它也示出外侧膝状体的输入信号。对侧=对侧眼的输入信号,同侧=同侧眼的输入信号。(Top illustration after Rosenzweig MR, Breedlove SM, Leiman AL. 2002. *Biological Psychology*;3rd Ed:Sinauer, Sunderland, MA;bottom courtesy of Tim Andrews and Dale Purves, Duke University School of Medicine.)

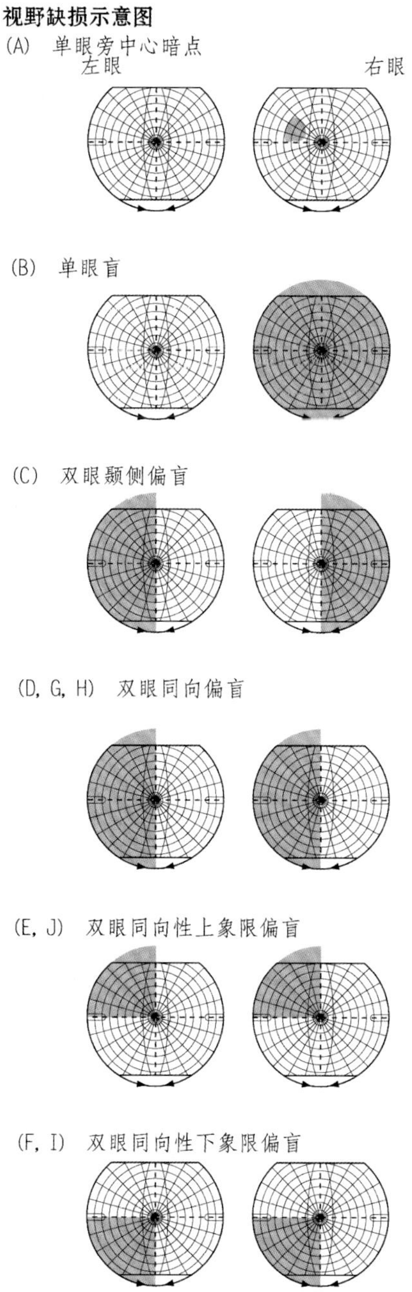

视野缺损示意图

(A) 单眼旁中心暗点
　　左眼　　　　　　　右眼

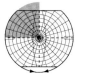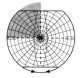

(B) 单眼盲

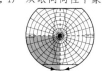

(C) 双眼颞侧偏盲

(D, G, H) 双眼同向偏盲

(E, J) 双眼同向性上象限偏盲

(F, I) 双眼同向性下象限偏盲

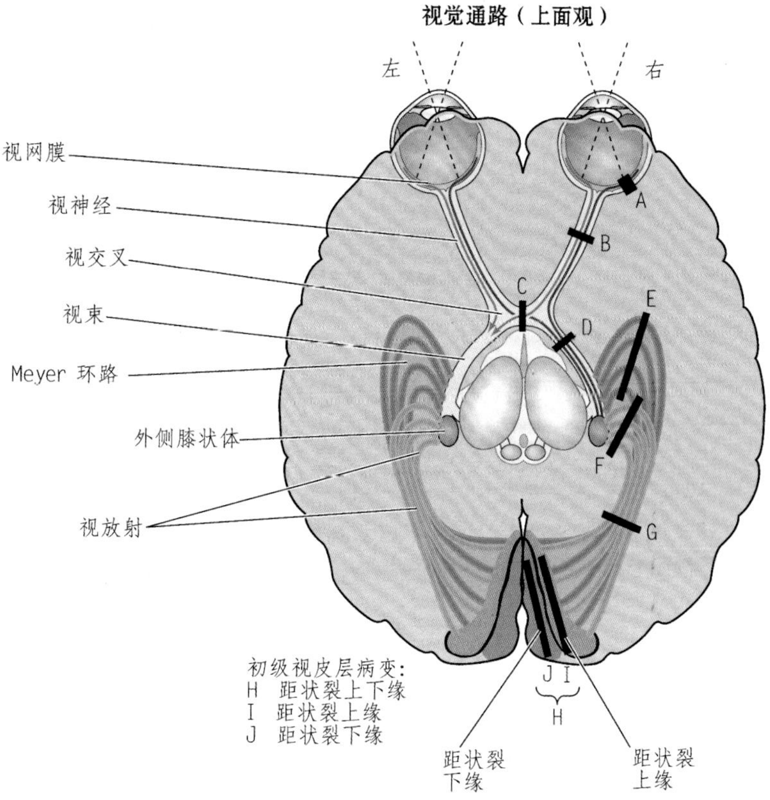

视觉通路（上面观）

左　　　右

视网膜
视神经
视交叉
视束
Meyer 环路
外侧膝状体
视放射

初级视皮层病变:
H　距状裂上下缘
I　距状裂上缘
J　距状裂下缘

距状裂
下缘

距状裂
上缘

图 11.15　初级视觉通路损伤对视野影响的示意图　（左图）不同视野缺损对应的
视路损伤(右侧,黑色短线),用字母 A~J 标注。此图同时展示视路。

检测有无**相对性瞳孔传入障碍**。此外,**视觉诱发电
位(VEP)**可以显示视路有无传导障碍。VEP 检查是
通过棋盘格图形翻转刺激诱发视皮质电活动,并通
过放置于头皮的电极来检测。正常的 VEP 潜伏期大

约为 115ms, 潜伏期的延长和振幅的下降说明传导
功能下降,与脱髓鞘病变相符。

　　视神经炎发病方式分为急性发病型和缓慢进
展型(可持续数天至数周),通常在发病后 2 周内开

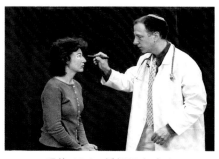

照片 11.4　摇摆闪光试验

复　习

　　首先,遮住图 11.15 的所有视野,对照在脑
中标出的每一个损伤部位(A~J),画出患者预期
的视野图。下一步,遮住脑中的注解,对照左图显
示的每一种视野缺损,说明引起这种视野缺损的
所有可能的损伤部位。

始恢复,完全恢复则需要 6~8 周,甚至数月。视力损害常常不能完全恢复,在反复发作的患者,视力损害将会更严重。大约 1/3 的患者会复发。鉴别诊断包括:视网膜动脉阻塞、前部缺血性视神经病变、急性青光眼、视神经受挤压及浸润性损害等。初次发作

采用静脉注射大剂量类固醇激素治疗,可以缩短视力损害持续的时间,但并不能改善长期预后。脑 MRI 可以显示有无脱髓鞘损害,并预测视神经炎发展为多发性脱髓鞘的风险。

大多数患者的临床症状较为典型,不需要其他的检查。如果症状不典型,比如发病年龄大于 45 岁、无眼痛、双眼发病或者恢复较慢等,需要行进一步检查。行钆 MRI 检查以排除浸润和压迫性损害。血液检测包括红细胞沉降率、莱姆螺旋体、梅毒、EB 病毒、人类免疫缺陷病毒(HIV)、B$_{12}$ 及叶酸。血清学检测风湿性疾病,必要时还需行腰椎穿刺。

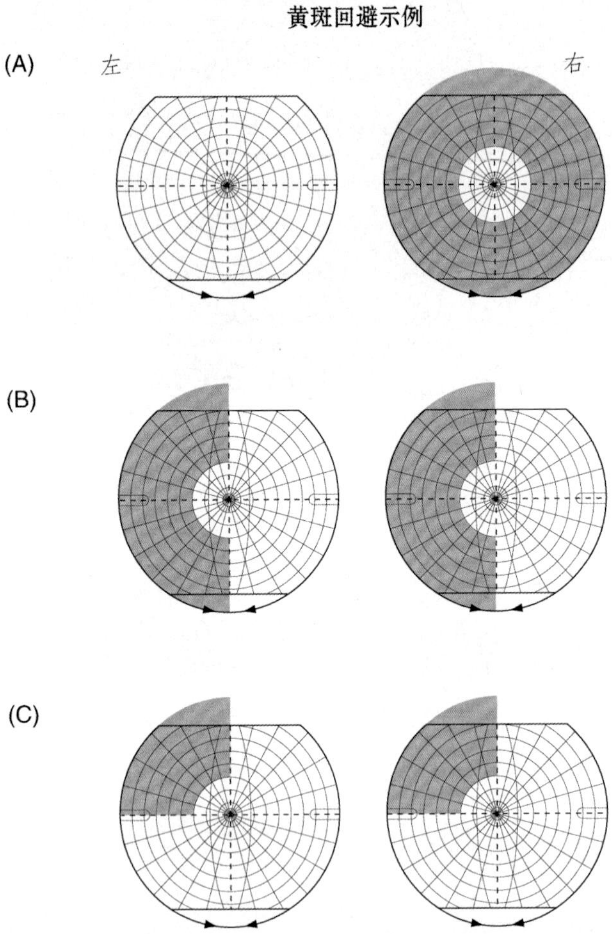

黄斑回避示例

(A)

(B)

(C)

图 11.16 黄斑回避的例子 (A)慢性颅内压升高或视网膜色素变性引起的单眼向心性视力丧失。(B)右侧大脑后动脉阻塞而枕极部完好引起的左侧同向性偏盲,伴黄斑回避。(C)距状裂下部损伤而枕极部完好引起的左上象限盲,伴黄斑回避。

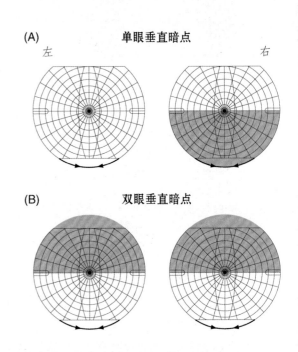

图 11.17 上下性偏盲 (A)单眼右侧眼动脉上分支阻塞引起的单眼上部偏盲。(B)双眼供应舌回(距状裂下部)的双侧大脑后动脉(PCA)分支阻塞引起的双眼上部偏盲。

临床病例

病例 11.1 单眼出现黑点

小病例

患者,男性,67 岁,早上起床打开浴室灯后发现**右眼视野上方一黑色暗点**,当遮盖右眼后黑点**消失**。这一症状在接下来的几周内未见好转,因此,他就诊于一位眼科医生。初步检查仅发现**轻度颈动脉杂音**,视野检查发现**右眼鼻上区的暗点**（图 11.18）。

定位和鉴别诊断

基于上述症状及体征的描述,损害部位在哪里?最可能的诊断是什么?其他的可能性是什么?进一步需要做何评估?

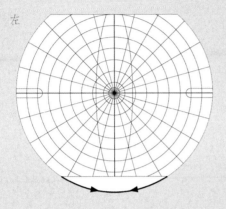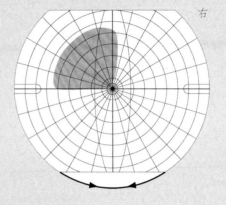

图 11.18 视野 面对面视野检查。

讨论

本病例的关键症状和体征是:

- **右眼鼻上侧区视野的暗点**
- **右颈动脉杂音**

右眼的暗点可能由视网膜病变引起(见临床要点 11.2,图 11.15A)。鼻上方视野缺损是由于颞下方视网膜的损害(见图 11.1)。考虑到患者年龄和右侧颈动脉杂音,最可能的诊断是右侧颈动脉血栓脱落(见临床要点 10.5)造成右眼分支动脉的阻塞(见临床要点 11.3)。视网膜可能会有其他的异常,包括出血、视神经异常(如前部缺血性视神经病变)(见临

床要点 11.3)。下一步的检查是采用检眼镜对眼底进行检查。

临床病程

对视网膜进一步检查发现,右眼颞下方视网膜出现楔形苍白改变,与分支动脉阻塞造成的梗死区域一致(见临床要点 11.3)。患者收入院后进一步评估栓塞风险。颈动脉多普勒超声检查及磁共振血管造影(MRA)显示右侧颈内动脉严重狭窄。行右侧颈内动脉内膜切除术后未见其他部位缺血症状,但是右眼视野暗点依然存在。

病例 11.2 单眼视力丧失

小病例

患者,男性,39岁,晨起后发现**左眼视物模糊,似隔着一层遮光玻璃**。这一症状在接下来几天加重,**左眼视力几乎全部丧失**。他预约了一位眼科医生,但是在症状出现2周后,才等到预约时间,此时患者自觉视力已经恢复了**90%**。整个病程仅伴随轻微的头痛,无眼痛。检眼镜检查眼底发现**左眼视盘轻度苍白**。与照射右眼相比,照射左眼瞳孔时**双眼对光反射减弱,摇摆闪光试验检查更明显**(见临床要点11.4和13.5)。患者视野检查结果见图11.19。其余各项检查结果未见异常。

定位和鉴别诊断

1. 根据上述粗体字显示的症状和体征,损害部位可能在哪里?

2. 最可能的诊断是什么,其他的可能性是什么?

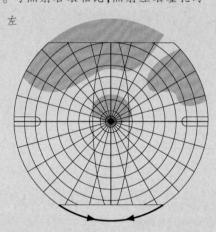
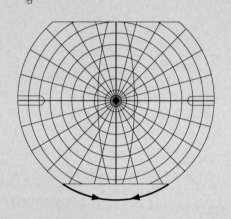

图 11.19 视野 面对面视野检查。

讨论

1. 本病例的关键症状和体征是:

- **左眼的视力下降,恢复后依然有单眼中心暗点**
- **左眼传入性瞳孔功能障碍**
- **左眼视盘苍白**

单眼视力下降或者单眼视觉暗点可能是由视交叉前的组织损伤造成的,包括眼、视网膜或视神经(见临床要点11.2,图11.15A、B)。左眼相对性瞳孔传入障碍(见临床要点11.4和13.5)也说明损害在视交叉前。检眼镜查眼底发现眼和视网膜无明显病变,仅有视盘苍白,视盘作为视神经进入视网膜的入口,其病变说明视神经曾经受过损伤。

最可能的临床定位是左眼视神经。

2. 考虑到患者的年龄相对年轻,症状在数周内好转,以及特征性的中心暗点,最可能的诊断是左眼的视神经炎(见临床要点11.4)。尽管未做红色觉检查,但也可预测患者此项检查结果异常。其他可能的诊断包括小血管病变导致的视神经缺血性损害(前部缺血性视神经病变),但此病多见于患有糖尿病和高血压的老年患者(见临床要点11.3)。肿瘤(脑膜瘤、视神经胶质瘤、淋巴瘤和转移瘤)压迫或炎症(结节病、莱姆螺旋体感染)及浸润视神经造成的病变,但这些疾病通常不会出现自发好转。

临床过程

视觉诱发电位(VEP)(见临床要点11.4)示右眼潜伏期为104ms,左眼为148ms(正常小于115ms)。MRI结果显示无视神经浸润和压迫性损害,仅见脑室周围部分区域出现T2信号增强,可能为脱髓鞘改变(见临床要点6.6)。通过进一步问诊,医生获得了一些重要的病史信息。5年前,该患者曾有过一段类似的左眼视力丧失病史,并在数周内自发缓解,这一症状符合既往视神经炎的表现。前次的发病解释了本次出现的视盘苍白,因为视盘苍白这一体征需要经过一段时间的发展才会出现。患者自述双手手指偶尔会有刺痛,曾经也出现过步态不稳。长期随访该患者及其家属,观察有无多发性硬化的发生(见临床要点6.6)。2年后,多发性硬化得到确诊,此时患者已出现复视、四肢感觉减退、步态不稳和尿频等症状。复查MRI 显示右侧髓质区新出现的 T2 信号增强,腰椎穿刺液检查除见双寡克隆带,余无异常(见临床要点 5.10)。本次发作 5 天后患者症状

自发缓解,随后给予长效 β 干扰素以预防多发性硬化的复发(见临床要点 6.6)。

病例 11.3　月经不调和双颞侧偏盲

小病例

　　患者,女性,50 岁,由于数月的视力下降影响驾驶而就诊。既往有**长期的月经不调及不孕史**。检查结果显示**双颞侧视野的视敏感度下降** (图 11.20)。

定位和鉴别诊断

　　1. 根据上述粗体字显示的症状和体征,损害部位可能在哪里?

　　2. 最可能的诊断是什么? 其他的可能性是什么?

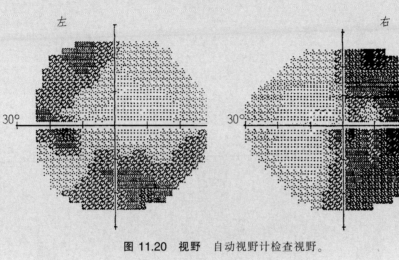

图 11.20　视野　自动视野计检查视野。

讨论

　　本病例关键的症状和体征是:

- **双眼颞侧偏盲**
- **长期月经不调及不孕**

　　双眼颞侧偏盲通常由视交叉病变引起 (见临床要点 11.2,图 11.15C)。和大多数视交叉病变患者一样,该患者颞侧偏盲不完全对称。长期的月经不调和不孕可能是内分泌紊乱造成的,这一症状更加支持了病变损害区可能位于腺垂体和视交叉周围。最可能的诊断是垂体瘤(见临床要点 17.1)。蝶鞍及蝶鞍上肿瘤或包块包括脑膜瘤、颅咽管瘤、视神经及下丘脑胶质瘤、淋巴瘤以及结节病,这些病变也会

造成上述异常症状。

临床病程和神经影像

　　脑部 MRI(影像 11.3A、B)显示了蝶鞍上均匀的高信号,压迫视交叉。观察到包块有"硬膜尾征",表明其起源于脑膜。神经外科会诊后决定行包块切除术。手术路径是通过右侧额骨和颞骨入脑,通过腰椎引流管引流脑脊液,使侧脑室部分塌陷,这样额叶就能够与肿瘤分离。术中发现肿瘤起源于鞍膈和蝶骨前翼部的硬膜(见图 5.9),肿瘤的可视部分被全部切除,附近的血管、视神经及漏斗柄被小心地分离及保留,病理切片显示脑膜瘤。患者恢复良好,颞侧视野在术后 6~7 个月完全恢复。

病例 11.3　月经不调和双颞侧偏盲

影像 11.3A,B MRI 显示蝶鞍上脑膜瘤压迫视交叉 (A)冠状位 T1 加权图像显示脑膜瘤恰好位于垂体背侧，从下方压迫视交叉。(B)静脉钆造影剂矢状位 T1 加权像 显示脑膜瘤的典型特征,包括相对均匀的造影增强,邻近脑膜,以及沿硬膜面尖细的延长("硬膜尾")。正如(A)所示,可见肿瘤从下方压迫视交叉。

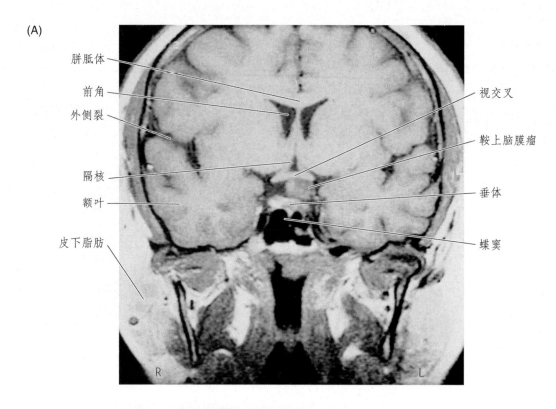

(A)

- 胼胝体
- 前角
- 外侧裂
- 隔核
- 额叶
- 皮下脂肪
- 视交叉
- 鞍上脑膜瘤
- 垂体
- 蝶窦

R　　L

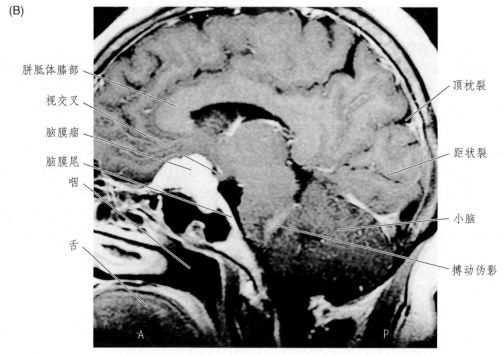

(B)

- 胼胝体膝部
- 视交叉
- 脑膜瘤
- 脑膜尾
- 咽
- 舌
- 顶枕裂
- 距状裂
- 小脑
- 搏动伪影

A　　P

病例 11.4 颞叶肿瘤治疗后出现偏盲

小病例

患者,男性,29 岁,因**左侧视野视力差**到神经眼科医生处就诊。病史:间歇性发作混合癫痫 5~6 年,始于嗅觉异常。1 年前 MRI 检查发现左侧颞叶肿瘤并切除,病理检查结果为少突星形细胞瘤。术后行放化疗,初步反应良好。目前检查唯一阳性体征为**左侧同向偏盲**。

定位和鉴别诊断

根据上述粗体字的症状和体征,病变区在哪里?最可能的诊断是什么?其他的可能性是什么?

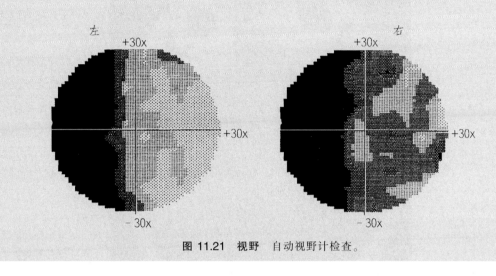

左   右

图 11.21 视野 自动视野计检查。

讨论

本病例的关键症状和体征是:

- **左侧同向偏盲**

左侧同向偏盲可由右侧视交叉后视路上任何一处损害引起,包括视束、外侧膝状体、视辐射或初级视觉皮层(见临床要点 11.2,图 11.15D、G、H)。鉴于患者有肿瘤病史,最可能的诊断是肿瘤复发后扩散至右脑中上述一处或多处结构。因为注意到原发部位肿瘤位于左侧颞叶,因此我们需考虑是由原来切除的区域复发的。其他的可能诊断包括迟发性放射性脑坏死、脑出血、脑梗死、脱髓鞘反应或脑脓肿。

临床病程和神经影像

患者脑部 MRI(影像 11.4A、B)可见右侧视束至外侧膝状体呈异常高信号。患者住院后接受高剂量的激素治疗,但症状无明显改善,其视力在接下来 2 周内继续恶化。对患者的右侧颞叶信号异常增强区再次进行了立体定位活检,结果显示为恶性星形细胞瘤。此外,患者还进行了化疗,但效果也不明显。患者病情不断恶化,发展为左侧偏瘫,最终转入临终关怀区。

病例 11.4 颞叶肿瘤治疗后出现偏盲

影像 11.4A,B 脑部 MRI 显示右侧视束区肿瘤 静脉   上的相邻切面的进展情况。
注射钆造影剂的 T1 加权轴位图像。(A) 和 (B) 是自下而

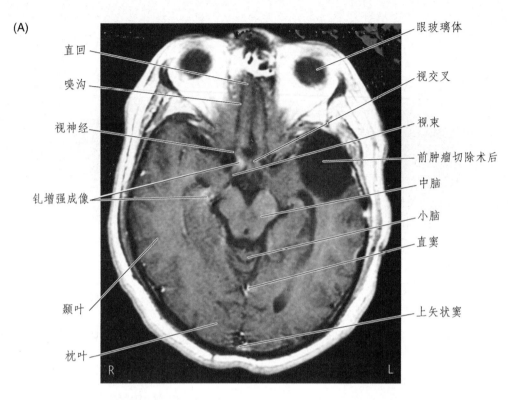

(A)

直回
眼玻璃体
嗅沟
视交叉
视神经
视束
前肿瘤切除术后
钆增强成像
中脑
小脑
直窦
颞叶
上矢状窦
枕叶

R   L

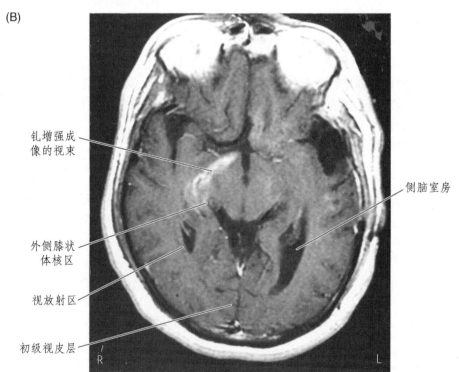

(B)

钆增强成
像的视束
侧脑室房
外侧膝状
体核区
视放射区
初级视皮层

R   L

病例 11.5　是偏头痛引起的视觉改变吗?

小病例

患者,男性,57 岁,右利手,4 个月内多次因头痛送往急诊室。患者自述**双侧或右侧头后枕部抽痛**且视野中出现 **Z 形曲线**。头痛常在下午加重,非甾体抗炎药(萘普生)可明显缓解症状。患者既往无类似病史,无家族偏头痛史。近期患者因频繁撞至左侧物体而发现视力问题,就诊于神经科。检查发现**左下四分之一象限缺损**,余正常(图11.22)。未闻及脑血管杂音。

定位和鉴别诊断

根据上述粗体字的症状和体征,病变区在哪里? 最可能的诊断是什么? 还有没有其他可能?

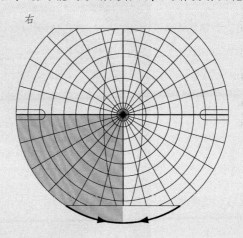

图 11.22　视野　人工面对面视野粗测法。

讨论

本病例中的关键症状和体征是:

- **双眼左下四分之一象限盲**
- **右侧后枕部头痛**

左下四分之一象限盲可由位于右上部的视辐射或距状裂病变引起(见图 11.15F、I)。右侧后枕部头痛也表明存在右侧枕叶区的病变。抽痛和视野中出现 Z 形曲线都是偏头痛的典型临床表现(见临床要点 5.1)。但对于一个无家族偏头痛病史的 50 多岁男性,这种突然的新发偏头痛并不常见。此外,患者头痛部位总在一边,且其视野缺损较为固定,这都表明病变是永久性损伤。考虑到患者年龄、视野缺损及偏头痛症状,胶质母细胞瘤或肿瘤脑转移应作为首要考虑的诊断。其他可能诊断为脑出血、脑梗死或脑脓肿。鉴别诊断还包括动静脉畸形(AVM),该疾病同样可以引发枕部偏头痛(见临床

要点 5.1 和 5.6)。AVM 还可引发脑出血、脑缺血或脑梗死,从而导致局部视野缺损。

临床病程和神经影像

患者脑部 MRI(影像 11.5A、B)可见多发性黑色留空信号,与右枕叶上部的大范围的动静脉畸形一致。值得注意的是,AVM 主要位于右侧距状裂上方,因此影响了对侧下四分之一象限的视野(见图11.15 I)。为制订治疗方案,患者接受了**血管造影**。经右颈动脉注射造影剂后发现,患者脑部的 AVM 与一条粗而曲折的右侧大脑中动脉异常分支相连(影像 11.5C)。而大脑后循环血管造影则显示,AVM 还与右侧大脑后动脉的异常分支相连(未示出)。许多小血管分支也为 AVM 供血。考虑到病灶的大小和血供的复杂,该 AVM 不适于采用手术或栓塞治疗。最终,该患者的头痛症状得到了自发缓解,且在后来的4 年随访期间患者病情保持稳定。

病例 11.5　是偏头痛引起的视觉改变吗?

影像 11.5A,B　脑部 MRI 显示右侧距状裂上方的动静脉畸形(AVM) T1 加权像。(A)冠状面。(B)矢状面。黑色区域代表 AVM 的流空信号。

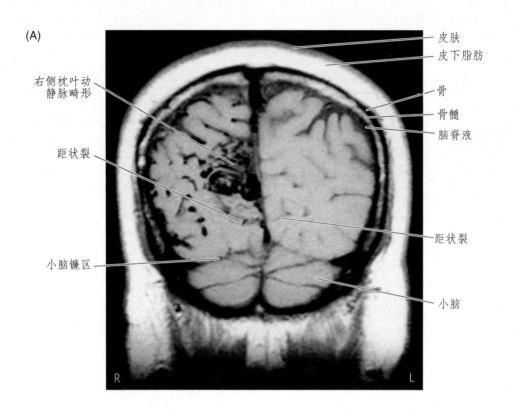

(A)

皮肤
皮下脂肪
骨
骨髓
脑脊液

右侧枕叶动静脉畸形

距状裂

距状裂

小脑镰区

小脑

R　L

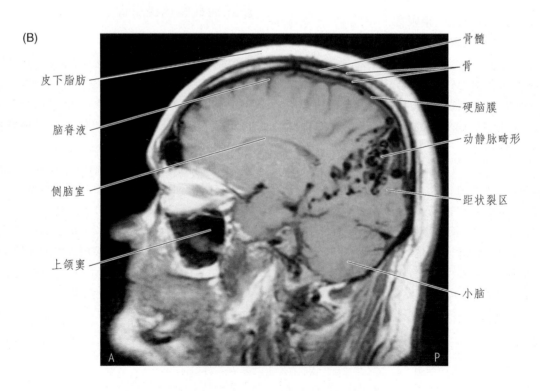

(B)

骨髓
骨
硬脑膜
动静脉畸形

皮下脂肪

脑脊液

侧脑室

距状裂区

上颌窦

小脑

A　P

病例 11.5 （续）

影像 11.5C　右侧上枕叶皮层的 AVM　(C)右颈内动脉注射后的脑部血管造影,外侧观。可见 AVM 经右侧大脑中动脉异常分支充盈。

(C)

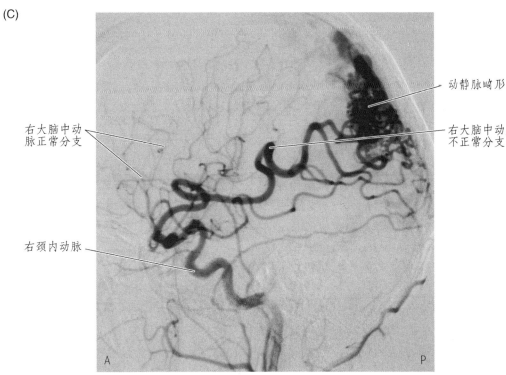

- 动静脉畸形
- 右大脑中动脉正常分支
- 右大脑中动脉不正常分支
- 右颈内动脉

A　　　　　　　P

病例 11.6　左侧视力突然丧失

小病例

患者,女性,76 岁,有房颤和复发性卵巢癌病史。在腹部肿瘤细胞灭活术后 5 天,即短期抗凝过程中,患者突然出现**双眼左侧视物不清**。患者自述**在看不见的左侧区域内可见手、手臂和"华夫饼干"晃动**。此外,患者最初有**左脸、左手和左腿的感觉减退**,但很快恢复正常。除**左侧偏盲**外,其余神经学检查均正常(图 11.23)。

定位和鉴别诊断

根据上述粗体字的症状和体征,病变区在哪里?最可能的诊断是什么?其他的可能性是什么?

左　　　　　　　　　　　右

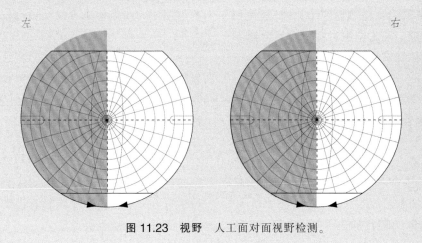

图 11.23　视野　人工面对面视野检测。

讨论

本病例关键的症状和体征是:

- **左同侧偏盲**
- **左侧幻视**
- **左面部、左手臂及左腿暂时性感觉丧失**

同病例 11.4 一样,左同侧偏盲可由右侧视交叉后视路上任何一处损害引起,包括视束、外侧膝状体、视辐射或初级视觉皮层 (见临床要点 11.2,图 11.15D、G、H)。该患者突然出现视力丧失,且房颤发生后未行长期抗凝治疗,据此最可能发生的是栓子性梗死(见临床要点 10.4)。梗死灶极少位于视束和外侧膝状体核。而可破坏右侧视辐射的颞叶和顶叶两部分的严重梗死(见图 11.8 和图 11.15G)可能是因为累及右侧大脑中动脉的整个分支,这种梗死可导致严重的半侧视力和感觉丧失,而该患者表现为一过性感觉丧失(见表 10.1)。因此,最可能的诊断为右侧大脑后动脉栓子导致的右侧枕叶初级视觉皮层梗死(见表 10.1)。

视幻觉可见于伴突发性感觉剥夺的视力受损患者,包括枕叶脑卒中(见临床要点 11.1)。左侧面部、手臂和腿的一过性感觉丧失可能是由于右侧初级躯体感觉皮层或丘脑的功能障碍引起的 (见图 7.9)。考虑到可能累及右侧大脑后动脉且无其他器质性改变,因此最可能的解释就是近端右侧的大脑后动脉被栓子栓塞,包括其向右侧丘脑和视觉皮层的分支。其他可能性较小的诊断包括右侧枕叶出血、右侧癫痫、肿瘤脑转移或脑脓肿。

临床病程和神经影像

患者接受了急诊头颅 CT 检查,排除了出血及其他病变。因患者 5 天前行腹部手术,所以不能进行 tPA 治疗。但考虑到其有房颤病史,所以先给予患者静脉注射抗凝药,后改为口服抗凝药。患者体内装有心脏起搏器,因此未进行 MRI 检查,而头颅CT(影像 11.6 A、B)是在右内侧枕叶皮层新的低密度影(即大脑后动脉的梗死区)出现后 6 天进行的。值得注意的是,CT 发现患者颅内存在占位效应并压迫侧脑室枕角(见影像 11.6 A)。在接下来几天,患者视幻觉症状减轻,但其左侧偏盲未能恢复。

其他病例

其他章节的相关病例:**视路病变**(病例 5.1、病例 5.2、病例 5.8、病例 10.3、病例 10.4、病例 10.6、病例 10.8、病例 10.10、病例 10.11、病例 14.8、病例 17.2 和病例 19.2),**高阶视觉传导障碍**(病例 19.5、病例 19.6、病例 19.8、病例 19.9)。

简明解剖学学习指南

1. 本章中的**视觉通路**包括从视网膜到视神经、视束、丘脑的外侧膝状体、视辐射或视觉皮层(见图 11.15)。

2. 经以上视觉通路传导处理**运动/空间分析、形状和颜色信息**的共有 **3 条平行通道**。

3. 视网膜(见图 11.4)由多种细胞组成,包括**视杆细胞、视锥细胞**和**神经节细胞**。其中,视杆细胞对光照亮度敏感,视锥细胞对空间时间分辨率和颜色较敏感,神经节细胞则形成了视网膜输出层。

4. 大多数视网膜神经节细胞可分为伞状细胞和小型细胞。**伞状细胞**具有较大的感受区,可对刺激物的特点和动态做出较好的反应,并向外侧膝状体的**大细胞层**投射。**小型细胞**数量最大,但感受区小,对物体的细节和颜色较敏感,并向外侧膝状体的**小细胞层**投射。

5. **外侧膝状体(LGN)**有 6 层(见图 11.7),两只眼成像分别投射在不同层面上。这些分开的投射信号被保存在**初级视觉皮层(17 区)**的第 4 层中,从而形成了**眼优势柱**(见图 11.12A)。

6. 信息经**视觉联合皮层(18 和 19 区)**处理,而**高阶的联合皮层**经过视皮层背侧("哪里")和腹侧("什么")来分析物体的时空关系、形状和颜色(见图 11.11 B)。

7. 位于初级视路的病变可导致**视野缺损**(见图 11.15)。病变位于视交叉前,则为单眼受损(见图 11.15 A、图 11.16 A 和图 11.17 A)。在视交叉处,由每只眼睛发出的视神经将眼睛采集到的信息传递至对侧。因此,在视交叉前的视路可将信息传至对侧视路。所以,位于视束、外侧膝状体、视辐射(见图 11.8)或视觉皮层处的病变可导致双眼对侧同向视野缺损 (见图 11.15 D–J 和图 11.16 B、C)。视交叉本身的病变则可导致双侧视野缺损(见图 11.15 C)。理解上述基本的视路解剖结构对临床上诊断和鉴别诊断眼部视觉功能障碍及中枢神经系统病变至关重要。

病例 11.6　左侧视力突然丧失

影像 11.6 A,B　示右侧大脑后动脉梗死　头部 CT 影　　像。(A)(B)为从下向上的扫描结果。

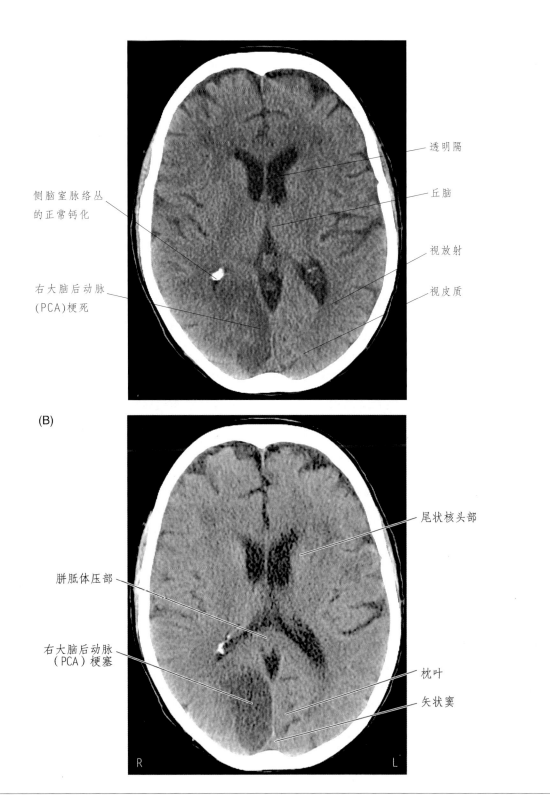

透明隔

丘脑

视放射

视皮质

侧脑室脉络丛
的正常钙化

右大脑后动脉
(PCA)梗死

(B)

尾状核头部

胼胝体压部

右大脑后动脉
(PCA)梗塞

枕叶

矢状窦

（崔志利 译）

参考文献

General References

Chalupa LM, Werner JS (eds.). 2003. *The Visual Neurosciences*. The MIT Press, Cambridge, MA.

Chan, JW. 2007. *Optic Nerve Disorders: Diagnosis and Management*. Springer-Verlag, New York, LLC.

Corbett JJ. 2003. The bedside and office neuro-ophthalmology examination. *Semin Neurol* 23 (1): 63–76.

Kandel ER, Schwartz JH, Jessell TM. 2000. *Principles of Neural Science*. 4th Ed. Chapters 25–29. McGraw Hill, New York.

Sun P, Ueno K, Waggoner RA, Gardner JL, Tanaka K, Cheng K. 2007. A temporal frequency-dependent functional architecture in human V1 revealed by high-resolution fMRI. *Nat Neurosci* 10 (11): 1404–1406.

Volpe NJ, Galetta SL, Liu GT. 2007. *Neuro-Ophthalmology: Diagnosis and Management*. 2nd Ed. Saunders, Philadelphia.

Retinal Artery Occlusion

Biousse V. 1997. Carotid disease and the eye. *Curr Opin Ophthalmol* 8 (6): 16–26.

Burde RM. 1989. Amaurosis fugax. *J Clin Neuroophthalmol* 9 (3): 185–189.

Chen CS, Lee AW. 2008. Management of acute central retinal artery occlusion. *Nat Clin Pract Neurol* 4 (7): 376–383.

Karjalainen K. 1971. Occlusion of the central retinal artery and branch arterioles: A clinical, tonographic and fluorescein angiographic study of 175 patients. *Acta Ophthalmol Suppl* 109: 1–95.

Oshinskie L. 1987. Branch retinal artery occlusion and carotid artery stenosis. *Am J Optom Physiol Optics* 64 (2): 144–149.

Optic Neuritis

Balcer LJ. 2006. Clinical practice. Optic neuritis. *N Engl J Med* 354 (12): 1273–1280.

Hickman SJ. 2007. Optic nerve imaging in multiple sclerosis. *J Neuroimaging* Suppl 1: 42S–45S.

Plant GT. 2008. Optic neuritis and multiple sclerosis. *Curr Opin Neurol* (1): 16–21.

Volpe NJ. 2008. The optic neuritis treatment trial: a definitive answer and profound impact with unexpected results. *Arch Ophthalmol* 126 (7): 996–999.

Xu J, Sun SW, Naismith RT, Snyder AZ, Cross AH, Song SK. 2008. Assessing optic nerve pathology with diffusion MRI: from mouse to human. *NMR Biomed* 21 (9): 928–940.

Optic Nerve Injury Due to Orbital Trauma

Wu N, Yin ZQ, Wang Y. 2008. Traumatic optic neuropathy therapy: an update of clinical and experimental studies. *J Int Med Res* 36 (5): 883–889.

Suprasellar Meningioma

Chicani CF, Miller NR. 2003. Visual outcome in surgically treated suprasellar meningiomas. *J Neuroophthalmol* 23 (1): 3–10.

Ehlers N, Malmros R. 1973. The suprasellar meningioma. A review of the literature and presentation of a series of 31 cases. *Acta Ophthalmol Suppl* 1–74.

Optic Tract Lesions

Savino PJ, Paris M, Schatz NJ, Orr LS, Corbett JJ. 1978. Optic tract syndrome. *Arch Ophthalmol* 96 (4): 656–663.

Lateral Geniculate Nucleus Lesions

Acheson JF, Sanders MD. 1997. *Common Problems in Neuro-Ophthalmology*. Saunders, London.

Miller NR (ed.), Newman NJ, Biousse V. 2004. *Walsh and Hoyt's Clinical Neuro-ophthalmology*. 6th Ed., Vol. 2. Lippincott Williams & Wilkins, Baltimore, MD.

Optic Radiation and Visual Cortex Lesions

Ropper AH, Samuels MA. 2009. *Adams and Victor's Principles of Neurology*. 9th Ed., Chapter 13. McGraw-Hill, New York.

本章目录

第 12 章

脑干 I：脑干的外形与脑神经

一位 41 岁女性患者主诉左耳接电话时听不到声音，几年前当她摆头时偶尔会有房子旋转感，进而出现左侧面部疼痛，左侧舌的味觉减退并伴同侧角膜反射减弱。

该患者陈述了脑神经功能异常时可能出现的复杂多样的临床症状和体征。本章将对脑神经在脑干的起始部位、行程、分支分布及功能进行学习。

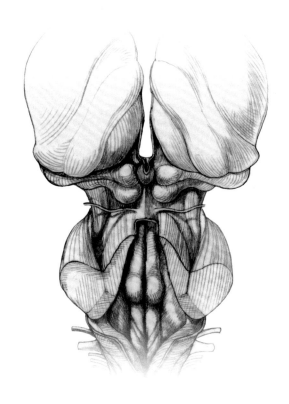

解剖和临床回顾

脑干位于大脑半球基底部，为致密茎状结构，是脑与身体其他部分进行信息联系的重要通道(图12.1)。这个缩窄区域是所有感觉、运动、小脑和脑神经信息传导通路的聚集之处。脑干不仅仅只是简单的信息通道，其内分布有许多重要的神经核团，它们参与调控脑神经、意识水平、小脑环路、肌张力、姿势、心跳、呼吸以及其他多种基本生理功能。如果将脑比喻为一个城市，那么脑干就是集城市火车站及能量供应中心为一体的重要地方。因此，发生在脑干的一个小小损伤常可造成多种形式的运动、感觉和神经调控异常的严重障碍。

脑干解剖学知识是临床诊断的重要基础，临床医生通过掌握脑干神经核团及传导通路的解剖学知识，为脑干功能异常患者进行诊断并制订治疗方案。由于脑干解剖结构非常复杂，我们将用3章(第12至14章)的篇幅对其进行详细描述。本章将首先描述脑干的外形，然后讨论每对脑神经的行程及功能。第13章将着重描述与眼球运动和瞳孔调节有关的脑神经和中枢通路。最后，第14章将介绍脑干的血供及脑干的内部结构，后者包括脑干内主要的上下行纤维束、网状结构及重要的脑干核团。

初学脑神经离不开反复记忆，但一段时间后，由于它们与临床联系非常紧密，你便能非常熟练地掌握这些知识。表12.1列出了所有脑神经的序数、名称和主要功能(注意脑神经具有感觉和运动双重功能)。在学习脑神经及其功能时掌握两个不同的复习策略非常有用。策略一是按照数列顺序对**脑神经**进行列表并讨论其感觉和运动功能(见表12.4)。策略二是将**脑神经核**按感觉和运动功能不同列表，学习脑神经的功能及对应脑神经核(见表12.3)。这两种复习策略均与临床密切相关，将它们应用到脑干章节中各知识点的学习，可有助于脑神经周围部与中枢部知识的整合。

复 习

遮住表12.1右边两列并说出所列脑神经的名称及主要功能。

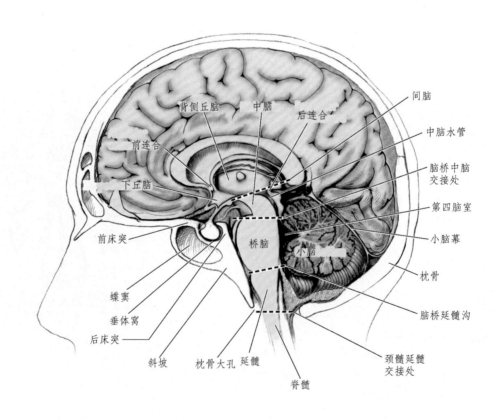

背侧丘脑　中脑　后连合　间脑　中脑水管　脑桥中脑交接处　第四脑室　小脑幕　枕骨　脑桥延髓沟　颈髓延髓交接处

前连合　下丘脑　前床突　蝶窦　垂体窝　后床突　斜坡　枕骨大孔　延髓　脊髓　桥脑　小脑

图 12.1 脑干正中矢状面原位 脑干的分部及与周围结构的空间关系。

表 12.1 脑神经名字及主要功能

名字	序号	主要功能
I	嗅神经	嗅觉
II	视神经	视觉
III	动眼神经	运动眼球；控制瞳孔
IV	滑车神经	运动眼球
V	三叉神经	面部感觉；支配咀嚼肌
VI	展神经	运动眼球
VI	面神经	支配面肌；味觉；分泌泪腺；泌涎
VIII	前庭蜗神经	听觉；平衡觉
IX	舌咽神经	支配咽喉肌；颈动脉窦反射；泌涎
X	迷走神经	副交感支配大部分脏器；支配喉肌（发音）、咽肌（吞咽）；主动脉弓反射
XI	副神经	转动头部（支配斜方肌、胸锁乳突肌）
XII	舌下神经	支配舌肌

12.1 脑干的外形

脑干位于颅后窝，由**中脑**、**脑桥**和**延髓** 3 部分构成（见图 12.1）。脑干向上延续为**间脑**（见图 12.1），在小脑幕水平连于背侧丘脑及下丘脑，向下在锥体交叉水平经过枕骨大孔与**颈部脊髓**相续。脑桥上端借**脑桥中脑交接处**续于中脑，下端以**脑桥延髓沟**与延髓为界（见图 12.1、图 12.2A 和图 6.8）。延髓上部和脑桥背侧面与小脑相连（见图 12.1）。尽管一些作者认为脑干应包括小脑或丘脑，但根据临床惯例，我们认为脑干仅包括中脑、脑桥和延髓 3 个部分，本书其他章节将详细描述丘脑和小脑（见第 7 章和第 15 章）。

中脑背侧面有上下两对圆形隆起，分别称**上丘**和**下丘**（图 12.2B），二者构成中脑**顶盖**（意为"屋顶"）。中脑腹侧面由**大脑脚**构成，两个大脑脚之间形成**脚间窝**（见图 12.2A 和图 5.6）。**脑桥**背面为**第四脑室**（见图 12.1）。再往背侧，脑桥通过大量的白质纤维束与小脑相连，这些纤维被分别称为**小脑上、**

中、下脚（见图 12.2B）。在**延髓**腹侧，可观察到**锥体**自脑桥延髓沟处向下一直延伸至**锥体交叉**（见图 12.2A）。延髓通常被分为嘴侧及尾侧两部。在**延髓嘴侧部**，锥体外侧的隆起结构为橄榄，其内含**下橄榄核**（见图 12.2A）。在**延髓尾侧部**，下橄榄核已不明显，但其背侧部可见**薄束**、**楔束**及**其相应神经核**（见图 12.2B）。

第四脑室底位于延髓嘴侧部与脑桥的背面。沿第四脑室底可见有结构隆起，如展神经核与面神经膝构成的**面神经丘**（见图 12.2B 和图 14.1C）。**舌下神经三角**与**迷走神经三角**（见图 12.2B）内分别含有舌下神经核（CN XII）与迷走神经背核（CN X）。第四脑室嘴侧向上续于中脑水管（见图 12.1），尾侧向下分别通过两个外侧孔（Luschka 孔）和单一的正中孔（Magendie 孔）而与蛛网膜下隙相通，最后止于**闩**（见图 12.2B）。闩是通向脊髓中央管的标志，成年人此处常闭合。

习惯文字记忆的人，可借助表 12.1 提供的资料记忆脑神经的名称与序数。鉴于第 I 到第 XII 对脑神经从脑干嘴侧向尾侧依次发出（见图 12.2），因此掌握脑干的形态结构可帮助形象记住这些脑神经。需要指出的是，第 I 和第 II 对脑神经发自前脑而不是脑干。**嗅神经（CN I）**沿**嗅沟**从额叶腹侧面向外侧进入**嗅球**及**嗅茎**（见图 18.5 和图 18.6）。**视神经（CN II）**经视交叉后形成视束，其绕中脑外侧至丘脑外侧膝状体核（见图 11.6 和图 11.15）。

第 III 到第 XII 对脑神经，除 CN IV 从中脑背侧离

复 习

对于图 12.1 或图 12.2C 中的中脑、脑桥和延髓，请分别指出脑干的嘴侧、尾侧、背侧、腹侧及上、下、前、后等方位（见图 2.4 中的定义）。请回答怎样区分中脑-间脑连接处以上的这些方位？

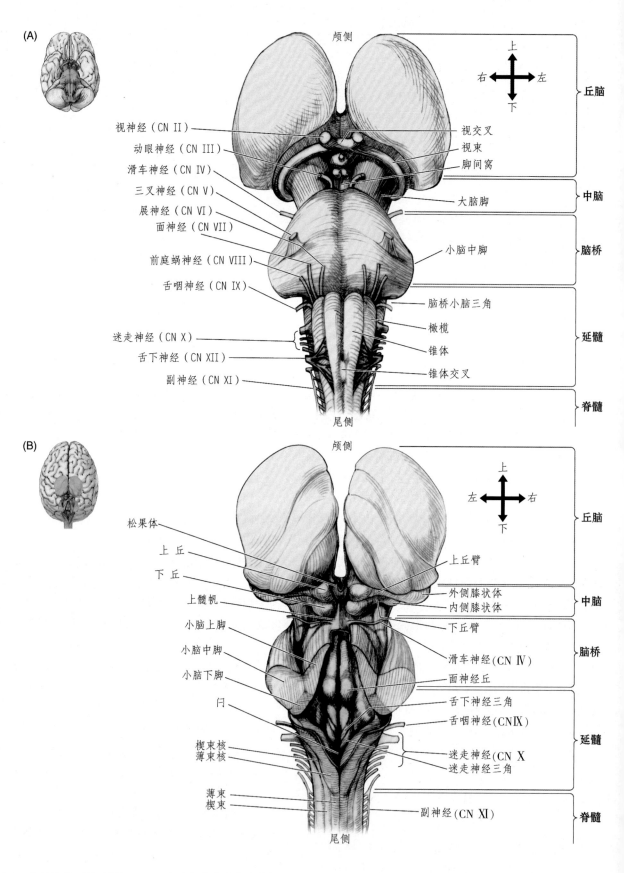

图 12.2 脑干的外形及脑神经 (A)去除大脑半球的脑腹侧面观。(B)去除小脑并暴露第四脑室底的脑背侧面观。(待续)

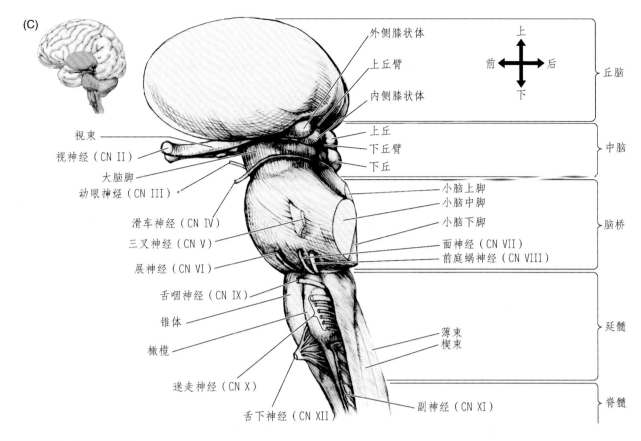

图 12.2(续) (C)侧面观。

开脑干外(见图 12.2B),其余脑神经分别从脑干腹侧或腹外侧出脑(见图 12.2A 和图 12.2C)。CN Ⅲ、Ⅵ和Ⅻ位于脑干腹侧近中线处,与脑干背侧的 CN Ⅳ共同形成一般躯体运动功能柱。

动眼神经(CN Ⅲ) 从中脑腹侧脚间窝出脑(见图 12.2A),在大脑后动脉与小脑上动脉之间穿经(见图 14.18A)。前面内容已提,**滑车神经(CN Ⅳ)** 从中脑背侧出脑(见图 12.2B)后神经纤维即发生交叉,这一点有别于其他脑神经。**三叉神经(CN Ⅴ)** 从脑桥腹外侧出脑(见图 12.2A、C)。**展神经(CN Ⅵ)** 从脑桥延髓沟腹侧出脑(见图 12.2A、C)。再往下,**面神经(CN Ⅶ)、前庭蜗神经(CN Ⅷ)、舌咽神经(CN Ⅸ)** 和**迷走神经(CN Ⅹ)** 从脑桥延髓沟及延髓嘴侧部腹外侧依次出脑。CN Ⅶ、Ⅷ和Ⅸ离开脑干的区域被称为**脑桥小脑三角**。**脊髓副神经**（又称**副脊神经;CN Ⅺ)** 由沿颈髓上部发出的多个神经根丝向外侧上升形成。**舌下神经(CN Ⅻ)** 从延髓腹侧面锥体与下橄榄核之间出脑(见图 12.2A)。

12.2 颅骨的孔裂及脑神经出脑处

接下来的章节将对每一对脑神经的行程进行详细描述,本章仅简单介绍脑神经穿经颅骨的孔隙(图 12.3;表 12.2)。

嗅神经和视神经分别经**筛板、视神经管**入颅(见图 12.3;表 12.2)。CN Ⅲ、Ⅳ、Ⅵ、Ⅴ₁ 这四对脑神经经**眶上裂**入眶(见图 12.3A、C)。CN Ⅲ、Ⅳ和Ⅵ控制眼球运动。CN Ⅴ 的眼支(CN Ⅴ₁)传导眼和颜面部上部的感觉(见图 12.7)。CN Ⅴ 的上颌神经(CN Ⅴ₂)和下颌神经(CN Ⅴ₃)分别从**圆孔、卵圆孔**出颅,以传导颜面部其他部位感觉(见图12.3A、C)。CN Ⅶ、Ⅷ穿**内耳门**,经**内耳道**出颅。CN Ⅶ经**茎乳孔**出颅,支配面部表情肌,CN

复 习

遮住图 12.2A 左侧图示部分,说出每对脑神经对应的序数及名称。接下来请遮住图 12.2A-C 的图示,尽可能说出图片上对应结构名称。

复 习

遮住表 12.2 的右侧区域,说出每对脑神经进出颅骨的孔隙(见图 12.3)。

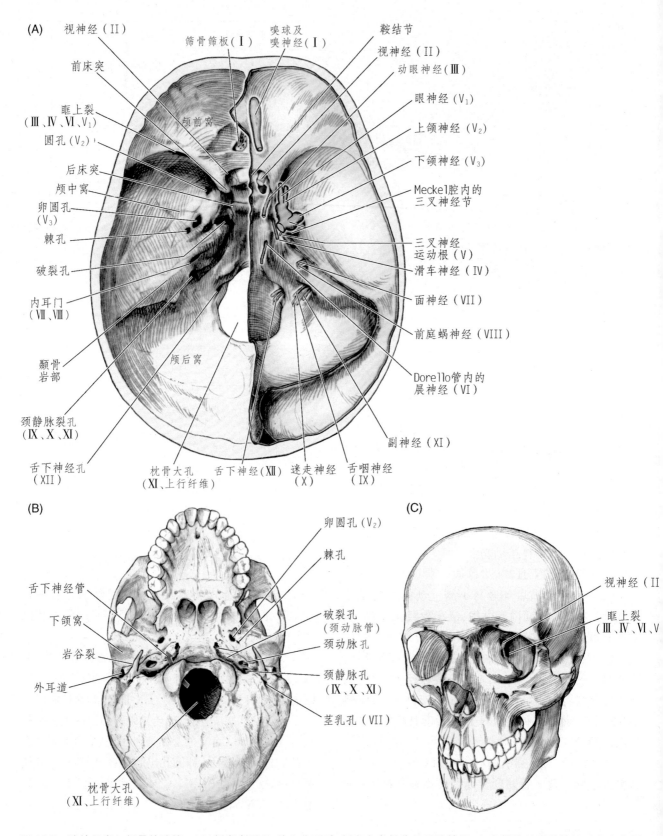

(A) 视神经（Ⅱ）　筛骨筛板（Ⅰ）　嗅球及嗅神经（Ⅰ）　鞍结节　视神经（Ⅱ）　动眼神经（Ⅲ）　眼神经（V₁）　上颌神经（V₂）　下颌神经（V₃）　Meckel腔内的三叉神经节　三叉神经运动根（V）　滑车神经（Ⅳ）　面神经（Ⅶ）　前庭蜗神经（Ⅷ）　Dorello管内的展神经（Ⅵ）　副神经（Ⅺ）

前床突　眶上裂（Ⅲ、Ⅳ、Ⅵ、V₁）　圆孔（V₂）　后床突　颅中窝　卵圆孔（V₃）　棘孔　破裂孔　内耳门（Ⅶ、Ⅷ）　颞骨岩部　颈静脉裂孔（Ⅸ、Ⅹ、Ⅺ）　舌下神经孔（Ⅻ）　颅前窝　颅后窝

枕骨大孔（Ⅺ、上行纤维）　舌下神经（Ⅻ）　迷走神经（Ⅹ）　舌咽神经（Ⅸ）

(B) 舌下神经管　下颌窝　岩谷裂　外耳道　枕骨大孔（Ⅺ、上行纤维）　卵圆孔（V₂）　棘孔　破裂孔（颈动脉管）　颈动脉孔　颈静脉孔（Ⅸ、Ⅹ、Ⅺ）　茎乳孔（Ⅶ）

(C) 视神经（Ⅱ　眶上裂（Ⅲ、Ⅳ、Ⅵ、V

图 12.3　脑神经出入颅骨的孔隙　（A)颅底内面观,从上往下看,颅底右半部分显示脑神经,左半部分显示脑神经对应出入颅骨的孔隙。(B)颅底外面观,从下往上看。(C)颅骨的前面观及其孔裂。

Ⅷ传导颞骨深面内耳的感觉信息（见图 12.3B）。CN Ⅸ、Ⅹ和Ⅺ经颈**静脉裂孔**出颅(见图 12.3A、B)。最后，

舌下神经(CN Ⅻ)从枕骨大孔前方的**舌下神经管**出颅,控制舌肌运动。

12.3 脑神经感觉及运动纤维的分布

脑神经在很多方面与脊神经类似，如二者均有感觉和运动功能。与脊髓一样，脑干内运动性神经核团一般位于腹侧，感觉性神经核团多居背侧（图12.4）。由于头颈部解剖的特殊性，脑神经相比脊神经具有更为特化的感觉和运动功能。在胚胎发生过程中，脑神经核团的位置多与脑室系统毗邻（见图12.4A）。随着神经系统的发育成熟，脑神经核在脑干内纵形排列成不连续的**三个运动和三个感觉功能柱**（见图12.4和图12.5），每个功能柱具有不同的运动或感觉功能，具体分类详见表12.3。本章将按照图12.4、图12.5和表12.3中标识的颜色对应每个功能柱。在本章最后（在图表中有列出），将用一般

表 12.2 脑神经进出颅腔的部位

序号	名字	进出颅腔的部位
I	嗅神经	筛孔
II	视神经	视神经管
III	动眼神经	眶上裂
IV	滑车神经	眶上裂
V	三叉神经	V_1：眶上裂
		V_2：圆孔
		V_3：卵圆孔
VI	展神经	眶上裂 [a]
VII	面神经	内耳门（茎乳孔）
VIII	前庭蜗神经	内耳门
IX	舌咽神经	颈静脉裂孔
X	迷走神经	颈静脉裂孔
XI	副神经	颈静脉裂孔（经过枕骨大孔进入颅脑）
XII	舌下神经	舌下神经孔

[a] 展神经自 Dorello 管穿出硬脑膜（见图12.3），行走一段较长距离后经眶上裂出颅。

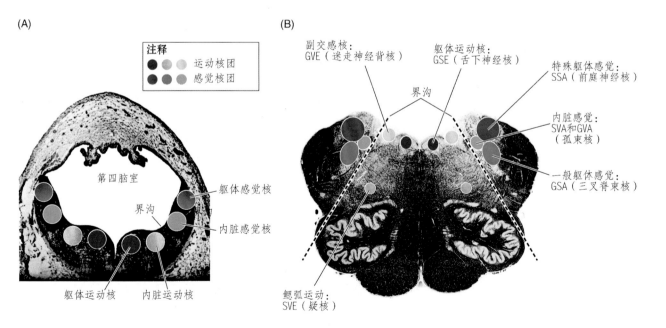

图 12.4 脑神经感觉及运动神经功能柱发育图 (A)45 天人胚脑的横切面观，显示感觉与运动性脑神经核团功能柱的分布。(B)成人延髓内神经核团功能柱的分布。括号内所列参考书对切面内各功能柱的神经核团进行了详细描述(A after Tuchman-Duplessis H, Auroux M, and Haegel P.1974. *Illustrated Human Embryology*. Volume 3. *Nervous System and Endocrine Glands*. Masson & Company, Paris. B after Martin JH. 1996. *Neuroanatomy: Text and Atlas*. 2nd Ed. McGraw-Hill, New York.)

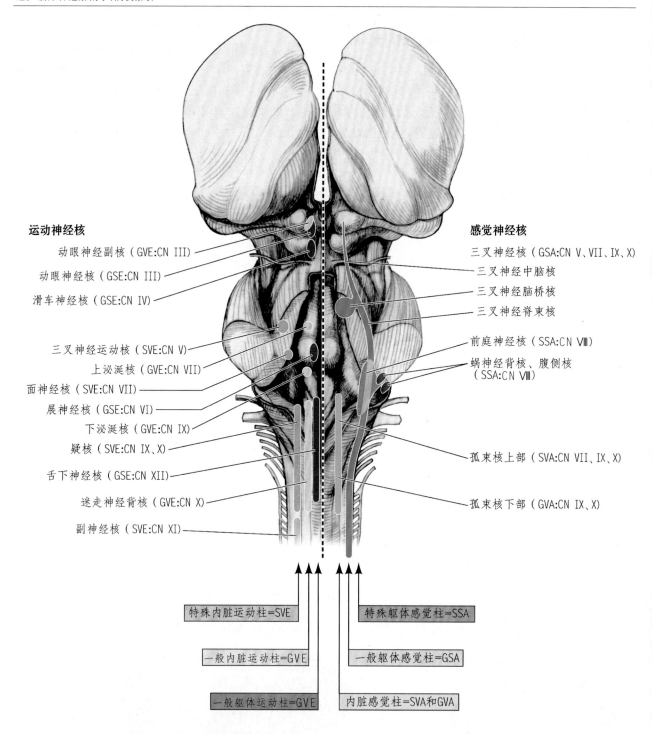

运动神经核

动眼神经副核（GVE:CN III）
动眼神经核（GSE:CN III）
滑车神经核（GSE:CN IV）

三叉神经运动核（SVE:CN V）
上泌涎核（GVE:CN VII）
面神经核（SVE:CN VII）
展神经核（GSE:CN VI）
下泌涎核（GVE:CN IX）
疑核（SVE:CN IX、X）
舌下神经核（GSE:CN XII）
迷走神经背核（GVE:CN X）
副神经核（SVE:CN XI）

感觉神经核

三叉神经核（GSA:CN V、VII、IX、X）
三叉神经中脑核
三叉神经脑桥核
三叉神经脊束核

前庭神经核（SSA:CN VIII）
蜗神经背核、腹侧核
（SSA:CN VIII）

孤束核上部（SVA:CN VII、IX、X）

孤束核下部（GVA:CN IX、X）

特殊内脏运动柱=SVE
特殊躯体感觉柱=SSA

一般内脏运动柱=GVE
一般躯体感觉柱=GSA

一般躯体运动柱=GVE
内脏感觉柱=SVA和GVA

图 12.5　脑干内脑神经感觉及运动核团功能柱纵向示意图　GSA,一般躯体感觉柱;GSE,一般躯体运动柱;GVA,一般内脏感觉柱;GVE,一般内脏运动柱;SSA,特殊躯体感觉柱;SVA,特殊内脏感觉柱;SVE,特殊内脏运动柱。

与特殊、躯体与内脏、传入和传出等术语对各功能柱进行描述。下面将从内侧向外侧依次详细复习这些功能柱。

　　躯体运动核包括动眼神经核(CN Ⅲ)、滑车神经核(CN Ⅳ)、展神经核(CN Ⅵ)和舌下神经核(CN Ⅻ),这些神经核近中线分布（见图 12.4 和图 12.5;表12.3),与之对应,这些核团发出的神经纤维离开脑

干的位置也近中线(见图 12.2)。躯体运动核支配的是胚胎时期**枕部体节**发育而来的眼外肌和舌内肌。

　　内脏运动核(见图 12.4A)包括特殊内脏运动和一般内脏运动两种核团(见表 12.3)。**特殊内脏运动核**包括三叉神经运动核(CN Ⅴ)、面神经核(CN Ⅶ)、疑核 (CN Ⅸ、Ⅹ) 和脊髓副神经核 (CN Ⅺ) (见表12.3)。特殊内脏运动核在发育过程中开始位于躯体

表 12.3　脑神经核按运动和感觉柱分类

分类	功能	脑干神经核	脑神经
运动			
躯体运动柱 （一般躯体传出）	支配眼外肌、舌内肌	动眼神经核、滑车神经核、展神 经核、舌下神经核	CN Ⅲ、Ⅳ、Ⅵ、Ⅻ
特殊内脏运动柱 （特殊内脏传出）	支配咀嚼肌、面肌、中耳肌、咽喉肌、胸锁 乳突肌、斜方肌上部	三叉神经运动核	CN Ⅴ
		面神经核	CN Ⅶ
		疑核	CN Ⅸ Ⅹ
		副神经核	CN Ⅺ
副交感柱 （一般内脏传出）	副交感支配头、胸腹部结肠左曲以上脏器	动眼神经副核	CN Ⅲ
		上泌涎核	CN Ⅶ
		下泌涎核	CN Ⅸ
		迷走神经背核	CN Ⅹ
感觉			
内脏感觉柱			
（特殊内脏传入）	味觉	孤束核（嘴侧、味觉核）	CN Ⅶ、Ⅸ、Ⅹ
（一般内脏传入）	心-呼吸和消化器官感觉信息传入	孤束核（尾侧、心-呼吸核）	CN Ⅸ、Ⅹ
一般躯体感觉柱 （一般躯体传入）	头面部、脑膜及鼻窦等处痛温触觉、位置及 振动觉	三叉神经核	CN Ⅴ、Ⅶ、Ⅸ、Ⅹ
特殊躯体感觉柱 （特殊躯体传入）	嗅觉、视觉、听觉、平衡觉（脑干内无嗅觉、 视觉神经核分布）	蜗神经核 前庭神经核	CN Ⅷ

复　习

　　凭记忆按图 12.5 画一张脑干轮廓图，在图内分别填入三个运动和三个感觉功能柱的核团，并标明每对脑神经核及其对应脑神经的名称（见图 12.5；表 12.3）。

运动核外侧（图 12.4A），随后逐渐移至被盖区（见图 12.4B 和图 12.5）。一般躯体运动核与特殊内脏运动核均支配横纹肌。然而与一般躯体运动核不同的是，**特殊内脏运动核**支配**腮弓**演化的横纹肌，如咀嚼肌、面部表情肌、中耳相关肌、咽肌和喉肌。鉴于胸锁乳突肌和斜方肌上部（受 CN Ⅺ 支配）在胚胎发生上可能来自体节而不是腮弓，一些学者将脊髓副神经核归为纯躯体运动核或躯体混合特殊内脏运动核。为简单起见，既然脊髓来源的副神经核位于疑核外侧并基本与之连续，脊髓副神经核被认为应归属为特殊内脏运动功能柱的一部分。

　　一般内脏运动柱由**副交感神经核**组成（见图12.5），包括动眼神经副核(CN Ⅲ)、上泌涎核 (CN Ⅶ)、下泌涎核(CN Ⅸ)和迷走神经背核(CN Ⅹ)(见表12.3 和图12.6)。副交感神经核不支配横纹肌，它们发出

副交感神经节前纤维支配头部、心、肺及结肠左曲以上消化管道的腺体、平滑肌和心肌（见图6.13）。

　　在上述运动性核团的外侧分布有三个感觉性神经功能柱（见图12.4 和图12.5）。**内脏感觉柱**仅由单一的孤束核构成，该核嘴侧部又称为味觉核，主要接受 CN Ⅶ、Ⅸ 和 CN Ⅹ 味觉信息的初级传入。孤束核尾侧部又称为心-呼吸神经核，经 CN Ⅸ、Ⅹ 接受参与心血管、呼吸系统及胃肠功能调节信息的传入（见表12.3）。如第 14 章节所述，孤束核还有调节睡眠等其他功能。

　　一般躯体感觉核即三叉神经核（见表12.3、图12.4 和图12.5），接受来自头面部、鼻窦及脑膜等处的痛、温、触压觉及位置振动觉等信息冲动。众所周知，三叉神经感觉核主要接受三叉神经(CN Ⅴ)的感觉传入，同时也接受少量来自 CN Ⅶ、Ⅸ 和 CN Ⅹ 的感觉信息传入（见图12.7B）。

　　特殊感觉包括嗅觉、视觉、听觉、平衡觉和味觉。嗅觉和视觉的初级感觉核不位于脑干，位于脑干的**特殊躯体感觉核**，包括与听觉有关的蜗神经核(CN Ⅷ)和调节位置平衡的前庭神经核(CN Ⅷ)（见图12.4、图12.5；表12.3）。味觉也属于特殊感觉中的一种，但被划分至内脏感觉功能柱（孤束核）。

表 12.4　脑神经:感觉和运动功能

神经	名称	功能性分类	功能
CN I	嗅神经	特殊躯体感觉	嗅觉
CN II	视神经	特殊躯体感觉	视觉
CN III	动眼神经	躯体运动	支配上睑提肌和除上斜肌、外直肌外的所有眼外肌
		副交感	视近物时控制瞳孔括约肌与睫状肌运动
CN IV	滑车神经	躯体运动	支配上斜肌,眼球转向外下方
CN V	三叉神经	一般躯体感觉	头面部、舌前 2/3、鼻窦、脑膜等处痛温触觉、关节及振动觉
		特殊内脏运动	支配咀嚼肌、鼓膜张肌
CN VI	展神经	躯体运动	支配外直肌,眼球外展
CN VII	面神经	特殊内脏运动	支配面肌、镫骨肌及部分二腹肌
		副交感	泪腺、舌下腺、下颌下腺和除腮腺外其他唾液腺分泌
		特殊内脏感觉	舌前 2/3 味觉
		一般躯体感觉	外耳道附近皮肤感觉
CN VIII	前庭蜗神经	特殊躯体感觉	听觉、前庭觉
CN IX	舌咽神经	特殊内脏运动	支配茎突咽肌
		副交感	腮腺分泌
		一般躯体感觉	中耳、外耳道附近皮肤感觉,咽、舌后 1/3 黏膜感觉
		特殊内脏感觉	舌后 1/3 味觉
		一般内脏感觉	接受颈动脉小球处化学、压力感受器信息
CN X	迷走神经	特殊内脏运动	支配咽肌(吞咽)、喉肌(声控)
		副交感	副交感控制心、肺和结肠左曲以下部分消化管
		一般躯体感觉	咽、脑膜及外耳道附近小部分皮肤区域感觉
		特殊内脏感觉	会厌和咽部味觉
		一般内脏感觉	接受主动脉弓处化学、压力感受器信息
CN XI	副神经	特殊内脏运动	支配胸锁乳突肌和斜方肌上部肌
CN XII	舌下神经	躯体运动	支配舌内肌

注意:参考表 12.3 和图 12.5。

正如前述,还有另一种常用的分类方法,即按功能以一般或特殊、躯体或内脏、传入或传出等进一步将脑神经整合为 8 种类别,如一般躯体运动柱(GSE),特殊内脏感觉柱(SVA)等,但由于①躯体运动柱无特殊和一般分类;②孤束核接受特殊和一般内脏传入信息,这种分类法仍只能得到与前面章节一样的 6 个神经核团柱 (三种运动和三种感觉)(见图 12.5;见表 12.3)。

值得注意的是,大多数脑神经核主要接受或发出信息至一对脑神经(见图 12.5),但行程较长的孤束核 (**S**olitarius)、疑核 (**A**mbiguus) 和三叉神经 (**T**rigeminal)核例外,可将它们的首字母拼成 **SAT** 来帮助加强记忆(见图 12.5)。

12.4　脑神经的功能及行程

以下章节将详细复习每对脑神经及其功能。表 12.4 列举了 12 对脑神经的运动和感觉功能。它们

有些属**纯运动性脑神经**(CN III、IV、VI、XI、XII),有些属**纯感觉性脑神经** (CN I、II、VIII),有些属运动和感觉功能兼有的**混合性脑神经**(CN V、VII、IX、X)。表 12.4 所列信息对理解脑神经非常重要,这些信息也是大家在完成本章学习后应该熟练掌握的内容。后续章节在介绍每对脑神经时,还将对表 12.4 的相关信息再次进行阐述。

除描述这些脑神经的感觉及运动功能外,本章还将复习每对脑神经的行程,即从脑干内的神经核开始到外周神经终末, 包括每对脑神经的颅内行程、出入颅脑的部位(见表 12.2)、脑神经的分支分布及位于周围部的感觉或副交感神经节(表 12.5)。此外,也将复习每对脑神经相关的常见临床疾病。

功能分类	功能
特殊躯体感觉	视觉

12.5　CN I：嗅神经

嗅刺激经鼻腔上部黏膜内双极神经元上的特殊化学感受器获取，这些神经元的轴突形成短小的**嗅丝**，经筛骨的**筛板**（见图 12.3A；表 12.2）与**嗅球**内的神经元形成突触联系（见图 18.5 和图 18.6）。嗅觉信息经直回与眶回间的嗅沟内的**嗅束**，从嗅球传向嗅觉处理的特定脑区，第 18 章将进一步讨论上述内容。尽管嗅球和嗅束属于中枢神经系统的一部分，有时也将嗅球和嗅束归为嗅神经（CN I）。

临床要点 12.1
嗅觉丧失(CN I)

单侧**嗅觉剥夺**或丧失的患者由于对侧鼻孔代偿而很少被发现，因此医生检测患者嗅觉时必须分别检查两个鼻孔（见照片 12.1）。由于嗅觉对味觉形成非常重要，因此双侧嗅觉缺失的患者常感味觉减退。

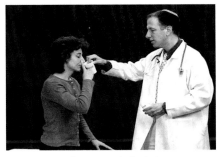

照片 12.1　嗅觉测试

引起嗅觉丧失的原因很多，如头部外伤等原因可损伤穿经筛骨筛板的嗅神经丝而出现嗅觉丧失。另外，病毒感染破坏嗅黏膜上皮、鼻腔堵塞可出现嗅觉障碍。某些神经退行性疾病如帕金森病和阿尔茨海默病患者也常出现双侧嗅觉丧失。

嗅沟附近额叶底部的颅内损伤可导致嗅觉障碍，可能的损伤类型包括脑膜瘤、脑转移瘤、基底部脑膜炎，或不常见但可引发脑神经病变的**肉状瘤**（即较少累及神经系统的一种免疫反应异常性肉芽肿）。临床要点 19.11 中也将提及：对于额叶病变，尤其是损伤范围较小的病变，临床检查一般很难发现，因此发生在额叶基底部的损伤，即便损伤范围扩展到很大时，除出现嗅觉功能丧失外很少有其他明显的功能障碍表现。嗅沟区发生的大范围损伤（如脑膜瘤）有时可产生 Foster Kennedy 综合征，其特点是嗅觉丧失同时合并单侧视神经萎缩（受同侧

肿瘤压迫所致）及对侧眼视神经乳头水肿（颅内压升高所致）。

12.6　CN Ⅱ：视神经

功能分类	功能
特殊内脏感觉	嗅觉

第 11 章讨论了视觉信息经视神经从视网膜传至丘脑外侧膝状体核和膝状体外通路的过程（见图 11.6、图 11.15 和图 12.2A）。视网膜节细胞实际上属于中枢神经系统的一部分。因此，严格意义上来说，视神经属神经纤维束而不是周围神经。但大家比较能接受的观点是视交叉以前的视通路部分为**视神经**，视交叉之后的部分为**视束**。视神经始自眼眶，并经**视神经管**进入颅腔（见图 12.3A、C；表 12.2）。第 11 章对视觉通路的解剖及异常已做了详细讨论。

12.7　CN Ⅲ、Ⅳ 和 Ⅵ：动眼神经、滑车神经和展神经

神经	功能分类	功能
CN Ⅲ	躯体运动	支配上睑提肌及除上斜肌、外直肌外的所有眼外肌
	副交感	控制视近物时瞳孔括约肌和睫状肌的收缩
CN Ⅳ	躯体运动	支配上斜肌，引起眼球转向外下方
CN Ⅵ	躯体运动	支配外直肌，引起眼球外展

脑神经控制眼外肌运动将在第 13 章中详细讨论，简言之，CN Ⅵ 控制眼球水平方向外展；CN Ⅳ 通过眼眶上壁的滑车或滑车样结构控制眼球上部向外下方移动；CN Ⅲ 控制眼球其他方向的运动。**动眼神经(CN Ⅲ)**核和**滑车神经(CN Ⅳ)**核位于中脑，**展神经(CN Ⅵ)**核位于脑桥（见图 12.5、图 14.3 和图 14.4C）。CN Ⅲ 从脑干腹侧面的脚间窝出脑，CN Ⅳ 从脑干背侧面的下丘出脑，CN Ⅵ 从脑干腹侧面的脑桥延髓沟出脑（见图 12.2）。CN Ⅲ、Ⅳ 和 Ⅵ 穿**海绵窦**（见图 13.11），经**眶上裂**出颅（见图 12.3A、C；表 12.2）至眶内各眼肌。CN Ⅲ 尚含副交感纤维调控**瞳孔括约肌**及与晶状体曲度调节有关的**睫状肌**运动。CN Ⅲ 的副交感节前神经元位于中脑的 E-W 核（见图 12.5），由该核发出的节前神经纤维与眼眶内的**睫状神经节**内神经元形成突触（图 12.6）。换元后发出的副交感节后神经纤维进入眼球，支配瞳孔括约肌及睫状肌。

表 12.5　脑神经:外周感觉和副交感神经节

神经	名称	外周神经节	神经节功能
CN Ⅰ	嗅神经	无	—
CN Ⅱ	视神经	无(视网膜)	—
CN Ⅲ	动眼神经	睫状神经节	副交感控制虹膜和睫状肌运动
CN Ⅳ	滑车神经	无	—
CN Ⅴ	三叉神经	三叉神经节(半月节)	初级感觉神经元胞本聚集处,接受面部、口腔、鼻窦及幕上区脑膜信息传入
CN Ⅵ	展神经	无	—
CN Ⅶ	面神经	蝶腭神经节(翼腭神经节)	副交感控制泪腺和鼻黏膜腺体分泌
		下颌下神经节	副交感控制下颌下腺和舌下腺分泌
		膝神经节	初级感觉神经元胞体聚集处,接受舌前 2/3 味觉和外耳附近皮肤信息传入
CN Ⅷ	前庭蜗神经	螺旋神经节	初级感觉神经元胞体聚集处,接受听觉传入
		Scarpa 前庭神经节	初级感觉神经元胞体聚集处,接受平衡觉传入
CN Ⅸ	舌咽神经	耳神经节	副交感控制腮腺分泌
		舌咽神经的上神经节(颈静脉神经节)	初级神经元胞体聚集处,接受中耳、外耳道、咽、舌后 1/3 信息传入
		舌咽神经的下神经节(岩部神经节)	初级感觉神经元胞体聚集处,接受中耳、外耳道、咽、舌后 1/3 的一般感觉、舌后味觉及颈动脉窦压力感受器信息传入
CN Ⅹ	迷走神经	终末器官内的副交感神经节	副交感控制心、肺和结肠左曲以上消化管
		迷走神经的上神经节(颈静脉神经节)	初级感觉神经元胞体聚集处,接受咽、外耳和幕下区脑膜等处信息传入
		迷走神经的下神经节(结状神经节)	初级感觉神经元胞体聚集处,接受喉黏膜、会厌处味觉、主动脉弓压力感受器及其他胸腹腔脏器的反射信息传入
CN Ⅺ	副神经	无	—
CN Ⅻ	舌下神经	无	—

图 12.6 对所有含副交感神经纤维的脑神经进行了总结。

12.8　CN V:三叉神经

功能分类	功能
一般躯体感觉	面部、口腔、舌前 2/3、鼻窦及脑膜等处痛温触觉和关节位置、振动觉等
特殊内脏运动	支配咀嚼肌、鼓膜张肌

"三叉神经"由于有**眼支(V₁)**、**上颌支(V₂)**和**下颌支(V₃)**这三大分支而被冠以此名(图 12.7)。注意区分三叉神经与面神经,后者控制面部表情肌运动。三叉神经尚有一些小的**运动根**(见图 12.7),其随下颌支出颅,控制咀嚼肌和一些小肌运动。

三叉神经从脑桥腹外侧出脑 (见图 12.2A、C),并经海绵窦后下方的**美克尔腔**穿出。三叉神经节又称**半月节**,位于美克尔腔内,是三叉神经的感觉神经节(见图 12.7;表 12.5)。眼神经(V₁)从海绵窦下部穿出, 经**眶上裂**出颅 (见图 12.3A、C, 图 12.7A;表 12.2 图,图 13.11)。上颌神经(V₂)和下颌神经(V₃)分别经**圆孔**、**卵圆孔**出颅。按"**单人间**"(Single Room Occupancy) 对应的英文全称或者 **SRO** 对应的眶上裂(**S**uperior)、圆孔(**R**otundum)和卵圆孔(**O**vale)可巧妙记忆三叉神经三个分支的出颅部位。V₁、V₂ 和V₃ 的感觉支分布范围见图 12.7B, 注意枕部的感觉主要由 C2 传导(见病例 8.2)。三叉神经也传导来自鼻窦、鼻黏膜、口腔及舌前 2/3 的触觉与痛觉。另外,**幕上区硬脑膜**的痛觉由三叉神经传导,而颅后窝硬

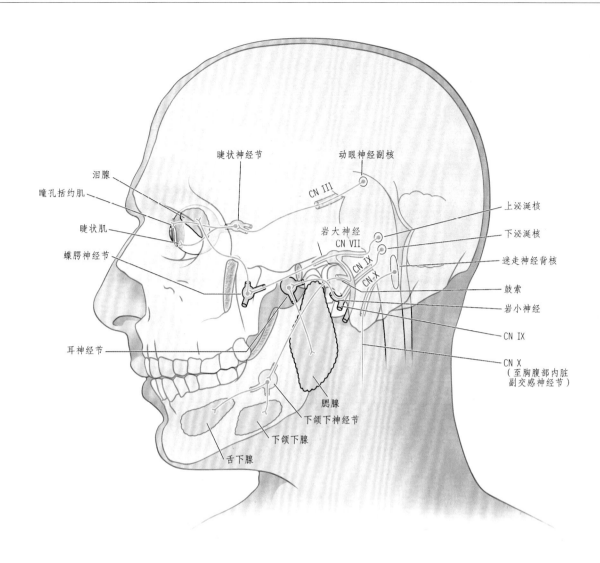

图 12.6 脑神经副交感通路总结图

脑膜的痛觉由 CN X 和上颈部神经根传导。

12.8.1 三叉神经的躯体感觉功能

三叉神经核(图 12.8 和图 12.9)接受三叉神经(CN V)及其他脑神经的**一般躯体感觉**信息的传入(见表 12.3)。在前面章节已说明,三叉神经核主要接受由三叉神经传导来自头面部皮肤、口腔、舌前 2/3、鼻窦黏膜及幕上区硬脑膜的一般感觉,尚有少

量由 CN Ⅶ、Ⅸ 和 CN X 传导部分来自外耳的躯体感觉纤维(见图 12.7B;见表 12.4)。此外,CN Ⅸ 可传导中耳、舌后 1/3 及咽部等处感觉,CN X 可传导幕下区硬脑膜及喉黏膜的感觉信息(见表 12.4)。不难发现,三叉神经感觉系统与脊髓的后索、内侧丘系及前外侧系相对应(表 12.6)。

三叉神经核复合体包括三叉神经中脑、脑桥和脊束核(见表 12.6),它们从中脑一直延伸至颈髓上端(见图 12.8)。**三叉神经脑桥核**和**脊束核**接受头面部的感觉传入,这些核团的功能分别与脊髓后索及前外侧系相似(与图 7.1、图 7.2 和图 12.8 对比;见表 12.6)。三叉神经核的初级感觉神经元主要位于三叉神经节内 (见图 12.8),也有部分位于 CN Ⅶ、Ⅸ、X 对应的外周感觉神经节内(见表 12.5)。

三叉神经脑桥核位于脑桥外侧,接受粗纤维

复 习

1. 请说出三叉神经的三个主要感觉分支的名称并描述其感觉分布区域(见图 12.7)。

2. 三叉神经有哪些运动功能?

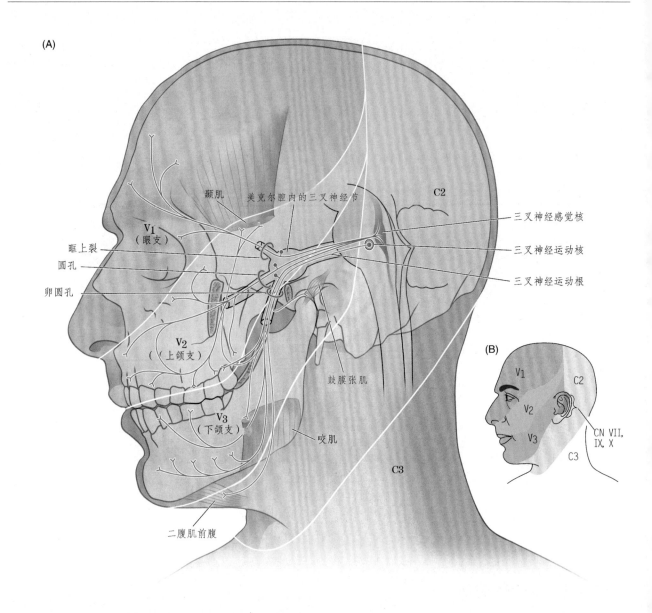

图 12.7 三叉神经(CN V) (A)三叉神经的感觉及运动通路小结。(B)面部的一般躯体感觉主要由三叉神经传导,小部分由 CN Ⅶ、Ⅸ和 CN Ⅹ传导,这些传入纤维都终止于三叉神经核(见图 12.8)。另外枕部和颈部主要接受 C2、C3 颈神经根控制,幕上区硬脑膜的感觉由 CN Ⅴ传导(未显示)。

(传导精细触觉及牙齿触压觉)的传入(见图 12.8、图 14.4B),该神经核在结构和功能上与薄束核、楔束核非常相似(见图 7.1 和图 14.5B)。**三叉神经感觉核**发出纤维越边至对侧形成三叉丘系,与内侧丘系伴行至丘脑(见图 14.3)。内侧丘系所携带的感觉信息中继于丘脑腹后外侧核(VPL),三叉丘系中继于**丘脑腹后内侧核**(VPM)。丘脑内的第三级神经元将面部感觉信息投射至第一躯体感觉区。此外,自三叉神经脑桥核发出的少量神经纤维经背侧三叉神经束(或三叉神经丘脑背侧束)直接上传至同侧丘脑腹后内侧核,传导包括牙齿在内的口腔触压觉等。

三叉神经脊束核位于脑桥和延髓外侧,向下延伸至颈部脊髓上端(见图 12.8),传导粗略触觉、痛温觉的中、小直径初级感觉神经纤维与三叉神经共同进入脑桥外侧,在**三叉神经脊束**内下降,与三叉神经脊束核形成突触联系。图 14.4C 和图 14.5A–C 为三叉神经脊束核与三叉神经脊束的连续切片,清楚显示三叉神经脊束核与三叉神经脊束实际上分别与脊髓后角和 Lissauer 束相延续 (见图 6.4 和图 7.2)。三叉神经脊束核为第二级神经元,由该核发出的神经纤维横过脑干形成**三叉神经丘脑束** (又称"腹侧三叉神经丘脑束")上行。三叉神经丘脑束与

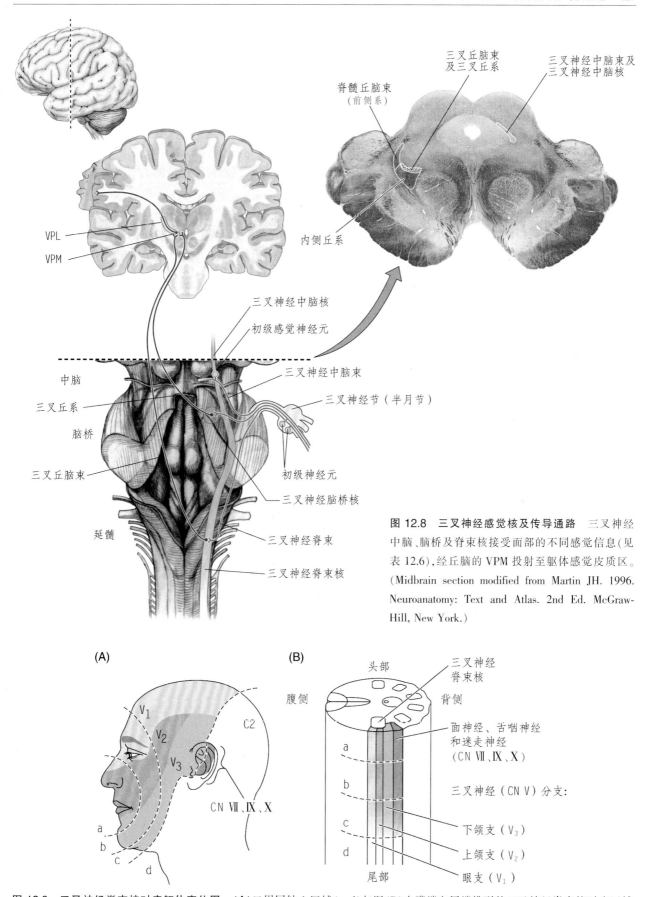

图 12.8　三叉神经感觉核及传导通路　三叉神经中脑、脑桥及脊束核接受面部的不同感觉信息(见表 12.6),经丘脑的 VPM 投射至躯体感觉皮质区。(Midbrain section modified from Martin JH. 1996. Neuroanatomy: Text and Atlas. 2nd Ed. McGraw-Hill, New York.)

图 12.9　三叉神经脊束核对应躯体定位图　(A)口周同轴心区域(a–d)与图(B)由嘴端向尾端排列的三叉神经脊束核对应区域一致。(B)三叉神经脊束对应接受来自三叉神经各分支及 CN Ⅶ、Ⅸ和 CN X 的感觉传入。另外,三叉神经脊束核及三叉神经脊束(a–d)按嘴侧到尾侧的排列与图(A)同轴心区域一致。

脊髓丘脑束非常类似(见表 12.6),它们伴行并投射至丘脑(见图 12.8 和图 14.3)。三叉神经丘脑束与位于**丘脑腹后内侧核**(VPM)内的第三级神经元形成突触,发出纤维经内囊投射至第一躯体感觉区。与脊髓的前外侧系一样,三叉神经脊束核发出纤维至丘脑板内核、网状结构等脑区以调控面部疼痛时的情绪反应及觉醒状态。

三叉神经脊束及脊束核按躯体感觉区域进行排列,下颌神经分布区位于背侧,眼神经分布区位于腹侧,上颌神经分布区居二者之间(见图 12.9)。此外,呈"**洋葱皮样**"同心圆排列的口周区位于该神经核嘴侧,远离口周代表区则更靠近尾侧。

三叉神经中脑核及其**纤维束**位于中脑水管周围灰质的外侧(见图 14.3A、B),传导头面部本体感觉(见表 12.6)。三叉神经中脑核是唯一一个**初级感觉神经元**聚集于中枢神经系统而不是外周的特殊类型神经核(见图 12.8)。这些神经元的外周突起传导咀嚼肌的本体感觉,同时也接受来自舌及眼外肌的本体感觉信息。在单突触的**下颌反射**中(见临床要点 12.4),三叉神经中脑核内神经元突起下行至脑桥,与三叉神经运动核形成突触联系(见图 12.7A),上下行神经纤维形成三叉神经中脑束(见图 12.8 和图 14.3A、B)。三叉神经中脑核的其他中枢神经通路目前尚不清楚。

复 习

1. 遮住表 12.6 左侧第二列,说出该列神经核的位置及所接受的感觉类型(见图 12.8)。

2. 丘脑内哪些神经核团是面部躯体感觉信息最重要的中继站?哪些是身体其他部位躯体感觉信息向皮质投射时最重要的中继核团?

12.8.2　三叉神经特殊内脏运动功能

三叉神经运动核位于脑桥中上部,与三叉神经离开脑干的水平接近(见图 12.5、图 14.4B),该**神经核**发出特殊**内脏运动**纤维(见图 12.7),沿三叉神经**压迹**行至三叉神经节的内下方,加入下颌神经(V_3),经卵圆孔出颅(见图 12.3A),支配包括咬肌、颞肌、翼内肌、翼外肌在内的**咀嚼肌**及一些小肌如**鼓膜张肌**、腭帆张肌、下颌舌骨肌和二腹肌前腹的运动。三叉神经运动核接受双侧**上运动神经元**支配,因此,单侧运动皮质或皮质核束损伤通常不会引起下颌运动障碍。当双侧上运动神经元损伤时可引起下颌反射亢进(见临床要点 12.4)。

临床要点 12.2
三叉神经疾患(CN V)

三叉神经疾患以**三叉神经痛**最为常见。三叉神经痛多于 35 岁左右发病,表现为患者面部反复出现数秒到数分钟的剧痛,疼痛区主要集中在 V_2 和 V_3 分布区,疼痛常在咀嚼、剃须或触及面部某个特殊点后诱发。通常包括面部感觉在内的神经科体查无异常。目前绝大多数三叉神经痛病例的病因并不清楚。一些三叉神经痛患者被查明有异常血管压迫三叉神经,其病理机制尚不确定,对这类患者,建议行头部 MRI 扫描以排除三叉神经分布区域内的肿瘤或其他类型损伤。另外,三叉神经痛也可见于多发性硬化患者(见临床要点 6.6),这可能与三叉神经颅内部分脱髓鞘有关。卡马西平是目前治疗三叉神经痛的主要药物,替代治疗包括奥卡西平、巴氯芬、拉莫三嗪或哌咪清等药物。对半月节进行射频

表 12.6　三叉神经与脊髓躯体感觉系统相似性比较

神经核	主要感觉	传至丘脑的主要通路	主要的丘脑核团[a]
三叉神经感觉系统			
三叉神经中脑核	本体感觉	—	—
三叉神经脑桥核	精细触觉、牙齿压力感	三叉丘系	VPM
三叉神经脊束核	痛温觉及粗略触觉	三叉神经丘脑束	VPM
脊髓感觉系统			
后柱核	精细触觉、本体感觉	内侧丘系	VPL
后角	痛温觉及粗略触觉	脊髓丘脑束	VPL

[a] VPL,腹后外侧核;VPM,腹后内侧核。

消蚀、伽马刀、射波刀处理(见临床要点 16.4)或三叉神经微血管解压等多种治疗方案的运用,已在一些难治性病例中取得成功。

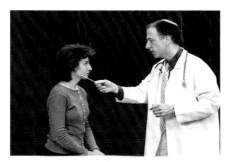

照片 12.2　面部感觉检查

　　三叉神经分布区的**感觉缺失**(照片 12.2)常见于外伤及转移瘤,尤其是单纯的颊或腭部麻木(见于皮肤带状疱疹)(见临床要点 8.3)、颈内动脉岩段动脉瘤(见图 4.16C、图 12.3A)、海绵窦或眶尖结构异常(见临床要点 13.7)、三叉神经或前庭神经施万细胞瘤(见临床要点 12.5)或蝶骨翼脑膜瘤(见临床要点 5.8)。三叉神经核所在脑干部位若发生损伤,如梗死(见第 14 章)、脱髓鞘或其他损伤,由于第一级感觉神经元所发出的神经纤维在进入三叉神经核前不交叉,故表现为同侧面部痛温觉消失(见图 12.8)。位于脑桥或延髓部的三叉神经核发生损伤常累及附近穿行的脊髓丘脑束(见图 7.2、图 14.4C 和图 14.5A、B)。脑干外侧部损伤可伤及三叉神经脊束及脊髓丘脑束形成的复合体,出现同侧面部及对侧躯体痛温觉消失(图 7.9B)。

12.9　CN Ⅶ:面神经

功能分类	功能
特殊内脏运动	支配面部表情肌、镫骨肌和部分二腹肌
副交感	控制泪腺、舌下腺、下颌下腺及除腮腺外其他唾液腺的分泌
内脏感觉(特殊)	舌前 2/3 味觉
一般躯体感觉	外耳道附近皮肤感觉传入

　　面神经的主要功能是控制面部表情肌的运动(见照片 12.3),此外,面神经也有一些其他的重要

复　习

　　描述面神经的特殊内脏运动、副交感、内脏感觉和一般躯体感觉功能,指出与每一功能相对应的神经核团(见图 12.10)。

功能。面神经由两个根组成,特殊内脏**运动神经**构成主干,控制面部表情肌的运动,另有一支细小的混合神经,称为**中间神经**,具有副交感(控制泪腺及唾液腺分泌)、内脏感觉(与味觉有关)和一般躯体感觉功能(图 12.6、图 12.10 和图 12.14)。

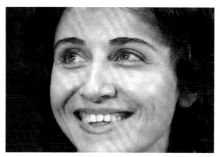

照片 12.3　面肌

　　面神经核位于脑桥平面的特殊内脏运动功能柱,居三叉神经运动核的尾侧(见图 12.5 和图 14.4B、C)。面神经纤维束从背侧绕过展神经核,构成第四脑室底的**面神经丘**(见图 12.2B、图 12.11)。面神经从脑桥延髓沟腹外侧出脑(见图 12.2A、C)。临床要点 12.3 部分已讨论了上运动神经元对面神经核的调控(见图 12.13),即大脑皮质或皮质核束损伤可出现对侧除额肌外的所有面肌瘫痪,脑干内的面神经核及由该核发出的面神经纤维或周围神经损伤可出现同侧面肌全部瘫痪。

　　面神经在脑桥延髓沟水平从脑干腹外侧方向发出,位于 CN Ⅵ外侧,经**脑桥小脑三角**处出脑(见图 12.2A、C),穿蛛网膜下隙进入**内耳门**(见图 12.3A、图 4.13C),并与前庭蜗神经一起进入**颞部岩部深面**的内耳道(见图 12.14)。面神经行至面神经**膝部**,向后下转折进入颞骨岩部中耳内侧的**面神经管**(见图 12.10、图12.14)。**膝神经节**位于面神经膝,其内含有味觉的初级感觉神经元,传导舌前 2/3 味觉,该神经节还含有一般躯体感觉纤维,传导外耳道附近区域的皮肤感觉(见表 12.5;图 12.7B)。面神经主干经**茎乳孔**出颅(见图 12.3B、图 12.10),穿腮腺后分出**颞支**、**颧支**、**颊支**、**下颌缘支**和**颈支**等 5 个**分支**控制面部表情肌运动(见图 12.10)。面神经还有一些含特殊内脏运动纤维的细小分支支配**镫骨肌**(见图 12.10 和图 12.15)、枕肌、二腹肌后腹和茎突舌骨肌。将三叉神经控制鼓膜张肌(Trigeminal for Tensor Tympani)记忆为 **TTT**,面神经控制镫骨肌(Seventh for Stapedius)记忆为 **SS** 可帮助识记中耳肌运动相关的脑神经。鼓膜张肌和镫骨肌均能减弱中耳听小骨的运动(见本章关于前庭蜗神经部分的

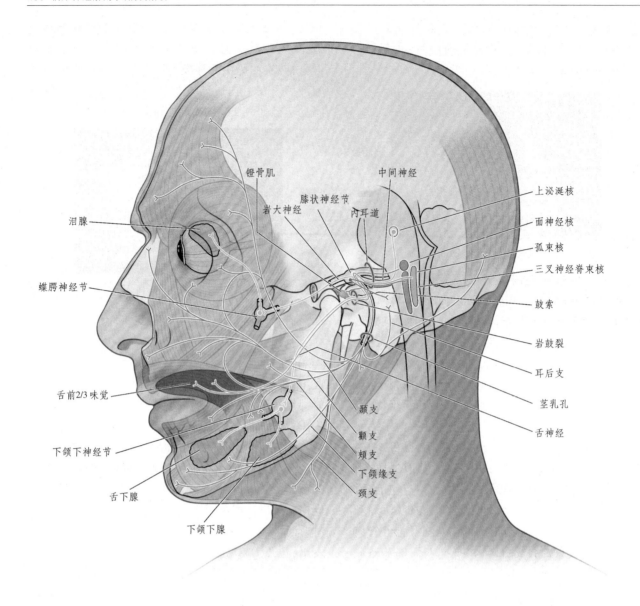

镫骨肌　中间神经
岩大神经　膑状神经节　内耳道
上泌涎核
面神经核
孤束核
三叉神经脊束核
鼓索
岩鼓裂
耳后支
茎乳孔
舌神经
颞支
颧支
颊支
下颌缘支
颈支
泪腺
蝶腭神经节
舌前2/3味觉
下颌下神经节
舌下腺
下颌下腺

图 12.10　面神经(CN Ⅶ)　面神经感觉和运动通路总结。

描述),这两块肌可反馈调节听觉信号。

　　面神经内的**副交感节**前纤维起自**上泌涎核**(见图 12.10),以两个小分支加入面神经主干。**岩大神经**从面神经膝部发出(见图 12.14),**蝶腭神经节**换元后发出节后纤维分支控制泪腺和鼻黏膜腺体分

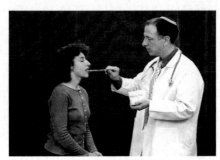

照片 12.4　味觉测试

泌(见图 12.10)。**鼓索**于面神经出颅前在**岩鼓裂**处(即颞下颌关节的内后方)离开面神经(见图 12.3B和图 12.10),并入**舌神经**(CN V₃ 的分支),抵达**下颌下神经节**换神经元,节后纤维控制下颌下腺、舌下腺及除腮腺外其他小唾液腺的分泌。注意,大部分(约70%)唾液来自于下颌下腺的分泌。

　　舌神经及鼓索内走行的**特殊内脏感觉**纤维,主要接受舌前 2/3 **味觉信息**的传入(见照片 12.4;见图 12.10)。味觉纤维的初级神经元胞体位于膝状神经节内(图 12.12,见图 12.14;表 12.5),这些神经元与位于**孤束核吻侧部**的第二级神经元形成突触联系。由于横切面上孤束核神经元周围有髓鞘环绕,看上去极像一个美味的甜圈饼,据此可形象记住孤束核

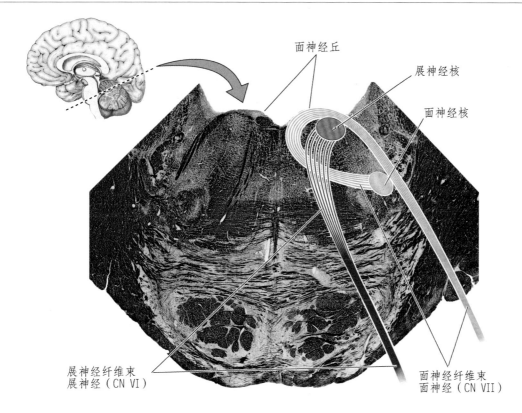

图 12.11 脑桥中下部水平面显示面神经丘 面神经纤(CN Ⅶ)维离开脑干前绕过展神经核(CN Ⅵ)。(Brainstem section modified from:Martin JH. 1996. *Neuroanatomy: Text and Atlas.* 2nd Ed. McGraw-Hill, New York.)

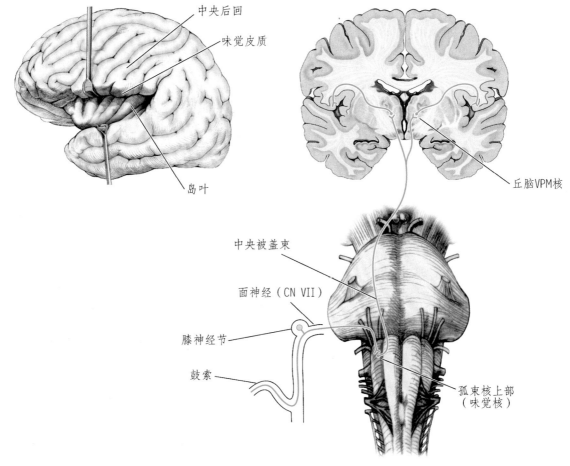

图 12.12 味觉中枢传导通路

内的神经元具有味觉功能(见图 14.5A)。舌后部及咽部的味觉信息经 CN Ⅸ、Ⅹ 传导并投射至孤束核吻侧部,上行投射纤维经**中央被盖束**(见图 12.12、图 14.3 和图 14.4)中继于**丘脑腹后内侧核**(VPM)的第三级神经元,由该处神经元发出纤维投射至中央后回临近舌所在躯体感觉区下缘的**味觉中枢**,并延伸至额顶叶岛盖及岛叶(见图 12.12)。味觉通路同侧上行并可能向双侧丘脑及皮质投射,目前人类大脑皮质味觉通路的侧向选择尚不清楚。

最后,面神经还发出一小分支传导外耳道附近小块皮肤的**一般躯体感觉**,该区域附近的躯体感觉尚有 CN Ⅸ 和 CN Ⅹ 发出分支传导 (见图 12.7B)。CN Ⅴ、Ⅶ、Ⅸ、Ⅹ 的躯体感觉纤维均与三叉神经核形成突触联系(见图 12.5;表 12.3)。

临床要点 12.3
面神经损伤(CN Ⅶ)

正如在临床要点 6.3 简短讨论的那样,临床上对面神经核上瘫和核下瘫进行区分非常重要。控制面部运动的上运动神经元位于第一躯体运动区颜面部代表区,对侧控制脑桥处的下运动神经元(即面神经核下部)(图 12.13)。面上部同时接受同侧及对侧运动皮质发出的下行纤维支配。由于控制前额部及眼轮匝肌上部的下运动神经元接受面神经核上部支配,而面神经核上部接受同侧与对侧运动皮

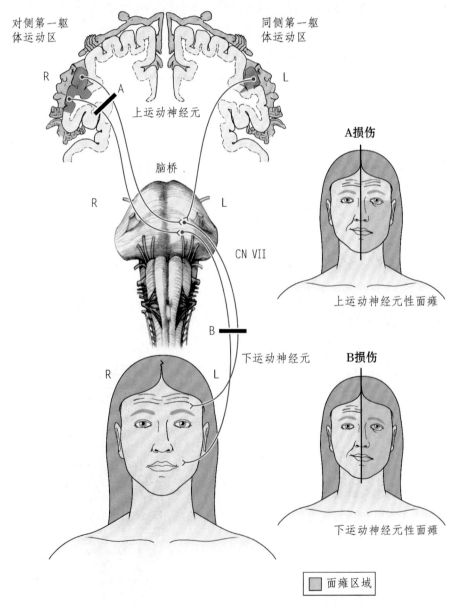

图 12.13　**面神经核上瘫与核下瘫区别**　面神经核上瘫(A 损伤)。由于面上部运动受双侧上运动神经元支配,当一侧损伤时,对侧可以代偿,故面上部不出现瘫痪症状。面神经核下瘫(B 损伤)可导致一侧面部表情肌瘫痪。

质调控,因此,单侧**上运动神经元损伤**,前额部一般不发生瘫痪,仅出现对侧眼轮匝肌轻微瘫痪导致的眼裂轻微增大或睫毛不能完全遮盖眼裂等现象。上运动神经元损伤主要影响对侧面下部区域（见图12.13,损伤 A）。相反,**下运动神经元损伤**则影响一侧面部运动,包括前额也可出现运动障碍（见图12.13,损伤 B）。上运动神经元瘫痪有时可因邻近皮质受损合并有手或手臂瘫痪、感觉缺失、失语、发音困难等现象,而下运动神经元损伤通常不会。图12.13 所含信息过于简单,实际上,由上运动神经元形成的皮质核束主要作用于脑桥部的中间神经元,这些神经元再发出分支控制面神经核（即下运动神经元）的运动。

Bell 麻痹是最常见的面神经瘫痪类型,面神经发出的所有分支可在数小时或数天内受损,然后慢慢恢复。目前该病的发病原因尚不清楚,有研究认为病毒或炎症机制可能在其中起重要作用。该病的一个显著特征是出现单侧面瘫,这与下运动神经元受损而导致的单侧面瘫类似,这种病有时症状比较轻微,但严重病例也经常出现（见图12.13,损伤 B）,因此对病史的完整收集以及认真查体是诊断该病的重要基础。患者常反映发病初始时耳后疼痛,这可能与面神经的一般躯体感觉纤维受损有关（见图12.7B）。当镫骨肌瘫痪时可出现听觉过敏（见图12.10 和图12.15）。另外,患者也常有眼干现象,这与受副交感控制的泪腺分泌减少有关（见图12.10）。单侧下运动神经元型面瘫的体征一般都非常典型,有时可伴发同侧味觉丧失(用蘸有芥末或糖的棉签进行检测),Bell 麻痹时其他身体检查指标均正常。若伴有手部瘫痪、感觉缺失、发音困难或失语则提示为上运动神经元瘫痪。临床上典型 Bell 麻痹患者的影像学检查一般正常,即便这样,大多数医生仍要求患者进行 MRI 扫描以排除身体的器质性病变,并进行包括血细胞计数、血糖测定及莱姆病毒抗体滴度检测等多项检查。

对 Bell 麻痹的临床处理一直存有争议,但近年来有证据显示发病初期给予口服甾体类药治疗 10天,患者完全康复的机会可明显增加。抗病毒处理对该病的治疗作用目前尚不明确。眼睛闭合不全及泪液产生减少均易引起角膜溃疡,因此医生需告知患者使用润滑滴眼液并强调其晚上入睡时需借助外力帮助眼睛闭合。尽管有一些患者留下不同程度的后遗症,但仍有大约80%的患者在患病 3 周内完全康复。康复期间,面神经纤维再生有时可能找到

错误的靶标。例如,副交感纤维的异常再生(见图12.6)可能导致"鳄鱼眼泪"现象的发生,即患者看到食物时流泪而不是分泌唾液。面神经不同的运动分支异常再生有时可出现**连带运动(synkinesis)**,即不正常的共同运动。如要求患者闭一只眼时,同侧颈阔肌可能连同眼轮匝肌一起出现轻微的收缩。

对双侧下运动神经元面瘫病例,或者有一些其他经历的患者,需给予全面检查来判断病情,如MRI 扫描可帮助判断患者是否有肿瘤或其他占位性病变存在,腰椎穿刺(见临床要点 5.10)判断患者是否患有莱姆病、肉状瘤病和艾滋病等。另外,前面的章节中已提及,头部外伤尤其是颞骨骨折易合并面神经损伤。上运动神经元损伤导致的面瘫在临床要点 6.3 章节中已经讨论。另外,脑干损伤偶尔可伤及面神经核,也可能累及路经脑干的面神经纤维束(见图12.11 和临床要点 14.3)。

临床要点 12.4
角膜反射及下颌反射(CN V、Ⅶ)

角膜反射是指以细棉签毛轻扫角膜引发闭眼的一种反射形式(见照片 12.5),该反射受单突触和多突触通路调节,角膜接受的感觉信息经三叉神经眼支传导至三叉神经脑桥核和脊束核。面神经将传出信息传至眼轮匝肌以控制闭眼。三叉神经感觉传导通路、面神经及它们的联系部位损伤均可导致同侧眼角膜反射迟钝。由于角膜反射接受更高级中枢的信息调控,因此感觉运动皮质以及它们之间的纤维联系若发生损伤也可出现对侧眼角膜反射力减弱。

因为突然有物体朝向眼球运动也可引出眨眼反射,所以检查者一定要确保患者的眨眼动作是角膜接触而不是由突然逼近眼球的运动物体引出。对于眼部受威胁所引出的眨眼反应,其感觉传入来自视神经(CN Ⅱ),而角膜反射的感觉传入来自三叉神经(CN Ⅴ)。

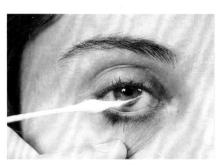

照片 12.5　角膜反射

下颌反射可以通过轻轻敲击微微张嘴的下颌而被引出,下颌反射的单突触通路中包含三叉神经中脑核中的初级感觉神经元(见图 12.8),该神经元的轴突与脑桥内三叉神经运动核形成突触联系。下颌反射在正常个体一般很弱或根部不能引出(见照片 12.6)。双侧上运动神经元损伤,如肌萎缩性脊髓侧索硬化症(见临床要点 6.7)或者弥漫性白质病变,下颌反射可出现亢进。

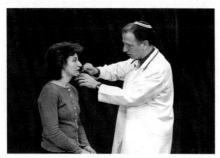

照片 12.6　下颌反射

12.10　CN Ⅷ:前庭蜗神经

功能分类	功能
特殊躯体感觉	听觉和平衡觉

前庭蜗神经含**特殊躯体感觉纤维**,可传导内耳的听觉和位置觉。前庭蜗神经从脑桥延髓沟出脑,位于面神经外侧,该区被称为**脑桥小脑三角**(见图 12.2A、C)。前庭蜗神经出脑后,横穿蛛网膜下隙,与面神经一起进入**内耳门**(见图 12.3A),经颞骨岩部深面的**内耳道**进入蜗器和前庭器(图 12.14、图 4.13C)。下面的章节将依次讨论 CN Ⅷ 的听觉和前庭功能。

12.10.1　听觉通路

声波经**鼓膜**传导,在中耳内被 3 对听小骨(**锤骨、砧骨、镫骨**)放大后传至**卵圆窗**(图 12.15)。大音量时鼓膜张肌和镫骨肌收缩以减少声波。经卵圆窗振动内耳结构。**内耳(迷路)**包括**耳蜗、前庭**及**半规管**(见图 12.15),迷路可分为**骨迷路**和**膜迷路**,骨迷路由致密骨性结构构成,其内套有膜迷路。骨迷路中充满**外淋巴液**,其内悬浮有膜迷路的一些结构。有趣的是,外淋巴液通过一细小的外淋巴管(未显示)与蛛网膜下隙连通。膜迷路包括**蜗管、椭圆囊、球囊**及**膜半规管**,内有一些离子化合物成分与外淋巴液稍有不同的液体,称**内淋巴液**(见图 12.15)。

声波经卵圆窗传至**前庭阶**,随前庭阶螺旋向上至蜗顶后与**鼓阶**相续,波动抵达位于中耳内侧壁后方的**蜗窗**后终止。声波在传导过程中产生的振动传

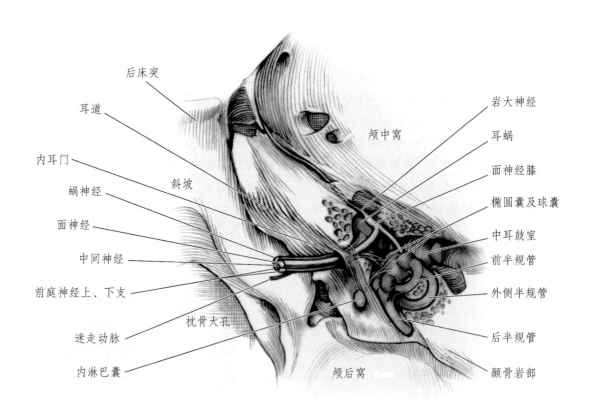

图 12.14　内耳道及内耳结构的上面观

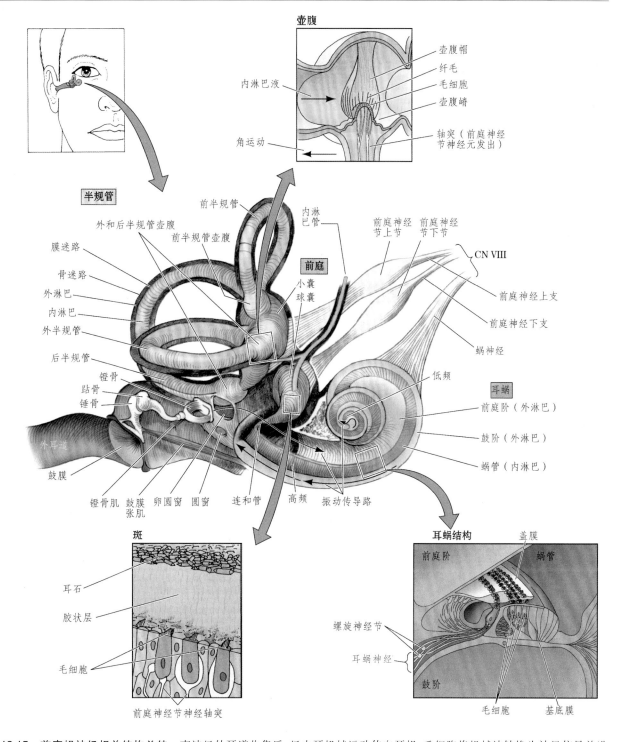

图 12.15　前庭蜗神经相关结构总结　声波经外耳道收集后，经中耳机械运动传向耳蜗，毛细胞将机械波转换为神经信号并进一步经蜗神经传向中枢。半规管壶腹感知角加速度，椭圆囊斑和球囊斑感知直线加速度和头部静止时的位置，上述神经冲动传向前庭神经(Insets from Rosenzweig MR, Breedlove SM, Leiman AL. 2002. *Biological Psychology*. 3rd Ed. Sinauer, Sunderland, MA.)

至**蜗管**(见图 12.15 右下方插入图)，**基底膜**与**盖膜**的相对运动刺激**毛细胞**上的机械感受器。沿耳蜗中央区边缘分布有**螺旋神经节**，节内的双极神经元周围突与毛细胞形成兴奋性突触，中枢突组成耳蜗神经(见图 12.14 和图 12.15)。耳蜗的毛细胞与支持细胞共同形成 **Corti 氏器**。张力学说认为沿Corti 氏器

长轴排列的结构宽度及紧张度决定其**感受声音的频率**，如高频声波可以活化靠近卵圆窗的毛细胞，而低频声波活化位于耳蜗尖端的毛细胞（见图 12.15）。

听觉信息在听觉中枢通路，即自蜗神经核至第一听觉皮质区(图 12.16 和图 12.17)中呈频率拓扑

关系排列。位于**螺旋神经节**内的初级感觉神经元将信息传入 CN Ⅷ的耳蜗支，终止于脑桥延髓沟小脑下脚外侧面的**蜗背侧及腹侧核**（见图12.16 和图12.17C）。听觉信息沿脑干双侧上行，经系列中继后终止于下丘及内侧膝状体核，最后投射至听觉皮质。由于每一侧耳获取的听觉信息在脑干双侧上行，并多水平交叉，因此发生在蜗神经核近侧的神经系统损伤并不会出现单侧耳聋。

蜗背侧核发出神经纤维行经小脑下脚背侧，脑桥被盖处交叉后在对侧**外侧丘系**内上行（见图

12.16 和图 12.17A、B）。外侧丘系是听觉信息经脑桥和中脑下部上行终止于下丘的重要通路。大部分来自**蜗腹侧核**的神经纤维从腹侧绕过小脑下脚，与双侧脑桥**上橄榄核复合体**形成突触联系（见图 12.16 和图12.17B）。上橄榄核主要参与声音的水平空间定位。听觉纤维在该平面交叉形成**斜方体**（见图 12.16 和图12.17B）并直角横穿内侧丘系（见图 14.4C）。

从上橄榄核复合体开始，听觉纤维在双侧外侧丘系内上行至中脑下丘（见图 12.16 和图12.17A）。位于下丘水平的交叉纤维穿经中脑水管的背侧及

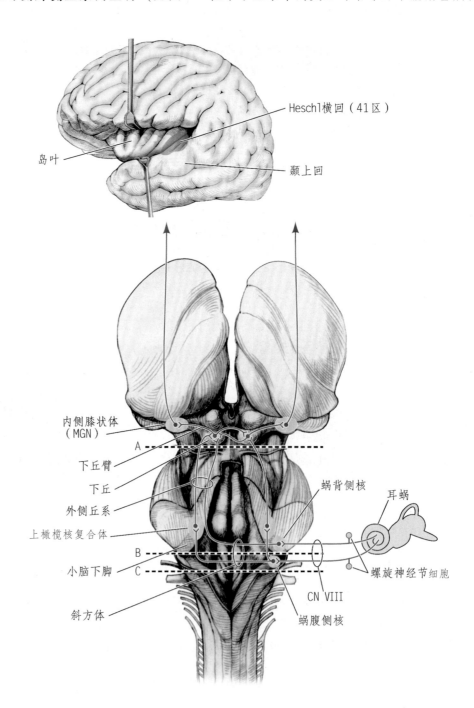

图 12.16 听觉传导的中枢通路 显示耳蜗神经至听觉中枢通路中相关的主要核团和通路。不同平面切片如图 12.17 所示。

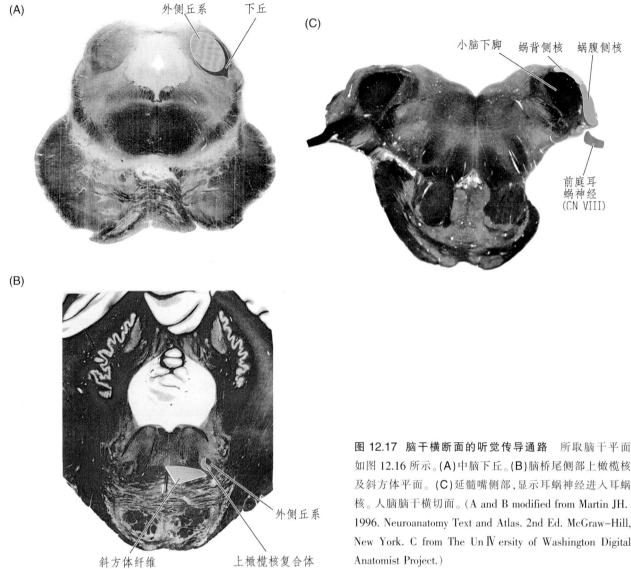

(A)

外侧丘系　下丘

(C)

小脑下脚　蜗背侧核　蜗腹侧核

前庭耳
蜗神经
(CN Ⅷ)

(B)

斜方体纤维　　上橄榄核复合体

外侧丘系

图 12.17 脑干横断面的听觉传导通路　所取脑干平面如图 12.16 所示。(A)中脑下丘。(B)脑桥尾侧部上橄榄核及斜方体平面。(C)延髓嘴侧部,显示耳蜗神经进入耳蜗核。人脑脑干横切面。(A and B modified from Martin JH. 1996. Neuroanatomy Text and Atlas. 2nd Ed. McGraw–Hill, New York. C from The Un Ⅳ ersity of Washington Digital Anatomist Project.)

腹侧,经下丘臂上行至中脑上丘外侧的内侧膝状体核(见图 11.6、图 12.16 和图 14.3A)。经丘脑中继后的信息组成**听辐射**(见图 6.9B)投射至 **Heschl 横回**的**初级听觉皮质**(Brodmann 第 41 区)。在打开大脑外侧裂的标本上观察颞叶上面,可见颞上回内侧有手指状的直行脑回, 即颞横回 (见图 12.16,图 4.15D)。包括韦尼克脑区在内,邻近听觉中枢的颞叶和顶叶皮质构成听觉联合皮质均与听觉相关,这部分内容将在第 19 章进行讨论。除了前面提及的听觉中继核,听觉通路上还有些其他的小神经核团,如斜方体核及外侧丘系核等。

前面已提及,听觉信息在脑干内上行时多处发生交叉,因此发生在蜗神经核近侧的中枢神经系统病变并不出现单侧听觉丧失。然而,听觉信息在从脑干经丘脑最后到达听觉皮质的过程中,对侧耳所

获取的声音信号有着相对更为重要的贡献。听觉痉挛是一类听觉中枢异常放电而导致的疾病,患者常能察觉由受损听觉皮质对侧区域所接受到的语音或类似飞机或火车的鸣叫声。双侧听觉皮质损伤可引起皮质型耳聋(见临床要点 19.7)。

前庭蜗神经含有从脑干到蜗神经核发出的传出反馈通路,通过调节毛细胞敏感度来对不同强度声音进行反应。前庭毛细胞运动也受类似神经通路调控。鉴于前庭神经有小的运动分支,一些学者认为 CN Ⅷ 可能并不属于纯感觉性脑神经。另外,来自

复　习

请根据图 12.16 和图 12.17 复述耳蜗神经到听觉皮质间的听觉通路。

蜗神经腹侧核的反射通路可将信息传至面神经核及三叉神经运动核,通过调控中耳镫骨肌和鼓膜张肌的运动来减轻大音量对耳的冲击。

12.10.2 前庭传导通路

前庭神经核在调节身体姿势、肌张力及眼球位置等方面具有重要作用,通过上述调节来对头部空间位置变化进行适应性反应。不难理解前庭神经核与小脑、脑干的运动核团及眼外肌运动系统具有密切的纤维联系。另外,经丘脑上行至大脑皮质的神经纤维可不断地与顶叶联合皮质获取的视觉和空间触觉信息整合以感知头部的位置。

半规管(见图 12.14 和图 12.15)可以检测三种正交轴线的角加速度。可与健美运动员上肢的三种姿势对比形象记忆三个半规管的空间方位 (图12.18)。

头部沿任何一个轴线旋转均可引起**壶腹**内淋巴液运动(见图 12.15,右上方插图)。流动的内淋巴液可改变毛细胞胶状**壶腹帽**的形态,从而间接刺激毛细胞上感受机械性刺激的感受器。毛细胞位于壶腹内的**壶腹嵴**,它们能激活**前庭神经节**(scarpa 节)内的双极感觉神经元末梢,这些神经元的轴突汇聚

形成前庭神经(见图 12.15)。**椭圆囊斑**和**球囊斑**是椭圆囊及球囊内的感受器,它们的结构与壶腹嵴类似,但感受的是线性加速度而不是角加速度,同时还感受头部倾斜度(见图 12.15,左下插图)。椭圆囊斑与球囊斑由被称为**耳石**的钙化晶体组成,这些耳石位于胶状层上,该层分布有感受机械性刺激的毛细胞。重力或其他引起线性加速度的运动均可通过牵拉这些晶体来活化毛细胞。**前庭神经上节**主要接受来自椭圆囊、球囊前部以及前半规管和外侧半规管的信息。**前庭神经下节**接受球囊后部及后半规管的信息。

前庭神经节内(见图 12.15)的初级感觉神经元可分别传递由半规管及耳石感知的角加速度和线性加速度信息, 经 CN Ⅷ 的前庭神经传至前庭神经核。每侧脑干均有**四个前庭神经核**,它们位于脑桥与延髓吻侧部第四脑室底外侧(图 12.19)。图 14.4C和图 14.5A 的髓鞘染色切片可较好显示这些神经核团。**前庭神经外侧核**(又称 Deiter 神经核)发出神经纤维组成**前庭脊髓外侧束**,尽管被称为外侧束,但该束属于内侧下行运动系统一部分(见表 6.3)。前庭脊髓外侧束贯穿脊髓全长,对维持平衡及伸肌张力有着非常重要的作用(见图6.11D)。**前庭脊髓内侧**

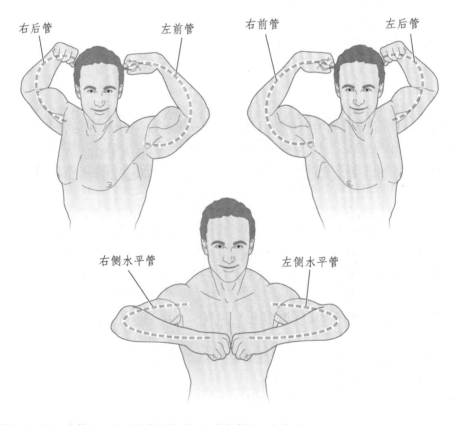

图 12.18 半规管的方向性 身体的三种不同姿势帮助记忆半规管的空间方向。

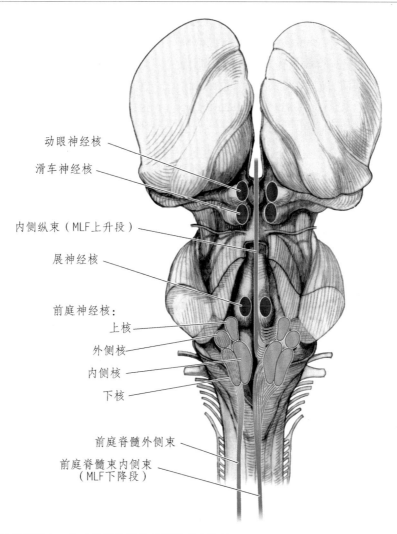

动眼神经核

滑车神经核

内侧纵束（MLF上升段）

展神经核

前庭神经核：

上核

外侧核

内侧核

下核

前庭脊髓外侧束

前庭脊髓束内侧束
（MLF下降段）

图 12.19　前庭神经核及前庭神经纤维束　与小脑及前脑的纤维联系未显示。

束起自**前庭神经内侧核**，**前庭神经下核**发出纤维加
入该束。前庭脊髓内侧束也属于内侧下行运动通
路，但该束仅延伸到颈部脊髓，对颈部及头部姿势
控制具有重要作用。前庭神经内侧核是体积最大的
前庭神经核。由于前庭神经外侧核发出的神经纤维
在脊髓内下降时穿过前庭神经下核，因此髓鞘染色
切片中前庭神经下核呈棋盘样（见图 14.5A），较易
识别（见图 12.19）。

　　内侧纵束（MLF）是联系与眼球运动相关神经核
与前庭神经核之间的神经纤维束（见图12.19）。如图
14.3、图 14.4 以及图 14.5 所示：MLF 为一束中线两
侧深染的髓化纤维束，位于脑桥第四脑室底近中线
处，在中脑动眼神经核与滑车神经核深面，根据上
述特点可确定该纤维束为 MLF。**前庭神经内侧核**与
前庭神经上核发出的神经纤维在 MLF 中上行，分别
止于动眼、滑车及展神经核。这一神经通路参与调
节**前庭-眼反射**，即眼球运动根据头部姿势进行调

整（见照片 12.7）。MLF 联系展神经核与动眼神经核
的功能在第 13 章进行讨论。另外 MLF 也常指 MLF
中的上行纤维，而前庭脊髓内侧束更趋向于指 MLF
的下行纤维（见图 12.19）。

　　前庭神经核与小脑之间具有重要的相互联系。
在第 15 章将讨论前庭主要与小脑绒球小结叶和小
脑蚓形成联系，称该部分小脑为前庭小脑。一小部
分前庭感觉神经元绕开前庭神经核直接投射至前

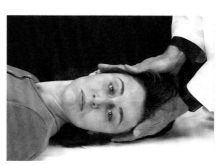

照片 12.7　头眼反射检查

庭小脑。

前庭神经核发出上行纤维经丘脑腹后核中继并最终投射至**大脑皮质**。目前该传导通路在大脑内的分布仍不清楚。然而,前庭感觉对应的重要脑区被认为位于顶叶联合皮质,可能在 Brodman 第 n5 区,或位于颞顶叶连合处外侧以及岛叶后部。

临床要点 12.5
听觉丧失(CN Ⅷ)

单侧听觉丧失可能与外耳道、中耳、耳蜗、第Ⅷ对脑神经或蜗神经核病变有关 (见图 12.14 和图 12.15)。正如前面所强调过的,听觉信息一旦传导进入脑干,即在多水平两侧交叉(见图 12.16)。因此,若中枢神经系统损伤部位位于蜗神经核近侧,则一般不会出现单侧听觉功能丧失(高阶听觉处理异常及幻听将在临床要点 19.7 和临床要点 19.13 中进行描述)。

听觉损害常被划分为外耳道或中耳异常导致的**传导性耳聋**和蜗神经核或 CN Ⅷ 异常导致的**感觉神经性耳聋**。当评估听觉功能受损时,检查者首先应该用耳镜检查患者双耳,通过摩擦手指、耳语或用表的滴答声等不同频率声波刺激患者的听力(见照片 12.8)。传导性与感觉性耳聋可通过 256 或 512Hz 音叉进行区分 (有些学者认为听力检测需要频率大于或等于 512Hz 才有意义)。在 **Rinne 试验** 中, 检查者可将振动音叉放置在耳外以检测**气导**,将音叉放置于乳突处以进行**骨导**测试,然后对每侧耳的两种传导结果进行比较。正常人的气导能很好地听到声音,但对传导性耳聋患者,由于骨导可避开外耳或中耳存在的问题,此类患者的骨导大于气导。感觉神经性耳聋患者则表现为双耳气导大于骨导,但患侧听力下降。在 **Weber 试验**中,检察者将音叉置于患者颅顶中线处,患者告知哪侧所听声音较大。正常人双耳听到的声音强度一般无明显差别,

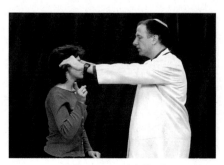

照片 12.8 听力检测

但对于感觉神经性耳聋患者,患侧听到的声音通常较小。而对于传导性耳聋患者,由于代偿性神经机制或者机械性因素作用,传导障碍侧对声音的音量感知往往被提高。为验证上述说法是否真实,可交替闭塞双耳来模拟一种临时性的单侧耳聋,当发"哼"时,会发现闭塞侧所听到的声音更大。

此外,听力测定仪和脑干听觉诱发电位等检查能帮助确定耳聋原因。当患者被怀疑第Ⅷ对前庭蜗神经发生损伤时,医生们应建议患者进行经外耳道 MRI 扫描检查。引起传导性耳聋的原因一般包括耳垢堵塞外耳道、耳部炎症、鼓膜穿孔以及中耳听小骨硬化等。引起感觉神经性耳聋的原因包括暴露于强噪音下、脑膜炎、耳毒性药物、头部外伤、病毒感染、老化、美尼尔病(见临床要点 12.6)、脑桥小脑三角处的肿瘤及罕见的内听动脉闭塞等情况(见临床要点 14.3)。

脑桥小脑三角处的肿瘤类型有听神经瘤(前庭神经施万细胞瘤)、脑膜瘤、小脑星形细胞瘤、表皮样瘤、颈静脉球瘤、转移瘤等,其中**听神经瘤**最常见,约占颅内肿瘤的 9%(见表 5.6)。该病平均发病年龄 50 岁,几乎都以单侧发病。多发性神经纤维瘤Ⅱ型较为特殊,双侧同时发病较为多见,且通常在青少年或成年早期发病,该病是施万细胞与少突胶质细胞之间过渡带上缓慢生长的一类肿瘤,好发于 CN Ⅷ 进入内耳道处(见图 12.3A 和图 12.14)。听神经瘤实际上是一种**施万细胞瘤**而不是神经瘤,来源于 CN Ⅷ 的前庭神经而不是听神经,因此将这类型肿瘤命名为"听神经瘤"其实并不妥当。肿瘤起初在骨性耳道内生长,逐渐延伸至脑桥小脑三角(见图 12.2A、C)。该病早期常表现为单侧耳聋、**耳鸣**以及行走不稳等。随着三叉神经逐渐被累及,可出现面部疼痛及感觉丧失等症状,角膜反射敏感性降低常常是三叉神经被侵犯的首发症状 (见临床要点 12.4)。有趣的是,在内耳道内走行的前庭神经和面神经受到肿瘤压迫,常出现行走不稳等现象,但眩晕并不是该病的典型和常见症状。除非肿瘤体积很大,面神经通常不会被侵犯,当疾病进展到最后,可出现面瘫,偶尔可出现患侧味觉减退。

肿瘤体积增大到一定程度后,小脑和皮质脊髓束受压而出现身体同侧共济失调及对侧偏瘫。当肿瘤体积进一步增大,可出现吞咽、咽反射(CN Ⅸ 和 CN Ⅹ)及单侧眼球运动障碍(CN Ⅲ 和 CN Ⅵ)。如果肿瘤的生长仍未得到有效遏制,则第四脑室也将受压,脑脊液回流受阻可出现脑积水、脑疝甚至死

亡。根据对临床症状的正确分析并结合 MRI 扫描结果,听神经瘤一般在发病早期阶段(即尚在内耳道时)即可被检出。手术切除是治疗听神经瘤的传统方法,近年来随着伽马刀或立体定向放射外科的出现(见临床要点 16.4),一些小型肿瘤尤其是患者为老年人时可以通过 MRI 进行监测。患者的年龄、肿瘤位置及尺寸、患者听力状况以及个人选择倾向等均是医生选择放射外科还是传统外科手术进行治疗的影响因素。传统外科治疗需经颅后窝进行手术,神经外科及耳鼻喉科专家的合作非常重要。外科医生们在手术过程中非常注意保留面神经功能,甚至为保留患侧听力而对小型肿瘤不予以切除。施万细胞瘤也可发生在其他脑神经、脊神经根等处,可出现神经根病或脊髓受压症状。在由施万细胞形成的肿瘤中,**三叉神经瘤**排名第二,源自其他脑神经的施万细胞瘤则非常少见。

临床要点 12.6
头晕与眩晕(CN Ⅷ)

"头晕"是患者常常用到的一种描述他们所感受到的各种异常感觉的模糊术语。检查者询问病史时需分清患者谈及到的哪些是**真正的眩晕**(即对运动的旋转感),哪些是另外含义的"头晕"。"头晕"有时也可用于描述轻微的头晕目眩或虚弱、晕船以及站立不稳等情形。真正意义上的眩晕对前庭疾病的提示作用要比其他症状更加重要。然而,此处所列其他感觉常有眩晕伴发,这让实际情况变得更加复杂,在某些病例中,这些可能是前庭疾病仅有的主要症状。

从内耳迷路到前庭神经、前庭神经核、小脑及顶叶皮质的前庭通路上任何一处发生损伤都可出现眩晕症状,绝大部分眩晕病例以累及内耳的**周围性损伤**为主, 很少出现脑干或小脑的**中枢性损伤**, 但也要注意将某些中枢性原因如脑干中风或颅后窝出血导致的中枢性眩晕与周围性眩晕进行区分,以便采取紧急处理,预防严重后遗症的出现。在对有眩晕症状的患者进行病史采集时,医生需询问患者是否伴复视或视力改变、躯体感觉变化、无力、发音困难、身体不协调或意识障碍等,这对判断是否存在颅后窝病变非常关键(见表 14.6)。若患者有上述任何一种症状并伴发眩晕, 除非有足够证据排除,都应考虑存在颅后窝疾病可能,并按照紧急病例进行处理。常规体检包括测量患者仰卧、坐位或立位的血压及脉搏。一般来说,正常人从仰卧位改变为双腿悬空的坐位时,收缩压降低大约 10mmHg,脉搏每分钟大约加快 10 次。如果收缩压或脉搏随体位发生很大变化,则提示患者出现的眩晕可能与血容量降低、抗高血压药物治疗、心血管或植物性神经系统疾病有关,并非前庭功能损伤。另外,在常规检查时应用耳镜检查鼓膜,并仔细进行神经科体查以排除中枢性眩晕的可能。

DIX-Hallpike 体位检查是一种有效帮助医生区分中枢性与周围性眩晕的检查手段(见照片 12.9)。患者在床或检查台上先坐好,医生扶住患者头部,在患者仰卧时快速转动其头部至一侧耳朝下(注意转动头部时速度不能慢,但动作要轻柔)。患者要求保持睁眼,并告知是否伴有眩晕,检查者需同时观察患者是否出现眼球震颤。上述体位变化可以最大强度的刺激朝向下方一侧耳的后半规管(同时也可能刺激朝向上方一侧耳的前半规管)(见图 12.18)。用同样手法检查对侧耳。

如果病变属于发生在内耳的**周围性眩晕**,眼球震颤和眩晕常在 2~5 秒后出现(表 12.7)。当患者保持姿势不变时,眼球震颤呈水平或旋转状态,但不会发生方向变化, 这种眼球震颤和眩晕在 30 秒内消失。同样的操作若被重复多次,由于机体发生适应性变化(又称为习惯化或疲劳),每次眼球震颤和眩晕发作的时间缩短,强度也将逐渐减弱。但**中枢性眩晕**与此相反, 眼球震颤和眩晕可立即出现,机体也不会在多次重复后出现适应性改变(表 12.7)。中枢性损伤也可出现水平或旋转性眼球震颤,然而垂直性眼球震颤(即保持身体姿势不变时眼球震颤方向发生改变)或眼球震颤明显但无眩晕伴随等现象则仅见于中枢性而不是周围性损伤。

下面将简单复习引起周围性和中枢性眩晕的几种主要原因。**良性发作性位置性眩晕**可能是引起眩晕的最常见原因。患者体位改变时可出现持续几秒钟的短暂性眩晕发作。该症状如果是首次发生,患者

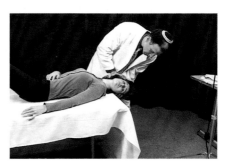

照片 12.9 位置性眩晕检查

可能眩晕数小时。但之后再次出现的眩晕通常仅发生在体位变化时,且持续时间短暂。有些病例中的患者眩晕非常严重以至不能行走,这可能与半规管内被称为耳石的碎片刺激壶腹帽有关(见图 12.15 插图)。患者睡觉时以患侧耳向下侧躺或者患者转至患侧时上述症状尤其容易被诱发。但患者若保持静止不动,眩晕即可减轻。由患侧转向健侧或起身时也可诱发以上症状。给予**耳石复位疗法**以去除耳石残片对壶腹帽的影响(Epley 法或 Semont liberatory 法)对多数患者有效。给予适应性练习也可改善上述症状,练习方法包括 Brandt-Daroff 法(即患者坐在床边,左耳向下侧躺直至眩晕减轻,然后每侧练习 10 次)或者其他的前庭复位治疗形式等。

病毒感染、前庭神经节或前庭神经特发性感染可引发**前庭神经炎**,患者可出现持续数天的严重眩晕,有时可以是持续数周或数月的身体不稳。**美尼尔病**是反复出现伴波动感的眩晕发作,并随着病程延长可逐渐出现耳聋及耳鸣的一种疾病(见图 12.14 和图 12.15)。美尼尔病患者常诉说耳胀。研究者认为该病可能与内耳淋巴液过多,压力过大有关。尽管没有对照性治疗实验研究,美尼尔病的治疗目前仍以低盐和利尿剂处理为主。多种手术治疗方案治疗该病已被证实对部分患者有效,如前庭神经切断、迷路切除术、内淋巴囊切开(降压)、庆大霉素鼓室注射(引起患侧前庭功能永久丧失)。**自身免疫性内耳疾病**是另外一类引起眩晕的重要原因,该类疾病可以产生类似于美尼尔病的症状。**听神经瘤**(前庭神经施万细胞瘤)也可引起耳聋和与眩晕有关的耳鸣(见临床要点 12.5)。然而,与美尼尔病不同的是,听神经瘤患者多主诉行走不稳而并非真正的眩晕,且通常不会以单一症状出现。

中枢性眩晕的常见原因有**椎基底动脉缺血或梗死**。累及前庭神经核或小脑可出现眩晕并伴椎基底动脉系统疾病的其他症状及体征(见临床要点 14.3;表 14.6),必须认清引起这些症状出现的疾病本质,以防延误治疗。与此类似的是,发生在小脑或罕发于脑干的少量**出血**,最开始主要表现为眩晕,

也应尽可能快的正确处理以防出现更为严重的后果。小脑出血最开始表现为恶心和头晕,几小时后可再次出血,因此该病被称为"致命性肠胃炎"。**脑炎、肿瘤**或颅后窝脑组织**髓鞘脱失**亦可引起眩晕。此外,乙醇和抗痉挛类**药物**或**毒物**等可引起前庭神经核和小脑功能紊乱,进而产生眩晕并伴发其他症状。庆大霉素这类耳毒性药物可引发双侧前庭功能丧失,这可以解释患者为何出现步态不稳、幻视(视觉振动的感觉)等症状,而不是真正意义上的眩晕。贫血和甲状腺疾病也可出现眩晕,因此对于眩晕发生部位不确定的患者均应进行相应检查来判断。偏头痛、莱姆病、梅毒等疾病偶尔也出现眩晕症状。最后要说明的是,癫痫(见临床要点 18.2)也是一种不太常见而能诱发眩晕但无其他症状伴随的原因。具有运动感知功能的顶叶癫痫患者也可出现与其他癫痫患者一样的眩晕症状。

12.11 CN IX:舌咽神经

功能分类	功能
特殊内脏运动	支配茎突咽肌
副交感	控制腮腺分泌
一般躯体感觉	中耳、外耳道附近皮肤、咽、舌后 2/3 感觉传入
内脏感觉(特殊)	舌后 1/3 味觉
内脏感觉(一般)	颈动脉体的化学及压力感受器信息传入

舌咽神经因具有感知舌后部及咽部感觉的功能而被命名,除此之外,该神经还有其他功能。舌咽神经以多条神经根丝沿延髓腹外侧上部离开脑干,脑桥延髓沟下方与 CN Ⅷ紧密,走行于下橄榄核与小脑下脚之间(见图 12.2A、C)。舌咽神经横穿蛛网膜下隙,经**颈静脉裂孔**出颅(见图 12.3A、B;表 12.2)。舌咽神经含特殊**内脏运动纤维**,支配**茎突咽肌**(图 12.20),该肌可以在说话及吞咽时(与 CN X 一起)提升咽部以完成咽反射。有研究表明舌咽神经可支配部分咽肌,但绝大部分咽肌主要受迷走神经

表 12.7 体位测试鉴别周围、中枢性眩晕和眼球震颤

损伤类型	眼球震颤起始	适应性(习惯化)	眼球震颤和眩晕特征
周围性(内耳)	延迟	出现	水平或旋转性,不出现垂直;方向不改变;眩晕存在时才出现显著性眼球震颤
中枢性(脑干或小脑)	立即出现或延迟	不出现	水平、旋转或垂直性都可出现;可出现方向改变;眩晕不出现时也可出现显著性的眼球震颤

支配(见下一章)。CN Ⅸ所含特殊内脏运动纤维起自延髓**疑核**(见图 12.20),"疑核"这个词来自拉丁语,由于该核在传统染色切片上很难被区分而得名(见图 14.5A、B)。**舌咽神经副交感**节前纤维起自脑桥**下泌涎核**(见图 12.20),经**鼓室神经**离开舌咽神经加入到**岩小神经**,经**耳神经节**换元,副交感节后纤维控制**腮腺**分泌。

舌咽神经的**一般内脏感觉纤维**传递来自**颈动脉体**的化学和压力感受器接收到的信息,信息传至延髓**孤束核尾侧部**,该处又称**心–呼吸神经核**(见图12.20)。特殊内脏感觉纤维接受舌后 1/3 **味觉**,信息上传至**孤束核吻侧部** (又称**味觉神经核**)(见图12.5、图 12.12 和图 12.20)。CN Ⅸ所含**一般躯体感觉纤维**感知舌后 1/3、咽部、中耳以及外耳道附近皮肤的痛温觉和触觉(见图 12.7B)。舌咽神经相关的两个感觉神经节位于颈静脉裂孔内或下方 (见表12.5)。一般和特殊**内脏感觉**信息由舌咽神经下节(岩节)内的初级神经元传递。**一般躯体感觉**信息由**舌咽神经**下节和**上节(颈静脉节)**内的初级神经元传导。

复 习

请说明岩大、岩小神经分别发自哪对脑神经(见图 12.6)?

12.12 CN Ⅹ:迷走神经

功能分类	功能
特殊内脏运动	支配咽肌(吞咽)和喉肌(发音)
副交感	控制心、肺及结肠左曲以下上消化管
一般躯体感觉	咽、脑膜及外耳道附近皮肤小部分区域感觉传入
内脏感觉(特殊)	会厌及咽部味觉
内脏感觉(一般)	主动脉弓化学和压力感受器信息传入

迷走神经的命名源于其行程蜿蜒且提供副交感纤维支配体内绝大多数器官(迷走在拉丁语中意为"蜿蜒")。除上述功能外,本章还将讨论该神经的其他重要功能。迷走神经位于 CN Ⅸ下方,以多个神经根从延髓腹外侧下橄榄核与小脑下脚之间出脑(见图 12.2A、C),穿蛛网膜下隙后经**颈静脉裂孔**出颅(见图 12.3A、B,图 12.21)。

迷走神经的主要成分是支配心、肺、结肠左曲以上消化管的**副交感纤维** (见图 6.13 和图 12.21)。

副交感节前纤维起自**迷走神经背核**,该核从延髓吻侧部一直延伸至尾侧(见图 14.5A、B)。迷走神经背核位于迷走神经三角深面,该三角在第四脑室底舌下神经三角外侧,与闩邻近(见图 12.2B)。副交感节前纤维在脏器内或旁的**神经节**内换元,节后纤维控制结肠左曲以上消化管道,消化管余部和泌尿生殖系统由骶副交感神经核发出的纤维支配(见图 6.13)。

迷走神经内含**特殊内脏运动纤维** (图 12.21),控制几乎所有的咽肌、食管上段肌(参与吞咽及咽反射)以及喉肌(发音)。**疑核**发出特殊内脏运动纤维,加入到迷走神经控制腭、咽、食管上段及喉肌运动,加入舌咽神经(CN Ⅸ)控制茎突咽肌运动(见图12.20)

喉返神经是迷走神经的分支 (见图 12.21),经胸腔折返向上控制除环甲肌外的所有喉内肌,环甲肌受迷走神经的另外分支**喉上神经**支配。喉返神经纤维起自疑核尾侧部,离开脑干后,与 CN Ⅺ 短暂走行一段距离后加入到 CN Ⅹ(见下文)。有学者认为疑核尾侧部发出的纤维属于 CN Ⅺ,而疑核尾侧部属于 CN Ⅺ脑神经核。但由于它们主要加入到 CN Ⅹ而不是 CN Ⅺ,因此这部分纤维仍被认为属于迷走神经。除支配腭肌的下运动神经元接受对侧皮质支配外(如见病例 6.5),控制发音和吞咽运动的疑核神经元均接受双侧运动皮质控制(见图 6.2)。

迷走神经内的**一般躯体感觉**纤维(见图 12.21)接受来自咽、喉、颅后窝硬脑膜及部分靠近外耳道皮肤的信息传入(见图 12.7B)。注意咽喉以下,来自内脏的意识性(一般躯体)感觉由脊神经而不是脑神经传递。但来自主动脉弓的化学和压力感受器感受的是非意识性**一般内脏感觉**,并且消化道通过迷走神经到达脑干. 这些感觉纤维绝大多数止于**孤束核尾侧部**(心–呼吸神经核,见图 12.5 和图 14.5B)。迷走神经还含有一部分**特殊内脏感觉**纤维以传导会厌和咽后部的味觉信息,这些信息止于**孤束核吻侧部**(味觉核)(见图 12.5 和图 14.5A)。

CN Ⅹ的一般和特殊内脏感觉初级神经元胞体位于颈静脉裂孔下方的**迷走神经下神经节** (表12.5)。一般躯体感觉神经元胞体位于颈静脉裂孔内或下方的**迷走神经上(颈静脉)神经节**和下神经节。

12.13 CN Ⅺ:副脊神经

功能分类	功能
特殊内脏运动	支配胸锁乳突肌、斜方肌上部

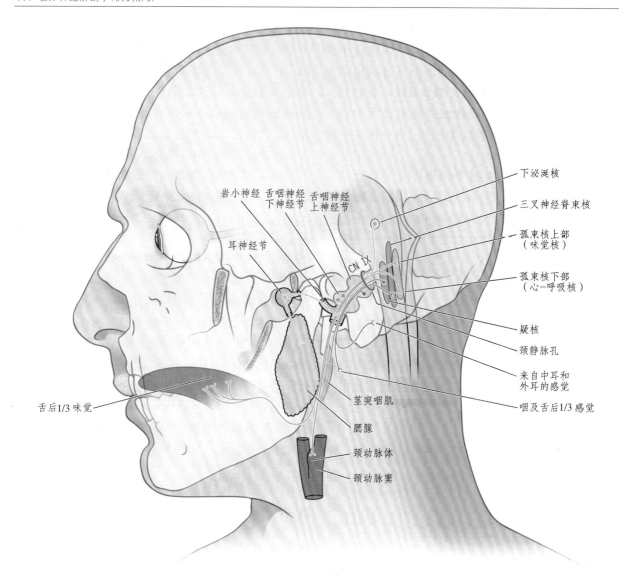

下泌涎核
三叉神经脊束核
孤束核上部
（味觉核）
孤束核下部
（心-呼吸核）
疑核
颈静脉孔
来自中耳和
外耳的感觉
咽及舌后1/3 感觉

岩小神经 舌咽神经 舌咽神经
下神经节 上神经节

耳神经节

CN IX

舌后1/3 味觉

茎突咽肌
腮腺
颈动脉体
颈动脉窦

图 12.20　舌咽神经(CN Ⅸ)　舌咽神经感觉及运动通路小结。

如同(照片 12.10)CN ⅪI名字提示那样,该神经

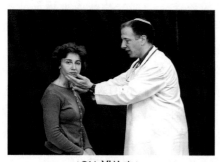

(CN ⅪI检查)

发自颈部脊髓上 5~6 节段而不是脑干(见图 12.2)。**脊髓副神经核**(也称为副脊髓神经核)从脊髓中央灰质背侧和腹侧角之间向外侧突出,发出**特殊内脏运动 *** 神经纤维加入副神经(见图 14.5D)。神经根

复　习

　　列出 CN Ⅸ和 CN Ⅹ的特殊内脏运动、副交感、一般躯体感觉和内脏感觉功能,并说出发挥相关功能的核团名称(见图 12.20 和图 12.21)。

---

*如前所述,由于胚胎时期胸锁乳突肌和斜方肌上部可能来自体节,因此有学者认为脊髓副神经不属于纯特殊内脏运动神经,应该属于躯体运动或混合了躯体与特殊内脏运动的神经。由于脊髓副神经核位于外侧,并与特殊内脏运动功能柱具有连续性,为简化,仍将 CN Ⅺ归为特殊内脏运动神经(见图 12.5)。

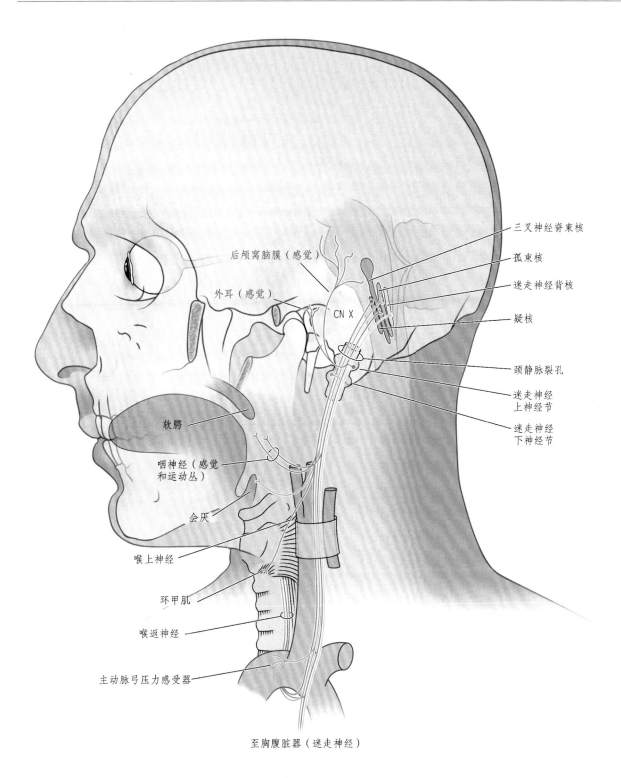

三叉神经脊束核

孤束核

迷走神经背核

疑核

后颅窝脑膜（感觉）

外耳（感觉）

CN X

颈静脉裂孔

迷走神经
上神经节

迷走神经
下神经节

软腭

咽神经（感觉
和运动丛）

会厌

喉上神经

环甲肌

喉返神经

主动脉弓压力感受器

至胸腹脏器（迷走神经）

图 12.21　迷走神经(CN X)　迷走神经的感觉及运动通路小结。

丝从脊髓副神经核发出后，从脊髓侧面、背侧与腹侧神经根丝之间的齿状韧带背侧离开脊髓，上行经枕骨大孔进入颅腔（见图 12.2A，图 12.3A、B）。CN **XI**经**颈静脉裂孔**再次离开颅腔以支配**胸锁乳突肌**和**斜方肌**上部。胸锁乳突肌使头部转向对侧，斜方

肌可以耸肩。斜方肌下部肌束主要接受 C3 和 C4 颈神经根支配。

注意，左侧胸锁乳突肌收缩，头部转向右侧，反之亦然。因此，CN **XI**的**下运动神经元损伤**可以引起损伤同侧耸肩或抬臂障碍，并伴头部不能转向对

侧。转头时,颈部其他肌的运动有时可对胸锁乳突肌形成有效代偿,因此,在一些不典型病例中,最好用触诊检查患者胸锁乳突肌的收缩情况,检查时,一手紧按患者头部,嘱患者克服阻力转头,另一手触摸该肌收缩力。**上运动神经元损伤**也可出现头不能转向损伤对侧。因此,一般认为调控转头的脊髓副神经核接受同侧中枢神经通路控制,但皮质损伤导致头不能转向损伤对侧,可能并不是胸锁乳突肌发生了真正的瘫痪,而是与患者的注视偏好有关。上运动神经元损伤导致对侧偏瘫,偏瘫侧耸肩功能常减弱。

副神经出颅前,发自疑核尾侧部的神经纤维从延髓外侧近迷走神经处离开延髓并加入到脊髓副神经。这些纤维随副神经走行几厘米后再次加入到迷走神经,最终形成喉返神经。前面章节中已说明,这些纤维与 CN XI 共同行走一小段距离,有的教科书认为它们属于 **CN XI 的颅根部分**。尽管如此,喉返神经大部分行程都与 CN X 一起,功能上被认为属于迷走神经的一部分。

12.14　CN XII:舌下神经

功能分类	功能
躯体运动	支配舌内肌

舌下神经以多个根丝从延髓腹侧面的锥体与下橄榄核之间出脑(见图 12.2A、C),并穿**舌下神经孔**出颅(见图 12.3A、B),所含一般**躯体运动**纤维支配所有舌内肌及除舌腭肌(该肌肉接受 CN X 控制,见照片 12.11)外的所有舌外肌运动。**舌下神经核**位于第四脑室底近中线处(见图 14.5A、B)**舌下神经三角**深面,迷走神经背核内侧(见图 12.2B、图 12.4B 和图 12.5)。

控制舌肌运动的**上运动神经元**起自第一躯体运动区的舌代表区(见图 6.2),经皮质核束下行,到达舌下神经核之前交叉至对侧。因此,第一躯体运动区或内囊损伤可出现**对侧舌肌瘫痪**,舌下神经核

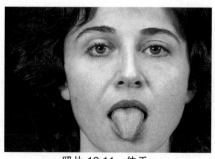

照片 12.11　伸舌

或神经纤维束或神经损伤可导致**同侧舌肌瘫痪**。注意单侧舌肌瘫痪可引起伸舌时舌尖偏向瘫痪侧。因此,舌下神经损伤可导致伸舌偏向患侧。

临床要点 12.7
CN IX、X、XI、XII病变

后几对脑神经发生周围性损伤相对不常见,这些脑神经的疾患大多与中枢神经系统损伤有关(见第 14 章)。与其他脑神经一样,糖尿病性神经病变、脱髓鞘、运动神经性疾病、外伤、炎症、肿瘤、毒物或感染性疾病等可偶尔影响这几对脑神经,下面将简要讨论这些脑神经的病变类型。

舌咽神经痛是引起喉及耳严重疼痛发作的一种神经感觉性障碍,临床症状与三叉神经痛非常类似。颈部手术(如颈动脉内膜切除术、颈椎间盘手术或甲状腺手术等)若伤及**喉返神经**(CN X 的分支)或胸外科手术过程中损伤了勾绕主动脉的左喉返神经(见图 12.21),则可出现单侧声带麻痹和声音嘶哑(见临床要点 12.8)。喉返神经向上反折经过胸部上口时,若受胸膜顶肿瘤浸润可出现声音嘶哑,这是 Pancoast 综合征的症状之一(见临床要点 9.1)。**血管球瘤**是一种影响低位脑神经的罕见病变类型。血管球体通常正常,组织学上由细小上皮样结构排列形成颈动脉体,其功能尚不清楚。与颈动脉体类似,血管球瘤主要接受 CN IX 支配,位于颈静脉孔下方,沿 CN IX 的分支至中耳室。血管球来源的肿瘤命名不一,如血管球瘤和**颈静脉球瘤**等,颈静脉球瘤患者常表现出 CN IX、X、XI 的受损症状,主要与这些神经在颈静脉孔处受肿瘤压迫有关。另外,肿瘤常延伸至 CN XII 附近,继续向上生长可影响位于颞骨内的 CN VIII 和 CN VII。当肿瘤浸润至中耳时,有时在耳镜检查时可发现一新鲜血管团块。治疗上以肿瘤切除为主,一些病例可考虑放疗。

前面章节已对 CN IX 到 CN XII 的有关临床检查及神经损伤后的功能变化进行了部分讨论,临床要点 12.8 还将进一步深入讨论。

复习

1. 左侧脊髓副神经(CN XI)周围部损伤可导致头转向哪一侧发生障碍?

2. 左侧舌下神经(CN XII)周围部损伤可导致伸舌时舌尖偏向哪一侧?

临床要点 12.8
嘶哑、发音困难、吞咽困难、假性延髓性麻痹

说话与吞咽异常可导致严重的功能障碍，某些病例甚至可以致命。导致这一病变产生的原因涉及范围很广，可从上运动神经元（皮质核束通路）追索到下运动神经元神经肌肉接头或肌肉自身异常以及小脑或基底节功能障碍等，下面将对其中的常见病因分别进行讨论。

喉和**声带**（称声襞或真声带更为贴切）功能异常可出现**发音困难**，这可能是机械因素、神经或肌肉病变的结果。声音**嘶哑**与声带的不同步振动有关。声带水肿、结节、息肉或肿瘤等机械因素是导致声嘶的常见病因。声带完全麻痹或一侧病变时，由于单侧或双侧声带内收不完全，声门处发生气漏而出现**气息声**现象，气息声常被通俗的称为"声嘶"，但严格来说这样的称呼并不准确。前面已复习过喉肌主要接受来自 CN X 的特殊内脏运动纤维支配。由于喉返神经在胸腔上部发生勾绕（见图 12.21），因此颈胸部手术或肺尖部肿瘤压迫均容易损伤该神经（Pancoast 综合征，见临床要点 9.1）。CN X 离开脑干时可因颈静脉球瘤（见临床要点 12.7）或延髓部疑核（见图 12.20 和图 12.21）损伤等而出现发声异常。延髓部疑核损伤最常见于延髓外侧部梗死（见图 14.21D；表 14.7）。声音嘶哑也可以在帕金森病及其他相关运动障碍性疾病中出现（见临床要点 16.2）。痉挛性发音困难是肌张力障碍发生在喉部的一种不常见的表现形式（见临床要点 16.1），其可能与基底节环路受损有关。**光纤喉镜**是一种较好评估声带损伤或声带运动异常的检查手段，喉镜下可直视说话时的声带运动。

发音困难是一种发音障碍，应注意与失语症进行区分（见临床要点 19.2）。失语症属于语言形成或理解异常有关的认知功能障碍，而发音困难是发音器官运动障碍所致，根据损伤情况的不同，失语症与发音困难可同时或仅其中一种发生。发音困难的严重程度不一，轻则发音含糊重则话语难懂。这种不同程度的发音困难可见于与发音相关的肌（颌、唇、腭、咽和舌）、神经肌肉接头或 CN V、Ⅶ、Ⅸ、X、Ⅻ周围或中枢部的损伤。另外，运动皮质面部区（见图 6.2）、小脑、基底神经节或下行至脑干的皮质核束损伤也可出现发音困难。引起发音困难的常见原

因一般有梗死、多发性硬化或影响皮质核束功能的其他损伤（见临床要点 6.3）、脑干损伤、小脑通路或基底神经节损伤、毒物（如乙醇）、弥漫性脑病、重症肌无力，另外也包括神经肌肉接头、肌肉或周围神经异常等其他原因。另外肌萎缩性脊髓侧索硬化症（见临床要点 6.7）、肉毒中毒、Wilson 病等也可引起发音困难，这些情况虽少见但也是重要原因，需引起重视。

吞咽困难是一种吞咽功能障碍，除食管狭窄、肿瘤或其他局部损伤外，神经、神经肌肉接头等障碍均可引起吞咽困难。神经或神经肌肉接头异常除了可导致吞咽困难，也可引起发音困难，两种情况通常同时发生，也可以分别存在。**吞咽**常包括四个阶段：**口腔准备阶段**（通过咀嚼为吞咽准备食团）、**口腔阶段**（舌前后方向运动食团）、**咽部阶段**（通过咽、舌根部，在喉的前后运动帮助下，推动食团下咽）和**食管阶段**（食管上括约肌开放、食管蠕动并排空至胃）。因此，吞咽困难可以由舌、腭、咽、会厌、喉或食管肌的运动障碍引起，可以是 CN Ⅸ、X、Ⅻ 或这些脑神经核损伤所致，也可以是神经肌肉接头处或下行的皮质核束通路损伤导致。

口咽部吞咽功能发生障碍时，会厌与喉肌不能在反射时及时遮盖气管入口，食物误吸入肺，另外食管反流也可导致胃液被吸入肺。由吞咽功能障碍而导致的**吸入性肺炎**在临床上处理非常困难，是神经系统疾病导致死亡的常见原因。**咽反射试验**可检测咽部反射能力，对咽后部给予棉签刺激可引发该反射。咽反射受 CN Ⅸ 和 X 的感觉及运动神经纤维调控，其中 CN Ⅸ 主要提供其感觉性传入，CN X 主要提供其运动传出。尽管咽反射减弱说明咽部感觉和运动功能受损，但该反射的存在与否并不是预测误吸风险的绝对标准。

有一个简单检查并评估软腭功能的方法，即当患者说"啊"时，用小手电筒观察其腭的**上抬状况**。单侧 CN Ⅺ 或疑核损伤时，悬雍垂和软腭偏向健侧，患侧软腭位置低于正常，因此表现出**戏台幕布**样征。

脑干内与笑哭有关的神经核团主要来自 CN Ⅶ、Ⅸ、X 和 CN Ⅻ 神经核。皮质下白质或脑干部皮质核束损伤偶尔可产生一种被称为**假性延髓性麻痹**的综合征，该病患者表现出与欢快或伤感情绪无关且不能自控地大笑或大哭。假性延髓麻痹可能与"上运动神经元"功能异常有关，即脑干内笑与哭的神经环路的异常反射被激活，以致其笑与哭的**情感失控**。**假性延髓性麻痹**综合征患者可出现由皮质核

束中的上运动神经元纤维而不是脑干(延髓)部损伤导致的发音困难与吞咽困难(故冠以"假"字)。还有一种被称为**痴笑癫痫**的罕见疾病也可解释假性延髓性麻痹综合征的这种不适当地大笑发作,该病通常与下丘脑病变(下丘脑错构瘤)有关,也偶见于颞叶癫痫(见临床要点18.2)。

12.15 复习:脑神经功能组合

前面已详细介绍了各对脑神经,这些脑神经相关知识点很多都与临床应用密切相关。本章将通过对脑神经的多种功能联合来加强对脑神经解剖细节内容的复习,并弄清这些脑神经的感觉和运动功能的区域特征。第13章将讨论与眼肌有关的功能联合。

1. **面部的感觉与运动神经支配**:面部感觉由三叉神经(CN V)传导,面部表情肌运动受面神经(CN Ⅷ)控制。

2. **舌及口腔的味觉及其他感觉运动功能**:舌前2/3和舌后1/3由不同腮弓发育而来,因此具有不同的神经支配。舌前2/3的味觉由面神经(CN Ⅶ,鼓索)传导,其一般躯体感觉由三叉神经(V3,下颌神经)传导。舌后1/3的味觉和一般内脏感觉均由舌咽神经(CN IX)控制。会厌和咽后部味觉由迷走神经(CN X)传导。牙齿、鼻窦、口腔、咽及舌后1/3以前的一般感觉由三叉神经(CN V)传导。

3. **咽和喉部的感觉及运动神经支配**:咽反射的一般躯体感觉由舌咽神经与迷走神经(CN IX、X)共同传导,特殊内脏运动纤维主要来自迷走神经(CN X)。喉的感觉和运动神经主要来自迷走神经,喉以下器官的一般躯体感觉由脊神经传导。

4. **耳的感觉和运动神经支配**:中耳和鼓膜内面的一般躯体感觉由舌咽神经传导(CN IX),外耳及鼓膜外面的感觉由三叉神经(V3,下颌神经)、面神经

(CN Ⅶ)、舌咽神经(CN IX)和迷走神经(CN X)传导(见图12.7B)。听觉及前庭感觉由前庭蜗神经传导(CN Ⅷ)。鼓膜张肌接受来自三叉神经(CN V)的特殊内脏运动纤维支配,镫骨肌接受面神经(CN Ⅶ)控制。对上述信息进行如下小结可帮助加深记忆:"鼓膜张肌"和"三叉神经"都以字母"**T**"开头,"镫骨肌"、第Ⅶ对脑神经(面神经)的"Ⅶ"都以字母"**S**"开头,腭帆张肌接受三叉神经支配,其他软腭部肌接受迷走神经控制。

5. **脑膜感觉**:幕上区硬脑膜感觉由三叉神经(CN V)传导,颅后窝硬脑膜由迷走神经(CN X)及上位颈神经根传导。

6. **一般内脏感觉**:颈动脉体及颈动脉窦的化学和压力感受器感受的非意识性一般内脏感觉由舌咽神经(CN IX)传导,主动脉弓感受器及其他胸腹部脏器的一般内脏感觉信息由迷走神经(CN X)传递。

7. **单侧皮质损伤症状**:面下部(CN Ⅶ)、软腭(CN V、X)、斜方肌上部(CN XI)和舌(CN Ⅻ)主要接受对侧皮质或皮质核束支配,表现为损伤对侧瘫痪。单侧控制眼球运动的上运动神经元(UMN)损伤已在第13章进行讨论(见临床要点13.10)。其他脑神经的上运动神经损伤通常不表现为单侧损伤,但非常有趣的是,单侧皮质或皮质核束损伤不会出现一侧发音障碍和吞咽困难。如需进一步理解脑神经的功能组合,需在不断的临床实践中去获取。

复 习

1. 叙述每对脑神经(从 I 到Ⅻ)离开脑干(见图12.2)及出入颅的部位(见图12.3;表12.2)

2. 尽可能多地列出每对脑神经的感觉和运动类别及相关功能(见表12.4)。

临床病例

病例 12.1 嗅觉和视觉缺失 *

小病例

一位51岁男性主诉阅读困难约5~6周,医生调阅其病历显示该患者3年前出现嗅觉丧失,检查其右眼和左眼视力分别为20/20和20/40,**双鼻孔闻不到咖啡或肥皂气味**。

定位和鉴别诊断

1. 根据上述粗体字显示的症状和体征,病变部位可能在何处?

2. 最可能的诊断是什么?其他可能是什么?

* 该病例被报道。(The New England Journal of Medicine 1996. 335: 1668 - 1674.)

讨论

1. 本病例的关键症状和体征是:

- **双侧嗅觉缺失**

- **阅读困难及左侧视敏度下降**

嗅觉缺失可能与双侧嗅黏膜、嗅神经、嗅球或嗅束损伤有关(见临床要点 12.1),左眼的视敏度降低与左眼或左侧视神经损伤一致 (见临床要点 11.2),由于CNⅡ在经视神经管离开颅腔前 (见图 12.3A),行程上与嗅神经非常靠近(见图 18.6),因此 CNⅠ和 CNⅡ功能障碍同时出现提示前额叶基底部损伤,当然嗅觉缺失也可能与此无关。

最可能的临床定位是双侧眶额叶区。

2. 由于病程长,应高度怀疑**基底前脑**慢速生长的肿瘤,如脑膜瘤,不排除该区域有其他类型肿瘤或慢性炎症性疾病的可能,但可能性相对较小。

临床病程和神经影像

患者**脑部**经 **MRI 检查**(影像 12.1B、C),与额叶基底部解剖结构正常的 MRI 影像 12.1A 进行对比,根据标识确认嗅球、嗅沟、直回和筛板等结构。影像 12.1B 为该患者经钆增强后的影像图片,可见额叶基底部一增强团块沿嗅球区硬脑膜延伸,穿筛板后突至上鼻道,同时向后延伸包裹左侧视神经(见影像 12.1C)。虽然损伤部位边界不规则,并有浸入周边结构等脑膜瘤不常见的体征,由于一定程度上这些情况脑膜瘤不常见,因此让人感觉不是很典型的脑膜瘤。但根据患者的临床表现及病史分析,脑膜瘤的可能性较大。经鼻筛骨入路进行肿瘤活检,有趣的是,病理检查显示干酪样肉芽肿与肉状瘤的病理一致(见临床要点 12.1)。进一步检查支持神经系统肉状瘤病诊断。给予类固醇治疗后患者左眼视力提高,但嗅觉仍未恢复。

病例 12.1　嗅觉和视觉缺失

影像 12.1 A-C　眶额区肿块　静脉注射钆增强后的 T1 加权 MRI 图像。(A)正常人脑冠状断面,显示嗅球与额叶及筛板的关系。(B,C)病例 12.1 患者的脑冠状断面,分别从前往后显示肿块进展情况。

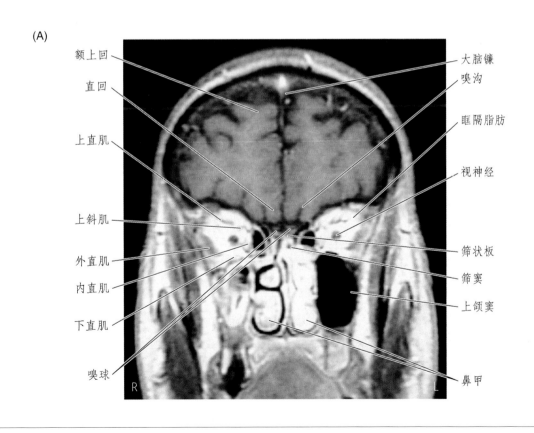

(A)

额上回
直回
上直肌
上斜肌
外直肌
内直肌
下直肌
嗅球

大脑镰
嗅沟
眶隔脂肪
视神经
筛状板
筛窦
上颌窦
鼻甲

R　　　　L

病例 12.1 （续）

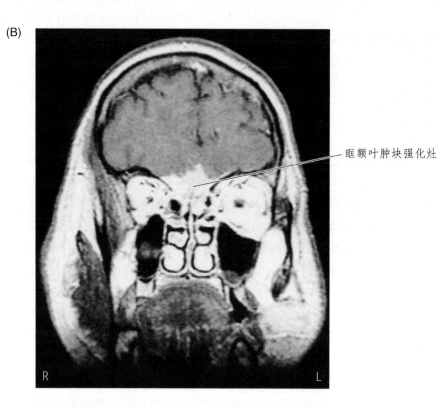

(B)

眶额叶肿块强化灶

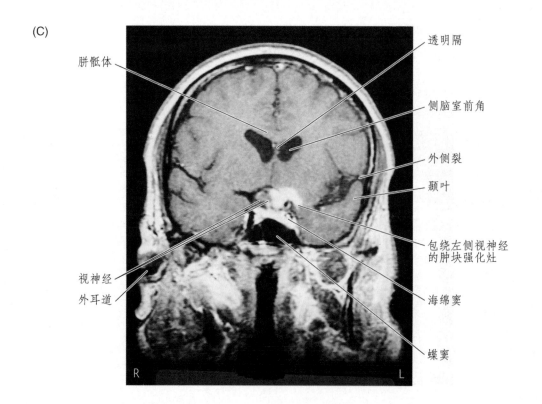

(C)

胼胝体

透明隔

侧脑室前角

外侧裂

颞叶

包绕左侧视神经
的肿块强化灶

视神经

外耳道

海绵窦

蝶窦

病例 12.2　面颊麻木及突眼

小病例

一位 51 岁女性因 3~4 年前出现左眼进行性突出，近来发展至**左侧头痛**来眼科就诊。医生检查除发现其**左眼向外突出及左侧面部触觉、针刺感降低外**，其他均正常。

定位和鉴别诊断。

1. 哪对脑神经的哪一条分支传导面部感觉？该神经的出颅部位在何处？

2. 左侧突眼多年，合并面部感觉障碍及左侧头痛提示什么诊断？

讨论

1. 本病例的关键症状和体征是：

- 左侧头痛
- 左侧眼球突出
- 左侧脸颊触觉及针刺感下降

三叉神经的上颌分支(CN V₂)传导脸颊部感觉（见图 12.7），该神经经圆孔出颅（见图 12.3 和图 12.7；表 12.2）。

2. 病史及体查结果提示可能存在慢速生长型肿瘤如脑膜瘤的可能（见临床要点 5.8），肿瘤损伤圆孔区域，引起上颌神经传导区域感觉缺失，肿瘤

累及左侧眼眶可引起突眼。

临床病程和神经影像

钆增强的 **MRI**（影像 12.2）结果显示左侧圆孔区域脑实质外有一增强团块（与图 12.3A 比较），该团块延伸至左侧眼眶，形态上符合脑膜瘤特征（见临床要点 5.8）。由于该团块继续增大可伤及视神经并进而损害左眼视力，患者被要求立即进行左前额颞区开颅手术（见临床要点 5.11）。术中，医生将一质地较硬外观呈灰红色的团块小心地从蝶骨翼切下并从眶部移走。病理检查结果进一步确诊为脑膜瘤。术后患者恢复良好，无其他问题出现。

病例 12.2　面颊麻木及突眼

影像 12.2　左侧圆孔处脑膜瘤　静脉注射钆对比增强的　轴向 T1 加权 MRI 图像。

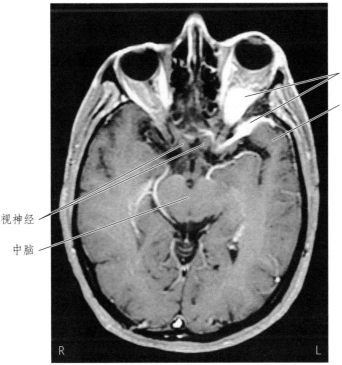

肿瘤

左颞叶

视神经

中脑

病例 12.3　下颌麻木伴意识丧失发作

小病例

一位 24 岁女性，因晕厥发作行心血管检查，问诊后获知该患者近年来曾出现过三次**意识丧失**，每次约几分钟，**伴震颤，随后出现半小时以上的思维混乱**。病史询问中，患者主诉其两年前左侧下颌区域麻木至今，体查除**左侧下颌骨及面下部触觉、针刺感及温度觉降低外**，其余均正常（图 12.22）。

定位和鉴别诊断

1. 根据上述粗体字显示的症状和体征，何处

发生损伤？

2. 最可能的诊断是什么？其他的可能性是什么？

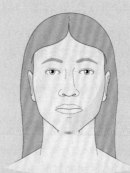

图 12.22　感觉下降区域图

讨论

1. 本例的关键症状及体征是：

● 左侧下颌及面下部浅触觉、针刺感及温度觉下降

● 持续数分钟的意识丧失，伴震颤，随后出现半小时以上的思维混乱

该患者的感觉缺失范围属三叉神经下颌神经的分布范围（CN V₃，见图 12.7B）。卵圆孔或下颌神经附近病变可解释上述症状（见图 12.3A 和图 12.7A）。引起短暂性意识丧失的原因有多种（见临床要点 10.3；表 10.2），90%以上并不原发于神经性疾病，多由血管迷走性晕厥、心率失常或其他的异常身体状况所引发，但心源性晕厥患者发作末期一般都会立刻恢复。晕厥后若仍有持续性病变损害现象存在，如本例患者出现的晕厥后思维混乱，提示神经性原因所致，如癫痫（见临床要点 18.2）、椎基底动脉短暂性缺血（见临床要点 10.3、临床要点 14.3）或椎基底动脉性偏头疼等（见临床要点 5.1）。尽管更细致清楚的描述可能有助于病情判断，但根据患者伴有震颤可提示有癫痫发作。能较好解释本例患者出现的多种症状，就是推测患者左卵圆窝附近有肿块发生，该肿块侵犯到左颞叶内侧部可引发癫痫。第 18 章将对颞叶这一边缘系统结构损伤时容易导致病性惊厥进行阐述。

2. 引起卵圆窝附近及颞叶内侧部损伤的可能原因包括转移瘤、脑膜瘤、三叉神经瘤、颈内动脉颞骨岩段动脉瘤或肉状瘤病（见临床要点 12.1、临床要点 12.2）。

临床病程和神经影像

患者进行头部 **MRI** 和 **CT 扫描**（影像 12.3A–C），影像 12.3A 是一种轴位质子密度加权MRI 图像，显示有圆形包块压迫到左颞叶内侧区，包块位于 CN V 的三叉神经压迹内。影像 12.3B 是静脉注射钆剂增强的冠状位 T1 加权 MRI 影像，显示肿块经卵圆孔向下延伸。肿块表现为"哑铃"外观，经骨性孔道延伸，符合施万细胞瘤的典型特征（见临床要点 12.5）。影像 12.3C 是轴位扫描 CT 影像图，利用骨窗显示肿块侵袭了左卵圆窝区域在内的颞骨。肿块位于脑实质外，外观像施万细胞瘤（三叉神经瘤）、脑膜瘤或巨大的动脉瘤。给予患者抗惊厥药物处理后进行血管造影，排除了血管瘤可能。因此，该患者被施以左额颞颅骨切开术，术中医生发现其左侧颞叶下方有一淡褐色肿块，在避免损伤邻近的脑神经或血管情况下，经 10 个小时的手术，肿块被成功切下，经病理诊断为施万细胞瘤。患者术后恢复良好，不再出现惊厥，但患者左颌部仍持续性麻木。

病例 12.3 下颌麻木伴意识丧失发作

影像 12.3 A–C 三叉神经施万细胞瘤累及左卵圆孔 (A)轴位质子密度加权 MRI 图像。(B)静脉注射钆剂增强 后的冠状位 T1 加权图像。(C)轴位骨窗 CT 图像。

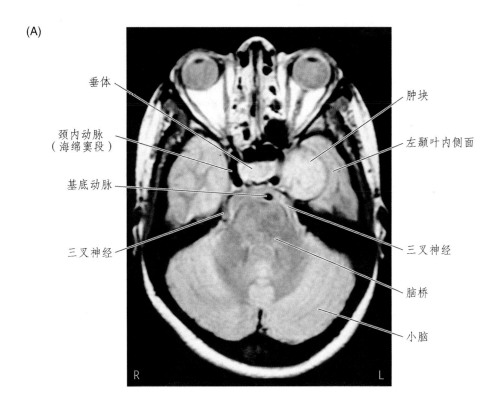

(A)

垂体

颈内动脉
(海绵窦段)

基底动脉

三叉神经

肿块

左颞叶内侧面

三叉神经

脑桥

小脑

R   L

病例 12.3 （续）

(B)

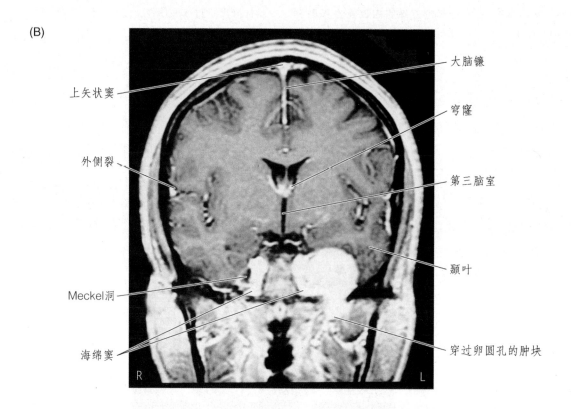

上矢状窦

外侧裂

Meckel洞

海绵窦

大脑镰

穹窿

第三脑室

颞叶

穿过卵圆孔的肿块

R　　　L

(C)

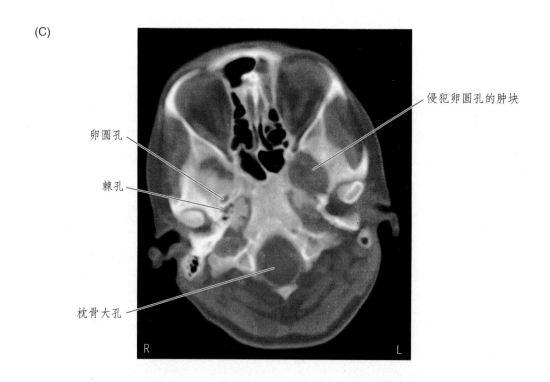

卵圆孔

棘孔

枕骨大孔

侵犯卵圆孔的肿块

R　　　L

病例 12.4　单纯性面神经瘫痪

小病例

一位 26 岁女性主述几天前的**晚上左耳后部疼痛**，第二天早上照镜子时发现其**左侧面部下垂**，同时**左耳对大的声音非常敏感**。她的家庭医生开了一些止痛药，但 2 天后，其**左眼开始出现刺痛感**，该患者遂来急诊科就诊。检查结果显示**包括前额的左侧面肌瘫痪**，味觉丧失，其余检查结果均为正常。

定位和鉴别诊断

1. 根据上述粗体字显示的症状和体征，病变部位可能在何处？

2. 最可能的诊断是什么？其他的可能是什么？

讨论

1. 本病例的关键症状及体征是：

- **左侧耳后疼痛，听觉过敏，包括前额的面肌瘫痪**

- **左眼刺痛感**

该患者表现为下运动神经元面瘫（见图 12.13），伴听觉过敏、左耳后疼痛。这些现象与左侧面神经的特殊内脏运动纤维及一般躯体感觉纤维功能损害症状一致（见表 12.4；图 12.7B 和图 12.10）。

眼刺痛症状有些让人困惑。面神经损伤的患者由于副交感纤维功能受损，可出现泪液分泌减少（见图 12.10）。同时患者的患侧眼常常不能完全闭合，尤其在睡觉时，这往往容易出现角膜干燥甚至溃疡。

2. 根据病情随时间发生变化，耳后疼痛，无其他主述，体查无其他阳性发现等特征，本病例符合面神经麻痹的诊断，其他疾病可能性较小（见临床要点 12.3）。

临床病程

患者经眼科医生检查无角膜损害，医生给予润眼液及短时间口服甾体药并嘱咐其晚上睡觉时借助外力帮助左眼闭合。莱姆滴度检查、抗核抗体（ANA）以及性病检查（VDRL）试验均为阴性结果。一个月后的随访结果显示，面神经瘫痪被完全治愈，患者没有再出现耳痛或听觉过敏症状。

相关病例：影像 12.4A–D 显示的是另外一位病变累及前额叶的左侧面神经瘫痪患者 CT 扫描结果。这个患者是一位 19 岁女性，她主述自己从一辆皮卡车后部跌落下来，枕部着地，但无意识丧失。除左侧下运动神经元面神经瘫痪症状外，检查显示该患者尚有左侧鼓室积血（见表 3.9）及左舌味觉减退（通过用棉签和芥末来测试）等。影像 12.4A–D 为矢状位 CT 扫描重建图，显示 CN Ⅶ 从内侧向外侧穿经颞骨的路径。图中可观察到中耳积血，颞骨多处骨折。出院时患者的面神经瘫痪状况没有得到改善，她没有进行复诊。

病例 12.4 单纯性面神经瘫痪

影像 12.4 A–D 左侧面神经管处颞骨骨折 A 至 D 分别 为从内向外经左侧颞骨的矢状位 CT 扫描重建图。

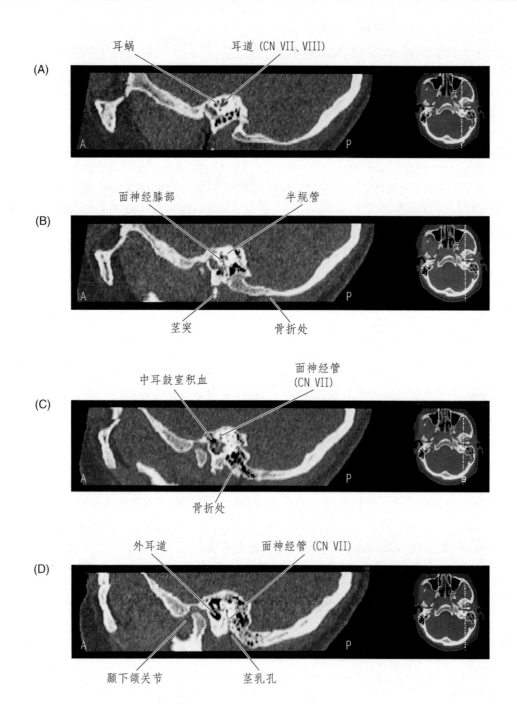

病例 12.5 听觉丧失伴头晕

主诉

一位 41 岁女性因**头晕伴进行性左耳听力丧失**来耳鼻喉科就诊。

病史

一年前,患者**轻度头晕,移动头部时有房子旋转感**。两个月前,**左耳听力严重下降**,接听电话时左耳无法听到声音。伴**左侧面部疼痛**及**左舌味觉减退**。既往病史:6 个月前右髋区行黑素瘤切除术,病理检查有一个阳性淋巴结。

查体

生命体征:体温 37.3℃、脉搏 72 次/分、血压 110/80mmHg、呼吸频率 12 次/分。

耳:耳镜常规检查外耳道及鼓膜。

颈部:柔软。

肺音:清晰。

心:心率正常,无杂音及奔马律。

腹部:柔软。

四肢:无水肿。

皮肤病学检查:无皮肤损害。

神经病学检查:

精神状态:注意力、定向力正常。轻微焦虑,其他正常。

脑神经检查:双侧瞳孔等大等圆,对光反射正常,视野无缺损。眼外肌运动正常,面部轻触觉正常,**左侧角膜反射降低**。面部对称。**左耳听力严重下降,无法识别手指摩擦音或低调语。振动音叉置于左耳外侧处听力强于置于左侧乳突处(气导大于骨导)**。味觉未查。发音及软腭上提功能正常,胸锁乳突肌力量正常,伸舌居中。

运动:四肢肌张力正常

反射:

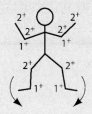

协调性:指鼻试验及跟胫试验正常。

步态:正常。

感觉:针刺感、振动觉及关节位置觉正常。

定位和鉴别诊断

1. 根据上述粗体字显示的症状和体征,病变部位可能在何处?

2. 最可能的诊断是什么,其他可能性是什么?

讨论

1. 本病例的关键症状和体征是:

- **左耳听力下降,气导大于骨导**
- **轻度头晕**
- **左侧面部疼痛,角膜反射降低**
- **左侧味觉功能下降**

患者出现感觉神经性耳聋与左侧耳蜗或前庭蜗神经损伤有关(见临床要点 12.5)。前庭感觉通路上任何环节如内耳迷路、前庭神经节、第Ⅷ对脑神经、前庭神经核、小脑或顶叶皮质(见临床要点 12.6)等发生功能障碍均可导致头晕,考虑到合并有感觉神经性耳聋,头晕可能与左侧内耳或 CN Ⅷ病变有关。与此类似,左侧面部疼痛(CN Ⅴ)、角膜反射迟钝(CN Ⅴ₁ 或 CN Ⅶ;见临床要点 12.4)、味觉减退(CN Ⅶ)均与脑神经周围部或脑干左侧部损伤有

关。既然单侧耳聋见于脑干外结构的损伤(见临床要点 12.5),那么与 CN Ⅴ、Ⅶ、Ⅷ位置接近的左侧脑桥小脑三角处发生损伤能较好解释上述症状(见图 12.2A、C)。

最可能的临床定位是病变累及左侧脑桥小脑三角处的 CN Ⅴ、Ⅶ、Ⅷ

2. 听神经瘤是发生在脑桥小脑三角处的最常见病变类型(见临床要点 12.5)。本例患者曾患过黑色素瘤,该肿瘤容易发生脑转移,因此需考虑该病可能与黑色素瘤转移有关。另外,还有可能是脑膜瘤、表皮样瘤、神经胶质细胞瘤。美尼尔病(见临床要点 12.6)也可以出现耳聋及眩晕,但不会出现本例患者 CN Ⅴ 和Ⅶ异常的临床表现。

临床病程和神经影像学检查

耳鼻喉科医生建议患者进行钆增强的**颅脑MRI**

检查，内耳门处给予薄层扫描（影像 12.5A、B）。T1 加权图像显示左侧脑桥小脑三角处有一增强团块，看上去该团块完全位于脑干外，并且侧向伸出一突起进入左侧颞骨岩部深面的内耳道。上述发现高度提示听神经瘤（前庭神经瘤，见临床要点 12.5）。

患者经神经外科医生会诊，建议手术切除肿瘤。像其他病例一样，手术由神经外科医生和耳鼻喉科医生合作完成。术中打开左侧横窦后方的枕骨，切开硬脑膜，小心翻起左侧小脑半球以显示肿块，将肿块与邻近的小脑、脑桥、CN Ⅴ、Ⅶ、Ⅸ和 Ⅹ、小脑后下动脉分支分离并切除（见图 15.2）。手术进行过程中放置刺激电极在 CN Ⅶ 上，放置肌电图（肌电描记术，见临床要点 9.2）在眼轮匝肌和口轮匝肌以监测术中患者的面神经功能。因此，尽管面神经被肿块压迫，但其功能仍被保留下来。CN Ⅷ 由于完全被肿瘤包围，因此受损严重而出现单侧耳聋。病理报告进一步确诊为施万细胞瘤。术后患者曾出现眩晕（见临床要点 12.6）及眼球震颤，休息 1~2 天后症状消失。患者出现左侧完全性面瘫，历经数月恢复，逐渐痊愈。

病例 12.6　颈椎间盘突出症术后声音嘶哑

小病例

一位 38 岁女售货员左侧颈部及肩持续性疼痛，检查后确诊颈椎间盘突出，接受经前路椎间盘切除及融合术后（见临床要点 8.5），患者的颈神经根刺激症状得到改善。然而，患者在病房康复过程中发现**自己的声音出现喘息及声音嘶哑等显著性变化**。医生认为这只是插管带来的短暂影响。但 2 个月后，患者的声音仍一直严重嘶哑，以至无法胜任售货员工作。她被建议到耳鼻喉科进行检查。常规神经科检查显示除声音嘶哑外，其余均正常，轻微的喘息提示患者喉内存在空气泄漏。

定位和鉴别诊断

根据上述粗体字显示的症状及体征，损伤在何处，最可能的原因是什么？

讨论

本病例的关键症状和体征是：

• **喘息及声音"嘶哑"**

发声过程中任何阻止声带完全闭合的因素都可导致声带气息声，俗称沙哑，尽管这样并不完全准确（见临床要点 12.8）。在疑核发出纤维至 CN Ⅹ、喉返神经进入喉肌的整条通路中任何一处发生损伤均可引起声带关闭不完全（见图 12.21）。根据患者有左侧颈部手术史，本病例最可能的诊断是左喉返神经牵拉性损伤或撕裂伤。因喉上神经仅支配环甲肌，所以损伤后通常无明显症状，而专业歌手唱高音时可偶感轻微异常。由于迷走神经位置较深，颈部手术时一般很少伤及。

临床病程及喉镜检查

为帮助确诊，耳鼻喉科医生通过喉镜对喉实施光纤视频采集（影像 12.6A–J）。频闪喉镜检查过程是将发音频率与闪光频率调至同步，并随位相的轻微移动而消失，以此获得真声带慢速振动周期的幻像。视频采集过程显示发音和呼吸时右侧声带运动正常，但左侧声带麻痹处外展位，从而导致发声时声门关闭不完全，患者出现呼吸音。

尽管喉返神经损伤有时可自行恢复，但由于本例患者非常希望问题能得到尽快解决，这除了与她症状严重、持续时间长有关外，更为重要的是发声障碍对她的工作产生了非常不利的影响。因此，患者接受了左侧声门旁隙内嵌塞硅胶的治疗。医生嵌塞硅胶时通过观察声带，检测音质直到发音时左侧声带能恢复基本正常的内侧位。随访显示，该患者的左侧喉返神经损伤成为永久性损伤，但她所接受的治疗方式可以又快又好地帮助她恢复发音功能。

病例 12.5 听觉丧失伴头晕

影像 12.5 A、B 左侧听神经瘤（前庭施万细胞瘤） 静脉　(B)分别自下而上显示肿瘤进展情况。
注射钆剂对比增强后的轴位 T1 加权 MRI 图像。(A) 和

(A)

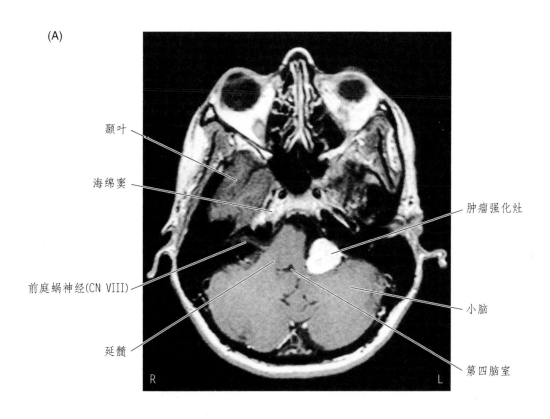

颞叶

海绵窦

肿瘤强化灶

前庭蜗神经(CN VIII)

小脑

延髓

第四脑室

(B)

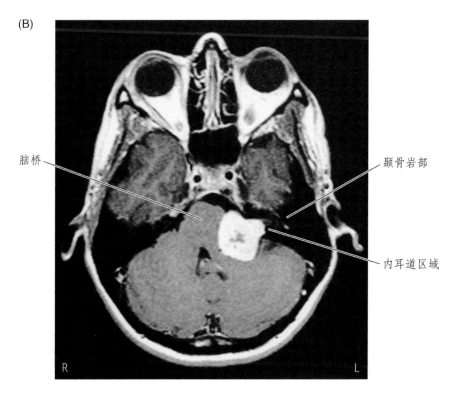

脑桥

颞骨岩部

内耳道区域

病例 12.6　颈椎间盘突出症术后声音嘶哑

影像 12.6 A–J　左侧声带麻痹　声带处于发声(内收)和吸气(外展)周期时的频闪喉镜影像图。(A–G)发声时,右侧声带内收,左侧声带保持不变,出现空气漏。(H–J)吸气时,右侧声带外展,左侧声带位置不变。(Courtesy of Michael Goldrich Robert Wood Johnson Medical School, UnⅣersity of Medicine and Dentisty of New Jersey.)

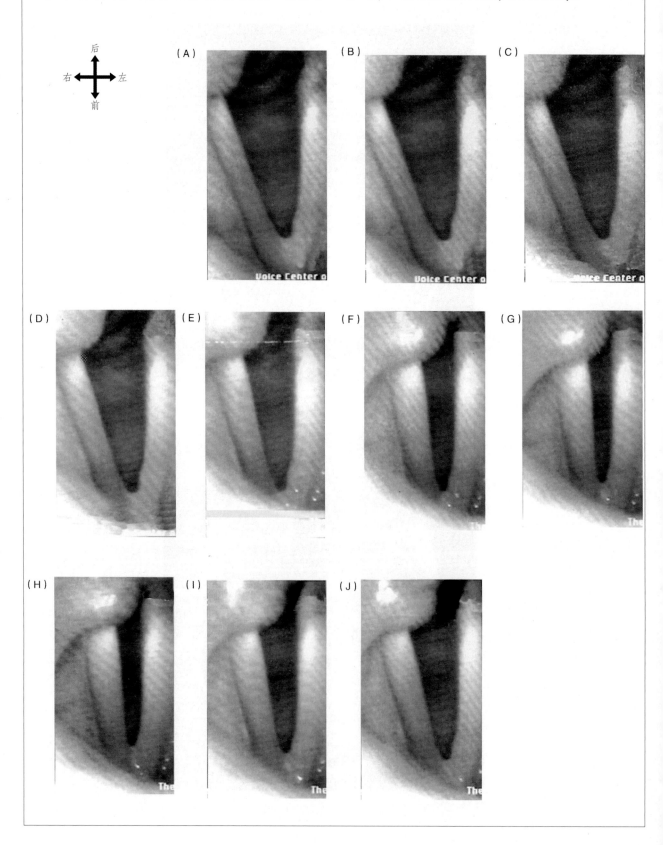

病例 12.7 声嘶伴单侧颈及舌肌瘫痪

主诉

一位 34 岁男性患者因进行性声音嘶哑、吞咽困难以及左侧胸锁乳突肌及舌肌运动障碍来耳鼻喉科就诊。

病史

四个月前,患者出现持续性咳嗽及难治性呼吸系统感染,很快**难以下咽**大块食物,其声音也渐渐**嘶哑**。三周前,患者**左耳听力下降,伴味觉功能部分改变及左侧轻微头痛**。这 4 个月来病情不断进展,患者体重减轻了 40 磅。

查体

生命体征:体温 37.7℃、脉搏 84 次/分、血压 118/86mmHg、呼吸频率 18 次/分。

颈部:柔软,无淋巴结肿大。

肺音:清晰。

心:心率正常,无杂音及奔马律。

腹部:柔软,无触痛。

四肢:无水肿。

神经病学检查:

精神状态:注意力、定向力正常,言语正常,可以详细进行病史讲述。

脑神经:瞳孔 4mm,对光反射正常,视野无缺损,视神经盘正常。眼外肌运动无异常,面部对轻微触觉和针刺感正常。角膜反射正常,**左侧鼻唇沟稍浅,左耳识别指头摩擦声的能力下降**。咽部正常。腭上提时,悬雍垂偏向右侧。**声音嘶哑且具有喘息声。左侧斜方肌和胸锁乳突肌出现自发性收缩,强度为 4/5,左侧舌肌出现不对称萎缩及自发性收缩,伸舌偏向左侧,喉镜检查显示左侧声带麻痹**(见病例 12.6)。

运动:四肢肌力正常,活动自如。

反射:

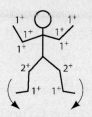

协调性:指鼻试验及跟胫试验正常。

步态:正常。

感觉:粗略触觉、针刺感及关节位置觉正常。

定位和鉴别诊断

1. 根据上述粗体字显示的症状和体征,损伤在何处?

2. 该损伤区可能存在哪些结构损伤?

讨论

1. 本病例的关键症状和体征是:

• **吞咽困难,左侧上腭运动降低,声音嘶哑及左侧声带麻痹**

• **左侧斜方肌以及胸锁乳突肌无力及自发性收缩**

• **伸舌偏向左侧,伴左侧舌肌萎缩及自发性收缩**

• **左耳听力下降**

• **左侧鼻唇沟稍浅**

• **味觉改变**

• **左侧头痛**

该患者左侧头部具有多种脑神经功能异常的表现。尽管脑干小面积损伤可以解释单个异常症状的出现,但不可能仅出现所有相关核团的损伤症状而不出现其他邻近结构,如前外侧系统、小脑下脚以及下行交感通路的受损症状(见图 14.21D),因此,与病例 12.5 类似,单侧耳聋提示损伤位于脑干外(见临床要点 12.5)。

依次对以上症状进行分析,咽的吞咽肌、左腭以及喉肌接受左 CN X 支配,CN IX 调控咽反射,故左侧 CN X 损伤可解释声音嘶哑(呼吸音)及左侧声带麻痹症状。左侧斜方肌和胸锁乳突肌无力以及自发性收缩提示存在左侧脊髓副神经(CN XI)下运动神经元损伤(见临床要点 6.1)。同样,伸舌偏向左侧合并左侧萎缩以及自发性收缩提示存在左侧舌下神经(CN XII)下运动神经元损伤。左耳听力下降可能与左侧外耳道、中耳、耳蜗或者前庭蜗神经(CN VIII)等结构受损有关。尽管左侧鼻唇沟变浅与上运动神经元或下运动神经元型轻瘫有关,相关研究显示可能也与左侧面神经(CN VII)周围部损伤有关。

面神经损伤还可以解释味觉改变。单侧头痛的原因很多(见临床要点 5.1),但本病例报道显示左侧头部有颅内损伤,这可能是患者头痛的原因。

总之,该病例累及的结构包括左侧 CN Ⅶ、Ⅷ、Ⅸ、Ⅹ、Ⅺ及Ⅻ。这些脑神经从左侧脑干下端离开,经内耳门、颈静脉孔及舌下神经管出颅(见图12.2A,C;图 12.3A、B;表 12.2)。注意脑桥小脑三角大范围损伤常累及 CN Ⅴ(见临床要点 12.5 和病例12.5)。既然本病例中 CN Ⅴ未被累及,则提示损伤部位相对较低。

可能的临床定位是发生在左侧延髓腹外侧或左侧内耳门、颈静脉孔和舌下神经管附近的大范围损伤。

2. 这一位置的可能损伤包括脑膜瘤、施万细胞瘤、转移瘤、肉芽肿及颈静脉球瘤 (见临床要点 12.7)。

临床病程和神经影像

患者给予钆增强的**颅脑 MRI 检查**(影像 12.7A、B),影像 12.7A 显示 T1 加权时左侧颈静脉孔有增强包块充填,肿块正好位于左颈静脉孔内,左侧颈内动脉后方。此肿块一直延伸至颅后窝,邻近左侧舌下神经出延髓后穿蛛网膜下隙处。影像12.7B 显示 T2 加权时肿块延伸进入左侧颞骨岩部,到达左侧第Ⅶ和Ⅷ对脑神经附近。这些发现与左侧颈静脉球瘤特征一致(见临床要点 12.7)。

患者最开始接受放射治疗,病情得到控制。患者主动参与到一些语言治疗项目以帮助其正常发音和吞咽。但 4 年后,他的声音嘶哑开始加重并伴左侧面瘫及左侧乳突区疼痛。这提示肿块继续在生长,需考虑手术。由于血管球瘤中血管非常丰富,术中容易出血,因此术前进行血管造影的同时由神经放射科医生对其进行介入治疗(见第 4 章)以尽可能多地栓塞肿瘤血管。神经外科和耳鼻喉科医生联合进行手术,术中完整切除了肿瘤的所有可见部分。不幸的是,病理分析显示肿块并非一般的良性血管球瘤,组织中存在有丝分裂(提示存在活跃的细胞增殖)和坏死等恶性肿瘤特征,判断为恶性肿瘤。患者稳定 1 年之后,其左耳疼痛加重,MRI 显示肿瘤复发。该患者再次接受栓塞及外科手术。但患者很快发展为吸入性肺炎并发严重败血症。从初始症状出现到患者死亡,历时五年半。

病例 12.7　声嘶伴单侧颈及舌肌瘫痪

影像 12.7 A、B　左侧颈静脉球瘤　　(A) 轧增强轴位 T1　　加权 MRI 图像。(B)冠状位 T2 加权 MRI 图像。

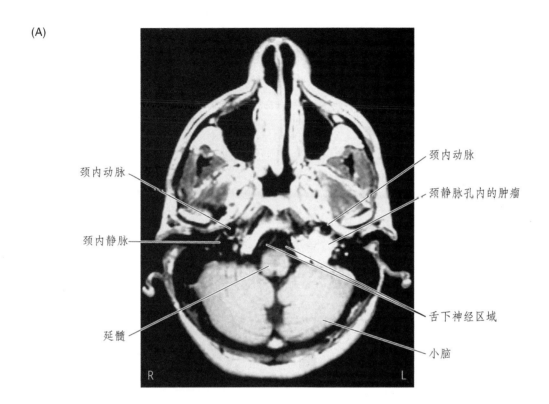

(A)

- 颈内动脉
- 颈内动脉
- 颈内静脉
- 延髓
- 颈内动脉
- 颈静脉孔内的肿瘤
- 舌下神经区域
- 小脑

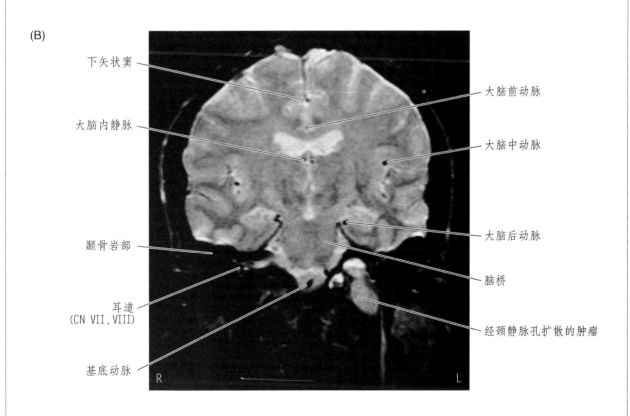

(B)

- 下矢状窦
- 大脑内静脉
- 颞骨岩部
- 耳道 (CN VII、VIII)
- 基底动脉
- 大脑前动脉
- 大脑中动脉
- 大脑后动脉
- 脑桥
- 经颈静脉孔扩散的肿瘤

病例 12.8　不能自控的大笑、发音困难、吞咽困难及左侧身体无力 *

主诉

一位 27 岁男性萨克斯奏乐者因发音困难、吞咽困难、左侧身体无力及不能自控地大笑发作而到急诊科就诊。

病史

两年半前,患者咀嚼时**左侧面部及口腔疼痛**。一年前,他开始**不可控制性地大笑**,且这种大笑与情感无关。由于他反复在其女友父亲葬礼上持续性发笑,被建议看精神科医生,医生给予行为矫正治疗无效。患者发现发病前 3 个月开始吹奏萨克斯变得越来越困难,也注意到自己出现**口齿不清**及**偶被食物哽住**等现象,除此之外,他还发现自己**步态不稳,容易碰撞到身体左侧目标,左手扣纽扣困难**,并伴**尿急和排尿困难**等症状。

体格检查:

生命体征:体温 36.7℃、脉搏 72 次/分、血压 130/70 mmHg、呼吸频率 12 次/分。

颈部:无杂音。

肺部:肺音清晰。

心:心率正常,无杂音及奔马律(但由于反复发笑很难检查清楚)。

腹部:柔软,无触痛。

四肢:正常。

神经病学检查:

精神状态:注意力、定向力和记忆力正常,言语正常、构思正常、无抑郁及焦虑。

脑神经:瞳孔 4mm,光反射正常,视野全,视神经盘正常。眼外肌运动正常,**左侧鼻唇沟稍变浅**,双侧耳对手指摩擦声听力正常。**咽反射消失**,说话时伴轻微的发音困难,大约每分钟一次间歇性发作无情感伴随的非自控性大笑。**头部转向左侧有轻微障碍**。伸舌居中,无自发性收缩。

运动:轻瘫试验中患者左侧前臂轻度旋前,左侧拇指和示指呈环形快速点击速度慢于右侧,左下肢肌张力轻度增加。左侧三角肌、肱三头肌、腕伸肌、指伸指、髂腰肌、股后群肌、胫骨前肌、拇长伸肌的肌力为 4/5,其余肌力均为 5/5。

反射:

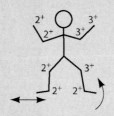

协调性:指鼻试验及跟胫试验频率变慢,无共济失调。

步态:**轻微不稳,伴左下肢僵硬**。

感觉:轻微触觉、针刺感觉、温度觉、振动觉、关节感觉及皮肤书写觉(graphesthesia)正常。

定位和鉴别诊断

1. 根据上述粗体字显示的症状及体征判断哪对脑神经(见表 12.4)及哪种长的传导纤维束(见第 6、7 章)发生损伤?

2. 神经系统的哪个区域发生单纯性损伤可以解释上述所有症状和体征?

3. 该区域内哪些结构可能受到损伤?

---

* 该患者的症状曾在另一个病例中被报道。

(Shafqat et al. Neurology. 1998. 50:1918-1919.)

讨论

1. 本病例的关键症状和体征是:

- **左侧面部及口腔疼痛**
- **无情感伴随的非自控性大笑**
- **发音困难、吞咽困难、咽反射消失**
- **头部转向左侧困难**
- **左侧面部、上肢、下肢轻瘫,肌张力增加、反射亢进及步态不稳**

- **尿急,排尿初始困难**

咀嚼运动诱发左侧面部及口腔疼痛发作提示三叉神经损伤(CN V),如三叉神经痛(见临床要点 12.2)。但后续的检查结果提示中枢神经系统传导通路有损伤。如假性延髓麻痹进一步发展可导致皮质核束受损(见临床要点 12.8),左侧偏瘫伴上运动神经元损伤体征提示皮质核束及皮质脊髓束损伤(见临床要点 6.3),排尿异常与控制排尿的下行神经通路损伤有关(见临床要点 7.5)。发音、吞咽困难、咽反射消失(CN Ⅸ、Ⅹ)等症状与其他 CN Ⅺ功能损伤特征一起,进一步证实该患者存在脑神经合并中枢神经系统长纤维束损伤。上述发现提示除 CN Ⅴ、Ⅸ、Ⅹ 和Ⅺ损伤外,皮质核束、皮质脊髓束及下行控制括约肌的神经通路发生损伤。

2. 脑桥延髓部损伤可伤及多个脑神经及纤维束。但脑干多个结构受损的同时其他脑干核团及通路却未能受损,损伤所涉范围必须相当广泛且呈斑块状。

3. 考虑到脑干损伤的症状是几年内逐渐出现,患者有一种可能是患以累及脑干为主的多发性硬化(见临床要点 6.6),另外也可能罹患脑干血管畸形(见临床要点 5.6)、肉芽肿性疾病如肉状瘤病(见临床要点 12.1)、脑干胶质瘤或脑膜瘤等慢速增长性肿瘤(见临床要点 5.8)。

临床病程和神经影像

急诊室头部 CT 扫描显示该患者颅内有占位性病变,**MRI**(影像 12.8A、B)可更清晰显示患者脑实质外邻近硬脑膜处有钆均一性增强的大型团块,这些特征符合脑膜瘤诊断(见临床要点 5.8)。肿瘤致脑桥和左侧小脑中脚严重受压并变形(见影像 12.8A)。患者所表现出相对轻的症状与肿瘤自然增长导致的颅脑逐渐变形是一个慢性过程有关。肿块延伸到邻近左海绵窦的三叉神经压迹区(见影像 12.8B),这可能解释了患者为何早期出现左面部疼痛。患者术前进行了多个横切面扫描,并用介入方法对肿瘤血管栓塞,手术由神经外科及耳鼻喉科专家组成的团队共同完成。经过分级肿瘤切除术,患者术后几乎没有明显后遗症,恢复良好。在接下来 1 年的随访调查中(影像 12.8C),该患者偶尔仍会有不适当地发笑和轻度复视,但无其他损伤症状。MRI 复查结果显示肿瘤已基本被清除干净(见影像 12.8C),仅在近 CN Ⅳ处有小部分瘤体残留。

病例 12.8　不能自控的大笑、发音困难、吞咽困难及左侧身体无力

影像 12.8 A–C　脑膜瘤累及脑桥　静脉注射钆剂增强后的 T1 加权 MRI 影像。(A)矢状位观。(B)轴向观。(C)术后 1 年随访的 MRI 轴向观。

(A)

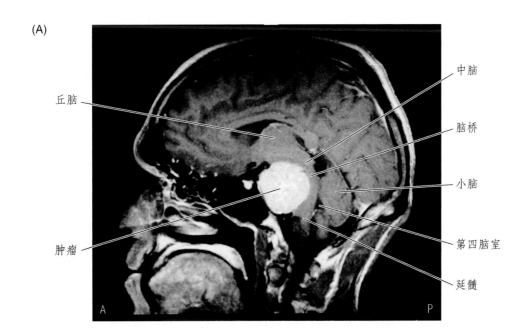

丘脑

肿瘤

中脑

脑桥

小脑

第四脑室

延髓

A　　　　　　　　　　P

病例 12.8 （续）

(B)

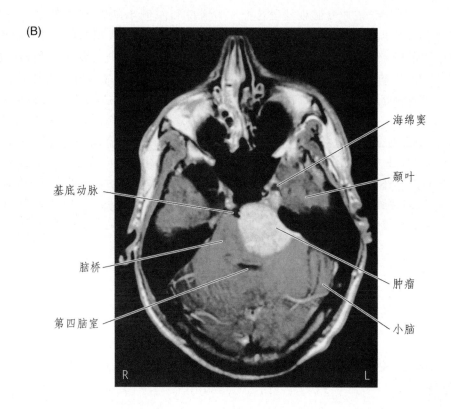

海绵窦

颞叶

基底动脉

脑桥

第四脑室

肿瘤

小脑

(C)

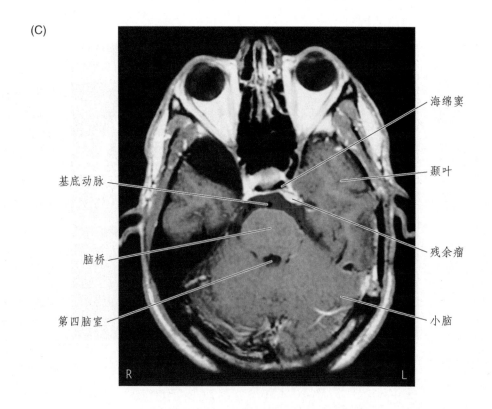

海绵窦

颞叶

基底动脉

脑桥

第四脑室

残余瘤

小脑

其他病例

相关病例可在其他章节中寻找：**上运动神经元**或**下运动神经元性脑神经损伤**（病例 5.2、5.3、5.7、5.8、6.3、6.5、10.4、10.5、10.11、11.1、11.2、13.1、13.2、13.3、13.5、14.1、14.4、14.7、15.4、17.2）。

简明解剖学学习指南

1. **脑干**的主要结构包括**中脑、脑桥**和**延髓**，这些结构在图 12.1 中均有显示。除 CN I 和 CN II 起自前脑外，其他**脑神经**（见表 12.1）从嘴侧到尾侧依次离开脑干（见图 12.2）。每一对脑神经通过特定孔裂进出颅，表 12.2 和图 12.3 对上述内容均进行了总结。

2. 与脊髓灰质一样，**运动性脑神经核**位于脑干腹侧，**感觉性脑神经核**更靠近脑干背侧（见图 12.4）。

3. 沿脑干长轴分布有**三个脑神经运动功能柱及三个感觉功能柱**（见图 12.4 和图 12.5）。这些功能柱的功能、包含的神经核团及对应脑神经在表 12.3 中已进行了总结。请注意，一或多条脑神经的感觉或运动纤维可能由同一脑神经核发出。同样，一对脑神经也可具有感觉和运动双重功能并与一个或多个脑神经核联系（见表 12.4）。

4. 有些脑神经具有对应的外周**神经节**，神经节内可能是初级感觉神经元或副交感节后神经元（见表 12.5 和图 12.6）。

5. **嗅神经（CN I）**（见图 18.5 和图18.6）穿经筛骨的筛板，与**嗅球**形成突触联系（见图 12.3A），嗅觉信息再经嗅束上传至嗅皮质（见第 18 章）。

6. **视神经（CN II）**经视神经管进入颅腔（见图 12.3A、C），将来自视网膜的视觉信息传向外侧膝状体及膝状体外系统（见第 11 章）。

7. **动眼神经（CN III）、滑车神经（CN IV）**和**展神经（CN VI）**可以控制眼球运动并调节瞳孔变化（CN III），第 13 章已有详细描述。

8. **三叉神经（CN V）**经**眼神经（V₁）**、**上颌神经（V₂）**及**下颌神经（V₃）**（见图 12.7）三大分支传导面部、口腔及幕上区脑膜的感觉。这些分支分别经**眶上裂、圆孔**及**卵圆孔**入颅（见图 12.3A 和图12.7）。它们的初级神经元胞体位于**三叉神经节**内。**三叉神经核**包括**三叉神经中脑核**（介导本体感觉）、**三叉神经脑桥核**（介导精细触觉）以及**三叉神经脊束核**（介导痛觉及温度觉）（见图 12.5、图12.8；表 12.6）。三叉神经接受到的感觉信息经**三叉丘系**和**三叉神经丘脑束**至丘脑 VPM 中继并最终投射至皮质（见图 12.8；表 12.6）。三叉神经尚有一些小的运动根加入到下颌神经，支配**咀嚼肌运动**（见图 12.7）。

9. **面神经（CN VII）**支配面部表情肌运动（面部感觉由三叉神经传导），面神经起自脑桥部**面神经核**（见图 12.11），与 CN VIII 共同穿内耳道，经茎乳孔出颅（见图 12.3B、图12.10）。**面上部**接受双侧**上运动神经元**支配，故单侧上运动神经元损伤，面上部肌由于对侧代偿而不发生瘫痪（见图 12.13）。传导舌前2/3的味觉纤维经面神经传至孤束核（见图 12.12），并且外耳道附近的皮肤感觉经躯体感觉纤维传至三叉神经核（见图 12.7B）。感觉神经元胞体位于**膝状神经节**内。CN VII 的副交感纤维起自上泌涎核，经蝶腭神经节及下颌下神经节换元，分别控制泪腺及唾液腺分泌（见图 12.6）。

10. **前庭蜗神经（CN VIII）**含有从耳蜗传向**蜗神经背侧及腹侧核**的听觉信息（见图 12.15 至图 12.17），其初级感觉神经元胞体位于螺旋神经节。中枢听觉传导通路上多处发生交叉，因此单侧中枢神经系统损伤，临床上并无明显单侧耳聋（见图 12.16）。头部位置及加速度信息由**半规管及耳石**感受（图 12.15），信息经前庭神经向上传导，其初级神经元胞体位于前庭神经节，信息向上传至脑干内的**前庭神经核**，通过多条神经通路调控非意识性身体姿势及平衡、眼球运动和意识性运动觉（如见图 12.19）。

11. **舌咽神经（CN IX）**经颈静脉裂孔出颅（见图 12.3A、B，图 12.20；表 12.2）。发自**疑核**的运动纤维支配茎突咽肌，该肌运动对说话及吞咽时喉部上提非常重要。接受来自颈动脉体的化学和压力感受器的感觉信息终止于孤束核尾侧部（心–呼吸神经核）。舌后 1/3 的味觉纤维上传至孤束核吻侧部（即味觉核）。来自舌后部、喉、中耳及外耳道的部分感觉纤维经 CN IX 传至三叉神经核。最后，由上泌涎核发出的副交感节前纤维，经耳神经节换元后，节后纤维调控腮腺分泌。

12. **迷走神经（CN X）**具有多种功能，发自**迷**

走神经背核的副交感神经纤维主要对内脏器官进行副交感控制(见图 12.5、图12.21 及图 14.5A、B)。发自疑核的运动纤维支配咽(吞咽)和喉(发声)运动。来自主动脉弓感受器的传入纤维止于孤束核尾侧部,来自咽、喉、外耳、颅后窝部脑膜的感觉纤维止于三叉神经核。

　　13. 脊髓副神经（CN XI）(见图 12.2A、C)起

自脊髓副神经核(见图 12.5),支配胸锁乳突肌和斜方肌上部。由于胸锁乳突肌附着点的力学作用,CN XI损伤时转头难以转向损伤对侧。

　　14. 舌下神经(CN XII)(见图 12.2A、C)起自舌下神经核(见图 12.4 和图12.5),支配舌内肌运动,舌下神经损伤时伸舌偏向患侧。

(蔡艳　罗学港 译)

参考文献

General References

Bailey BJ (ed.), Johnson JT, Newlands SD, et al. 2006. *Head and Neck Surgery—Otolaryngology*. 4th Ed. Lippincott Williams & Wilkins, Philadelphia.

Cummings CW, Haughey BH, Thomas JR, et al. 2004. *Otolaryngology: Head and Neck Surgery*. 4th Ed. Mosby, New York.

Wilson-Pauwels L, Akesson EJ, Stewart PA. 1988. *Cranial Nerves: Anatomy and Clinical Comments*. B. C. Decker, Toronto, Ontario.

Winn RH (ed.). 2004. *Youmans Neurological Surgery*. 5th Ed., Vols. 1–4. Saunders, Philadelphia.

Cribriform and Suprasellar Meningiomas

Dehdashti AR, Ganna A, Witterick I, Gentili F. 2009. Expanded endoscopic endonasal approach for anterior cranial base and suprasellar lesions: indications and limitations. *Neurosurgery* 64 (4): 677–687.

Paterniti S, Fiore P, Levita A, La Camera A, Cambria S. 1999. Basal meningiomas. A retrospective study of 139 surgical cases. *J Neurosurg Sci* 43 (2): 107–113.

Central Nervous System Sarcoidosis

Joseph FG, Scolding NJ. 2007. Sarcoidosis of the nervous system. *Pract Neurol* 7 (4): 234–244.

Scully RE, Mark EJ, McNeely WF, Ebeling SH (eds.). 1996. Case records of the Massachusetts General Hospital. *N Engl J Med* 335: 1668–1674.

Vinas FC, Rengachary S. 2001. Diagnosis and management of neurosarcoidosis. *J Clin Neurosci* 8 (6): 505–513.

Trigeminal Nerve Lesions

Akhaddar A, El-Mostarchid B, Zrara I, Boucetta M. 2002. Intracranial trigeminal neuroma involving the infratemporal fossa: case report and review of the literature. *Neurosurgery* 50 (3): 633–637.

Avasarala J. 1997. Inflammatory trigeminal sensory neuropathy. *Neurology* 49 (1): 308.

Bartleson JD, Black DF, Swanson JW. 2007. Cranial and facial pain. In WG Bradley, RB Daroff, GM Fenichel, J Jankovic (eds.), *Neurology in Clinical Practice*. 5th Ed., Chapter 21. Butterworth-Heinemann, Boston.

Bordi L, Compton J, Symon L. 1989. Trigeminal neuroma: A report of eleven cases. *Surg Neurol* 31: 272–276.

Gibson RD, Cowan IA. 1989. Giant aneurysm of the petrous carotid artery presenting with facial numbness. *Neuroradiology* 31: 440–441.

Gronseth G, Cruccu G, Alksne J, Argoff C, Brainin M, Burchiel K, Nurmikko T, Zakrzewska JM. 2008. Practice parameter: the diagnostic evaluation and treatment of trigeminal neuralgia (an evidence-based review): report of the Quality Standards Subcommittee of the American Academy of Neurology and the European Federation of Neurological Societies. *Neurology* 71 (15): 1183–1190.

Morantz RA, Kirchner FR, Kishore P. 1976. Aneurysms of the petrous portion of the internal carotid artery. *Surg Neurol* 6: 313–318.

Obermann M, Katsarava Z. 2009. Update on trigeminal neuralgia. *Expert Rev Neurother* 9 (3): 323–329.

Facial Nerve Lesions

Adour KK. 2002. Decompression for Bell's palsy: why I don't do it. *Eur Arch Otorhinolaryngol* 259 (1): 40–47.

Adour KK, Wingerd J, Bell DN, Manning JJ, Hurley JP. 1972. Prednisone treatment for idiopathic facial paralysis (Bell's palsy). *N Engl J Med* 287: 1268–1272.

Gilden DH. 2004. Clinical practice. Bell's Palsy. *N Engl J Med* 351 (13): 1323–1331.

Gilden DH, Tyler KL. 2007. Bell's palsy—is glucocorticoid treatment enough? *N Engl J Med* 357 (16): 1653–1655.

Goudakos JK, Markou KD. 2009. Corticosteroids vs. corticosteroids plus antiviral agents in the treatment of Bell palsy: a systematic review and meta-analysis. *Arch Otolaryngol Head Neck Surg* 135 (6): 558–564.

Guerrissi JO. 1997. Facial nerve paralysis after intratemporal and extratemporal blunt trauma. *J Craniofac Surg* 8 (5): 431–437.

Madhok V, Falk G, Fahey T, Sullivan FM. 2009. Prescribe prednisolone alone for Bell's palsy diagnosed within 72 hours of symptom onset. *BMJ* 338: b255.

Marsh MA, Coker NJ. 1991. Surgical decompression of idiopathic facial palsy. *Otolaryngol Clin North Am* 24: 675–689.

Neimat JS, Hoh BL, McKenna MJ, Rabinov JD, Ogilvy CS. 2005. Aneurysmal expansion presenting as facial weakness: case report and review of the literature. *Neurosurgery* 56 (1): 190.

Sullivan, FM et al. 2007. Early treatment with prednisolone or acyclovir in Bell's palsy. *N Engl J Med* 357 (16): 1598–1607.

Tiemstra JD, Khatkhate N. 2007. Bell's palsy: diagnosis and management. *Am Fam Physician* 76 (7): 997–1002.

Dizziness and Vertigo

Boniver R. 2008. Benign paroxysmal positional vertigo: an overview. *Int Tinnitus J* 14 (2): 159–167.

Boyer FC, Percebois-Macadré L, Regrain E, Lévêque M, Taïar R, Seidermann L, Belassian G, Chays A. 2008. Vestibular rehabilitation therapy. *Neurophysiol Clin* 38 (6): 479–487.

Brandt T, Zwergal A, Strupp M. 2009. Medical treatment of vestibular disorders. *Expert Opin Pharmacother* 10 (10): 1537–1548.

Bronsetin AM, Lempert T (eds). 2007. *Dizziness: A Practical Approach to Diagnosis and Management*. Cambridge University Press, New York.

Chan Y. 2009. Differential diagnosis of dizziness. *Curr Opin Otolaryngol Head Neck Surg* 17 (3): 200–203.

Kerber KA. 2009. Vertigo and dizziness in the emergency department. *Emerg Med Clin North Am* 27 (1): 39–50.

Acoustic Neuroma

Batchelor T. 2007. Cancer in the the nervous system. In WG Bradley, RB Daroff, GM Fenichel, CD Marsden (eds.), *Neurology in Clinical Practice: Principles of Diagnosis and Management*. 5th ed., Vol. 2, Chapter 58. Butterworth-Heinemann, Boston.

Kondziolka D, Lunsford LD. 2008. Future perspectives in acoustic neuroma management. *Prog Neurol Surg* 21: 247–254.

Matthies C, Samii M. 1997. Management of 1000 vestibular schwannomas (acoustic neuromas): Clinical presentation. *Neurosurgery* 40: 1–9.

Pollock BE. 2008. Vestibular schwannoma management: an evidence-based comparison of stereotactic radiosurgery and microsurgical resection. *Prog Neurol Surg* 21: 222–227.

Glomus Jugulare

Ghani GA, Sung Y, Per-Lee JH. 1983. Glomus jugulare tumors—Origin, pathology, and anesthetic considerations. *Anesth Analg* 62: 686–691.

Jackson CG, Kaylie DM, Coppit G, Gardner EK. 2004. Glomus jugulare tumors with intracranial extension. *Neurosurg Focus* 17 (2): E7.

Ramina R, Maniglia JJ, Fernandes YB, Paschoal JR, Pfeilsticker LN, Neto MC, Borges G. 2004. Jugular foramen tumors: diagnosis and treatment. *Neurosurg Focus* 17 (2): E5.

本章目录

第 13 章

脑干Ⅱ:眼运动和瞳孔控制

　　眼运动通路的损伤会影响正常视觉,也能影响瞳孔和眼睑控制。一名48岁的女性在18个月之内,左眼痛和复视这两种病症逐渐加重。她左边的瞳孔扩大,光照下没有反应性收缩。她左眼上视、下视和内侧凝视受限,但外视功能正常。此外,她左眼上眼睑比右眼上眼睑下垂了大概 3mm。

　　本章我们将会学习有关脑干环路、神经和与眼球运动、眼睑和瞳孔控制有关的肌肉,还有损伤或病变对这些肌肉功能的影响。

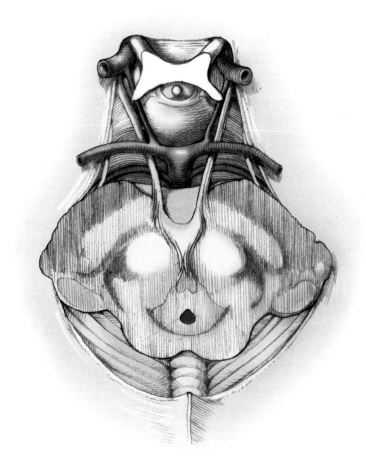

解剖和临床回顾

我们的眼和瞳孔运动是持续进行的,大多数的眼部运动我们是觉察不到的,可以使我们将从代表视网膜中央凹的相关小视野得来的信息放大。瞳孔和眼运动的不正常通常是脑干病变或脑神经病变的前兆,应该引起人们的高度重视,仔细进行检查鉴定。在这章,我们将会讨论眼眶内控制眼运动的**眼外肌**和控制瞳孔大小与调节晶体的**眼内肌**的解剖学。我们还将讨论影响这些系统的常见病。眼运动疾患和相关通路常被分为两个水平:

1. 核和核下通路,包括脑干中动眼神经核、滑车神经核和外展神经核;核团发出的周围神经;眼运动肌肉。

2. 核上通路,包括通过与动眼神经核、滑车神经核和外展神经核相联系控制眼运动的脑干和前脑环路。

在这章,我们将会对这两方面展开讨论。首先,我们将会讨论动眼神经、滑车神经和外展神经外周部分;受这些神经支配的肌肉;还有这些脑神经的相关脑神经核在脑干位置。其次将讨论涉及瞳孔控制的中枢和周围神经通路。然后,将讨论中枢神经系统核上通路是如何通过动眼神经核、滑车神经核和展神经核团来控制眼外肌运动。通过理解眼运动和控制瞳孔的解剖,我们可以用神经病学检测来定位在中枢神经系统或周围神经系统的病灶,从而为进一步诊断和治疗提供最基本的指导。

13.1 眼外肌、神经和核团

涉及眼运动控制的机械系统和信息处理是自然工程一项非凡的设计。本节将会描述与眼运动有关的肌肉、神经和神经核团之间同步、协调的合作方式,最终使眼可以精确、流畅和迅速运动。

13.1.1 眼外肌

每只眼睛有 6 条**眼外肌**(图 13.1)。**外直肌、内直肌、上直肌和下直肌**,分别控制眼睛向外、向内、向上、向下运动(见图 13.1A)。这些肌肉起始于眼眶尖的总腱环,终止于巩膜。直肌除调节眼的简单水平和垂直运动,还可以使眼做**扭转**运动,即眼球可以沿相关轴轻微转动。为确保扭转运动的平稳,还有两个眼外肌也参与了运动:上斜肌和下斜肌(见

图 13.1B)。**上斜肌**始于眼眶后内侧的蝶骨,向前经**滑车**,止于眼球上面,**内旋**眼球,即眼球上极向内转(见图 13.1B)。滑车即一滑轮状的纤维环状结构,位于眼眶缘内上(见图 13.1B、D)。**下斜肌**没有滑车,它起于眶前内侧壁,止于眼球下表面,以使眼球外旋,即眼球上极向外旋转。

眼外肌所产生的运动依赖于它相对于眼轴的牵拉方向(见图 13.1C、D)。因此,眼球在眶内转动时,眼外肌可以有不同的作用(表 13.1)。这样,根据眼球的位置,直肌也能产生眼球的扭转运动,斜肌则可以为眼球垂直方向的运动做重要贡献。比如,当眼睛向正前方看的时候,上直肌与眼主轴呈 23°角(见图 13.1C)。因此,上直肌的收缩同时引起眼球上转和向内旋转。相反的,下直肌的收缩引起眼球下转和向外旋转。如果眼球**外转**(即在水平方向朝颞侧转动)23°,这时眼轴和上直肌齐平,上直肌将只能引起眼球的上转。如果眼球**内转**(即在水平方向朝着鼻侧转动),那么上直肌就有较大内转作用。同样,如图 13.1D 所示,上斜肌和下斜肌对眼球的垂直运动也起作用。比如,当眼球内转时(图 13.1D 示左眼),上斜肌与眼轴更加齐平,从而使眼球下转。同样的,下斜肌可以引起眼球上转,尤其是当眼球内转时。当眼球外转时(图 13.1D 示右眼),上斜肌与眼轴更加垂直,主要引起眼球内旋。同样,当眼球外转时,下斜肌主要引起眼睛外旋。眼外肌的主要作用总结见表 13.1。

其他非眼外肌也将在这章进行讨论。这些肌肉包括:**上睑提肌**,可以上提眼睑;**瞳孔括约肌和瞳孔开大肌**:引起瞳孔缩小和开大;**睫状肌**:根据视物距离调节晶状体的厚度。

13.1.2 眼外肌神经和核团

动眼神经(CN Ⅲ)、滑车神经(CN Ⅳ)和外展神经(CN Ⅵ)经海绵窦再经眶上裂进入眼眶(见图 12.3A、C)。**动眼神经(CN Ⅲ)**支配除了外直肌和上斜肌之外的所有眼外肌。动眼神经在进入眼眶后即分为两个主干。**上支**支配上直肌及上睑提肌,**上睑提肌**是上提眼睑重要的肌肉。动眼神经**下支**支配内直肌、下直肌和下斜肌。动眼神经下支同时也含控制瞳孔括约肌和调节晶状体的睫状肌的副交感节前神经

纤维(见图 12.6)。**滑车神经**支配上斜肌,**外展神经**支配外直肌(见表 13.1)。

动眼神经(CN Ⅲ)、滑车神经(CN Ⅳ)、外展神经(CN Ⅵ)和舌下神经(CN Ⅻ)核,组成了脑神经核躯体运动柱(见图 12.5;表 12.3)。这些核团都排列于中线附近,与脑室系统相邻。除 CN Ⅳ 从脑干背侧出脑,其他的神经纤维都在中线附近从脑干腹侧出脑(见图 12.2)。接下来我们将会分别详细讨论每一个神经核团和这些神经的颅内段。

动眼神经核位于中脑上部,在上丘和红核水平面,在导水管周围灰质的腹侧(图 13.2;见图 14.3A)。动眼神经束出脑干称为动眼神经,在脚间窝位于大

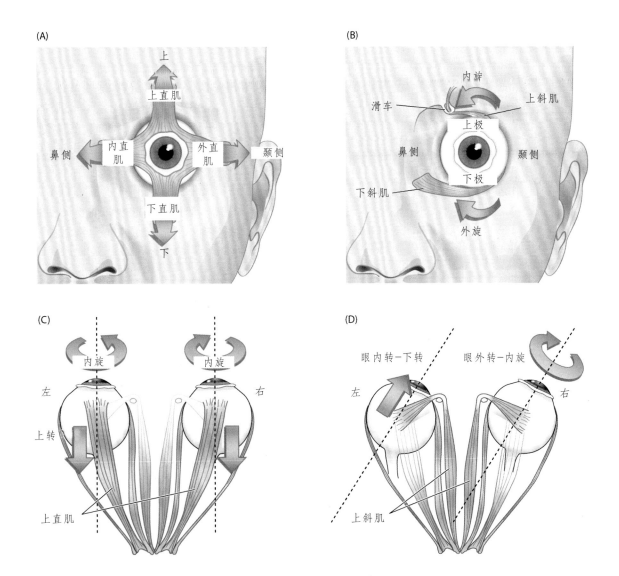

图 13.1 眼外肌和作用 (A)直肌。(B)上斜肌和下斜肌。(C)上直肌的双重作用。(D)上斜肌的双重作用。

表 13.1 眼外肌的功能和神经支配

肌肉名称	对眼的主要作用	注释	神经支配
外直肌	眼外转(外侧)运动	外转=颞侧	外展神经(CN Ⅵ)
内直肌	眼内转(内侧)运动	内转=鼻侧	动眼神经(CN Ⅲ)
上直肌	上转和内旋,外转;随内转内旋增加	上转增加	动眼神经(CN Ⅲ)
下直肌	下转和外旋,外转;随内转外旋增加	下转增加	动眼神经(CN Ⅲ)
下斜肌	上转和外旋,内转;随外转外旋增加	上转增加	动眼神经(CN Ⅲ)
上斜肌	下转和内旋,内转;随外转内旋增加	下转增加	滑车神经(CN Ⅳ)

脑后动脉和小脑上动脉之间(见图13.2、图 5.6 和图 10.3)。发出副交感神经节前纤维的 **Edinger-Westphal 核团**,在动眼神经核背侧弯曲形成 V 字形,并在中线前下两侧相互融合(图 13.3 和图 14.3A)。控制瞳孔收缩的副交感纤维在动眼神经纤维束的表层和内侧,动眼神经穿过蛛网膜下隙时容易受到动脉瘤压迫的影响,尤其是易受邻近后交通动脉的影响(见图 13.2)。如前所述,随后动眼神经进入海绵窦,通过眶上裂进入眼眶(见图 12.3A、C)。动眼神经核实

际上包含了几个亚核(见图 13.3;表 13.2)。这些亚核及其间的联系具有相对较小的临床意义,但除以下几点:①上睑提肌的单侧无力或单侧动眼神经核损伤引起单侧瞳孔不能开大;②动眼神经核损伤影响对侧的上直肌。除了对侧上直肌,动眼神经核损伤也影响同侧上直肌,这是由于第三对脑神经束在离开动眼神经核之前交叉纤维穿过了动眼神经核。总之,一个动眼神经核损伤,不是只引起单侧眼睑下垂、单侧无反应性的瞳孔开大,或单侧上直肌瘫痪。

滑车神经核位于中脑下部,和下丘及小脑上脚交叉同平面(图 13.4;见图 14.3B)。与动眼神经核相同,它们位于导水管周围灰质腹侧,其腹侧为内侧纵束。滑车神经是唯一一个从背侧出脑的脑神经(见图 12.2B)。而且,与其他的脑神经不同,滑车神经是以完全交叉形式出脑干的(见图 13.4)。它们向尾侧行一小段,然后在出前髓帆前交叉到对侧,在这里它们易受到小脑肿瘤的压迫。滑车神经很细,比较容易受脑创伤的影响。它们沿小脑幕下侧穿过

表 13.2 动眼神经(CN Ⅲ)核亚核及它们的功能 [a]

亚核	所支配的肌肉	支配侧
背侧核	下直肌	同侧
中间核	下斜肌	同侧
腹侧核	内直肌	同侧
Edinger-Westphal 核 (副交感神经)	瞳孔括约肌和睫状肌	双侧
中央尾侧核	上睑提肌	双侧
内侧核	上直肌	对侧

[a] 与图 13.3 对应,不同颜色表示不同亚核。

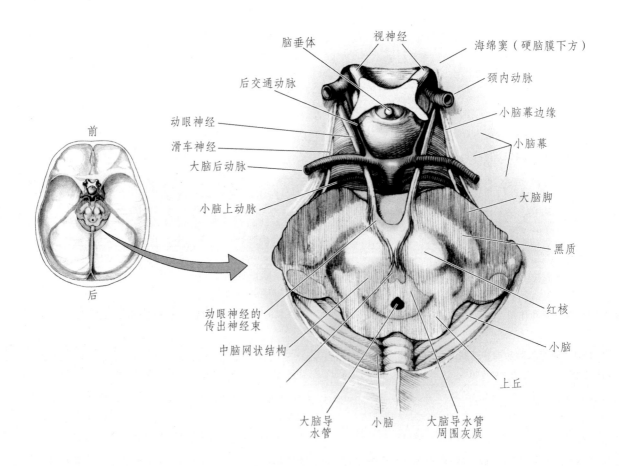

图 13.2　动眼神经(CN Ⅲ)原位图　从上面观,去除前脑,展现中脑吻侧的动眼神经核团和动眼神经(CN Ⅲ)及其邻近结构。也可见图 5.6。

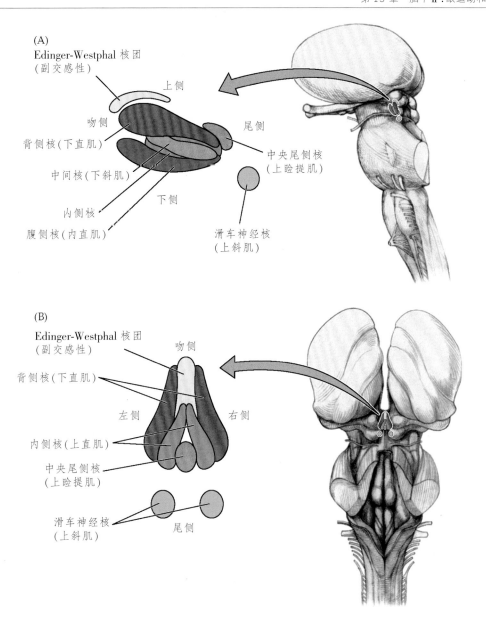

图 13.3 动眼神经核复合体 (A)左外侧面观。(B)背侧面观，同时也可见滑车神经核团。

蛛网膜下隙(见图 13.3)，进入海绵窦，然后通过眶上裂进入眼眶，支配上斜肌(见图 13.1)。

复 习

列举每一条眼外肌的功能及脑神经支配(见表 13.1 和图 13.1)。对于动眼神经(CN Ⅲ)、滑车神经(CN Ⅳ)和外展神经(CN Ⅵ)，列举它们支配的所有肌肉(眼内肌和眼外肌)，然后说明它们起始于哪一个脑干核团(见表 12.3、表 12.4、表 13.1 和图 12.5)。

外展神经核位于脑桥中下部第四脑室底面丘的深面(见图 12.2B 和图 12.11)。外展神经纤维在脑桥延髓交界腹侧潜出(见图 12.2A)。外展神经纤维必须在蛛网膜下隙长行达脑桥和斜坡之间再上行(见图 12.1)。其出硬膜进入 **Dorello 管**，在硬膜和颅骨之间行走于岩床突韧带下方 (见图 12.3A 和图 13.4)。然后急剧弯曲经颞骨岩部尖端达海绵窦(见图 13.11)。这种长距离的垂直行程可以解释为什么外展神经对由颅内压升高引起的向下的牵拉损伤极其敏感(见临床要点 5.3)。在横穿海绵窦后，外展神经通过眶上裂进入眼眶，支配外直肌 (见图 13.1)。

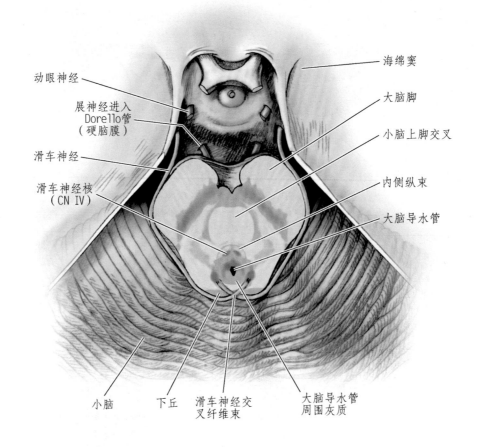

图 13.4 滑车神经(CN Ⅳ)和外展神经(CN Ⅵ)原位图 从上面观(如图 13.2),去除前脑和中脑上部,可见中脑尾部的滑车神经核团和滑车神经(CN Ⅳ)及其相邻结构。同时显示外展神经(CN Ⅵ)起始于脑桥延髓交界(图中不可见;见图 12.2A),顺斜坡上行,并穿过硬膜进入 Dorello 管。

临床要点 13.1
复视

复视(双重视觉),可以由几个部位的异常而产生。从远端到近端,这些包括①机械损伤,如肌肉诱导的眼眶骨折;②由于甲状腺疾病或眼眶肌炎(眶假性肿瘤)引起的眼外肌功能紊乱;③如重症肌无力引起神经肌肉接头处障碍;④CN Ⅲ 、CN Ⅳ和CN Ⅵ病变,以及它们的中枢通路障碍。在下面的小节中,我们将会总结一些由于 CN Ⅲ 、CN Ⅳ、CN Ⅵ以及它们脑干核团异常而引起的复视病例。复视也能偶尔由于核上动眼神经通路障碍,如核间性眼肌麻痹(INO)(见临床要点 13.8),反向偏斜(见临床要点 13.3)及毒物摄入如乙醇或者抗惊厥药物,而引起复视。

考虑病史,可以询问复视患者当闭上或者掩住单眼时复视症状是否消失,如果消失了,这个现象说明这种复视是由于单眼运动异常造成的。在患者轻微的不良共轭凝视时,可能会发现只有一些视觉模糊,没有真正的复视。单眼的复视或者多视(三个或以上的重影)可能是由眼科疾病、视觉中枢异常或者精神异常造成的,不是由眼部运动功能障碍造成的。除此之外,应该询问患者,离物体远或近、向上或下看,或左右看物体的时候复视症状是否加重,这些信息有助于判断造成复视的病变位置,这些内容也将会在本章详细介绍。

在检查的过程中,眼偏离初始位置的运动经常会以度数或者毫米为单位来报告。当**不良共轭凝视**导致某个眼外肌功能异常时,就可引起复视。凭经验来说,离中线较远的和朝着凝视方向的图像总是由非正常的那只眼看到。比如,当看向右移动的物体,如果一只眼睛不能向右转动,它就会形成一个在右侧错误位置的第二个图像。

红玻璃试验对检测患者复视也非常有帮助。一片透明的红色玻璃或者塑料纸掩盖单眼，一般选右眼，然后在患者正前方放置一个小的白色光源。右眼看到的图像应该是红色的，左眼看到的图像应该是白色的。然后要求患者跟着光源转动眼睛朝九个不同方向凝视，然后再记录白色和红色成像在各个方向的位置。正常情况下，白色和红色的图像在所有凝视位置中都是融合的。不同种类复视的红玻璃试验结果如图 13.5 至图 13.7 所示。用于检测复视的更多定量方法——通常也被眼运动专家采用——也是有效的。

一只眼睛的侧斜视叫**外斜视**，向内侧偏离叫做**内斜视**。垂直的偏离经常是指高的那只眼睛，叫做**上斜视**。对轻微的不良共轭凝视有用的检测方法是直接在患者双眼前用手电筒照，然后检测光线在两个眼角膜上反射的位置。正常两个眼角膜的反射是对称的。当有一只眼睛方位不正时，反射光将会出现在相反方向移位。眼部轻度肌肉无力的另一个有用试验是**遮盖–去遮盖试验**。视觉的输入正常有助于眼睛保持在相同方向。因此，当朝弱的肌肉方向看遮盖上一只眼睛，它可能会轻度的偏向中立位

置。这种只有在眼睛被遮盖的情况下才显现出来的轻度肌无力叫做**隐斜视**（如外隐斜、内隐斜等），其与斜视不同。

在年幼的小孩中，因为视觉通路还正在形成，所以先天性的眼肌无力可能会造成**斜视**（不良共轭凝视），并且随着时间的推移会引起一只眼图像的抑制，最终成为**弱视**（单眼视力降低）。因此，早期干预治疗是必需的。

临床要点 13.2
动眼神经麻痹（CN Ⅲ）

动眼神经功能完全丧失导致除了外直肌和上斜肌之外所有眼外肌的瘫痪。所以，眼部运动就只有部分的外转和下转与内旋（见图 13.1；表 13.1）。由于除了外直肌和上斜肌之外所有的肌力都减弱，所以眼部在休息的时候会呈现出"落魄"的样子（图 13.5A）。除此之外，上睑提肌的瘫痪可以导致闭眼（完全下垂），除非用指头将眼睑挑起。瞳孔扩大，且对光没有反应，因为控制瞳孔的副交感神经存在于动眼神经纤维中。

动眼神经功能的部分损伤会导致以上这些症状不同组合的轻度表现。例如，眼球运动障碍，伴有轻度的瞳孔异常，或者是瞳孔受影响，仅伴有轻微的眼运动障碍。

对于有动眼神经麻痹病史的患者，可能会表现为当看视近物时复视更严重，而视远物时复视轻一

> **复 习**
>
> 对于完全性的左侧动眼神经麻痹的患者，其眼部是什么样子？画出这个患者的红玻璃实验结果记录图（与图 13.5 比较）。

(A) 右动眼神经（CN III）麻痹

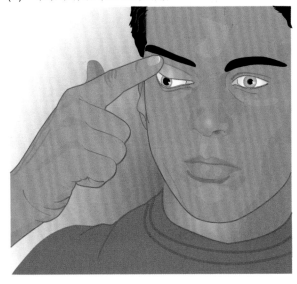

(B)

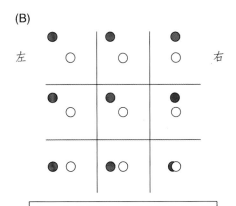

●＝红色图像，右眼看到光点位置
○＝白色图像，左眼看到光点位置

图 13.5 动眼神经麻痹（CN Ⅲ） （A）右侧动眼神经麻痹眼外观。（B）右侧动眼神经麻痹患者的红玻璃测试结果，据患者测试结果绘画。红玻璃置于患者右眼前方。

些,这是因为集合功能障碍。在第三脑神经麻痹患者中进行的红玻璃试验通常揭示会是**斜复视**,这种现象在受损眼睛向上或者向内侧看的时候更加明显(图 13.5B)。注意红玻璃测试的结果是以患者视角记录的。

动眼神经麻痹常见原因包括糖尿病神经病变,或者其他与高血压或者高血脂有关的微血管病变;或者头部创伤时引起的神经损伤。动眼神经麻痹的其他重要原因是颅内动脉瘤对神经的压迫,大多数颅内动脉瘤位于后交通动脉与颈内动脉的连接处(见图 13.2,图 5.6;临床要点 5.6)。第三对脑神经麻痹由出现于后交通动脉与大脑后动脉连接处,或基底动脉与大脑后动脉连接处,或者基底动脉与小脑上动脉连接处的动脉瘤所导致的比较少见 (见图 5.20)。蛛网膜下隙、海绵窦、眼眶这些部位的感染、肿瘤或者静脉血栓也可以造成动眼神经的损伤。小脑幕切迹上方的内侧颞叶疝也可以挤压动眼神经(见图 13.2,图 5.6)。而且,除了同侧的动眼神经麻痹,小脑幕裂孔钩回疝也经常引起昏迷和偏瘫(见临床要点 5.4)。眼肌麻痹性偏头痛(周期性偏头痛)常见于小孩,这种状况下能导致可逆性动眼神经麻痹。中脑的损伤比如腔隙性梗死 (见临床要点 10.4),或者其他的梗死涉及动眼神经核团或传出神经束,也可以导致动眼神经麻痹 (见图 14.21A,表

14.9,表13.2)。除此之外,肌肉疾病,或者神经肌肉接头障碍,如重症肌无力(见临床要点 8.1),有时也有和动眼神经麻痹一样的眼运动异常或者眼睑下垂的症状。

鉴于动脉瘤可以引起威胁生命的颅内出血(见临床要点 5.6),对于表现出第三脑神经麻痹的患者,应当高度怀疑动脉瘤的可能性。动脉瘤通常导致**痛苦的动眼神经麻痹并影响到瞳孔**。动眼神经麻痹可以是轻微的或者完全的。应该考虑这些患者患有**后交通动脉瘤**,除非可以证明是其他原因。否则应该立刻对患者进行高质量的**急诊 CT 造影**(或者 MRA,磁共振血管成像),接下来应常规进行四血管造影以防有其他不确定因素。**无痛且不伤害瞳孔的完全动眼神经麻痹**,一般不是由动脉瘤引起的(特例少见);这种麻痹症一般是由糖尿病或者其他微血管神经病变引起的。原因可能是副交感神经纤维位于神经的表层,如果神经受到严重压迫则足以导致受动眼神经支配的肌肉完全瘫痪,包括瞳孔括约肌。

复 习

对于左侧滑车神经完全麻痹患者,其眼和头的位置将是什么样子?画出这个患者的红玻璃测验的结果(与图 13.6 比较)。

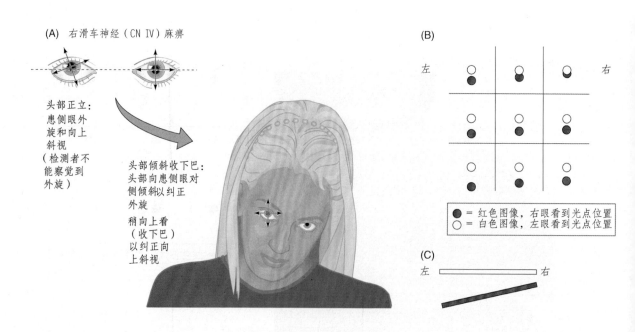

图 13.6 滑车神经(CN IV)麻痹 (A)右滑车神经麻痹患者眼睛外观。上斜眼可以通过向内收下颌或者稍稍向上看来补偿。眼睛的外旋可以通过将头部向健侧倾斜来补偿。(B)右侧滑车神经麻痹的红玻璃测验结果,根据患者自己看到的情况画图。红色玻璃覆盖在右眼上。(C)红色玻璃置于患者右眼时患者看到的水平白色线。

在**不损害瞳孔的部分动眼神经麻痹症**中，尤其是有**疼痛**表现的时候，有可能是动脉瘤对动眼神经的部分压迫，因此就应该进行 CT 血管造影。

有时动眼神经损伤仅单独影响上分支或者下分支。上分支的损伤会引起上直肌和上睑提肌功能的减弱，这种情况常见于眼眶内部或者附近的损伤，而非糖尿病神经病变。

临床要点 13.3
滑车神经麻痹(CN Ⅳ)

滑车神经可以使眼睛**下转和内旋**。因此，患有滑车神经麻痹的患者，存在**垂直复视**的现象。如果情况严重，患侧眼可能会出现**上斜眼**的现象（图13.6A）。也许有眼睛的外旋症状，但是检验者通常难以发现这种现象。一般，患有滑车神经麻痹的患者为了改善复视会向上看（收下巴），并将头部向远离患眼倾斜，因为这两个动作分别补偿了上斜眼和外旋的症状（见图 13.6A）。此外，当眼内收的时候上斜肌向下的作用更明显（见图 13.1D；表 13.1）。所以，在患侧眼向下向鼻尖看的时候，垂直复视的情况会更加严重。这个推测可以通过红玻璃测试来证实（图13.6B）。概括地说，第四脑神经麻痹的诊断为以下**四步法**（Bielschowsky 三步检测，加"missing step"）：

1. 患侧眼是上斜眼。
2. 当患侧眼向鼻侧看时，垂直复视加重。
3. 如果头向远离患侧眼倾斜，垂直复视改善。

4. 向下凝视，垂直复视加重。

另一个有用的检测方法是请患者来看一条水平的直线（或者钢笔）。患有滑车神经麻痹的患者一般会看到两条线，而且下面的那条线是斜着的（见图 13.6C）。这两条线组成一个箭头，"尖端"指向患眼侧。

补偿性的头位置和眼运动障碍的关系很容易被记住，因为"头部运动总是朝着受损肌肉的正常功能方向"。例如，在右侧滑车神经麻痹的情况下，患者的头部是向下和向左侧偏斜；而右侧滑车神经正常功能是使眼向外下转的。

滑车神经是脑部创伤时最容易受损的脑神经，可能是因为它的神经行程长而且神经纤维很细，所以更容易受损伤。其他造成滑车神经病变的原因是在蛛网膜下隙、海绵窦，或者眼眶内出现肿瘤、感染或者动脉瘤。很多病例的原因还不明确，这些病例可能是由于营养神经微血管损伤，尤其是糖尿病患者更可能是这种原因。中脑内或顶盖附近结构（例如松果体或者小脑前部）的血管性或者肿瘤性疾病也能影响到滑车神经核团或者神经束。有趣的是，**先天性第四脑神经麻痹**，是上斜肌无力比较常见的病因，经常潜伏多年，只有轻微的头倾斜，后期失代

复　习

左侧外展神经完全麻痹患者处于凝视时眼外观是什么样的？画出这位患者的红玻璃测试检测结果（与图 13.7 比较）。

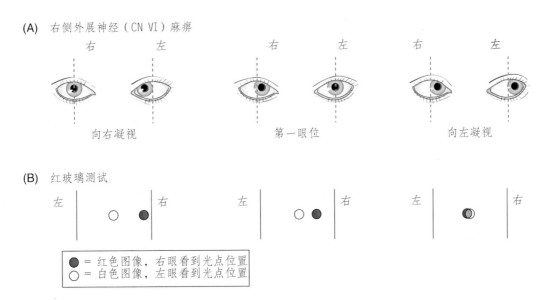

(A) 右侧外展神经（CN Ⅵ）麻痹

向右凝视　　　　第一眼位　　　　向左凝视

(B) 红玻璃测试

● = 红色图像，右眼看到光点位置
○ = 白色图像，左眼看到光点位置

图 13.7　外展神经(CN Ⅵ)麻痹　(A)眼睛向三个方向凝视时的外观，有右侧外展神经麻痹存在。(B)同样眼睛向三个不同方向凝视时进行红色玻璃测试，伴有右侧外展神经麻痹。红玻璃置于右眼前，红玻璃测试的结果是通过患者的视角进行记录的。

偿,从而导致成年时出现复视。

引起**垂直复视**的其他原因包括:眼外肌的异常、重症肌无力、动眼神经上支的损伤影响到上直肌和反向偏斜。**反向偏斜**一般被定义为源于核上神经的垂直视差。与滑车神经麻痹不同,在反向偏斜患者的眼部典型的症状是在向各个方向凝视时都有垂直视差(并不是所有情况下都是这样)。小脑、脑干甚至是内耳的损伤都可以引起反向偏斜。

其他可以引起**头部倾斜**的原因有:小脑损伤、脑膜炎、早期扁桃体疝和斜颈。要判断头部倾斜是早期存在的还是最近才有的症状,翻看患者的旧照片是比较有用的方法。

临床要点 13.4

展神经麻痹(CN VI)

展神经的损伤引起**水平复视**。在一些病例患侧眼也会有内斜视(见临床要点 13.1)。与第三脑神经麻痹相比,当展神经麻痹患者视近物时复视有所改善,而视远物时复视加重。在检测过程中,患侧眼不能正常的外展(图 13.7A)。轻度的展神经麻痹患者,在向外凝视时为**不完全性"巩膜遮盖"**。当患者试图外展患侧眼时复视会更严重。同样,这种症状也可以通过红玻璃测试证实(图 13.7B)。一些患者倾向于将头向患侧眼方向倾斜以矫正复视。轻度的第六脑神经麻痹有时可以通过双眼的水平扫视来检测,发现患侧眼外展时会有轻度的延迟现象;或者当患侧眼向外侧看时,进行遮盖−去遮盖测试(见临床要点 13.1)。

由于展神经沿着斜坡长行,并经过颞骨岩部的锐利边缘(见图 13.4、图 12.1、图 12.2A 和图 12.3A),因此在颅内压高的情况下,展神经容易受到向下的牵拉损伤(见临床要点 5.3)。展神经麻痹是幕上或幕下肿瘤、假性脑肿瘤、脑积水以及其他颅内损伤的重要早期征象。颅内高压引起的展神经麻痹可以是单侧或双侧的。其他原因引起的第六脑神经损伤可

复 习

填空:副交感神经节前纤维从中脑的_____核,通过_____神经在____神经节到达神经元。副交感神经节后纤维继续达虹膜的瞳孔_____肌(见图 13.8)。

以是位于蛛网膜下隙、海绵窦或者眼眶的疾患。常见的疾病包括头部的创伤、感染、肿瘤、炎症、动脉瘤和海绵窦血栓。正如动眼神经和滑车神经麻痹一样,许多急性展神经麻痹的原因尚不明确,这种情况可能像在糖尿病患者中见到的由微血管性神经病变引发。

脑桥梗死或者脑桥中的其他疾病影响到展神经穿出脑桥部位(见图 12.11),引起同侧眼外转功能变弱,类似于展神经周围损伤。然而,脑桥中展神经核的损伤所引起的并不是简单的展神经麻痹,而是向患侧水平凝视的麻痹。正如我们稍后将在本章探讨的,在**凝视麻痹**中,双眼在某一方向上的运动减弱了(见图 13.13B,损伤 2)。此外,展神经的损害经常会影响面神经丘内附近的面神经神经纤维,从而导致同侧的面神经无力(见图 12.11;表 14.8)。

其他引起**水平复视**的原因包括重症肌无力以及由甲状腺病、肿瘤、炎症或者眼眶创伤引起的眼外肌障碍。核上水平凝视障碍和集合将继续在本章中讨论。

13.2 瞳孔和其他眼部自主神经通路

瞳孔由副交感神经和交感神经通路控制。控制瞳孔收缩的**副交感神经**通路见图 13.8(也可见图 12.6)。光进入一侧眼睛,激活视网膜节细胞,由于视神经纤维在视交叉中交叉,所以节细胞的纤维到双侧视神经束。纤维在外侧膝状体通路中继续传导,经上丘臂达外侧膝状体核到达**顶盖前区**(见图 13.8,图 11.6),即中脑的吻侧。形成突触后,轴突继续到双侧包含副交感神经元和节前神经纤维的 **Edinger-Westphal核**。一些交叉的神经纤维经过**后连合**传导(见图 13.8,图 12.1)。Edinger-Westphal 核位于动眼神经(CN Ⅲ)的背侧中线附近(见图 13.3 和图14.3A)。副交感神经节前纤维来自于两侧 Edinger-Westphal 核,经过动眼神经到达眼眶中的**睫状神经节**(见图 13.8)。从那里,副交感神经节后纤维继续达**瞳孔括约肌**以使瞳孔缩小。当光线照一侧眼睛时,会引起这一侧眼睛对光的**直接反应**,同时还会引起另一侧眼睛的**同样反应**(见照片 13.1),这种双眼反应同步的现象是由于多个水平神经的双侧交叉。

两侧瞳孔收缩也存在于稍微不同环路调节反应中。这种反应会在被视物从远向近移动时发生,它有如下三个部分:

- 瞳孔收缩

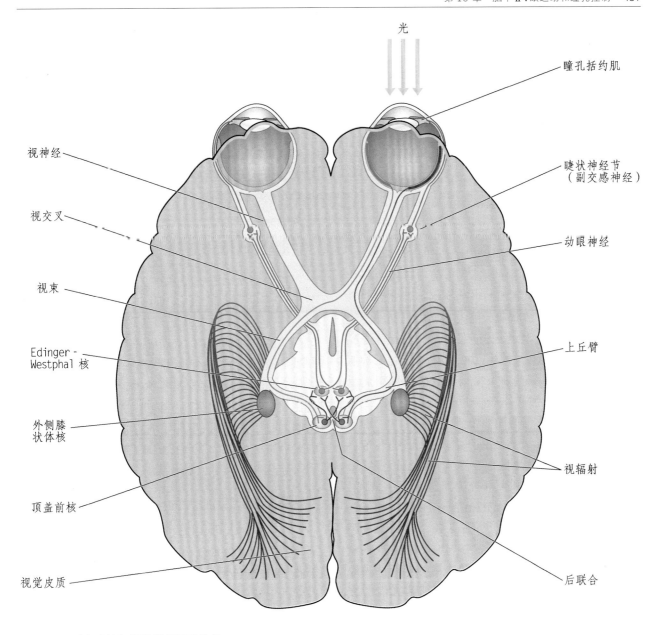

图 13.8　副交感神经通路引起瞳孔收缩

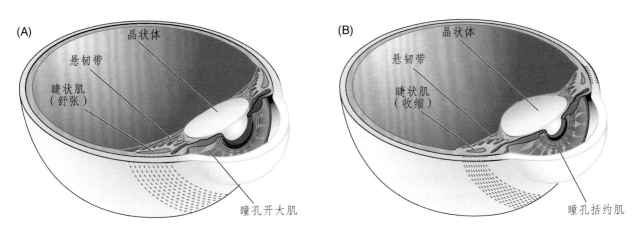

图 13.9　睫状肌的功能和瞳孔肌肉　(A)当看远方物体时，睫状肌和瞳孔括约肌舒张。(B)当看近处物体时，睫状肌和瞳孔括约肌收缩。

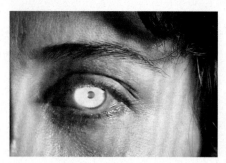

照片 13.1　瞳孔对光反射

- 晶状体睫状肌调节
- 眼睛集合

视觉信号传入**视皮质**激活调节反应(见图 13.8)。从那里通过尚在研究中的通路,顶盖前核被再一次激活,引起由图 13.8 所示的由副交感神经通路介导的双侧瞳孔收缩。**睫状肌**收缩由相同的副交感神经通路调控。需要注意的是,正常情况下晶状体受晶状体悬韧带调节张力(图 13.9A)。睫状肌起括约肌的作用(类似瞳孔括约肌),所以睫状肌收缩引起悬韧带松弛,从而使晶状体形状更圆凸(图13.9B)。介导集合机制将在本章后面介绍。

交感神经通路负责瞳孔开大(图 13.10)。来自于数个下丘脑神经核团的下行交感神经通路(见第 17 章)经过脑干外侧和颈部脊髓到达胸部脊髓胸 1 (T1)和胸 2 (T2)水平。这个神经通路在脑干的位置与脊髓丘脑束大致相同(见图 13.10;见图 7.2),因为脊髓丘脑束损伤往往与霍纳综合征有关(见临床要点 13.5 和临床要点 13.6)。这个下行的交感神经通路激活了上胸段脊髓的**中间外侧细胞柱**内的交感神经节前神经元(见插图 13.10;见图 6.12 和图 6.13)。交感神经节前神经元轴突经 T1、T2 脊神经前根出脊髓,绕过肺尖,再经**白交通支**进入**脊椎旁交感神经链**。轴突上升与**颈上神经节**发生突触联系。从那里,交感神经节后纤维沿着颈内动脉壁经**颈动脉神经丛**到达海绵窦,最终到达**瞳孔括开大肌**(见图 13.9A 和图 13.10)。

这个交感神经通路对控制提上眼睑的**上睑板平滑肌(Müller's)**及在交感神经兴奋时使眼睛睁大而呈瞪视状也是重要的。回想一下,上睑提肌是由骨骼肌组成的,并且在动眼神经的控制下也具有睁开眼的功能。图 13.10 所示通路的交感神经支配具有阻止眼球陷入眼眶功能的**眶平滑肌(Müller's)**,同时也支配面部和颈部的皮动脉和汗腺。这些各种交感神经功能会在霍纳综合征时出现障碍(见临床要点 13.5 和临床要点 13.6)。

临床要点 13.5
瞳孔异常

瞳孔异常可以是由外周或中枢神经损伤,或交感或副交感神经损伤,或虹膜疾病或视觉通路的损伤引起的。瞳孔的异常可以是双侧的或者单侧的,表现为**瞳孔大小不等**或者瞳孔不对称。在下面部分小节中,我们将会复习一些重要的瞳孔异常的解剖学基础。

动眼神经损伤

正如前面动眼神经麻痹(见临床要点 13.2)小节中讨论的,从 Edinger-Westphal 核团到瞳孔括约肌的副交感神经通路传出纤维的损伤(见图 13.8),会引起**瞳孔收缩障碍**,从而导致单侧**瞳孔散大**。当此处副交感神经完全损伤,则瞳孔非常大,有时候被称为"胀大的瞳孔"。瞳孔大小不等的症状在光亮处比在暗室中更加明显(表 13.3,状况 A 时)。当对患侧眼进行光照时,患侧眼的直接瞳孔对光反射减弱或者缺失,同样,当对健侧眼进行光照时,患侧眼间接瞳孔对光反射也减弱或者缺失。

霍纳综合征

这一重要发现是通过到眼部和面部交感神经的通路障碍时发现的(见图 13.10)。典型症状包括**上睑下垂**、**瞳孔缩小**、**无汗症**,还有一些其他微小的异常。**上睑下垂**或者上眼皮下垂,是由于丧失了对上睑 Müller 平滑肌的神经支配而引起。**瞳孔缩小**或者瞳孔变小,是由于丧失了交感神经对瞳孔括开大肌的支配而引起,从而导致**瞳孔开大障碍**。与动眼神经损伤不同,瞳孔大小不等一般在黑暗中比在光亮下更明显(见表 13.3,状况 B 时)。仔细观察发现瞳孔存在直接对光反射的收缩。但跟正常眼睛比起

复　习

　　填空:源于下丘脑控制交感神经传出纤维下降通过 ____(内侧或外侧)脑干和脊髓到达 ____ 细胞柱内的交感神经节前神经元。这些神经纤维经 ____ 和 ____ 根在交感链中上升至 ____ 神经节进行突触联系。交感神经节后纤维沿颈动脉神经丛上升最终行至虹膜的瞳孔 ____ 肌(见图 13.10)。

表 13.3 常见的瞳孔异常

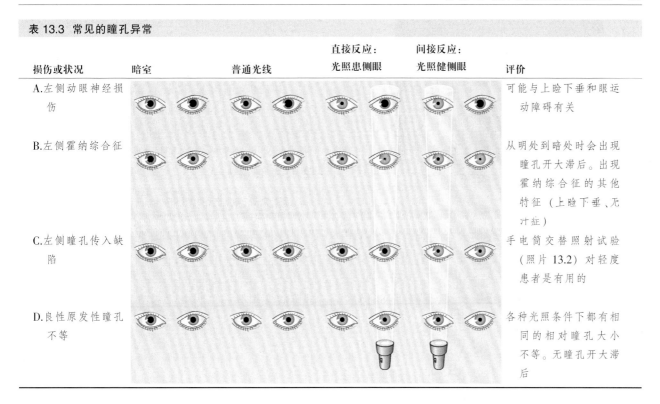

损伤或状况	暗室	普通光线	直接反应：光照患侧眼	间接反应：光照健侧眼	评价
A.左侧动眼神经损伤					可能与上睑下垂和眼运动障碍有关
B.左侧霍纳综合征					从明处到暗处时会出现瞳孔开大滞后。出现霍纳综合征的其他特征（上睑下垂、无汗症）
C.左侧瞳孔传入缺陷					手电筒交替照射试验（照片 13.2）对轻度患者是有用的
D.良性原发性瞳孔不等					各种光照条件下都有相同的相对瞳孔大小不等。无瞳孔开大滞后

来，当撤去光源后，患侧瞳孔会有**扩大滞后**的现象，而且瞳孔会小于正常状态。检测**睫状体脊髓反射弧**有时是有用的。在这个检测中，压痛颈部可以激活交感神经传出，从而使健侧瞳孔扩张，而对于有霍纳综合征的眼部瞳孔没有影响。**无汗症**，即与患眼同侧的脸部或者颈部出汗减少，也是由于失去了交感神经支配而引起的。简单的检测方法就是用手指轻轻擦过皮肤，感觉更光滑的一侧就是患侧，因为皮肤表面湿度降低。

霍纳综合征可以由交感神经通路任何部位的损伤引起（图 13.10）。因此，引起霍纳综合征的神经损伤的可能部位如下：

1. 外侧下丘脑或者脑干（例如：梗死或者出血；见临床要点 14.3）。

2. 脊髓（例如：脊髓创伤）。

3. 第一和第二胸神经根[例如：肺尖肿瘤（Pancoast 综合征）或者创伤；见临床要点 9.1]。

4. 交感神经链（例如：肿瘤或者创伤）。

5. 颈动脉神经丛（例如：颈动脉夹层；见临床要点 10.6）。

6. 海绵窦（例如：血栓、感染、动脉瘤或赘生物；见临床要点 13.7）。

7. 眼眶（例如：感染或赘生物；见临床要点 13.7）。

最接近颈上神经节的损伤（见图 13.10），称作**节前神经损伤**，与**节后神经损伤**可以通过向眼部滴加羟基苯丙胺后瞳孔的反应来辨别，对于节前损伤，羟基苯丙胺可以刺激去甲肾上腺素释放而扩大瞳孔，而对节后神经损伤没作用。另外，节后神经损伤一般不伴有无汗症，因为支配汗液分泌的交感神经源于眼交感神经通路，此通路在颈上节之前。脑桥双侧大部分损伤有时候伴随着**脑桥瞳孔**，即两侧瞳孔都很小但对光反射还存在。这种缩瞳的症状有可能是由双侧下行交感神经通路损伤引起的。

瞳孔传入缺陷(Marcus Gunn 瞳孔)

在这种状况下，患侧眼直接对光反射降低或者消失，而患侧眼间接对光反射正常（见表 13.3，状况 C）。瞳孔传入缺陷是由视神经、视网膜或者眼睛的损伤导致的**患侧眼对光照的反应敏感度降低**。视交叉或者视交叉后的损伤会影响到两只眼睛的传入神经（见图 13.8），因此一般不会产生 Marcus Gunn 瞳孔*。一种有用的检测瞳孔传入缺陷的方式是**手电筒交替照射试验**（见照片 13.2）。手电筒每隔 2~3 秒在两眼之间来回移动。当手电筒从健侧眼移向患侧眼时瞳孔传入缺陷变得明显，而且患侧眼瞳孔对光反应**扩大**（见表 13.3，状况 C）。这种瞳孔不正常的

---

*据报道，视束损伤（一种不常见疾病）与对侧瞳孔传入缺陷有关。并且，通过专门的检测（依次光照到一半视网膜上），对于视交叉以后的损伤，在双眼同侧半视网膜可以证明瞳孔传入缺陷。

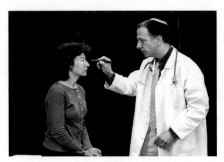

照片 13.2 手电筒交替照射试验

扩大要和**虹膜震颤**区分开来,虹膜震颤是有时瞳孔对光反应的一种正常、短暂的大小变化。应该强调的是,视神经或者视网膜疾病并不会引起瞳孔大小不等,尽管任何一侧的神经传入有缺陷(见表13.3C),神经纤维的多个水平交叉(见图13.8)仍然

会使双侧瞳孔反应同步,一起缩小或扩大。

良性(原发的、生理的)瞳孔不等

20%的人有轻度的小于 0.6mm 的瞳孔大小不对称。这种瞳孔不对称有时几个小时内就有多样不同检测结果。不伴有其他异常,如瞳孔开大延迟、在不同光线下瞳孔不对称程度的变化,或者眼运动异常(见表 13.3D)。

缩瞳和散瞳的药理学

数种药物可以影响瞳孔的大小,特别是在昏迷的患者造成诊断的混淆。阿片制剂引起双侧针尖样瞳孔,过量巴比妥也可以引起双侧瞳孔缩小,这与脑桥病变相似。抗胆碱能药物影响毒蕈碱受体,如

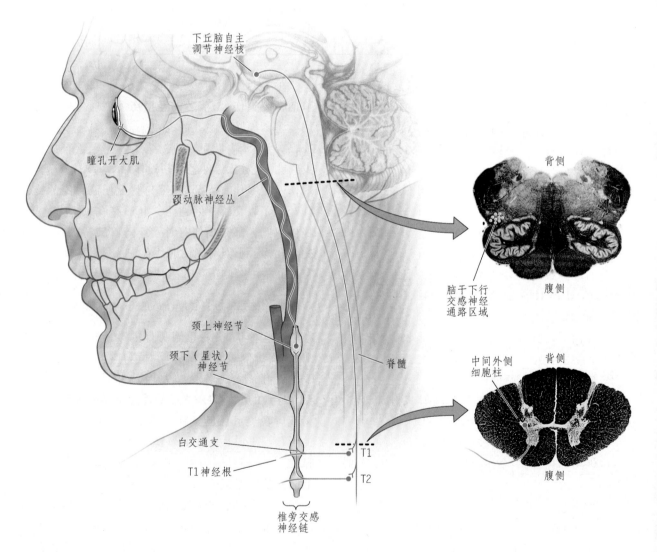

图 13.10 交感神经通路引起瞳孔开大 (Histological sections modified from[top]Martin JH. 1996. *Neuroanatomy: Text and Atlas.* 2nd Ed. McGraw-Hill, New York and [bottom] from DeArmond SJ, Fusco MM, Maynard MD. 1989. *Structure of the Human Brain: A Photographic Atlas.* 3rd Ed. Oxford, New York.)

东莨菪碱或阿托品，都可以引起瞳孔散大。如果只单侧眼局部接触药物，瞳孔散大可能是单侧的，这与颞叶勾回疝相似。如果怀疑是抗胆碱能药物的作用，可以用 1% 的匹罗卡品眼药水，因为在副交感神经损伤时它可以引起瞳孔收缩，但是它不能解除毒蕈碱的阻断作用。总的来说，如果疑是急性脑干病变，则不能拖延诊断和治疗，病史中应当包括可能使用过的药物，实验室检查必须包括毒理学。在不明确的瞳孔大小不等的情况下，药理学检测使用的药物包括可卡因、羟基苯丙胺或者不同浓度的匹罗卡品眼药水，以确定诊断（附加描述见本章末的参考书籍和文章）。

光反射-近反射分离

光反射-近反射分离状态下，瞳孔对光反应的收缩较调节更小。这种不一致的机制不明，而且不同疾病机制也不同。光反射-近反射分离的典型例子是与神经梅毒相关的 **Argyll Robertson 瞳孔**，这样的患者，除了有光反射-近反射分离的现象，还伴有小瞳孔和瞳孔不规则。光反射-近反射分离也见于糖尿病患者和 Adie 强直性瞳孔（见下节），也是帕里诺综合征的部分症状（见临床要点 13.9），此综合征与背侧中脑压迫有关。

Adie 强直性瞳孔

这种疾病是以睫状神经节或副交感神经节后纤维退行性变（见图 13.8）为特征，从而导致瞳孔中度扩大，对光反应不佳。有些通过调节反应引起瞳孔收缩，但是瞳孔会保持这种收缩状态，并且瞳孔开大非常慢，这种状况被描述为强直性瞳孔。具体

的病因尚不清楚。

中脑瞳孔异位

在这种相对少见的情况下，中脑损伤有时能引起一种特殊的瞳孔异常，瞳孔呈现出不规则、偏离中心形状。

临床要点 13.6
上睑下垂

睁眼是由横纹肌上睑提肌（CNⅢ）和位于上眼睑的 Müller 平滑肌（交感神经）一起控制的。前额额肌（CNⅦ）起辅助作用。**闭眼**是由眼轮匝肌（CNⅦ）完成的。

上睑下垂，或上睑无力，如在临床要点 13.5 中提到的，为霍纳综合征中出现的症状。单侧或者双侧上睑下垂的其他原因包括动眼神经麻痹影响上睑提肌、重症肌无力、眼眶肿块、衰老相关的皮肤褶皱下垂（假性上睑下垂）。霍纳综合征患者的上睑下垂症状一般较轻，然而动眼神经的损伤可以引起轻度或者导致眼完全闭合的重度上睑下垂。肌无力引起的上睑下垂是典型的"疲劳"状，随后会出现持续地向上凝视（见临床要点 8.1）。无意识丧失情况下的双侧上睑下垂或者闭眼的原因包括：非显性的顶叶中风、严重的神经肌肉疾病、动眼神经核背侧损伤影响中央尾核（见图 13.3；表 13.2），在偏头痛或者脑膜刺激征状态下畏光相关的自主闭眼。

面神经或者上运动神经元损伤使眼轮匝肌功能减弱（见图 12.13）从而导致眼裂增宽，这种症状有可能会被误认为是对侧眼的上睑下垂。用虹膜作

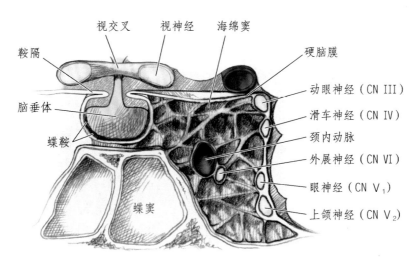

图 13.11　海绵窦　经海绵窦冠状切面，显示重要神经和血管的方位。前面观。

为参照点来仔细地检查眼睑，可以解决这个问题：上睑下垂时，患侧眼的上眼睑下垂到虹膜下方(见图13.5A),而在面神经障碍时,睑裂加宽主要是因为患侧眼下眼睑的下垂(见图12.13)。

13.3 海绵窦和眶尖

我们现在会简要地讨论一下海绵窦和眶尖,因为 CN Ⅲ、Ⅳ和Ⅵ对脑神经都要经过这个区域,而且这个区域的损伤会引起一些特征性的综合征,常影响眼运动 (见临床要点 13.7)。**海绵窦**由静脉窦组成,位于脑垂体的两侧,接收来自眼部和皮质浅层的静脉血,最终通过几条通路注入颈内静脉(见图10.11A、B)。就像其他的静脉窦,海绵窦位于骨膜和硬膜之间。海绵窦环绕着**颈内动脉虹吸部**和一些重要的神经(图 13.11;见图 12.3A、图 13.2 和图 13.4):**外展神经(CN Ⅵ)**,其贴近颈内动脉;**动眼神经(CN Ⅲ)、滑车神经(CN Ⅳ)和三叉神经眼支(CN Ⅴ₁)**在海绵窦的外侧壁依次排列(见图 13.11)。这些神经向前经眶上裂进入眶尖(见图12.3A、C)。三叉神经的**上颌神经(CN Ⅴ₂)**沿着海绵窦的下部行走,在海绵窦内穿过一小段距离, 通过圆孔出海绵窦(见图12.3A)。**交感神经纤维**借颈动脉神经丛(见图13.10)达瞳孔开大肌,也通过了海绵窦。

视神经位于海绵窦的上方,经视神经管进入**眶尖**(见图12.3A 和图 13.2)。眶尖几乎是眼眶中所有的神经、动脉血管和眼眶静脉与颅内交通前经视神经管和眶上裂汇聚的部位(见图12.3C)。熟悉海绵窦和眶尖的结构非常重要,这样有助于理解这些部位损伤如何影响多个脑神经(见临床要点 13.7)。

临床要点 13.7

海绵窦综合征(CN Ⅲ、Ⅳ、Ⅵ、Ⅴ₁) 和眶尖综合征(CN Ⅱ、Ⅲ、Ⅳ、Ⅵ、Ⅴ₁)

海绵窦或者眶尖的损伤可以影响到单个的神经, 或者也可以影响到所有通过这些结构的神经(见图13.11)。海绵窦的完全损伤影响到 CN Ⅲ、Ⅳ和Ⅵ脑神经,从而导致完全眼肌麻痹,常伴有固定、散大的瞳孔。涉及到 CN Ⅴ₁ 和Ⅴ₂会导致这些三叉神经分支分布区域感觉功能缺失。霍纳综合征可发生于眼交感神经损伤,但是这种情况和第三脑神经损伤的症状不好鉴别(有时霍纳综合征的患侧眼在暗视野下会表现的比较明显;见表 13.3)。眶尖的损

伤引起与海绵窦综合征同样的缺失,但是眶尖的损伤更容易影响到 CN Ⅱ,从而导致视觉缺失,而且由于对眼眶的影响, 一般会伴有眼球突出或者膨出。此外,CN Ⅴ₂ 与眶尖综合征无关,因为它离开颅是通过圆孔 (见图12.3)。在海绵窦和眶尖的损伤中,当损伤不是很严重的时候,只会出现部分前面提到的神经功能缺失。因为海绵窦和眶尖在结构上是相连的,所以单一的损伤也会影响到两者。两种综合征中静脉回流受损都可以影响到眼眶结构血管充血。

海绵窦综合征的病因包括:转移性肿瘤、鼻咽肿瘤的扩散、脑膜瘤、垂体瘤、垂体卒中、海绵窦内颈内动脉瘤、海绵窦段颈内动静脉瘘、细菌性感染引起海绵窦血栓、无菌性血栓、特发性肉芽肿性疾病(托洛萨-亨特综合征)、霉菌感染如曲霉病或毛霉菌病。在海绵窦颈内动脉瘤或者瘘中, 外展神经首先被影响到,因为它距颈内动脉最近(见图13.11)。在垂体卒中(见临床要点 17.3)时,脑垂体内会出血,常见于垂体瘤,有时候肿瘤会延伸到邻近的海绵窦。引起眶尖综合征的原因有:转移性肿瘤、眶蜂窝组织炎(细菌感染)、特发性肉芽肿(眼眶肌炎或者假肿瘤)和霉菌感染,如曲霉病。海绵窦和眶尖综合征是临床紧急性疾病,需要尽快的鉴别、诊断、治疗。当用对比度增强的 MRI 扫描和腰椎穿刺不能明确诊断而症状又在进展时,应该立刻进行眶切开术和活检。

13.4 眼运动的核上神经控制

眼运动的核上神经控制环路从脑干和小脑延伸到前脑,最终通过 CN Ⅲ、Ⅳ和Ⅵ脑神经核穿出纤维而发挥作用。在脑干内至少有三个通路分管从核上控制系统到传出核团的信息传递,这三个环路功能如下:

- 眼水平运动
- 眼垂直运动
- 眼辐辏运动

我们首先讨论这三种运动的脑干通路。然后对每一种眼的运动, 我们将会讨论它们的神经网络,包括皮质、基底核、小脑和前庭神经核,它们据不同的目的,整合眼部不同的运动。这些眼运动方式包括如下:

- **扫视** 是一种快速的眼运动, 眼球的运动速度达到了每秒700°。它们视感兴趣的目标为视野。眼扫视运动时视觉短暂性抑制。扫视是唯一容易自主进行的眼运动类型,它也能通过反射作用激发出来。

● **平稳追踪** 是不能被自主控制的眼睛运动方式，它的速率一般是每秒 100°。它能使眼睛对运动目标稳定的观察。

● **眼辐辏运动** 是指双侧眼球锁定向眼球靠近或者远离眼球的物品的运动。速率大约是每秒 20°。

● **反射性运动** 包括视动性眼球震颤和前庭眼球反射。**眼球震颤** 是一种反射性眼运动的有节律形式，由在一个方向上被对侧快速、扫视状的眼球运动重复中断的眼慢速运动组成。

13.4.1　眼水平运动的脑干环路

眼水平运动是由外直肌和内直肌产生的，这两种肌肉分别由外展神经核和动眼神经核控制(图 13.12)。正如在第 12 章中讨论过的，**内侧纵束(Medial longi-**tudinal fasciculus, MLF)将动眼神经核、滑车神经核、外展神经核和前庭神经核连接起来（见图 12.19）。通过 MLF 的联系，使眼运动能相互协调一起正常运动，能使眼睛相互配合向各个方向凝视。例如，如图 13.12 所示，在眼水平运动时，外展和动眼神经核通过 MLF 的协调来发挥作用。通过这个环路，外展神经核团不只控制同侧眼的外展运动。事实上，外展神经核团成为了**水平凝视中心**，控制了双侧眼睛向核侧同方向的水平运动(见图 13.12)。因此，外展神经核内一些神经元的纤维达同侧外直肌，另一些神经元的纤维通过 MLF 到对侧的动眼神经核，以控制对侧的内直肌。

在脑桥背盖外展神经核附近，有另一个重要的被称为**脑桥旁正中网状结构(PPRF)**的水平凝视中

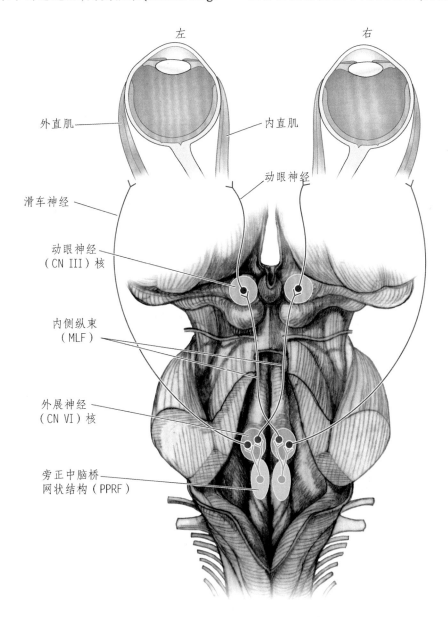

左　　　　　　　　右

外直肌　　　　　　　　内直肌

动眼神经

滑车神经

动眼神经
（CN Ⅲ）核

内侧纵束
（MLF）

外展神经
（CN Ⅵ）核

旁正中脑桥
网状结构（PPRF）

图 13.12　眼水平运动控制的脑干通路

心,它将皮质和其他通路的信息传入到外展神经核中,产生颞侧水平凝视(见图 13.12)。正如我们将会在本章继续讨论的,前庭神经核也是通过 MLF 与眼外肌的神经核团进行联系而产生前庭–眼反射。

临床要点 13.8
脑干损伤影响水平凝视

图 13.13 检查明确了脑干不同部位损伤对水平凝视的影响。外展神经的损伤导致了同侧眼外展障碍(见图 13.13,损伤 1;见临床要点 13.4)。要区别外展神经与外展神经核的损伤,外展神经核的损伤,

因为有 MLF 的联系作用会引起双眼同向侧方凝视麻痹(见图 13.13,损伤 2)。同样的,PPRF 的损伤也引起同向侧方凝视麻痹(见图 13.13,损伤 3)*。

MLF 的损伤阻断了向内直肌的神经传入。因此同侧眼在水平凝视时不能正常的完全内收(见图13.13,损伤 4)。此外,还有无原因的对侧眼出现眼球震颤,这种现象可能是为了矫正以使双眼协调一致。这个由 MLF 损伤引起的典型神经综合征称作核间性眼肌麻痹(internuclear ophthalmoplegia, INO)。出现 INO 的一侧被定义为 MLF 损伤侧。由于上行的 MLF 在刚离开外展神经核团(见图 13.13)时就交叉,因此 INO 侧也是眼球内收功能减弱的一侧。INO时,患侧眼水平凝视时会出现内收功能障碍,但是这种障碍在会聚时少见,因为介导会聚(见下节)的动眼神经核的传入源于顶盖前区,并不通过尾部MLF传导。INO 常见原因包括多发性硬化斑、脑桥梗死、或影响 MLF 的肿瘤。有些特殊的 INO 只能通过双向水平扫视进行检测,患侧眼会有轻微的内收迟缓。

复 习

1. 盖上图 13.13B。描述图 13.13A 中每个损伤对眼向左、右凝视时所处的部位。

2. 盖上图 13.13B 中的标签。说明可能的损伤部位,并且说明可以引起眼部运动障碍的部位。

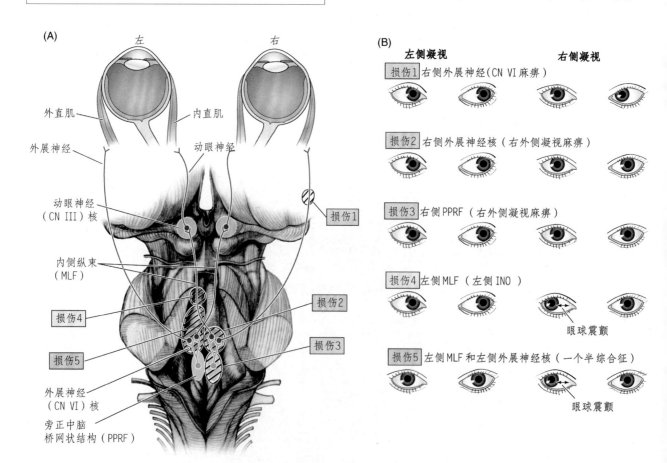

图 13.13 脑干通路的损伤对眼水平凝视的影响 (A)损伤位置。(B)在(A)所示部位损伤的情况下,眼向左和向右凝视。

---

* 有趣的是,前庭神经核纤维直接到外展神经核和PPRF。因此,由 PPRF 损伤引起的水平凝视麻痹(而非外展神经核损伤)也许可以通过前庭传入如眼头手法或冷热水试验来克服。

总的来说,如果损伤包含了双侧 MLF 和相邻的外展神经核或 PPRF,那么症状就会是同侧 INO 和同侧外侧凝视麻痹(见图 13.13,损伤 5)。因此,同侧眼水平运动功能完全消失,对侧眼的运动功能丧失一半,只保留了外展功能,从而导致这种病变有了一个有趣的名称:**一个半综合征**。

13.4.2　眼垂直运动和辐辏运动脑干环路

眼垂直运动是由上、下直肌和上、下斜肌调节(见图 13.1;表 13.1)。控制眼垂直运动的脑干中枢位于**吻侧中脑网状结构和顶盖前区**。这个区域的**腹侧**部被认为是调控向**下凝视**,**背侧**部(在后连合附近)调控向**上凝视**。**MLF 的吻侧间质核**也是控制向下凝视的重要核团。这个区域的其他较小的核团包括 Darkschewitsch 核和 Cajal 间质核也可能起作用。眼垂直运动中枢背侧部梗死或肿瘤(见下节)会损伤向上凝视功能,而腹侧部分的损伤则会引起向下凝视受损。进行性核上性麻痹(见临床要点 16.2)与眼垂直运动障碍和中脑萎缩有关。另外,闭锁综合征中(见临床要点 14.1)大范围的脑桥损伤可以破坏双侧皮质脊髓束和外展神经核,从而消除躯体运动和水平眼球运动。但是,有时中脑的垂直眼球运动中枢无损伤时,患者可以完全通过垂直眼球运动来进行交流。

除了眨眼期间,垂直眼球运动通常紧密配合上眼睑运动。这样的协作是由中脑邻近垂直眼球运动核的 **M 神经元**介导的。Parinaud 综合征(见下节)中的眼睑异常可能是由于中脑吻侧 M 神经元损伤引起的。

内直肌引起**双眼集合**,外直肌产生**双眼发散**。脑干中控制**眼球辐辏**运动中枢的准确解剖学位置尚不明确,但是就目前来看,它是中脑网状结构中独立的神经元群介导集合或发散运动。辐辏运动是由在枕叶和顶叶皮质的视觉通路中下行传入控制,并构成前面提到的调节反应的一部分。

临床要点 13.9

Parinaud 综合征

我们在前面的章节以及临床要点 13.3 已经介绍过关于控制垂直眼球运动脑干环路的临床方面的知识。这一节我们介绍一种伴有垂直眼球运动异常的综合征。Parinaud 综合征是由背侧中脑及顶盖前区受压迫而引起的一系列眼运动障碍的统称。Parinaud 综合征的 4 个症状是:

1. **垂直凝视障碍**,尤其是**向上凝视**。这可能是由于垂直凝视中枢背侧部受压迫而造成的(见前面的小节)。

2. 对光无反应的**大、不规则的瞳孔**,但有时还存在远-近的调节反应。这种**光反射-近反射分离**(见临床要点 13.5)也许是由于通过包括后连合的背侧通路达 Edinger-Westphal 核的视束纤维损伤造成的(见图 13.8)。而来自于视觉皮质的下行纤维与前者路径不同,因此不受到影响。

3. **眼睑异常**表现为由双侧眼睑退缩(Collier 氏征)或"翻折"变为双侧上睑下垂。

4. **集合障碍**,有时为**集合-后退综合征性眼震颤**,即眼球在眶内有节律地集合和后退,尤其在试图向上凝视的时候,这种症状更明显。

Parinaud 综合征的常见原因是松果体瘤(见临床要点 5.8)和脑水肿(见临床要点 5.7),以及中脑和顶盖前区的多发性硬化或者血管病。脑水肿可以引起第三脑室的松果体上隐窝扩大(见图 5.11),从而向下挤压中脑的丘板(顶盖)。因此,脑水肿,特别对于儿童,会导致双侧**落日征**,表现为第六脑神经麻痹(见临床要点 13.4)引起的双眼向内偏离和由 Parinaud 综合征引起的向下偏离。向下和向内偏离的程度相似,有时被称为"**凝视鼻尖**",在**丘脑出血**时也可见到,机制尚不清楚。

13.4.3　前脑控制眼运动

在脑干内有多条平行通路来自于大脑皮质下行去控制眼运动,我们将会着重讨论其中重要的几个。任何一个下行皮质通路可以直接达控制水平、垂直、集合眼球运动(前面讨论过)的脑干中枢,也可以先达中脑的**上丘神经元**进行信息中转。

众所周知的控制眼部运动的皮质区域包括**额叶视区**(图 13.14)。根据动物研究,以前认为此区对应于 Brodmann 第八区(见图 2.15)。然而,近期的功能影像学研究结果表明在人类额叶视区位置可能更偏后一些,在额上沟和中央前沟之间的连接部,Brodmann 第六区。一些作者认为额叶视区与运动前区和前额叶皮质重合(见图 19.11A),它们分别负责管理控制眼球运动和选择性注意。经与对侧 PPRF 联系,额叶视区控制眼在**对侧**方向**扫视**功能(见图 13.12)。在**顶-枕-颞皮质**范围里(见图 13.14)靠后一些的皮质区域,主要负责**同侧方**向**平稳追随**运动,这是它们与前庭神经核、小脑和 PPRF 联系协同完成的,我们将会在眼球运动反射小节来详细讨论。顶-枕-颞皮质可能也参与对侧眼球运动的调节。控制眼球运动的下行皮质通路受到达初级视觉皮质和视觉联合皮质的**视觉传入信息**的很大影响(见图13.14)。

基底核在眼球运动调节中也起作用,眼球运动特征性疾病能在基底核功能障碍患者中见到(见第16章)。

临床要点 13.10

正确方向眼(眼球向病灶侧凝视)和错误方向眼(眼球向病灶对侧凝视)

大脑半球的损伤一般会引起眼运动向对侧方向障碍,经常会导致**眼球向病灶侧凝视**。这样的凝视倾向,典型地伴有皮质病灶对侧的肌肉功能减弱(如果涉及到皮质脊髓通路),所以**目光离开肌肉功能减弱的那一侧**(图 13.15A)。

某些临床情况下会引起眼睛向肌肉功能**减弱的一侧**看。这样的情况叫做**错误方向眼**(图 13.15B)。引起眼球向病灶对侧凝视的原因有**皮质癫痫发作**,在皮质癫痫中,由于额叶视区(见图13.14)活化,从而使眼球向病灶对侧凝视,而且运动联合皮质和其他结构的受累,还会引起对侧身体运动障碍。另外,因为一些尚不明确的原因,大的损伤如丘脑出血,会损伤内囊的皮质脊髓通路,从而导致对侧的肌肉功能减弱,因此也有可能导致眼睛偏离肌肉功能减弱侧。在丘脑区损伤引起错误方向眼通常会伴随深度昏迷。最后,**脑桥基底部和被盖**(见图13.13;损伤 2 和 3;见图 14.21C;表 14.8)的损伤,可以导致错误方向眼,因为皮质脊髓纤维的损伤会引起对侧偏瘫,当涉及外展神经核团或者 PPRF 时,则引起眼球同侧凝视功能减弱。

13.4.4 小脑、前庭和脊髓对眼球随意和反射运动控制

小脑、前庭神经核和颈脊髓本体感受器影响正在进行的眼随意运动和一些形式的眼球反射运动。两个已经可以明确阐述的眼球反射运动是视运动性眼球震颤和前庭眼反射(vestibulo-ocular reflex,VOR)。检测者可以通过在被检测者的眼前水平移动一个带有垂直条纹的宽条带(叫做OKN条带)来检测水平方向的**视运动性眼球震颤**(optokinetic nystagmus, OKN)(见照片 13.3)。眼球的运动在跟随着条带平稳追踪运动和支持性(矫正)的向着条带运动方向相反方向扫视运动交替进行,以维持视线内物品的平稳性。OKN 有时叫做"列车性眼球震颤",因为行进列车中,看向窗外的景色的乘客的眼球就是这种运动。

同侧后部皮质(见图13.14)与前庭神经核和小脑绒球小结叶相联系投射到 PPRF 和外展神经核

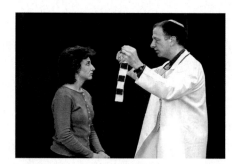

照片 13.3 视运动性眼球震颤(OKN)

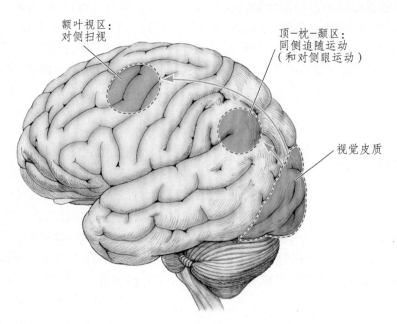

额叶视区:
对侧扫视

顶-枕-颞区:
同侧追随运动
(和对侧眼运动)

视觉皮质

图 13.14 控制眼球运动的重要皮质区域

(A) 眼球向病灶侧凝视（正确方向眼）　　(B) 眼球向病灶对侧凝视（错误方向眼）

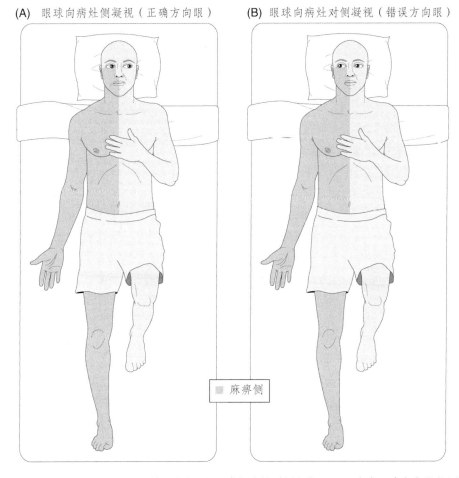

麻痹侧

图 13.15　正确方向眼(眼球向病灶侧凝视)和错误方向眼(眼球向病灶对侧凝视)　(A)造成正确方向眼的原因,如左侧皮质损伤影响到皮质脊髓通路和额叶视区。(B)造成错误方向眼的原因,如左脑桥损伤影响到皮质脊髓通路和PPRF。

(见图 13.12) 来介导 OKN 的**慢相**, 即平稳追踪过程。OKN 的**快相**, 即扫视相, 是由额叶视区最终投射到对侧的 PPRF(见图 13.12)来介导的。因此,额皮质或者任何扫视通路的损伤会中断 OKN 快相, 而慢相是由平稳追踪通路的损伤引起的。OKN 检测是检测眼部运动通路细微功能障碍的一种有用的方式。OKN 也可以通过垂直方向检测出来。

　　前庭眼反射(vestibulo-ocular reflex,VOR)在头部或者身体运动时稳定眼睛视物。来自前庭神经核团的传入信息,特别是前庭内侧核,经 MLF 传导控制眼外肌运动神经核团(见图 12.19)。前庭眼反射的重要性可以通过如下的两组动作来判断:首先看着自己的手指,然后摆动头部,发现指头在眼部的成像是相对稳定的,然后,再使头部固定不动,将手指在眼前以相同速率和幅度摆动,比较两组动作中的成像。昏迷中的患者的注视功能缺失,脑干环路的完整性介导 VOR 常用**头眼运动诱发试验**来检测"洋娃娃眼征"(见照片 13.4)或者**冷热水试验**(见第3 章昏迷检测节)来判断。正常的清醒状态下的人,

小脑环路涉及绒球和小结环路(前庭小脑；见第 15章)从而使注视可克服 VOR。这就是为什么对正常、清醒的人进行眼头条件反射测试并不产生"洋娃娃眼征"。同样的,注视可以抑制冷热水试验引起的眼球震颤。在 **VOR 抑制试验**中,患者来回转动头同时注视物体(例如:让患者用嘴含住吸管的一端,然后让患者在头部左右运动的过程中凝视着吸管的另一端)。眼球震颤意味着小脑功能异常。

　　本体感觉的传入也有助于稳定眼视觉影像,尤其是在头部和颈部运动时。

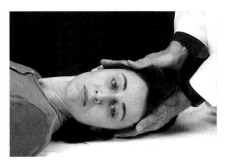

照片 13.4　头眼运动试验

临床病例

病例 13.1　复视和单侧眼痛

主诉

患者 48 岁,女性,由于**左眼疼痛恶化和间歇性的复视**来就急诊。

病史

大概 4 或 5 年前,患者开始有**左侧额部和左眼眶后头痛**,刚开始是间歇性的发作,然后几乎是每天发作。MRI 图像显示正常,她被诊断为霍顿综合征(组胺性头痛)。头痛继续发生,但布洛芬可以缓解。一年半之前她开始有间歇性的**左眼睑下垂和左侧瞳孔散大**的症状。她还发现自己的**左眼偶尔会向左侧偏移**,引起复视。这位患者观察力很强,她发现当自己**向右侧看的时候,复视会更加严重**。当分别将两只眼睛覆盖后,她看到的图像并不重叠。事实上,她**左眼看到的图像显示偏向右侧,并且与她右眼看到的图像相比,稍稍偏上一些**。这些症状逐渐由间歇性发展成持续的,而且她的头痛也加重到每天 12 片布洛芬也不能缓解的程度,因此她来了急诊科。

查体

生命体征:体温 37.05℃,脉搏 78 次/分,血压 180/90mmHg。

颈部:柔软且听诊无杂音。

肺部:呼吸音清晰。

心脏:心律齐,无杂音。

腹部:柔软,无触痛。

神经系统检查:

精神状态:觉醒和定向,问 3 个单词。语言流利,有完整的命名和重复功能。五分钟后可以回忆起全部单词,得分为 3/3。

脑神经:视野完整。眼底正常。右瞳孔直径 4mm,直接光刺激调节缩小至 3mm。**左瞳孔直径 6mm,对光没有直接反应,也无调节反应。左眼的上视、下视和内收受限制,但并没有缺失**。左眼外展功能正常。右眼运动正常。**左侧眼睑下垂**,左睑裂长 6mm,右睑裂 9mm。角膜反射完整。面部感觉正常。除了已经描述过的左侧眼睑下垂之外,两侧面部对称。味觉和舌运动正常。

运动:无漂移。音调正常。肌力 5 级,完全正常。

反射弧:

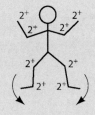

协调性:指鼻试验和跟胫部试验检测正常。

步态:未检测。

感觉:有完整的轻触、针刺、振动和关节位置觉。正常的皮肤书写觉;没有感觉消失。

定位和鉴别诊断

1. 根据上述粗体字显示的症状和体征,损伤的部位是哪里?

2. 最可能的诊断是什么,其他的可能性是什么?

讨论

1. 本病例的关键症状和体征是:

● 左额部和左侧眼眶后头痛

● 左眼向左侧偏移病史,复视伴左眼成像高于右眼,向右侧看的时候复视加重

● 左眼的上视、下视和内转受限,但并没有缺失;左侧眼睑下垂,左侧瞳孔散大

这位患者有复视的病史,并且通过检测发现也伴有动眼神经麻痹 (CN Ⅲ)(见临床要点 13.2;图 13.5)。左侧瞳孔散大,并且无反应。虽然左眼的上视、下视和内转受限,但并没有缺失,由此推断可能是部分第三对脑神经麻痹。另外,眼球在静息时并没有位置不正的现象。很多种原因都可以引起头痛(见临床要点 5.1);但如果一直是一侧的头痛,有可能怀疑是那一侧颅内异常引起的。

最有可能的**临床诊断部位**应该是左侧动眼神经(CN Ⅲ)。

2. 带有疼痛的第三脑神经麻痹应该被首先当做动脉瘤来诊断，除非可以证明是其他原因引起的。最常见引起 CN Ⅲ 麻痹的动脉瘤的部位是从颈内动脉分出的后交通动脉(PComm)部位(见图 5.20，图 13.2；临床要点 5.6)，另外颈内动脉瘤、大脑后动脉瘤和小脑上动脉瘤引起第三脑神经麻痹也要考虑。可以引起 CN Ⅲ 麻痹的其他原因见临床要点 13.2。

临床病程和神经影像

头部CT(未示意)显示左侧后床突(见图12.3A)的边缘附近有一个蛋形的 1cm 的团块，这团块在静脉造影加强。这个病发生在 CTA(CT 血管造影术)广泛使用之前，因此依照惯例，对患者进行了**脑血管造影**(影像 13.1)，显示在颈内动脉的PComm 分支处(与图4.16C 比较) 有 1.2cm 的动脉瘤。造影图上 PComm 本身看不见。动脉瘤有良好可视化的颈，它的圆顶顺着第三脑神经的方向指向后。接下来对患者进行了左侧额颞开颅术。仔细将左侧额叶和颞叶拨开，可以看到左侧颈内动脉。利用手术显微镜，神经外科医生找到动脉瘤的颈。看到动脉瘤的圆顶伸向小脑幕边缘的后方和下方。邻近动脉瘤的颈发现发自颈内动脉的细小 PComm 动脉。神经外科医生很仔细地将动脉瘤的颈部夹住，并非常小心以防阻塞其他的小血管如 PComm 动脉。动脉瘤的圆顶很快变得不那么紧绷，可以用微型剪刀安全地剪开，然后去除一些血液，以减少邻近结构受到挤压。术后患者恢复良好；术后一星期，她的左侧瞳孔依然无反应，但是她的左眼运动功能几乎完全恢复，无复视现象，且无头痛。

病例 13.1 复视和单侧眼痛

影像 13.1 左侧后交通动脉 (PComm) 瘤 左侧面观。 经左颈内动脉注射造影剂的血管造影片。

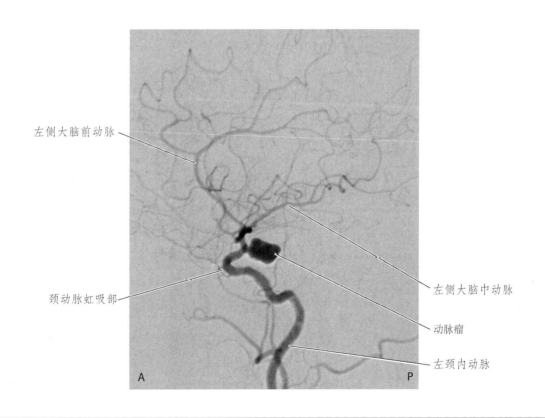

左侧大脑前动脉

颈动脉虹吸部

左侧大脑中动脉

动脉瘤

左颈内动脉

A P

病例 13.2 糖尿病伴随水平复视

小病例

患者为 54 岁男性,有糖尿病史,某日早晨醒来发现自己出现了**水平复视,并且在向左侧看的时候复视加重,向右侧看时复视减弱**。起初,他左侧眶周区域有一些痛觉,几天后消失了。除了**左眼球外转不完全**之外,其他检查结果正常。他的左眼球可以稍跨过中线向左偏移;但是他的左眼向左偏移的时候不能像右眼向右偏移那样完全的 "巩膜遮盖"。他患有**水平复视,垂直方向正常**,而且**复视在向左侧凝视时加重**。

定位和鉴别诊断

1. 根据上述粗体字所述的症状和体征,损伤部位是哪里?

2. 最可能的诊断是什么,其他的可能性是什么?

讨论

1. 本病例的关键症状和体征是:

● **水平复视,左侧凝视时加重,伴有左眼的不完全外转**

这位患者有左侧外直肌功能障碍,从而引起水平方向不良共轭凝视和复视(见图 13.1、图 13.7 和图13.13)。左侧眼球外转功能障碍的可能因素有:左侧外展神经(CN Ⅵ)功能异常或者左侧外直肌功能障碍,或者眼眶的机械性损伤。

2. 鉴于患者有糖尿病史并且未发现其他的异常,最有可能的诊断是由微血管疾病引起的单独外展神经麻痹。引起外展神经麻痹和水平复视的其他原因在临床要点 13.1 和临床要点 13.4 讨论。

临床病程

头部 CT 检测结果正常。当两个星期后复查时,病程没有变化,但是两个月之后他的复视症状减轻,在向左侧凝视的时候,基本上可以覆盖住巩膜。在 3 个月后他的检查显示正常,除了偶尔向左侧远视时会出现短暂性的复视现象外,没有症状。复习病例5.7,了解关于外展神经麻痹的其他重要病因。

病例 13.3 垂直复视

小病例

患者为 74 岁男性,某天早晨醒来发现自己有**垂直复视**现象。他的复视现象在覆盖任一眼时减轻,而且全天复视程度不变。无头部创伤的经历。以往主要使用治疗高血压的药物。检查结果正常,除了**右眼上斜和当向内侧看时右侧眼不能完全向下凝视外**,其他检查正常。对他进行了右眼红玻璃试验(图 13.16),有**垂直复视,右眼看到的图像在左眼看到的图像下方**。复视**在向下或者向左凝视时加重,当头部向左侧倾斜时,复视改善**。

定位和鉴别诊断

1. 根据上述粗体字显示的症状和体征,损伤部位是哪里?

2. 最可能的诊断是什么,其他的一些可能性是什么?

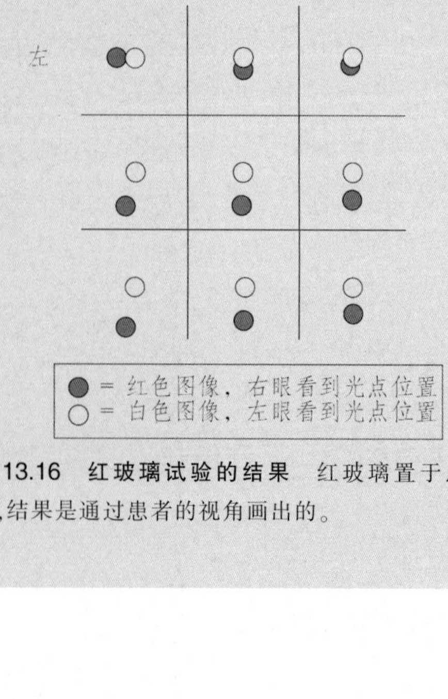

图 13.16 红玻璃试验的结果 红玻璃置于患者的右眼,结果是通过患者的视角画出的。

讨论

1. 本病例的关键症状和体征是：

● **右上斜眼,垂直复视,并且在向下向左凝视时复视加重,在头部向右侧倾斜时,复视加重**

这位患者的这些症状和右侧滑车神经麻痹(见临床要点 13.3;图 13.6)一致。也有可能是上斜肌本身的异常引起的。

2. 这位患者的单独滑车神经麻痹最有可能的病因是正如病例 13.2 中描述的,即微血管起源的特发性神经病变。其他可能引起滑车神经麻痹和垂直复视的原因参见临床要点 13.1 和临床要点 13.3。

临床病程

头部 CT 检测结果正常,Tensilon 试验(检测重症肌无力)(见临床要点 8.1)阴性,血红蛋白 A_{1C}(平均血糖量的指标)高于标准值 7.7%,有患糖尿病的可能。这位患者起初戴了右眼罩,因为这样可以减轻他的复视症状,便于他日常正常生活。他的症状渐渐改善,3 个月之后他不再需要眼罩,而且只有在阅读的时候有复视现象,因为阅读需要眼部向下看。

病例 13.4　左眼痛和水平复视

小病例

患者为 27 岁男性,无病史,由于一周内左侧头痛、左眼痛,水平复视持续恶化,来看急诊。他在就诊前一星期开始有严重的左侧前额痛。两天后,头痛移到他的左眼,他发现在向右看的时候,有水平复视现象。他看了自己的主治医生,进行了 MRI 扫描,结果显示正常。因为症状一直持续,他最终决定来急诊做进一步的检查,给他看病的是一位神经病学住院医师。其他检查结果均正常,除了**左眶部(睑)结膜有轻度的红斑和左眼向右外侧凝视时内转较弱**。他有**水平复视,向右凝视时左眼痛,而且当覆盖住左眼的时候,最右侧的成像消失**。向左侧凝视的时候,也有**轻度的水平复视,当覆盖左眼的时候,最左侧的成像消失**。

定位和鉴别诊断

1. 根据患者的症状和神经病学检查结果,造成这位患者水平复视的最有可能的损伤部位在哪(见临床要点 13.1 和临床要点 13.4)？

2. 结合左侧眶部(睑)结膜疼痛并且有红斑,最有可能的诊断是什么？

讨论

1. 本病例的关键症状和体征是：

● **右侧凝视:左眼痛,内转受限,水平复视,将左眼覆盖后,会出现右侧成像消失**

● **左侧凝视:轻度的水平复视,当覆盖左眼时,左侧成像消失**

● **左眶部(睑)结膜疼痛,出现红斑**

检查显示患者的左眼双侧水平运动受限,并且在向右侧看的时候更严重。这种左侧内直肌和外直肌相对独立的功能失常,从神经或中枢神经损伤方面比较难解释(见图 13.1;表 13.1;临床要点 13.1 和临床要点 13.4)。另外,眼球运动时眼疼痛加重,可能是由眼眶的机械损伤引起的。有一种可能是某损伤限制了左侧外直肌的运动,在眼球向右侧凝视的时候左侧外直肌出现伸展障碍,在眼睛向左外侧凝视的时候,外直肌的收缩功能减弱。

2. 鉴别诊断包括：眼眶外伤(基于病史);甲状腺疾病(疼痛和亚急性的发病并不符合这个诊断);重症肌无力(同样的,这种情况不引起疼痛);或者,特别是疼痛和红斑,更有可能的是一种感染、炎症或者是肿瘤性疾病如眶蜂窝组织炎、眶淋巴瘤、眼眶肌炎(眶假性肿瘤)、结节病(类肉状肿瘤)、Tolosa-Hunt 综合征(疼痛性眼肌麻痹)、霉菌感染,或者海绵窦综合征。

临床病程和神经影像

在急诊室,患者进行了头部 CT 扫描。此外,对他进行了腰椎穿刺(见临床要点 5.10),脑脊液检测正常。仔细分析 CT 扫描的结果,左侧外直肌有轻度的加厚现象。经过患者本人的允许,对他进行了 **MRI 钆造影脑部检查**(影像 13.4)。MRI 的结果显示,左侧外直肌加厚和影像明显增强,其与眼眶肌炎诊断一致(眶假性肿瘤),是一种不常见的眼外肌炎症。给患者口服类固醇药物治疗,出院。在 1 星期后复查时,他的症状有所缓解,但是因为他的保险未覆盖看神经科医师,所以随后失访。

病例 13.4　左眼痛和水平复视

影像 13.4　眶假性肿瘤涉及左侧外直肌　静脉内钆造影 T1-加权轴位 MRI 图像显示左外直肌异常增强和增厚与眶假性肿瘤共存。

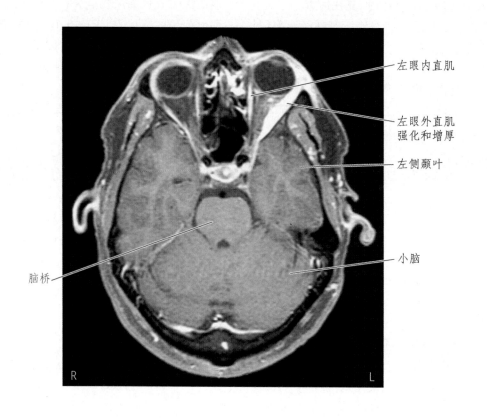

左眼内直肌

左眼外直肌
强化和增厚

左侧颞叶

小脑

脑桥

R　L

病例 13.5 单侧头痛、眼肌麻痹和前额无感觉

主诉

患者为 24 岁女性，有垂体腺瘤病史，突发性严重头痛，左侧额部和脸颊无感觉，左眼不能运动。

病史

患者两年前患有 Cushing 综合征（皮质醇增多症）（见临床要点 17.1），而且进行过两次切除垂体腺瘤的手术。入院前两星期**左侧额部开始疼痛**，特别是左侧眼睛和鼻部周围。MRI 图像显示复发性垂体腺瘤，计划进行放射治疗。入院前两天，她开始有**水平复视现象**，内分泌学专家发现她患有**左侧第六脑神经麻痹**。她同意转院并通过类固醇类药物来减少肿胀。然而，第二天，她的头痛突然很严重，伴**左脸颊和额疼痛无感觉；散大、固定的左瞳孔**；而且**左眼运动功能几乎消失**。她被紧急转到三级护理中心，以进行更进一步的评估和治疗。

查体

一般情况：疼痛中的哭泣、焦虑的年轻女性。

t 生命体征：体温 36.1℃，脉搏 92 次/分，血压 172/112mmHg。

颈部：柔软且听诊无杂音。

肺部：呼吸音清晰。

心脏：心律齐，无杂音。

腹部：正常。

神经系统检查：

精神状态：问 3 个单词进行觉醒和定向检查。未发现异常。

脑神经：右侧瞳孔直径 3mm，收缩后为 2mm。**左侧瞳孔 6mm，对光无直接反应**。视野完整。眼底正常。右眼运动正常，但是**左眼无眼外肌运动，并且左侧明显上睑下垂**。她向所有方向凝视都有复视。左侧额部、眼睑、左侧鼻梁和上脸颊针刺觉轻度减弱（图 13.17）。除了上面提到的左上睑下垂，面部两侧对称。耸肩正常，舌部居中。

运动：旋前肌正常。肌力 5 级，完全正常。

反射弧：未检测。

协调性：指鼻试验检测正常。

步态：未检测。

感觉功能：有完整的轻触、针刺觉。

定位和鉴别诊断

1.根据上述粗体字显示的症状和体征，损伤的部位是哪里？

2.考虑到患者的垂体腺瘤病史和病患的突发性，最可能的诊断是什么，其他的可能性是什么？

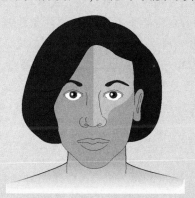

图 13.17 感觉减弱的区域

讨论

1. 本病例的关键症状和体征是：

• **最初为左侧外展神经麻痹，然后发展为眼肌麻痹、上睑下垂和散大、固定的瞳孔**

• **疼痛、感觉异常，并且左侧额部、眼睑、左侧鼻梁和上脸颊部分针刺觉减弱**

患者左侧的 CN Ⅲ、Ⅳ、Ⅵ 和 V₁ 功能损伤，构成左侧海绵窦综合征（见临床要点 13.7；图 13.11）。视神经的功能没有受到影响，表明疾病不在眶尖。有趣的是，病症首先表现为外展神经麻痹，表明病变是在左侧海绵窦从内侧向外侧进行性发展的（见图 13.11）。

最有可能的临床病变部位是左侧海绵窦。

2. 患者患有复发性垂体腺瘤。她的病症是突发的，因此容易用肿瘤扩展到海绵窦来解释。她症状的突然恶化有可能是肿瘤内出血，或者垂体卒中引起的（见临床要点 17.3）。有趣的是，一般情况下，垂体卒中的患者无垂体腺瘤病史。其他的可能性包括海绵窦颈动脉瘤或者瘘管、海绵窦血栓，或者感染（见临床要点 13.7）。

临床病程和神经影像

患者转入三级护理中心，有已经准备好的 MRI

扫描设备。因此,立即对她进行了急诊 **MRI** 检测,因为对于脑垂体和海绵窦区域,MRI 能提供比 CT 分辨率更高的图像(影像 13.5A、B)。影像 13.5A 是一个冠状 T1-加权图像,显示了从垂体窝扩展到左侧海绵窦的大出血。发现视束并没有被影响,而且更前面的(未附图)视神经也没有受影响。影像 13.5B 是一个轴向 T2-加权的图像,也显示有出血。在影像 13.5B 中清晰可见三叉神经从两侧进入了 Meckel 腔

(与图 12.3A 比较)。在 T2-加权图像中,位于 Meckel 腔中围绕三叉神经节周围的脑脊液显示为白色。

由于这些结果,患者被转移到手术室进行经蝶骨(见临床要点 17.1)清除出血和切除垂体瘤。出血的组织被从左侧海绵窦移除,然后嵌入止血包。术后第一天,患者的左侧眼外肌运动功能和左侧瞳孔反射有了一定的恢复。然后她被转移到距离家比较近的医院进行恢复。

病例 13.6 上睑下垂、瞳孔缩小和无汗症

小病例

一位 17 岁的男性在喝醉之后和他的姐妹发生了争吵,她用枪将钢弹射向了他的颈部。他被带入急救室进行了左侧气胸的治疗(肺塌陷)。急救室的医生发现他的两侧瞳孔不对称,请了神经病学医生会诊。检测发现,子弹的射入伤口在颈部基部,恰好在左侧锁骨上方(图 13.18)。没有出现颈部肿胀。右侧瞳孔直径 4mm,对光反应收缩至 3mm,**左侧瞳孔直径 2mm,收缩至 1.5mm**。与右侧相比,**左侧眼睑下垂 3mm**。左侧的额头感觉比右侧更光滑一些,**有可能汗液分泌减少**。当掐右侧颈部的时候,右侧的瞳孔散大(**睫状体脊髓反射**)。但是掐左侧颈部时,左侧瞳孔无反应。其余的检测结果正常。

定位和鉴别诊断

1. 根据上述粗体字显示的症状和体征,损伤的部位是哪里?

2. 最可能的诊断是什么,其他的可能性是什么?

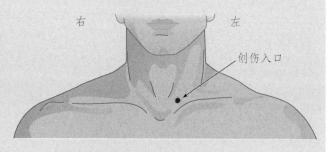

图 13.18 创伤入口的部位

讨论

1. 本病例的关键症状和体征是:

● 左侧眼睑下垂

● 小、有反应的左侧瞳孔,伴随睫状体脊髓反射减弱

● 左侧面部出汗减少

这位患者有霍纳综合征(见临床要点 13.5 和临床要点 13.6)。霍纳综合征可以由到眼的交感神经通路的任何部位损伤引起(见图 13.10)。然而,考虑到患者颈部的穿透性创伤,神经的损伤有可能在交感神经链或者颈动脉交感神经神经丛处。创伤入口在颈下部(见图 13.18),直接损伤颈动脉交感神经丛不太可能(见图 13.10)。况且汗腺分泌受损一般常见神经节前损伤。然而,可能是颈动脉在颈下部受损伤,引起向上延伸的颈动脉夹层(见临床要点 10.6),从而导致霍纳综合征。胸神经根或者脊髓损

伤的可能性不大,并且缺乏其他的神经学结果,然而气胸提示了子弹穿过了肺尖。

2. 这个病例霍纳综合征的可能原因包括颈部直接创伤损伤交感神经链(见图 13.10)或者颈动脉夹层(见临床要点 10.6)。

总的来说,最有可能的临床损伤部位是在左颈下部附近的交感神经链或者肺尖,或者左颈动脉神经丛。

临床病程和神经影像

因为有可能存在颈动脉夹层,所以对患者进行了血管造影 [影像 13.6A;注意钢弹会使 MRI/MRA(磁共振血管成像)有危险。当时不能进行 CT 血管造影,可能是由于阴影效应而难以解释结果]。没有看到颈动脉夹层。钢弹沿着稍向下的方向位于颈动脉后面,与 T1 和 T2 神经根传出点同水平。就钢弹通过颈部的轨迹,则最有可能的诊断是损伤了颈下

部或者胸上部交感神经干。由于子弹位置邻近重要结构，因此子弹没被取出。鉴于他受伤的情况，还咨询了社会服务部门和精神病学专家。一个月以后复查的时候，患者的情况良好，但是他的左侧眼睑下垂和瞳孔缩小并没有根本的改善。

相关病例：影像 13.6B 是一位同样有上睑下垂和瞳孔缩小的患者的颈部 MRI 检测结果。这位 43

岁的女性在一次车祸中，头部撞向了方向盘。刚开始她一切正常，但在车祸两周之后，她的右眼开始疼痛，伴有右侧的上睑下垂和瞳孔缩小。没有对比的 T1-加权的 MRI 影像 13.6B，显示在颈动脉夹层（见临床要点 10.6）有一个白色月牙形的血凝块（见表4.4）。在这个病例，霍纳综合征与颈动脉夹层相关。对她使用了几个月的抗凝药物治疗以防止血栓

病例 13.7　错误方向眼

小病例

　　患者为 71 岁的男性，有糖尿病史，在街上跌倒后站不起来，被救护车送往急救室。在检查的过程中，患者是清醒的，但是**嗜睡**，他**眼睛倾向向右凝视**，而且**双眼都不能通过中线偏向左侧**。另外，他的**右侧面下部肌力弱**，**右侧的手臂和腿部有 2 级肌力**，**右侧足背屈征阳性**。其他的检查无明显异

常。

定位和鉴别诊断

　　1. 根据上述粗体字显示的症状和体征，损伤在何处？

　　2. 考虑到患者的年纪和他的发病过程，最有可能的诊断是什么，其他的可能性是什么？

的形成。

讨论

　　1. 本病例的关键症状和体征是：

- 嗜睡
- 倾向向右侧凝视，双眼无法越过中线向左侧偏移
- 右面部、上肢、下肢肌力弱，伴右侧足背屈征阳性

　　这位患者的左侧水平凝视麻痹和右侧偏瘫合并起来构成了所谓错误方向眼（见临床要点 13.10；图 13.15）。错误方向眼可能由一侧大脑半球持续癫痫发作、丘脑区的损伤，或脑桥损伤影响到皮质脊髓束（对侧偏瘫）和外展神经核（倾向同侧凝视）所引起。患者嗜睡有可能是由于轻度涉及脑干激活系统（见第 14 章）。丘脑附近损伤所引起的错误方向眼通常会伴有深度的昏迷，但是这位患者没有这样的症状。

　　2. 考虑到患者的年纪和糖尿病史，最有可能的诊断是左侧脑桥的梗死，涉及左侧的皮质脊髓束和

皮质延髓纤维及左侧外展神经核团（或 PPRF）。当然，在这个部位的出血也有可能性。还有一种可能是患者左侧大脑半球癫痫发作（局灶性癫痫持续状态），引起倾向向右侧凝视和右侧身体肌力弱，但是考虑到患者的病史，这种推断的可能性很小。

临床病程和神经影像

　　患者的 CT 扫描结果显示其基底动脉顶部的密度加深，所以对他进行了急诊血管造影，计划进行动脉内溶栓治疗（见临床要点 10.4）。然而，血管造影结果显示出一个清晰的基底动脉，表明 CT 中的基底动脉顶部密度加深可能是钙化沉积而非血栓（见表 4.1）。因此，他同意医院追加血栓检测（见临床要点 10.4）。对患者进行 MRI 扫描（影像 13.7），发现左侧脑桥 T2 信号增强，符合来自于基底动脉血管内的梗死（见临床要点 14.3；图 14.21C；表 14.8）。患者患有阵发性房颤，通过长期口服抗凝药物进行治疗，并且进行住院康复治疗。但是在 4 个月后检查时，他还是有严重的右侧偏瘫（3 级肌力）和左眼水平凝视麻痹。

病例 13.5　单侧头痛、眼肌麻痹和前额无感觉

影像 13.5 A、B　垂体卒中引起左侧海绵窦综合征 (A) 冠状位 T1-加权图像显示出血从垂体窝到左侧海绵窦。(B)轴位 T2-加权图像再次显示出血在左侧海绵窦,与美克腔相邻。

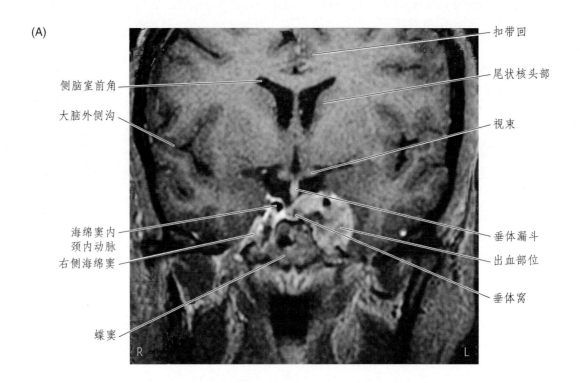

(A)

扣带回
尾状核头部
视束
垂体漏斗
出血部位
垂体窝

侧脑室前角
大脑外侧沟
海绵窦内颈内动脉
右侧海绵窦
蝶窦

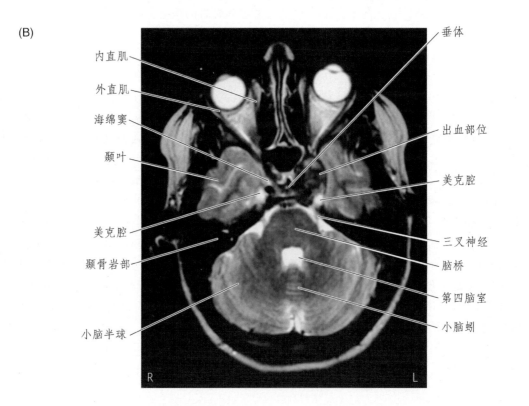

(B)

垂体

内直肌
外直肌
海绵窦
颞叶
美克腔
颞骨岩部
小脑半球

出血部位
美克腔
三叉神经
脑桥
第四脑室
小脑蚓

病例 13.6　上睑下垂、瞳孔缩小和无汗症

影像 13.6 A　钢弹在交感干部位　主动脉弓血管造影片。左前斜位。钢弹从进入点到最终位置形成的轨迹贯穿 T1、T2 神经根部位与胸和颈段交感干（与图 13.10 比较）。

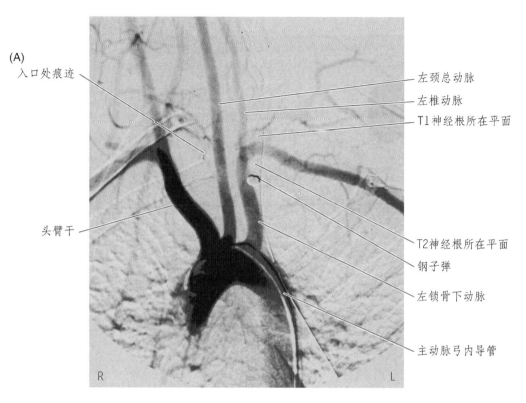

(A)

入口处痕迹

头臂干

左颈总动脉

左椎动脉

T1 神经根所在平面

T2 神经根所在平面

钢子弹

左锁骨下动脉

主动脉弓内导管

R　　　L

病例 13.6　相关病例

影像 13.6 B　右颈动脉夹层　颈和颅底轴位 T1-加权 MRI 图像显示在右颈动脉有一个月牙形的血凝块，与右颈动脉夹层一致。

(B)

夹层中新月形血液

正常左侧颈内动脉

延髓

小脑

R　　　L

病例 13.7　错误方向眼

影像 13.7　左内侧脑桥基底和被盖梗死　轴位 T2−加权 MRI 图像。梗死出现在左脑桥皮质脊髓束部位、PPRF,并可能在外展神经核。

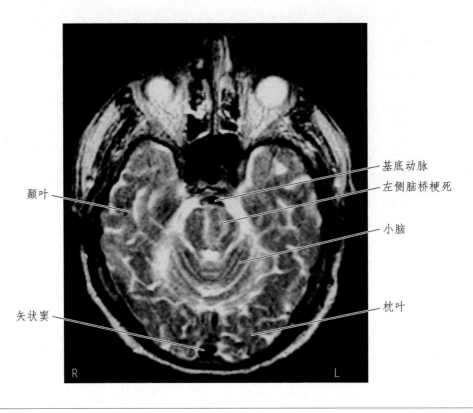

颞叶

基底动脉
左侧脑桥梗死

小脑

枕叶

矢状窦

R　　　L

病例 13.8　水平复视伴多发性硬化症

小病例

　　患者为 25 岁的女性,有两年的多发性硬化症病史,伴有肢体反复复发和缓解的肌力减弱和感觉缺失。两星期前患有水平复视。与先前的检查相比,新发现的症状有**向右水平凝视障碍,左眼不能内转过中线,右眼外转时有持续性的凝视震颤**。相反,当双眼集合运动检测时,左眼能内转过中线。向左水平凝视正常。

定位和鉴别诊断

　　1. 画出左侧水平凝视、右侧水平凝视和双眼集合运动中患者眼球的位置。

　　2. 患者的损伤部位在哪里, 损伤出现在哪一侧?

　　3. 最有可能的病因是什么?

讨论

　　1. 本病例的关键症状和体征是:

- 左眼内转不能过中线
- 右眼外转时有持续性的凝视震颤

　　这位患者向左向右凝视的眼球位置如图 13.13B,损伤 4。双眼集合功能正常。

　　2. 这些症状构成了左侧 INO 局限于左侧 MLF

（见图 13.13A,损伤 4）。

　　3. 考虑到患者的病史,最有可能的诊断是左侧 MLF 部位的多发性硬化斑块(见临床要点 6.6)。

初期的临床病程和神经影像

　　脑部 MRI 显示在左侧 MLF 沿第四脑室底部位有一个新的 T2 信号增强区域(影像 13.8A、B)。

病例 13.8 （续）

在接下来的几天里，患者病情渐渐发展到左侧水平凝视出现障碍，也就是患者的两只眼睛在**向左侧看的时候都不能过中线**。在向右侧凝视时，她的**左侧眼睛还是不能内转**。因此，患者眼部唯一存留的水平运动是**右眼的外转**，而且还是和以前一样，有**目光末眼球震颤**。

定位和鉴别诊断

1. 根据患者临床症状的加重，画出左侧右侧水平凝视时患者的眼球位置。

2. 现在患者的损伤部位是在哪里？

讨论

1. 本病例的关键症状和体征是：

- **两只眼睛在向左侧看的时候都不能过中线**
- **左侧眼不能内转**
- **右眼外转时有目光末眼球震颤**

左侧右侧凝视时患者的眼球位置如图 13.13B，损伤 5。

2. 这些症状构成了左侧 INO 加左侧水平凝视麻痹，也被称为一个半综合征（见临床要点 13.8）。很有可能左侧 MLF 内脱髓鞘斑块增大，影响到了左侧外展神经核或 PPRF（见图 13.13A，损伤 5）。

临床病程

使用类固醇类药物对这位患者进行治疗，然后她的眼部运动和复视渐渐改善。在后续的检查中，她的眼睛已经可以完全向着各个方向运动。然而，在向右扫视的检测中，她的右眼向右侧运动快于左眼向右运动的速度，左眼向右侧运动有所延迟。这是鉴定患者有轻度的 INO 的一种物理检查（见临床要点 13.8），结果表明患者还有轻度的后遗症。

病例 13.9　头痛和向上凝视障碍

小病例

一位 23 岁的航空工程师患有轻度的**头痛**和**向上凝视困难**，并已经持续三周，所以他去看他的家庭医生。检查结果显示，他的**双侧瞳孔直径均为 6mm，对光反应较弱**，但能调节收缩。他**根本不能向上看**超过水平面，除此之外，他的其他方向的眼部运动均正常。当试图向上凝视时，或者在闭眼和睁眼以后，他有双**上眼睑缩回和集合后退综合征性眼震颤**。其他方面的检测均显示正常。

定位和鉴别诊断

1. 根据上述粗体字显示的症状和体征，什么综合征影响患者眼部的这些运动障碍，这种综合征的损伤部位通常是哪里？

2. 最可能的诊断是什么，其他的可能性是什么？

讨论

1. 本病例的关键症状和体征是：

- **头痛**
- **瞳孔，对光反应弱，但对调节保持有反应（光反射–近反射分离）**
- **不能向上看**
- **睑退缩和集合后退综合征性眼震颤**

患者患有典型的 Parinaud 综合征（见临床要点 13.9）。Parinaud 综合征通常是由背侧中脑和顶盖前区的损伤或者挤压引起的。向上凝视障碍可能是位于吻侧中脑网状结构背侧部分的垂直凝视中枢的向上凝视部分功能障碍造成的。光反射–近反射分离现象的产生可能是因为从视束到达 Edinger-West-phal 核团的纤维经包括后连合在内的背侧通路损伤造成的，然而从视觉皮质下行通过不同路径的纤维就没有损伤（见临床要点 13.5；图 13.8）。集合和眼睑障碍与 Parinaud 综合征有关也定位于吻侧中脑顶盖前区。这位患者的头痛种类可能的原因有多种（见临床要点 5.1），但也支持颅内病变的存在。

2. 考虑到 Parinaud 综合征的逐渐加重，这位患者最有可能的诊断是患有松果体区域肿瘤（见临床

病例 13.8　水平复视伴多发性硬化症

影像 13.8 A、B　在左侧 MLF 中的斑块　轴位质子密度加权 MRI 影像进展,从下(A)到上(B)。沿第四脑室底在　左侧 MLF 可见一个亮斑(与图 14.4 显示的 MLF 相比)。

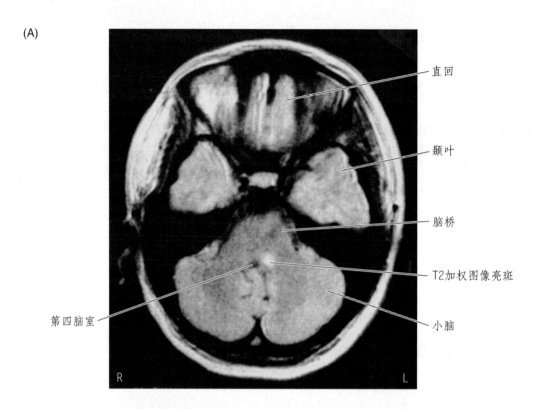

(A)

直回

颞叶

脑桥

T2加权图像亮斑

第四脑室

小脑

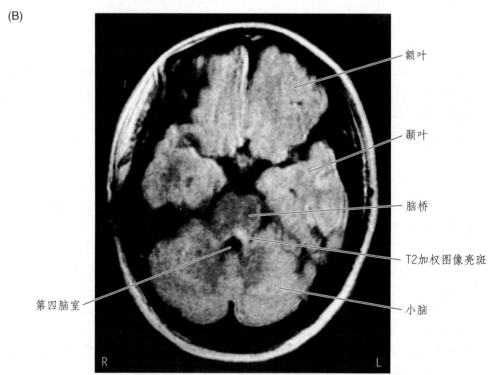

(B)

额叶

颞叶

脑桥

T2加权图像亮斑

第四脑室

小脑

要点 5.8)，肿瘤增大挤压背侧中脑。在小孩头盖缝闭合之前，脑水肿伴有 Parinaud 综合征成为最主要的异常。但是对成年人来说，如果脑水肿严重到足以引起这些症状时，那么颅内压应该也会严重升高，从而引起意识损害(见临床要点 5.3)，但是这位患者并没有这种症状。因此，最有可能的诊断是松果体区域原发性肿瘤。其次，比较小的可能性是，患者在这个区域有其他的损伤，包括转移性肿瘤、梗死、脱髓鞘、感染或者血管畸形。

临床病程和神经影像

静脉注射造影剂钆的**脑部 MRI** 显示，在松果体区域有一个增强的病变，引起背侧中脑和顶盖前区严重挤压(影像 13.9A、B)。然后他被转移至神经外科医生处，对病变部位进行了活检 (见临床要点 16.4)。病理学诊断不明确，提示是中间等级的松果体细胞瘤或者松果体畸胎瘤。对患者多次循环的化疗和放疗，患者的症状反复恶化，也有暂时缓解，但是他在接下来两年中保持相对稳定。

其他病例

下面这些题目的相关病例可以在其他章节中找到：**眼运动或者瞳孔反应障碍**(病例 5.2~5.7，病例 10.8，病例 10.10~10.12，病例 11.2，病例 14.1，病例 14.5~14.8，病例 15.3~15.4，病例 16.2，病例 16.4，病例 18.3)。

简明解剖学学习指南

1. 每侧眼部各有 **6 个眼外肌**，分管不同的功能(见图13.1；也可见表 13.1)。**内外直肌**分别使眼球向内侧、外侧转动。**上直肌、下直肌和上斜肌、下斜肌**涉及眼球垂直和扭转运动。

2. 三对脑神经控制眼部运动：**动眼神经(CNⅢ)** 支配除外直肌和上斜肌外所有眼外肌(见表 13.1；见图 13.2)。除此之外，它还支配使眼皮向上运动的**上睑提肌**。**滑车神经(CN Ⅳ)** 支配上斜肌，**外展神经(CN Ⅵ)** 支配外直肌(见表 13.1；也可见图 13.4)。

3. **动眼神经核**在上丘和红核水平位于中脑吻侧(见图 13.2 和图 14.3A)。动眼神经束从脚间窝中脑腹侧出中脑，位于大脑后动脉和小脑上动脉之间。然后，邻后交通动脉行走，也就是在这个部位，动眼神经束很容易被动脉瘤或者小脑幕边缘上方的颞叶向下的疝所挤压。

4. **滑车神经核**在下丘和小脑上脚交叉水平位于中脑尾部(见图 13.4)。滑车神经束左右交叉在脑干背侧出脑。较细的滑车神经束特别容易在头部创伤产生的切力下损伤。

5. **外展神经核**与面神经的纤维一起在脑桥中部第四脑室底部形成面神经丘(见图 12.11)。外展神经束在桥延结合处从脑干腹侧出脑 (见图 12.2A)。然后外展神经沿着斜坡长距离上行跨过岩嵴(见图 13.4；也可见图 12.1)，从而使外展神经束很容易受到颅内压升高而导致向下牵拉损伤。

6. 动眼神经、滑车神经和外展神经(CN Ⅲ、Ⅳ、和Ⅵ) 出颅腔时，它们穿行**海绵窦**时 (见图 13.11)与三叉神经的眼支 (CN V$_1$)紧密相关，然后通过**眶上裂**进入眼眶 (见图 12.3A、C)。所以，在海绵窦和眶尖的损伤可以影响多个与眼运动有关的脑神经。

7. 瞳孔同时受交感和副交感神经的控制。**副交感神经**通过图 13.8 中所概述的通路来支配**瞳孔的收缩**。副交感神经节前纤维来自 Edinger-Westphal 核。需要注意的是，副交感神经和动眼神经纤维相伴而行，所以动眼神经的损伤常常会伴有瞳孔散大。**交感神经**通过图 13.10 总结的神经通路支配**瞳孔扩大**。交感神经通路可以被从脑干到颈部上行神经纤维再到眼部的多个水平损伤中断，从而导致霍纳综合征(见临床要点13.5 和临床要点13.6)。

8. 控制眼运动的中枢通路，其影响动眼神经核、滑车神经核和外展神经核，被叫做**核上通路**。此通路涉及包括脑干、小脑、基底神经核、皮质分布的神经网络和其他的神经环路。对于眼球水平运动，最终共同通路和在脑干中主要**水平凝视中枢**是**外展神经核**，它通过**内侧纵束**(medial longitudinal fasciculus, MLF)来控制双眼同侧和对侧水平凝视运动(见图 13.12 和图 13.13)。**脑桥旁正中网状结构** (paramedian pontine reticular formation, PP-RF) 是另一个重要的水平凝视中枢，它向外展神经核团传入信息。

病例 13.9　头痛和向上凝视障碍

影像 13.9 A、B　松果体瘤压迫顶盖　静脉内钆造影 T1-加权 MRI 图像。(A)轴位影像显示在松果体一个大 的增强损伤。失状面影像显示增强损伤压迫背侧中脑和 顶盖前区。

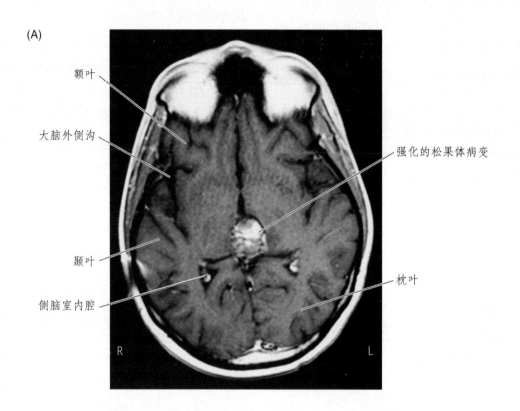

(A)

额叶
大脑外侧沟
颞叶
侧脑室内腔

强化的松果体病变
枕叶

R　　　L

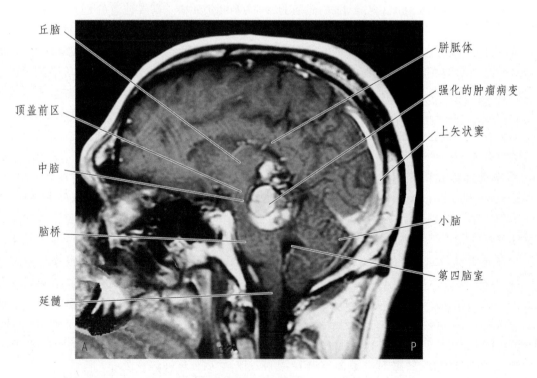

丘脑
顶盖前区
中脑
脑桥
延髓

胼胝体
强化的肿瘤病变
上矢状窦
小脑
第四脑室

A　　　P

9. **垂直凝视**由中脑吻侧和顶盖前区内的核团控制,包括**MLF 的吻侧间质核**。**眼辐辏运动**控制可能源于中脑网状结构内的核团。来自**额叶视区**(见图 13.14)下行的皮质传入,交叉后到达对侧 PPRF,引起对侧外侧水平凝视。然而,顶–枕–颞交界更后区域的皮质下行传入通路,倾向于引起同侧偏差凝视。

10. **眼球震颤**涉及一个方向眼运动的**慢相**被相对方向眼运动**快相**中断的节律性交替。眼球震颤是发生在眼部静息时的异常表现(没有视觉或者前庭传入的变化)。正常眼球震颤发生在眼试图观察视觉图像或者一系列条纹在眼前移动时,叫做**视动性眼球震颤**(optokinetic nystagmus, OKN)。前庭传入信息在 MLF 内中继传递信息使在头部和身体运动时眼部的视物保持稳定。这叫做**前庭眼反射**(vestibulo-ocular reflex, VOR)。

(钱亦华 译　致谢:马凯歌)

参考文献

Lee AG, Brazis P, Kline LB. 2009. *Curbside Consultation Neuro-Ophthalmology: Forty-Nine Clinical Questions*. Slack, Inc., Thorofare, NJ.

Leigh RJ, Zee DS. 2006. *The Neurology of Eye Movements*. 4th Ed. Oxford University Press, Oxford, UK.

Liu GT, Volpe NJ, Galetta S. 2007. *Neuro-Ophthalmology: Diagnosis and Management*. Saunders, Philadelphia.

Miller NR, Newman NJ, Hoyt WF (eds.). 2005. *Walsh and Hoyt's Clinical Neuro-Ophthalmology*. 6th Ed. Lippincott Williams & Wilkins, Philadelphia.

Pane A. Burdon B, Miller NR. 2007. The *Neuro-Ophthalmology Survival Guide*. Mosby, London.

Wray SH. 1998. Neuro-ophthalmologic diseases. In *Comprehensive Neurology*. 2nd Ed., RN Rosenberg, DE Pleasure (eds.), Chapter 19. Raven, New York.

Oculomotor, Trochlear, and Abducens Nerve Palsies

Bennett JL, Pelak VS. 2001. Palsies of the third, fourth, and sixth cranial nerves. *Ophthalmol Clin North Am* 14 (1): 169–185, ix.

Brazis PW. 2009. Isolated palsies of cranial nerves III, IV, and VI. *Semin Neurol* 29 (1): 14–28.

Chen PR, Amin-Hanjani S, Albuquerque FC, McDougall C, Zabramski JM, Spetzler RF. 2006. Outcome of oculomotor nerve palsy from posterior communicating artery aneurysms: comparison of clipping and coiling. *Neurosurgery* 58 (6): 1040–1046.

Hamilton SR. 1999. Neuro-ophthalmology of eye-movement disorders. *Curr Opin Ophthalmol* 10 (6): 405–410.

Lee MS, Galetta SL, Volpe NJ, Liu GT. 1999. Sixth nerve palsies in children. *Pediatr Neurol* 20 (1): 49.

Mansour AM, Reinecke RD. 1986. Central trochlear palsy. *Survey Ophthalmol* 30 (5): 279–297.

O'Donnell TJ, Buckley EG. 2006. Sixth nerve palsy. *Compr Ophthalmol Update* 7 (5): 215–221; discussion 223–224.

Richards BW, Jones R, Younge BR. 1992. Causes and prognosis in 4,278 cases of paralysis of the oculomotor, trochlear, and abducens cranial nerves. *Am J Ophthalmol* 113 (5): 489–496.

Sharpe JA, Wong AM, Fouladvand M. 2008. Ocular motor nerve palsies: implications for diagnosis and mechanisms of repair. *Prog Brain Res* 171: 59–66.

Cavernous Sinus and Orbital Apex Syndromes

Bosley TM, Schatz NJ. 1983. Clinical diagnosis of cavernous sinus syndromes. *Neurol Clin* 1 (4): 929–953.

Keane JR. 1996. Cavernous sinus syndrome: Analysis of 151 cases. *Arch Neurol* 53 (10): 967–971.

Linskey ME, Sekhar LN, Hirsch W, Yonas H, Horton JA. 1990. Aneurysms of the intracavernous carotid artery: Clinical presentation, radiographic features, and pathogenesis. *Neurosurgery* 26 (1): 71–79.

Linskey ME, Sekhar LN, Hirsch WL, Yonas H, Horton JA. 1990. Aneurysms of the intracavernous carotid artery: Natural history and indications for treatment. *Neurosurgery* 26 (6): 933–937.

Miller NR. 2007. Diagnosis and management of dural carotid-cavernous sinus fistulas. *Neurosurg Focus* 23 (5): E13.

Nawar RN, AbdelMannan D, Selman WR, Arafah BM. 2008. Pituitary tumor apoplexy: a review. *J Intensive Care Med* 23 (2): 75–90.

Verrees M, Arafah BM, Selman WR. 2004. Pituitary tumor apoplexy: characteristics, treatment, and outcomes. *Neurosurg Focus* 16 (4): E6.

Yeh S, Foroozan R. 2004. Orbital apex syndrome. *Curr Opin Ophthalmol* 15 (6): 490–498.

Horner's Syndrome

Debette S, Leys D. 2009. Cervical-artery dissections: predisposing factors, diagnosis, and outcome. *Lancet* (7): 668–678.

Mokri B, Silbert PL, Schievink WI, Piepgras DG. 1996. Cranial nerve palsy in spontaneous dissection of the extracranial internal carotid artery. *Neurology* 46 (2): 356–359.

Reede DL, Garcon E, Smoker WR, Kardon R. 2008. Horner's syndrome: clinical and radiographic evaluation. *Neuroimaging Clin N Am* 18 (2): 369–385, xi.

Walton KA, Buono LM. 2003. Horner syndrome. *Curr Opin Ophthalmol* 14 (6): 357–363.

Horizontal Gaze Disorders

Tijssen CC. 1994. Contralateral conjugate eye deviation in acute supratentorial lesions. *Stroke* 25 (7): 1516–1519.

Wall M, Wray SH. 1983. The one-and-a-half syndrome—A unilateral disorder of the pontine tegmentum: A study of 20 cases and review of the literature. *Neurology* 33 (8): 971–980.

Vertical Gaze Disorders and Parinaud's Syndrome

Baloh RW, Furman JM, Yee RD. 1985. Dorsal midbrain syndrome. *Neurology* 35 (1): 54–60.

Moffie D, Ongerboer de Visser BW, Stefanko SZ. 1983. Parinaud's syndrome. *J Neurol Sci* 58 (2): 175–183.

Segarra JM. 1970. Cerebral vascular disease and behavior. I. The syndrome of the mesencephalic artery (basilar artery bifurcation). *Arch Neurol* 22 (5): 408–418.

Trojanowski JQ, Wray SH. 1980. Vertical gaze ophthalmoplegia: Selective paralysis of downgaze. *Neurology* 30 (6): 605–610.

本章目录

第 14 章

脑干 Ⅲ：内部结构和血液供应

　　女性，22 岁，在颈椎指压诊疗过程中感觉颈部弹响、疼痛，患者离开诊室时感觉眩晕，倒向左侧。患者感觉左侧面部麻木和刺痛感，声音嘶哑，左侧瞳孔缩小，左侧上睑下垂，右侧身体感觉减退。患者症状提示部分脑干区域血供障碍后的复杂功能缺失。第 10 章介绍了不同皮质区域的功能和血供。

　　本章我们将学习脑干核团的功能、传导通路和每个脑干区域的重要血供。

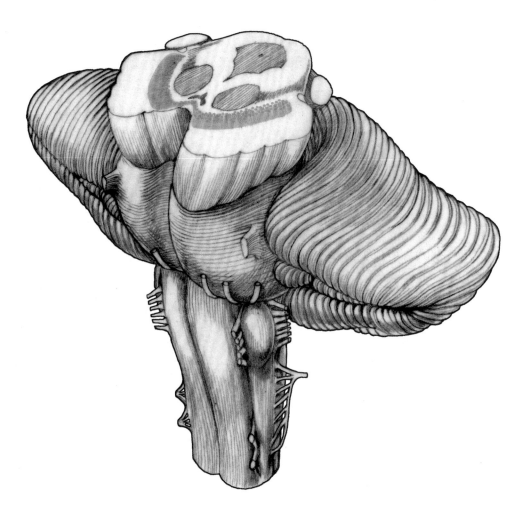

解剖和临床回顾

在神经系统中没有任何其他区域比脑干更让临床医生感到头疼。这可能是因为脑干区域一个小的损伤就有可能产生严重的后果,也可能是因为脑干作为连接大脑半球和脊髓以及脑神经的致密结构具有非常复杂精细的解剖结构。或者,脑干之所以受到如此重视是因为它(和基底前脑)在进化上是最为古老的脑区,可以追溯到我们爬行动物祖先的简单神经系统。不管原因是什么,对于临床医生而言,充分认识脑干的解剖结构对于诊疗危及生命的病变是至关重要的。

前两章讨论了脑干在脑神经发挥功能中所扮演的角色,如眼球运动、瞳孔大小控制中的作用。本章将更加详细地探讨脑干的内部结构,包括一些重要的核团和白质通路。其次,通过传统的脑干切片对这些结构进行辨识。然后,一些在其他章节中没有介绍的脑干结构,尤其是构成网状结构和网状相关结构将在本章进行更为深入的介绍。最后,我们将讨论脑干的血供范围分布以及某些位置毗邻的特定脑干结构损伤后的特征性的临床综合征。对于这些血管综合征的讨论有助于进行诊断,同时对于脑干的局部解剖结构也是一次很好的复习。

14.1　脑干的主要构成

如图 14.1 所示,我们可以通过以下 4 个功能分组对脑干的主要结构进行简化归纳:

1. 脑神经核团和相关结构。
2. 长纤维束。
3. 小脑环路。
4. 网状结构和相关结构。

正如上述功能分组所提示,脑干损伤通常表现为脑神经功能异常、长纤维束损伤表现、共济失调以及和网状结构功能异常相关的损伤,如意识障碍和自主神经功能紊乱。参照上述 4 个功能分组,在理解脑干不同区域损伤的临床表现上是有帮助的。

脑神经核和相关结构在第 12 章和第 13 章中已介绍,长纤维素传导通路在第 6 章和第 7 章中已经介绍,而小脑传导通路将在第 15 章中讨论。本章我们将对这些结构进行简要的复习,同时详细介绍脑干网状结构和相关结构。每一组别的具体结构列于表 14.1 中。在深入介绍之前,我们先通过脑干染色切片来对这些结构进行辨识。这一方法虽然传统,但仍是其他方法所无法比拟。

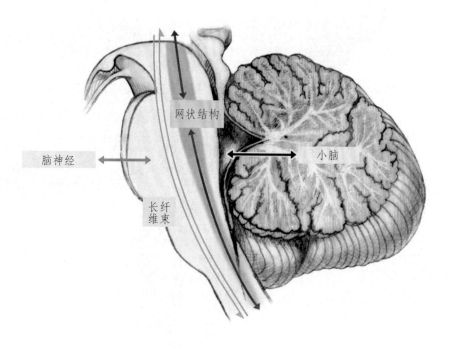

图 14.1　脑干主要构成

表 14.1 脑干结构简介

主要功能组	组成结构
1. 脑神经核和相关结构（见第 12、13 章）	躯体运动柱(GSE)[a]
	动眼神经；滑车神经；展神经和舌下神经核
	特殊内脏运动柱(臂运动柱)(SVE)
	三叉神经运动核；面神经核；疑核和脊髓副神经核
	一般内脏运动柱(副交感柱)(GVE)
	Edinger-Westphal 核；上、下泌涎核；迷走神经背核
	一般躯体感觉柱(GSA)
	三叉神经复合体
	特殊躯体感觉柱(SSA)
	前庭神经核；蜗神经核
	内脏感觉柱
	孤束核头侧部(SVA)和尾侧部(GVA)
	其他和眼球运动相关的核团和通路
	顶盖前区；上丘；内侧纵束(MLF)；内侧纵束间质核头侧；汇聚中心；旁正中脑桥网状结构；舌下神经副核
	其他和听觉有关的核团和通路
	上橄榄核复合体；斜方体；外侧丘系；下丘
	其他和脑神经功能相关的核团和通路
	网状结构；中央被盖束
2. 长纤维束（见第 6、7 章）	运动通路
	皮质脊髓束和皮质延髓束(皮质核束)；其他下行躯体感觉通路；下行自主神经通路
	躯体感觉通路
	后柱-内侧丘系系统；前外侧系统
3. 小脑环路（见第 15 章）	上、中、下小脑脚
	脑桥核；红核；红核(小细胞部)；中央被盖束；下橄榄核
4. 网状结构和相关结构	广泛投射系统
	网状结构；胆碱能神经核；去甲肾上腺素能神经核；五羟色胺能神经核；多巴胺能神经核；其他投射系统
	参与睡眠调节的神经核
	痛觉调节系统
	导水管周围灰质；延髓腹侧头侧半
	脑干运动控制系统：躯体、特殊内脏运动和自主神经
	姿势和运动〔网状结构、前庭神经核、上丘、红核(大细胞部)、黑质、脚桥被盖核〕；呼吸、咳嗽、打嗝、打喷嚏、战栗、吞咽、恶心和呕吐(趋化触发区)；自主神经控制，包括心率和血压；括约肌控制，包括脑桥排尿中枢

注意：本表列出结构反映了我们对学习临床相关神经解剖的兴趣。除此之外，仍有大量的脑干结构本表未涵盖。

[a]GSA，一般躯体传入；GSE，一般躯体传出；GVA，一般内脏传入；GVE，一般内脏传出；SSA，特殊躯体传入；SVA，特殊内脏传入；SVE，特殊内脏传出。

14.2 脑干切片

在学习脑干解剖结构的时候，没有其他方法能够代替人脑干连续切片染色来学习详细结构。图 14.3 至图 14.5 中的切片是经过髓鞘染色，髓鞘表现为深染而灰质则表现为浅色。在本章学习不同的核团、通路和功能系统时再回顾这些切片。一个有效的解剖自学和复习方法就是可以在相连切片上从头到尾追踪某一特定的结构或者通路。

脑干由中脑、脑桥和延髓构成(见图 12.1)。同脊髓结构类似，脑干的运动神经核位于腹侧，感觉神经核更靠近背侧。在发育过程中，感觉和运动神经核被**界沟**分开(见图 12.4)。成年后界沟在第四脑室外侧壁仍然可见,将腹内侧的**运动神经核**和背外侧的**感觉神经核**分开。

在脑干区域用到的术语还包括 "顶盖"、"被盖"、"基底"(图 14.2)。**顶盖**在拉丁文中是 "屋顶" 的意思,只在中脑部分比较明显,位于中脑水管的背侧,由上丘和下丘构成。**被盖**的意思是"覆盖",在中脑部分位于中脑水管的腹侧,在脑桥和延髓部分位于第四脑室的腹侧。被盖构成脑干神经核和网状结构的主要部分,将在本章中具体讨论。**基底**是最腹侧的部分,是皮质脊髓束和皮质核束纤维所在的位置。

本章我们从头端向尾端对脑干切片进行概要的介绍。此处所涉及结构的具体功能将在别处讨论。**中脑**相对较短,大多数的轴向切片或者通过靠近头端的**上丘水平**(图 14.3A),或者通过更靠近尾端的**下丘水平**(图 14.3B)。这两个水平的切片很容易辨识,因为上丘平面切片还包括**动眼神经核**和**红核**(见图 14.3A),而经过下丘平面的切片还包括**滑车神经核**和**结合臂** (小脑上脚交叉)(见图 14.3B)。中脑平面的其他重要标志还包括中脑水管、导水管

> # 复 习
>
> 将图 14.3 至图 14.5 中的标识和连线盖起来。然后辨认每幅图在脑干中的切片位置,同时辨识尽可能多的结构。这些结构在后面的讨论中将会再次复习。

周围灰质、中脑网状结构、内侧丘系、前外侧系统和**大脑脚**〔=黑质+大脑脚底(见图 14.3)〕。

在**脑桥**(图 14.4)水平切片上,能够在外侧观察到大而粗的小脑中脚。这些大的脚状结构从两侧连接小脑,从而产生了脑桥的命名,pons 在拉丁文中是"桥"的意思。腹侧脑桥构成**脑桥基底部**,包括皮质脊髓束和皮质核束的纤维以及参与小脑功能的脑桥核。**脑桥顶盖**包含了大量重要的神经核和传导通路,这一部分将会在后面的章节讨论。**第四脑室**将脑桥顶盖和小脑分隔开。

延髓的切片和中脑一样,也可以分为头段和尾段,在**延髓头段**的切片中能够观察到下橄榄核和第四脑室(图 14.5A)。在**延髓尾段**的切片上则看不到下橄榄核或第四脑室,但能够观察到后柱和后柱的核团(图 14.5B)。延髓水平切片能够观察到的其他重要结构还包括小脑下脚、锥体束、前外侧系统和内侧丘系。延髓和脊髓之间的分界标志即为**锥体交叉**(图 14.5C)。脊髓上颈段还包含**脊髓副神经核**(图 14.5D)。

复习了脑干的总体结构后,我们下一步将对四大功能组(见表 14.1)进行更加详细的逐一讨论。

14.3 脑神经核和相关结构

如第 12 章所讨论的,脑神经核位于界沟腹侧,感觉神经核位于界沟背侧。其位置排列关系与脊髓类似(见图 12.4)。脑干中存在三条纵行的运动神经核团柱和三条感觉神经核团柱,详见第 12 章和第 13 章(见图 12.5;表 12.3 和表 12.4)。在此,我们对

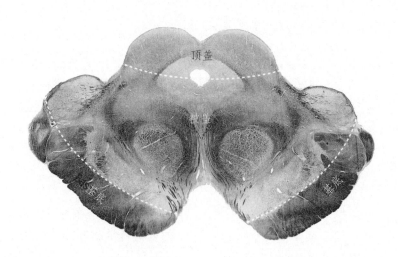

图 14.2 脑干基底、顶盖和被盖 中脑上丘平面切片。(Brainstem section modified from Martin JH. 1996. Neuroanatomy: Text and Atlas. 2nd Ed. McGraw-Hill, New York.)

(A)

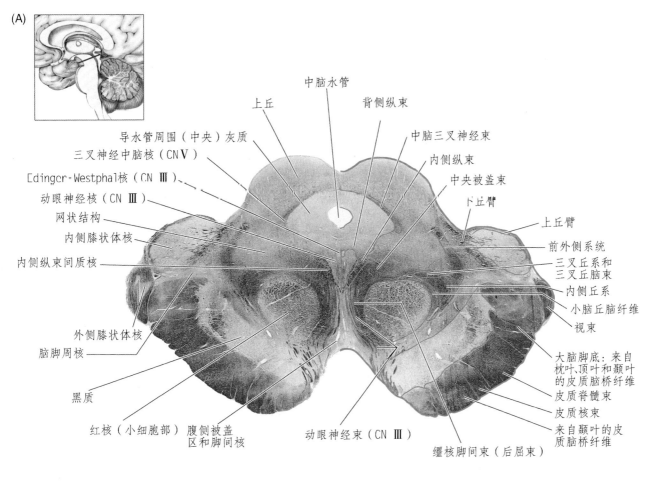

上丘　中脑水管　背侧纵束

导水管周围（中央）灰质　　　　中脑三叉神经束
三叉神经中脑核（CN Ⅴ）　　　　内侧纵束
Edinger-Westphal核（CN Ⅲ）　　　中央被盖束
动眼神经核（CN Ⅲ）　　　　下丘臂
网状结构　　　　上丘臂
内侧膝状体核　　　前外侧系统
内侧纵束间质核　　　三叉丘系和
　　　　三叉丘脑束
　　　　内侧丘系
　　　　小脑丘脑纤维
外侧膝状体核　　　视束
脑脚周核　　　大脑脚底：来自
　　　枕叶、顶叶和颞叶
　　　的皮质脑桥纤维
黑质　　　皮质脊髓束
　　　皮质核束
红核（小细胞部）　腹侧被盖　动眼神经束（CN Ⅲ）　来自颞叶的皮
　　　区和脚间核　　　质脑桥纤维
　　　缰核脚间束（后屈束）

(B)

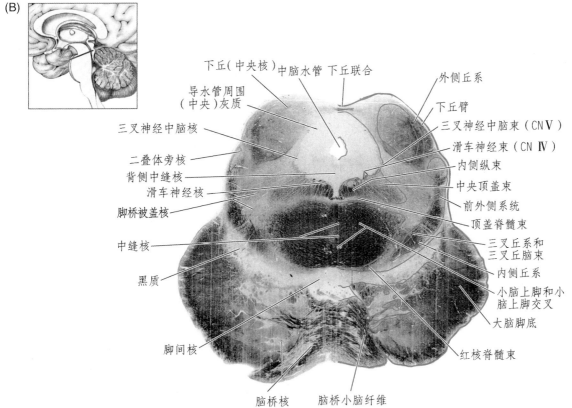

下丘（中央核）　中脑水管　下丘联合
导水管周围　　　外侧丘系
（中央）灰质　　　下丘臂
三叉神经中脑核　　　三叉神经中脑束（CN Ⅴ）
二叠体旁核　　　滑车神经束（CN Ⅳ）
背侧中缝核　　　内侧纵束
滑车神经核　　　中央顶盖束
脚桥被盖核　　　前外侧系统
　　　顶盖脊髓束
中缝核　　　三叉丘系和
　　　三叉丘脑束
黑质　　　内侧丘系
　　　小脑上脚和小
　　　脑上脚交叉
脚间核　　　大脑脚底
　　　红核脊髓束
脑桥核　脑桥小脑纤维

图 14.3　中脑髓鞘染色切片　插图显示为横断面切片。**(A)**中脑头端(×3.1)。**(B)**中脑尾侧(×3.0)。(From Martin JH. 1996. *Neuroanatomy: Text and Atlas.* 2nd Ed. McGraw-Hill, New York.)

(A)

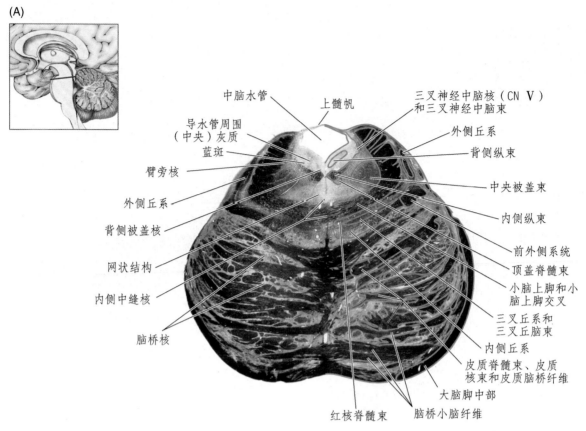

中脑水管
上髓帆
三叉神经中脑核（CN Ⅴ）
和三叉神经中脑束
外侧丘系
导水管周围
（中央）灰质
背侧纵束
蓝斑
中央被盖束
臂旁核
内侧纵束
外侧丘系
前外侧系统
背侧被盖核
顶盖脊髓束
网状结构
小脑上脚和小
脑上脚交叉
内侧中缝核
三叉丘系和
三叉丘脑束
脑桥核
内侧丘系
皮质脊髓束、皮质
核束和皮质脑桥纤维
大脑脚中部
红核脊髓束
脑桥小脑纤维

(B)

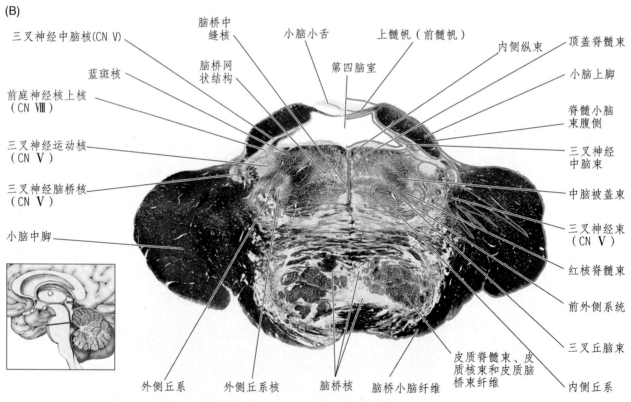

三叉神经中脑核(CN Ⅴ)
脑桥中
缝核
小脑小舌
上髓帆（前髓帆）
内侧纵束
顶盖脊髓束
蓝斑核
脑桥网
状结构
第四脑室
小脑上脚
前庭神经核上核
（CN Ⅷ）
脊髓小脑
束腹侧
三叉神经运动核
（CN Ⅴ）
三叉神经
中脑束
三叉神经脑桥核
（CN Ⅴ）
中脑被盖束
小脑中脚
三叉神经束
（CN Ⅴ）
红核脊髓束
前外侧系统
三叉丘脑束
外侧丘系
外侧丘系核
脑桥核
脑桥小脑纤维
皮质脊髓束、皮
质核束和皮质脑
桥束纤维
内侧丘系

图 14.4　脑桥髓鞘染色切片　插图显示为横断面切片。**(A)**脑桥中脑连接(×3.3)。**(B)**脑桥头段到中部(×3.3)。（待续）

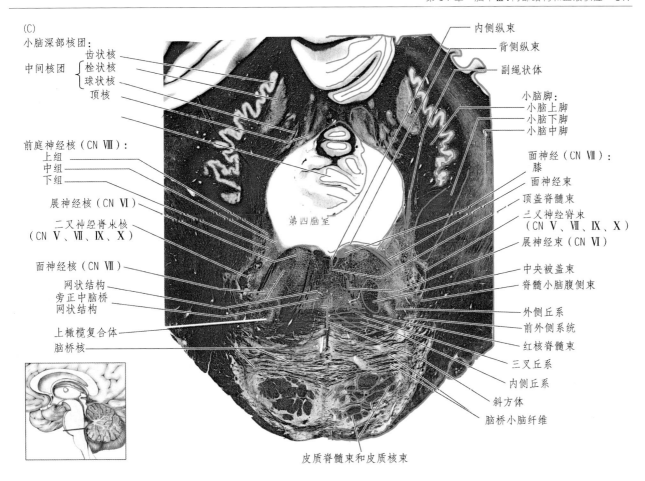

(C)

小脑深部核团：
中间核团
　齿状核
　栓状核
　球状核
　顶核

前庭神经核（CN Ⅷ）：
　上组
　中组
　下组

展神经核（CN Ⅵ）

二叉神经脊束核
（CN Ⅴ、Ⅶ、Ⅸ、Ⅹ）

面神经核（CN Ⅶ）

网状结构
旁正中脑桥
网状结构

上橄榄复合体
脑桥核

第四脑室

内侧纵束
背侧纵束
副绳状体

小脑脚：
　小脑上脚
　小脑下脚
　小脑中脚

面神经（CN Ⅶ）：
　膝
　面神经束
顶盖脊髓束
二叉神经脊束
（CN Ⅴ、Ⅶ、Ⅸ、Ⅹ）
展神经束（CN Ⅵ）

中央被盖束
脊髓小脑腹侧束

外侧丘系
前外侧系统
红核脊髓束
三叉丘系
内侧丘系

斜方体
脑桥小脑纤维

皮质脊髓束和皮质核束

图 14.4（续）　（C）脑桥尾段（×3.0）。（A from the University of Washington Digital Anatomist Project; B from DeArmond SJ, Fusco MM, Maynard MD. 1989. *Structure of the Human Brain: A Photographic Atlas.* 3rd Ed. Oxford, New York; C from Martin JH. 1996. *Neuroanatomy: Text and Atlas.* 2nd Ed. McGraw-Hill, New York.）

上述核团再次进行简要的复习，并在脑干切片中进行辨识。如我们将在本章后半部分所讨论的一样，了解这些核团在脑干中的定位对于诊断局部脑干梗死尤为重要。

躯体运动核(GSE)包括动眼神经核、滑车神经核、展神经核以及舌下神经核，这些结构均靠近中线分布。**动眼神经核**(CN Ⅲ)位于中脑头部，**滑车神经核**(CN Ⅳ)位于中脑尾部，两组核团均位于导水管周围灰质的腹侧（见图 14.3A、B）。**内侧纵束**(MLF)形成动眼神经核和滑车神经核腹侧边缘，将两组神经核之间以及展神经核(CN Ⅵ)、前庭神经核之间联系起来。在第四脑室底，脑桥中部和下部（见图 14.4C），**展神经核**协助形成面神经丘。正如我们在第 13 章中所讨论的，另外一些脑干区域对于眼球运动的核上控制也非常重要，这些结构包括脑桥旁正中网状结构（见图 13.12）、内侧纵束头端间质核，以及汇聚中心。**舌下神经核**(CN Ⅻ)于延髓第四脑室底（见图 14.5A；也可见图 12.2B）形成舌下神经三角，

并形成香肠样的外观，延续到延髓尾部（见图 14.5B）。正如我们能够在切片上观察到的，三个香肠样的神经核团沿第四脑室底或延髓中央管走行，且彼此间密切联系。这些核团从内向外依次是：舌下神经核、迷走神经背核和孤束核（见图 14.5A、B；也可见图 12.5）

特殊内脏运动核（**臂运动神经核，SVE**）是指三叉神经运动核(CN Ⅴ)、面神经核(CN Ⅶ)、疑核(CN Ⅸ、Ⅹ)和脊髓副神经核(CN Ⅺ，也称为副神经脊髓核)。特殊内脏运动核起初位于躯体运动神经核的外侧，但逐渐移位到被盖的腹外侧（见图 12.4）。**三叉神经运动核**位于脑桥中上部（见图 14.4B），约在三叉神经出脑干水平，紧挨三叉神经感觉核的腹侧。**面神经核**位于脑桥被盖尾段（见图 14.4C），发出面神经丘内的环绕纤维。**疑核**在延髓内约平面神经核水平纵行走行，很难与周围脑干组织区分（见图 14.5A、B）。**脊髓副神经核**（也称为副神经脊髓核），正如其名称所提示，并不位于脑干中，而是位于上 5

(A)

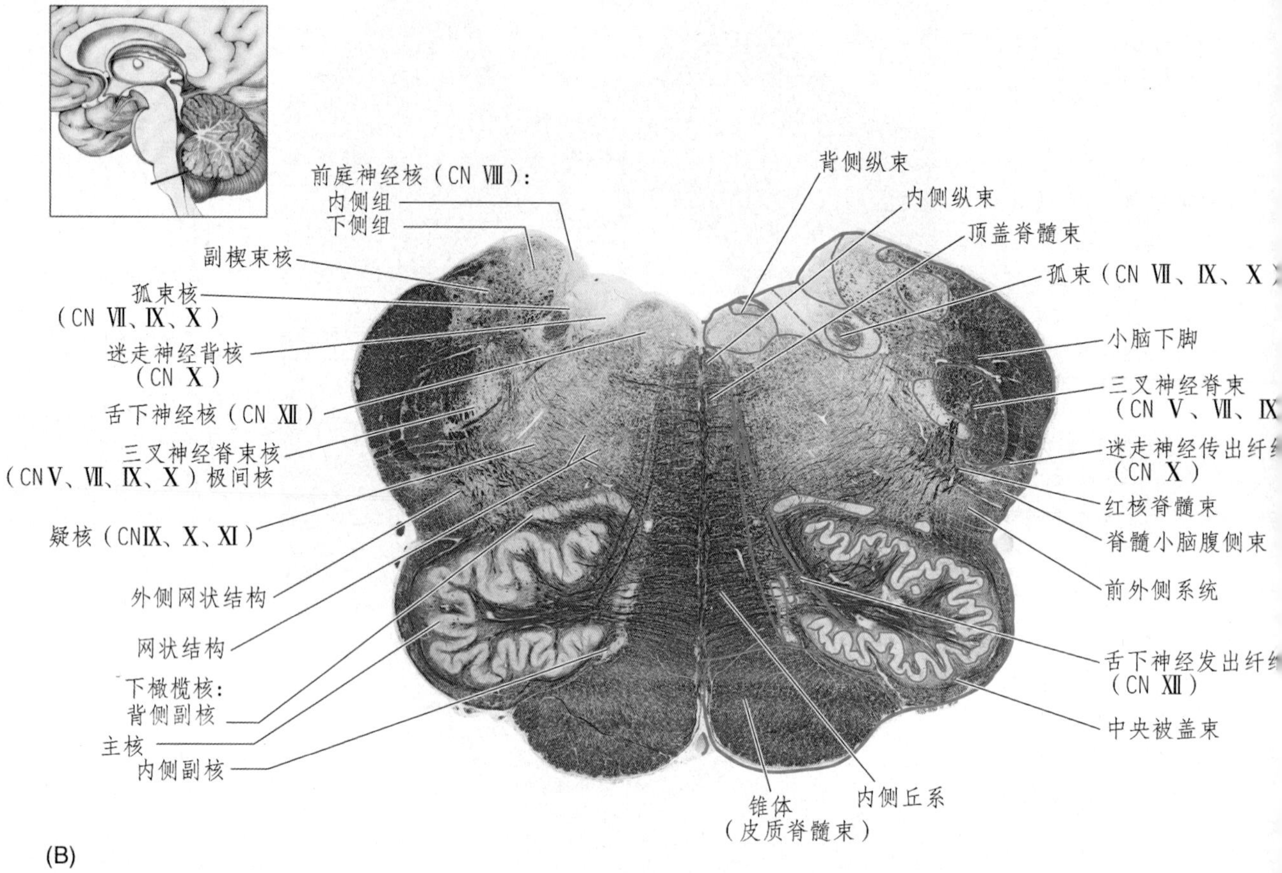

前庭神经核（CN Ⅷ）:
内侧组
下侧组

副楔束核

孤束核
（CN Ⅶ、Ⅸ、Ⅹ）

迷走神经背核
（CN Ⅹ）

舌下神经核（CN Ⅻ）

三叉神经脊束核
（CN Ⅴ、Ⅶ、Ⅸ、Ⅹ）极间核

疑核（CNⅨ、Ⅹ、Ⅺ）

外侧网状结构

网状结构

下橄榄核:
背侧副核

主核

内侧副核

背侧纵束

内侧纵束

顶盖脊髓束

孤束（CN Ⅶ、Ⅸ、Ⅹ）

小脑下脚

三叉神经脊束
（CN Ⅴ、Ⅶ、Ⅸ）

迷走神经传出纤维
（CN Ⅹ）

红核脊髓束

脊髓小脑腹侧束

前外侧系统

舌下神经发出纤维
（CN Ⅻ）

中央被盖束

锥体
（皮质脊髓束）

内侧丘系

(B)

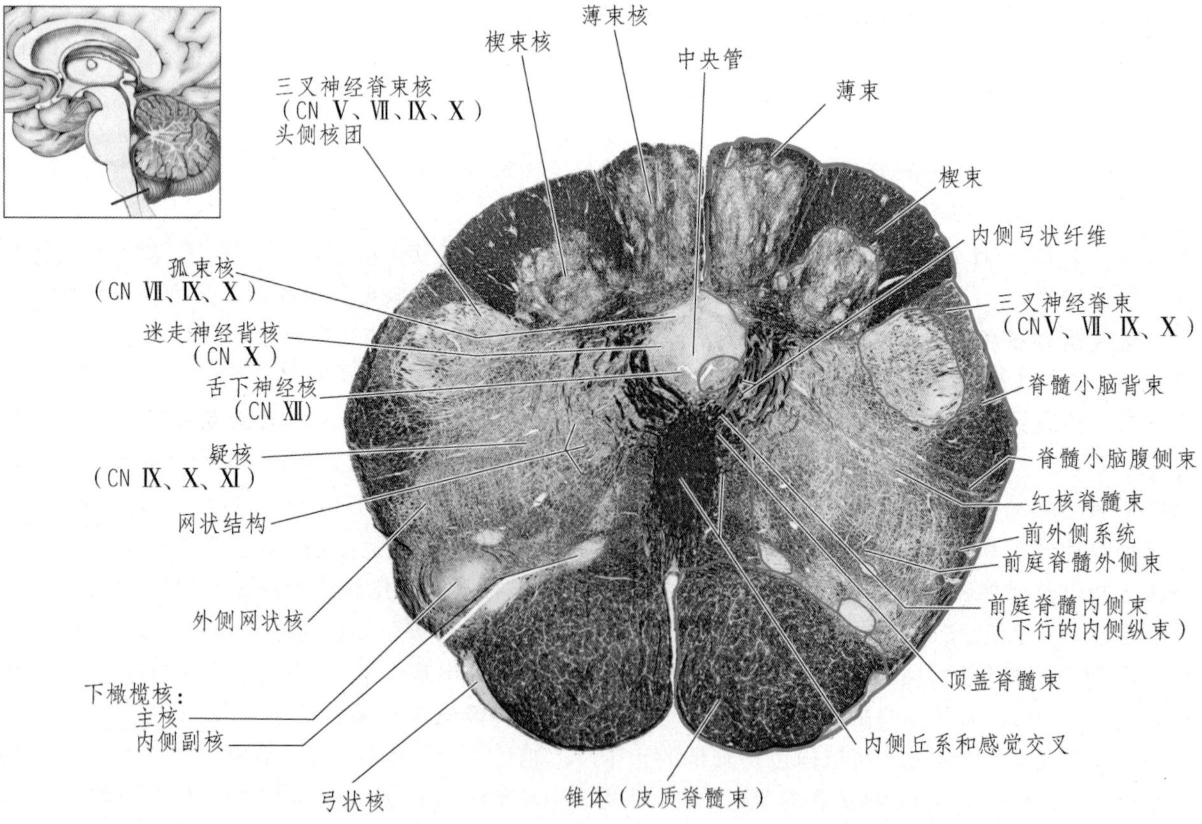

楔束核

薄束核

中央管

薄束

三叉神经脊束核
（CN Ⅴ、Ⅶ、Ⅸ、Ⅹ）
头侧核团

孤束核
（CN Ⅶ、Ⅸ、Ⅹ）

迷走神经背核
（CN Ⅹ）

舌下神经核
（CN Ⅻ）

疑核
（CN Ⅸ、Ⅹ、Ⅺ）

网状结构

外侧网状核

下橄榄核:
主核
内侧副核

弓状核

楔束

内侧弓状纤维

三叉神经脊束
（CN Ⅴ、Ⅶ、Ⅸ、Ⅹ）

脊髓小脑背束

脊髓小脑腹侧束

红核脊髓束

前外侧系统

前庭脊髓外侧束

前庭脊髓内侧束
（下行的内侧纵束）

顶盖脊髓束

内侧丘系和感觉交叉

锥体（皮质脊髓束）

图 14.5 延髓和颈髓切片髓鞘染色 插图显示为横断面。(A)延髓头段(×5.0)。(B)延髓尾段(×6.9)。(待续)

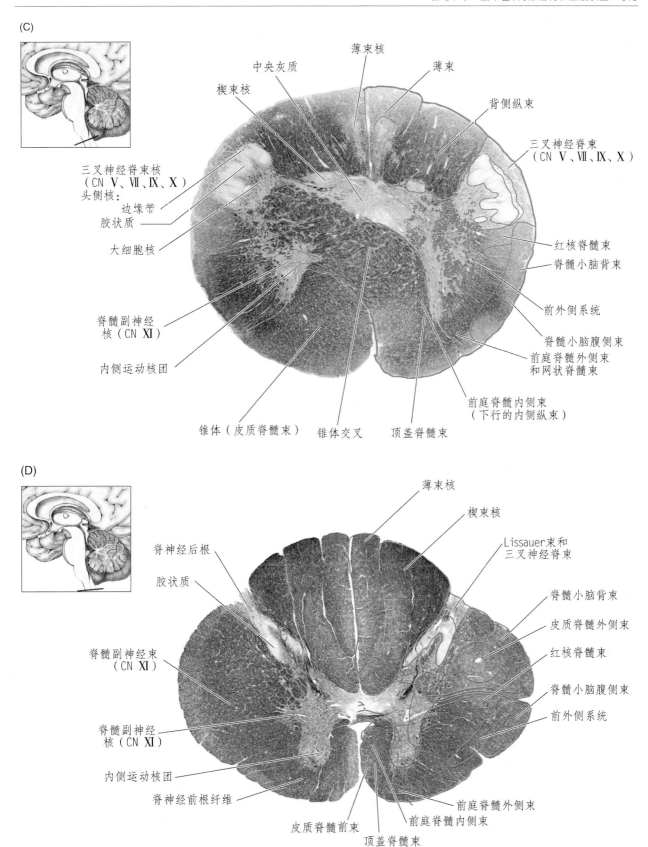

(C)

中央灰质　薄束核　薄束

楔束核　背侧纵束

三叉神经脊束
（CN Ⅴ、Ⅶ、Ⅸ、Ⅹ）

三叉神经脊束核
（CN Ⅴ、Ⅶ、Ⅸ、Ⅹ）
头侧核：
　边缘带
　胶状质
　大细胞核

红核脊髓束

脊髓小脑背束

前外侧系统

脊髓副神经
核（CN Ⅺ）

脊髓小脑腹侧束
前庭脊髓外侧束
和网状脊髓束

内侧运动核团

前庭脊髓内侧束
（下行的内侧纵束）

锥体（皮质脊髓束）　锥体交叉　顶盖脊髓束

(D)

薄束核

楔束核

脊神经后根

Lissauer束和
三叉神经脊束

胶状质

脊髓小脑背束

皮质脊髓外侧束

脊髓副神经束
（CN Ⅺ）

红核脊髓束

脊髓小脑腹侧束

前外侧系统

脊髓副神经
核（CN Ⅺ）

内侧运动核团

前庭脊髓外侧束

脊神经前根纤维

前庭脊髓内侧束

皮质脊髓前束

顶盖脊髓束

图 14.5(续)　（C）延髓颈髓连接（×9.6）。（D）颈髓头段（C2）（×12.6）。（A–C From Martin JH. 1996. *Neuroanatomy: Text and Atlas.* 2nd Ed. McGraw-Hill, New York; D from the University of Washington Digital Anatomist project.）

个颈髓节段(见图 14.5D)，并在脊髓前角和后角的中央灰质之间向外膨出。有人认为脊髓副神经核是一般躯体运动性神经核(GSE)或混合性(GSE+SVE)神经核而非特殊内脏运动神经核(SVE)。

一般内脏运动核 (副交感神经核，GVE) 包括 Edinger-Westphal(CN Ⅲ)、上(CN Ⅶ)、下(CN Ⅸ)泌涎核和迷走神经背核。两侧的 **Edinger-Westphal核**围绕动眼神经核的背侧和头端并在中线汇合，形成 V 形帽(见图 14.3A 和图 13.3)。**上、下泌涎核**位于脑桥被盖(见图 12.5)，并且在标准切面上并没有形成境界清晰可见的神经核*。**第十对脑神经迷走神经背核**在舌下神经核的外侧从头端向尾端走行，并位于舌下神经核的外侧(见图 14.5A、B)，其在第四脑室舌下神经三角外侧(见图 12.2B)底形成**迷走神经三角**。

所有脑神经(CN Ⅴ、Ⅶ、Ⅸ 和 Ⅹ)的**一般躯体感觉纤维(SGA)**都进入三叉神经核复合体。**三叉神经复合体**从中脑走行至上部颈髓 (见图 14.3 至图 14.5)，包括三部分：中脑核、脑桥核(主要感觉核)和三叉神经脊束核(见表 12.6)。**三叉神经中脑核和三叉神经中脑束**负责本体感觉，在中脑导水管周围灰质外侧走行(见图 14.3 和图 14.4A)。**三叉神经脑桥核(三叉神经主要感觉核)**位于脑桥中上部，正好为三叉神经运动核的背外侧(见图 14.4B)。**三叉神经脊束核和三叉神经脊束**走行于脑桥和延髓的外侧全长 (见图 14.4C 和图 14.5A-C)。从图 14.5C 和 D 中可以清楚地看到三叉神经脊束核是脊髓后角的延伸。这些系统是类似的，负责身体和面部的痛温觉(见表 12.6)。同样，三叉神经主要核团(见图 14.4B)与脊髓后角核团类似(见图 14.5B)，负责精细触觉。

听觉和前庭感觉 (CN Ⅷ) 的**特殊躯体感觉(SSA)**纤维分别进入蜗神经核和前庭神经核。**蜗神经背侧核和腹侧核**在脑桥延髓交界处围绕小脑下脚外侧分布(见图 12.17C)。如我们在第 12 章所讨论的，听觉通路进入脑干后在多个水平交叉。蜗神经核发出的纤维在脑桥尾段交叉形成斜方体(见图 14.4C、图 12.16 和图 12.17B)。**脑桥上橄榄核复合体**部分纤维形成突触联系(见图 14.4C)。听觉信息从**外侧丘系**上传(见图 14.3B 和图 14.4)至**下丘**(见图 14.3B)，然后经过**下丘臂**上传至位于中脑上丘外侧的**内侧膝状体**(见图 14.3A)。最后通过听辐射上传至听觉皮质(见图 12.16)。

每侧脑干的前庭神经核均有四组：**上、下、内、外组**，位于第四脑室底的脑桥和延髓头端(见图 14.4B、C，图 14.5A 和图 12.19)。正如我们在第 12 章所讨论的，前庭蜗神经核传导头部的位置觉和加速度，并通过丘脑腹后核中继投射至大脑皮质。但是，前庭神经核和小脑以及脑干局部环路联系更为密切(见第 15 章)，并且其大部分功能为非意识性的感觉。因此，前庭脊髓内侧和外侧束(见图 6.11D)参与姿势和肌张力调节，分别主要起始于前庭神经核内侧和外侧组。前庭神经核内侧组是前庭神经核团中最大的一组(见图 14.5A)。前庭神经核下组相对较易辨认。因为前庭神经核外侧组的纤维向脊髓下行时横越下神经核，使前庭神经核下组在髓鞘染色切片上呈现特征性的"棋盘"样外观(见图 14.5A)。

正如我们在本章节的前部分提到的，**内侧纵束(MLF)**是非常重要的通路，负责连接前庭神经核和控制眼外肌运动的神经核团(见图 12.19)。内侧纵束是中线两侧特征性的厚髓鞘的纤维束，在脑桥中线附近位于第四脑室底(见图 14.4)，在中脑部位于动眼神经核和滑车神经核的深面(见图 14.3)。从内侧前庭神经核发出的纤维还包含来自前庭神经核上组的纤维，在内侧纵束中上行至动眼神经核、滑车神经核和展神经核，调节前庭-动眼反射(见第 13 章)。最后，前庭神经核和小脑之间有很多的双向联系，主要是小脑蚓的下部和绒球小结叶，本部分内容将在第 15 章讨论。

所有的**内脏传入纤维**，无论是特殊性的还是一般性纤维成分，都投射到位于迷走神经背核外侧的**孤束核**(见图 14.5A、B)。在髓鞘染色切片中，孤束核呈现出独特的外观，表现为深染的孤束核中央纤维和淡染的管状孤束核(横切面呈环形)。味觉**特殊内脏传入纤维(SVA)(CN Ⅶ、Ⅸ、Ⅹ)**传入孤束核头段，也称为味觉神经核，而来自心呼吸(以及胃肠道)系统(CN Ⅸ，Ⅹ)的**一般内脏传入纤维(GVA)**投射到孤束核的尾段，也称为心-呼吸核。如第 12 章所述，味觉传导通路向头端通过**中央顶盖束**(见图 12.12，图 14.3，图 14.4)传导至丘脑腹后核(VPM)，然后投射到顶叶岛盖和岛叶的味觉中枢。

14.4 长纤维束

第 6 章和第 7 章介绍了通过脑干的主要长纤

---

* 有作者建议不再使用"上、下泌涎核"的名称。因为其字面意思过于局限：除了副交感神经支配的唾液腺，这些核团还支配泪腺，鼻腔黏膜的分泌腺和大脑血管。但是，现在这些名称仍然在广泛使用。

维束。图 6.11 和表 6.3 概括了主要的下行运动通路。**皮质脊髓束**和**皮质核束**在中脑水平走行于大脑脚的中间 1/3（见图 14.3 和图 6.10B）。大脑脚的其他部分主要包含了参与小脑环路的皮质脑桥束纤维（见第 15 章）。皮质脊髓束纤维从中脑大脑脚下行通过脑桥基底部（见图 14.4），然后合并形成延髓腹侧的椎体（见图 14.5A、B），并在颈髓延髓交界处形成椎体交叉（见图 14.5C），发出皮质脊髓侧束（见图 14.5D）。

图 7.1 和图 7.2 以及表 7.1 概括了主要的上行躯体感觉通路。**脊髓后柱**中负责振动觉、关节位置觉、精细触觉的轴突同**后柱神经核**形成突触联系。其中内侧的**薄束核**负责下肢的感觉，外侧的**楔束核**负责上肢的感觉（见图 14.5B–D）。后柱神经核发出**内侧弓状纤维**，交叉至对侧（见图 14.5B），然后在脑干中上行形成**内侧丘系**（见图 14.3 至图 14.5A）投射至丘脑腹后外侧核（VPL）（见图 7.1）。**前外侧系统**，包括**脊髓丘脑束**，负责痛、温觉和粗触觉。前外侧系统在脊髓而非脑干中交叉，并且上行通过脑干时，稳定的在脑干外侧上行（见图 14.3 至图 14.5）。

另一个临床相关的下行传导通路是交感下行传导通路。下行通过脑干外侧，并靠近前外侧系统（见图 13.10）。该传导通路的损伤导致霍纳综合征的出现（见临床要点 13.5）。

临床要点 14.1
闭锁综合征

闭锁是指患者运动功能缺失，但感觉和认知功能完好的状态。最常见的病因是脑桥腹侧（见临床要点 14.3）的血管梗死累及双侧皮质脊髓束和皮质核束。脊髓和脑神经无法接收来自皮质的信号，从而导致患者失去运动功能。由于感觉传导通路和脑干网状激活系统较为分散，因此患者尚可保留触觉、听觉以及对外界环境感知的能力。这一状态可能会同昏迷类似，需要仔细鉴别。本章后半部分将对昏迷进行描述（见临床要点 14.2）。

如第 13 章所述，眼球的垂直方向运动和眼睑的抬升由位于中脑头侧的顶盖部位的脑区控制。而眼球的水平方向运动则依赖于脑桥环路（见图 13.12）。因此，闭锁综合征通常不会影响眼球的垂直方向运动以及眨眼运动。患有此类综合征的患者可以通过眼睛运动进行交流。闭锁综合征患者发展起来了基于眼睛运动的特殊电脑交流。法国编辑 Jean-

Dominique Bauby 在罹患闭锁综合征后还完成了一部著作（*Le Scaphandre et le Papillon, or The Diving Bell and the Butterfly*）的写作，作者每次只能通过眼球运动向打字员拼出一个字母。闭锁综合征预后通常较差，约 60% 的患者最终死于呼吸系统的感染或者由于瘫痪引发的其他并发症。部分患者经过一段时间后也会重获部分运动功能，但很少有功能的完全恢复。

除了双侧脑桥的血管梗死，脑桥腹侧的其他损伤，如出血、肿瘤、脑炎、多发性硬化或脑桥中央脱髓鞘病变偶尔也有可能引发闭锁综合征。较少情况下，双侧中脑大脑脚，或内囊的损伤也可能成为病因。并且闭锁状态可能继发于运动神经元（见临床要点 6.7）、周围神经、肌肉或者神经肌接头（见临床要点 8.1）的严重病变。

14.5　小脑环路

小脑将在第 15 章详细讲述，但是这里我们要简要的提一下参与小脑环路的少数几个重要的脑干结构。在第 15 章将会讲到，小脑环路的损伤会导致特征性的不协调的异常摇摆运动，又称为**共济失调**。典型的共济失调发生在损伤同侧，因为小脑环路在到达下运动神经元之前经过了两次交叉。

小脑通过三束大的白质通路连于脑干，即小脑脚（见图 15.3）。**小脑上脚**主要是小脑传出纤维（见图 14.4），而**上脚交叉**出现在中脑下丘水平（见图 14.3B）。然后小脑传出纤维继续上行到达中脑上丘平面的**红核**（见图 14.3A）。其他纤维继续上行，最终在丘脑腹外侧核中继，影响主要运动皮质和前运动皮质。**小脑中脚**是小脑脚中最为粗大的一组纤维束（见图 14.4B、C）。其包含了来自散在分布于脑桥的**脑桥核**发出的入小脑纤维（见图 14.4）。脑桥核则接受来自大脑脚的皮质脑桥束纤维的支配（见图 14.3）。**小脑下脚**主要含有来自脊髓投射到小脑的纤维（见图 14.5A）。

除脑桥核外，还有其他的脑干核团也参与小脑环路。我们此处只提及了少数部分核团。如前所述，红核接受来自小脑上脚的纤维投射（见图 14.3A）。红核头端通过中央被盖束发出纤维（见图 14.3B 和图 14.4）至位于延髓头段的下橄榄核（见图 14.5A）。下橄榄核发出的纤维再通过小脑下脚返回小脑。小脑-脑干-小脑环路的破坏会导致出现罕见的特征性运动障碍——软腭阵挛，其表现为软腭持续地节律性收缩运动。另外，如前所述，前庭神经核也和小脑形成密切的纤维联系。

14.6 网状结构和相关结构

网状结构是穿过脑干全长的核团核心区(图14.6)。向头段延续为某些间脑核团,向尾段延续为脊髓中间内侧区。简单来讲,网状结构头段和尾段的延伸强调了它的两大主要功能。因此,位于中脑和脑桥上半的**头段网状结构**和间脑核团一起维持前脑的警觉清醒状态。同时,脑桥和延髓部分的**尾段网状结构**和脑神经核以及脊髓一起执行一系列重要的运动、反射和自主神经功能。尽管也有很多

例外,这一简化的头段和尾段概念仍然具有启发性和临床应用价值。

关于网状结构包含哪些核团说法不一。网状结构位于**脑干被盖**(见图14.2)。组织学上,"reticular"的意思是网格样的外观,最早在19世纪晚期就用于描述这一脑区,因为通过常规的组织学染色在这一脑区看不到明显的神经核团。而且如前所述,脑干被盖部的某些神经元形成广泛的神经投射,进一步加深了这一区域结构松散的现象。但是,随着时间的推移出现了更先进的技术,大量特定的神经核团被发现,这些核团具有精确的排列和投射模式。

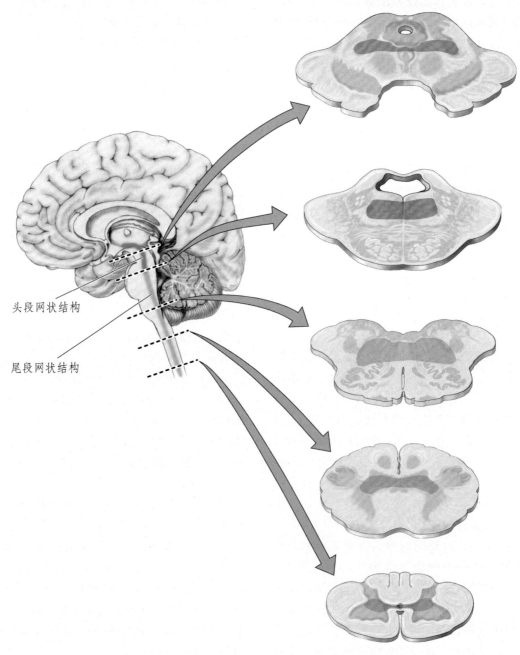

头段网状结构

尾段网状结构

图14.6 脑干网状结构 上图展示了脑干网状结构在各层面的位置。网状结构尾段和脊髓中间内侧区混合,头段和丘脑下区以及外侧丘脑混合。

例如，我们下面即将提到，脑干被盖包含了具有特定神经递质的神经核团，如乙酰胆碱、多巴胺、去甲肾上腺素、5-羟色胺和其他。部分脑神经核团，例如，上、下泌涎核或疑核也位于网状结构中，而在其他脑区，也存在明确可见的亚神经核团(例如，位于延髓头部内侧的网状巨细胞核)。和网状结构密切相关但境界清楚的脑区包括负责痛觉调节的中脑导水管周围灰质，其位于延髓参与引发恶心的趋化性诱发区(最后区)。

因此，现代网状结构的概念用于描述的结构越来越少。我们通常会直接描述脑干被盖中的某一特定核团。现在，网状结构仍用于描述脑干被盖中不明确的核团。我们在此把脑干被盖中大量已经明确的神经核团简化为**相关结构**(见表 14.1)。网状结构头段(主要为觉醒)和尾段(主要为反射和运动)以及相关结构的功能将在下文阐述。

14.7　认知系统

大脑和脊髓的重要功能通常被归纳为"系统"，如运动系统、感觉系统、边缘系统等。我们建议引入一套新的术语体系用以描述与意识相关的功能。类似于其他系统，"**意识系统**"包括皮质和大脑皮质下网络，其执行意识的主要功能。因此，意识系统主要由内侧和外侧额叶、顶叶联系皮质(见第 19 章)和位于脑干上部和间脑的觉醒环路构成(见图 19.14)。

意识分为**意识的内容**和**意识的水平**。意识的内容包括调节感觉、运动、记忆和情绪功能的系统(见本书其他章节)。意识系统调节意识的水平，而其他的大脑系统则为意识系统提供作用靶点和内容(见本书结语部分影像)。意识水平的调控至少包括三个过程，可记为 **AAA**(**A**lertness 警觉，**A**ttention 注意力，**A**wareness 意识)。第一个过程，**警觉**依赖于脑干和间脑觉醒环路和皮质的正常功能。第二个过程称为**注意**，这一过程所涉及的环路和第一个过程的很多环路相同，此外还包括额、顶叶相关皮质处理和第 19 章将提到的其他系统。第三个过程为**意识**，也是最难理解的过程，产生主观感受和个人认知经验。有意识的认知有赖于我们将分散在各个脑区的各种高级形式的感觉、运动、情绪和记忆信息整合为统一高效的精神活动，并且以后还能被记起。

此处，我们重点关注参与警觉和行为唤醒的广泛投射系统。意识的高级水平(注意和意识)将在第 19 章讨论。基于 20 世纪 30 年代和 40 年代的动物实验和人类研究，脑干网状结构头侧的损伤以及内

侧间脑的损伤能够引发昏迷。而刺激该脑区则会引发从深度麻醉状态中的行为和脑电唤醒。Moruzzi 和 Magoun 将该脑区命名为上行网状激活系统(ARAS)。随后的研究发现这一系统并非全部都为上行纤维(下行皮质作用也非常重要)，也并非都发自网状结构。ARAS 并非单一的系统，似乎存在多组相互联系的唤醒系统同时作用以维持正常的意识状态。然而，脑干-间脑连接区上半的脆弱区域概念仍有临床意义，这一区域的局灶损伤能引发昏迷。

大脑哪些部位的损伤能够引发昏迷？昏迷或者是由**脑干上部网状结构和相关结构**的功能异常引起，或者由**双侧大脑皮质**广泛区域的功能异常导致(见临床要点 14.2)。脑干其他区域的损伤一般情况下不会影响意识水平。例如，脑干尾段的损伤——脑桥下半或者延髓(见图 14.6)，不会影响意识水平。同样，中脑腹侧或者脑桥的损伤如果没有累及网状结构通常也不会出现意识障碍，例如禁锁综合征(见临床要点 14.1)。但是**双侧丘脑的损伤**、尤其是累及内侧和板内区域的损伤则会导致昏迷。

正如下文所讨论的，脑干上部、间脑和基底前脑的**多组平行系统**参与警觉状态的维持。简要概括，这些皮质下的唤醒系统包括：①含有**去甲肾上腺素**、**五羟色胺**和**多巴胺**的脑干上部神经元，投射到皮质和皮质下前脑结构；②脑干上部的**胆碱能神经元**以及**脑桥**、**中脑网状结构**的谷氨酸能神经元，投射到丘脑、下丘脑和基底前脑。这些皮质下结构通过向皮层的广泛投射起到觉醒作用；③含有**组胺**和**食欲肽**的后丘脑神经元，投射到双侧皮质和皮质下结构；④含有**乙酰胆碱**的**基底前脑神经元**，投射到大脑皮质；⑤**丘脑板内核头端**和**其他的内侧丘脑核团**，可能含有谷氨酸，投射到大脑皮质。脑桥中脑网状结构的纤维投射请见图 14.7。脑桥、中脑网状结构通过向丘脑、下丘脑和基底前脑的投射参与维

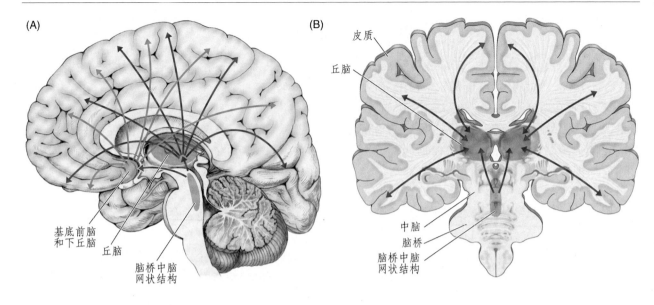

图 14.7　脑桥中脑网状结构觉醒环路　(A)正中矢状面。(B)冠状面。由脑桥中脑网状结构发出的纤维经丘脑板内核、基底前脑和下丘脑中继后向皮层广泛投射。

持觉醒状态。上述结构则向大脑皮层形成广泛的纤维投射(见图 14.7)。这一解剖特点也解释了为什么双侧皮质的广泛投射系统,或者脑干上部间脑激活系统的损伤会引发昏迷。

是什么激活了行为觉醒和警觉系统?回答是:网状结构和相关结构接受感觉通路,尤其是参与痛觉传导的脊髓网状通路,前外侧系统的传入信息(图 14.8,见图 7.2)。另外,联络皮质和边缘皮质的很多脑区投射到脑桥中脑网状结构(以及板内核)。因此,认知过程和情绪能够分别通过该系统引发警

觉水平的升高。后外侧丘脑也投射到觉醒系统并激活之。参与注意机制的其他环路还包括上丘、小脑、基底神经节和丘脑网状神经核,本部分将在第 19 章讲述。

14.8　脑干和前脑的广泛投射系统:意识、注意和其他功能

神经系统的大多数通路从一个结构投射到有限数量的其他结构。而有些通路,通常称为**广泛(分散)投射系统**,则从单一脑区投射到很多结构,甚至

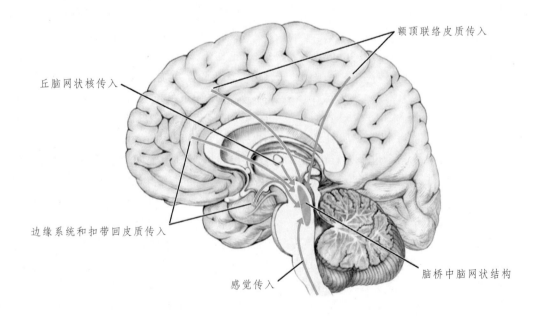

图 14.8　脑桥中脑网状结构和相关结构的主要传入纤维

整个神经系统(表 14.2)。有趣的是大部分向上投射到前脑的脑干投射系统起自脑干上部(中脑到脑桥头段)，而投射到脑干、小脑或脊髓的纤维则起自脑桥下部或延髓。并且一些广泛投射系统来自下丘脑(组胺)或基底前脑(乙酰胆碱)而非脑干。这些投射系统对维持警觉状态，调节注意力、睡眠觉醒周期和情绪平衡非常重要。接下来，我们将讨论主要的广泛投射系统——部分已知的神经递质，以及其他仍在研究当中的神经递质。

如我们在第 2 章所述(见表 2.2)，神经递质主要有两种功能。一是通过快速兴奋或抑制突触后电位以毫秒级的速度介导神经元间的交流。中枢神经系统的主要兴奋性和抑制性神经递质分别是谷氨酸和 γ 氨基丁酸(GABA)。二是**神经调节**，发生的速度较慢。神经调节包括了调节突触传递、神经生长和其他功能的广泛的细胞信号级联机制。神经调节可以促进或者抑制神经元的后续信号水平。广泛投射系统的神经递质包括乙酰胆碱、多巴胺、去甲肾上腺素、五羟色胺和组胺，主要在中枢神经系统中发挥神经调节作用。另外，各种肽、小分子和其他未发现的神经调节递质也参与这一过程。根据具体的受体不同，这些神经递质对神经信号能够起到促进

或抑制的作用。一些神经递质甚至在不同的突触或受体位点既发挥促进性，也发挥抑制性的调节作用。这些递质的功能也取决于所调节的脑区，作用包括意识的水平、睡眠觉醒周期、情绪状态、运动功能和其他各种不同的功能。具体的神经调节细节非文本讨论内容(更多信息见本章引文)。我们主要概要介绍这些神经递质系统的解剖分布和功能。

需要注意的是，与脑桥中脑网状结构广泛损伤不同，本部分所提到的单个投射神经递质系统的损伤或药物阻断并不会引起昏迷。一些递质系统，尤其是乙酰胆碱或组胺系统的损伤或阻断能够引发深度认知障碍和眩晕，但不会引发昏迷。因此，正常清醒状态的维持可能并不只依赖于单一的投射系统，而是依赖于多个平行的递质系统功能的完整，包括脑桥中脑网状结构和其他脑干投射通路，双侧丘脑板内核和双侧大脑皮质。此处所讨论的单个神经递质系统在注意机制、记忆和情绪状态的维持中确实发挥重要作用，这一部分将在后续章节介绍。

脑干网状结构和丘脑 如前文所提及，**脑桥中脑网状结构**(又称中脑脑桥网状结构)投射至**丘脑板内核**(见图 14.7)。这些投射系统的神经递质目前尚不清楚，通路中很多神经元含有谷氨酸。丘脑板内

表 14.2 神经系统中的广泛投射系统

投射系统	神经元胞体定位	主要靶标	神经递质受体[a,b]	功能[c]
网状结构	中脑和脑桥头段	丘脑板内核、下丘脑、基底前脑	未知(谷氨酸?)	警觉
板内核	丘脑板内核	皮质、纹状体	(谷氨酸?)	警觉
中线丘脑核	中线丘脑核	皮质	(谷氨酸?)	警觉
去甲肾上腺素	脑桥:蓝斑和外侧被盖区	整个 CNS	α_{1A-D}、α_{2A-D}、β_{1-3}	警觉、情绪高涨
多巴胺	中脑:黑质致密部和腹侧被盖区	纹状体、边缘皮质、杏仁核、伏隔核、前额皮质	D_{1-5}	运动、主动性、工作记忆
五羟色胺	中脑、脑桥和延髓:中缝核	整个 CNS	$5-HT_{1A-F}$、$5-HT_{2A-C}$、$5-HT_{3-7}$	警觉、情绪高涨、呼吸控制
组胺	下丘脑:结节乳头体核；中脑:网状结构	整个大脑	H_{1-3}	警觉
食欲肽(下丘泌素)	下丘脑后外侧	整个大脑	OX_1、OX_2	警觉、摄食
乙酰胆碱	基底前脑:基底核、内侧隔核和斜角带核	大脑皮质包括海马	毒蕈碱(M_{1-5})、烟碱亚型	警觉、记忆
	脑桥中脑区:脚桥核和背外侧被盖核	丘脑、小脑、脑桥、延髓	毒蕈碱(M_{1-5})、烟碱亚型	警觉、记忆

[a] 本表列出的释放神经调节递质的很多神经元也释放多种肽类，可能也发挥神经调节的作用。

[b] 本表列出的几种受体亚型部分已被克隆，并且不断有新的受体亚型被克隆。

[c] 本表列出的功能高度简化；详细信息请参见正文和本章引文。

核和基底核形成大量的相互联系(见表 7.3;图7.7)。另外,板内核,尤其是**头端板内核**(中央外侧、旁中央和中央内侧核)向大脑皮质形成广泛的纤维投射(见图 7.8)。这些投射系统和其他起自丘脑的广泛投射系统,例如,起自邻近的**丘脑中线核**(见图 7.6;表 14.2)一起被认为对于维持正常的警觉状态是非常重要的。除板内核之外,脑桥中脑网状结构还投射到**下丘脑**和**基底前脑**(见图 14.7)。这些脑区的广泛投射纤维可能也会参与脑桥中脑网状结构的警觉功能。

乙酰胆碱 乙酰胆碱是周围神经系统主要的传出神经递质,位于神经肌接头、自主神经节前神经突触和副交感神经节后神经突触(见第 6 章)。胆碱能神经元在中枢神经系统中的作用较为局限,主要发挥神经调节作用而非神经传递作用(中枢神经系统的主要兴奋性神经递质是谷氨酸)。形成广泛投射的胆碱能调节神经元主要位于两个脑区 (图 14.9):脑干的脑桥中脑区和基底前脑。脑干胆碱能

投射系统的神经元主要位于**大脑脚、脑桥被盖神经核团和背外侧被盖核团**(见图 14.9)。这些核团分别位于中脑和脑桥交界处网状结构的外侧区和导水管周围灰质。该脑区的胆碱能纤维投射至丘脑,包括板内核,再由此投射到皮层广泛区域 (见图 14.7)。乙酰胆碱对丘脑不同区域的作用不同。除了可能的觉醒作用以外,脚桥核对运动系统也有作用,有时也称为中脑运动区。对动物的该脑区进行电刺激可以引发协调的运动。为了维持这一功能,脚桥核和背外侧被盖核同基底神经节、顶盖、大脑深部核团、脑桥、延髓以及脊髓形成了广泛的纤维联系。

到达丘脑的胆碱能传入纤维通常能够通过间接的易化丘脑到皮质的兴奋性投射纤维而发挥觉醒作用。但是直接投射到皮质的胆碱能纤维并非起自脑干,而是主要起自基底前脑(见图 14.9)。Meynert**基底核**含有投射到几乎整个大脑皮质的胆碱能神经元。投射到海马结构的胆碱能纤维来自**内侧隔**

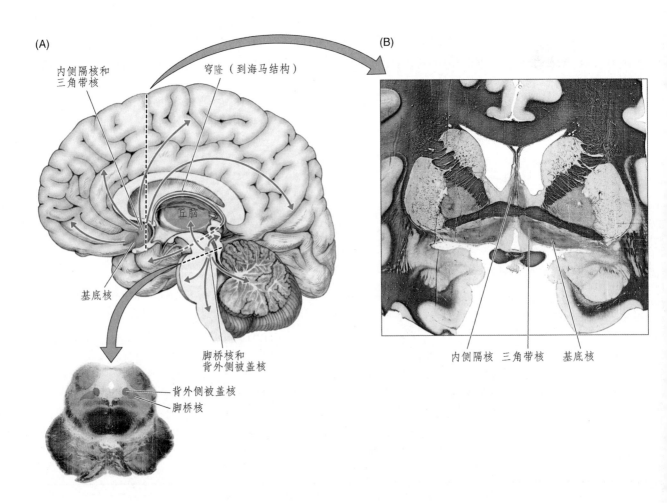

图 14.9　乙酰胆碱投射系统　也可见表 14.2。(A and B sections modified from Martin JH. 1996. Neuroanatomy: Text and Atlas. 2nd Ed. McGraw-Hill, New York.)

核和**斜角带核**(Broca)。作用于皮层和海马的胆碱能纤维通常发挥易化作用。到海马的胆碱能投射参与产生节律性波动，称为海马 theta 节律，可能在该脑区的记忆功能中发挥作用。

除了长距离投射的胆碱能神经元外，中枢神经系统还具有能够形成更多短程局部联系的胆碱能中间神经元。这些胆碱能中间神经元位于纹状体(见图 16.7)，少量位于大脑皮质。从缰内侧核到脚间核也存在胆碱能投射。

中枢神经系统的主要经典胆碱能受体类型是**毒蕈碱型受体**(见表 14.2)。但是**烟碱型受体**在中枢神经系统中可能也发挥重要作用。乙酰胆碱在中枢神经系统中的主要作用是促进注意力、记忆和学习。药理阻断中枢胆碱能传递会引发谵妄(见临床要点 14.2 和临床要点 19.15)以及记忆缺失。基底前脑胆碱能神经元的退行性变可能是阿尔茨海默病患者记忆下降的机制之一(见临床要点 19.16)。纹状体神经元的胆碱阻断效应对运动异常的作用将在第 16 章介绍。

多巴胺 多巴胺神经元含有**多巴胺**，主要位于中脑**腹侧黑质致密部**和邻近的**腹侧被盖区**(见图 14.3 和图 14.10)。有三组投射系统从中脑的这些神经核团中发出。**中脑纹状体**(黑质纹状体)通路主要起自黑质致密部，并投射到尾状核和壳核。该通路的异常会导致运动异常，如帕金森症。该病的治疗主要使用多巴胺激动剂(见临床要点 16.2)。

中脑边缘通路(见图 14.10)主要起自腹侧被盖区，投射到边缘系统(见第 18 章)，如颞叶内侧皮

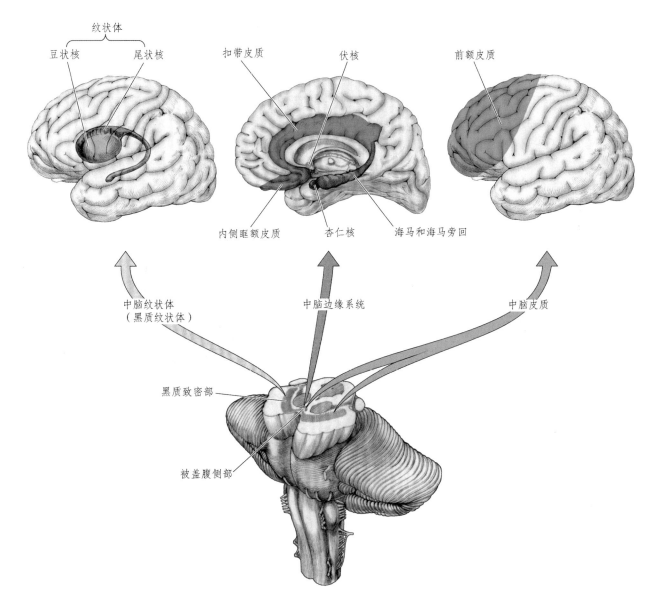

图 14.10　多巴胺能投射系统　也可见表 14.2。

质、杏仁核、扣带回和伏隔核。中脑边缘通路在奖赏环路和成瘾中发挥主要作用。另外,有人认为中脑边缘通路的反应过度对精神分裂症阳性症状的产生发挥重要作用(见临床要点 18.3),例如,使用多巴胺拮抗剂后可以引发幻想。

最后,**中脑皮质**通路(见图 14.10)主要起自被盖腹侧区(以及黑质附近散在的多巴胺能神经元),并投射到前额皮质。多巴胺能投射系统参与额叶功能,如工作记忆和运动起始的注意力方面(见第 19 章)。损伤中脑皮质多巴胺能通路在某些认知缺失和帕金森症的运动功能减退 (见临床要点 16.2)以及精神分裂症的阴性症状(见临床要点 18.3)的发病中发挥重要作用。除了黑质致密部和被盖腹侧区的多巴胺能投射系统外,在局部发挥作用的多巴胺能神经元位于视网膜、嗅球、下丘脑(抑制 prolactin 释放,见第 17 章)和延髓。

去甲肾上腺素 去甲肾上腺素能神经元含有**去甲肾上腺素**,一度认为只存在于第四脑室脑桥头段的**蓝斑**中(见图 14.4A 和图 14.11)。但实际上,投射到蓝斑的去甲肾上腺素能神经元也被发现散在分布于脑桥和延髓的**被盖外侧区**。来自蓝斑和被盖头外侧区的上行去甲肾上腺素能纤维投射到整个前脑(见图 14.11)。

去甲肾上腺素对皮质的作用可以是抑制性的,也可以是兴奋性的,但对于丘脑则主要是兴奋性作用。表 14.2 列出的是一些目前了解较为透彻的受体类型。上行去甲肾上腺素能投射系统的功能包括调节注意力、睡眠-觉醒状态和情绪。注意力缺失疾病通常可以通过使用促进去甲肾上腺素能传递的药物改善。蓝斑神经元的兴奋在觉醒状态增加,而在睡眠状态显著减少。但是蓝斑区域的损伤并不会引发嗜睡。而另一方面,发作性睡眠症(一种睡眠障碍,表现为白天睡眠时间过长)则对于促进去甲肾上腺素能的药物敏感。去甲肾上腺素和五羟色胺在痛觉的中枢调节(见第 7 章)以及情绪异常,如抑郁以及躁狂性抑郁和焦虑,强迫症的发病中似乎发挥重要作用(见临床要点 18.3)。

蓝斑和被盖外侧区也向小脑、脑干和脊髓提供去甲肾上腺素。位于尾段脑桥和延髓被盖外侧区的去甲肾上腺素能神经元参与交感功能, 如血压控制。除去甲肾上腺素外,相关的儿茶酚胺类肾上腺素也存在于少部分的脑干神经元中。这些神经元的功能目前尚不清楚,可能也和血压的控制有关。

五羟色胺 五羟色胺神经元含有**五羟色胺**,主要位于中脑**中缝核**、脑桥和延髓(图 14.12)。Raphe 在希腊语中是"接缝"的意思,指的是脑干某些部位中线上的缝隙样外观, 这些核团即位于此 (见图 14.3B 和图 14.4)。位于中脑和脑桥头段的**头端中缝核**投射到整个前脑,包括皮质、丘脑和基底核(见图 14.12)。五羟色胺既有兴奋性作用也有抑制性作用,即便是对于同一个结构。五羟色胺通路在一些精神症状(见临床要点 18.3),如抑郁、焦虑、强迫症、攻击性行为和某些进食障碍中发挥作用。另外,和去甲肾上腺素能神经元类似,五羟色胺能神经元在睡

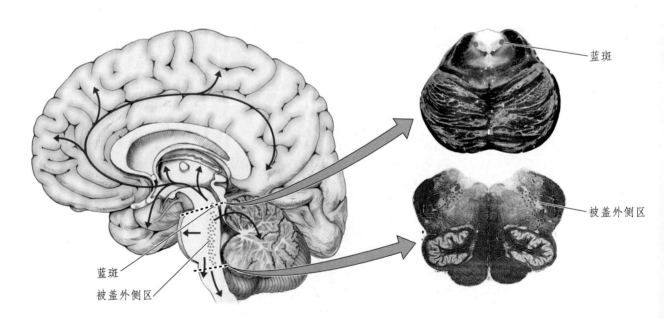

图 14.11 去甲肾上腺素能投射系统 也可见表 14.2。(Brainstem sections modified from [top] the University of Washington Digital Anatomist Project and [bottom] Martin JH. 1996. Neuroanatomy: Text and Atlas. 2nd Ed. McGraw-Hill, New York.)

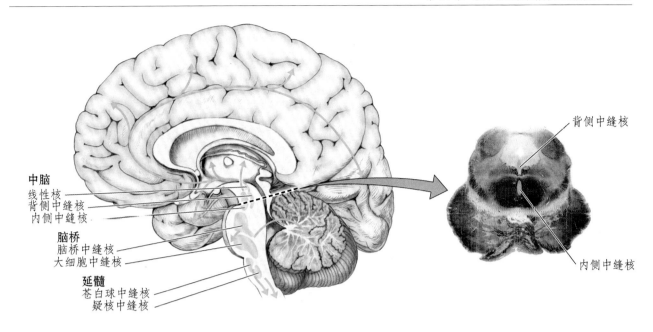

图 14.12　五羟色胺能投射系统　也可参见表 14.2。(Brainstem section modified from Martin JH. 1996. Neuroanatomy: Text and Atlas. 2nd Ed. McGraw-Hill, New York.)

眠过程中的放电频率显著下降，提示可能参与觉醒调节。脑桥尾段和延髓的**尾端中缝核**投射到小脑、延髓和脊髓。到脊髓核延髓的投射纤维主要参与痛觉调节(见图 7.5)、呼吸、温度调节和运动控制。五羟色胺能神经元的缺陷和**婴儿猝死综合征(SIDS)**有关，可能是由对通气不足的唤醒反应障碍导致。除中缝核外，少量的五羟色胺能神经元还位于其他脑干区域，包括最后区和蓝斑尾端以及脚间核附近和脊髓。

　　组胺　组胺主要位于下丘脑后部结节**乳头体核神经元内**(图 14.13)，然而中脑网状结构中也有散在分布的组胺能神经元。体内大多数组胺位于神经系统外的肥大细胞中，在免疫应答和过敏反应中发挥作用。直到最近才在神经系统中发现含有组胺的神经元。从结节乳头体核向前脑分散投射的组胺能投射纤维可能对于维持机体的警觉状态起重要作用。组胺对丘脑神经元起兴奋性作用，而对皮质神经元既有兴奋性作用也有抑制性作用。用于治疗过敏的抗组胺药被认为由于阻断了中枢神经系统的组胺受体而引发困倦。

　　其他投射系统　除上述系统外，在警觉、情绪调节、记忆和其他功能的调节中还有一系列其他的神经调节或者投射通路已被证实参与其中或正在研究当中。这些通路包括多种肽类和小分子神经递质。**食欲肽**(也称为下丘脑泌素)由后外侧丘脑神经元合成(见图 14.15)。食欲肽能神经元投射到所有的主要脑干觉醒系统以及大脑皮质，从而促进觉醒状态。**腺苷**是另外一种推定的神经递质，可能在警觉的生理机制中发挥重要作用。丘脑和大脑皮质中均存在腺苷受体，腺苷对这些结构主要起抑制作用。在神经系统中，腺苷的来源目前尚不清楚。有趣的是，体内腺苷的浓度会出现周期性变化，在睡前

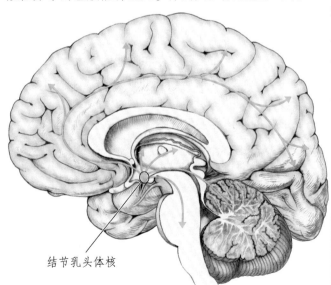

图 14.13　组胺能投射系统　也可见表 14.2。

复　习

　　请盖住表 14.2 除最左侧一栏以外所有内容，简述每组广泛投射系统神经元的胞体位置和主要投射靶区。

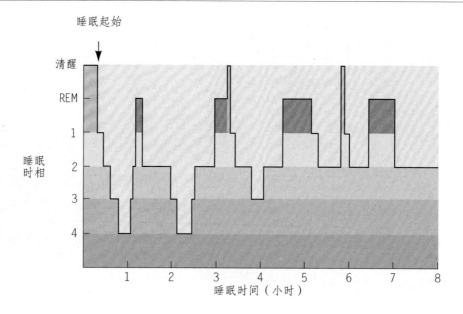

图 14.14 睡眠时相 不同的睡眠时相可以通过多相睡眠监控记录多种生理参数,包括 EEG、眼球运动、身体活动、肌肉张力和呼吸来进行记录和评分。

达到最高峰。咖啡因促进觉醒的重要机制之一可能在于阻断了腺苷受体。

抑制性神经递质 **GABA** 分布于整个神经系统中。除了局部中间神经元的抑制作用以外,GABA 还参与长距离抑制投射。例如,有研究报道,GABA 能神经投射系统存在于基底前脑向广泛皮质区域的投射。另外,丘脑网状核的 GABA 能神经元还可以投射到其他丘脑核团和脑干网状结构的头侧。这些 GABA 能投射系统可能对门控神经系统信息流动以及调节介导睡眠觉醒周期的波动性电生理活动起到重要作用。正如我们刚刚提到的,另外一种重要的 GABA 能投射系统来自下丘脑神经元,尤其是腹外侧视前区,这一系统抑制五羟色胺能、去甲肾上腺素能、组胺能和胆碱能觉醒系统,从而促进深睡眠。

14.9 睡眠觉醒周期的解剖

睡眠觉醒周期包含了复杂的神经环路的相互作用,这些环路很多位于脑干。成人有 5 个睡眠时相(图 14.14)。正常情况下,睡眠**从第一个时相到第四个时相**为逐渐加深的**非快速动眼睡眠**。然后紧接着就是**快速动眼睡眠**(快速的眼球运动),绝大多数的梦境出现在这一时相。在整晚的睡眠过程中这一周期会重复数次(见图 14.14)。快速动眼睡眠有时又称"反相睡眠"。之所以使用这一名称是因为快速动眼睡眠时相是较第四睡眠时相更深的睡眠,而从

某种意义上讲,这一时相更接近清醒状态。例如,在快速动眼睡眠时相,一般的肌力和脑干单胺能神经传递活动较其他时相更低。而另一方面,快速动眼睡眠时相的脑电图(EEG,见第 4 章)在某些方面接近于清醒状态(低电压混合性快速活动),而非快速动眼睡眠第三和第四时相则更接近于昏迷状态的脑电图(高电压慢活动)。处于快速动眼睡眠的人相较于非快速动眼睡眠第三、第四时相的人也更易唤醒。

睡眠并非我们一直认为的由于神经系统刺激减少而出现的简单的被动过程。数个神经环路相互作用产生睡眠,其中包括本章前半部分所提及的一些通路。有趣的是,经典的猫中脑平面横断实验产生昏迷,提示网状结构在维持清醒状态中的重要作用。而在脑桥下半横断则会显著地减少猫的睡眠。这一结果提示在**延髓中存在睡眠促进区**。这些区域可能存在于延髓网状结构和孤束核(图 14.15A)*。实际上,延髓某些区域的损伤以及下丘脑前部和基底前脑的损伤能够显著地减少睡眠。这些区域对于促进非快速动眼睡眠尤为重要。例如,**下丘脑前部腹外侧视前区(VLPO)**以及邻近区域的 GABA 能神经元向下丘脑后部组胺能神经元以及脑干五羟色胺能、去甲肾上腺素能、多巴胺能和胆碱能觉醒系统发送抑制性投射(见图 14.15A)。神经节肽和 GABA 一起参与该抑制性通路。因此,VLPO 通过抑制投射到前脑的上行激动系统来促进非快速动眼

---

* 脑干睡眠促进区域的确切位置目前尚未通过电生理的方法确认。

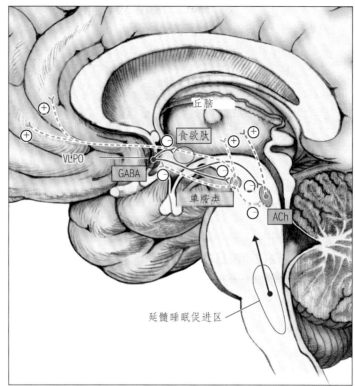

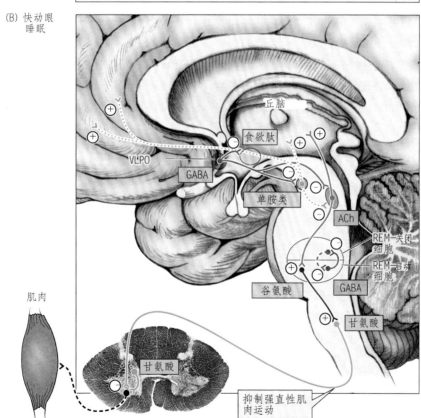

图 14.15　睡眠调节的重要脑干环路　**(A)**非快速动眼睡眠时相，下丘脑前部腹外侧视前核的 GABA 能(和丙甘肽)神经元抑制上行激动系统的神经元，包括后丘脑食欲肽神经元、单胺能，如组胺(位于结节乳头体核内，未显示)、五羟色胺、去甲肾上腺素以及多巴胺和脑干胆碱能(Ach)神经元。延髓某些脑区在促进非快速动眼睡眠中可能也发挥作用。**(B)**快速动眼睡眠时相，单胺类神经递质，尤其是去甲肾上腺素和五羟色胺进一步减少。从而增加丘脑胆碱能传入刺激，产生 EEG 的觉醒图形。脑桥环路包括双向抑制快速动眼睡眠启动和关闭细胞，以及在快速动眼睡眠时相抑制肌肉张力的神经元。(Spinal cord section modified from DeArmond SJ, Fusco MM, Maynard MD. 1989. Structure of the Human Brain: A Photographic Atlas. 3rd Ed. Oxford, New York.)

睡眠(见图14.15A)。

一战期间,有一种传染病叫做"嗜睡性脑炎",患者表现为长时间的睡眠,有时会引发死亡。Constantin von Economo 对这些患者的大脑进行检查后发现下丘脑后部存在损伤。最近的研究发现,下丘脑后外侧的神经元能够合成肽类,即**食欲肽**(也称为**下视丘泌素**)。和 VLPO 作用相反,食欲肽神经元激活脑干和下丘脑觉醒系统,并对于觉醒的状态非常重要。VLPO 抑制食欲肽神经元,所以在睡眠过程中,食欲肽神经元的兴奋性下降,进而抑制脑干和下丘脑觉醒系统的活性(见图14.15A)。

有人认为,控制快速动眼睡眠的是一套不同的脑干环路(图14.15B)。多群**快动眼睡眠启动细胞**位于脑桥网状结构中。在快速动眼睡眠时,这些脑桥的 **GABA 能快动眼睡眠启动细胞**和 VLPO 神经元一起抑制单胺能传递,尤其是蓝斑和外侧被盖区域的去甲肾上腺素释放以及中缝核五羟色胺的释放(见图14.15B)。食欲肽神经元的活动也降低。在非快速动眼睡眠的第一到第四时相中,**去甲肾上腺素能和五羟色胺能**细胞的兴奋性逐渐降低,而进入快速动眼睡眠时相则完全静止。这些神经元活动的静止使得脚桥核和被盖背外侧核胆碱能神经元的抑制解除,从而导致快速动眼睡眠时相向丘脑的胆碱能传递增加(见图14.15B)。这些活性的改变被认为是快速动眼睡眠脑电活动出现类似觉醒状态图形的原因。此外,脑干的胆碱能活动还能产生从脑桥到丘脑到皮质的间歇性激活波,又称 PGO(脑桥-膝状体-枕叶)波,这被认为是梦境中产生视觉图像的基础且和眼球快速运动有关。

脑干胆碱能神经元还能够激活位于脑桥的其他快动眼睡眠启动细胞,从而显著降低快速动眼睡眠时期的肌张力(见图14.15B)。这些假定的位于脑桥网状结构的**谷氨酸能快动眼睡眠启动细胞**激活延髓和脊髓中参与抑制性递质甘氨酸的环路。最终,下运动神经元被抑制,从而导致肌肉张力显著下降(见图14.15B)。该系统的损伤或退行性变(有时表现为帕金森症前兆或其他相关功能障碍)去除了对快速动眼睡眠时相运动功能的正常抑制,导致睡眠时的复杂运动,称为**快动眼睡眠行为障碍**。在快动眼睡眠时相,尽管肌肉张力受到抑制,但是仍存在简单的时相性运动,如快速眼球运动(这也是该时相成为快动眼睡眠的原因)以及肢体的简单运动。这些时相性运动在清醒状态也会发生,是由于脑桥网状结构的神经元被激活而导致。

Saper 和同事最近提出睡眠和清醒状态的快速和完全转换,以及快动眼睡眠和非快动眼睡眠转换的发生是由于存在"触发器"开关。这一名词借用于电学通路术语,指的是两个系统互相抑制,因此,会从此开彼关的状态,截然地转换为相反的状态。这些互相抑制的环路包括 VLPO 和单胺能觉醒系统(见图14.15A)以及快动眼睡眠启动和快动眼睡眠关闭神经元(见图14.15B)。

大量的其他递质、肽类和体液以及内分泌因素可以调节睡眠或被睡眠所调节。在食欲肽神经元附近存在着黑色素聚集激素神经元。这些神经元具有完全相反的活动模式,在快动眼睡眠时相最为活跃,而在清醒状态最不活跃。下丘脑视交叉上核(见图17.3)接受视觉信息,对于调节昼夜节律并将其和外界明暗周期整合至关重要。很多激素的水平会发生昼夜的波动。很多的天然化学物质被当作潜在的促进睡眠物质来研究(例如腺苷,本章前半部分有所提及),但哪种最为重要目前科学家尚未达成共识。

一系列有趣的研究发现,人或动物在经历了睡眠障碍(发作性睡病)后下丘脑后外侧的食欲肽细胞会缺失。**发作性睡病**表现为患者可以直接从清醒状态快速进入快动眼睡眠状态(相较于图14.14所示正常睡眠时相),这一表现和四组经典的临床发现相关:

1. 白天过多的睡眠。

2. 猝倒(从清醒状态突然失去肌力,通常情况下是受到某种情绪刺激后出现)。

3. 入睡(开始睡觉时)或半醒状态(清醒时)做梦样幻觉。

4. 睡眠瘫痪(意识清醒,但无法活动,持续数分钟)。

由于食欲肽能够通过刺激觉醒来稳定觉醒状态(见图14.15),因此,有人认为食欲素水平下降会导致不稳定的"触发性"开关,从而引发进出快速动

复 习

在快速动眼睡眠时相或非快速动眼睡眠时相,下列脑干神经递质系统是激活还是失活状态(见图14.15)?

Ach

NE

5-HT

眼睡眠状态的重复转换。食欲肽的发现使我们寄希望于现行的研究在将来能够从细胞和分子水平解释这些现象，从而能够更好地治疗疾病。

临床要点 14.2
昏迷和相关疾病

正如 Plum 和 Posner 所发现的，**昏迷**是一种不可唤醒的无应答状态，患者的眼睛是闭合的。我们可以通过最短的持续时间（为 1 小时），来区分昏迷和短暂性意识障碍，如脑震荡或晕厥。昏迷可能会由两个脑区的功能障碍导致：①双侧大脑半球广泛投射区，或②脑干间脑激活系统上半（或①和②同时损伤）。将昏迷和一系列类似症状的疾病作对比会有助于对昏迷的理解（见图 14.16 和表 14.3）。

昏迷和其他意识障碍

脑死亡可以看作是一种极度的不可逆性的昏迷。如我们在第 3 章所讨论的，脑死亡的诊断是基于临床检查中没有端脑和脑干功能，包括脑干反射而定的（图 14.16A；见表 14.3）。脑死亡时只存在脊髓反射，做脑电图确认时，脑电图表现为"没有脑电活动"，或者水平波形，波幅不超过 2mV。脑死亡时，脑血液灌注和代谢也降低为零。

昏迷状态时，存在大脑皮质和间脑–脑干上部觉醒系统功能损伤（图 14.16B）。和脑死亡不同，昏迷状态下仍存在很多简单甚至是复杂的脑干反射。但是，不存在由皮质介导的有意义的精神或意识性反应（见表 14.3）。例如，昏迷状态下患者可以有反射性的眼球运动（如前庭–球反射；见第 3 章，"昏迷查体"）、呼吸运动或姿势运动（见图 3.5）。但是，没有意识性运动，如疼痛时的肢体曲屈；对疼痛的定位，如用另一侧肢体推开疼痛刺激或其他的意识性反应。

昏迷状态时，大脑代谢活动至少减少 50%，与缺乏重要皮质功能的状况相符。尽管昏迷能够由皮质或皮质下病变诱发，一旦出现昏迷，皮质和皮质下觉醒系统均受到抑制（见图 14.16B），因为这些系统是密切联系的。昏迷时 EEG（见第 4 章）通常是不正常的，但是可以表现为很多种不同的形式，包括短波大振幅、爆发抑制、三相波形、纺锤形波形甚至出现 alpha 活动（正常情形状态下出现）。昏迷脑电图最常见的异常是典型的图形无变化，随时间推移少有变化，区别于不同睡眠时相时出现的正常脑电图变化（见图 14.14）。**睡眠**和昏迷不同（见表 14.3），因为昏迷的患者即便在强烈的刺激下也无法唤醒，并且如前所述，昏迷患者也不会出现睡眠时的周期变化。

昏迷并非一个长期的持续状态。昏迷 2~4 周后，几乎所有患者的病情或者恶化或者减轻。经历了毁灭性的脑损伤引发昏迷后（最常见的是创伤和缺氧），部分患者可能会进入一个复杂的状态，重获

表 14.3 昏迷和相关状态

解剖（见图 14.16）	大脑皮质	间脑–脑干上部觉醒系统	脑干反射和运动系统	脊髓环路
功能检查	假定对刺激的反应	行为觉醒，睡眠觉醒周期	脑干反射	脊髓反射
意识障碍状态				
脑死亡	无	无	无	有
昏迷	无	无	有	有
植物人状态	无	有	有	有
最低意识状态	有时有	有	有	有
木僵、意识不清、昏睡、谵妄	有时有	可变	有	有
癫痫状态	可变	可变	有	有
运动不能性缄默、意志减退、紧张症	有时有	有	有	有
睡眠，正常或异常	有时有	有	有	有
类似意识障碍状态				
禁锁综合征	无 [a]	有	有	有
精神分裂疾病、躯体型疾病	有时有	有	有	有

[a] 有些禁锁综合征患者保留眼球垂直运动、眨眼或其他随意控制的轻微运动。Modified with permission from Blumenfeld H. 2009. The neurological examination of consciousness. In *The Neurology of Consciousness*, S Laureys and G Tononi (eds), Chapter 2, pp.15−20. Elsevier, Ltd.

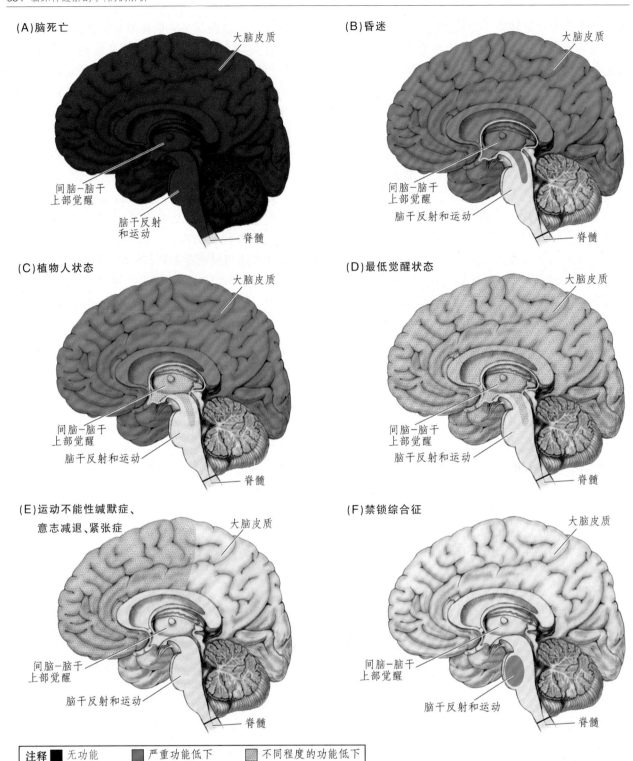

(A) 脑死亡

大脑皮质

间脑-脑干
上部觉醒

脑干反射
和运动

脊髓

(B) 昏迷

大脑皮质

间脑-脑干
上部觉醒

脑干反射和运动

脊髓

(C) 植物人状态

大脑皮质

间脑-脑干
上部觉醒

脑干反射和运动

脊髓

(D) 最低觉醒状态

大脑皮质

间脑-脑干
上部觉醒

脑干反射和运动

脊髓

(E) 运动不能性缄默症、
意志减退、紧张症

大脑皮质

间脑-脑干
上部觉醒

脑干反射和运动

脊髓

(F) 禁锁综合征

大脑皮质

间脑-脑干
上部觉醒

脑干反射和运动

脊髓

注释 ■ 无功能 ■ 严重功能低下 ▨ 不同程度的功能低下

图 14.16 参与昏迷及相关疾病的脑区 (A)脑死亡:所有皮质、皮质下和脑干功能不可逆性丢失。脊髓功能可能保留。除脊髓反射外,将无法引出任何反应。(B)昏迷:皮质和间脑-脑干上部激活系统功能严重损伤。患者双眼紧闭,无法唤醒,没有意识性反应,但脑干反射存在。(C)植物人状态:皮质功能严重损伤,但部分间脑-脑干上部激活功能保留。和昏迷状态一样,患者一直处于无意识状态,没有意识性反应,但能够在没有刺激的情况下自主睁眼,并且表现出原始的定向反应和睡眠觉醒周期。(D)最低意识状态:大脑皮质和间脑-脑干上部激活系统损伤程度不一。患者保留部分意识性反应,同时也存在部分功能缺失,其取决于脑功能障碍的程度。(E)运动不能性缄默症:意志减退、紧张症:额叶及多巴胺功能损伤导致深度缄默和反应起始缺失。(F)禁锁综合征:脑桥基底部损伤,破坏皮质脊髓束和皮质核束的运动传出。感觉功能和意识保留。(Modified with permission from Blumenfeld H. 2009. The neurological examination of consciousness. In The Neurology of Consciousness, S Laureys and G Tononi (eds.), Chapter 2, pp. 15 - 30. Elsevier, Ltd.)

睡眠觉醒周期和其他的原始定向反应以及脑干和间脑介导的反射活动，但仍处于无意识状态。这一状态被称为**植物人状态**(图 14.16C；见表 14.3)。植物人状态也可以发生于某些终末阶段的痴呆，以及神经退行性或先天性疾病。如果该状态持续时间超过 1 个月则称为**持续性植物人状态**。非创伤性植物人状态持续 3 个月以上或者创伤性植物人状态持续 12 个月以上，患者预后和恢复都会非常差。

和昏迷状态一样，植物人状态的患者对刺激没有有意义的反应，并且存在弥散的皮质功能障碍，大脑代谢水平下降 50% 以上。但是，植物人状态的患者能够被刺激唤醒并睁眼，也能够随听觉或触觉刺激转头转眼。这些反应可能是通过脑干和间脑介导的通路实现的。植物人状态的患者能够发出无法为人听懂的声音，活动肢体，但并没有有意义的语言和姿势，也没有意识性的活动，不能跟踪视觉刺激，大小便失禁。

出现视觉跟踪是进入**最低意识状态**而出现的最早的征象(图 14.16D；见表 14.3)，最低意识状态可以是植物人状态的恢复阶段之一，也可以是一种原发疾病。在最低意识状态下，患者存在极低的或不同程度的反应，包括能够执行简单的命令、说单个词语，或能够伸手并且拿东西。从定义上讲，最低意识状态的患者并没有稳定的互动性语言或非语言交流，也没有稳定的功能性应用目标。目前针对植物人状态和最低意识状态已经有多学科整合的工作组制订了具体的临床标准(更多信息参考本章末尾引文部分)。过去，曾使用"睁眼昏迷"或"闭锁综合征"来描述植物人状态或类似植物人状态，但这些术语并不准确，现在已不再使用。有趣的是，最近的研究创新性地使用功能 MRI 扫描发现，即便是在植物人状态，有些患者仍能够以与正常人相似的方式听从指令，如"想象你正在打网球"或"想象你正走在自己的家里"。使用这一技术进行进一步的研究或许能够提高对预后的预测准确度，并且和某些特定的植物人患者进行有限的沟通。

在完全清醒和昏迷之间存在很多连续的不同水平的意识状态。这些中间状态有时可以依次用一系列定义不是很明确的术语来描述，如**昏睡**、**意识不清**、**木僵**、**半昏迷**等。尽管这些术语有相应的定义，但是如果单独使用而不加解释时很容易使临床医生在阅读表格评估患者病情时混淆。因此，如第 3 章所述(昏迷查体部分)，在记录患者觉醒水平时，一定要明确说明患者对某种特定刺激的**具体反应**。

例如，按压患者甲床或眶下缘引发患者单纯性的睁眼、呻吟，并用一只手推开检查者，然后重新进入无反应状态，则表明患者并非处于昏迷状态。记录意识障碍和所引发的特定反应对跟踪这类患者的病情变化是最可行的办法。在警觉、注意和认知障碍过程中还可出现的其他状态包括**精神错乱**(头脑糊涂或混乱状态)和**痴呆**，这些将在第 19 章介绍(见临床要点 19.14 至 19.16)。

有几种深度淡漠状态在极端状态时可以类似昏迷或植物人状态，包括运动不能性缄默症、意志减退和紧张症(图 14.16E；见表 14.3)。这些疾病的共同之处在于对运动起始和认知活动重要的环路系统功能异常，包括额叶、间脑以及上行多巴胺能投射(见图 14.10)。**运动不能性缄默**患者表现为完全清醒状态，并且不同于植物人患者，这类患者能够视觉跟踪检查者。但是对命令通常没有反应。运动不能性缄默患者区别于最低意识状态患者，因为他们主要的功能缺失是运动起始而非意识。我们可以把运动不能性缄默患者看作是**意志缺失**患者的极端情况，通常是由于额叶损伤造成，患者只能采取被动坐姿，但偶尔会在一个很长的延迟后对提问或命令有所反应。有些患者服用多巴胺能激动剂后意识缺失和运动不能性缄默状态可以发生逆转。意识缺失将在第 19 章进一步介绍 (见临床要点 19.11)。**紧张症**是一种类似的运动不能状态，偶尔可见于精神分裂症后期患者。这类患者也是出现了额叶和多巴胺能的功能障碍。其他相关的运动不能–淡漠状态包括帕金森症后期(见临床要点 16.2)、重度抑郁以及抗精神病药的恶性综合征。

在进行昏迷鉴别诊断时要考虑的重要一点是**癫痫的持续状态**，也就是持续的发作状态(见临床要点 18.2)。通常情况下，发作状态在临床上非常明显。但有时只表现为细微的抽搐或完全没有运动活动。在对昏迷患者进行脑电图检测的研究中发现，多达 20% 的病例会出现未被发现的癫痫状态。因此，在昏迷病因未明，或有癫痫发作史时都应快速行脑电图检查以便在需要时开始抗惊厥治疗。

闭锁综合征(见临床要点 14.1)有时可被误诊为昏迷(图 14.16F；见表 14.3)。与昏迷患者不同，这类患者是有意识的，并且能够通过垂直方向的眼球运动和眨眼运动进行交流。有几种**精神疾病**也能够引起患者出现类似昏迷的表现。除紧张症和重度抑郁外，处于**分裂状态**的患者也会出现**无反应状态**，这类患者通常经受了重大的精神创伤。**躯体病样精**

神障碍,如转化障碍、躯体化失调以及人为失调患者有时也会出现类似昏迷的状态,称为"假昏迷"。这些患者通常可以通过仔细的神经查体进行鉴别(见第 3 章),尽管有些病例诊断可能不明确。

暂时性的意识缺失(见临床要点 10.3)通常是由心脏或其他医疗状况引发,很少由神经系统疾病,如癫痫或脑干缺血引起。

昏迷患者的临床治疗

昏迷是神经系统的急症,因为很多病因如果能够及时解除,则昏迷是可逆的,但是会造成永久性的损伤,并且随时间进展越来越严重。引起昏迷的重要病因见表 14.4。如前所述,昏迷可能是由于双侧大脑半球广泛投射障碍,或脑干–间脑功能障碍,或两者同时损伤。双侧大脑功能障碍最常见的原因是大脑缺氧、其他毒性或代谢性疾病以及头部创伤。双侧缺血性梗死也可引发昏迷,通常先后累及两侧大脑半球。引发昏迷的脑干功能障碍可能来自

表 14.4 昏迷的一些重要病因 [a]

头部创伤

脑干缺血

弥漫性缺氧

心跳呼吸骤停

颅内出血

癫痫持续状态(或发作后状态)

脑水肿

弥漫性脑水肿

药物或乙醇中毒

电解质紊乱(eg. 高血钠,高血钙,高血镁)

低血糖

甲状腺功能低下

肾上腺功能减退

硫胺素缺乏

肝衰竭

肾衰竭

脑膜炎

脑炎

脑脓肿

颅内神经瘤

神经退行性疾病终末期

先天性代谢缺陷

遗传性内源性苯二氮草类产生

心因性反应迟钝

[a] 按照图 1.1 的格式。

大脑或小脑肿物的外源性压迫或脑干内部的损伤,最常见的是梗死或出血。

和任何其他急症处理一样,评估昏迷状态时首先要确保**气道**通畅,患者尚有**呼吸**,并且**循环功能**正常。恰当的时候可以给患者插管并启动心肺复苏。建立快速静脉通道也是非常重要的。应立即**静脉给予硫胺、葡萄糖和纳洛酮**,即便尚未拿到实验室结果 *。因为硫胺素缺乏、低血糖和麻醉剂过量都是容易纠正的昏迷病因。当明确上述病因后应追加使用剂量。如果怀疑苯二氮类过量也可使用氟马西尼。下一步应该进行详细的评估,包括病史、体格检查、血液检测和其他的诊断性检查,以查明可以治疗的昏迷病因。

对于处于昏迷状态的患者可以通过**神经查体**获得很多有用的信息,并且这些检查几分钟内即可完成。例如,瞳孔的大小和反应(见照片 14.1)可以成为了解昏迷病因的有用指南(表 14.5)。虽然存在很多的例外情况,如毒性和代谢性的昏迷病因通常表现为有瞳孔反应且大小正常。不对称性的或双侧扩大、无反应的瞳孔提示中脑压迫和小脑幕切迹疝(见临床要点 5.4)。双侧缩小但有反应的瞳孔通常见于脑桥损伤。双侧针尖样瞳孔见于麻醉剂过量。请参见第 3 章"昏迷查体"部分,对了解本章内容(以及临床实践)会有帮助。

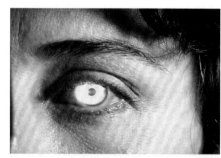

照片 14.1 瞳孔对光反射

血液检查能够反映很多毒性和代谢性的昏迷病因(见表 14.4)。然后需要进行**头部的急诊 CT 检查**以便开展恰当的神经外科手术或脑血管治疗,尤其是在出现局灶神经病变或颅内损伤的其他证据的情况下。一旦头部 CT 排除脑疝的危险,原因不明的昏迷患者应该进行**腰穿**以做脑脊液检查(见临床要点 5.10)。如果这一检查仍未能明确昏迷病因,应该马上行**脑电图**检查,以便发现癫痫细微发作状态并及时给予治疗。

---

* 昏迷状态的婴儿可能存在未发现的先天性代谢障碍,给予葡萄糖后会进一步加重病情。因此,对于婴儿在血糖检测明确低血糖之前不应给予葡萄糖治疗。

表 14.5　昏迷瞳孔典型异常表现

昏迷病因	瞳孔表现
毒性或代谢性疾病	正常（通常情况下）
中脑损伤或小脑幕切迹疝	单侧或双侧瞳孔散大（"blown" pupil）[a]
脑桥损伤	瞳孔缩小，双侧对光反射存在
麻醉剂过量	双侧针尖样瞳孔

[a] 瞳孔开大，对光反射消失。

　　昏迷的预后取决于病因。对于弥散性的脑缺氧损伤，目前已有公布的指南，包括合作制订的。这些指南能够帮助医生根据患者发病后不同阶段的临床表现评估预后（详细信息见本章结尾引文部分）。在药物过量的情况下，只要在昏迷阶段对重要功能进行充分的支持治疗，患者通常能够完全恢复。

14.10　网状结构：运动、反射、自主神经系统

　　本章已经强调了网状结构在调节警觉性、注意力和意识中的作用。然而，许多环路，特别是网状结构尾侧环路，对运动、反射、自主神经功能起着关键的作用，并包含如呼吸和循环控制等基本的"生命支持"系统。

　　呼吸是一个多级管理的网络控制系统。通常，在**延髓**的控制下呈自主节律性呼吸。从脑桥延髓交界处或以上层面横切后，动物仍能继续呼吸，从而证明了延髓的重要性。然而，神经系统的其他区域对呼吸模式有较强的调节作用，呼吸节律可以被前脑短暂的随意控制，一些重要的脑干区域也参与呼吸（图 14.17）。有许多与呼吸有关的感受器，例如外周的化学感受器（可感受血氧水平和 pH 值的变化）以及肺牵张感受器，其中大部分将冲动传递到**孤束核**的心肺部。另外，中枢神经系统也有许多感受器，例如延髓的化学感受器，可感受 5-羟色胺等呼吸刺激。延髓的**前包钦格复合体**类似呼吸的起搏器，延髓的许多其他核团也参与调节呼吸节律。如图 14.17 所示，一些核团的神经元吸气时兴奋，而另一些核团的神经元呼气时兴奋，以上核团均投射到脊髓的下运动神经元。颈髓 C3-C5 节段支配**膈神经**，吸气时收缩膈肌，而胸髓节段控制胸部的呼吸肌。

　　延髓的损伤阻断呼吸传导通路，可导致呼吸停止和死亡。中枢神经系统受损有时可导致其他异常的呼吸模式。延髓从尾侧到头侧的损伤，有些可引

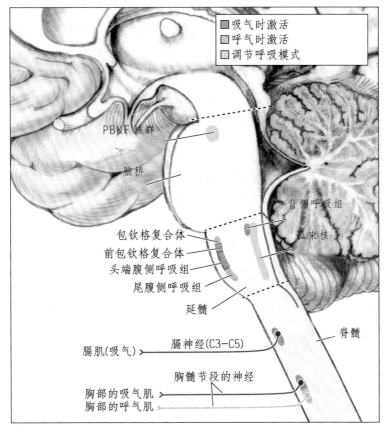

图 14.17　参与呼吸控制的脑干区域

起**共济失调式呼吸**(一个非常不规则的预兆不祥的呼吸模式,最终可能进展为呼吸停止)。脑桥头侧的PBKF核群受损(位于三叉神经运动核背侧;见图14.17)偶尔可导致一个特殊的呼吸模式,称为**长吸式呼吸**(患者吸气时有 2~3 秒的呼吸暂停)。中脑及其他区域的病变, 可能导致**中枢神经性的换气过度**,最终可导致**潮式呼吸**。潮式呼吸的特点是呼吸逐渐加深,然后逐渐变浅直至呼吸暂停点,然后呼吸又逐渐加深, 以一个渐强渐弱的模式重复循环。该呼吸模式不仅见于中脑损伤,其常见于脑桥上部或以上部位的双侧损伤(包括大脑皮层),也可发生于在高海拔地区睡眠的登山者及心力衰竭患者。

心率和**血压**同样是由神经系统的多级水平环路进行控制。**孤束核**的尾部(又称心肺核)同其毗邻的延髓网状结构一样,对于心率和血压的控制也是至关重要的。颈动脉窦和主动脉弓的压力感受器的感觉冲动,分别经Ⅸ、Ⅹ对脑神经传入孤束核(图12.20 和图 12.21)。其他许多环路也可调节心率和血压,大部分环路是从孤束核直接投射到脑干和脊髓的内脏运动神经的节前神经元(见图 6.13)。从**延髓腹外侧区头端**的交感神经元投射到脊髓侧柱的交感神经元的环路, 对正常血压的维持至关重要,阻断其传导则导致血压降低,见于**脊髓休克**(见临床要点 7.2)。有趣的是,孤束核心肺部的纤维也向上投射至前脑,主要是通过脑桥头侧的臂旁核中继(见图 14.4A)。从孤束核到**大脑边缘系统**的环路(见第 18 章),可能对调节因心肺功能改变而引起的情绪反应比较重要,已推断其在触发惊恐发作中起作用。信息也通过其他途径传递,从边缘系统投射到脑干网状结构的环路对自主神经功能有强烈的影响。情绪状态体现边缘系统的活动,这也许可以解释为什么某种情感体验可以使心跳加快、手掌出汗的原因。

网状结构涉及许多复杂的运动功能。在脑干与高级结构断开后,实验动物仍然可以执行许多运动功能,包括转向刺激、保持姿势、移动、呼吸等。**脑干的许多结构控制运动**, 包括网状脊髓束、前庭脊髓束、顶盖脊髓束及红核脊髓束(见第 6 章,见图 6.11)。此外,黑质与脑桥脚被盖核在基底核环路中起着重要的作用,部分网状结构对于小脑的运动功能是必需的。

异常屈曲(去皮层状态)或**异常伸展(去脑状态)**(见图 3.5)主要由脑干环路调节。毗邻脑神经核的网状结构对于调节脑神经参与的运动和反射极其重要,如角膜反射、眼球运动等(见第 12 章和第 13 章)。许多行为如**咳嗽、呃逆、打喷嚏、打哈欠、寒战、窒息、呕吐、吞咽、笑和哭**等都严重依赖于脑桥延髓的网状结构环路。脑干受累可以干预这些行为或导致它们出现异常。例如,脑桥梗死患者可以表现出异常的自发的颤抖;延髓受累可引起呃逆;下行的传导通路受累可引起异常的、自发的**假性笑和哭**(见临床要点 12.8)。

最后区,位于延髓第四脑室底尾侧,包含一个**趋化触发区**(见图 5.15)。该区域的血脑屏障是不完整的,血液中的内源性物质和外源性毒素可引起**恶心和呕吐**。催吐剂作用于胃和小肠壁的细胞,释放5-羟色胺,也可以引起恶心和呕吐。5-羟色胺刺激传入神经末梢,随迷走神经走行,到达脑干的孤束核。迷走神经传入纤维也投射到最后区附近。最后区或孤束核的激活也可能对恶心、呕吐(常见于前庭系统或小脑疾病,以及颅内压升高)有影响,机制尚不清楚。

脑桥排尿中枢和网状结构的其他区域参与控制括约肌(图 7.11)。**中脑导水管周围灰质**与脑干、脊髓的其他区域一起调节疼痛的传导 (见第 7 章,见图 7.5)。

14.11 脑干血液供应

颅后窝结构的血供来自椎基底动脉系统(图14.18,见图 10.2)。左、右**椎动脉**在颈根部分别起自两侧锁骨下动脉, 并通过 C6-C2 颈椎横突孔上升,然后绕第一颈椎侧面穿硬膜, 经**枕骨大孔**进入颅腔。入颅后沿延髓腹侧面走行,在延髓脑桥交界处汇合成一条**基底动脉**(见图 14.18A)。基底动脉继续沿脑桥腹侧上行, 在脑桥中脑的交界处分为左、右**大脑后动脉**,通过**后交通动脉**与前循环的颈内动脉相连接。

椎基底动脉系统发出多个分支对脑干、小脑供血。此外,丘脑的大部、枕叶内下部和颞叶,均由基底动脉的终末分支大脑后动脉供应。椎基底动脉系统大的分支分别是**小脑下后动脉(PICA)、小脑下前动脉(AICA)、小脑上动脉(SCA)以及大脑后动脉(PCA)**(见图 14.18)。请注意,有三对大脑动脉(A-CA、MCA、PCA), 也有三对小脑动脉(PICA、AICA、与 SCA)。

小脑下后动脉在延髓水平发自椎动脉,其行程弯曲,分布于延髓侧面和小脑下面(见图 14.18 B)。**小脑下前动脉**在脑桥尾侧水平发自基底动脉近端,

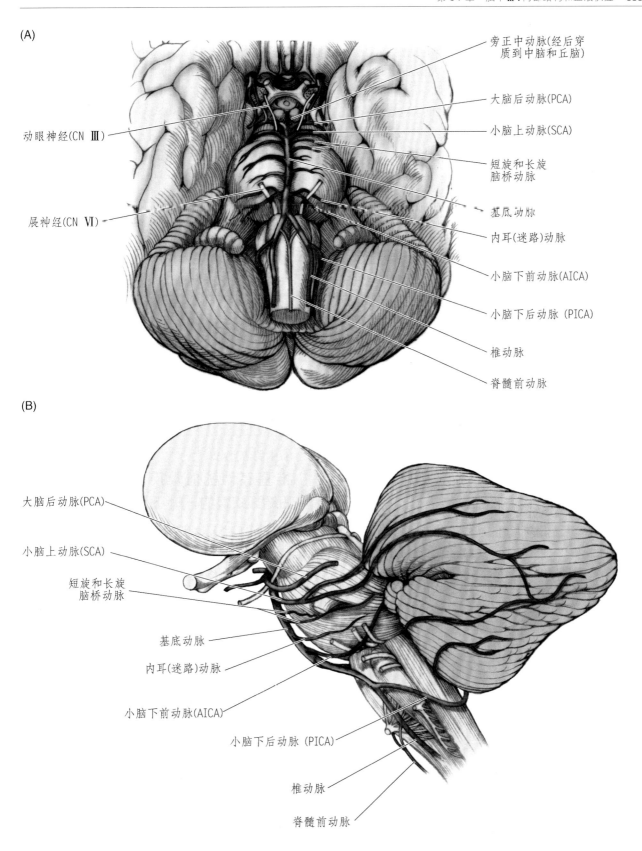

图 14.18 脑干血液供应 (A)腹面观。(B)侧面观。

分布于脑桥尾侧的侧面和小脑的小部分。**小脑上动脉**在脑桥延髓交界水平发出基底动脉的顶端,供应小脑上部及脑桥背外侧的小部分。**大脑后动脉**是基底动脉的终末分支,紧邻小脑上动脉。动眼神经通常在小脑上动脉和大脑后动脉之间穿过(见图14.18A)。大脑后动脉环绕中脑,并供应中脑以及丘脑的大部、枕叶内侧、颞叶内下部。小脑的血液供应将在第15章进一步讨论。

几类较小的分支从这些主要的动脉发出,并为脑干供血(图14.19)。**旁正中支**一般不越过中线到对侧,分别营养左侧或右侧旁正中区。它们从脑干的腹侧面延伸不同的距离,最长的分支可直达脑室。**短旋动脉**和**长旋动脉**(包括小脑下后动脉、小脑下前动脉等,以及更小的分支)发出穿支以供应脑干侧面的结构(见图14.19)。

脑干的主要血管流域(见图14.20和图14.21)。**延髓内侧**下部主要由脊髓前动脉旁正中支供血,延髓内侧上部主要是由椎动脉旁正中支供血(见图14.21D)。回顾脊髓前动脉来自左、右椎动脉,沿着延髓腹侧面走行(见图14.18 A),并继续出颅腔供应脊髓腹侧(见图6.5)。**延髓侧面**由发自椎动脉和小脑下后动脉的穿支供应(见图14.20和图14.21D)。**脑桥内侧**由基底动脉旁正中支供应(见图14.20和图14.21B、C),**脑桥侧面**由基底动脉的旋支供应,脑桥侧面下部主要由小脑下前动脉供应(见图14.20和图14.21C)。**内耳由内耳(迷路)动脉**供应(见图14.18 A),通常来自于小脑下前动脉的一个分支,但偶尔会直接来自基底动脉。脑桥侧面上部主要由基底动脉的小旋支供血(见图14.18)。**脑桥背外侧上部**的小可变区接受小脑上动脉的部分血供(见图14.20和图14.21B),但该动脉主要是供应小脑上部而非脑干。**中脑**由来自基底动脉顶部及大脑后动脉近端的穿支供血(见图14.18、图14.20和图14.21A)。回顾**丘脑**的动脉也主要来自基底动脉顶部及大脑后动脉近端(见图10.8A)。旁正中支从基底动脉顶部进入脚间窝以供应中脑内侧及丘脑(见图14.18A),有时这些动脉分叉后发出所谓的佩尔什马动脉,供应双侧的中脑内侧及丘脑。佩尔什马动脉分叉前栓塞可引起双侧该供血区梗死。

表14.7至表14.9列出了每个主要的脑干血管流域的重要结构,临床综合征与这些血管流域的关系将在下节讨论。

脑干对于保持意识和重要的生命功能是必需的,所以临床医师熟悉后循环主要的血管综合征很有必要。下节将首先论述椎基底动脉血管疾病的一般特征,然后复习特殊血管流域的综合征。

临床要点14.3

椎基底动脉血管疾病
后循环疾病的一般特征

梗死可通过多种机制产生(见第10章),包括**栓子**,往往是心源性的;原位**血栓症**,通常发生在已存在动脉粥样硬化性狭窄的病灶;**腔隙性疾病**,常

表 14.6　常见的椎基底动脉缺血的预警信号

症状	缺血的结构
头昏眼花(眩晕)、恶心	前庭核、小脑或内耳
复视、共轭凝视不良	核上性或核下性眼球运动传导通路(见第13章)
视觉模糊或其他视觉障碍	眼球运动传导通路或视觉皮层
不协调(共济失调)	小脑或小脑传导通路
步态不稳	小脑传导通路,长的感觉束或运动束
构音障碍、吞咽困难	皮质延髓通路或脑干的脑神经核
麻木和刺痛,尤其是双侧或口周区	长的躯体感觉传导通路或三叉神经系统
轻偏瘫、四肢轻瘫	皮质脊髓束
嗜睡	脑桥中脑的网状结构或双侧丘脑
头痛	
枕部	颅后窝脑和血管
前额	幕上脑和血管
非局限	幕上和(或)幕下脑和血管

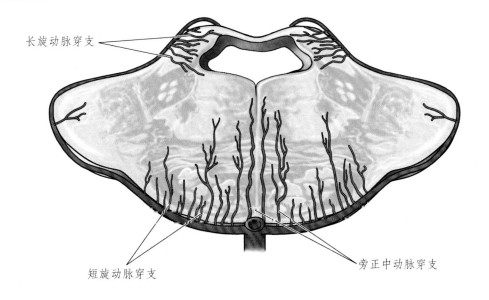

图 14.19　供应脑干内部结构的穿支血管　供应脑干内部结构的穿支血管包括来自旁正中动脉和短、长旋动脉的穿支。

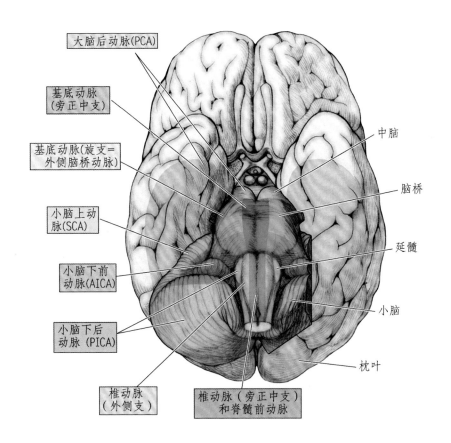

图 14.20　脑干血管流域，外面观

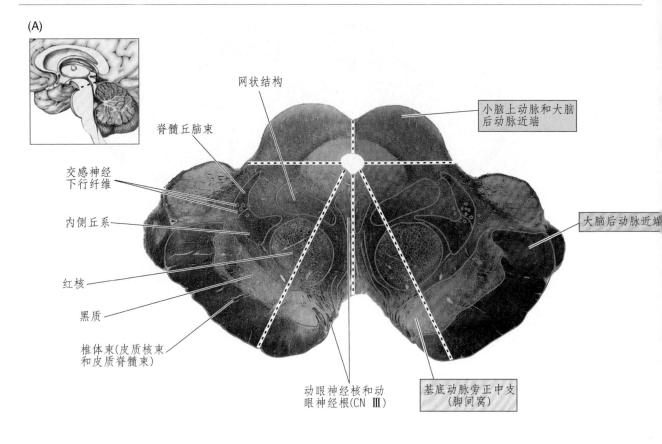

(A)

网状结构

脊髓丘脑束

交感神经
下行纤维

内侧丘系

红核

黑质

椎体束(皮质核束
和皮质脊髓束)

动眼神经核和动
眼神经根(CN Ⅲ)

小脑上动脉和大脑
后动脉近端

大脑后动脉近端

基底动脉旁正中支
(脚间窝)

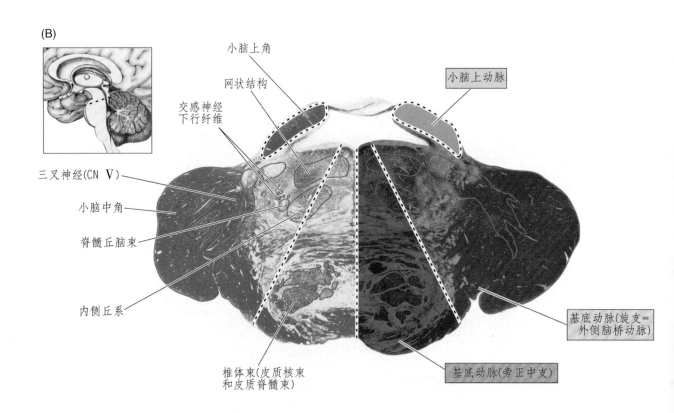

(B)

小脑上角

网状结构

交感神经
下行纤维

三叉神经(CN Ⅴ)

小脑中角

脊髓丘脑束

内侧丘系

椎体束(皮质核束
和皮质脊髓束)

小脑上动脉

基底动脉(旋支=
外侧脑桥动脉)

基底动脉(旁正中支)

图 14.21 脑干血管流域的切面 插图显示切面的水平。(A)中脑(×3.1)。(B)脑桥上部(×3.4)。(待续)

(C)

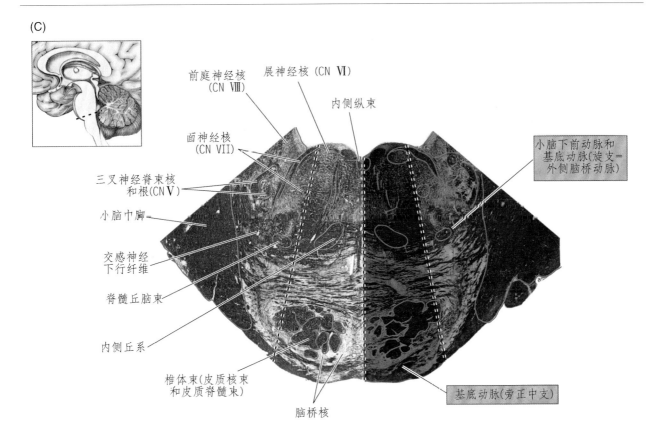

前庭神经核
(CN VIII)

展神经核 (CN VI)

内侧纵束

面神经核
(CN VII)

三叉神经脊束核
和根(CN V)

小脑中脚

交感神经
下行纤维

脊髓丘脑束

内侧丘系

椎体束(皮质核束
和皮质脊髓束)

脑桥核

小脑下前动脉和
基底动脉(旋支＝
外侧脑桥动脉)

基底动脉(旁正中支)

(D)

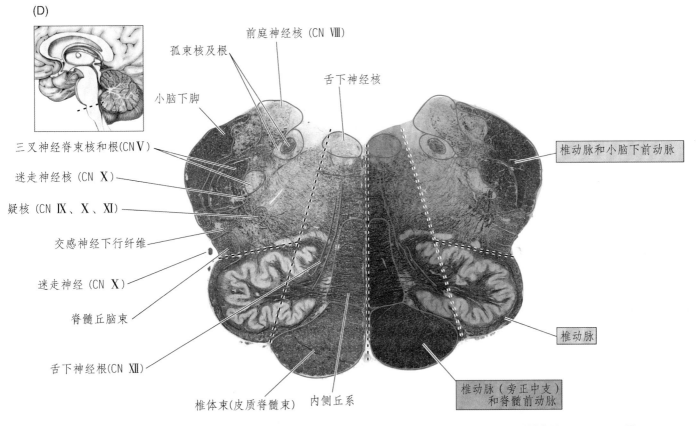

孤束核及根

前庭神经核 (CN VIII)

舌下神经核

小脑下脚

三叉神经脊束核和根(CN V)

迷走神经核 (CN X)

疑核 (CN IX、X、XI)

交感神经下行纤维

迷走神经 (CN X)

脊髓丘脑束

舌下神经根(CN XII)

椎体束(皮质脊髓束)

内侧丘系

椎动脉和小脑下前动脉

椎动脉

椎动脉（旁正中支）
和脊髓前动脉

图 14.21(续)　(C)脑桥下部(×3.5)。(D)延髓(×5.1)。(Brainstem sections in A,C,D from Martin JH. 1996. *Neuroanatomy: Text and Atlas*. 2nd Ed. McGraw-Hill,New York. B from DeArmond SJ,Fusco MM,Maynard MD. 1989. *Structure of the Human Brain: A,Photographic Atlas*. 3rd Ed. Oxford,New York.)

由慢性高血压的情况下小血管闭塞造成。这些机制以及在第 10 章中叙述的其他机制（见临床要点 10.4)也都发生在后循环,影响椎动脉、基底动脉及其分支。由于椎基底动脉系统供应包括脑干在内的颅后窝结构,因此基底动脉缺血的预警信号可能是很不祥的。因此,一旦患者报告这些症状,要立即入院监护,以争取避免危及生命的脑干梗死、昏迷及死亡。一些常见的**椎基底动脉缺血的预警信号**在表 14.6 中列出。它们可能由脑干特定的解剖结构缺血引起(见图 14.1),如脑神经核及其相连的结构、长的感觉和运动传导束、小脑环路、网状激活系统或枕叶的缺血(大脑后动脉流域)。

除了这些病史中的线索,神经系统的检查结果常有助于区分脑干缺血与大脑半球缺血。强烈提示**脑干受累**而非大脑半球受累的特征,包括**交叉体征**,如一侧面部和对侧半身的感觉减弱,或一侧面部和对侧半身瘫痪;以及**脑神经异常**,特别是眼球运动异常,如**不良共轭凝视**、**错路眼**(见图 13.15)、**瞳孔异常**或眼球震颤(见第 13 章)。强烈提示**大脑半球受累**而不是脑干受累的特征包括失语症、半侧忽视、偏盲、癫痫。请注意,在某些情况下脑干和大脑半球可同时受累,特别是当基底动脉顶端的大脑后动脉病变时(见图 14.18 和图 14.20)。

一旦怀疑脑干病变,已确定的经验规则可能有助于进一步定位脑干血管病变或者中脑、脑桥、延髓的其他损伤。**中脑功能障碍**的体征包括动眼神经麻痹、单侧或双侧瞳孔扩张、共济失调、屈曲(去皮层状态)姿态、意识障碍。**脑桥功能障碍**的体征包括双侧巴宾斯基征、全身乏力、口周麻木(见图 12.9)、"盐和胡椒"(发麻)面部刺痛、双眼上部或下部视力丧失或模糊(通常是由基底动脉到双侧大脑后动脉的血流量减少所致)、呼吸不规则(本章已叙述)、眼球浮动(眼球迅速下降之后再慢慢地上升至中间位置)、颤抖、软腭阵挛(中央被盖束受累,本章已叙述)、外展神经麻痹或水平凝视麻痹、双侧瞳孔小但有反应(交感神经下行纤维受累)、伸直(去脑状态)姿态与意识障碍。**延髓功能障碍**出现眩晕、共济失调、眼球震颤、恶心、呕吐、呼吸停止、自主神经功能不稳、呃逆等。不同的脑干区域特异性血管综合征将在下面更详细的讨论。

椎基底动脉疾病的治疗与前循环缺血性脑卒中的治疗是相似的,主要取决于缺血的机制(见临床要点 10.4)。与前循环疾病类似,短暂性脑缺血发作(TIA)有时在缺血性梗死之前发出警告(见临床要点 10.3)。对初次缺血的患者就应该进行诊断(见临床要点 10.4),以查找缺血的机制。抗凝治疗用于治疗房颤或心脏机械瓣膜引起的血栓栓塞性疾病。**椎动脉剥离**,通常由轻微的头部或颈部创伤引起,是栓塞性疾病的另一个重要原因,通常采用抗凝治疗(见临床要点 10.6)。有时,一个扩张或纺锤形的基底动脉瘤(见图 5.20)可以形成血栓间歇地栓塞远端分支。更普遍的是,粥样硬化性疾病引起的**椎动脉**或**基底动脉狭窄**(基底动脉供血不足)导致脑干症状轻微的消长变化,其可能对血压的变化非常敏感。区分椎动脉或基底动脉狭窄与进展的小血管腔隙病变(这也会造成症状的消长变化,但不涉及大血管狭窄)是必要的。

椎动脉血栓症,特别是**基底动脉血栓症**,可能因潜在的广泛的脑干梗死而危及生命。其他形式的急性脑卒中(见临床要点 10.4),如果发病 4.5 小时内全身应用溶栓剂阿替普酶可得到改善,虽然有一些增加出血的风险。研究发现使用介入神经放射学的技术在动脉中凝块的位置局部应用溶栓剂也是有益的。如果超过阿替普酶治疗的时间窗,应立即应用抗血小板的药物阿司匹林。此外,降低血压的药物应谨慎使用或不用,以防止灌注不足造成的病情恶化。在难治性或进展性的病例,椎动脉和基底动脉狭窄常用肝素抗凝治疗,但该治疗的有效性还没有被随机实验证明。不同于颈动脉狭窄(见临床要点 10.5),动脉内膜剥脱术仍未成功地用于治疗椎动脉和基底动脉狭窄患者。虽然其已被实验性试用,并取得一些成功。最后,类似前循环中风(见临床要点 10.4),用多学科结合的方法治疗患者是必要的,无论在急性期还是恢复期,均应仔细地关注其他共存的医疗条件和潜在的并发症。

椎基底动脉流域特殊的临床综合征 本节中讨论的重点是几个**特殊区域的后循环梗死**(见表 14.7 至表 14.9)。除了有临床意义,学习这些血管流域及受累的解剖结构有助于复习脑干的局部解剖,且能巩固本章和前两章中学到的知识。在论述这些局灶性综合征后,将论述一些多灶性或双侧脑干综合征,如基底动脉血栓形成、基底动脉尖综合征及脑桥出血。

复 习

遮盖表 14.6 中的右列。根据椎基底动脉病变的每个常见症状,列出可能的缺血结构。

表 14.7　局灶性延髓血管综合征

区域	综合征名称[a]	血液供应	结构	解剖的临床特征
延髓内侧 （见图 14.21D）	延髓内侧综合征	椎动脉旁正中支和脊髓前动脉	锥体束	对侧肢体无力
			内侧丘系	对侧位置觉、震动觉减弱
			舌下神经核和舌下神经根	同侧舌肌无力
延髓外侧 （见图 14.21D）	Wallenberg 综合征 （延髓背外侧综合征）	椎动脉（比小脑后下动脉更常见）		同侧共济失调、眩晕、眼球震颤、恶心
			小脑下脚、前庭神经核	
			三叉神经核及纤维束	同侧面部痛温觉减弱
			脊髓丘脑束	对侧身体痛温觉减弱
			交感神经下行纤维	同侧霍纳综合征
			疑核	声音嘶哑、吞咽困难
			孤束核	同侧味觉减弱

[a] 表 14.7~14.9 中所列以祖先们的名字命名的各种血管综合征（如 Weber 综合征、Claude 综合征等）并不需要刻意地去记忆，因为它们的真实意思一直在历史的不同时期发生着变化。

表 14.8　局灶性脑桥血管综合征

区域	综合征名称[a]	血液供应	结构	临床特征
脑桥基底内侧（见图 14.21B、C）	构音障碍性轻偏瘫（纯运动性轻偏瘫）	基底动脉旁正中支，腹侧区	皮质脊髓束和皮质核束 皮质脊髓束和皮质核束	对侧面部、肢体无力，构音障碍
	共济失调性轻偏瘫	同上	脑桥核和脑桥小脑纤维	对侧面部、肢体无力，构音障碍 对侧共济失调（偶尔同侧共济失调）
脑桥基底和被盖内侧（见图 14.21C）	Foville 综合征	基底动脉旁正中支，腹侧和背侧区	皮质脊髓束和皮质核束 面神经丘	对侧面部、肢体无力，构音障碍 同侧面部无力，同侧水平凝视麻痹
	错路眼	同上	皮质脊髓束和皮质核束 展神经核和脑桥旁正中网状结构	对侧面部、肢体无力，构音障碍
	Millard-Cubler 综合征	同上	皮质脊髓束和皮质核束 面神经根 内侧丘系 内侧纵束	同侧水平凝视麻痹 对侧面部、肢体无力，构音障碍 同侧面部无力
	其他可变区域参与	同上		对侧半位置觉、震动觉减弱 核间性眼肌麻痹
脑桥侧面下部（见图 14.21C）	小脑下前动脉综合征	小脑下前动脉	小脑中脚 前庭神经核 三叉神经核及神经根 脊髓丘脑束 交感神经下行纤维	同侧共济失调 眩晕、眼球震颤 对侧面部痛温觉减弱 对侧身体痛温觉减弱 同侧霍纳综合征
	其它可变区域参与	迷路动脉	内耳	同侧听力丧失
脑桥背外侧上部（见图 14.21B）	小脑上动脉综合征	小脑上动脉	小脑上脚和小脑 其他被盖外侧结构（可变）	同侧共济失调 被盖外侧受累的可变的特征（见小脑下前动脉综合征）

[a] 表 14.7~14.9 中所列以祖先们的名字命名的各种血管综合征（如 Weber 综合征、Claude 综合征等）并不需要刻意地去记忆，因为它们的真实意思一直在历史的不同时期发生着变化。

表 14.9　局灶性中脑血管综合征 ª

区域	综合征名称 ª	血液供应	结构	临床特征
中脑基底 (见图 14.20A)	Weber 综合征	大脑后动脉和基底动脉 顶部分支	动眼神经根	同侧动眼神经麻痹
			大脑脚	对侧半身轻偏瘫
中脑被盖 ᵇ (见图 14.20A)	Claude 综合征	大脑后动脉和基底动脉 顶部分支	动眼神经根	同侧动眼神经麻痹
			红核、小脑上脚	对侧共济失调
中脑基底和被盖 ᵇ (见图 14.20A)	Benedikt 综合征	大脑后动脉和基底动脉 顶部分支	动眼神经根	同侧动眼神经麻痹
			大脑脚	对侧半身轻偏瘫
			红核、黑质、小脑上脚	对侧共济失调、震颤、 不自主的运动

ª 表 14.7~14.9 中所列以前辈们的名字命名的各种血管综合征(如 Weber 综合征、Claude 综合征等)并不需要刻意地去记忆,因为它们的真实意思一直在历史的不同时期发生着变化。

ᵇ 更多的背侧的梗死累及中脑网状结构引起意识障碍。

在所有局灶性的脑干血管综合征中(见表 14.7 至表 14.9),只有两个是常见的,即延髓外侧综合征及脑桥基底内侧部梗死。延髓外侧综合征通常由椎动脉血栓引起,脑桥基底内侧部梗死通常由腔隙性疾病引起。延髓内侧综合征和小脑上动脉综合征不太常见。表中列出的其他综合征的单独发生相对罕见。

延髓的血管综合征从尾侧到头侧在表 14.7 中列出(见图 14.21D)。**延髓内侧综合征**是由脊髓前动脉或椎动脉旁正中支闭塞引起。锥体束的梗死导致对侧肢体上运动神经元瘫痪,面部正常,类似于颈髓病变(见图 6.14C)。有时对侧面部也受累,但通常少于四肢。舌下神经根或舌下神经核受累(取决于梗死向延髓背侧扩展的范围)常可导致同侧舌肌瘫痪。梗死向背侧扩展也有可能造成内侧丘系受累,进而引起对侧深感觉的减弱。

延髓背外侧综合征(Wallenberg 综合征)是一种相对常见的脑干梗死,不仅有重要的临床意义,也是学生应该掌握的。因为理解典型的临床特征和受累的解剖结构有助于理解所有其他的脑干综合征。由于该综合征影响被盖外侧,因此运动的参与通常不显著,并且预后一般较好。在延髓背外侧综合征的原因中,血栓症常多于栓子。椎动脉血栓症是最常见的原因,小脑下后动脉单独的受累不太常见。

延髓背外侧综合征最主要的特征是同侧的共济失调及眩晕,分别由小脑下脚梗死以及前庭神经核梗死引起(见图 14.21D)。常见的相关特征是步态不稳、水平或旋转性眼球震颤、恶心及呕吐。该综合征常出现同侧面部痛温觉减弱(三叉神经脊束核和三叉神经脊束受累),对侧身体痛温觉减弱(脊髓丘脑束受累,见图 7.9B)。在某些情况下,可出现对侧面部的感觉缺失,可能是因为交叉纤维受累,或因同侧面部感觉相对较强(由于感觉敏感性的异常增加所致,特别是发病后不久)。脊髓丘脑束的部分受累,可能导致对侧身体上部或下部的感觉丧失。交感神经下行纤维,走行于脑干被盖外侧脊髓丘脑束附近,其受累导致同侧霍纳综合征(见临床要点 13.5;见图 13.10),并造成上睑下垂、瞳孔缩小、无汗症(不太常见)。疑核和迷走神经根受累可引起声音嘶哑、吞咽困难(见临床要点 12.8)。咽反射减弱常出现在患侧,且喉镜检查显示患侧声带麻痹。最后,通过检测到同侧舌味觉的减弱,孤束核受累偶尔可被证明。如前所述,运动的异常比较少见。然而,在某些情况下面神经纤维受累可出现同侧面瘫(面神经纤维向尾侧环绕,进入延髓,然后在延髓脑桥的交界发出)。另外,当梗死向内侧扩展较多累及锥体束时,可引起对侧偏瘫,有时会发生延髓外侧和内侧的联合梗死。一种罕见但有趣的延髓外侧梗死表现是一些患者垂直定向的缺失,患者会突然感到整个世界颠倒或倾斜了。

脑干被盖外侧的其他病变,如小脑下前动脉综合征、小脑上动脉综合征,也可出现延髓背外侧综合征的许多临床特征(表 14.8;见图 14.21B、C)。味觉缺失、声音嘶哑有助于定位综合征在延髓而非脑桥。另外,同侧听力缺失表明小脑下前动脉受累而非延髓背外侧综合征。

脑桥的血管综合征列于表14.8(见图14.21B、C)。类似于延髓背外侧综合征，**脑桥内侧综合征**也较常见且有重要的临床意义。因为脑桥旁正中穿支通常不越过中线(见图14.19)，所以一侧脑桥旁正中梗死很少累及对侧。脑桥旁正中梗死通常是腔隙性梗死，常由小血管透明脂肪变性引起(见于慢性高血压患者)。也可能由微栓子、小血管血栓症引起，或由来自基底动脉壁的小穿支血管起始部阻塞引起(见于动脉粥样硬化患者)。基底动脉狭窄可能是基底动脉血栓症的先兆，也可导致脑桥旁正中梗死。因此，通过磁共振血管造影或CT诊断基底动脉病变是必需的，以避免灾难性的后果。通常在基底动脉血栓症的情况下双侧梗死亦可发生。

在脑桥旁正中梗死中，脑桥受累的范围从脑桥腹侧向第四脑室方向扩展。**脑桥旁正中基底部**单侧受累最常见(见图14.21B、C)。皮质脊髓束和皮质核束的梗死引起的腔隙综合征(对侧面部、肢体瘫痪、构音障碍)，也称为构音障碍性轻偏瘫或纯运动性轻偏瘫(见图6.14A)。构音障碍轻偏瘫也常见于内囊后肢的腔隙性梗死(见表10.3)。脑桥核和脑桥小脑纤维梗死可引起共济失调(通常在对侧，与轻偏瘫在同一侧)，导致共济失调性轻偏瘫综合征(见表14.8)。该情况的一个变体是构音障碍-手笨拙综合征，主要见于脑桥旁正中梗死，引起构音障碍伴对侧肢体运动障碍(上肢比下肢严重)。

有时脑桥梗死可以向背侧延伸到被盖部，导致**脑桥基底和被盖内侧**梗死(见表14.8)。当脑桥基底伴随面神经丘受累时(见图14.21C)，可导致同侧面部瘫痪及水平凝视麻痹(展神经核、脑桥旁正中网状结构受累)，对侧轻偏瘫(脑桥基底内侧综合征)。回顾同侧水平凝视麻痹伴对侧轻偏瘫，见于"错路眼"，由脑桥病变引起(见临床要点13.10；见图13.15)。稍偏侧面的梗死累及脑桥基底和面神经根而无展神经核，可引起同侧面瘫及对侧偏瘫(脑桥基底外侧综合征)。脑桥旁正中梗死时，脑桥被盖可能受累的其他区域有内侧丘系(导致对侧的位置觉和振动觉丧失)和内侧纵束(导致核间性眼肌麻痹)(见图13.13)。

小脑下前动脉梗死主要累及脑桥外侧下部(见表14.8；见图14.21C)。其引起的脑干被盖外侧综合征可能在某些方面类似于延髓背外侧综合征，如前所述(声音嘶哑或味觉丧失位于延髓而非脑桥)。迷路动脉偶尔直接来自基底动脉，但通常来自小脑下前动脉的分支，因此除了引起脑干被盖外侧综合征(同侧共济失调、眩晕、眼球震颤，同侧面部及对侧躯体痛温觉丧失，同侧霍纳综合征)，小脑下前动脉梗死还可引起一侧听力丧失。该动脉病变患者或有短暂性脑缺血发作的基底动脉狭窄患者，有时可听到轰鸣声。

脑桥外侧上部单独的梗死是罕见的，可能是因为多个脑桥侧面的动脉供应该区域(见图14.18和图14.20)。**小脑上动脉梗死**(见表14.8；见图14.21B)通常主要涉及小脑上部，引起同侧共济失调(见第15章)。脑桥嘴部的可变区也可能被累及，偶尔造成脑桥被盖外侧综合征的某些特征。

中脑血管综合征列于表14.9(见图14.21A)。**中脑梗死**由基底动脉顶部和大脑后动脉近端的穿动脉闭塞引起。位于基底动脉顶部的栓子常引起中脑的梗死，也可引起其他区域的梗死，但中脑梗死偶尔会单独出现。中脑综合征已被描述涉及基底、被盖的不同区域。中脑基底部的大脑脚梗死造成对侧偏瘫；动眼神经核或动眼神经根梗死引起同侧动眼神经麻痹；红核和小脑上脚的纤维梗死(椎体交叉以上)引起对侧震颤和共济失调。中脑较大的梗死导致中脑网状结构受累，可造成意识障碍。但该情况发生时，其他区域也常受累。

除了这些特殊区域(见表14.7至表14.9)，后循环梗死有时累及多个区域。在**基底动脉血栓症**中，常有严重的双侧多个区域(基底动脉供应的脑桥和小脑、中脑、丘脑、枕叶等区域)的脑梗死。动脉粥样硬化性疾病常造成基底动脉狭窄，进而引起基底动脉血栓症。患者常出现多个脑神经异常、长束征及

复　习

遮盖图14.21左侧的标签。对于下列每个脑干区域和血管流域，命名其受累的结构和可能的损伤：

14.21A：中脑基底和被盖(大脑后动脉和基底动脉顶部分支)(见表14.9)。

14.21B、C：脑桥基底部内侧(基底动脉旁正中支、腹侧区域)(见表14.8)。

14.21C：脑桥外侧下部(小脑下前动脉)(见表14.8)。

14.21D：延髓内侧区(椎动脉和脊髓动脉旁正中支)(见表14.7)。

14.21D：延髓外侧区(椎动脉和小脑下后动脉)(见表14.7)。

昏迷,通常预后不良。

寄居在基底动脉远端的栓子通常引起**基底动脉尖综合征**,也可造成多血管流域梗死。其临床特征如下:视觉障碍由视觉中枢梗死导致,记忆障碍由双侧丘脑内侧和颞叶梗死导致,眼球运动异常由中脑的动眼神经核和动眼神经根梗死导致,嗜睡、谵妄、生动的视幻觉("大脑脚幻觉症")由中脑网状结构梗死引起,共济失调由小脑梗死导致。值得注意的是,基底动脉尖综合征中皮质脊髓束的受累往往相对轻微。有时,当栓子在基底动脉内向顶端迁移时,它可栓塞脑桥的许多穿动脉,从而产生了一系列短暂的病变。

脑干的另一个重要血管综合征是**脑桥出血**,最常见于慢性高血压患者,因小的穿血管脆性增加所致(见临床要点 5.6)。脑桥出血通常位于脑桥基底和被盖交界处,由基底动脉旁正中支受累引起。虽然小出血可导致相对轻微的病变,但脑桥出血往往是大范围和双侧的,可造成严重的双侧脑神经损伤、长束征、昏迷、预后不良。其他区域的脑干出血比较罕见,通常是由血管畸形而非高血压引起。

临床病例

病例 14.1　一侧面部及对侧身体麻木、声音嘶哑、霍纳综合征、共济失调

主诉

患者,女,22 岁。在颈部按摩推拿后突然出现左项部疼痛、眩晕、共济失调、左侧面部麻木、声音嘶哑。

病史

患者既往健康。4 个月前,患者颈部在一次车祸中受伤,每天通过脊椎按摩推拿治疗颈痛。一天按摩时,患者颈部喀嗒一声后,突然感觉**左项部疼痛**加重。患者离开按摩师的诊所时,感到**头晕、恶心、蹒跚地**走上其汽车,向左侧跌倒。患者出现**视觉跳动或摆动**(振动幻视),无复视,并呕吐了两次。到家后,丈夫发现其出现了**声音嘶哑**,患者还感觉**左侧面部麻木和刺痛**。短暂休息后症状没有缓解,于是来到急诊室。

查体

生命体征:体温 35.6℃,脉搏 60 次/分,血压 126/84mmHg。

颈部:无杂音。

肺:清音。

心:心率正常,无杂音。

腹:软,无触痛。

四肢:正常。

神经系统检查:

精神状态:意识反应和定向力 3 级,语言正常,说出前后月份无错误,4 分钟后回忆起 3/3 单词。

脑神经:**左侧瞳孔 2.5 mm**,收缩至 **2 mm**。右侧瞳孔 3.5 mm,收缩至 2 mm。视野全,但视野前后移动(振动幻视)。**眼球震颤(水平右跳和逆时针旋转)**,向右凝视增多。眼球运动完整,但**左上睑下垂,左角膜反射减弱。三叉神经支配的左眼、上颌和腭区痛温觉降低**(图 14.22)。**声音嘶哑,左侧软腭降低,左咽反射减弱**。胸锁乳突肌和斜方肌肌力正常。面部对称,味觉未查,听觉正常,舌正中。

运动:无下落,语调正常,肌力正常。

反射:

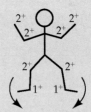

协调性:**左侧指鼻试验轻度共济失调,左侧脚趾敲击节奏不规则(节律障碍)**。

步态:由于严重的眩晕无法站立。

感觉:**右侧颈部以下肢体和躯干痛温觉减弱**(图 14.22)。精细触觉、震动觉、关节位置觉正常。

定位和鉴别诊断

1. 根据上述粗体字显示的症状和体征,病变部位在哪?

2. 根据颈部按摩后突发性的损伤和颈部疼痛,最可能的诊断是什么?其他的可能性是什么?

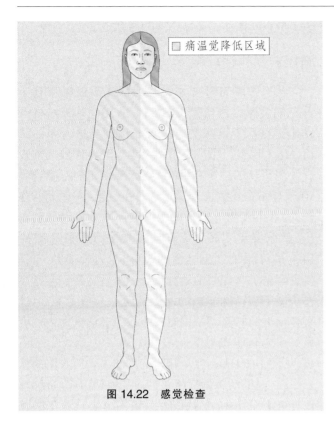

□ 痛温觉降低区域

图 14.22　感觉检查

讨论

1. 本病例的关键症状和体征是：

- 左项部疼痛
- 步态不稳，向左跌倒
- 左侧共济失调和节律障碍
- 眩晕、恶心伴右跳型眼球震颤
- 左侧面部痛温觉减弱
- 左角膜反射减弱
- 右侧颈部以下肢体和躯干痛温觉减弱

- 左上睑下垂，左侧瞳孔小，但有反应
- 声音嘶哑，左侧软腭降低，左咽反射减弱

该患者几乎有延髓背外侧综合征全部的临床特点。复习延髓外侧的结构以及产生一系列特定结果的相应的损伤(见图 14.21D 和图 7.9B；表 14.7)。

2. 延髓背外侧综合征通常由血栓症引起，可导致延髓外侧梗死。血栓最常累及椎动脉，不常发生在单独的小脑下后动脉(见临床要点 14.3)。根据患者最近的颈部按摩、颈部疼痛、年龄较轻、缺乏其他中风的危险因素等特点，应着重考虑椎动脉剥离(见临床要点 10.6)。另外，该延髓外侧功能障碍患者更不可能的原因有血管畸形出血、脓肿或脱髓鞘疾病。

因此，最可能的临床定位和诊断是左侧延髓背外侧综合征，左侧椎动脉剥离引起左侧延髓外侧梗死。

临床病程和神经影像

首次脑 CT 和常规 MRI 扫描没有显示梗死 (影像 14.1A)。然而，入院当天弥散加权 MRI 提示左侧延髓梗死(未展示)，5 天后常规 MRI 随访进一步证实(影像 14.1B)。入院当天 MRA 表明左椎动脉流量减少。轴向 T1 加权 MRI 显示在左椎动脉壁内有增厚的亮区，与左侧椎动脉剥离形成的血管内栓塞一致(影像 14.1C)。患者静注肝素抗凝治疗 1 周，然后改用香豆定(华法林)。随访的第 11 天，患者恶心、眩晕、眼球震颤消失，且能正常行走，串联步行只有轻微的向左转向。但患者仍有左侧的霍纳综合征，左侧面部、右侧身体痛觉轻度减弱，以及左侧肢体轻微的共济失调。

病例 14.2　轻偏瘫(面部正常)

小病例

患者，男，53 岁，有吸烟、高胆固醇血症史。一天早上 7:00 患者从机场开车回家时，出现一个小时的右侧口周区域、上肢和下肢麻木。上午 10 点患者到家，溜狗时上述症状复发，伴行走困难、笨拙、右上下肢无力。在急诊室检查时，患者音调降低，右上下肢的力量降低 3/5~4/5，右侧一个脚趾

上翘，且右侧肢体振动觉和关节位置觉减弱。休息时右鼻唇沟只有轻微减轻，笑容对称。舌正中。

定位和鉴别诊断

1. 根据上述粗体字显示的症状和体征，该病变最可能的位置在哪？
2. 最可能的诊断是什么？

讨论

1. 本病例的关键症状和体征是：

- 右上、下肢的力量降低 3/5~4/5，伴右侧巴宾

斯基征阳性

- 右鼻唇沟稍微减轻
- 右半身感觉异常，肢体振动觉和关节位置觉减弱

患者右侧肢体上运动神经元瘫痪而面部正常，可能是由左侧延髓或右侧颈髓病变引起(见临床要点6.3;图6.14C)。类似地，感觉异常及右半身的振动觉、关节位置觉减弱，可能是由左侧脑干内侧丘系病变引起(见图7.9C)或右侧颈髓后索病变引起(见图7.10E)。事实上，一些轻微的右侧面部无力不太可能是脊髓的病变。既然面部基本正常，损伤部位不太可能在面神经发出位置（延髓脑桥交界处）之上。假如这样，将有更明显的面部受累的特征。因此，推断是延髓内侧部损伤(见表14.7;图14.21D)，累及左侧的皮质脊髓束和内侧丘系。有趣的是无舌运动异常(舌下神经支配)，但据已发表的文献，延髓内侧综合征中，仅50%或更少病例涉及舌运动异常。

最可能的临床定位是左侧延髓内侧，累及锥体和内侧丘系，不累及舌下神经核和舌下神经根。

2. 根据患者的年龄以及吸烟、高胆固醇血症等血管危险因素，最可能的诊断是左侧延髓内侧梗死。其通常是由椎动脉或脊髓前动脉的旁正中支阻塞引起(见临床要点14.3;表14.7和图14.21D)。该患者右侧口周麻木提示可能由缺血造成三叉神经脊束核和三叉丘脑束受累(见图12.8和图12.9)。虽然该症状

更常见于脑桥缺血，但偶可见于延髓内侧综合征。

临床病程和神经影像

初次常规MRI显示阴性，但弥散加权MRI显示左侧延髓内侧梗死(影像14.2A、B)，几天后常规MRI也显示了该病变。患者住院接受进一步的诊治，MRA检查、超声心动图及动态心电图监测均没有发现明显的栓子来源(见临床要点10.4)。然而，MRA显示在左侧椎动脉远端（接近椎-基底动脉连接处）有不规则的信号减弱区域。因为椎动脉剥离(见临床要点10.6)或椎动脉狭窄(见临床要点14.3)的可能性，并且入院时没有CT血管造影，于是该患者做了常规的椎动脉造影。血管造影证实紧靠左小脑下后动脉起点的左侧椎动脉末梢闭塞，但没有显示椎动脉剥离。从而表明该患者的延髓内侧梗死是由左侧椎动脉末梢发出的旁正中血管闭塞引起(见图14.21D)。椎动脉闭塞可能由来源不明的栓子引起，或椎动脉粥样硬化形成的血栓引起。目前，该类患者采用阿司匹林治疗，但同时需口服华法林抗凝治疗。患者的症状逐渐改善，遂出院通过康复设备继续治疗。

病例 14.3　构音障碍、轻偏瘫

小病例

患者，男，48岁，有糖尿病、高血压和胆固醇升高病史。入院一天前感觉其右侧肢体出现奇怪的"麻木"。患者**难以用右手触及和抓住物体，且行走困难，右脚拖拉**。妻子发现其**说话模糊不清，面部扭曲**。上述症状逐渐加重。第二天来到急诊室，经检查发现患者**右侧面部无力，轻度构音障碍**(妻子

对比平时情况，进行了确认)。此外，患者**右侧肢体肌力有 2/5~4/5 的减弱**，因此不能行走。入院治疗是必要的。

定位和鉴别诊断

1. 根据上述粗体字显示的症状和体征，该病变的最可能的部位在哪?

2. 最可能的诊断是什么?

讨论

1. 本病例的关键症状和体征是:

- **构音障碍**
- **右侧面部、肢体无力**

该患者有偏瘫构音障碍或纯运动性轻偏瘫(见临床要点6.3;图6.14A)。病变最常见的部位是左侧内囊后肢(见表10.3;病例10.7)或左侧脑桥基底部，累及皮质脊髓束和皮质核束(见表14.8;见图14.21B、C)。

2. 由于患者有明显的血管危险因素，因此最可能的诊断是左侧内囊或左脑桥基底部梗死。一天内症状的变化可能与小血管盈亏或腔隙性脑梗死是一

致的(见临床要点10.4)，然而，由于患者年龄较轻，也应考虑脱髓鞘病变、出血、脑脓肿、肿瘤等诊断。

临床病程和神经影像

患者入院做进一步的诊治。初次脑CT未显示任何异常，但**脑MRI显示左脑桥基底部急性梗死**(影像14.3)。头颈部MRA显示基底动脉等血管血流正常，超声心动图和长期心电图均正常。患者应用阿司匹林降低中风的复发，并出院到康复医院治疗。随访检查:患者肌力改善，可以下床走动;构音障碍完全恢复正常。但4年后，其右侧肢体肌力仍有4/5的减弱。比较该病例与病例6.5和病例13.7。

病例 14.1　一侧面部及对侧身体麻木、声音嘶哑、霍纳综合征、共济失调

影像 14.1 A–C　椎动脉剥离引起左侧延髓外侧梗死脑和颈椎轴位 MRI。(A)入院时做 T2 加权 MRI 显示左侧椎动脉无血流，但无梗死。(B)入院 5 天后随访，T2 加权 MRI 显示左侧延髓外侧有与梗死区（比较图 14.21D）一致的增强信号。(C)入院当天，颈部 T1 加权 MRI 显示左侧椎动脉管壁增厚，与左侧椎动脉管壁剥离和血凝块相一致（见表 4.4）。

(A)

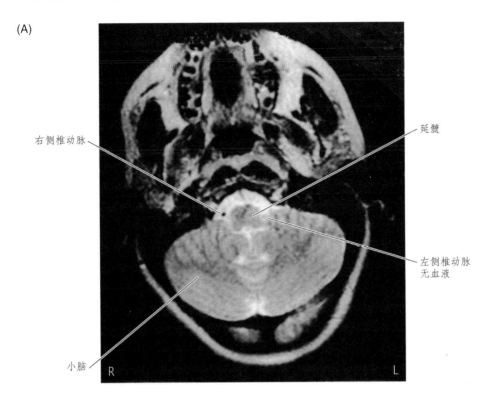

右侧椎动脉

延髓

左侧椎动脉
无血液

小脑

R　　　　L

(B)

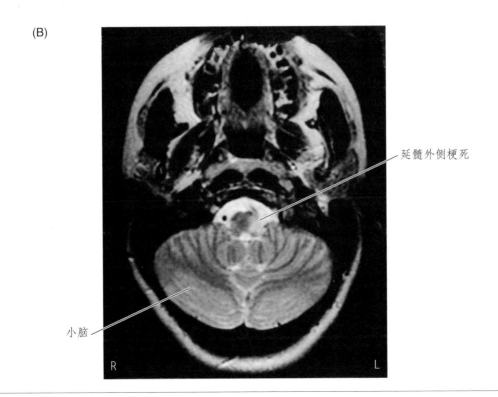

延髓外侧梗死

小脑

R　　　　L

病例 14.1 （续）

(C)

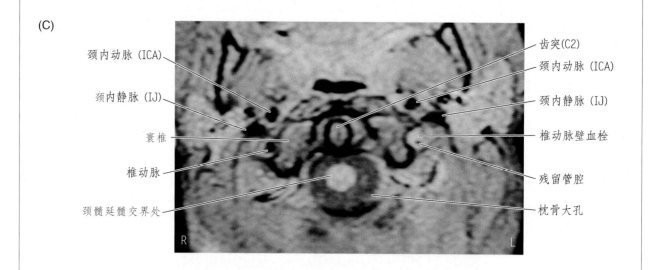

颈内动脉（ICA）
颈内静脉（IJ）
寰椎
椎动脉
颈髓延髓交界处

齿突(C2)
颈内动脉（ICA）
颈内静脉（IJ）
椎动脉壁血栓
残留管腔
枕骨大孔

(D)

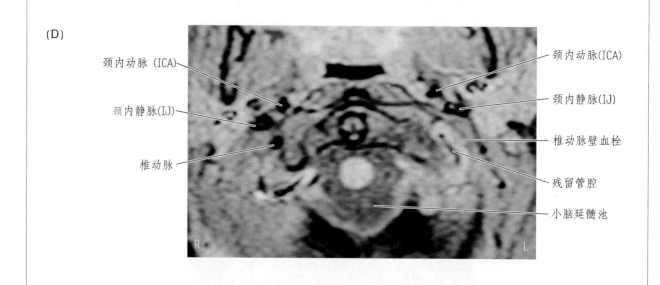

颈内动脉（ICA）
颈内静脉(IJ)
椎动脉

颈内动脉(ICA)
颈内静脉(IJ)
椎动脉壁血栓
残留管腔
小脑延髓池

病例 14.2 轻偏瘫(面部正常)

影像 14.2 A、B 左侧延髓内侧梗死 脑弥散加权 MRI 图像。(A)延髓轴向截面。(B)冠状面。

(A)

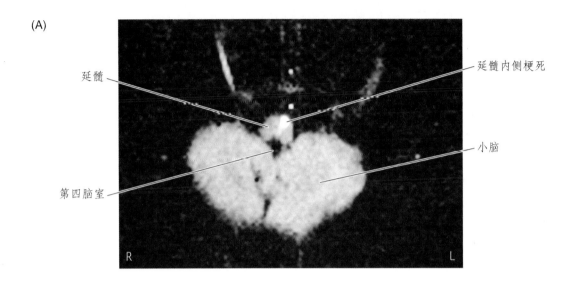

延髓

延髓内侧梗死

小脑

第四脑室

(B)

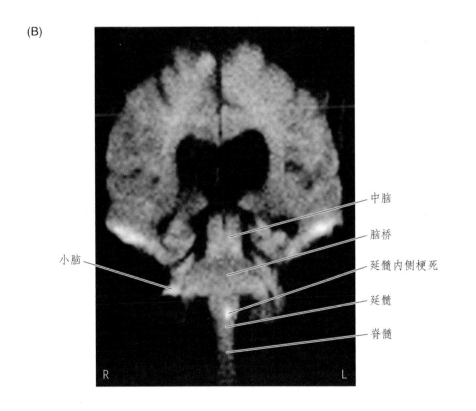

小脑

中脑

脑桥

延髓内侧梗死

延髓

脊髓

病例 14.3　构音障碍、轻偏瘫

影像 14.3　左侧脑桥基底梗死　脑桥轴位弥散加权磁　共振成像(DWI)显示——急性梗死。

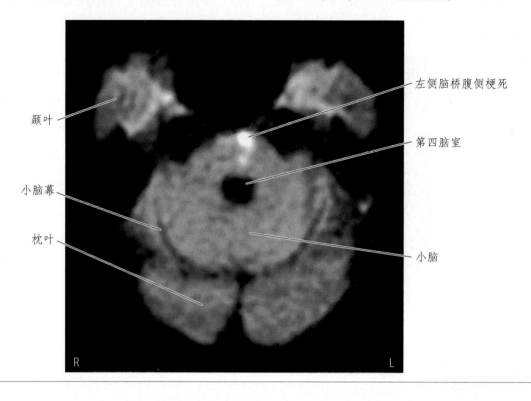

颞叶

左侧脑桥腹侧梗死

第四脑室

小脑幕

枕叶

小脑

R　　　L

病例 14.4　单侧面部麻木、听力丧失、共济失调

主诉

患者,男,56岁,汽车技工。间断性复视和平衡失调 1 个月后突然出现持续性右侧面部麻木、听力丧失、右半身笨拙。

病史

有严重的高胆固醇和吸烟史。大约入院 1 个月前,患者出现下列症状**短暂发作**,包括**头晕、恶心、平衡失调(东摇西摆、状如醉汉)、斜视复视(右**侧高于左侧)、口周麻木、头痛等**。其站立和行走时症状突然发作,持续 5~6 分钟,每天 4 次或 5 次。间歇期症状逐渐改善,接近正常。

初步定位、鉴别诊断、治疗

1. 根据上述粗体字显示的症状, 最可能受累的脑区是?

2. 根据患者的病史,应重点考虑什么诊断,应该怎么做?

讨论

1. 症状强烈提示脑干功能障碍,可能定位于脑桥(见临床要点 14.3;表 14.6)。复习表 14.6 中每个症状及其定位。

2. 由于患者的血管危险因素, 且症状间断性发生在患者全身血压可能降低的情况下 (站立时),因此最可能的诊断是椎基底动脉系统的短暂性脑缺血发作,其可能是由基底动脉狭窄引起。由于可能危及生命,应立即入院进行 MRA 检查和适当的诊断治疗。

病例 14.4　（续）

病史

入院前患者未经治疗。入院 3 天前的周五晚上，患者突发**右侧面部麻木、右耳听力下降、言语不清、右手笨拙（手中的物体偶尔掉落）、步态不稳**。患者周一班发现日常的修车工作难以完成，终于到急诊室就诊。

查体

生命体征：体温 35.9℃，呼吸频率 14 次/分。

体位性测试：

仰卧位：脉搏 80 次/分，血压 130/80mmHg。

直立位：脉搏 88 次/分，血压 122/76mmHg。

颈：软、无杂音。

肺：音清。

心：没有杂音的正常率。

腹：软，无触痛，肠鸣音正常

肢体：正常。

神经系统检查：

精神状态：意识反应和定向力 3 级。命名和重复完整。注意力轻度减弱（例如，向后数月份遗漏了第 11 月份）。5 分钟后回忆起 1/3 单词，经提示后全部记起。

脑神经：双侧瞳孔 4 mm 收缩至 2.5 mm。眼底正常。眼外运动全，细微的**水平性眼球震颤**（快

速相位方向没有详述）。**右侧三叉神经 V_2 和 V_3 区域痛温觉略有降低。右眼角膜反射减弱**。面部对称。**右侧听力下降**。韦伯试验时（见临床要点 12.5）**左耳听到声音较响**。说话有点含糊不清。软腭高度正常。耸肩和转颈正常。舌居中。

运动：无下落，语音正常，肌力正常。

反射：

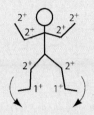

协调性：右手指鼻试验轻度辨距障碍。右指和右足敲击动作略慢、节律障碍。

步态：略宽。因为平衡失调，仅能走两到三步的串联步行。检查中，患者站立或行走时，无上述症状。

感觉：浅、深感觉正常。

定位和鉴别诊断

1. 根据上述粗体字显示的症状和体征，该病变最可能的部位在哪？哪些血管可能受累？

2. 最可能的诊断是什么？

讨论

1. 本病例的关键症状和体征是：

● **右耳听力下降，韦伯试验也测出右耳听力下降**

● **右侧三叉神经 V_2 和 V_3 区域痛温觉略有降低，右眼角膜反射减弱**

● **右侧辨距障碍、节律障碍，口齿不清，水平性眼球震颤，走路不稳（宽基步态）**

患者的症状与右侧脑桥外下部综合征一致，最可能是由右侧小脑下前动脉梗死引起（见表 14.8；图 14.21C）。韦伯试验测出的神经源性听力下降（见临床要点 12.5）可能是由迷路动脉受累引起（见图 14.18A）；右侧面部感觉障碍可能是由右侧的三叉神经核和三叉神经根梗死引起；右侧肢体共济失调、步态共济失调、眼球震颤、言语不清，可能是由右侧

小脑中脚和前庭神经核受累引起（见图 14.21C）。患者也有轻度注意力的下降，是非特异性的，可能由脑干缺血等多种原因引起（见临床要点 19.14）。

最可能的临床定位是右侧脑桥外下部（小脑下前动脉流域）。

2. 根据患者的血管危险因素和前期间歇性短暂发作的症状，最可能的诊断是右侧小脑下前动脉流域梗死。

临床病程和神经影像

患者入院做进一步的诊治。**MRI** 显示梗死在右脑桥外下部的小脑下前动脉流域（影像 14.4A；图 14.21C），MRA 显示整个椎基底动脉系统流量明显不足（影像 14.4B），表明患者最可能有后循环的长期病变，并通过侧支血管（MRA 未检测到）供应脑干。在该情况下，小脑下前动脉的栓子或血栓症能

够引起右侧小脑下前动脉流域梗死。

因此,建议患者用阿司匹林治疗,但需同时使用华法林抗凝治疗。5 天后出院时,患者无眼球震颤,右耳听力提高,面部感觉恢复正常(除了其口右侧的小块区域)(见图 12.9),其串联步行也基本恢复正常,并且右侧肢体的共济失调得到了部分改善。此外,患者降低的注意力(可能由椎基底动脉系统供血不足引起)也恢复正常。

出院 5 天后,患者因恶心导致进食和饮水减少,又回到急诊室。患者站立时头晕复发,无其他症状。除了体位性测试脉搏和血压,检查同前。患者仰卧位脉搏和血压分别是 76 和 147/98,直立位分别是 110 和 124/98(心率增加大于 10 次/分或收缩压降低大于 10mmHg 属于异常)。抽血化验证实了患者抗凝功能正常,且无引起出血的证据。所以对其使用静脉滴注,并进一步观察。患者站立时逐渐能够耐受,于是出院。出院后,患者戒了烟,每天散步,且进食低胆固醇饮食及服用降低胆固醇的药物。出院 1 个月和 4 个月时随访,除了右唇附近小面积的痛觉降低及右手指和脚趾敲击节律轻微失常,余阴性。

病例 14.5 闭锁

小病例

患者,女,52 岁,有克罗恩(Crohn)病史。患者在逛购物中心时,突然感觉出汗及左侧面部异常。丈夫发现其**左眼弱视**,到当地医院就诊。初步检查,患者**口齿不清**但理解力良好,**左侧面部及肢体无力、感觉减退、共济失调**(左、右侧未指定)。遂入院做进一步的治疗。

初步定位和鉴别诊断

1. 根据上述粗体字显示的症状和体征,该病变最可能的部位在哪?

2. 根据患者病史,应重点考虑什么诊断?

讨论

症状强烈提示脑干功能障碍,可能源于椎基底动脉疾病(见临床要点 14.3;见表 14.6)。回顾表 14.6 中每个症状的相关部位。值得注意的是,炎性肠病有时可导致血液高凝状态,所以应重点考虑椎基底动脉系统形成的早期血栓症。

病例 14.5 (续)

病史

晚上 9 点,患者**呼吸骤停**需要气管插管,并有去脑强直姿势(见图 3.5B)。次晨患者被转移到一个三级医疗中心。体检时发现:患者已做气管插管,**四肢无法移动**,但意识清醒,**能够通过眨眼或垂直眼球运动适当地回答是或否的问题**。患者**无水平眼球运动(不能被眼头动作克服)**,但有自主的垂直眼球运动。患者还有**眼球浮动**(快速下降,缓慢上升),以及**左眼比右眼高的反向偏斜**。接到指令时**无法活动四肢**。疼痛刺激时,**左上肢不能活动,右上肢去脑强直姿势,双腿三重屈曲**(见图 3.5C)。无反射,两脚趾上翘。

定位和鉴别诊断

1. 根据上述粗体字显示的症状和体征,该病变的最可能的部位在哪?

2. 最可能的原因是什么,其他的可能是什么?该临床综合征的名称是什么?

讨论

1. 本病例的关键症状和体征是:

- **呼吸骤停**
- **无水平眼球运动**
- **眼球浮动,反向偏斜**
- **能够通过眨眼或垂直眼球运动恰当地回答是或否的问题**
- **无随意运动,去脑强直姿势,三重屈曲(triple flexion),双侧巴宾斯基征阳性**

呼吸骤停的发生可能因延髓受累引起（见图14.17）。眼球水平运动缺失、眼球浮动、反向偏斜，双侧上运动神经元瘫痪-伸直姿态都表明双侧脑桥的广泛受累（见临床要点14.3；见图14.21B、C）。而意识和眼球垂直运动正常提示中脑无病变。

2. 该临床表现与闭锁综合征相一致（见临床要点14.1），病因是双侧脑桥广泛的梗死，也可能有延髓梗死，但中脑无病变。

临床病程和神经影像

MRI 显示双侧脑桥大量的梗死，并向下延伸至延髓（影像14.5A、B）。中脑（包括中脑网状结构）没有累及（图14.5C）。MRA显示椎基底动脉系统血供缺乏，与病例14.4的患者类似（见影像14.4B）。其血供缺乏表明，患者已经形成基底动脉血栓症，但与病例14.4不同的是，该患者没有足够的侧支血流供应大部分脑干。患者应用肝素静脉注射，住院期间无显著的改善。最终，患者左上肢也呈去脑强直姿势。患者及家人决定继续使用呼吸机，然而他们要求在心脏骤停时不用复苏抢救。言语治疗师使用图片、字母卡片等与患者交流。患者仍能够沟通，但无法移动，仅能上下看或眨眼。患者发生了几次感染，用抗生素治疗。发病两个半月后，病情没有变化。

相关病例为闭锁综合征（见临床要点14.1），通常由双侧脑桥腹侧病变引起，其他部位的病变也可引起，但很少见。例如，影像14.5D-F显示了一个56岁、有突发性的运动障碍的数学教授的MRI扫描结果。不同于上个患者，该患者的眼球水平运动和垂直运动正常。MRA显示在基底动脉上部缺少血流，MRI显示双侧大脑脚梗死（见影像14.5F），中脑被盖及大部分脑桥不受累及，因此患者意识清醒且能使眼球做垂直运动和水平运动。患者仍处于闭锁状态，仅能通过眼球运动进行交流，一年半后死于严重的肺部感染。

基底动脉粥样硬化性狭窄伴血栓是可危及生命的神经病学的紧急情况，需要及时治疗。上述两例闭锁患者以及本章中的其他病例，说明基底动脉供血不足具有潜在的可怕后果。影像14.5G显示了一死于基底动脉血栓症患者的病理标本。该患者，男，67岁，发病2天后，逐渐出现昏睡、无力、四肢瘫痪，最终陷入昏迷，眼球无运动。MRI显示了涉及脑桥、中脑（包括网状结构）、丘脑和小脑的大面积的梗死，以上结构均由基底动脉供血（见图14.18和图14.20）。尸检发现患者重度基底动脉粥样硬化性狭窄（见影像14.5G）伴血栓。

病例 14.4 单侧面部麻木、听力丧失、共济失调

影像 14.4 A、B 右侧小脑下前动脉梗死,基底动脉供血不足 (A)脑桥轴位 T2 加权 MRI 图像显示脑桥背外侧和小脑中脚信号增强,与同侧小脑下前动脉(AICA)梗死一致(比较图 14.21C)。(B)MRA 显示椎动脉或基底动脉无血流,提示基底动脉严重狭窄。

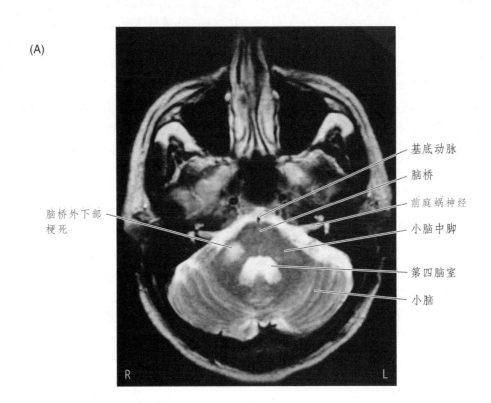

(A)

脑桥外下部梗死

基底动脉
脑桥
前庭蜗神经
小脑中脚
第四脑室
小脑

R　　　L

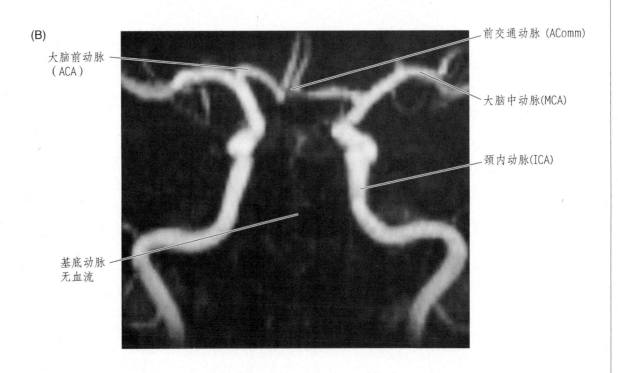

(B)

大脑前动脉(ACA)

前交通动脉(AComm)

大脑中动脉(MCA)

颈内动脉(ICA)

基底动脉无血流

病例 14.5　闭锁

影像 14.5 A–C　双侧脑桥基底部梗死造成闭锁综合征　轴位 T2 加权 MRI。(A) 延髓吻侧有双侧小区域增强信号,与梗死一致。(B)脑桥有广泛的双侧梗死,损伤皮质脊髓和皮质延髓通路。(C)中脑及中脑网状结构正常,意识清醒。

(A)

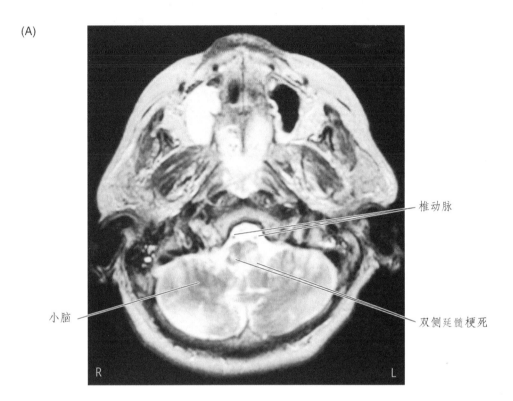

椎动脉

小脑

双侧延髓梗死

(B)

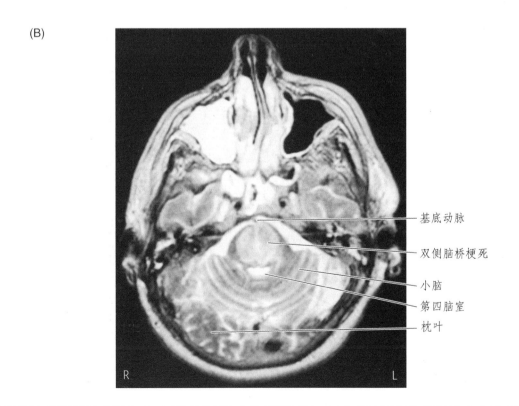

基底动脉

双侧脑桥梗死

小脑

第四脑室

枕叶

病例 14.5 （续）

(C)

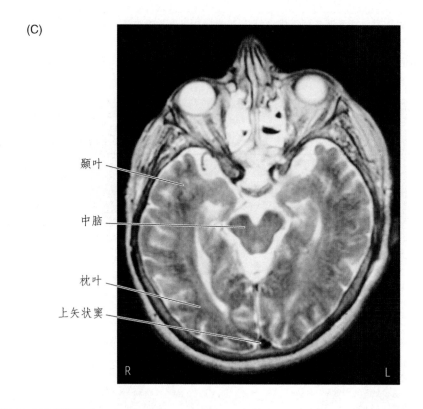

颞叶

中脑

枕叶

上矢状窦

R   L

病例 14.5 相关病例

影像 14.5 D–F 双侧中脑基底部梗死造成闭锁综合征
轴位 T2 加权 MRI。(D)延髓。(E)脑桥。(F)中脑,在大脑
脚有双侧 T2–亮区,与梗死一致。

(D)

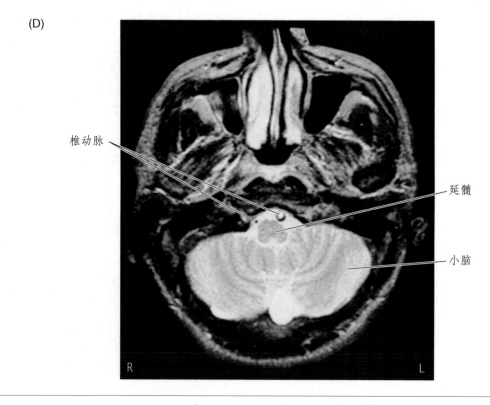

椎动脉

延髓

小脑

R   L

病例 14.5　　相关病例(续)

(E)

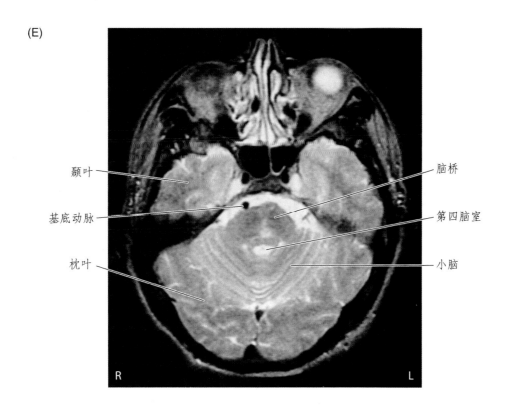

颞叶　　　　　　　　　　　　　　　　　　　　脑桥

基底动脉　　　　　　　　　　　　　　　　　第四脑室

枕叶　　　　　　　　　　　　　　　　　　　小脑

(F)

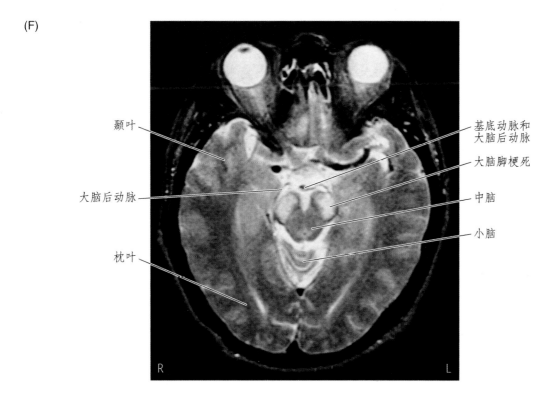

颞叶　　　　　　　　　　　　　　　基底动脉和
　　　　　　　　　　　　　　　　　大脑后动脉

　　　　　　　　　　　　　　　　　大脑脚梗死

大脑后动脉　　　　　　　　　　　　中脑

　　　　　　　　　　　　　　　　　小脑

枕叶

病例 14.5 相关病例(续)

影像 14.5 G 基底动脉狭窄 来自于一位死于基底动脉血栓症患者的病理标本。基底动脉中段—严重的狭窄 (箭头所示),由动脉粥样硬化导致基底动脉血栓症造成。

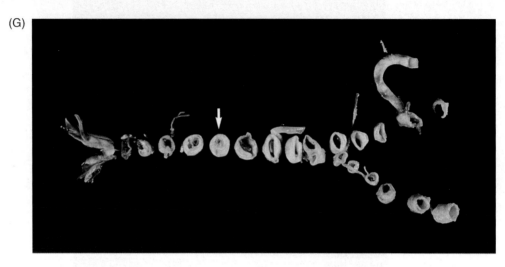

(G)

病例 14.6 错路眼、向上凝视受限、反应低下、恢复惊人的轻偏瘫

主述

患者,男,53 岁,因**反应降低及左侧无力**急性发作被送到急诊室。

病史

值得注意的是,患者有吸烟史、高血压及高甘油三酯血症病史。患者是日本海军舰艇的厨师。住院四天前,患者出现了**双侧前额和眼眶后疼痛**。入院当天上午 10 时,患者头痛加重,并出现**全身乏力、恶心**。上午 10:30,患者有**短暂的右侧无力**,去看舰艇的医生。然而,午饭时间快到了,他必须回去工作。下午两点患者突然出现**视力模糊、构音障碍、行走困难**,迅速发展为**反应低下伴左侧无力**。幸运的是,在症状急性发作半小时内,船停靠在大城市,患者被紧急送到急诊室。

查体

生命体征:体温 36.7℃,脉搏 84 次/分,血压 170/90mmHg。

颈部:柔软无杂音。

肺:呼吸音清。

心:心率规则;2 级收缩期杂音心尖部最响。

腹:软,无压痛

四肢:正常。

神经系统检查

精神状态:**昏睡,对声音有意识,但需要反复刺激才能得到答复**。讲日语。能正确地听从简单的指令和模仿手势。

脑神经:瞳孔 3 mm 收缩至 2 mm。双侧对视觉的威胁眨眼完整。眼外运动完整,仅有**左注视偏好且两眼均不能充分地向右移动(不能被眼头动作克服)**,向上凝视也稍受限。角膜反射完整。**左侧面部无力**,额部正常。接到指令**不能伸舌**。

运动:右侧肢体有较强的随意运动。**左上肢随意运动障碍,左下肢仅在疼痛反应时三重屈曲**。

跖反射:双侧向上移动。

其他的反射、协调性、步态及感觉检查:未测。

检查快结束时,患者**反应降低、出现颤抖、双侧伸肌姿态(右侧大于左侧)**(见图 3.5B)。下午三点(在症状出现后 1 小时),对患者进行紧急气管插管,做脑 CT 和急诊血管造影。

定位和鉴别诊断

根据上述粗体字显示的症状和体征,最有可能的定位是什么?最可能的诊断是什么?

讨论

本病例的关键症状和体征是：

- 双侧额部和眼眶后疼痛
- 恶心
- 视力模糊
- 全身无力；行走困难；短暂的右侧肢体无力；左侧面部无力（前额及左上下肢正常），左下肢三重屈曲，双侧巴宾斯基征阳性；进展为双侧伸肌姿态且右侧大于左侧
- 反应低下，进行性恶化
- 构音障碍，不能伸舌
- 右侧水平凝视麻痹，向上凝视受限
- 颤抖

该患者病情不断反复，突然出现椎基底动脉流域双侧数个区域的功能障碍加重（见临床要点14.3；表14.6）。视力模糊可能由枕叶受累或复视引起。偏瘫（右侧、左侧，然后右侧交替出现）伴双侧巴宾斯基征阳性，强烈提示基底动脉狭窄累及双侧脑桥基底部。初次检查时错路眼的存在（左侧无力伴左凝视偏好）（见表14.8；见临床要点13.10；见图13.15；见病例13.7）表明，病变延伸到右侧脑桥被盖部（见图14.21C）。向上凝视受限、意识障碍提示中脑被盖功能受损。寒战是脑桥功能障碍的特点，头痛、恶心、构音障碍也提示脑干缺血导致的功能障碍（见临床要点14.3；见表14.6）。根据患者的血管危险因素，最可能的诊断是进展的基底动脉血栓症（可能先前已有基底动脉狭窄）。

临床病程和神经影像

患者的初次**脑CT检查**未见梗死或出血（影像14.6A）。有趣的是，基底动脉流域有密度增高区（亨氏单位60~70），提示有血凝块（见表4.1）。静脉注射肝素，并对患者基底动脉血栓进行实验性的治疗，然后立即做了血管造影（影像图14.6B）。向左椎动脉注射染料，染料在基底动脉近端（小脑下前动脉起点的稍远端）停止流动，回流到右椎动脉（见影像14.6B）。然后通过导管直接注入尿激酶（一种溶栓剂）到基底动脉的闭塞区域，成功地溶解了阻塞基底动脉狭窄部位的一个凝块（影像14.6C）。凝块溶解后，注入染料不再明显向对侧（右）椎动脉回流，而继续流向基底动脉、大脑后动脉及双侧小脑上动脉的远端（见影像14.6C）。脑CT不再显示基底动脉的血凝块，亨氏单位变为40（见表4.1；比较病例13.7）。

检查当晚，患者神志清醒，听从指令，有轻度的向右凝视与向上凝视受限；左侧有伸直姿态，右侧可随意运动，双侧脚趾上翘。次日，患者仅有轻微的右眼外展受限，其余眼球运动正常，左侧肌力4+/5级，并且双侧跖反射不清。肝素改为香豆定。发病后2周，MRA显示基底动脉中部持续性局灶性狭窄。MRI没有显示梗死。出院时，患者神经系统检查完全正常，走出医院无异常。

病例 14.7　复视和单侧的共济失调

小病例

　　患者,男,72 岁,有高血压、高胆固醇血症史。一天晚上,患者突然看到**电视屏幕对角线方向出现两张面孔**,当遮住一只眼睛时无复视。为了不惊动妻子,患者安静地上床睡觉。次晨,患者复视仍然存在,并出现**步态不稳、向右蹒跚**。患者试用拐杖时,发现**右手变得笨拙**,且难以用右手拿起桌子上的信用卡。经检查:**患者左眼球运动向上仅1mm、内收仅2mm、向下仅3mm**(图 14.23B),左眼外展正常。通过红玻璃试验(图 14.23D)发现患者**右眼有斜复视**。左眼上睑下垂,左侧睑裂4mm,右侧睑裂 9mm(见图 14.23C)。左侧瞳孔形状稍不规则(见图 14.23A),但对光反射正常。**指鼻试验和跟胫试验时,有轻度右侧共济失调**。步态不稳,向右侧倾斜。**右跖反射不清**。余阴性。

定位和鉴别诊断

　　1. 根据图 14.6A-C,眼球运动异常的原因是什么?(复习临床要点 13.1 和 13.2)

　　2. 什么区域的脑损伤可能会导致上述异常伴右侧共济失调?

　　3. 最可能的诊断是什么?

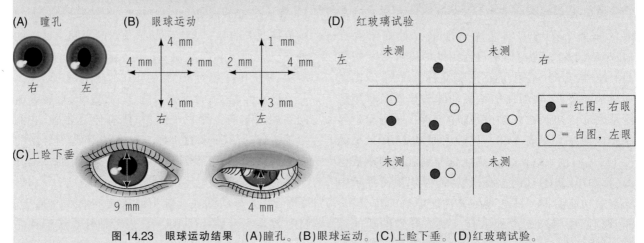

图 14.23　眼球运动结果　(A)瞳孔。(B)眼球运动。(C)上睑下垂。(D)红玻璃试验。

讨论

　　本病例的关键症状和体征是:

- **斜视复视,左侧眼球运动向上仅 1mm、内收2mm、向下 3mm,左上睑下垂,外展正常**
  - **右侧肢体共济失调**
  - **右跖反射不清**
  - **步态不稳,向右侧倾斜**
  - **右手笨拙**

　　1. 眼球运动异常(图 14.23)的原因是左侧动眼神经麻痹(比较图 13.5)。值得注意的是,瞳孔不扩大但形状不规则,可能说明中脑瞳孔异位(偶可见于中脑病变,见临床要点 13.5)。事实上,右眼向上运动正常提示病变累及中脑动眼神经根而非整个动眼神经核(纤维从上直肌亚核投射到对侧,见表 13.2;见图13.3)。

　　2. 右侧共济失调可能由左侧中脑内小脑上脚纤维受累引起(图 14.21A;表 14.9)。右跖反射轻微的异常可能由中脑左侧的大脑脚纤维轻度受累引起。

　　最可能的临床定位在左侧中脑被盖,涉及动眼神经根和小脑上脚纤维(克劳德综合征,见表 14.9)。

　　3. 因患者为 70 岁的男性,有高血压、高胆固醇病史,且症状突然发生,最可能的诊断是左侧中脑梗死。由基底动脉顶部和左侧大脑后动脉近端的穿血管阻塞引起(见图 14.18A 和图 14.21A)。该区域少量出血的可能性极小。

临床病程和神经影像

　　MRI 显示中脑被盖区 T2 信号轻微增加(未展示),扩散加权 MRI 确认在左侧中脑被盖内侧部有急性梗死(影像 14.7A、B;比较图 14.21A),患者入院做进一步的诊治。经检查发现,患者 MRA 正常,但动态心电图显示间歇性房颤,超声心动图显示左心房扩大。因此应用香豆定(华法林)抗凝治疗,出院时有持续的左侧动眼神经麻痹及轻度的右侧共济失调。

　　相关病例:另一患者的 MRI 显示有稍大的中脑梗死(影像 14.7C)。梗死累及右侧中脑被盖和右侧大脑脚,导致右侧动眼神经麻痹、左侧共济失调及偏瘫(本尼迪特综合征)(见表 14.9;见图 14.21A)。比较病例14.7 及相关的病例 13.1。

病例 14.6　错路眼、向上凝视受限、反应低下、恢复惊人的轻偏瘫

影像 14.6 A–C　动脉溶栓治疗基底动脉血栓　(A)入院时头部 CT 显示基底动脉高信号,提示血栓症。未见梗死或出血。(B)左侧椎动脉注射的血管造影,显示小脑下前动脉(AICA)远段的基底动脉轴无血流。左前斜视图。(C)动脉内溶栓后重复血管造影,显示基底动脉远段流域恢复血流。发出小脑下前动脉之后的基底动脉中部狭窄。左侧椎动脉注射的左前斜视图,同(B)。

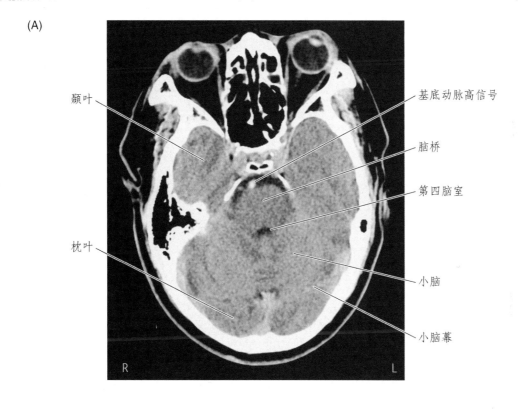

(A)

颞叶

枕叶

基底动脉高信号

脑桥

第四脑室

小脑

小脑幕

R　L

病例 14.6 （续）

(B)

小脑下前动脉 (AICA)

基底动脉近侧

椎动脉

小脑下后动脉 (PICA)

椎动脉

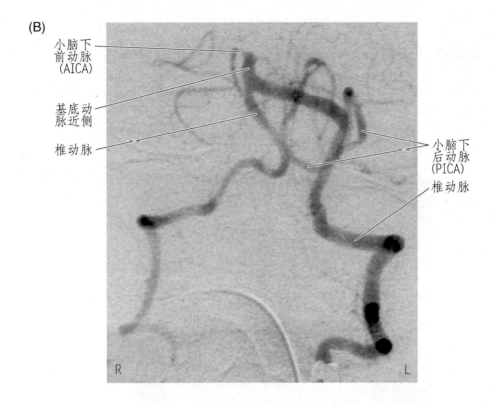

基底动脉远侧段

(C)

小脑下前动脉 (AICA)

大脑后动脉 (PCA)

小脑上动脉 (SCA)

基底动脉近侧段

椎动脉

小脑下后动脉 (PICA)

椎动脉

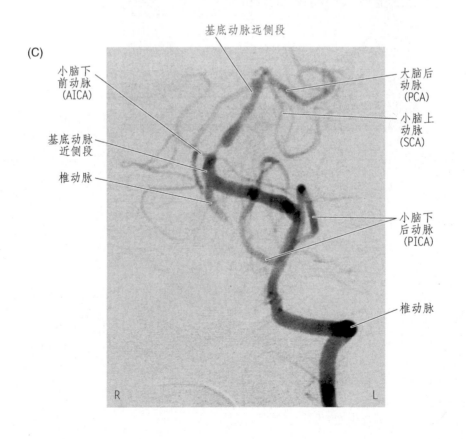

病例 14.7   复视和单侧的共济失调

影像 14.7 A、B   左侧中脑梗死累及动眼神经根和小脑上   图像。
脚   弥散加权 MRI 图像。(A)中脑轴位图像。(B)冠状位

(A)

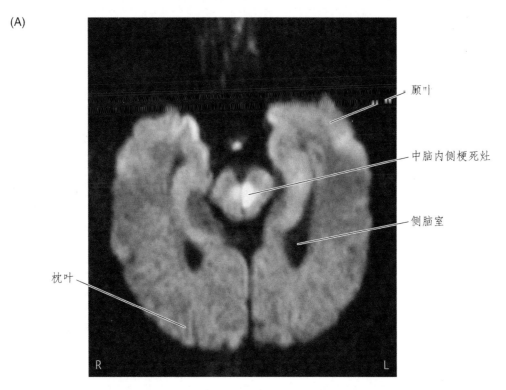

顶叶

中脑内侧梗死灶

侧脑室

枕叶

(B)

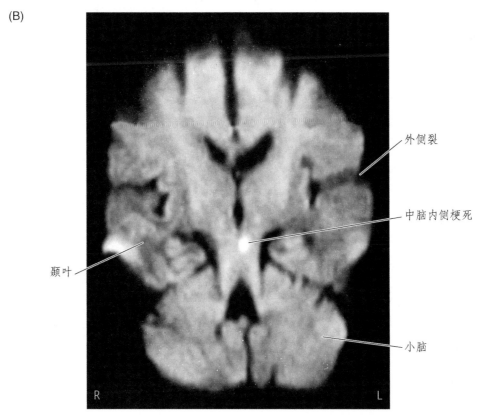

外侧裂

中脑内侧梗死

小脑

颞叶

病例 14.7　相关病例

影像 14.7 C　右侧中脑梗死累及大脑脚、小脑上脚、红核　　　及动眼神经根　(C)中脑轴位 T2 加权 MRI 图像。

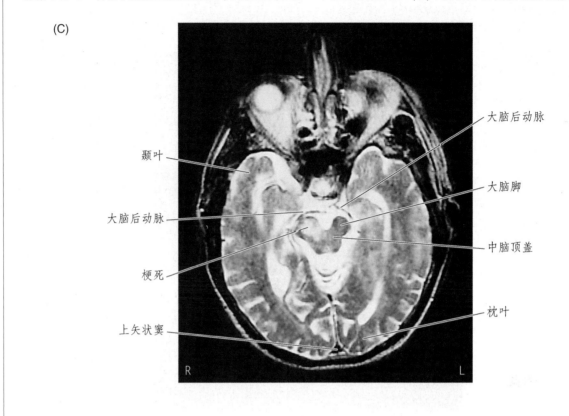

(C)

大脑后动脉

颞叶

大脑后动脉

大脑脚

梗死

中脑顶盖

上矢状窦

枕叶

R　　　L

病例 14.8　间歇性失忆、复视、视觉闪烁、嗜睡

小病例

　　患者,女,60 岁,退休商人。因间断性**记忆丧失**、**视觉闪烁**、**视觉模糊或复视加重** 2 个月,被家庭医生送进急诊室。值得注意的既往史是患者有抗心磷脂(抗磷脂)抗体综合征(引起血液高凝状态;见表 10.5) 导致抗心磷脂抗体升高 (IgG 2407,IgM 38,IgA<10),孕早期流产,左锁骨下动脉狭窄,雷诺现象等。曾用香豆定治疗,后改用阿司匹林。此外,患者有长期间断性偏头痛病史(1~2 分钟的短暂发作,类似视觉闪烁)(见临床要点 5.1),本人描述为"像在眼睛前面放鞭炮一样",伴随多个不确定的症状,包括上腹部、肋膜炎及背部的疼痛,由纤维肌痛或压力导致。患者还有严重的偏头痛家族史,入院前姐姐已去世两个月。患者入院后很快复发持续几分钟的间歇性的**记忆丧失**,且所有伴

随症状加重。患者描述病情时有点含糊和逃避,家庭医生最初认为其有精神疾病。患者记忆丧失,遗忘其姐姐是否已被埋葬或火化,且遗忘最近完成的一桩房地产交易。

　　患者因几天前出现**视觉模糊**、**复视**,以至于难以站立、行走,看家庭医生。初步检查:患者清醒,语言流利,但有**注意力的轻度降低**,能够向前复述仅 5/7 个数字,并在 3 分钟后回忆起 2/3 的物体。患者**右侧瞳孔轻度增大至 4mm,迟缓收缩至 2.5mm**;其左侧瞳孔 3mm,快速收缩至 2mm。**双眼向上凝视受限,右眼向内凝视减弱,且右上睑下垂。**余阴性。

　　当天,患者被送到急诊室,接受神经病专家检查。但检查时发现其眼球运动正常,仅有轻度的瞳孔大小不等,入院做进一步诊治。次晨,发现患者又出现双眼向上凝视受限,右上睑下垂,右眼向内侧凝视

病例 14.8　（续）

受限，右侧瞳孔稍大。应用肝素静脉注射抗凝治疗。在随后的日子里，**患者嗜睡和谵妄时好时坏**，以致有时难以唤醒。患者被转入到加护病房，但醒来时会拔掉所有的静脉插管，走过走廊上厕所。患者眼球运动异常持续存在，而且**在指鼻试验时有双侧共济失调**（当其清醒合作时），**左眼瞬目动作减少**。

定位和鉴别诊断

1. 如何总结该患者的眼球运动异常？

2. 什么部位的功能障碍，导致这些眼球运动异常伴随意识的受损和共济失调？

3. 鉴于高血凝状态的病史以及左侧视野缺损、记忆丧失，什么血管综合征能引起这些损伤，受累的血管是什么？（见临床要点 14.3）

讨论

本病例的关键症状和体征是：

- 间歇性记忆丧失
- 注意力轻度减低，发展为时轻时重的嗜睡、谵妄
- 双眼向上凝视受限
- 复视伴右眼内收及向上凝视受限，右侧瞳孔扩大、上睑下垂
- 双侧共济失调（指鼻试验时）
- 视觉闪烁、视觉模糊，后来出现左眼瞬目动作减少

1. 眼球运动异常的总结：患者双眼向上凝视受限。此外，有与动眼神经功能障碍一致的症状，包括右眼上睑下垂、瞳孔扩大、对光反射降低、内收及向上凝视受限等。

2. 眼球运动异常、嗜睡、共济失调的定位是中脑被盖功能失调（见图 14.21A）。可能原因：①垂直凝视异常由中脑吻侧的内侧纵束吻侧间质核受累引起（见第 13 章中垂直眼球运动部分）；②右动眼神经功能障碍由右侧动眼神经根或核受累引起（右动眼神经核病变累及同侧的上直肌亚核和对侧的交叉纤维，也可导致双侧的向上凝视受损。见表 13.2；见图 13.3）；③网状结构的受累引起嗜睡，谵妄（见临床要点 14.2）；④小脑上脚的纤维受累引起双侧共济失调。

3. 血管定位和诊断：根据高血凝状态的病史，患者可能有血栓栓塞症。上述病变可以定位于中脑被盖，该区域由基底动脉顶部及大脑后动脉近端的小穿支供血（见图 14.18A、图 14.20 和图 14.21A）。左视野缺损可能由右枕叶梗死引起，该区域由右大脑后动脉供血。此外，大脑后动脉短暂性缺血累及双侧丘脑内侧和颞叶内侧，可引起间歇性记忆丧失（见临床要点 18.1；见图 10.5 和图 10.8）。因此，上述病变可能由于基底动脉顶部和大脑后动脉近端供血不足引起，称为基底动脉尖综合征（见临床要点 14.3；见图 14.18）。基底动脉尖综合征通常是由寄居在基底动脉顶端的栓子或血栓引起。由基底动脉近端的血栓引起的可能性较小，尽管在该情况下，也常发生脑桥功能障碍，但该患者无皮质脊髓束、水平凝视、本体感觉等其他功能异常。

临床病程和神经影像

如前所述，尽管患者经过抗凝治疗，但病情时好时坏。MRI 和**头颅 CT** 扫描显示基底动脉顶端发出的血管流域多个双侧梗死（包括中脑被盖、双侧丘脑内侧、右枕叶）（影像 14.8A、B）。因患者有风湿病史，考虑其可能有中枢神经系统血管炎（其将需要不同的免疫抑制治疗）（见表 10.5），遂做了**血管造影**。患者血管造影阴性，提示非血管炎。然而，在基底动脉顶端出现一个充盈缺损，最可能是由于从心脏等远程来源的血栓栓塞该部位，较少由局部血栓造成（影像 14.8C、D）。值得注意的是，大脑后动脉没有从基底动脉灌注（比较图 4.17B）。然而，当经颈内动脉注射时（未展示），双侧大脑后动脉（除了右大脑后动脉远端）均通过后交通动脉被充盈。该结果表明，中脑和丘脑的梗死由来自基底动脉顶部和大脑后动脉近端的小穿支血管闭塞引起（见图 14.18A），而右枕叶梗死可能是由从基底动脉顶端破碎并迁移到右大脑后动脉远端的栓子引起（见图 14.20）。

如前所述，患者住院期间病情开始跌宕起伏，后来出现右侧偏瘫、昏迷（见临床要点 14.2）。1 周后，患者对刺激、指令的一些反应开始恢复，MRA 显

示基底动脉远端血流已部分恢复。最后出院开始康复治疗。

病例 14.9 顽固性呃逆

小病例

患者,女,50 岁,**双眼眶后疼痛**伴鼻涕 2 周。按鼻窦炎进行口服抗生素治疗,症状消失。回顾既往史:1977 年,MRI 应用之前,患者曾出现一次眩晕、眼球震颤、构音障碍,检查结果为阴性。由于上述病史,为患者预约了 MRI 扫描。然而,患者突然出现持续 5 天的**顽固性呃逆**,又去看家庭医生。一般检查和神经系统检查完全正常。

定位和鉴别诊断

虽然呃逆通常是良性的,但持续性呃逆可由各种全身疾病、胃肠道疾病,以及中枢神经系统损伤引起。通常中枢神经系统的什么区域损伤与呃逆有关?假设该患者早期的神经症状与其主述有关,可能的诊断是什么?

讨论

本病例的关键症状和体征是:

- **双眼眶后疼痛**
- **顽固性呃逆**

头痛的原因有多种,也可能与颅内异常相关(见临床要点 5.1)。呃逆可由颅后窝病变,尤其是延髓病变引起(见临床要点 14.3)。多年前症状的出现可能与脑干功能障碍有关,最可能的诊断是脑干(尤其是延髓)的慢性或复发性的损伤。其他可能性包括脱髓鞘作用、低度恶性肿瘤、动静脉畸形或海绵状血管瘤引起的少量复发性出血、椎基底动脉性偏头痛、血管炎或免疫介导的中枢神经系统失调(中枢神经系统狼疮、白塞综合征、结节病等)。

临床病程和神经影像

患者做了**脑 MRI** 检查(影像 14.9 A、B)。MRI 平扫 T1 加权图像显示延髓吻侧背部闩区有一个与亚急性出血一致的小亮区(见表 4.4)。患者入院短暂观察,预约大概 1 个月后进行血管造影(一旦出血停止,就做血管造影查找动静脉畸形),然后出院。血管造影显示阴性,患者最可能有一个海绵状血管瘤(见临床要点 5.6)。3~4 个月后随访的 MRI 扫描显示出血已吸收(见影像 14.9B)。按照海绵状血管瘤治疗是有争议的,然而,考虑到该部位可能再出血的潜在高风险,仍决定进行手术治疗。通过一个长时间、精细的颅后窝手术,病变被切除。病理检查证实是海绵状血管瘤(见临床要点 5.6)。患者术后完全康复。

其他病例

相关病例可以在其他章节中发现,涉及下列主题:**脑干内部结构和血液供应**(病例 5.2 至5.6、10.3、10.11、12.8、13.7、13.8、13.9、15.4、18.3)。

病例 14.8　间歇性失忆、复视、视觉闪烁、嗜睡

影像 14.8 A、B　基底动脉尖综合征造成梗死　轴位 CT
扫描。(A)中脑被盖和右侧枕叶低密度区，与梗死一致。

(B)比 A 稍高切面显示双侧丘脑内侧和右侧枕叶梗死。

(A)

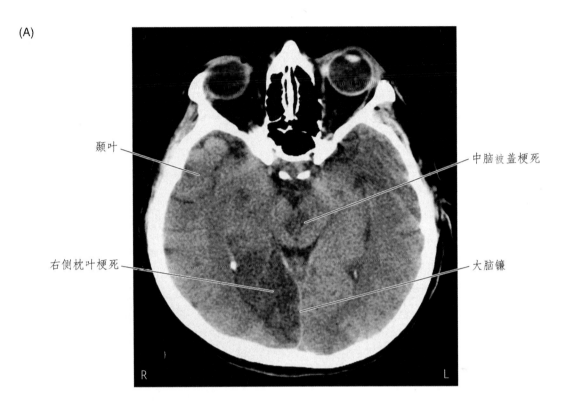

颞叶

中脑被盖梗死

右侧枕叶梗死

大脑镰

R　　　　L

(B)

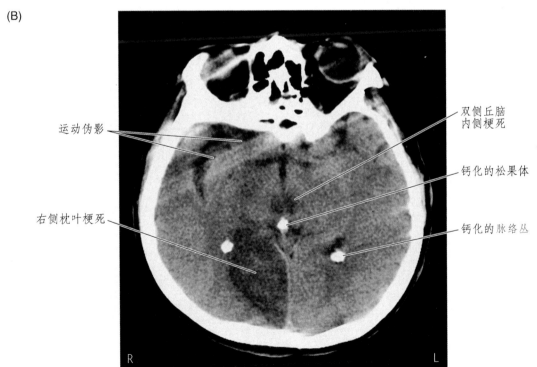

运动伪影

双侧丘脑
内侧梗死

钙化的松果体

右侧枕叶梗死

钙化的脉络丛

R　　　　L

病例 14.8　间歇性失忆、复视、视觉闪烁、嗜睡

病例 14.8 （续）

影像 14.8 C、D　基底动脉尖综合征　左侧椎动脉注射后血管造影。(C)左侧面观。显示基底动脉远段未充盈，并且双侧大脑后动脉(PCA)缺乏充盈。(D)前后位观(比较图 4.17)。

(C)

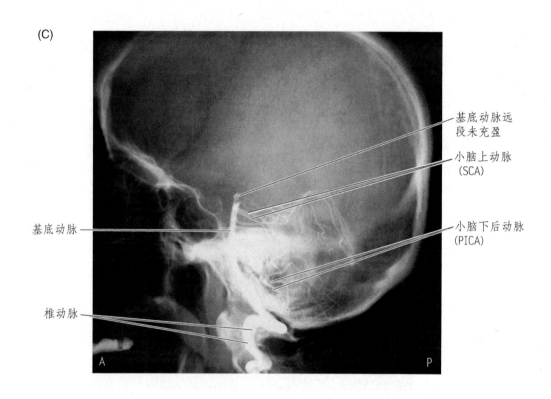

基底动脉远段未充盈

小脑上动脉(SCA)

小脑下后动脉(PICA)

基底动脉

椎动脉

(D)

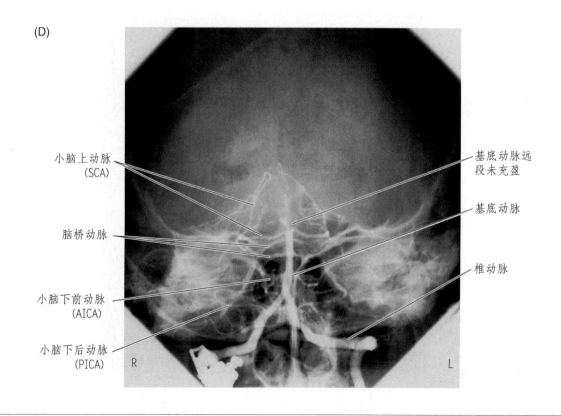

小脑上动脉(SCA)

脑桥动脉

小脑下前动脉(AICA)

小脑下后动脉(PICA)

基底动脉远段未充盈

基底动脉

椎动脉

病例 14.9　顽固性呃逆

影像 14.9 A、B　延髓吻侧、闩部海绵状血管瘤　T1 加权 MRI 图像。(A) 轴位图显示延髓吻侧小亮区说明亚急性出血。(B) 3~4 个月后矢状图显示延髓吻侧暗的空洞区，提示陈旧出血。

(A)

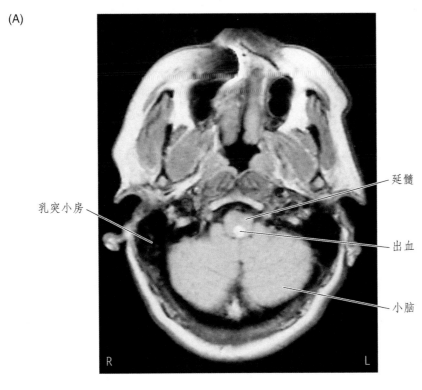

乳突小房

延髓

出血

小脑

R　　　L

(B)

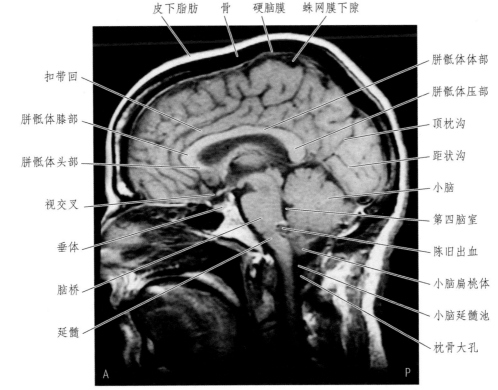

皮下脂肪　骨　硬脑膜　蛛网膜下隙

扣带回

胼胝体膝部

胼胝体头部

视交叉

垂体

脑桥

延髓

胼胝体体部

胼胝体压部

顶枕沟

距状沟

小脑

第四脑室

陈旧出血

小脑扁桃体

小脑延髓池

枕骨大孔

A　　　P

简明解剖学学习指南

本章着重论述**脑干内部结构的4个主要部分**（见图14.1）：脑神经核及相关结构、长传导束、小脑环路以及网状结构。应通过两种策略复习该材料。首先，从**功能方面**及通过髓鞘染色的脑干切面图进行复习（图14.3至图14.5），识别这些切面图中的传导通路及核群的分布。其次，从区域方面及使用**血管流域图**（图14.21）进行区域性的复习，识别由脑干梗死灶引起的与临床相关的一系列功能缺损。

1. 首先复习功能，通过表14.1回想**脑神经核的6个功能柱**，根据脑干切面图14.3至图14.5的这些功能柱，确认每个组成的核团。在这些切面中，除了泌涎核和蜗核，所有核团均可以确认（也可见图12.4和图12.5）。当你通过相邻的脑干切面追踪结构时，一定要注意其与附近结构的空间关系。

2. 其次，在从脑桥尾侧到下丘的切面中，追踪外侧丘系（见图14.3和图14.4）。使用图12.16和图12.17作为指南复习听觉传导通路。确认每个脑干断面**内侧纵束**（见图14.3至图14.5），回忆其功能（见图12.19和图13.12）。追踪从延髓上行到中脑的中央被盖束，复习从孤束核吻侧到丘脑的**味觉传导通路**（也可见图12.12）。

3. 最后，通过脑干切面（图6.11A、图7.1和图7.2）追踪每个长传导束，从吻侧至尾侧追踪**皮质脊髓束**，从尾侧至吻侧追踪**后索－内侧丘系**和前外侧的脊丘系（图14.3至图14.5）。**小脑环路**将在第15章中详细讨论，但可使用脑干染色切面图14.3至图14.5做一个初步定位，以识别表14.1中列出的每个小脑环路的结构。

4. 本章中**网状结构**进行了简化，讲述了其从吻侧到尾侧的基本功能（见图14.6）。**网状结构吻侧**位于中脑和脑桥上部，包括几个广泛的投射系统，主要涉及行为和认知的激活（见表14.2；见图14.6至图14.13），脑桥中脑网状结构的损伤常导致昏迷。位于**脑桥下部和延髓**的网状结构的其他传导通路，对于控制呼吸、心率、血压和其他自主神经功能比较重要，对于运动控制、姿势、肌张力和其他各种相对模式化的运动也比较重要。

5. 通过复习**脑干血管综合征**，除了能完成脑干内部结构的区域性复习，还能增加临床知识。后循环的主要血管见图14.18至图14.21。**旁正中穿支**供应脑干内侧，而脑干外侧由来源于**小旋支**（见图14.19）和大血管的穿支供应（见图14.18）。

6. 在图14.21的右半边确认从尾侧到吻侧的每个血管流域。遮盖标签并命名供应各流域的血管（也见于表14.7至表14.9）。其次，命名每个血管流域的主要结构及相关的**临床症状和体征**。通过复习延髓、脑桥和中脑的血管流域，你应能充分欣赏到脑干解剖的精致及其临床的重要性。

（丁文龙　王文进　臧卫东　赵青赞 译）

参考文献

Anatomical and Clinical Review

Cooper JR, Bloom FE, Roth RH. 2003. *The Biochemical Basis of Neuropharmacology*. 8th Ed. Oxford University Press, New York.

Huguenard JR, McCormick DA. 2007. Thalamic synchrony and dynamic regulation of global forebrain oscillations. *Trends Neurosci* 30 (7): 350–356.

Jones EG (ed.). 2007. *The Thalamus*. 2nd ed. Cambridge University Press, Cambridge, UK.

Stenade H, McCarley RW. 2005. *Brain Control of Wakefulness and Sleep*. 2nd ed. Plenum, New York.

Locked-In Syndrome

Bauby, JD. 1998. *The Diving Bell and the Butterfly*. Knopf Doubleday Publishing Group, New York.

Chia LG. 1991. Locked-in syndrome with bilateral ventral midbrain infarcts. *Neurology* 41 (3): 445–446.

Dollfus P, Milos PL, Chapuis A, Real P, Orenstein M, Soutter JW. 1990. The locked-in syndrome: A review and presentation of two chronic cases. *Paraplegia* 28 (1): 5–16.

Laureys S, Pellas F, Van Eeckhout P, Ghorbel S, Schnakers C, Perrin F, Berré J, Faymonville ME, et al. 2005. The locked-in syndrome : what is it like to be conscious but paralyzed and voiceless? *Prog Brain Res* 150: 495–511.

Patterson JR, Gabois M. 1986. Locked-in syndrome: A review of 139 cases. *Stroke* 17 (4): 758–764.

Reznik M. 1983. Neuropathology in seven cases of locked-in syndrome. *J Neurol Sci* 60 (1): 67–78.

Coma and Related Disorders of Consciousness

Blumenfeld H. 2009. The neurological examination of consciousness. In *The Neurology of Consciousness*. S Laureys, G Tononi (eds.), Chapters 15–30. Elsevier, Academic Press, New York.

Fisher CM. 1969. The neurological examination of the comatose patient. *Acta Neurol Scand Suppl* 45 (Suppl 36): 1–56.

Giacino JT, Ashwal S, Childs N, Cranford R, Jennett B, Katz DI, Kelly JP, Rosenberg JH, et al. 2002. The minimally conscious state: definition and diagnostic criteria. *Neurology* 58: 349–353.

Laureys S, Tononi G (eds). 2008. *The Neurology of Consciousness*. Elsevier, Academic Press, New York.

Lu J, Sherman D, Devor M, Saper CB. 2006. A putative flip-flop switch for control of REM sleep. *Nature* 441 (7093): 589–594.

Posner JB, Plum F, Saper CB, Schiff N. 2008. *The Diagnosis of Stupor and Coma*. 4th Ed. Oxford University Press, Oxford.

The Multi-Society Task Force on PVS. 1994. Medical aspects of the persistent vegetative state (1). The Multi-Society Task Force on PVS. *N Engl J Med* 330: 1499–1508.

Wijdicks EF. 2001. The diagnosis of brain death. *N Engl J Med* 344 (16):1215–1221.

Young GB, Ropper AH, Bolton CF. 1998. *Coma and Impaired Consciousness: A Clinical Perspective*. McGraw-Hill, New York.

General Brainstem Vascular Supply and Vertebrobasilar Disease

Burger KM, Tuhrim S, Naidich TP. 2005. Brainstem vascular stroke anatomy. *Neuroimaging Clin N Am* (2): 297–324.

Mohr JP, Choi D, Grotta J, and Wolf P (eds.). 2004. *Stroke: Pathophysiology, Diagnosis and Management*. 4th Ed. Churchill Livingstone, New York.

Moncayo J, Bogousslavsky J. 2003. Vertebro-basilar syndromes causing oculo-motor disorders. *Curr Opin Neurol* 16 (1): 45–50.

Savitz SI, Caplan LR. 2005. Vertebrobasilar disease. *N Engl J Med* 352 (25): 2618–2626.

Schwarz S, Egelhof T, Schwab S, Hacke W. 1997. Basilar artery embolism: Clinical syndrome and neuroradiologic patterns in patients without permanent occlusion of the basilar artery. *Neurology* 49 (5): 1346–1352.

Silverman IE, Liu GT, Volpe NJ, Galetta SL. 1995. The crossed paralysis: The original brain-stem syndromes of Millard-Gubler, Foville, Weber, and Raymond-Cestan. *Arch Neurol* 52 (6): 635–638.

Tatu L, Moulin T, Bogousslavsky J, Duvernoy H. 1996. Arterial territories of the human brain. *Neurology* 47 (5): 1125–1135.

Tijssen CC. 1994. Contralateral conjugate eye deviation in acute supratentorial lesions. *Stroke* 25 (7): 1516–1519.

Cervical Arterial Dissection

Biller J, Hingtgen WL, Adams HP, Smoker WRK, Godersky JC, Toffol GJ. 1986. Cervicocephalic arterial dissections: A ten-year experience. *Arch Neurol* 43 (12): 1234–1238.

Flis CM, Jäger HR, Sidhu PS. 2007. Carotid and vertebral artery dissections: clinical aspects, imaging features and endovascular treatment. *Eur Radiol* 17 (3): 820–834.

Frumkin LR, Baloh RW. 1990. Wallenberg's syndrome following neck manipulation. *Neurology* 40 (4): 611–615.

Nedeltchev K, Baumgartner RW. 2005. Traumatic cervical artery dissection. *Front Neurol Neurosci* 20: 54–63.

Rizzo L, Crasto SG, Savio D, Veglia S, Davini O, Giraudo M, Cerrato P, De Lucchi R. 2006. Dissection of cervicocephalic arteries: early diagnosis and follow-up with magnetic resonance imaging. *Emerg Radiol* 12 (6): 254–265.

Medullary Infarcts

Bassetti C, Bogousslavsky J, Mattle H, Bernasconi A. 1997. Medial medullary stroke: Report of seven patients and review of the literature. *Neurology* 48 (4): 882–890.

Currier RD, Giles CL, DeJong RN. 1961. Some comments on Wallenberg's lateral medullary syndrome. *Neurology* 11: 778–791.

Katoh M, Kawamoto T. 2000. Bilateral medial medullary infarction. *J Clin Neurosci* 7 (6): 543–545.

Kim JS, Lee JH, Suh DC, Lee MC. 1994. Spectrum of lateral medullary syndrome: Correlation between clinical findings and magnetic resonance imaging in 33 subjects. *Stroke* 25 (7): 1405–1410.

Kim JS, Kim HG, Chung CS. 1995. Medial medullary syndrome: Report of 18 patients and a review of the literature. *Stroke* 26 (9): 1548–1552.

Kitis O, Calli C, Yunten N, Kocaman A, Sirin H. 2004. Wallenberg's lateral medullary syndrome: diffusion-weighted imaging findings. *Acta Radiol* 45 (1): 78–84.

Matsumoto S, Okuda B, Imai T, Kameyama M. 1988. A sensory level on the trunk in lower lateral brainstem lesions. *Neurology* 38 (10): 1515–1519.

Solomon D, Galetta SL, Liu GT. 1995. Possible mechanisms for horizontal gaze deviation and lateropulsion in the lateral medullary syndrome. *J Neuroophthalmol* 15 (1): 26–30.

Toyoda K, Imamura T, Saku Y, Oita J, Ibayashi S, Minematsu K, Yamaguchi T, Fujishima M. 1996. Medial medullary infarction: Analyses of eleven patients. *Neurology* 47 (5): 1141–1147.

Vuilleumier P, Bogousslavsky J, Regli F. 1995. Infarction of the lower brainstem: Clinical, aetiological and MRI–topographical correlations. *Brain* 118 (pt.4): 1013–1025.

Basilar Artery Stenosis and Thrombosis

Archer CR, Horenstein S. 1977. Basilar artery occlusion. *Stroke* 8 (3): 383–390.

Baird TA, Muir KW, Bone I. 2004. Basilar artery occlusion. *Neurocrit Care* (3): 319–329.

Brandt T. Diagnosis and thrombolytic therapy of acute basilar artery occlusion: a review. 2002. *Clin Exp Hypertens* 24 (7-8): 611–622.

Bruckmann H, Ferbert A, del Zoppo GJ, Hacke W, Zeumer H. 1986. Acute vertebral-basilar thrombosis. Angiologic-clinical comparison and therapeutic implications. *Acta Radiol Suppl* 369: 38–42.

Hachinski V. 2007. Intra-arterial thrombolysis for basilar artery thrombosis and stenting for asymptomatic carotid disease: implications and future directions. *Stroke* 38 (2 Suppl): 721–722.

Hankey GJ, Khangure MS, Stewart-Wynne EG. 1988. Detection of basilar artery thrombosis by computed tomography. *Clin Radiol* 39 (2): 140–143.

Idicula TT, Joseph LN. 2007. Neurological complications and aspects of basilar artery occlusive disease. *Neurologist* 13 (6): 363–368.

Kubik CS, Adams RD. 1946. Occlusion of the basilar artery: A clinical and pathological study. *Brain* 69: 73–121.

Schonewille WJ, Wijman CA, Michel P, Rueckert CM, Weimar C, Mattle HP, Engelter ST, Tanne D, et al., on behalf of the BASICS study group. 2009. Treatment and outcomes of acute basilar artery occlusion in the Basilar Artery International Cooperation Study (BASICS): a prospective registry study. *Lancet Neurol* 8 (8): 724–730.

Smith WS. 2007. Intra-arterial thrombolytic therapy for acute basilar occlusion: pro. *Stroke* 38 (2 Suppl): 701–703.

Williams D, Wilson TG. 1975. The diagnosis of the major and minor syndromes of basilar insufficiency. *J Neurol Neurosurg Psychiatry* 39: 741–774.

Top of the Basilar Syndrome

Caplan LR. 1980. "Top of the basilar" syndrome. *Neurology* 30 (1): 72–79.

Mitra S, Ghosh D, Puri R, Parmar VR. 2001. Top-of-the-basilar-artery stroke. *Indian Pediatr* 38 (1): 83–87.

Segarra JM. 1970. Cerebral vascular disease and behavior. I. The syndrome of the mesencephalic artery (basilar artery bifurcation). *Arch Neurol* 22 (5): 408–418.

Pontine Infarcts

Bassetti C, Bogousslavsky J, Barth A, Regli F. 1996. Isolated infarcts of the pons. *Neurology* 46 (1): 165–175.

Ling L, Zhu L, Zeng J, Liao S, Zhang S, Yu J, Yang Z. 2009. Pontine infarction with pure motor hemiparesis or hemiplegia: a prospective study. *BMC Neurol* 9: 25.

Onbas O, Kantarci M, Alper F, Karaca L, Okur A. 2005. Millard-Gubler syndrome: MR findings. *Neuroradiology* 47 (1): 35–37.

Midbrain Infarcts

Kim JS, Kim J. 2005. Pure midbrain infarction: clinical, radiologic, and pathophysiologic findings. *Neurology* 64 (7): 1227–1232.

本章目录

解剖和临床回顾

第 15 章

小　脑

　　小脑病变可引起身体和眼球的运动异常,并且能通过破坏前庭功能而影响平衡。一个 13 岁男孩,小脑病变逐渐恶化,表现为头痛、恶心、呕吐忽轻忽重的过程超过 2 个月。他的头痛主要集中在左枕区,夜间加重。神经学检查显示双侧视神经乳头水肿、眼球震颤、轻度言语不清、不规则的共济失调,且左侧比右侧更重。

　　在本章中,我们将学习有关小脑的解剖结构和功能,包括与其他部位的神经系统网络间的相互作用,而且我们将看到这些功能受损的情况下的一些病例。

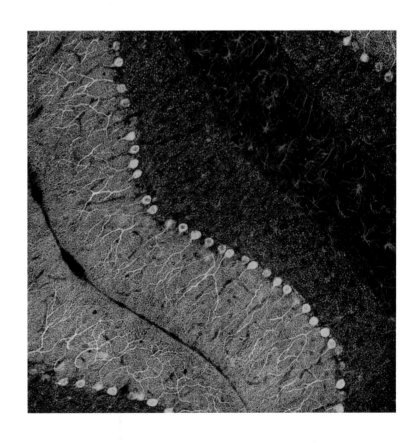

解剖和临床回顾

小脑整合了大量的感觉和其他来自脑和脊髓许多区域的传入信息。小脑用这些信息平稳地协调正在进行的运动及参与运动规划。正如第 16 章中讨论的基底神经节，小脑没有直接连接到下运动神经元，而是通过连接皮层和脑干的运动系统（见图 2.17 和图 6.6）发挥其影响力。

小脑构建了具有特定功能的不同区域（见表 15.1）。下蚓部和绒球小结叶通过与前庭环路的相互作用而调节平衡和眼球运动。这些区域，连同小脑蚓体的其他部分，参与在第 6 章中讨论的内侧运动系统的控制（近端躯干肌肉）。更多小脑外侧区域控制外侧运动系统（四肢远端肌肉）。最后，最外侧小脑半球的大部分在动作计划中是非常重要的。

虽然小脑环路很复杂，但小脑病变的影响，基于我们将看到的这些不同的小脑区域，还是相对容易理解的。典型的小脑病变导致一种特征性的不规则、不协调的运动，称**共济失调**。小脑病变往往可以在几个简单原则的基础上进行定位（也可见临床要点 15.2）。

1. 共济失调发生在小脑病变的同侧躯体。

2. 小脑蚓部或绒球小结叶中线的病变主要引起步态不稳（躯干共济失调）和眼球运动异常，这些往往伴随着剧烈的眩晕、恶心和呕吐等。

3. 外侧小脑蚓部病变主要引起四肢共济失调（附肢共济失调）。

由于小脑、脑干及其他区域多重的相互联系，共济失调可能也会被视为病变地点在其他区域，认识到这点也同样重要。此外，小脑通路参与其他几项功能，包括衔接讲话、呼吸运动、运动学习，以及可能的某些高级认知过程。

在本章中，我们将通过讨论小脑整体结构而开始对小脑的学习之旅。下一步，我们将讨论小脑的微观环路以及其传入和传出联系。最后，我们将回顾小脑的血供和临床病变对小脑网络的影响。

15.1 小脑叶、小脑脚和深部核团

小脑是颅后窝最大的结构（图 15.1）。它通过 3 个白质的脚附着于脑桥背面和延髓吻侧，形成了第四脑室顶（见图 15.1 和图 15.3）。小脑由位于中线并以其蠕虫状的外观而命名的**小脑蚓**和两个大的**小**

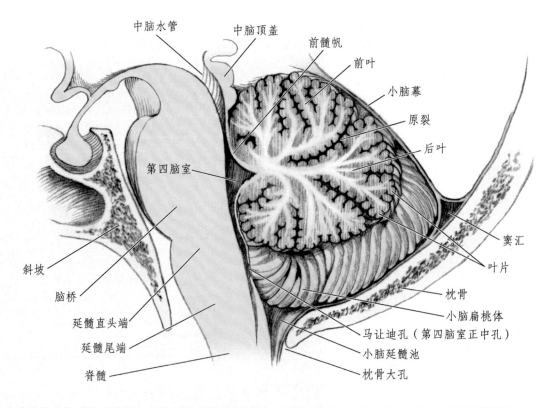

图 15.1 小脑及颅后窝，原位矢状观 小脑和脑干位于颅后窝内，下部由枕骨和斜坡形成，上部由小脑幕的硬膜形成。

脑半球组成(见图 15.3A)。小脑表面有许多裂隙,最深的被称为**原裂**(见图 15.1 和图 15.3A),把小脑分成**前叶和后叶**。如果通过切断小脑脚将小脑从脑干移走 (图 15.2),就可以看到小脑腹侧面 (见图 15.3C)。在腹下面,**后外侧裂**将小脑后叶与和前庭神经核有重要联系的**绒球小结叶**分开。这两个**绒球**通过薄蒂被连接到称为小结的中线结构(见图 15.3C)。**小结**是小脑蚓的最下部。下表面另一个重要的明显标志由**小脑扁桃体**组成(见图 15.1 和图 15.3C)。大脑或小脑的实质损伤或伴有严重颅内压升高的脑肿胀,可以导致经枕骨大孔的扁桃体疝(见临床要点 5.4;见图 15.1;也可见图 5.18),由于牵涉了延髓呼吸中枢可造成压迫延髓和死亡。

在正中矢状切面上(见图 15.1),可以欣赏到小脑中央**白质**和**灰质**的美丽分枝。对于此,拉丁术语"小脑活树",意味着"生命之树"已经被应用。从内侧向外侧,代替脑回走行于小脑表面的嵴,称为**叶片**,是"叶子"的意思(见图 15.1 和图 15.3A)。

从脑干去除小脑(见图 15.3B、C),显示了形成第四脑室底的三个**小脑脚**(上、中、下)。**小脑上脚**主要含小脑的传出纤维,而**小脑中脚和小脑下脚**主要含小脑的传入纤维。**小脑上脚**在中脑的下丘水平交叉到对侧(见图 14.3B)。由于在交叉部的纤维连接非常显著,因此小脑上脚获得了另一个名字是**结合臂**。由于它与脑桥的广泛连接,因此小脑中脚的替代名称为桥臂。小脑下脚的替代名称是**绳状体**,意思是"绳状的物体"。

根据其传入和传出联系,从内侧到外侧,小脑可分三个功能区(见图 15.3A、C;表 15.1):

1. 小脑蚓体和绒球小结叶分别对人体近端及躯干肌肉调控和前庭与眼两者的调控是非常重要的。

2. 小脑半球的**中间部**主要参与对人体远端的附肢肌的调控。

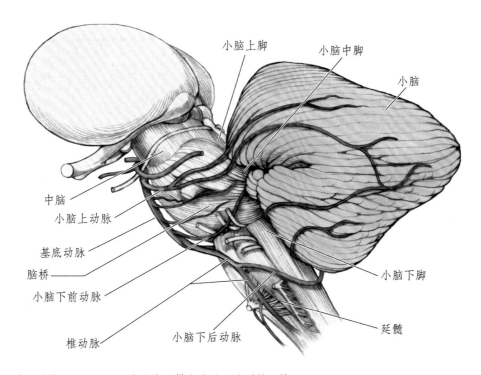

图 15.2 **附着于脑干的小脑的侧面观** 显示小脑脚及供应小脑和脑干的血管。

表 15.1 小脑的功能区

区域	功能	影响的运动通路
外侧半球	四肢的运动计划	皮质脊髓侧束
中间半球	远端肢体的协调	皮质脊髓侧束、红核脊髓束
小脑蚓和	近端肢体和躯干的协调	皮质脊髓前束、网状脊髓束、前庭脊髓束、顶盖脊髓束
绒球小结叶	平衡和前庭动眼反射	内侧纵束

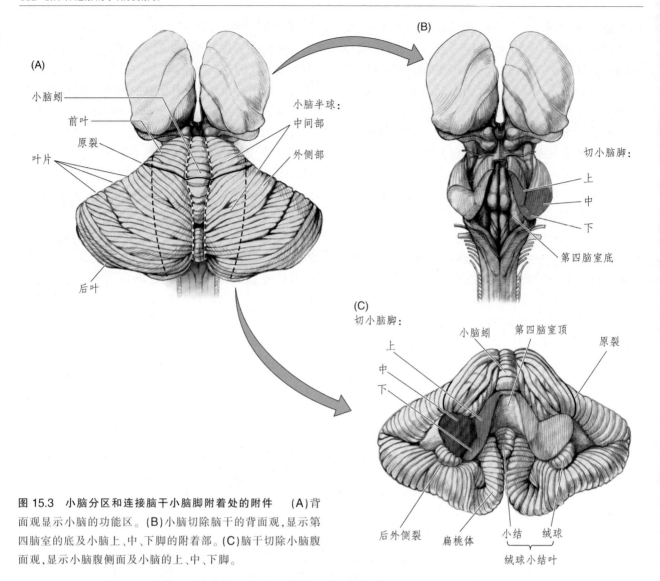

图 15.3 小脑分区和连接脑干小脑脚附着处的附件 (A)背面观显示小脑的功能区。(B)小脑切除脑干的背面观,显示第四脑室的底及小脑上、中、下脚的附着部。(C)脑干切除小脑腹面观,显示小脑腹侧面及小脑的上、中、下脚。

3. 小脑的最大部分是小脑半球**外侧部**,参与四肢的运动程序的规划。有趣的是,小脑半球外侧的大部分单侧切除而没有严重的功能缺失。

小脑深核和前庭核团也适合这种由内侧向外侧的功能构建(图 15.4)。所有来自小脑的传出纤维均由这些核团中继(图 15.5)。此外,这些核团在它们向小脑皮质的通路上接受了小脑传入纤维。**小脑深部核团或小脑顶部核**,从外侧到内侧,为齿状核、栓状核、球状核和顶核(见图 15.4)。助记符是"不要吃油腻食物"(齿状核、栓状核、球状核和顶核)。**齿状核**是最大的小脑深部核团,它们接受小脑外侧半球的投射。**栓状核**和**球状核**一起被称为**中间核**,它们接收来自小脑半球中间部分的传入纤维。有趣的是,实验记录显示齿状核在随意运动之前是激活的,而中间核是在运动期间受激活,其激活和运动相关。**小脑顶核**接收来自小脑蚓部的传入和小部分来自绒球小结叶的传入。大部分纤维离开下蚓部和

绒球投射到**前庭神经核**(见图 12.19 和图 15.4),虽然这些投射定位在脑干而不在小脑,但在一定程度上,其功能类似附加的小脑深部核团。

15.2 小脑的显微环路

小脑皮层有三层(图 15.6)。**颗粒细胞层**紧密地挤满了**小颗粒细胞**,数量如此之多,简直可与神经系统其余部分的细胞总数相匹配。**浦肯野细胞层**含有烧瓶状的浦肯野细胞的大细胞体。**分子层**由无髓鞘的颗粒细胞轴突、浦肯野细胞树突和几种类型的中间神经元组成。

主要有**两种突触传入**到小脑:苔藓纤维和攀缘纤维(图 15.7;见图 15.5)。**苔藓纤维**起源于许多区域,随后我们将关于小脑的传入通路在这一节中进行讨论。苔藓纤维通过小脑白质上升形成兴奋性突触到颗粒细胞的树突。反过来,颗粒细胞发出轴突到分子层,分叉,形成**平行纤维**平行走行到小脑叶

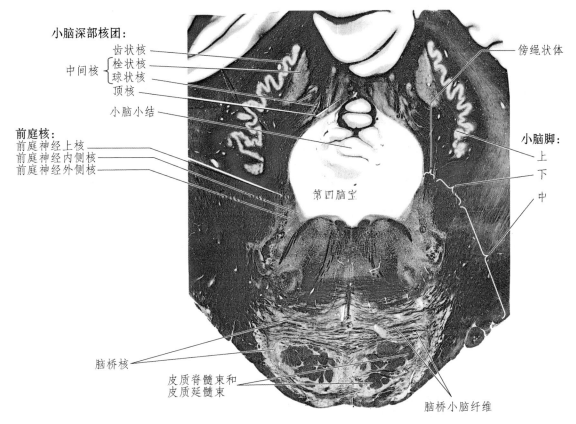

小脑深部核团：
齿状核
中间核 { 栓状核 球状核
顶核
小脑小结

前庭核：
前庭神经上核
前庭神经内侧核
前庭神经外侧核

第四脑室

傍绳状体

小脑脚：
上
下
中

脑桥核
皮质脊髓束和皮质延髓束
脑桥小脑纤维

图 15.4 小脑深部核及相关结构 通过脑桥和小脑的横切面显示小脑(顶)深部核(齿状核、栓状核、球状核和顶核)、前庭神经核、傍绳状体、皮质脊髓和皮质延髓纤维、脑桥核、脑桥小脑纤维和小脑脚(见图 14.4C 显示更多细节)。(From Martin JH. 1990. Neuroanatomy: Text and Atlas. 2nd Ed. McGraw-Hill, New York.)

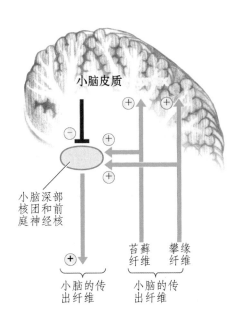

小脑皮质

小脑深部核团和前庭神经核

苔藓纤维 攀缘纤维

小脑的传出纤维 小脑的传出纤维

图 15.5 小脑传入和传出通路示意图 请注意,前庭神经核位于脑干,而不在小脑。但在一定程度上其功能像是在下蚓和绒球部增加的额外的小脑深部核团。

(见图 15.7)。平行纤维走行与简洁、呈扇状的浦肯野细胞的树突树相垂直。在这个过程中,每个平行

纤维形成兴奋性突触与大量的浦肯野细胞联系。**所有从小脑皮质发出的传出纤维**被浦肯野细胞的轴突携带而进入小脑白质。浦肯野细胞形成抑制性突触进入到小脑深部核和前庭神经核,然后借助于兴奋性突触传递从小脑到其他区域的传出信息(见图15.5)。

另一种到小脑皮质的突触传入由**攀缘纤维**执行。攀缘纤维全部起自对侧下橄榄核神经元(见图14.5A)。它们环绕浦肯野细胞的细胞体和近端树突树(见图 15.7),形成强大的兴奋性突触。一个单一的攀缘纤维将发出分支供应约 10 个浦肯野细胞,

复 习

1. 盖住表 15.1 中右边的两列。图 15.3 中显示的小脑每个区域都列在表 15.1 中左栏,并列出其主要功能和受影响的运动通路。

2. 列出从外侧到内侧的小脑深部核团。对于在表 15.1 左栏中的每一个小脑区域,都讲述了其输送传出信息的深部核团。

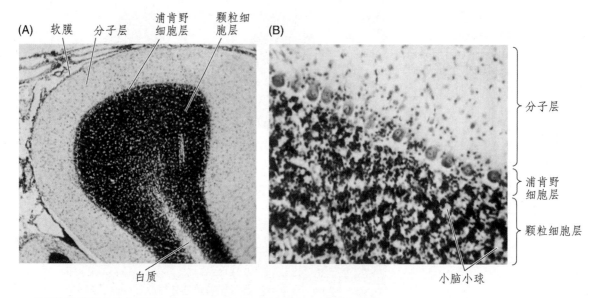

图 15.6 **显微照片显示小脑皮质的细胞层** (A,B)通过恒河猴小脑皮质叶片的尼氏染色显示细胞体(A×20,B×50)。(待续)

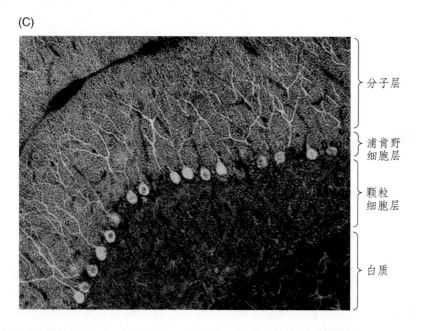

图 15.6(续) (C)大鼠小脑皮质的切片,经三重免疫荧光染色后激光共聚焦扫描显微镜成像(×75)。1,4,5－三磷酸肌醇受体抗体(绿色)主要定位于浦肯野细胞,而微管相关蛋白2(蓝色)主要定位于浦肯野细胞的树突和颗粒细胞层。免疫荧光染色发现,星形胶质细胞中的胶质纤维酸性蛋白呈红色。(A,B from Parent A. 1996. Carpenter's Human Neuroanatomy. 9th Ed. Williams & Wilkins, Baltimore. C courtesy of Tom Deerinck and Mark Ellisman, National Center for Microscopy and Imaging Research.)

但是,每个浦肯野细胞只被一个攀缘纤维兴奋。攀缘纤维传入对浦肯野细胞的反应具有很强的调节作用, 导致从攀缘纤维到突触传入反应的持续下降。

小脑皮层含有几种类型的抑制性中间神经元(图 15.8;见图 15.7)。篮细胞和星形细胞定位于分子层。这些细胞受来自颗粒细胞平行纤维的突触传入所兴奋。随后它们的纤维呈吻尾侧走向,与平行纤维的走行相垂直,从而引起相邻的浦肯野细胞的

侧方抑制。星形细胞终止于浦肯野细胞的树突,而篮细胞之所以被命名是因为它们以强大的抑制性篮状连接到浦肯野细胞的胞体上。已发现**高尔基细胞**在颗粒细胞层。

高尔基细胞接受来自分子层颗粒细胞平行纤维的兴奋性传入,它们提供**反馈抑制**到颗粒细胞树突。这种抑制性反馈倾向于缩短到颗粒细胞的兴奋性传入的持续时间(增强信号在时域上的分辨率)。同时,从星形细胞和篮细胞到相邻浦肯野细胞的抑

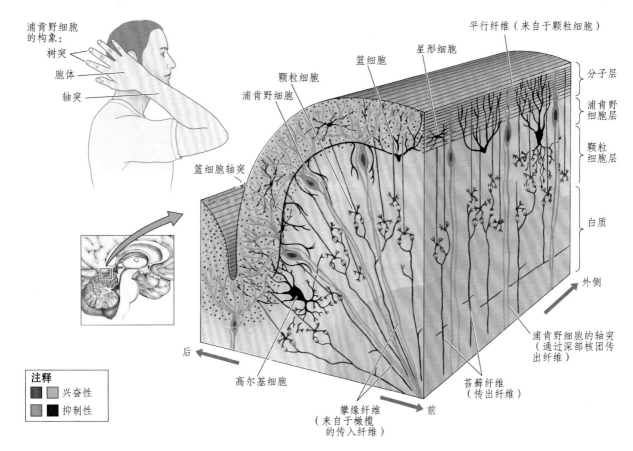

图15.7 小脑皮质的显微环路总结 传入纤维经苔藓和攀缘纤维到达小脑皮质,传出纤维经浦肯野细胞的轴突离开皮质。兴奋性神经元包括颗粒细胞和苔藓及攀缘纤维的传入投射。抑制性神经元包括星形细胞、篮细胞、高尔基细胞和浦肯野细胞。

制性侧方连接使得到浦肯野细胞的兴奋性传入的空间范围变窄(增强信号在空间域的分辨率)。

复杂的突触相互作用发生在颗粒细胞层的**小脑小球**这个特化区域(见图15.8)。小脑小球小而清晰,见于颗粒细胞之间(见图15.6)。它们包含封装在神经胶质鞘中的轴突和树突。小球含有两种类型的传入(大的苔藓纤维的轴突终末和高尔基细胞的轴突终末),它们与一种类型的突触后细胞(颗粒细胞树突)形成了突触。总结一下(见图15.7),苔藓纤维兴奋颗粒细胞,从而激活抑制性浦肯野细胞。攀缘纤维直接兴奋浦肯野细胞。浦肯野细胞有扇状的树突树,其方向可以通过您张开的手在您头后面的矢状面来想象(见图15.7)。然后平行纤维将穿过您的手指,垂直于您的掌心。篮细胞提供了三维构筑,其轴突将穿过一个手指到另一个手指,垂直于平行纤维。

记住小脑皮质的兴奋性和抑制性联系的一个简单方法是要回顾所有上行纤维的轴突都是兴奋性的(苔藓纤维、攀缘纤维和颗粒细胞的平行纤维),而所有下行的轴突投射都是抑制性的(浦肯野

细胞、星形细胞、篮细胞和高尔基细胞)。非小脑皮质部分的小脑深部核的传出纤维是兴奋性的。

15.3 小脑的传出通路

研究表明,正如我们已经讨论过的,小脑的传导通路组建围绕着小脑的三个功能区即**外侧**半球、中间半球、小脑蚓及绒球小结叶(见表15.1;见图15.3A、C)。小脑外侧部损伤主要影响远端肢体的协调,而小脑**内侧**部损伤主要影响躯干肌的调控、姿势、平衡和步态。小脑损伤的另一重要规律是**损伤**

复 习

选择括号内的正确术语。

苔藓纤维产生(兴奋性、抑制性)的传入信号到颗粒细胞,从而通过平行纤维与浦肯野细胞间形成(兴奋性、抑制性)突触。浦肯野细胞形成(兴奋性,抑制性)的传出信号到深部小脑核(见图15.5和图15.7)。

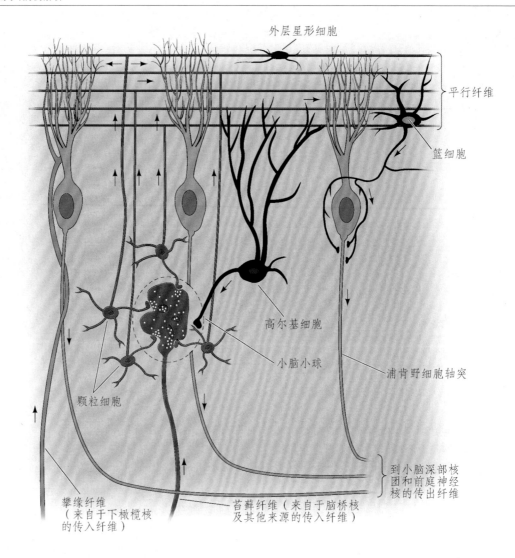

图15.8 **小脑环路的放大图显示小脑血管球** 小脑小球的突触元件包括颗粒细胞树突,接收来自苔藓纤维轴突终末的兴奋性传入信息和来自高尔基细胞轴突终末的抑制性传入信息。

同侧出现共济失调,其原因是从小脑到外侧运动系统(见表15.1),然后再分布到周围去的通路经历了**"两次交叉"**(见图15.9B)。第一次交叉在中脑,小脑上脚的交叉处,小脑传出纤维进行交叉。第二次交叉是皮质脊髓束和红核脊髓束的纤维下降到脊髓时的交叉(分别为锥体交叉和腹侧被盖交叉,见图15.9B)。小脑的传入纤维也遵循这样的规律,因此每

侧小脑半球接受的都是来自同侧肢体的信息。相反,中间部的小脑蚓部损伤,将会影响内侧运动系统(见表15.1;也见表6.3)。小脑蚓损伤不会导致明显的单侧失调,因为内侧运动系统作用于双侧躯干肌的近侧。

小脑的传出通路在图15.9和表15.2中进行了总结,小脑的所有传出信号都是经浦肯野细胞传递

表15.2 小脑主要传出通路

分区	小脑深部核团	小脑脚	传出纤维终止核团
外侧半球	齿状核	小脑上脚	背侧丘脑腹外侧(VL)、红核小细胞部
中间半球	中间核	小脑上脚	背侧丘脑腹外侧(VL)、红核大细胞部
小脑蚓	顶核	小脑上脚	背侧丘脑腹外侧(VL)、顶盖
		钩束[a]、傍绳状体[b]	网状结构、前庭神经核
下蚓部和绒球小结叶	前庭神经核	傍绳状体[b]	内侧纵束(协调眼球运动的通路)

[a] 钩束伴随小脑上脚走行。[b] 傍绳状体伴随小脑下脚走行。

到小脑深核或前庭神经核(见图 15.5)。**小脑外侧半球**的纤维投射到齿状核,参与运动计划(见图 15.4 和图 15.9A)。齿状核发出的纤维通过在中脑交叉的小脑上脚(见图 14.4B 和图 14.3B)投射到对侧的背侧丘脑的**腹外侧核(VL)**(图 15.9A),进入此核的纤维称为**(齿状)丘脑束**。丘脑束前部的大部纤维含从基底节来的传出纤维(第 16 章有描述),其止于腹外侧核的前部(VL_a 或 VL 口侧)。而小脑传出纤维终止于腹外侧核后部(VL_p 或 VL 尾部)(见图 7.7 及图 16.6 至图 16.9)*。反过来,腹外侧核发出的纤维依次投射到运动皮质以及运动前区皮质、辅助运动区和顶叶,并加入**皮质脊髓系统**中参与运动计划(见图 6.1 和图 6.9)。另有证据表明,小脑外侧部的传出纤维,在背侧丘脑换元后到达前额叶相关皮质区,并可能在认知功能方面具有重要作用。齿状核的传出纤维进入中脑的红核内(见图 14.3A),一些纤维止于**红核吻侧的小细胞部**,红核吻侧大的小细胞部的纤维参与组成小脑通路。而红核较小的尾侧**大细胞部**纤维发出红核脊髓束。下一节我们将要讨论红核小细胞部分区的纤维投射到下橄榄核(见图 15.9A)。

小脑中间半球参与远端肢体的运动进行中调控的传出纤维,投射到栓状核和球状(中间)核(见图 15.4 和图 15.9B)。与齿状核一样,中间核的传出纤维通过小脑上脚投射到对侧的背侧丘脑腹外侧核,而腹外侧核的传出纤维投射到运动皮质、辅助运动区以及运动前区皮质,以协调**皮质脊髓侧束**的运动。从齿状核与中间核(和从基底节)投射到腹外侧核的纤维不重叠。中间核的传出纤维也通过小脑上脚投射到对侧的**红核大细胞部**,以协调红核脊髓束的运动。因此中间半球可以调节外侧运动系统(见图 15.9B)。

小脑蚓和**绒球小结叶**主要分别调节近侧躯干的运动和前庭眼调节。小脑蚓通过内侧运动传导通路(皮质脊髓前束、网状脊髓束、前庭脊髓束和顶盖脊髓束;见表 15.1 和表 6.3),调节近侧部肢体肌和躯干肌的运动。小脑蚓的传出纤维投射到顶核(见图15.4 和图 15.9C)。

顶核的传出纤维,部分经小脑上脚传出,而大部分传出纤维组成了**钩束**和**傍绳状体**,分别随着小脑上脚和小脑下脚走行(见图 15.9C)。傍绳状体(紧邻绳状体)位于第四脑室外侧壁,小脑下脚(绳状体)的内侧,其内含有前庭神经核与小脑之间的双向纤维(见图 15.4)。钩束(钩形的纤维束)环路通过小脑上脚,然后发出纤维继续向尾部走行,并通过对侧的傍绳状体,到达对侧的前庭神经核(见图 15.9C)。

简要复习从小脑蚓至内侧运动系统,并调节近侧躯干运动的传出通路(见表 15.2;见图 15.9C)。小脑蚓的传出纤维到达顶核,交叉后经小脑上脚传出。到达背侧丘脑腹外侧核,换元后传入大脑皮质,调控**皮质脊髓前束**的运动。此传出通路中的部分纤维到达**顶盖**。小脑蚓至顶核的传出纤维通过傍绳状体离开小脑,该通路到达同侧的网状结构和前庭神经核,分别调节**网状脊髓束**和**前庭脊髓束**的功能。

绒球小结叶和下蚓部有时被称作**前庭小脑**,因为这些纤维主要投射到前庭神经核 (通过傍绳状体;见表 15.2)。小脑和前庭神经核之间的往返纤维联系对于维持**静态**和**动态平衡**非常重要。另外,前庭神经核发出的信号通过内侧纵束(见图 12.19、图 14.3 和图 14.4)和其他**眼球运动通路**,调控前庭-眼球反射、平稳跟踪运动和其他一些眼球运动。下蚓部和绒球小结叶的传出纤维,主要投射到前庭神经核,但也有小部分纤维投射到顶核。

顶核的部分纤维直接投射到上部颈髓。顶核的少许纤维破例地投射到小脑和基底节而不是直接投射到下运动神经元。

15.4　小脑的传入通路

传入小脑的纤维(表 15.3)来自于神经系统的广泛区域。这些到达小脑的传入纤维来自①大脑皮质的几乎所有区域;②多源性的感觉系统,包括前庭感觉系统、视觉系统、听觉系统和躯体感觉系统;③脑干核团;④脊髓。小脑的传入纤维具有大概的躯体特定皮层定位。前叶和后叶都有同侧身体的代表区,如图 15.10 所示。苔藓纤维将下橄榄核以外的传入信号传递到小脑,而攀缘纤维传递来自下橄榄核的传入信号。另外,大部分到达小脑皮质的传入纤维发出

> **复　习**
>
> 　　1. 盖住表 15.2 中的小脑深部核团柱,显示出表 15.2 左侧列中小脑的各个分区,并列出从这些分区输送小脑传出纤维的小脑深部核团。
>
> 　　2. 复习图 15.9B 的传导通路,验证左侧小脑半球(中间部或中间核)损伤将导致左侧(同侧)肢体共济失调。

---

* 与基底节类似,一些小脑的传出纤维也投射到背侧丘脑腹前核(VA)和板内核(表 7.3)。

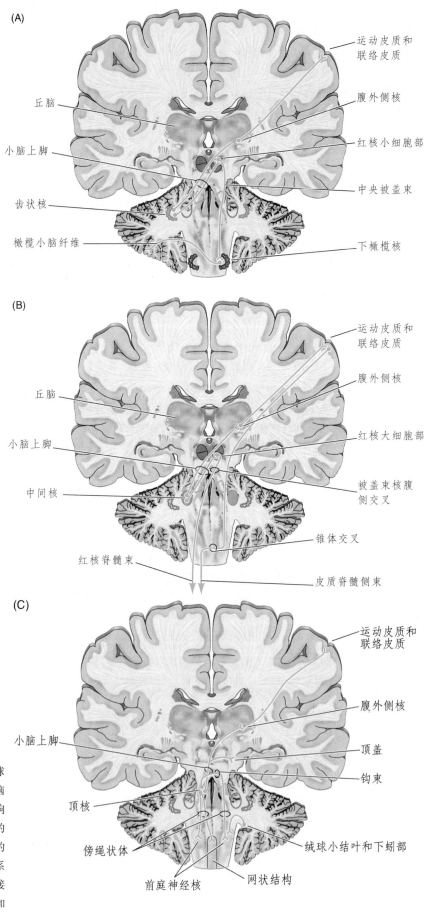

(A)

运动皮质和
联络皮质

丘脑

腹外侧核

小脑上脚

红核小细胞部

齿状核

中央被盖束

橄榄小脑纤维

下橄榄核

(B)

运动皮质和
联络皮质

丘脑

腹外侧核

小脑上脚

红核大细胞部

中间核

被盖束核腹
侧交叉

锥体交叉

红核脊髓束

皮质脊髓侧束

(C)

运动皮质和
联络皮质

小脑上脚

腹外侧核

顶盖

钩束

顶核

傍绳状体

绒球小结叶和下蚓部

前庭神经核

网状结构

图 15.9 小脑传出通路 (A)小脑半球外侧部的传出纤维通过齿状核。(B)小脑半球中间部的传出纤维通过中间核,影响外侧运动系统。注意小脑与脊髓间通路的"两次交叉"。(C)小脑蚓和绒球小结叶的传出纤维通过小脑顶核,影响内侧运动系统。绒球小结叶与小脑蚓下部也存在直接投射纤维到前庭神经核,从而影响平衡和前庭–眼球调节。

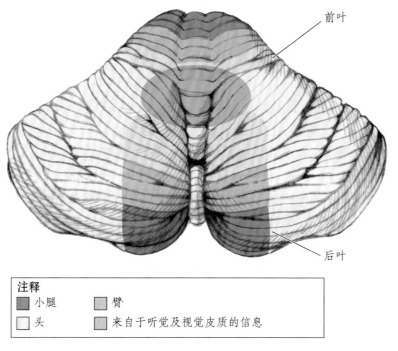

注释
- 小腿
- 臂
- 头
- 来自于听觉及视觉皮质的信息

图 15.10　多种传入纤维在小脑的躯体皮层定位分布

表 15.3　小脑主要传入通路

传入通路	传入纤维的主要来源	传入到小脑的细胞投射	小脑脚或同功能结构
脑桥小脑纤维	大脑皮质	脑桥核	小脑中脚
脊髓小脑通路			
脊髓小脑后束	下肢本体感受器	Clark 背核	小脑下脚
楔小脑束	上肢本体感受器	楔外核	小脑下脚
脊髓小脑前束	下肢中间神经元	脊髓神经元	小脑上脚
脊髓小脑吻侧束	上肢中间神经元	脊髓神经元	小脑上、下脚
攀缘纤维	红核、皮质、脑干、脊髓	下橄榄核	小脑下脚
前庭传入纤维	前庭系统	前庭神经节、前庭神经核	傍绳状体

侧枝与小脑深部核团形成突触联系(见图 15.5)。

来自额叶、颞叶、顶叶和枕叶等的多源性传入纤维组成了皮质到脑桥纤维,经过内囊和大脑脚(见图 14.3A),其中来自第一感觉区和运动区、部分视觉区皮质的纤维占皮质脑桥纤维的大部分。皮质脑桥纤维途经同侧脑桥并与**脑桥核**形成突触。脑桥腹侧的脑桥核是散在于下行的皮质脊髓束和皮质延髓纤维之间的灰质团块 (见图 15.4;也可见图 14.4)。**脑桥小脑纤维**越过中线交叉到对侧的小脑中脚,并发出苔藓纤维分布到几乎全部的小脑皮质(除小结外)。

小脑传入纤维的另一主要来源是脊髓小脑纤维(图 15.11;也可见表 15.3),脊髓小脑纤维组成 4 个传导束:传导下肢感觉的**脊髓小脑后束和前束**,传导上肢和颈部感觉的**楔小脑束和脊髓小脑吻侧束**。这些脊髓小脑通路向小脑传递了两种不同类型的反馈信息:

1. 有关下肢运动的传入信息由**脊髓小脑背侧束**传递至小脑,上肢和颈部运动的传入信息由**楔小脑束**传递至小脑。

2. 据认为,脊髓中间神经元活动的信息反映下行传导通路的活动量,与下肢相关的信息均由**脊髓小脑前束**传导,而**脊髓小脑吻侧束**传导与上肢有关的信息。

脊髓小脑背侧束在脊髓后外侧索上升,近脊髓表面,位于皮质脊髓侧束的外侧(见图 15.11;也可见图 7.4)。大量的来自于下肢和躯干的本体感觉、触觉、压觉的初级感觉神经元的有髓轴突经脊髓后根进入脊髓,组成薄束上升。而未在后索内上升的部分纤维与 **Clark 背核**形成突触(见图 15.11;也可

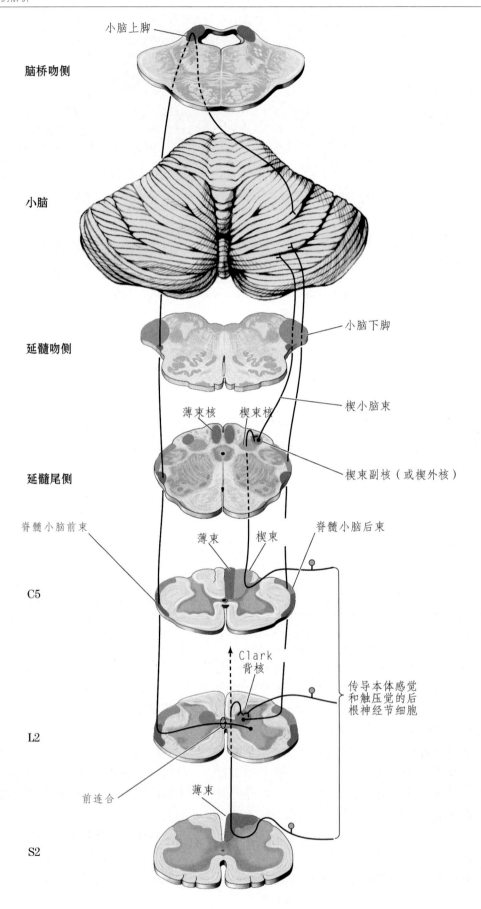

小脑上脚

脑桥吻侧

小脑

延髓吻侧

小脑下脚

薄束核　楔束核

楔小脑束

延髓尾侧

楔束副核（或楔外核）

脊髓小脑前束

薄束　楔束

脊髓小脑后束

C5

Clark
背核

传导本体感觉
和触压觉的后
根神经节细胞

L2

前连合

薄束

S2

图 15.11　脊髓小脑通路　脊髓小脑后束、楔小脑束和脊髓小脑前束。而脊髓小脑吻侧束没有显示出来。

见图 6.4D）。Clark 背核是 C8 至 L2 或 L3 段脊髓背内侧灰质中间带的长细胞柱。从 Clark 背核发出的纤维在同侧脊髓小脑后束内上升（见图 15.11），这些纤维以苔藓纤维随小脑下脚到同侧小脑皮质。不像脊髓后柱内的感觉传入纤维，脊髓小脑传入纤维不能产生意识性感觉。

在上肢相当于此通路的是**楔小脑束**。传导上肢感觉的大直径纤维进入同侧楔束内上升，并与位于髓质内楔束核外侧的**楔外核**（**外侧楔核**）发生突触联系（见图 15.11；也可见图 14.5B）。上肢传导通路的楔外核与 Clark 背核相似，从楔外核发出的楔小脑束经小脑下脚投射到同侧小脑。脊髓小脑后束和楔小脑束都将同侧肢体的非意识性感觉信息向小脑传导，这些传导通路可以向小脑提供动作进行的即时信息，以便更好地做出适宜调控。

脊髓小脑前束来自脊髓中央灰质外缘处的脊髓边缘细胞核和脊髓中间带散在神经元（见图 15.11）。这些细胞发出的轴突经脊髓灰质前联合交叉到对侧，并在脊髓小脑前束中上升，就在脊髓小脑后束的腹侧和前外侧系统的周围（见图 7.4）。其中大多数纤维加入小脑上脚，进行二次交叉，并将信息传递到与通路起始时一样的小脑同侧（见图 15.11）。**脊髓小脑吻侧束**是这些传导通路中特点较少的传导束，但对上肢它与脊髓小脑前束相似。吻侧束纤维经小脑上脚和小脑下脚进入小脑。如同上节描述的传出通路一样，脊髓小脑束的传入纤维是同侧的，或经过二次交叉，这也就解释了为什么小脑病变导致同侧肢体共济失调。

下橄榄核复合体发出**橄榄小脑纤维**交叉越过髓质进入对侧小脑（见图 14.5A）。这些纤维构成小脑下脚的大部，以攀缘纤维终于小脑各处（见图 15.7）。红核小细胞的传出纤维通过中央被盖束投射到下橄榄体（见图 15.9A；也可见图 14.3 至图 14.5），而红核小细胞接受来自对侧齿状核的传入信号。因此，完整的环路是从小脑外侧部到齿状核，到对侧红核小细胞部，并通过中央被盖束到下橄榄体，再通过小脑下脚交叉返回到原来的小脑半球。下橄榄核复合体也接受来自大脑皮质、其他脑干核和脊髓

复 习

对于表 15.3 列举的 4 种脊髓小脑通路，说出每一条通路传入纤维的主要来源，投射到小脑和经过小脑脚的神经元定位。

的传入纤维。外侧网状核恰位于下橄榄体的背侧（见图 14.5A、B）并接收相似的传入信号。外侧网状核也发出纤维通过小脑下脚投射到小脑，但其发出苔藓纤维而不是攀缘纤维终末。

Scarpa **前庭神经节**内（见图 12.15）的前庭初级感觉神经元和**前庭神经核**内的二级前庭感觉神经元发出的轴突通过傍绳状体投射到同侧小脑下脚和绒球小结叶（见图 15.4）。前庭系统和小脑之间的纤维联系在调控平衡和前庭-眼球反射中非常重要。**绒球**也接受注视差异（预期和感知目标图像的视差）相关的视觉信号，这对于控制眼球平稳跟踪运动非常重要。

来自蓝斑核的**去甲肾上腺素能传入纤维**和来自中缝核的 5-羟色胺能传入纤维广泛投射到整个小脑皮层（见图 14.11 和图 14.12），这些传入信号不能被苔藓纤维和攀缘纤维终末传导，据认为其具有神经调质的作用。

15.5 小脑的血供

小脑的血液供应来自于椎动脉和基底动脉的三大分支（图 15.2）：

- **小脑下后动脉(PICA)**
- **小脑下前动脉(AICA)**
- **小脑上动脉(SCA)**

小脑下后动脉起自椎动脉，小脑下前动脉起自基底动脉下段，小脑上动脉在大脑后动脉下方起自基底动脉上段（见图 15.2；也可见图 14.18）。

这些动脉分布在脑干周围，除了供应小脑血液之外，还供应延髓和脑桥外侧部的血液。**小脑下后动脉**供应延髓外侧、小脑下半大部和下蚓部（见图 15.2；图 15.12 和图 15.13A、B），第 14 章提到延髓外侧不同部分也由椎动脉分支供应血液（见图 14.21D）。**小脑下前动脉**供应位于小脑下后动脉和小脑上动脉分布区之间包括绒球的条状区域的脑桥外侧的下面、小脑中脚和小脑腹侧（前面）（见图 15.12 和图 15.13B、C；也可见图14.21C）。**小脑上动脉**供应脑桥外上部、小脑上脚、小脑半球上半大部，还包括小脑深核和上蚓部（见图15.12 和图 15.13C、D；也可见 14.21B）。

临床要点 15.1

小脑动脉梗死和小脑出血

小脑下后动脉和小脑上动脉比小脑下前动脉

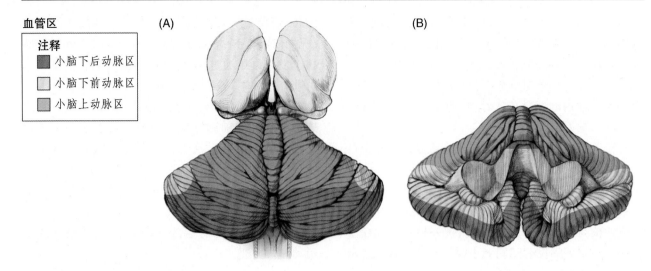

图 15.12 小脑血管分布 脑表面观显示小脑上动脉(SCA)、小脑下前动脉(AICA)和小脑下后动脉(PICA)的支配区域。(A)小脑背面。(B)去除脑干的小脑腹侧面。

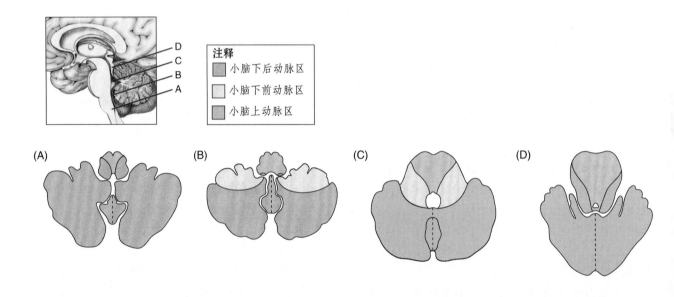

图 15.13 小脑轴向切面的小脑动脉分布 (A)小脑尾部和延髓中部。(B)小脑尾部和延髓吻侧。(C)小脑中部和脑桥中部。(D)脑桥吻侧和小脑吻侧。

的分支分布区域发生梗死机会更多,小脑梗死患者的典型表现为眩晕、恶心和呕吐、水平性眼球震颤、肢体共济失调(见临床要点 15.2)、步态不稳、头痛,其发生在枕部、额部或上颈部。另外,如第 14 章所述(见临床要点 14.3),许多重要的临床症状和小脑动脉梗死体征经常由延髓外侧或脑桥动脉梗死导致,而不是小脑本身造成。这些症状包括三叉神经和脊髓丘脑的感觉缺失、霍纳综合征,以及其他发现(见表 14.7 和表14.8)。如果小脑下前动脉梗死,则可发生单侧听力丧失,因为内听动脉常起自小脑下前动脉(见图 14.18A)。延髓外侧或脑桥梗死也会导致共济失调,因为尽管小脑没出现病变,但小脑

脚受累。

与小脑下后动脉或小脑下前动脉梗死相比,脑干外侧和小脑本身梗死更常见于小脑上动脉梗死。因此,小脑上动脉分布区域的梗死最常导致单侧(患侧)共济失调,但几乎没有明显的脑干症状。小脑下后动脉和小脑下前动脉梗死除累及小脑以外,更常累及外侧脑干。此外,与小脑上动脉梗死相比,脑桥外侧或延髓梗死而小脑幸免梗死有时也发生于小脑下后动脉和小脑下前动脉梗死。小脑幸免梗死发生的机制可能包括与小脑动脉具有吻合连接或选择性阻断了发自小脑动脉的脑干外侧分支。

小脑下后动脉或小脑上动脉分布区的小脑大

部梗死能导致小脑肿胀,第四脑室因此受压而会导致脑积水(见临床要点 5.7)。此外颅后窝狭小空间受压(见图 15.1)易危及生命,因为呼吸中枢及其他生命攸关的脑干结构可能会受到损害。因此小脑大部梗死通常需要外科进行颅后窝减压术,包括切除梗死的小脑部分。出血进入到小脑白质也可引起梗死和导致脑干受压。一旦再次受压,应仔细评估眩晕患者(见临床要点 12.6),如果眩晕不是由脑干损伤而是由于小脑下后动脉大部梗死导致,此时可能会忽略病情的严重性,直至发病后几天出现小脑肿胀和发展成颅后窝受压。

小脑出血与其他脑区的自发性脑实质出血一样,可发生于慢性高血压、动静脉畸形、缺血性脑梗死转化为出血、转移瘤或其他原因等(见临床要点 5.6)。患者通常会出现头痛、恶心、呕吐、共济失调及眼球震颤。如果出血量较大,堵塞第四脑室可引起

脑积水(见临床要点 5.7)而出现第 6 对脑神经麻痹和意识障碍,最终导致脑干受压而死亡。有时小脑出血最初只表现为恶心、呕吐等胃肠道症状,此时被称为"致命的胃肠炎"。因此迅速诊断和治疗小脑出血至关重要。脑积水可以通过脑室引流术治疗(见临床要点 5.7);但随着颅后窝出血和水肿范围扩大,具有向上引发小脑幕切迹疝的风险。对于小脑大范围出血,必需手术引流和颅后窝减压治疗,如果小脑出血患者得到及时治疗,则预后通常良好。

临床要点 15.2
临床表现及小脑病变定位

本节将讨论小脑病变的定位及临床表现。首先回顾共济失调的基本定义和简单的定位原则,接下来讨论小脑疾病的常见症状、体征、神经系统检查的预期结果,小脑疾病的原因在临床要点 15.1 和 15.3 中讨论。从字面上看,**共济失调**是指"缺乏秩序",这个术语指小脑功能障碍患者,在不同关节运动期间,会出现关节的原动肌和拮抗肌进行无序收缩,从而缺乏正常的协调关系。如图 15.14A 所示,为了能正常平稳地完成动作,即使一个简单的动作也需要多个关节周围的原动肌和拮抗肌进行协调运动。共济失调患者的动作呈现不规则、摇摆不定的轨迹,似乎是围绕预定的轨迹进行连续的动作过度和矫正过度,然后再次的动作过度(图 15.14B)。共济失调的动作具有空间的异常定时 (节律障碍)和异常轨迹(辨距不良)。让我们回顾小脑疾病定位的几个原则。

躯干共济失调与四肢共济失调

小脑蚓部的病变主要影响内侧运动系统(见表 15.1),这种病变患者呈现**宽基、不稳定的"醉酒"步态**,没有其他明显的测试异常,这种情况被称为**躯干共济失调**。严重的躯干共济失调患者在没有支撑下很难坐起来。

相反,小脑半球的中间部和外侧部病变影响外侧运动系统。因此,这种病变患者会出现肢体运动的共济失调,类似图 15.14B 所示,称之为**四肢共济失调**。通常,如果病变同时累及蚓部和小脑半球,那么患者同时出现躯干和四肢共济失调。有趣的是,小脑半球外侧部的单侧病变(见图 15.3)可能不会发生明显的共济失调。而半球中间部、小脑蚓部、深部核团

复 习

画出下图中小脑上动脉、小脑下前动脉和小脑下后动脉分支分布区的颜色:

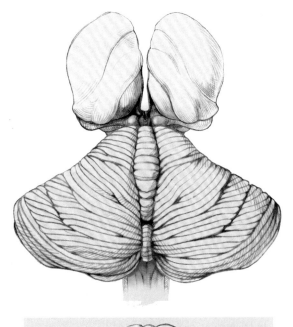

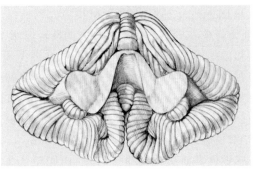

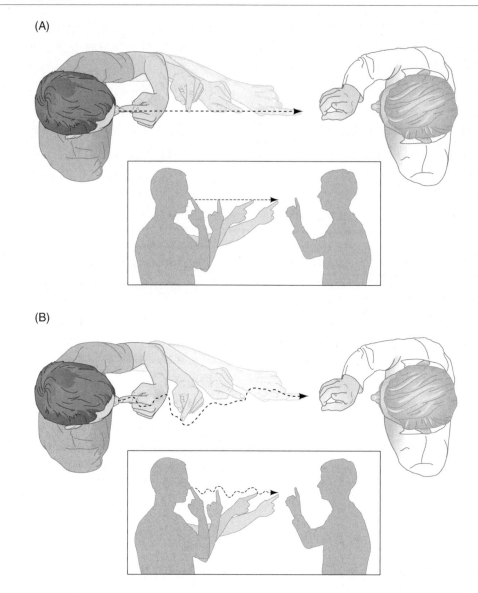

图 15.14　指鼻试验　**(A)**正常个体。**(B)**四肢共济失调个体。注:多个关节包括肩、肘、腕的活动都是在原动肌和拮抗肌协调作用下完成的,而必须是在正常模式下顺利地进行运动。

或小脑脚的病变会导致更严重持续的共济失调。

共济失调的同侧定位

　　正如本章前面的解剖回顾所示,小脑外侧运动系统中的传入和传出纤维在小脑和脊髓之间,是在同侧或经历二次交叉进行联系的 (见图 15.9B 和图 15.11)。因此,小脑半球病变导致病变**同侧**肢体共济失调。同样,小脑脚病变导致的共济失调也出现在病变同侧。与此相反,小脑病变影响内侧运动系统,导致双侧病变躯干共济失调。然而,躯干共济失调的患者经常出现向病变侧摔倒或摇摆。

共济失调的错误定位

　　共济失调经常由小脑传入或传出通路受累、小

脑外病变引起。即使小脑半球没有受累,**小脑脚或脑桥病变**也能产生严重的共济失调。如同**脊髓疾患**那样,引起额桥束损伤的**脑积水**和**前额叶皮质病变**都可导致类似于小脑躯干共济失调的异常步态。

　　共济失调性轻偏瘫通常是由腔隙性梗死导致的一种综合征(见临床要点 10.4;见表 10.3),患者具有单侧上运动神经元损伤和共济失调的结合表现,通常影响在同侧。对于共济失调性轻偏瘫,共济失调和偏瘫通常均出现在病灶对侧。共济失调性轻偏瘫最常见于同时累及皮质脊髓束和皮质脑桥束的放射冠、内囊或脑桥病变,但也可见于额叶、顶叶、感觉运动皮质病变或累及小脑上脚或红核的中脑病变(见临床要点 14.3)。

　　感觉性共济失调发生于后柱–内侧丘系通路病

变,从而导致关节位置觉丧失。感觉性共济失调的患者可以出现四肢动作过度、宽基步态和不稳定步态等,与小脑病变的共济失调表现类似。但与小脑病变患者不同的是,这些患者具有受损关节位置觉丧失的表现。另外,感觉性共济失调能通过视觉反馈而明显改善,但在闭眼或黑暗中不能得到改善。感觉性共济失调通常由周围神经或后索病变引起,如果一侧病变,可导致同侧共济失调。然而,丘脑、丘脑辐射或躯体感觉皮质的病变偶尔也可引起对侧共济失调。

小脑疾病的症状和体征

小脑疾病影响内侧运动系统、外侧运动系统、眼球运动、前庭通路和其他一些环路,可产生特异性临床症状以及神经系统检查的特异体征。

小脑疾病的症状　小脑病变患者通常会出现恶心、呕吐、眩晕、言语不清、步态不稳或肢体运动不协调,也会出现病灶同侧的枕部、额部或上颈部的头痛。病变导致的早期小脑扁桃体下疝(见临床要点 5.4)可引起意识下降、脑干症状、脑积水或歪头。小脑的病变如果延伸至前髓帆 (见图 12.2B 和图 15.1),也会出现歪头,甚至影响到滑车神经。

小脑疾病检查中易混淆的其他异常表现　当检查疑是小脑疾病患者时,有必要先仔细观察上或下运动神经元体征、感觉缺失或基底节功能障碍等表现。这些其他系统的异常能明显干扰小脑疾病检测。**上运动神经元**引起的异常使小脑检测更加困难,因为皮质脊髓束病变和小脑病变均可引起四肢动作缓慢而笨拙。此外,如果上或**下运动神经元**有严重的缺陷,很难完成小脑检测。这时,一些需要有点力量的测试可能会有帮助,如用示指尖反复叩击拇指的指骨间皮肤皱纹,并精密观察(见照片 15.1)。小脑疾病时示指尖每次叩击到拇指的不同点。**关节位置觉丧失**可引起感觉性共济失调。然而,位置觉丧失会出现严重的共济失调。如前所述,感觉性共济失调通常可以通过视觉反馈而改善。**运动障碍**(见临床要点 16.1),如与基底节功能障碍有关的帕金森综合征可引起缓慢、笨拙的动作或步态不稳,可以混淆小脑检测。其他运动障碍如震颤或运动障碍也可使小脑测试更加困难。我们将在第 16 章讨论典型基底节功能障碍患者的检查结果,如何与小脑疾病进行区分。

四肢共济失调测试　众多测试可以用来检测四肢共济失调,这在第 3 章中有所讨论并通过神经系统检查视频片段进行了验证。大部分异常是辨距障碍和节律障碍的综合。**辨距不良**指的是在朝着一个目标的运动过程中出现异常的指点不达或指点过度(过去的指点)。**节律障碍**是指异常的节律和频率运动。最知名的共济失调测试是指鼻试验和跟-胫试验。

指鼻试验(见照片 15.2)是受试患者用示指交替接触自己的鼻子和测试医生的手指(见图 15.14)。在受试患者所能达到的范围内,测试医生可以通过控制目标手指或每次移动目标手指到不同的位置来增加测试的敏感性。

跟-胫试验(见照片 15.3)指患者取仰卧位,以排除重力的影响。将一侧足跟置于另侧膝部下端,沿着胫骨前缘呈直线下移。其他的试验还包括用足跟在膝下同一点反复轻叩,或类似于指鼻试验,被检查者用脚轮换碰触膝盖和检查者手指。

迅速的轻叩手指,手轻叩大腿或脚轻踏地板是用来检测节律障碍较好的测试法。此外,此前讨论的示指尖叩击拇指指骨间皮肤皱纹 (见照片 15.1),检测其叩击的准确度有助于鉴别辨距不良和节律障

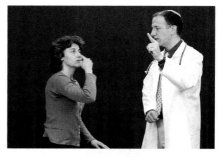

照片 15.2　指鼻试验

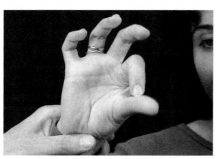

照片 15.1　精密的手指轻扣

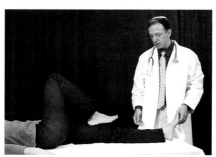

照片 15.3　跟-胫试验

碍。其他快速交替运动的异常，比如用一只手的手掌和手背交替拍打另一只手，被称作**轮替运动障碍**或轮替运动不能。

检查者测试**控制过度**或**控制丧失**的方法，是通过嘱患者从其大腿突然抬高或降低双臂，到达检查者手部水平（见照片 15.4）。另外，检查者可以给患者伸着的手臂施加压力，然后突然放开。小脑病变可能会引起一种不规则的大幅度**姿势性震颤**，姿势性震颤是四肢肌肉被激活而引起的一种特殊姿势，例如双臂伸开。这种独特的姿势性震颤见于小脑通路紊乱，过去被称为**红核颤抖症**，但最近红核的参与已受到了很多质疑。此外，之前描述的目标运动的四肢共济失调（见图 15.14B），有时也被称为**动作性震颤**或**意向性震颤**。震颤将在第 16 章进一步讨论，小脑疾病也经常与突然快速运动障碍的**肌阵挛**有关，这也将在第 16 章讨论（见临床要点 16.1）。

躯干共济失调测试　躯干共济失调患者表现为**宽基步态**和**步态不稳**，类似于醉酒或蹒跚学步的步态（见临床要点 6.5；见表 6.6）。这种相似不只是巧合：乙醇损害小脑功能，而婴儿期的小脑通路尚未完全髓鞘化。躯干共济失调能通过让患者完成**踵趾步态**进行证明，踵趾步态即行走每一步时使足跟接触脚趾，让患者承担较窄的立脚姿势。在他们行走过程中，患者往往跌倒或向病变一侧偏斜。**龙贝格试验**（见照片 15.5）有助于鉴别躯干共济失调，并可协助鉴别小脑疾病与前庭病变或本体感觉系统疾病（见第 3 章）。小脑中线部病变时可引起躯干或

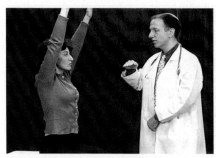

照片 15.4　控制过度

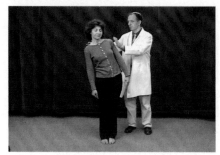

照片 15.5　龙贝格测试

头部出现一种特殊的震颤，称为**步态蹒跚**。

眼部运动异常　小脑病变患者可以出现**眼部辨距不良**，出现扫视过度或未达目标。在一些小脑退行性病变中可出现**扫视缓慢**，尤其当绒球小结叶受累，做平稳跟踪试验时会出现急动眼性扫视入侵。**眼球震颤**通常属于凝视麻痹的一种，意思是当患者注视周围的目标时，会出现眼球转至最初位置的慢相和眼球返回目标位置的快相。与前庭性眩晕引起的眼球震颤不同，小脑疾病引起的眼球震颤具有方向性，取决于视线的方向（见表 12.7）。小脑疾病也可以出现垂直性眼球震颤。

正常人的前庭视动反射经常被视觉传入信号所抑制（见第 13 章）。例如，当某些人正看报纸时，其乘坐的火车驶进了车站，即使他们的内耳检测到明显减速，但他们的眼睛仍不离开页面。**前庭视动反射（VOR）的这种正常抑制**可以在小脑病变时，尤其是绒球小结叶发生病变时受损。有几种方法可以测试这种损伤障碍程度，如要求患者旋转包括手臂在内的上半身时，注视他们的拇指；或要求患者左右侧摆头时，注视嘴里吸管的远侧端；或使用旋转椅子做类似的测试。对于年幼的儿科患者可以将其抱起并左右侧摆，让其注视检查者的脸。在以上的这几种测试中，正常的患者并不表现出眼震，但前庭视动反射（VOR）抑制障碍的患者会出现眼球震颤。

对于肿瘤形成性小脑病、脑炎，以及视性眼阵挛或眼颤等与眼球异常运动相关的情况，眼注视时会出现眼球短频振荡。

语言异常　小脑疾病时也会出现语言共济失调，语速和音量均有不规则的波动，有时被称为**断续言语**或**爆炸式言语**。除语言共济失调外，小脑功能障碍时也能导致语言含糊不清、难以理解。乙醇中毒后语言就是最好的例子。

其他结果　小脑疾病时肌张力可有所下降，反射呈"钟摆"（摇摆）样，但这些检查结果在小脑损伤导致的明显异常中往往不被强调。越来越多的证据表明，小脑损伤可以产生一系列的**高级认知功能**障碍，包括注意力、处理速度、运动学习、语言和视觉空间处理等受损。但是，目前尚存争议，认为小脑不会直接影响这些功能，因此这仍然是正在研究的课题。

临床要点 15.3
共济失调的鉴别诊断

共济失调可由多种疾病引起。其鉴别诊断主要

取决于患者的年龄和病变的进展过程。在成人（表15.4A），急性共济失调最常见病因是中毒和缺血性或出血性脑卒中。慢性共济失调的病因有以下几方面：脑血管病、脑转移瘤、慢性毒素暴露（特别是药物或乙醇）、多发性硬化、小脑及其通路的退行性疾病。最近研究表明，一些无胃肠道症状的腹部疾病，没有明确诊断，可能也是引发共济失调的一个重要病因。在儿童（表15.4B），急性共济失调最常见的病因足药物的意外服用、小痘后并发的小脑炎以及偏头痛。而小儿慢性或进行性共济失调可由小脑星形细胞瘤、成神经管细胞瘤、Friedreich 共济失调、共济失调毛细血管扩张症或者其他各种情况引起（见表15.4）。有大量已确定的基因可引起成人和儿童遗传性共济失调综合征，常被称作脊髓小脑性共济失调（SCA）。一些基因缺陷可编码多聚谷氨酰胺三核苷酸重复序列（见临床要点 16.3），其遗传特性为常染色体显性、隐性以及 X 连锁遗传。虽然共济失调通常是这些疾病的一个突出的早期特征，而其他的很多临床特征，包括阿尔茨海默病、帕金森病、舞蹈症等由于脑区受损或皮质脊髓束功能障碍引起的相关症状也可以观察到。

表 15.4A 成年人共济失调的鉴别诊断	
急性或复发性共济失调	**慢性或进行性共济失调**
中毒 　乙醇；抗惊厥剂；其他药物	小脑或其他部位转移灶 　肺癌；乳腺癌；黑色素瘤；其他肿瘤
缺血性脑卒中	多发性硬化症
出血性脑卒中	慢性毒素暴露：乙醇/营养剥夺；苯妥英；汞；铊；甲苯（胶、喷雾染料）
基底动脉型偏头痛	退行性疾病：橄榄体脑桥小脑萎缩；马查多-约瑟夫病（[a]SCA-3）；齿状核 红核 苍白球 丘脑下核萎缩（DRPLA）；其他遗传性共济失调，包括 SCA-2,5,6,8,17；C 型多系统萎缩。
良性阵发性眩晕	腹部疾病
转换障碍	进行性多病灶脑功能障碍（PML）
脑震荡后综合征	弓形体病
外伤性血肿	克雅病
多发性硬化症	动静脉畸形
感染性或感染后小脑炎	瘤外综合征（特别是乳腺癌和卵巢癌）
腹部疾病	威尔逊病
脑干脑炎	维生素 E 缺乏症
Miller-Fisher 综合征	
韦尼克脑病	
弓形体病	
脑脓肿	
脑肿瘤（常常是慢性的）	
遗传性发作性共济失调	
代谢性疾病：哈特奈扑病；枫糖尿症；丙酮酸脱氢酶缺乏症	
瘤外综合征（特别是乳腺癌或卵巢癌）	

[a]SCA，脊髓小脑共济失调。

表 15.4B　婴儿和儿童共济失调的鉴别诊断

急性或复发性共济失调	慢性或进行性共济失调
中毒:抗惊厥剂;其他药物;乙醇	颅后窝肿瘤:成神经管细胞瘤;小脑星形细胞瘤;成血管细胞瘤;脑桥神经胶质瘤
感染性或感染后小脑炎	先天性畸形:Dandy-Walker 畸形;小脑发育不全;小脑扁桃体下疝畸形
脑干脑炎	退行性疾病:弗里德赖希共济失调症;博-塞二氏综合征;橄榄体脑桥小脑萎缩;马查多-约瑟夫病(^{a}SCA-3);齿状核红核苍白球丘脑下核萎缩(DRPLA);其他遗传性共济失调,包括 ^{a}SCA-6 和 SCA-17
基底动脉型偏头痛	多发性硬化症
良性阵发性眩晕	代谢性疾病:血 β-脂蛋白缺乏症;脑白质肾上腺萎缩症;少年 GM_2 神经节苷脂沉积症;少年硫酸脑苷脂沉积病;哈特奈扑病;枫糖尿症;丙酮酸脱氢酶缺乏症;Marinesco-Sjügren 综合征;亨特综合征;呼吸链疾病;海蓝色组织细胞增多症
转换障碍	
脑震荡后综合征外伤性血肿	
癫痫性共济失调	
脑部肿瘤(通常表现为慢性进行性共济失调)	
遗传性发作性共济失调	
代谢性疾病:哈特奈扑病;枫糖尿症;丙酮酸脱氢酶缺乏症	
成神经细胞瘤综合征	
Miller-Fisher 综合征	
多发性硬化症	
出血性脑卒中	
缺血性脑卒中	
川崎病	

^{a}SCA,脊髓小脑共济失调。

Source:Modified from Fenichel, GM. 2009. *Clinical Pediatric Neurology: A Signs and Symptoms Approach*. 6th Ed. Elsevier: Saunders, Philadelphia.

临 床 病 例

病例 15.1　单侧突发性共济失调

小病例

男性,70 岁,半退休门卫,有高血压病史,一天早晨 7:00 去上班,**突发恶心、呕吐并站立不稳**。随即被送到急诊室,经查体后,突出的症状和体征如下:**轻度的发音模糊、语速变缓,左指鼻试验及左跟−膝−胫试验辨距不良,左侧轮替运动障碍,试图站立后向左侧摔倒**,甚至睁眼时也会摔倒。其他症状不明显。

定位和鉴别诊断

1. 根据上述粗体字显示的症状和体征,推测病变在哪里?

2. 最可能的诊断是什么? 其他的可能性是什么?

讨论

本病例的关键症状和体征是:

- 左臂和左侧小腿共济失调
- 站立不稳,向左侧摔倒
- 言语不清
- 恶心和呕吐

1. 此患者发生明显的左侧肢体共济失调,并很可能伴随躯干共济失调,从而导致其向左侧摔倒。一个可能的解释是同侧小脑病变,累及左侧小脑半球并延伸至小脑蚓。另外,可能是左侧小脑脚的病变,其也会导致肢体及躯干共济失调。恶心、呕吐(可由小脑−前庭环路受累引起)及言语不清在小脑病变中也很常见(见临床要点 15.2)。虽然其他部位的病变也能引起共济失调(见临床要点 15.2),但是往往会出现其他相关的体征,比如偏身轻瘫或者脑干异常现象。

最可能的临床定位是左小脑半球和蚓部或左侧小脑上、中、下脚。

2. 鉴于患者的年龄、高血压史以及突发的症候群,最可能的诊断是左侧小脑梗死。在小脑的动脉中,左侧小脑上动脉梗死最有可能导致明显的、不伴有其他脑干现象的同侧共济失调 (见临床要点 15.1)。另外也可能是小脑出血,主要累及左侧小脑半球。其他可能性比如左侧小脑脓肿或表 15.4 所列的其他诊断所发生概率较小。一侧左侧小脑半球的病变可延伸至一个小脑脚,但是仅单独其中一个小脑脚受累的可能性较小。

临床病程和神经影像

患者虽未及时到医院接受组织纤维蛋白溶酶原激活剂(tPA)治疗,但也住院接受进一步的评估和治疗。**脑 MRI**(影像 15.1A、B)显示左小脑上动脉供应的区域有梗死,并累及到左侧小脑上脚以及左侧小脑半球上部(比较图 15.12 和图 15.13C、D)。关于栓子形成(见临床要点 10.4)的检查包括食管超声心动图、24 小时动态心电图监测、经颅多普勒超声分析以及磁共振血管成像术(MRA)均没有发现明显的栓子来源。患者症状逐渐好转,1 周后语言恢复正常,仅伴有极轻微的左侧共济失调,并且在理疗师的帮助下可以走动。此患者被纳入一个临床试验,其是关于阿司匹林与华法林钠对照,以预防不明病因引起的脑卒中的复发研究 (本试验最终表明阿司匹林可与华法林钠一样有效地预防脑卒中的复发)。

相关病例　影像 15.1C 是另外一个患者的脑 MRI,有双侧小脑上动脉梗死灶。这张冠状图很好地描绘了小脑上动脉供血区域,下方还有一小部分小脑下后动脉区域。虽然小脑上动脉(SCA)及小脑下后动脉 (PICA)供血区的精确界限是有个体差异的,但是本病例中的右侧小脑下后动脉供血区也同样受累(与图 15.12 比较)。该患者患有严重的椎−基底动脉疾病并最终死亡。注意影像 15.1C 显示大脑后动脉也有梗死,说明这些梗死是来源于基底动脉(见临床要点 14.3)。

而另外一个患者的 MRI 轴位图像(影像 15.1D)显示双侧小脑下后动脉梗死,注意观察此图像中的一部分小脑下前动脉区域(与图 15.13B 比较)。鉴于颅后窝是一个小而较密封的空间,小脑大面积的梗死很可能会导致高风险的脑干受压和脑疝的发生,因此有时需要进行外科减压术。

病例 15.1 单侧突发性共济失调

影像 15.1 A、B 小脑左上动脉(SCA)梗死 (A)在平小脑上部延髓脑桥平面的弥散加权磁共振成像中,在左小脑上脚和小脑左上部可见与梗死区域一致的高信号区域,其由于弥散系数降低导致。(B)T2 加权 MRI 在平脑桥和小脑上部的中部平面。在左侧小脑上部半球可见与梗死相一致的 T2 加权像高信号区域。

(A)

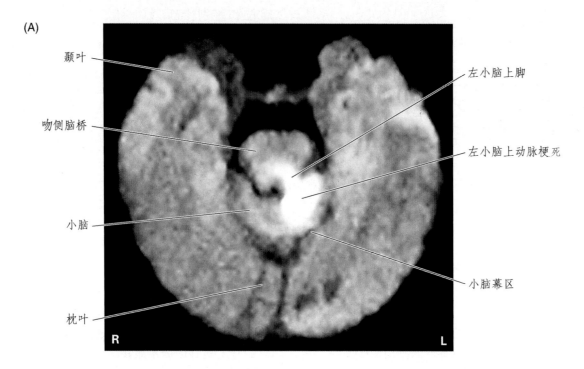

- 颞叶
- 吻侧脑桥
- 小脑
- 枕叶
- 左小脑上脚
- 左小脑上动脉梗死
- 小脑幕区
- R
- L

(B)

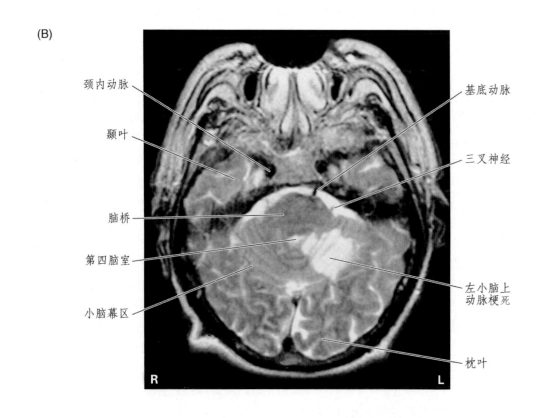

- 颈内动脉
- 颞叶
- 脑桥
- 第四脑室
- 小脑幕区
- 基底动脉
- 三叉神经
- 左小脑上动脉梗死
- 枕叶
- R
- L

病例 15.1 单侧突发性共济失调

病例 15.1   相关病例

影像 15.1 C、D   小脑上动脉 (SCA) 和小脑下后动脉 (PICA) 梗死   (C) 双侧 SCA 梗死患者的冠状位 T2 加权 MRI 图像。(D) 双侧 PICA 梗死患者的横断面的 T2 加权 MRI 图像。

(C)

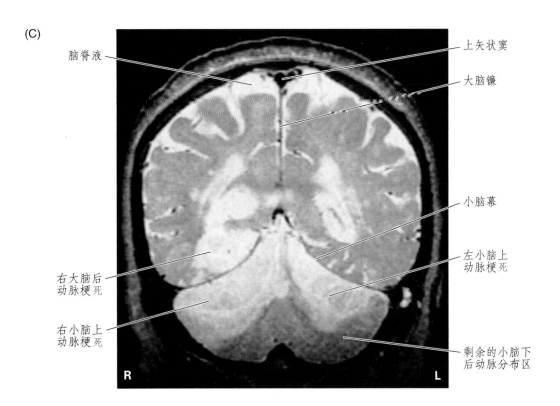

脑脊液
上矢状窦
大脑镰
小脑幕
左小脑上动脉梗死
右大脑后动脉梗死
右小脑上动脉梗死
剩余的小脑下后动脉分布区
R   L

(D)

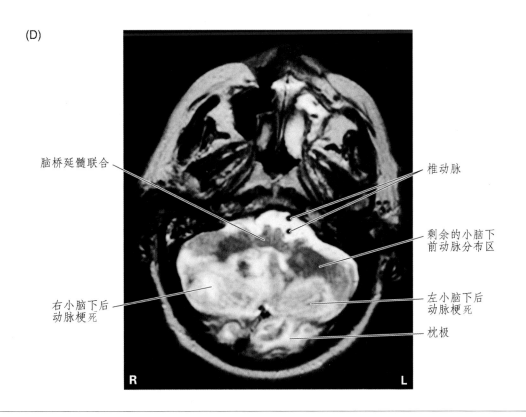

脑桥延髓联合
椎动脉
剩余的小脑下前动脉分布区
右小脑下后动脉梗死
左小脑下后动脉梗死
枕极
R   L

病例 15.2　醉汉步态

小病例

男性,76 岁,有吸烟史,进行性**行走困难** 1 个月有余,发现自己站立时感觉"头晕",描述自己的步态像喝醉酒一样,说"我的腿迈向一个方向,而我却走向另一个方向"。家人说他经常失去平衡而**摇晃欲倒**。可在白天和夜间的任何时间里频繁地发生**轻微头痛**,并且似乎逐渐加重。查体发现其具有一种**宽基、不稳步态**,并趋于**左侧摔倒**,特别还**有踵趾步态**,其他的症状不明显。值得注意的是,指鼻试验或者跟–膝–胫试验阴性,快速交替运动正常。无饮酒史。

定位和鉴别诊断

1. 根据上述粗体字显示的症状和体征,推测病变在哪里?

2. 最可能的诊断是什么?其他的可能性是什么?

讨论

本病例的关键症状和体征是:

- **不稳定步态,宽基,向左侧摔倒,尤其伴有踵趾步态**
- **头痛**

1. 该患者出现躯干共济失调,无明显的肢体共济失调。此症状可能由小脑蚓的病变引起。另外,脑水肿或额叶、脊髓的病变(见临床要点 15.2,临床要点 6.5)也可能引起这样的步态异常,尽管这些疾病还常常(但不总是)伴有其他的异常表现。头痛这一症状提示病变发生在颅内(见临床要点 5.1)。

最可能的临床定位是小脑蚓。

2. 鉴于该患者有吸烟史并且是逐渐出现症状,那么首先重点考虑肺癌的小脑蚓转移。慢性共济失调(成年人)的其他可能病因见表 15.4A。另外,前面已经提及该患者的步态异常也可由脑水肿或者额叶、脊髓的病变引起。

临床病程和神经影像

头部增强 CT(影像 15.2)显示小脑蚓有一增强的囊性病变。尽管此患者查体显示经常向左侧摔倒,但是该病灶无明显的任何不对称。该病例表明小脑蚓的损伤可导致躯干共济失调症候群,主要表现为步态异常,并伴随或不伴随轻微的肢体共济失调(见临床要点 15.2)。

住院后,胸部 X 线检查显示左肺尖有一 2~3cm 大小的阴影并突向左肺门。CT 引导下针吸肺内病灶组织,结果为肺腺癌。再次做脑 MRI 显示小脑蚓病变,但左顶叶也发现一个小的增强灶。该患者进行了肺部手术治疗并且术后作为门诊患者继续进行放疗及类固醇治疗。治疗结果是左顶叶的病灶消失,小脑蚓的病灶变小,并且患者步态有所改善。然而 4 个月后,患者因行走困难复发而又被收入院,并且影像显示小脑蚓病灶扩大。之后实施了颅后窝减压术并且切除小脑蚓病灶,病理结果显示腺癌。术后患者出现辨距不良但逐渐好转。不幸的是转移瘤是不可治愈的,虽然未得到进一步的随访信息,但该患者可能最终死于此疾病。

病例 15.3 头痛、恶心、言语不清、共济失调的男孩

主诉

男孩，13 岁，2 个月之前出现左侧枕部头痛、恶心、言语不清及站立不稳，并进行性加重，被送至儿科诊所就诊。

病史

患者 2 个月前无任何不适，最初出现头痛并将其归因为鼻窦炎感染。但是头痛逐渐加重并且**主要局限于左侧枕部**，有时还伴有**恶心、呕吐**，视觉无异常。头痛于夜间及早晨较重。在过去几个月里，老师们发现他的**注意力下降**并且很难接受新的知识。最近几周母亲发现他**步态不稳**并且还有**轻微的言语模糊**，故决定去儿科就诊。

查体

生命体征：体温 37℃，心率 90 次/分，血压 130/88mm Hg，呼吸频率 16 次/分。

颈部：柔软。

双肺：肺音清晰。

心：心律齐，无杂音。

腹部：柔软，无压痛。

肢体：正常。

神经系统检查：

精神状态：意识清醒，定向力×3，说话流利，词语重复能力及理解力正常。

脑神经：瞳孔等圆并有对光反应。视野完整。眼底见双侧视神经盘边缘模糊（轻度视神经乳头水肿）。眼外肌运动充分，但有**眼球震颤，侧视时双侧均出现水平性眼震；也有垂直性眼震，且向上看比向下看时更严重**；另外，视觉**注视不能完全抑制前庭眼反射**。面部感觉正常，角膜反射正常。面部对称。双侧听力正常。**轻微言语不清、模糊、不规则**。软腭活动正常，咽反射正常。胸锁乳突肌和斜方肌肌力正常。舌居正中。

运动：肌张力正常，全身肌力 5/5 级（肌力正常）。

反射：

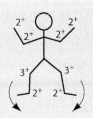

协调性：指鼻试验明显辨距不良，且左侧较重，偏差约 5.08cm。轮替运动障碍，较难完成快速交替动作，且左侧较重。左侧跟-膝-胫试验发生共济失调，右侧正常。

步态：宽基（双足间约 61cm 宽），步态不稳，且欲向左侧摔倒。不能以踵趾步态行走。闭目直立试验(Romberg 试验) 中，双脚分开约 10cm 站立，不稳未加重（双脚并拢时，无论闭眼或睁眼均不能站立）。

感觉：光触觉、针刺觉、振动觉、关节位置觉、皮肤书写觉及立体觉均正常。

定位和鉴别诊断

1. 根据上述粗体字显示的症状和体征，推测病变在哪里？

2. 最可能的诊断是什么？其他可能性是什么？

讨论

1. 本病例的关键症状和体征是：

- 上、下肢共济失调，左侧较严重
- 摇晃，宽基步态，欲向左侧摔倒
- 言语不清、速率不规则
- 侧视时双侧均出现水平性眼震；垂直性眼震，且向上看比向下看时更严重
- 视觉注视不能完全抑制前庭眼反射
- 左侧枕部头痛
- 恶心、呕吐
- 难以集中注意力
- 双侧视神经乳头水肿

该患者出现的多种复杂症状和体征提示弥散性的小脑机能障碍。左侧肢体共济失调与左小脑半球病变对应，而躯干共济失调提示小脑蚓也受累。该患者还有语言共济失调以及典型的眼球运动障碍、前庭眼反射的抑制受损(见临床要点 15.2)，这些症状也可见于小脑的病变。左侧枕区头痛、恶心、呕吐同样也符合左侧小脑病变的诊断。然而，双侧视

神经乳头水肿以及注意力下降这些症状强烈地表明颅内压升高(见临床要点 5.3)。由小脑病变引发的颅内压升高通常是因为第四脑室受压阻塞、脑积水形成(见临床要点 5.7)。

最可能的临床定位是左小脑大面积的病变伴有阻塞性脑积水。

2. 该患者缓慢的病程进展提示颅后窝的肿瘤,比如小脑星形细胞瘤或成神经管细胞瘤 (见临床要点 5.8)。考虑到患者的年龄,小脑星形细胞瘤更有可能,因为成神经管细胞瘤约 90%发生于 10 岁以前,而小脑星形细胞瘤于 10 岁以后更为常见。表 15.4B 还列举了其他,更为少见。

临床病程和神经影像

脑 MRI (影像 15.3A、B) 显示小脑高信号团块影,并还有几乎占据了整个左小脑的充满液体的大囊。囊壁结节是小脑星形细胞瘤的典型特征(见临床要点 5.8)。第四脑室受压(见影像 15.3A),并出现脑积水 , 同时伴第三脑室和侧脑室扩张 (见影像 15.3B)。患者住院后就开始使用类固醇,并在住院 2 天后实施了手术。从枕骨正中线处做切口,暂时取走一块骨瓣以进入颅后窝,并打开硬脑膜,暴露从小脑蚓延伸入左小脑(还有部分延伸至右小脑)的肿瘤和液囊。仔细切除所有可见的肿瘤,同时引流液囊。病理结果为幼年型毛细胞型星形细胞瘤。与成神经管细胞瘤不同的是,该肿瘤在组织学上是良性的,可以通过手术治愈(见临床要点 5.8)。该患者术后恢复很好,但是还遗留较明显的左侧共济失调。

病例 15.2　醉汉步态

影像 15.2　小脑蚓的肺转移灶 轴向头部 CT 扫描与静脉注射对照。可在小脑中线蚓部看到一个加强的囊性肺 癌转移灶。

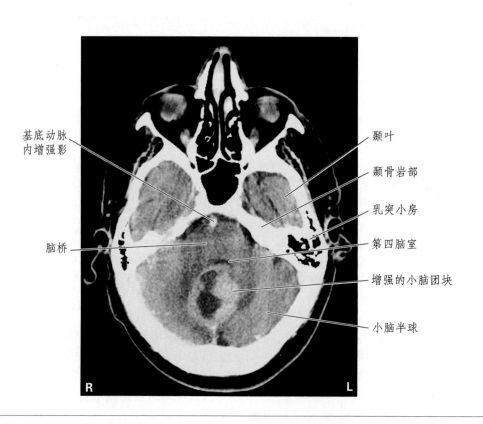

基底动脉内增强影

脑桥

颞叶

颞骨岩部

乳突小房

第四脑室

增强的小脑团块

小脑半球

R　　L

病例 15.3　头痛、恶心、言语不清、共济失调的男孩

影像 15.3 A、B　小脑蚓和左小脑半球的星形细胞瘤
轴向的 T1 加权的血管内钆注射增强的磁共振影像,图像 A 和 B 是从下到上的连续。(A)囊性小脑蚓和左小脑半球病变,伴随着增强的壁结节和小脑星形细胞瘤。第四脑室受压。(B)由于阻塞性的脑积水,导致侧脑室和第三脑室的横向扩张伴随着脑沟的消失。

(A)

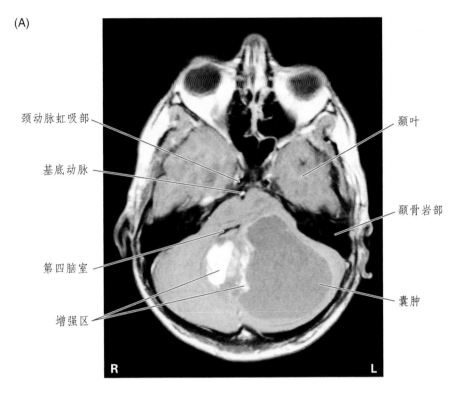

颈动脉虹吸部
基底动脉
第四脑室
增强区

颞叶
颞骨岩部
囊肿

(B)

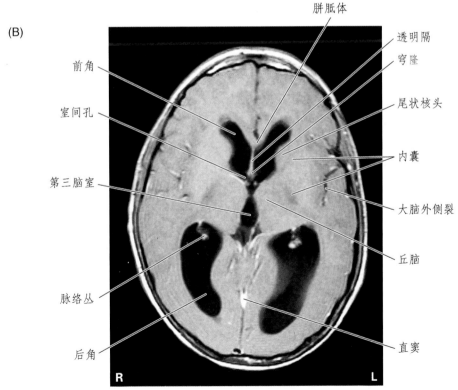

胼胝体
前角
室间孔
第三脑室
脉络丛
后角

透明隔
穹隆
尾状核头
内囊
大脑外侧裂
丘脑
直窦

病例 15.4　恶心、进行性加重的单侧共济失调以及右脸麻木

小病例

女,72岁,右利手,有重度吸烟史,因**恶心、呕吐**数月并症状加重来内科就诊。胃肠道检查显示有食管裂孔疝,服用止吐药但疗效甚微。通过讨论其所有的症状,疾病渐渐清晰。2个月前,自己注意到**书写变差**甚至不准确。之后发现右手开瓶时费力,就像不受控制,并且戴耳环也困难。站立**轻度不稳**,冰上行走比通常更容易打滑。最近**右侧面部感觉冰凉**。在过去的 2 个月里体重下降 3 磅

(1.36 千克),并有过一次咯血(痰中带血)。未主诉头痛。查体后,发现有**水平性、垂直凝视性眼震以及右侧面部温度觉减退**。**右侧指鼻试验和跟-膝-胫试验**出现轻度至中度的**共济失调**。试以踵趾步**态行走则向右侧摔倒**。其他检查结果未见异常。

定位和鉴别诊断

1. 根据上述粗体字显示的症状和体征,推测病变在哪里?

2. 最可能的诊断是什么? 其他的可能性是什么?

讨论

本病例的关键症状和体征是:

- 恶心、呕吐
- 右侧上、下肢共济失调
- 轻度站立不稳,不能以踵趾步态行走,摔向右侧
- 水平性眼颤及垂直性凝视性眼球震颤
- 右侧脸感觉冰凉,温度觉减退

1. 该患者发生累及右侧上、下肢的附肢性共济失调以及躯干共济失调 (不能以踵趾步态行走,易向右侧摔倒),这些症状强烈提示是右小脑的病变(见临床要点 15.2)。眼球震颤也常见于小脑疾病。右侧面部温度觉减退提示右侧三叉神经脊束核或者三叉神经脊束受累(见图 12.8;见表 12.6)。右侧小脑中脚及下脚也经过此区 (见图 14.4C 和图 14.5A),可以解释右侧共济失调。恶心和呕吐可由神经系统以及其他系统的许多病变引起。小脑、小脑与前庭系统的联系纤维、前庭系统本身或者趋化触发区(见第 14 章)等部位的病变也可引发明显的恶心。尽管该患者的病史或查体均没有证据表明有颅内压增高,但是此症也可导致恶心、呕吐(见临床要点 5.3)。

本病例的临床定位最可能在右侧小脑中脚或下脚连同右侧三叉神经脊束核。

2. 体重下降以及烟龄较长并有一次咯血的病史强烈提示肺癌,肺癌常常可以转移至脑。所以该患者最可能的诊断是右侧小脑脚的转移瘤。其他像原发性肿瘤、感染或血管畸形的可能性很小。

临床病程和神经影像

钆增强**脑 MRI**(影像 15.4 A、B)显示,右侧小脑中脚有增强灶。该病例说明共济失调常常可由固有小脑之外的病变引起,比如小脑脚、脑干或小脑环路的其他部位。该患者的临床所见在某些方面与我们在第 14 章讨论的那个外侧脑桥梗死的病例 (见病例 14.4)有些相似。

另外,在右小脑的外侧面上也有一个 5mm 的病灶(未显示)。胸部 X 线结果为右侧支气管周围的病灶。CT 引导下针吸支气管周围病灶组织检查结果为肺腺癌。腹部 CT 显示附件区也有一病灶并延伸入宫颈内,宫颈活检也确定为肺腺癌。由于有多处脑转移,并且病灶已伸入脑干(见影像 15.4A、B),故不予实施切除术。患者进行脑部、胸部放疗并且同时使用类固醇,在最初的放疗中病情加重,但在最终被要求进入专门为晚期癌症患者设立的临终关怀机构之前,症状改善了一小段时间。

病例 15.4 恶心、进行性加重的单侧共济失调以及右脸麻木

影像 15.4 A、B 肺腺癌转移至右小脑中脚 T1 加权的磁共振成像通过血管内注射钆增强对照 (A)轴向 图像表明一个增强的肺腺癌转移灶在小脑中脚右侧。(B)同一区域的冠状位。

(A)

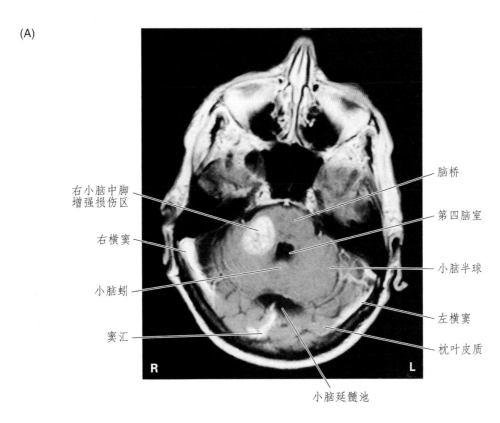

右小脑中脚增强损伤区
右横窦
小脑蚓
窦汇

脑桥
第四脑室
小脑半球
左横窦
枕叶皮质

小脑延髓池

(B)

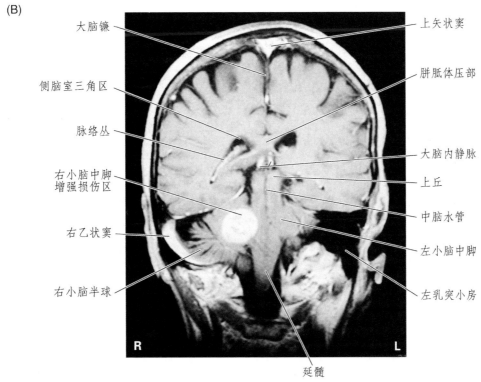

大脑镰
侧脑室三角区
脉络丛
右小脑中脚增强损伤区
右乙状窦
右小脑半球

上矢状窦
胼胝体压部
大脑内静脉
上丘
中脑水管
左小脑中脚
左乳突小房

延髓

病例 15.5 一个缓慢进展性共济失调及痴呆症的家族

主诉

男,43 岁,在一个神经遗传学诊所被诊断为进展性共济失调,并且该患者家族的其他几个成员也有过运动异常及痴呆症。

病史

该患者的出生和童年发育史正常,成年后,他是一家大型管道供应公司的簿记员,又是个杰出的网球手。于 35 岁时他首次注意到自己的身体状况不是很好,**协调和平衡掌握越来越困难**,导致他不能再骑自行车,并最终不再打网球。**步态逐渐变不稳**,致其摔倒多次并受了轻微外伤。另外,他发现**计算有困难**并开始出现**记忆问题**,比如忘记电话号码,从而不得不离开工作岗位。在接下来的几年里,症状发展非常缓慢。

家族史

该患者单身,他的三名同胞(一名男性 41 岁,两名女性分别是 38 岁和 35 岁),还有几名侄、甥女均没有症状。他的父亲在 30 岁时出现不稳步态以及情绪问题,逐渐和家里人疏远并于 50 岁死于心肌梗死。他父系的祖母 51 岁时出现不稳的曳行步态且健忘,自言自语,67 岁进入疗养所,死于 70 岁。他父系的祖父没有步态或认知问题,57 岁时死于心肌梗死。他的母系家族无此症状。下面的系谱显示更多细节:

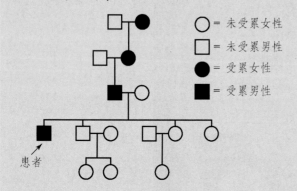

○ = 未受累女性
□ = 未受累男性
● = 受累女性
■ = 受累男性

患者

查体

生命体征:体温 37.1°C,心率 82 次/分,血压 120/80mm Hg。

一般状况:无畸形特征。

颈部:柔软。

双肺:肺音清晰。

心:心律齐,无杂音。

腹部:柔软。

肢体:正常。

皮肤:正常。

神经系统检查:

精神状态:清醒,定向力×3。语言方面正常,包括阅读、书写及指令的理解力。良好的洞察力。可以向前和向后拼读"world"。但在**连续减 7 测验**中完成较差,只能算出 100 减 7,而不能继续之后的减法。**3 分钟后可回忆起 2/3 的物体。不能复制两个相交的五边形。**

脑神经:除眼向各方向运动时做平滑跟踪出现**扫视入侵**之外,其余均正常。

运动:双下肢肌张力中度增强。小腿悬于诊查桌上时**偶尔出现短暂的类似舞蹈病一样的运动**。全身肌力 5/5 级。

反射:

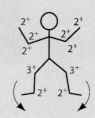

协调性:双侧指鼻试验辨距不良,快速轮替运动笨拙。未进行跟-膝-胫试验。

步态:宽基姿态,摇晃欲倒,踵趾步态轻度不稳。

感觉:正常。

定位和鉴别诊断

1. 上述那些粗体字显示的症状和体征与下列系统机能障碍分别相对应:

    a. 小脑病变

    b. 大脑皮质病变

    c. 基底核病变

2. 假设该患者与家族其他成员所患相同疾病,那么根据患者的谱系分析提示其属于哪一种遗传方式?

3. 鉴于患者缓慢进展的病程以及家族史,这个家族最有可能患有什么类型的疾病(见临床要点 15.3)?

病例 15.5　一个缓慢进展性共济失调及痴呆症的家族

影像 15.5 A–D　脊髓小脑性共济失调 SCA-17 首次出现症状后 11 年的 T1 加权磁共振成像表现　**(A)**轴向图像显示明显的小脑、脑桥和小脑中脚的萎缩与。　**(B)**正常个体同一水平的磁共振成像相比。**(C)**矢状面也显示明显的萎缩与。**(D)** 一个正常的磁共振成像相比。

(A)

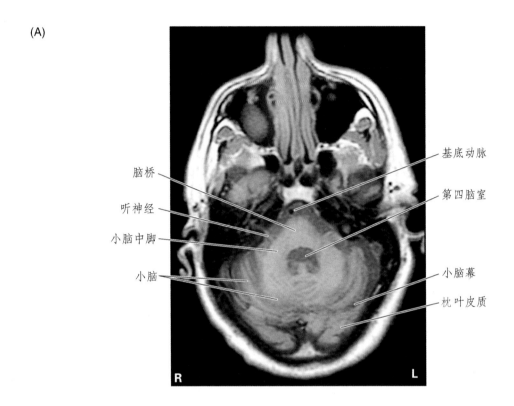

脑桥
听神经
小脑中脚
小脑

基底动脉
第四脑室
小脑幕
枕叶皮质

R　　　　L

(B)

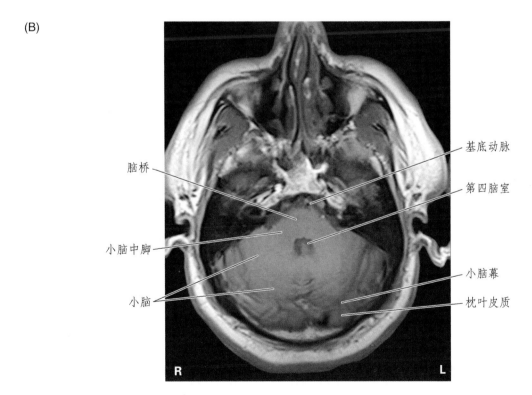

脑桥
小脑中脚
小脑

基底动脉
第四脑室
小脑幕
枕叶皮质

R　　　　L

病例 15.5 （续）

(C)

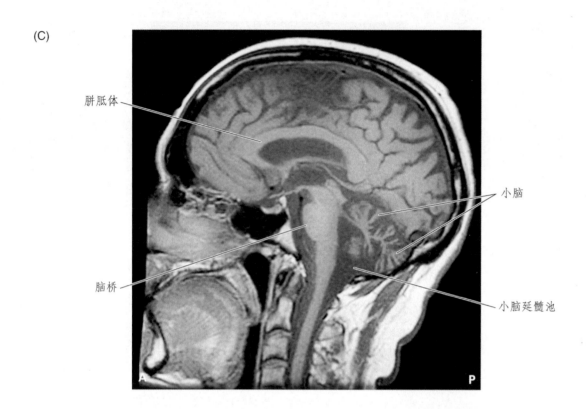

胼胝体

脑桥

小脑

小脑延髓池

(D)

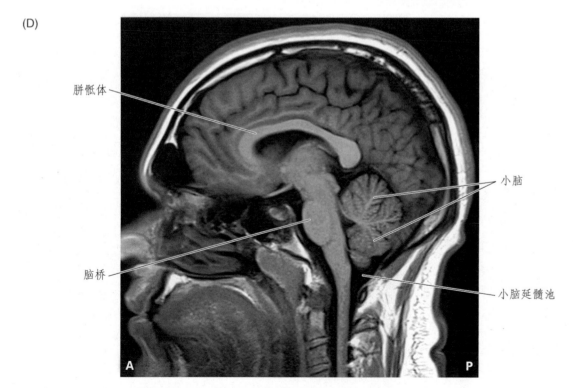

胼胝体

脑桥

小脑

小脑延髓池

讨论

本病例的关键症状和体征是：

- 中度的记忆力、注意力、计算以及画图能力减退
- 眼的平滑跟踪中出现扫视入侵
- 双侧下肢肌张力增加
- 轻度的舞蹈样运动
- 上肢辨距不良，轮替运动障碍，以及宽基不稳步态

1. 患者出现的症状和体征可被定位于以下系统的疾病：

小脑病变 眼的平滑跟踪中出现扫视入侵，辨距不良，轮替运动障碍，宽基不稳步态（见临床要点15.2）。

皮质病变 记忆力、注意力、计算及画图能力减退提示慢性精神状态改变（见临床要点19.16）。下肢肌张力增加也可与皮质脊髓障碍出现的痉挛有关（见临床要点6.1）。

基底核病变 舞蹈病样的运动。下肢肌张力增加可与皮质脊髓或者基底核功能障碍有关（见临床要点6.1）。

2. 家族史提示其为常染色体显性遗传模式。

3. 缓慢进展性共济失调及阿尔茨海默病可由基底核和皮质脊髓束受累引起，并以常染色体显性遗传模式发生。该病变与退行性疾病最为一致，比如表15.4中所列的遗传性脊髓小脑共济失调的其中一个（见临床要点15.3；见表15.4）。

临床病程和神经影像

遗传学实验对大多数遗传性脊髓小脑共济失调的早期评估是无效的，如亨廷顿病与威尔逊病（见临床要点16.1和16.3）的遗传学试验是阴性的。他的病得到初步评估后不久，其妹妹也出现步态不稳。随即临床追踪患者4年后，步态不稳明显加重，并且不能以踵趾步态行走。在精神学检查中，他可记得自己的名字但记不得日期及地点，3分钟后仅可以回忆3个字中的1个。当时的**脑MRI**显示，与正常者（影像15.5B、D）比较，该患者出现明显的小脑、小脑脚及脑桥萎缩（影像15.5A、C）。中期进行的**遗传学试验**显示该患者CAG重复序列异常扩增，与脊髓小脑性共济失调17型相一致（SCA17）。做出最终诊断后不久，该患者与其妹妹需要进入疗养所接受长期护理。

其他病例

关于以下主题的相关病例可于其他章节中查找：**脑干损伤所致的共济失调**（病例14.1、14.4和14.7）；**儿童共济失调**（病例5.7）；**共济失调步态**（病例5.9和7.6）。

简明解剖学学习指南

1. 小脑位于颅后窝（见图15.1），由正中线的**蚓**以及**两侧小脑半球的中间部和外侧部**（见图15.3A）构成。小脑通过含有小脑传入和传出纤维的**小脑上、中、下脚**与脑干相连（见图15.3B、C）。

2. 小脑所有传出纤维均由小脑深部核团以及前庭神经核传送（见图15.4和图15.5）。小脑皮质和深部核团可被分为3个功能区（见表15.1）：

A. **蚓**（通过**顶核**）和**绒球小结叶**（与**前庭神经核**联系）分别控制近端肢体肌、躯干肌和前庭-眼反射。

B. 小脑半球的**中间部**（通过**中间核**）控制远端的肢体肌，例如臂和小腿。

C. 占小脑绝大部分的是小脑半球**外侧部**（通过**齿状核**），它参于计划调体运动。

3. 小脑的微观通路包含兴奋性的传入纤维，即**苔藓纤维**和**攀缘纤维**。这些纤维直接或间接与浦肯野细胞形成突触。后者可发出传出纤维至小脑深部核团以及前庭神经核（见图15.5和15.7）。小脑皮层比较重要的局部神经元包括**颗粒细胞**，起抑制作用的**高尔基细胞**，**篮细胞**和**星形胞**。

4. 小脑的**传入和传出通路**非常复杂，图15.9、图5.10、图15.11、表15.2和表15.3总结了这部分内容。大部分临床要点在于这些通路还是遵循从内侧向外侧的构造规律，并且与外侧运动有关的通路要么在同侧，要么进行**二次交叉**，因此小脑损伤所致的症状在同侧。

5. **共济失调**以不规则的运动异常为特征，常常见于小脑的疾病（见图15.14B）。根据小脑通路的解剖学构成，病变若定位于小脑，则会出现以下关键的症状或体征：

A. **共济失调出现在同侧**,即小脑病变侧。

B. 小脑蚓或者绒球小结叶的病变主要导致步态不稳(**躯干共济失调**)、平衡失调以及眼球运动异常。

C. 小脑半球中间部的病变主要导致肢体的共济失调(**肢体共济失调**)。

D. 共济失调更易发生于脑干或其他部位的**小脑环路病变**,而非小脑本身病变,其可引起错误定位。

E. 由于小脑和前庭系统有错综复杂的联系,因此小脑病变常常伴有**眩晕、恶心、呕吐以及**

(柏树令 译)

参考文献

General

Barlow JS. 2002. *The Cerebellum and Adaptive Control.* Cambridge University Press, Cambridge, UK.

Blanks RHI. 1988. Cerebellum. *Rev Oculomot Res* 2: 225–272.

de Zeeuw CI, Cicirata F (eds.). 2005. *Creating Coordination in the Cerebellum, Progress in Brain Research,* Vol. 148, 1–114. Elsevier Science, New York.

Manto M-U, and Pandolfo M (eds.). 2002. *The Cerebellum and Its Disorders.* Cambridge University Press, Cambridge, UK.

Schmahmann JD, Jenner P, Harris RA (eds.). 1997. *The Cerebellum and Cognition,* Vol. 41 (International Review of Neurobiology). Academic Press, New York.

Cerebellar Vascular Disorders

Adams RD. 1943. Occlusion of the anterior inferior cerebellar artery. *Arch Neurol Psychiatry* 49: 765–770.

Edlow JA, Newman-Toker DE, Savitz SI. 2008. Diagnosis and initial management of cerebellar infarction. *Lancet Neurol* 7 (10): 951–964.

Hiraga A, Uzawa A, Kamitsukasa I. 2007. Diffusion weighted imaging in ataxic hemiparesis. 78 (11): 1260–1262.

Jensen MB, St Louis EK. 2005. Management of acute cerebellar stroke. *Arch Neurol* 62 (4): 537–544.

Manto M, Marmolino D. 2009. Cerebellar ataxias. *Curr Opin Neurol* 22 (4): 419–429.

Marinkovic S, Kovacevic M, Gibo H, Milisavljevic M, Bumbasirevic L. 1995. The anatomical basis for the cerebellar infarcts. *Surg Neurol* 44 (5): 450–460.

Moh JP, Choi D, Grotta J, Wolf P. 2004. Vertobrobasilar occlusive disease. In *Stroke: Pathophysiology, Diagnosis, and Management,* 4th ed., JM Barnett, JP Mohr, and MS Bennett (eds.), Chapter 10. Churchill Livingstone, New York.

Moulin T, Bogousslavsky J, Chopard JL, Ghika J, Crepin-Leblond T, Martin V, Maeder P. 1995. Vascular ataxic hemiparesis: A re-evaluation. *J Neurol Neurosurg Psychiatry* 58 (4): 422–427.

Tatu L, Moulin T, Bogousslavsky J, Duvernoy H. 1996. Arterial territories of the human brain. *Neurology* 47 (5): 1125–1135.

Other Cerebellar Disorders

Daszkiewicz P, Maryniak A, Roszkowski M, Barszcz S. 2009. Long-term functional outcome of surgical treatment of juvenile pilocytic astrocytoma of the cerebellum in children. *Childs Nerv Syst* 25 (7): 855–860.

Fenichel, GM. 2009. *Clinical Pediatric Neurology: A Signs and Symptoms Approach.* 6th Ed. Elsevier: Saunders, Philadelphia.

Globas C, Tezenas du Montcel S, Baliko L, et al. 2008. Early symptoms in spinocerebellar ataxia type 1, 2, 3, and 6. *Movement Disorders* 23 (15): 2232–2238.

Melo TP, Bogousslavsky J, Moulin T, Nader J, Regli F. 1992. Thalamic ataxia. *J Neurol* 239 (6): 331–337.

Schijman E. History, anatomic forms, and pathogenesis of Chiari I malformations. 2004. *Childs Nerv Syst* 20 (5): 323–328.

Solomon DH, Barohn RJ, Bazan C, Grissom J. 1994. The thalamic ataxia syndrome. *Neurology* 44 (5): 810–814.

Steinlin M. 2008. Cerebellar disorders in childhood: cognitive problems. *Cerebellum* 7 (4): 607–610.

Subramony SH. 2004. Ataxic disorders. In *Neurology in Clinical Practice: The Neurological Disorders*, 4th Ed., Vol. 1, WG Bradley, RB Daroff, GM Fenichel, and CD Marsden (eds.), Chapter 23. Butterworth-Heinemann, Boston.

本章目录

第 16 章

基 底 核

　　某日，一名 35 岁的男士和妻子由于婚姻问题去看精神科医生。妻子描述在近几个月中,丈夫逐渐变得爱争辩,且头部、躯干和肢体偶尔会出现不规律的震颤。但丈夫否认自己表现出任何非自主运动。经追问家族史发现,该名男士的父亲和多位父辈由于神经退行性疾病损伤基底核,曾表现出类似的症状。

　　在本章中,我们将学习基底核的解剖、环路和功能的神经化学机制,并将通过病例学习基底核损伤后出现的运动异常和其他异常,包括行为异常和认知异常。

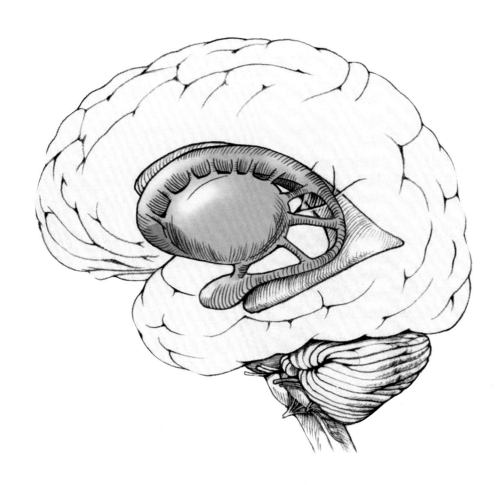

解剖和临床回顾

和小脑相同,基底核通过复杂的网络影响下行运动系统(见图 2.17 和图 6.6)。同样,与小脑类似的是,基底核并不直接同外周相联系,但基底核异常导致的运动异常和小脑损毁导致的运动异常明显不同。基底核损毁的患者常表现为运动功能亢进或运动功能减退的运动障碍。亨廷顿病是典型的**运动功能亢进**的运动障碍,患者表现出随机的抽搐和扭曲等不自主运动。帕金森病是典型的**运动功能减退**的运动障碍,患者表现为典型的肌强直、运动迟缓和运动起始困难。通常在特定患者身上会同时表现出两种运动障碍。

下面我们将综述基底核的基本三维解剖结构,并通过探讨其网络连接,试图理解运动功能亢进和运动功能减退的运动障碍机制。同时,我们将探讨基底核的其他功能,包括情绪调控、认知和眼球运动。

16.1 基底核的基本三维解剖结构

基底核是位于大脑半球白质中的一系列灰质核团。**基底核**的主要结构包括尾状核、壳、苍白球、底丘脑核和黑质(表 16.1;图 16.1;也可见图 16.4)。其他参与边缘系统与基底核环路的核团,如伏核和腹侧苍白球,亦属于基底核。一些学者亦将杏仁核

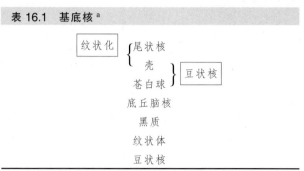

表 16.1 基底核[a]

纹状化 { 尾状核 / 壳 / 苍白球 } 豆状核

底丘脑核

黑质

纹状体

豆状核

[a]伏核和腹侧苍白球也可以被认为是基底核的一部分。

归于基底核,但杏仁核主要参与边缘系统(见第 18 章)。

尾状核和壳在组织学和胚胎学上密切相关,因此合称为**新纹状体**或简称**纹状体**。纹状体接收基底核几乎所有的传入纤维。尾状核和壳被内囊纤维所分隔,但在某些部分由**细胞桥**联系在一起(见图 16.1A)。细胞桥在组织切面上类似条纹,纹状体因此而得名。**尾状核**是我们在第 5 章讨论的"C"形结构之一:和胼胝体和穹隆类似的是,尾状核同侧脑室有着稳定的联系,稍后我们将简略介绍。尾状核分为三部分:**头、体和尾**,各部分之间没有明确的边界(见图 16.1)。在颞叶,杏仁核刚好位于尾状核尾端的前方。

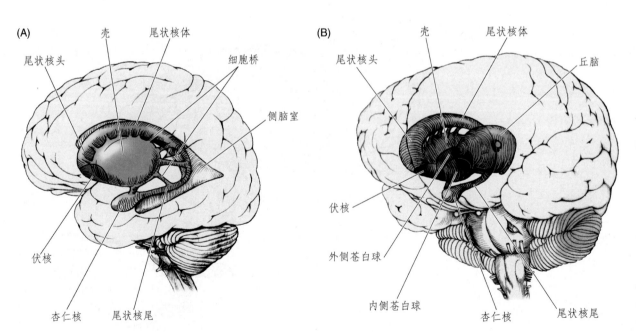

图 16.1 基底核、丘脑和杏仁核的空间关系 未显示底丘脑核和黑质(见图 16.4D)。(A)外侧面观显示基底核、杏仁核和左半球的侧脑室。(B)前外侧面观显示基底核、杏仁核和右半球的丘脑。

壳为位于基底核外侧部的大核团(见图 16.1)。壳的前面和腹侧面同尾状核头相融合,形成**腹侧纹状体**,在边缘环路中发挥非常重要的作用。此外,由于腹侧纹状体与纹状体在胚胎发育和传入、传出联系等方面性质类似,通常亦被认为是纹状体的一部分。大部分腹侧纹状体同**伏核**相联系。

苍白球位于壳的内侧,由于大量有髓纤维横穿该部位,色泽上为苍白色而得名。苍白球分为**内侧部**和**外侧部**(见图 16.1B)。壳和苍白球合称为**豆状核**。实际上,这些核团更像冰激凌圆筒,其中壳为冰激凌,而苍白球为圆筒。

为了更好地了解基底核和相关结构的三维关系,让我们通过染色的脑片和生动的描述来介绍这些结构(见图 16.2 至图 16.4)。在图 16.2 中,在水平切面上,由外向内,我们可以观察到以下结构:

- 岛叶
- 外囊
- 屏状核*
- 外囊
- 壳
- 外髓板
- 外侧苍白球
- 内髓板
- 内侧苍白球
- 内囊

正如我们在第 6 章介绍的,**内囊**是大脑传入、传出纤维汇聚而成的 V 形结构(见图 16.2)。**内囊前肢**位于豆状核和尾状核头之间,**内囊后肢**位于豆状核和丘脑之间。大家可以回想下,皮质延髓束和皮质脊髓束位于内囊后肢(见图 6.9)。要注意的是,**尾状核**和**丘脑**始终位于内囊内侧,而**豆状核**(壳和苍白球)始终位于内囊外侧(见图 16.2)。

图 16.3 通过左外侧面观进一步描述了这些核团之间的位置关系。在图 16.3A 中,可见位于外侧的壳遮挡着苍白球,尾状核和丘脑位于内囊后方。在图 16.3B 中,去除壳以便显示苍白球。在图 16.3C 中,去除外侧苍白球和内侧苍白球,以便完全显示内囊。在图 16.3D 中,去除内囊,以便显示尾状核和丘脑。请注意这些结构同脑室系统的关系。尾状核头和体在侧脑室侧壁上形成突起,而尾状核尾沿侧脑室下角的顶壁走行(见图 16.2、图 16.3D 和图 16.4)。丘脑形成第三脑室的侧壁(见图 16.2、图 16.3D 和图 16.4D),沿侧脑室体的底壁走行。

冠状面(图16.4)提供了更多的信息。在图 16.4A(最靠吻侧的切面),可见尾状核头、壳和伏核。在该切面中可见内囊前肢,将尾状核和豆状核分开,该切面中丘脑不可见。请注意在该切面中壳可见,而苍白球不可见。将豆状核想象为尖端向内的冰激凌圆筒有助于我们理解这一现象(见图 16.4B、C)。最靠吻侧的这个切面通过冰激凌(壳)而没有通过圆筒(苍白球)。

苍白球出现在靠后的下一个冠状面中(见图 16.4B)。在该切面中可见外侧苍白球,尾状核头沿侧脑室外侧壁膨出。继续向后的切面中(见图 16.4C),可见内侧苍白球(冰激凌圆筒尖端)以及图 16.2 列出的结构。尾状核头膨出于侧脑室中。由于丘脑不可见,观察到的是内囊前肢。

在最后一个切面中(见图 16.4D),苍白球逐渐消失,在更靠后的切面中(未显示),只可见壳(冰激凌)。在图 16.4D 中,丘脑可见,意味着位于内囊后肢平面,内囊后肢将丘脑和豆状核分开。在该平面中可见尾状核体和尾状核尾,位于侧脑室体部和颞角附近。此外,沿内囊向下,可见中脑的大脑脚开始出现。**黑质**亦可见,位于大脑脚背侧(也可见图14.3A、B)。黑质腹侧部为黑质网状部,其细胞类型与内侧苍白球相似。内囊将内侧苍白球与黑质网状部分开(见图 16.4D)。黑质背侧部为黑质致密部,由于富集大量黑色素的多巴胺能神经元而得名。这些多巴胺能神经元的退行性病变是帕金森病的重要病理机

复　习

1. 从岛叶向第三脑室,逐层说出经过的灰质和白质结构。在图 16.2 中遮住标注,复述这一内容。

2. 在图 16.2 至图 16.4 中,确认在所有平面中,丘脑和尾状核头位于内囊内侧,而豆状核(壳和苍白球)位于内囊外侧。

3. 在图 16.2 和图 16.4 中,确认:
内囊前肢位于尾状核头和豆状核之间;
内囊后肢位于丘脑和豆状核之间;
内囊膝部位于室间孔平面。

4. 遮住图 16.4A–D 的标注,尽可能多地复述所示结构。

---

*屏状核可能在视觉注意力方面发挥作用,但其具体的功能仍未知。

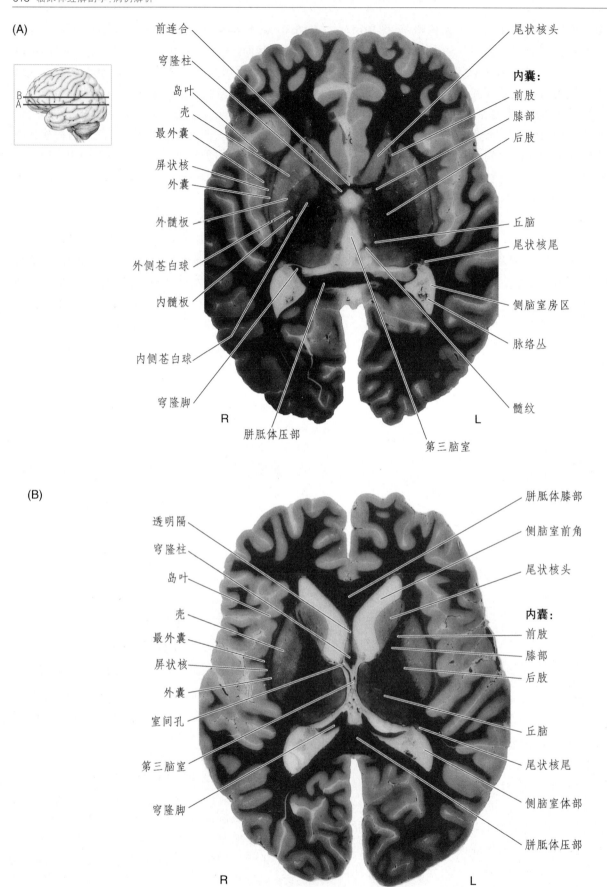

(A)

前连合
穹隆柱
岛叶
壳
最外囊
屏状核
外囊
外髓板
外侧苍白球
内髓板
内侧苍白球
穹隆脚
胼胝体压部

尾状核头

内囊:
前肢
膝部
后肢

丘脑
尾状核尾
侧脑室房区
脉络丛
髓纹

R   L

第三脑室

(B)

透明隔
穹隆柱
岛叶
壳
最外囊
屏状核
外囊
室间孔
第三脑室
穹隆脚

胼胝体膝部
侧脑室前角
尾状核头

内囊:
前肢
膝部
后肢

丘脑
尾状核尾
侧脑室体部
胼胝体压部

R   L

图 16.2 通过基底核和丘脑的水平切面　髓鞘呈黑色(Weigert 染色)。可观察基底核、丘脑、内囊、侧脑室以及其他结构的空间关系。(A)和(B)为从下到上的切面。(From the Walter Reed Army Medical Center, Yakovlev Collection.)

(A)

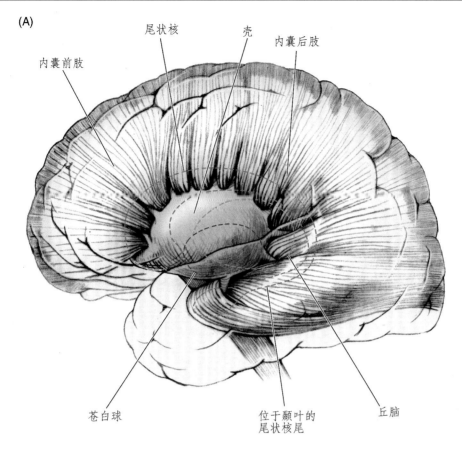

内囊前肢　尾状核　壳　内囊后肢

苍白球　位于颞叶的
尾状核尾　丘脑

(B)

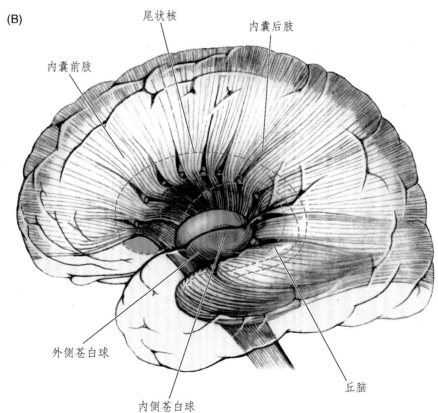

内囊前肢　尾状核　内囊后肢

外侧苍白球　内侧苍白球　丘脑

图 16.3　基底核、丘脑同内囊、侧脑室的位置关系　(A)外侧面观显示内囊同基底核、丘脑的关系(也可见图 16.2)。内囊前肢位于豆状核(壳和苍白球)和尾状核之间,而内囊后肢位于豆状核和丘脑之间。(B)去除壳,显示内侧的苍白球。(待续)

(C)

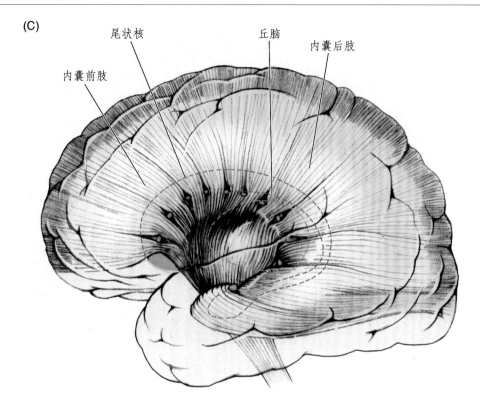

内囊前肢　　尾状核　　丘脑　　内囊后肢

(D)

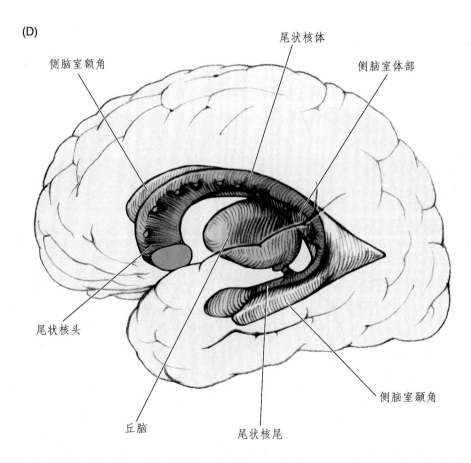

侧脑室额角　　尾状核体　　侧脑室体部

尾状核头

丘脑　　尾状核尾　　侧脑室颞角

图 16.3(续)　基底核、丘脑同内囊、侧脑室的位置关系　（C）去除苍白球,显示整个内囊。（D）去除内囊,显示尾状核同内囊的位置关系,以及丘脑同侧脑室、第三脑室的位置关系。

(A)

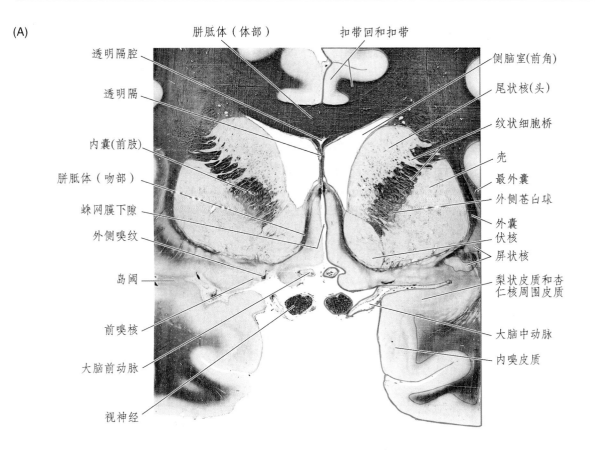

胼胝体（体部）　　扣带回和扣带

透明隔腔

透明隔

内囊（前肢）

胼胝体（吻部）

蛛网膜下隙

外侧嗅纹

岛阈

前嗅核

大脑前动脉

视神经

侧脑室（前角）

尾状核（头）

纹状细胞桥

壳

最外囊

外侧苍白球

外囊

伏核

屏状核

梨状皮质和杏仁核周围皮质

大脑中动脉

内嗅皮质

(B)

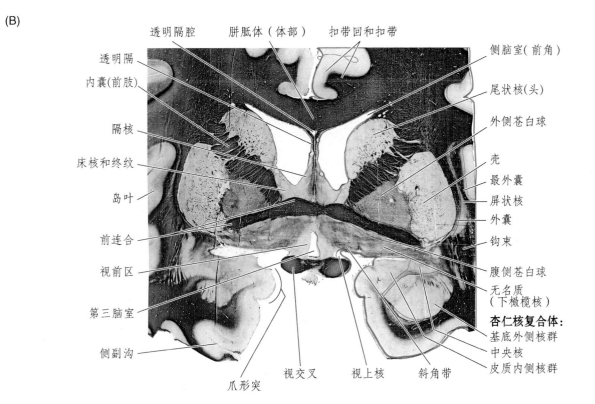

透明隔腔　　胼胝体（体部）　　扣带回和扣带

透明隔

内囊（前肢）

隔核

床核和终纹

岛叶

前连合

视前区

第三脑室

侧副沟

爪形突

视交叉

视上核

斜角带

侧脑室（前角）

尾状核（头）

外侧苍白球

壳

最外囊

屏状核

外囊

钩束

腹侧苍白球

无名质（下橄榄核）

杏仁核复合体：
基底外侧核群
中央核
皮质内侧核群

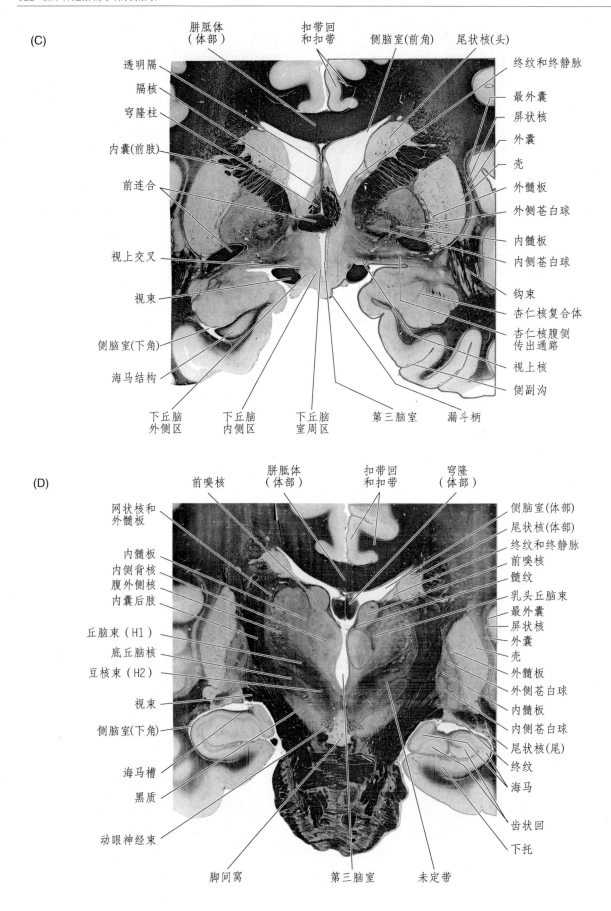

(C)

胼胝体（体部）　扣带回和扣带　侧脑室(前角)　尾状核(头)

透明隔

隔核

穹隆柱

内囊(前肢)

前连合

视上交叉

视束

侧脑室(下角)

海马结构

终纹和终静脉

最外囊

屏状核

外囊

壳

外髓板

外侧苍白球

内髓板

内侧苍白球

钩束

杏仁核复合体

杏仁核腹侧传出通路

视上核

侧副沟

下丘脑外侧区　下丘脑内侧区　下丘脑室周区　第三脑室　漏斗柄

(D)

前嗅核　胼胝体（体部）　扣带回和扣带　穹隆（体部）

网状核和外髓板

内髓板

内侧背核

腹外侧核

内囊后肢

丘脑束（H1）

底丘脑核

豆核束（H2）

视束

侧脑室(下角)

海马槽

黑质

动眼神经束

侧脑室(体部)

尾状核(体部)

终纹和终静脉

前嗅核

髓纹

乳头丘脑束

最外囊

屏状核

外囊

壳

外髓板

外侧苍白球

内髓板

内侧苍白球

尾状核(尾)

终纹

海马

齿状回

下托

脚间窝　第三脑室　未定带

图 16.4　通过基底核和丘脑的冠状面　髓鞘呈黑色。可见基底核、丘脑、内囊、脑室以及其他结构的空间关系。(A)-(D)分别为从前到后的切面。(From Martin JH. 1996. *Neuroanatomy: Text and Atlas*. 2nd Ed. McGraw-Hill, New York.)

制之一。丘脑下方为纺锤形或雪茄形的**底丘脑核**（见图 16.4D）。和丘脑不同的是，底丘脑核在胚胎发育过程中来自中脑而非前脑。

正如在第 10 章中介绍过的，纹状体和苍白球的血供主要来自大脑中动脉的豆纹支，此外，内侧苍白球还接受脉络丛前动脉（颈内动脉的分支）的血供，而尾状核头和豆状核前部接受 Huebner 返动脉（大脑前动脉的分支）的血供（见图 10.7 至图 10.9）。

在学习有关基底核网络连接之前，有必要结合图 16.1 至图 16.4 对基底核的基本解剖结构进行回顾。

16.2　基底核的传入、传出和内部联系

几乎所有的传入纤维经**纹状体**（尾状核、壳和伏核）进入基底核，而传出纤维经**内侧苍白球**和黑质网状部离开基底核。基底核的传入和传出纤维看起来像是一个漏斗，其漏斗口向内侧（见图 16.4D）。在基底核中，有大量借助不同神经递质的复杂的兴奋性和抑制性连接。此外，在基底核中似乎还有许多平行的通路介导不同的功能，包括：

- 一般运动调控
- 眼球运动
- 认知功能
- 情绪功能

在该部分，我们将主要介绍与运动调控相关的主要通路，并通过模式图解释运动功能亢进的运动失调和运动功能减退的运动失调。需注意的是，这里介绍的简单模式图并不能解释所有的功能，仍需进一步研究这些通路。在下一部分（也可见表 16.2），我们将简要介绍与基底核其他功能相关的环路。

16.2.1　基底核的传入联系

基底核主要的传入纤维为来自大脑皮层至纹状体的大量纤维投射（图 16.5）。对运动通路来说，壳是最主要的纹状体传入核团。大多数来自皮层的投射为兴奋性投射，以**谷氨酸**为神经递质。纹状体的另一个主要传入为来自黑质致密部的纤维投射。**该黑质-纹状体通路**对纹状体中的一些细胞为兴奋性作用，而对另一部分细胞为抑制性作用（见图 16.5 和图 16.7）。黑质致密部的传入纤维仍未知，已有研究表明，其可能来自纹状体中部分位于纹状质的细胞亚群。纹状体还接收来自丘脑内髓板的板内

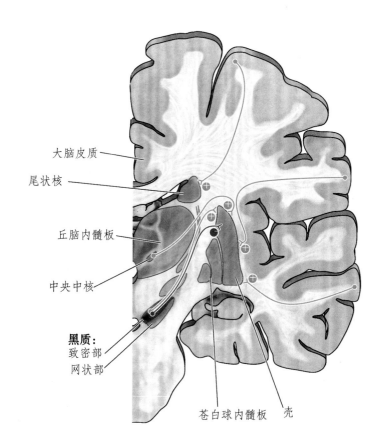

大脑皮质

尾状核

丘脑内髓板

中央中核

黑质：
致密部
网状部

苍白球内髓板　　壳

图 16.5　传入纤维经纹状体至基底核　冠状面模式图。需注意，为了清晰显示，图中来自皮层的传入纤维仅投射至壳，实际上，这些传入纤维还投射至尾状核。

核群的兴奋性传入,特别是**中央中核**和**束旁核**。需要将丘脑的内髓板和纹状体的内髓板区分开(见图16.5)。此外,还有一些5-HT能的传入纤维起自脑干的中缝核群。

16.2.2 基底核的传出联系

基底核的传出纤维起自内侧苍白球和黑质网状部(图16.6)。在运动调控中,黑质网状部传递头颈运动的信息,而内侧苍白球传递躯体其他部分的信息。这些传出通路是借助 γ-氨基丁酸为神经递质的抑制性通路。主要的传出通路为经**丘脑束**至**丘脑腹外侧核(VL)**和**腹前核(VA)**。丘脑束最吻侧部分将基底核传出信息传递至腹外侧核前部 (VL$_A$),也称腹外侧吻侧部(VL$_O$),而丘脑束最尾侧部分将小脑的传出信息传递至腹外侧后部(VL$_P$),也称腹外

侧尾侧部 (VL$_C$)(记忆要诀:C 为尾侧和小脑的英文首字母,指腹外侧尾侧部的信息来自小脑)(见第15章)。丘脑神经元汇聚来自基底核的传入信息,并将其传递至整个额叶。然而,有关运动调控的信息主要传递至运动前区皮质、辅助运动区和初级运动皮质(见图16.8)。

基底核的传出纤维亦终止于其他丘脑核群,包括**板内核**(中央中核和束旁核,其又投射回纹状体)和**内侧背核**(其主要参与边缘通路)。此外,内侧苍白球和黑质网状部还投射至桥延部的网状结构,从而影响下行的网状脊髓束。黑质网状部还投射至上丘,从而影响顶盖脊髓通路。通过这些投射,基底核同时影响外侧运动系统 (如位于外侧的皮质脊髓束)和内侧运动系统(如网状脊髓束和顶盖脊髓束)(见表6.3)。

16.2.3 基底核的内部联系

对这些通路的兴奋性和抑制性连接的学习有助于深刻理解运动功能亢进和运动功能减退这两种运动障碍的机制。在基底核中有两条主要的传入和传出通路(图16.7)。**直接通路**将纹状体的信息直接传

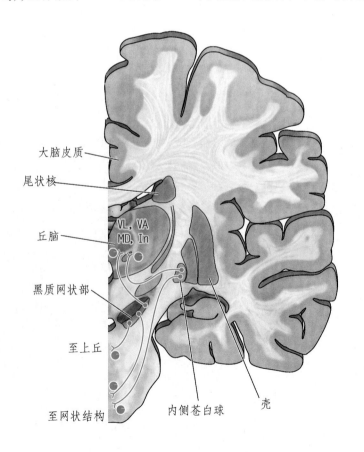

图 16.6 基底核的传出纤维起自内侧苍白球和黑质网状部 冠状面模式图。丘脑核群:VL,腹外侧核;VA,腹前核;MD,内侧背核;In,板内核。

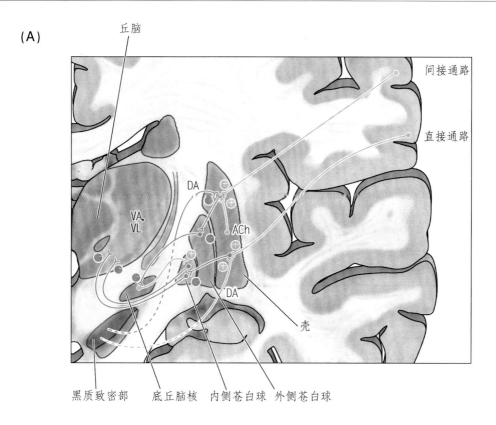

丘脑

(A)

间接通路

直接通路

DA

VA,
VL

ACh

DA

壳

黑质致密部 底丘脑核 内侧苍白球 外侧苍白球

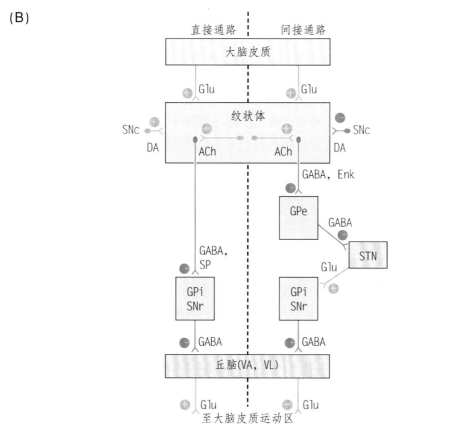

(B)

直接通路 间接通路

大脑皮质

Glu Glu

纹状体

SNc SNc

DA ACh ACh DA

GABA，Enk

GPe GABA

STN

GABA,
SP Glu

GPi GPi
SNr SNr

GABA GABA

丘脑(VA, VL)

Glu Glu

至大脑皮质运动区

图 16.7 基底核的内部联系,显示直接通路和间接通路 **(A)**冠状面示意图。为简单起见,尽管尾状核亦有类似的联系,这里仅由壳来代表纹状体。类似的是,内侧苍白球的纤维联系同黑质网状部相同(未显示)。丘脑至皮质的兴奋性连接同样未显示。**(B)** 直接通路和间接通路的线路图。神经递质:ACh,乙酰胆碱;DA,多巴胺;Glu,谷氨酸;Enk,脑啡肽;SP,P 物质。核群:SNc,黑质致密部;SNr,黑质网状部;GPe,外侧苍白球;GPi,内侧苍白球;STN,底丘脑核;VL,腹外侧核;VA,腹前核。

复　习

　　请列出与基底核传出相关的四个主要的丘脑核。请列出两条其他的基底核传出通路。请指出基底核传出起源自哪一个结构?基底核传出通路的主要神经递质是什么?

复　习

　　参照图 16.7 中的直接通路和间接通路,确认:①直接通路的兴奋性传入产生丘脑-皮质传出的净兴奋性效应;②间接通路的兴奋性传入产生丘脑-皮质传出的净抑制性效应。

递至内侧苍白球或黑质网状部。**间接通路**将纹状体的信息首先传递至外侧苍白球,然后至底丘脑核,最终至内侧苍白球或黑质网状部。为简单起见,图 16.7 中只显示经过壳和内侧苍白球的通路,尽管类似的通路亦存在于尾状核和黑质网状部中。

　　图 16.7B 显示来自大脑皮质的兴奋性传入通过直接通路的净效应为兴奋丘脑,进而通过丘脑和运动皮质以及运动前区皮质的连接易化运动。另一方面,通过间接通路的净效应为抑制丘脑,通过丘脑和大脑皮质的连接抑制运动(记忆要诀:间接通路抑制运动)。

　　让我们按顺序学习直接通路和间接通路中的主要突触。参与这两条通路的纹状体投射神经元主要是神经递质为 GABA 的抑制性棘神经元。在直接通路中,表达神经肽 P 物质和 GABA 的纹状体棘神经元投射至内侧苍白球(和黑质网状部)。内侧苍白球和黑质网状部中的投射神经元亦为以 GABA 为神经递质的抑制性神经元。在间接通路中,表达神经肽脑啡肽和 GABA 的纹状体棘神经元投射至外侧苍白球(记忆要诀:脑啡肽投射至外侧苍白球)。位于外侧苍白球的投射神经元以 GABA 为神经递质,投射至底丘脑核。底丘脑核的兴奋性神经元以**谷氨酸**为神经递质,投射至内侧苍白球和黑质网状部。同直接通路相似的是,这些核团以 GABA 为神经递质,其传出纤维对丘脑发挥抑制作用。

　　为了便于记忆这些通路的净效应,可以将其简化为数学运算:$(-1)(-1)=+1$,简而言之即直接通路中的两次抑制性突触的净效应为兴奋作用。同样,由于 $(-1)(-1)(-1)=-1$ 或 $(-1)(-1)(+1)(-1)=-1$,间接通路中的三次抑制性突触的净效应为抑制作用。

16.2.4　运动功能亢进的运动障碍和运动功能减退的运动障碍

　　图 16.7 的示意图有助于理解运动功能亢进和运动功能减退这两种运动障碍的多个症状。在**帕金森病**中(见临床要点 16.2),黑质致密部中的多巴胺

能神经元发生退行性病变。多巴胺对直接通路中的纹状体神经元发挥兴奋作用,而对间接通路中的纹状体神经元发挥抑制作用(见图 16.7)。因此,正常情况下,多巴胺对丘脑为净兴奋性作用。相反地,多巴胺缺失可通过直接通路和间接通路,对丘脑产生抑制性作用,这亦是帕金森病患者运动减少的原因。促进多巴胺能传递效率的药物可以改善帕金森病患者的症状。

　　此外,抗乙酰胆碱药物亦可能有效。纹状体中较大的中间神经元为**无棘神经元**,部分这样的神经元表达神经递质**乙酰胆碱**。一些研究表明,这些乙酰胆碱能的中间神经元倾向于和间接通路中的纹状体神经元形成兴奋性突触。去除作用于间接通路的乙酰胆碱能传入会对丘脑产生净抑制作用,这可能解释抗乙酰胆碱能药物对帕金森病的有效作用(见图 16.7)。需注意的是,这一模型并不能解释帕金森病患者常见的震颤症状,因此仍有待优化。

　　在**偏侧投掷症**中(见临床要点 16.1),基底核损伤对侧的肢体常呈现出抛掷样不随意运动,其常见于底丘脑核损伤。图 16.7 展示了底丘脑核损伤会减少其对内侧苍白球的兴奋作用,导致丘脑去抑制,进而出现运动功能亢进的运动障碍。在**亨廷顿病**中,纹状核和壳的纹状体神经元发生退行性病变。组织学证据表明,至少在疾病的最初阶段,位于间接通路表达脑啡肽的纹状体神经元更易受损。这就可能导致外侧苍白球失去抑制,进而增强其对底丘脑核的抑制作用(见图 16.7)。抑制底丘脑核会出现和底丘脑核损伤相似的症状,这亦可以解释亨廷顿病患者出现运动功能亢进障碍的原因。在亨廷顿病的进展期,直接通路和间接通路均发生退行性病变,最终表现出帕金森病样的运动功能减退。

16.3　参与一般运动、眼球运动、认知和情绪的基底核通路

　　基底核具有多个平行的信息处理通道参与不同的功能。尽管其他通道亦可能存在,目前研究较明确的为**四个通道**(表 16.2)。每个通道经由稍微不

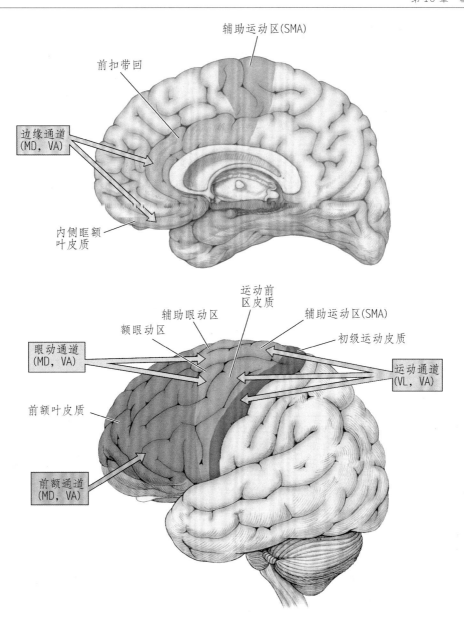

图 16.8 额叶经过基底核的四个平行通道的传出 见表 16.2。已标注起自丘脑的传出。丘脑核:VL,腹外侧核;VA,腹前核; MD,内侧背核。

同的通路投射至额叶的不同区域(图 16.8)。在其他分类表中,前三个通道并称为**背侧纹状体通路**,而边缘通道被称为**腹侧纹状体通路**。在临床要点 16.1 至 16.3 中,我们能够看到基底核病变能够影响所有的四个通道,而不仅仅是运动系统。

运动通道是人们最为了解的通道,亦是前述章节讨论的基础。大脑皮质的传入纤维主要终止于壳,内侧苍白球和黑质网状部的传出纤维终止于丘脑腹外侧核和腹前核(见表 16.2)。从丘脑开始,运动通道延续为辅助运动区、初级运动皮质和运动前区皮质(见图 16.8)。

基底核通过**眼动通道**对眼球运动进行调控。该通路的传入纤维主要来自尾状核体。传出纤维主要终止于前额眼动区和辅助眼动区,后者为眼球运动的高级调控区,见第 13 章。**前额通道**在额叶的认知处理中发挥重要的作用(见第 19 章)。其传入纤维

复习

说出经过基底核的四个主要的通道。针对每一种通道请指出其在纹状体的传入核团和在大脑皮质的传出靶区。

表 16.2　通过基底核的四条平行通道

皮质传入来源	基底核传入核团	基底核传出核团 [a]	丘脑中继核团 [b]	皮质传出靶区
运动通道				
辅助运动区；初级运动皮质；运动前区皮质	壳	GPi, SNr	VL,VA	辅助运动区；初级运动皮质；运动前区皮质
眼动通道				
后顶叶皮质；前额叶皮质	尾状核体	GPi, SNr	VA,MD	额眼动区；辅助眼动区
前额通道				
后顶叶皮质；运动前区皮质	尾状核头	GPi, SNr	VA,MD	前额叶皮质
边缘通道				
颞叶；海马；杏仁	伏核；腹侧尾状核；腹侧苍白球	腹侧苍白球；GPi, SNr	MD,VA	前扣带回；眶额叶皮质

Source：Based on Martin, JH. 1996. *Neuroanatomy: Text and Atlas*. McGraw-Hill, New York.

[a]GPi,内侧苍白球；SNr,黑质网状部。

[b]MD,内侧背核；VA,腹前核；VL,腹外侧核。

主要来自尾状核头,传出纤维终止于前额叶(见表 16.2;图 16.8)。

　　边缘通道为经过基底核的重要的腹侧通路,参与情绪和动机的边缘调控。其传入纤维起自边缘系统的大部分区域(见第 18 章),包括边缘皮质、海马和杏仁核,传出纤维终止于伏核和腹侧纹状体的其他区域。传出纤维起自**腹侧苍白球**,终止于丘脑的内侧背核和腹前核。**内侧背核**在边缘环路中发挥着重要作用。起自这些丘脑核的纤维终止于边缘皮质,包括**前扣带回**和**内侧眶额叶皮质**(见图16.8)。经过基底核的边缘通道在多种神经行为异常和精神疾病中发挥主要作用(见临床要点 18.3)。该通道的另一个组分为来自**腹侧被盖区**的多巴胺能投射。该投射位于中脑黑质的背内侧,脚间窝的基底部(见图 14.3A)。腹侧被盖区的多巴胺能投射终止于伏核和其他边缘结构以及额叶(见图 14.10)。腹侧被盖区的多巴胺能投射可能参与到精神分裂症和其他精神疾病的病理生理学机制,其在药物成瘾中亦可能发挥重要作用。

16.4　豆核襻、豆核束和 Forel 区

　　苍白球及其相关结构的传出通路曾被命名为一些非常晦涩难懂的名称。由于其会偶尔出现于神经解剖的描述中, 这里我们将简要介绍这些术语。

图 16.9 总结了这些结构。

　　内侧苍白球通过两条不同的传出通路至丘脑:一条通路为**豆核襻**,由于其经内囊腹下方形成环状结构终止于丘脑而得名(见图 16.9)。事实上,在豆核襻环绕内囊下内侧缘时, 其亦稍向吻侧走行,之后向后走行终止于丘脑。请回忆之前学过的内容:苍白球位于内囊的外侧,而丘脑位于内囊后肢的内侧(见图 16.2 和图 16.4D)。

　　另一条通路为**豆核束**(见图 16.9)。豆核束的纤维并不是环状走行,而是直接穿过内囊,之后其在底丘脑核背侧和未定带的腹侧之间走行, 最终向上、向外侧走行进入丘脑。**未定带**(见图 16.4D 和图 16.9)是**丘脑网状核**向下的延续(见图 7.6),这里不要和脑干的网状结构相混淆。豆核襻和豆核束的纤维合并为**丘脑束**进入丘脑。丘脑束亦包括来自小脑核至丘脑的上行纤维。参考图 16.9 将有助于回顾豆核襻、豆核束以及丘脑束的纤维走行。

　　该区域的另一套术语是瑞士神经病学家和精神病学家 Auguste H. Forel 提出的。其术语描述了底丘脑被盖的分区, 目前简称为 **Forel H 区** (见图 16.9)。**Forel H1 区**为丘脑束,**Forel H2 区**为位于底丘脑背侧的豆核束。**红核前区**或 **Forel H 区**为豆核襻和豆核束汇合处。

　　除了豆核襻、豆核束和丘脑束,还有底丘脑束(见

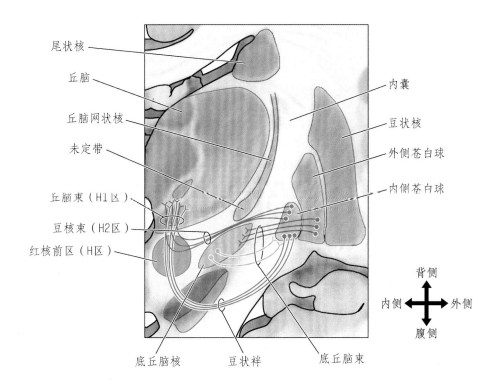

尾状核

丘脑

丘脑网状核

未定带

丘脑束（H1区）

豆核束（H2区）

红核前区（H区）

内囊

豆状核

外侧苍白球

内侧苍白球

背侧

内侧　　外侧

腹侧

底丘脑核　　　豆状袢　　　底丘脑束

图 16.9　基底核传出通路和 Forel 区　经过基底核和丘脑的冠状切面。

图 16.9）。**底丘脑束**包括间接通路中外侧苍白球至底丘脑核的纤维，以及底丘脑核至内侧苍白球的纤维。

临床要点 16.1
运动障碍

广义上讲，复杂运动网络任何部位的功能异常都可能导致运动障碍，包括上运动神经元、下运动神经元、小脑环路、基底核环路、运动皮质，甚至感觉系统。尽管出现任何运动异常患者都会去咨询运动障碍专家，但临床医生所讲的**运动障碍**常指基底核病变引起的运动异常。基底核病变的表现和运动系统其他部位病变的表现有所不同，基底核损伤会引发一些典型的症状。

其他系统的损伤常不被称作运动障碍，而是有其他的名称。例如，皮质脊髓束和上运动神经元损伤导致的较慢的、笨拙的僵硬运动被称为强直(见临床要点 6.1)。小脑环路受损导致的不规律的、不协调的运动被称为共济失调或其他名称(见临床要点 15.2)。而基底核功能异常导致的运动异常被称为运动障碍。

在小脑检查中(见临床要点 15.2)，当发现患者的运动障碍可能是由基底核病变引起时，有必要仔细检查其他可能引起运动异常的系统，包括上下运动神经元征、感觉缺失或共济失调。此外，精神状态异常，如转换障碍偶尔亦可引起运动障碍（见第 3 章）。

当讨论运动障碍时我们关注基底核亦有其历史原因。在 20 世纪初，人们认为两个相互独立的运动系统"锥体系"和"锥体外系"在下运动神经元处汇聚。锥体系类似于目前的皮质脊髓束或上运动神经元通路。而锥体外系被误解为独立的通路，其起自纹状体，通过多突触连接，下行终止于脊髓。正如我们在本章所述，基底核实际是复杂运动环路的一部分，其主要通过投射于运动皮质和运动前区皮质对下行运动系统发挥作用。尽管如此，基底核功能异常导致的运动障碍亦常被认为是锥体外系综合征。

出现运动障碍时，运动异常可表现为运动减慢，亦可表现为运动增快。运动异常可在静止时出现，亦可在运动时加重或仅在运动时出现。人们通常用简化了的从慢到快的光谱形容运动异常（表 16.3）。一些运动异常，如震颤，可表现为运动减慢，亦可变现为运动增快。运动障碍可能是局部的，亦可能是全身性的，可能是单侧障碍，亦可能是双侧障碍。基底核局部损伤时如出现梗死、出血、脓肿、肿瘤或退行性病变等，可导致出现损伤对侧的偏身

表 16.3　根据运动速度对常见的运动障碍进行分级

运动迟缓，运动减退	慢
强直	
肌张力障碍	
手足徐动症	
舞蹈症	↓
投掷症	
抽搐	
肌阵挛	快
震颤	慢或快取决于类型

运动障碍。

　　睡眠时,多数运动异常会减退,但亦有一些例外,如腭肌阵挛(腭肌震颤)、睡眠时出现的周期性小腿运动以及一些抽搐症。运动障碍的某些表现亦会在睡眠时持续存在,从而打断正常的睡眠进程,导致某些患者出现失眠症。运动障碍时常会导致步态异常,见临床要点 6.5。我们应明确运动障碍的不同类型并简要讨论其鉴别诊断。可能的话亦会涉及定位诊断,但需要注意的是,多数运动异常的精确定位仍需进一步研究。在下述内容中(见临床要点 16.2 和 16.3),我们将进一步详细总结一些特殊的综合征。此外,我们将讨论基底核功能异常是如何既影响一般躯体运动,又影响眼球运动、认知和情绪调节的(见表 16.2)。

运动迟缓、运动减退和运动不能

　　运动迟缓意为"运动减慢";**运动减退**意为"运动量减少";**运动不能**意为"运动缺失"。这些名词常被用于上运动神经元之上的水平。也就是说,这些名词不用于皮质脊髓束、皮质延髓束、下运动神经元或肌肉疾病。基底核对丘脑的抑制性传出增强可引起运动迟缓的运动障碍。回顾图 16.7 的连接有助于明确基底核不同部位的损伤,可间接引起内侧苍白球和黑质网状部向丘脑的抑制性传出增强。运动迟缓还可见于黑质-纹状体系统中多巴胺能神经元的功能缺失,纹状体向黑质和内侧苍白球的抑制通路缺失,或外侧苍白球至底丘脑核的抑制性投射神经元缺失。基底核功能异常导致的运动迟缓和运动减退是帕金森病及相关疾病的重要症状(见临床要点 16.2)。此外,不伴有昏迷的自发活动减少可见于弥漫性额叶损伤(见临床要点 19.11)、皮质下白质损伤、丘脑损伤或脑干网状结构损伤(见临床要点 14.2)。人们对这些障碍进行各种各样的命名,包括

意志缺失和无动性缄默(见表 14.3)。抑郁症和晚期精神分裂症亦可引起明显的精神运动障碍,其极端被称为紧张症。

强直

　　被动运动肢体所受阻力增强被称为**强直**。强直常出现于导致运动迟缓或肌张力障碍的疾病中。强直的种类很多,见于不同的条件下。在上运动神经元损伤导致的强直状态中,强直是速度依赖性的。皮质脊髓束受损时,当四肢肌肉伸直时阻力较强,之后阻力减弱,产生**折刀样强直**。与此相反的是,基底核疾病导致的强直在屈曲肢体的全过程中更持续,因此被称为铅管样强直。帕金森病(见临床要点 16.2)中常见铅管样强直的特例——**齿轮样强直**,由于在屈曲肢体的过程中,阻力呈齿轮样中断而得名。齿轮样强直常被认为是肌强直与伴随的震颤叠加而成。额叶功能障碍的患者常过度运动其肢体,这种情况被称为**伸展过度**或**运动违拗**,由于其具有更活跃性、不一致性或几乎自主性的特性,可将其同其他强直区分开来。

肌张力障碍

　　肌张力障碍的患者常不能维持其肢体、躯干或面部的正常位置,和手足徐动症相比,其具有持续性、运动更为缓慢(见表 16.3)的特征。肌张力障碍可以是全身性的、偏身性的或局部性的。**局部性肌张力障碍**包括**斜颈**(涉及颈部肌肉)、**睑痉挛**(涉及眼球周围的面部肌肉)、**痉挛性构音障碍**(涉及喉部肌肉)以及**指痉挛**。尽管仍未发现局灶性的损伤,人们推测这些异常可能是由基底核功能异常引起的。

　　人们曾尝试用多种药物来治疗肌张力障碍,但收效甚微。一些肌张力障碍对小剂量肉毒杆菌毒素肌内注射反应较好,但这需要每隔几个月就重复一次。肉毒杆菌毒素通过干扰神经肌肉接头突触前的乙酰胆碱释放发挥作用。

　　原发性扭转性肌张力障碍曾被称为变形性肌张力障碍,是一种罕见的遗传性异常,可导致全身性肌张力障碍。肌张力障碍还可见于其他基底核疾病中,已知的包括肿瘤、脓肿、梗死、CO 中毒、肝豆状核变性、亨廷顿病和帕金森病。张力障碍性姿态的发作亦见于某些类型的局灶性癫痫发作,可能与癫样放电传递至基底核有关。

　　肌张力障碍,或更快一些的运动障碍,如手足徐动症或舞蹈病,常见于短期或长期使用多巴胺能拮

抗剂的情况下,包括多种**抗精神病药**和**止吐药**。长期应用多巴胺能拮抗剂可导致迟发性运动障碍,其中最突出的为口部或舌的舞蹈病。在大约 1/3 的患者中即使停止给药,迟发性运动障碍仍会持续存在。短期应用多巴胺能拮抗剂可引起肌张力障碍和帕金森病,尽管有时需要数月才能恢复,但这些运动障碍通常是可逆的。帕金森病常见于应用多巴胺能拮抗剂(抗精神病药和止吐药),因此抗胆碱能的避孕药常与安定类药物同时使用,特别是针对年轻患者。

人们早期认识的疾病为**肝豆状核变性**,其为常染色体隐性遗传的铜代谢障碍疾病,可导致肝脏和基底核出现进行性的退行性病变。其典型的神经、精神临床表现包括缓慢起病的构音障碍、肌张力障碍、强直、震颤、舞蹈手足徐动症和突出的精神异常。一些患者会出现典型的扑翼样震颤(其手臂外展而腕部屈曲)和面部肌张力障碍(歪嘴笑、痉笑)。其肝衰竭为一过性症状,特别在小于 10 岁的儿童中。出现神经、精神症状的患者几乎均有棕色的角膜色素环(其为铜沉积所形成,被称为 Kayser-Fleischer 环,眼科裂隙灯检查时可见)、24 小时尿铜水平增高和血浆铜蓝蛋白浓度≥200mg/L。一些可疑病例的诊断可能需要借助肝活组织检查。利用铜螯合剂,如青霉胺或锌减少铜的吸收有助于控制该病的进展,因此,早期诊断是改善预后的关键。患者的兄弟姐妹在其发病之前亦需要检查。

手足徐动症

手足徐动症是指肢体、面部和躯干的扭转样蠕动,有时伴有快速的舞蹈症运动,因此亦称舞蹈手足徐动症。其主要发病原因包括围生期缺氧影响基底核、严重的新生儿黄疸引发核黄疸、肝豆状核变性、共济失调毛细血管扩张症、亨廷顿舞蹈病,以及抗精神病药或止吐药等。此外,帕金森病患者在接受左旋多巴治疗一段时间后,可能出现不同程度的运动障碍,包括手足徐动症或投掷症。

舞蹈病

从字面上看,舞蹈病意为"舞蹈",用来描述那些几乎持续性的、不自主的运动,伴有流畅的或不平稳的动作变换。在较轻的病例中,较小幅度的舞蹈病可被误认为是烦躁不安或焦躁不安时肢体、面部和躯干的运动。舞蹈样运动常伴发于随意运动中,因此其发生具有隐匿性。在较重的病例中,较大幅度的运动类似于疯狂的"霹雳舞",常会影响随意运动,并且在注意力分散或行走时加重。舞蹈病可影响肢体近端和远端肌肉、躯干肌、颈肌、面部肌以及呼吸肌等。

舞蹈病的主要病因为**亨廷顿病**,其为常染色体显性遗传的神经退行性疾病,我们将在临床要点 16.3 中进行介绍。除了表现出舞蹈样动作外,亨廷顿病患者还有严重的神经、精神紊乱症状,最终丧失行走能力,一般在发病后 15 年左右死于呼吸道感染。其他原因导致的舞蹈病通常长期预后较好。**良性家族性舞蹈病**亦多为常染色体显性遗传,但其舞蹈样动作不具有进行性加重的特点,亦不伴有认知和情绪的下降。

目前,除了在感染链球菌 A 但未接受抗生素治疗的人群外,**西德纳姆舞蹈病**或**风湿性舞蹈病**比较少见。其常于青春期发病,并且常见于女性。大约在链球菌感染 4 个月后,患者逐渐表现出烦躁不安、情绪不稳,最初可能被误认为是青少年的正常行为。数周后,舞蹈样动作表现更为明显,之后逐渐减弱,但在 1/5 的患者中其会复发。冲动或强迫行为偶尔会持续存在。西德纳姆舞蹈病的发病原因可能为抗链球菌抗体同纹状体神经元具有交叉反应。然而,舞蹈样动作发病时,血清中抗链球菌溶血素 O 抗体滴度并不增高。由于在西德纳姆舞蹈病的患者中,高达 1/3 的患者会出现风湿热,因此应接受抗生素治疗。

舞蹈病的另一个重要病因为**系统性红斑狼疮(SLE)**,在年轻女性中发病率较高。舞蹈样动作可为 SLE 的最初症状。抗核抗体或其他风湿病学血液检查常为阳性,因此有助于将其同西德纳姆舞蹈病区分开来。妊娠期(**妊娠舞蹈病**)或口服避孕药患者可出现舞蹈样动作,其亦为西德纳姆舞蹈病或 SLE 初次发病或复发时的症状。

舞蹈样动作常见于应用左旋多巴治疗帕金森病产生的运动障碍,或为应用抗精神病药或止吐药的早期或迟发不良反应。此外,其他原因亦可导致出现舞蹈样动作,包括围生期缺氧、CO 中毒、甲状腺功能亢进、甲状旁腺功能减退、电解质和糖代谢紊乱、苯妥英钠或其他药物或毒素、神经棘红细胞增多症、肝豆状核变性、自毁容貌综合征、氨基酸异常以及溶酶体贮积症。偏身舞蹈病常见于基底核梗死、出血、肿瘤、脓肿形成或其他局部损伤的对侧肢体。

投掷症

肢体近端肌肉呈现出剧烈的舞动或投掷动作

称为**投掷症**。其最典型的类型为**偏身投掷症**,表现为基底核损伤对侧躯体呈现出投掷运动。其常见病因为底丘脑核的腔隙性梗死,进而导致苍白球对丘脑的抑制作用减弱(见图 16.7)。然而,基底核其他部位,特别是纹状体的腔隙性梗死亦可导致对侧躯体出现偏身投掷症。偏身投掷症常会在数天或数周减退,转变为较轻的舞蹈手足徐动症。发病初期患者常不能运动,但多巴胺能拮抗剂,如氟哌啶醇可以改善这种状况。此外,其他原因亦可导致出现偏身投掷症,包括基底核的单侧损伤,如出血、肿瘤、感染或炎症。

抽搐

抽搐指突发的短暂运动,运动之前有冲动,之后如释重负。**运动型抽搐**通常涉及面部或颈部,偶尔也涉及肢体。**声语型抽搐**可表现为短暂的呼噜声、咳嗽声、狂吼乱叫或类似的噪音,甚至更复杂的发声,有时包括下流话(秽语)。抽搐障碍包括童年期一过性的单一运动型抽搐或声语型抽搐以及**抽动秽语综合征**,后者表现为持续性的运动型抽搐和声语型抽搐。

抽动秽语综合征在男孩中的发病率为女孩的 4 倍,可能为常染色体显性遗传伴不完全外显。发病通常起自童年后期,青少年时期往往有一些自发性改善。在抽动秽语综合征患者及其家属中,注意缺陷多动障碍和强迫症的发病率有所增高。由于 MRI 以及其他检查通常未见异常,其诊断常基于临床表现。其治疗的关键是对患者、家属以及其他相关联系人进行心理咨询和教育,使他们明确该病的性质,减少对患者的谴责。其症状常时强时弱,严重时应用多巴胺能拮抗剂,如氟哌啶醇或匹莫齐特可能有效。由于抗多巴胺能制剂的长期副作用,人们亦开始越来越多地使用替代药物,如可乐定(一种主要的 α_2-受体拮抗剂),尽管收效甚微。

除了抽动秽语综合征,还有其他类型的特发性抽搐障碍。这些抽搐障碍或为运动型抽搐或为声语型抽搐,但不会同时出现两种抽搐。此外,在其他病变中亦可出现抽搐,如脑炎、梗死、出血或肿瘤,但在这些情况下,患者除抽搐外还伴发有其他异常。

肌阵挛

一般认为,肌阵挛为最快的运动障碍(见表 16.3),其表现为突发的、快速的肌肉跳动,可以是局部发作、单侧发作,亦可以是双侧发作。肌阵挛的发

病原因较多,并且多可定位,包括大脑皮质、小脑、基底核、脑干、甚至脊髓。在肌阵挛严重的患者中,缺氧性脑损伤、脑炎,以及毒性或代谢性脑病是常见的发病原因。癫痫皮层活动异常可导致肌阵挛,如幼年肌阵挛性癫痫和渐进性肌阵挛性癫痫。肌阵挛可表现为副肿瘤性疾病,特别是在小细胞肺癌、卵巢癌或乳腺癌以及神经母细胞瘤中。在多种疾病中,肌阵挛表现亦比较明显,如神经退行性病变、皮质基底核变性、朊病毒相关疾病[如克雅病(见临床要点 5.9)]、溶酶体贮积症以及弥漫性路易体病或阿尔兹海默症晚期。

扑翼样震颤(意为"缺乏固定位置")是另一种形式的短暂快速运动,常见于中毒性或代谢性脑病,特别是在肝衰竭时,因此亦被称为"肝震颤"。检查者可通过让患者平伸手臂于胸前,伸腕,掌心向前(如同停止交通的动作)来诱发扑翼样震颤。当患者试图保持该姿势时,如果存在扑翼样震颤,其双侧腕部会出现间歇性的短暂的屈腕运动。同肌阵挛不同的是,扑翼样震颤的运动实际上并不是由肌肉收缩引起的,而是由于伸腕肌的收缩被短暂打断而引起的,肌电图上对应短暂的静止期,因此亦被称为"负性肌阵挛"。

震颤

节律性或半节律性的摆动运动被称为**震颤**。与肌阵挛和扑翼样震颤不同的是,震颤时主动肌和拮抗肌同时被激活,从而导致双向运动。引起震颤的原因很多,其亦可表现为很快或很慢。了解震颤的具体特点有助于进行定位诊断和病因分析(表 16.4)。

震颤可简单地划分为**静止性震颤**、**姿势性震颤**和**意向性(共济失调)震颤**。当肢体放松时,**静止性震颤**表现最为突出。当患者的手放于膝盖并且分心时(如谈及与其既往病史无关的方面时,或对侧肢体的手指进行精细活动),最易观察到静止性震颤。而当患者移动其肢体时,静止性震颤减弱或停止。静止性震颤是帕金森病的一个重要特征,有时亦被称为**帕金森震颤**。震颤往往是不对称的,主要涉及手和上肢,但亦可涉及下肢和嘴。由于患者可表现出用拇指和其他手指搓制东西的动作,因此有时亦被描述为**搓丸样震颤**。静止性震颤的频率通常为 3~5Hz。

与此相反的是,**姿势性震颤**在患者将肢体保持在某种姿势时表现最为突出(如双臂平举与地面平

表 16.4　震颤的分类
静止性震颤
帕金森样震颤
小脑疾病（"红核"震颤）
腭震颤
姿势性震颤
特发性震颤
中毒/代谢原因
增强的生理性震颤
神经肌内障碍
小脑疾病（"红核"震颤：躯干和头部蹒跚）
帕金森病
意向性震颤
小脑扁桃体性共济失调
所有引起姿势性震颤的原因，特别是运动结束时的
震颤
其他类似震颤的异常
阵挛
肌阵挛
扑翼样震颤
肌张力障碍性震颤
肌束震颤
运动性癫痫

行），但休息时震颤消失。特发性震颤是其最典型的代表，其亦可以说是最常见的运动障碍。特发性震颤有时亦被称为家族性、良性或老年性震颤，尽管严格上讲这些名称均不完全准确。**特发性震颤**的频率为 5~8Hz。其最常涉及手或臂部，亦可影响颌、舌、唇、头部、声带，较少涉及腿或躯干。其通常为双侧性的，但亦可表现为不对称性。震颤可以是轻微的，亦可以导致明显的功能障碍。患者常抱怨难以举一杯水而不溢出，其亦可能存在书写困难的问题。压力增大时，震颤增强，而 β-肾上腺素能拮抗剂，如普萘洛尔往往可以改善震颤的症状。经常饮酒可以暂时性减轻震颤。特发性震颤常为家族性常染色体显性遗传，但亦存在散发病例。起病可随时发生于成年早期到老年期的任何阶段，其震颤程度随时间只有轻微进展。轻症患者不需要治疗，重症患者在给予 β-受体阻滞剂或扑米酮后症状会有所改善。在特别严重的病例中，腹外侧丘脑切开术或丘脑刺激（见临床要点 16.4）可能有效。

姿势性震颤亦可由多种药物、代谢紊乱、乙醇戒断、强烈的恐惧、焦虑以及其他因素所引起。在一些病例中，震颤被认为是由正常的**生理性震颤**增强所引起的，生理性震颤存在于所有个体中，但没有

特殊的设备通常不可见。生理性震颤的频率为 8~13Hz，比原发性震颤的频率稍高，咖啡因可增加其频率。此外，外周神经肌肉疾病可引发姿势性（意向性）震颤。某些帕金森病患者实际上除了比较典型的帕金森病静止性震颤，还伴有位置性震颤。

意向性震颤亦被称为**共济失调震颤**，由于其常为小脑疾病导致的共济失调的伴发症状，因此而得名，见第 15 章（见临床要点 15.2）。意向性震颤常在患者试图移动肢体接近目标时出现，表现为在多个平面的、不规律的摆动运动。意向性震颤（或共济失调震颤）的频率为 2~4Hz。

有时人们会使用其他术语来表述震颤，因此可能会造成混淆。**动作性震颤**指姿势性震颤或意向性震颤，或两者均有。引起姿势性震颤的疾病往往亦会引起意向性震颤。**静息性震颤**指静止性震颤或姿势性震颤。意向性震颤有时亦被称为**运动性震颤**。同意向性震颤类似的是，如果震颤在运动结束时增强，这种震颤被称为**终末位震颤**。此外，终末位震颤亦可能由于肢体接近其最终位置，出现姿势性震颤而产生。

在结束震颤这个话题前，让我们简要地讨论一下表 16.4 中列出的其他例子。除了共济失调（意向性）震颤，小脑病变亦可在休息或维持某种位置时引起其他类型的震颤。尽管称为**红核震颤**，但其并不是由红核损伤引起的，而是由邻近的小脑上脚或其他小脑环路损伤而引起的。红核震颤频率为 2~4Hz，通常静止时其频率较低，但是一旦肢体稍微伸展、试图维持某个位置或执行动作时，震颤会变得特别剧烈。红核震颤常由多发性硬化症或脑干梗死所引起，类似于肝豆状核变性时的震颤。

见于小脑疾病的其他静止性休息震颤包括躯干和头部的蹒跚状态（一般伴有蚓部病变）以及腭震颤。**腭震颤**以其在睡眠中持续存在为特征，根据这点可将其同大多数其他形式的震颤区分开来。腭震颤曾被称为**腭肌阵挛**，但由于其运动是双相性的而不是单相性的，目前将其归为震颤。腭震颤频率为 1~2Hz，有时可延伸至面部甚至上肢近端。一些患者抱怨可听到"咔嗒声"，这是由于腭帆张肌收缩导致咽鼓管的运动而造成的。将肉毒杆菌毒素注射到腭帆张肌可缓解这一症状。典型的腭震颤通常由中央被盖束的损伤而引起（见图 15.9A），最常见的病因为脑干梗死，亦可由多发性硬化或创伤所引起。

其他可以引起节律性或半节律性运动的异常可能会同震颤相混淆，这些异常包括阵挛、肌阵挛、

扑翼样震颤、肌束震颤以及局灶性阵挛性发作。这些异常并不属于真正的震颤。

临床要点 16.2
帕金森病和相关疾病

帕金森病是黑质致密部多巴胺能神经元缺失而引起的一种原发性神经退行性病变，其特征为非对称性的静止性震颤、运动迟缓、强直以及姿势不稳，通常对左旋多巴治疗有反应。而**帕金森结合征**和**帕金森征**常用来描述其他可以导致帕金森样症状(特别是运动迟缓和强直)的病变。本节我们将首先讨论原发性帕金森病，然后简要回顾一些与帕金森综合征相关的病变(表 16.5)。

原发性帕金森病

帕金森病为全世界范围内广泛发病的、病因不明的散发性疾病。其发病年龄通常为 40~70 岁。在 65 岁以上人群中，帕金森病发病率大约为 1%。除家族性帕金森病的罕见病例外，一般无家族遗传倾向。病理上来看，由于黑质致密部中富含色素的多巴胺能神经元损伤，因此从横断面上观察黑质颜色较苍白(图 16.10A)。残余的多巴胺能神经元具有典型的胞浆包涵体，称为**路易体**。路易体为嗜酸性物质，富含泛素和 α-突触核蛋白，有淡淡的光晕 (图 16.10B)。神经系统其他区域亦可存在富含色素的神经元缺失。

表 16.5　帕金森综合征的鉴别诊断
帕金森病
药物引起的帕金森样症状(多巴胺受体阻滞剂)
多系统萎缩
纹状体-黑质变性
Shy-Drager 综合征
橄榄核-脑桥-小脑萎缩
进行性核上瘫
(Steele-Richardson-Olszewski 综合征)
路易小体痴呆
皮质基底核变性
Machado-Joseph 病(SCA-3)[a]
齿状核红核苍白球萎缩
青少年起病的亨廷顿病
肝豆状核变性
一氧化碳中毒
MPTP 中毒
Von Economo 流行性脑炎
狙击员痴呆
血管性帕金森综合征
其他代谢和神经变性疾病
类似于帕金森综合征的其他疾病
脑积水
额叶功能障碍(意志缺乏,紧张症)
弥漫性皮质下损伤
甲状腺功能减低症
抑郁症

[a]SCA-3:脊髓小脑性共济失调,3 型。

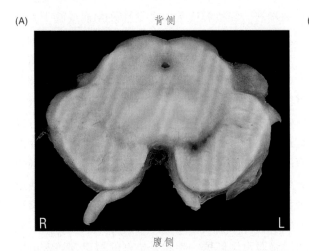
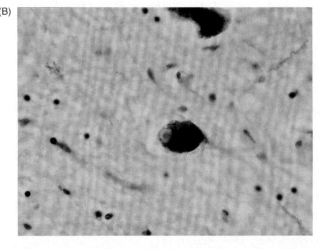

图 16.10　帕金森病的病理学改变　(A)死于帕金森病患者的中脑切面。由于黑质致密部有色的多巴胺能神经元发生退行性病变，可见右侧黑质中灰白色范围较广。(B)来自另一名帕金森病患者的黑质显微切片显示典型的路易体。路易体的特征为在富含黑色素的多巴胺能神经元的胞体中可见颜色较深 (粉色) 的中心伴随有较浅的光晕。(A From Nolte J. 1999. *The Human Brain*. 4th Ed. Mosby, St. Louis; courtesy of Naomi Rance, University of Arizona College of Medicine. B courtesy of Jean Paul G. Vonsattel, Massachusetts General Hospital, Harvard School of Medicine.)

帕金森病的诊断基于临床特征。起初,患者可能只有一些细微的肢体活动困难、动作减慢,或出现非对称性的静止性震颤。最终,原发性帕金森病患者通常表现出典型的三主征——**静止性震颤、运动迟缓**,以及齿轮样**强直**,伴有姿势不稳所导致的**步态不稳**。这种异常开始出现在单侧,之后转变为双侧,但其严重程度仍具有非对称性。**左旋多巴**治疗有助于改善其症状。

当左旋多巴治疗无效、患者表现出对称性的症状或不伴有静止性震颤时(尽管高达 30% 的帕金森病患者并不发展为震颤),应怀疑可能不是帕金森病,而是其他疾病。怀疑为其他诊断时可从以下方面进行考虑:是否表现出非典型的帕金森障碍(我们将在稍后讨论),姿势不稳出现的特别早,或症状迅速恶化。帕金森病的进展比较隐匿,一般经过 5~15 年,最终导致严重的残疾和死亡。由于其在生命晚期发病,许多患者死于其他原因,而不是帕金森病的直接结果。

帕金森病的一些临床特点值得更详细的讨论。临床要点 16.1 已讨论过静止时出现的 "撮丸样震颤"和齿轮样强直。帕金森病时呈现出大量运动迟缓和运动减退的临床表现。自发性眨眼率和面部表情减少被称为**面具脸**或**表情缺失**。发音过弱、语速急促、喃喃自语。扫视速度明显下降,平滑移视运动常被分解为一系列的追赶扫视。书写的字变小,被称为**写字过小症**。呈弯腰姿势,有的患者可能伴有一定的肌张力障碍。姿势不稳、保持平衡的姿势调整反射能力减弱,最终导致出现典型的**帕金森步态**(见表 6.6)。如果稍向后拉,患者会出现后冲,需要后退几步以重新获得平衡,亦有可能摔倒。不借助于手的支撑,患者往往无法从椅子上起来,患者亦伴有启动步态困难。一旦患者开始行走,其步幅往往较小,并且擦地行走,被称为**慌张步态**。患者有时呈现出频繁地停止和以小碎步向前行进,被称为前冲。其手臂摆动减少,常表现出整体转身(转身时不伴有正常的转体)。重复敲打眉间并不能引起眨眼次数的下降(**Myerson 征**)不仅出现于帕金森病中,在其他神经退行性疾病中亦可见。

痴呆并不是帕金森病的早期症状,但在疾病进展期,痴呆的发病率为 15%~40% 或更高。一些病例的痴呆可能是由于阿尔茨海默病和帕金森病同时发生引起的,而另一些病例可能是由路易体病引起

的(稍后讨论),但更多情况下,这两个原因均无法解释。帕金森病进展期患者往往表现出**思维迟钝**,其回答问题的速度减慢,但如果给予充足的时间,回答问题可能是准确的。抑郁和焦虑是常见症状,尤其在帕金森病进展期。在帕金森病中,其他未知原因的症状包括脂溢性皮炎和唾液分泌过多。有趣的是,帕金森病的早期症状之一是其常影响嗅觉(嗅觉丧失),这可能与嗅球和前嗅核的退行性病变有关(见图 18.5)。

左旋多巴为治疗帕金森病最有效的药物。大多数配方中还含有**卡比多巴***,后者为不能通过血-脑屏障的脱羧酶抑制剂。卡比多巴可以在外周组织中抑制左旋多巴降解为多巴胺,从而使其在中枢神经系统中转化为更多的多巴胺。多巴胺最常见的外周副作用为胃肠道紊乱和直立性低血压,而卡比多巴可以显著降低这些副作用。较大剂量的左旋多巴有时可导致精神症状,如精神错乱。

随着帕金森病的进展,采用左旋多巴治疗会带来其他问题。在服药期间可出现讨厌的**药效减退**,患者可出现**僵直**,变得几乎无法动弹。与此相反的问题是左旋多巴诱发的运动障碍也变得越来越麻烦。在帕金森病进展期,患者可能会经历越来越多的开关现象,在运动障碍和不动之间波动,仅在很短的时间内具有运动功能。这些发生于帕金森病进展期的波动可能是由两个因素造成的:多巴胺水平的调节异常以及针对间歇外源性给药产生的异常生理反应,这样就导致了网络不稳定。缓释制剂可能有助于缓解开关现象。此外,近期研究表明,儿茶酚氧位甲基转移酶(COMT)抑制剂和单胺氧化酶(MAO)抑制剂最可能有助于维持脑内多巴胺水平,减少药效减退。

目前针对是否在早期阶段开始左旋多巴治疗,还是当其他药物不再发挥作用时才在晚期使用左旋多巴治疗仍存在一些争议。其他用于治疗帕金森病的药物包括抗胆碱能剂,如甲磺酸苯扎托品和苯海索(安坦)。抗病毒剂金刚烷胺具有抗胆碱能和抗谷氨酸能作用,亦可能增加纹状体中多巴胺的释放。多巴胺能激动剂,如罗匹尼罗和普拉克索在治疗方面的作用越来越大。司来吉兰通过抑制多巴胺分解发挥作用。早期报道司来吉兰可能会延缓帕金森病的进展并没有得到证实。近期研究已证明,不可逆性的 MAO-B 抑制剂雷沙吉兰具有有效的治疗

---

*除美国外,在其他国家,常用外周多巴脱羧酶抑制剂苄丝肼替代卡比多巴。

作用。在临床要点 16.4 中,我们将讨论帕金森病的手术治疗。

通过回顾图 16.7,我们将清晰地看到帕金森病中纹状体多巴胺能传入的减少,通过基底核的传出(直接通路和间接通路),导致对丘脑的抑制增强,最终引起运动功能减退性运动障碍。此外,图 16.7 清晰表明增强多巴胺作用或抑制胆碱能作用的药物对治疗有效。然而,我们需要意识到这一简化的示意图仍不完整,如其并不能解释帕金森病中的震颤。

帕金森综合征的其他病因

抗精神病药和止吐药**多巴胺拮抗剂**,如氟哌啶醇和丙氯拉嗪通常会导致帕金森病样症状,如强直、运动减退,甚至静止性震颤。与帕金森病不同的是,其发病通常较为突然,且症状为对称性的。有时在停药后症状还可持续数月,这就使得在评估亚急性起病的帕金森综合征患者时,仔细询问服药史变得十分必要。

有几种神经退行性病变并不是帕金森病,但却与帕金森综合征有关(见表 16.5)。这些有时被称为帕金森叠加征群。它们往往产生非典型帕金森症状,不同于原发性帕金森病,其具有相对对称的症状,无静止性震颤,早期出现姿势不稳,以及对多巴胺能药物反应不大等。一些伴发有**非典型的帕金森综合征**的神经退行性病变可被归于**多系统萎缩**之下。这些疾病包括纹状体黑质变性、Shy-Drager 综合征和橄榄体脑桥小脑萎缩。多系统萎缩亦包括黑质致密部多巴胺能神经元的损失(见图 16.7)。此外,还存在投射到苍白球和黑质网状部的纹状体神经元的损失。因此,即使药理学上增强多巴胺的传递效率,仍然会降低对基底核传出核团的抑制作用,从而增强对丘脑的抑制作用,导致帕金森样症状(见图 16.7)。这可能可以解释多系统萎缩相比帕金森病对左旋多巴的相对不敏感。当纹状体黑质变性时,非典型帕金森综合征经常发生。**Shy-Drager 综合征**伴有脊髓中间带外侧核细胞明显萎缩(见图 6.4D 和图 6.12B)。因此,Shy-Drager 综合征患者表现为帕金森综合征,且伴有自主神经紊乱,如显著的直立性低血压、阳痿和尿失禁(见临床要点 7.5)。**橄榄体脑桥小脑萎缩症**的特征是具有帕金森样症状和共济失调。多系统萎缩这些不同的征候通常会显著重叠。

另一个重要的神经退行性病变——**进行性核上性麻痹(PSP)**,也被称为 Steele-Richardson-Ol-

szewski 综合征,帕金森综合征也是其主要症状。患该疾病时,中脑周围的多个结构以及间脑交界处发生变性,这其中就包括上丘、红核、齿状核、底丘脑核和苍白球。在发病早期,**垂直眼球运动**的范围通常显著受限,包括向上和向下扫视(见第 13 章)。这一症状应该与许多其他神经变性条件下或正常老化时眼睛向上运动功能轻度降低区分开。PSP 患者也有蜡样强直、运动迟缓和在疾病早期经历摔倒等特点。患者往往有睁大眼睛盯着的特点。与帕金森病不同,在 PSP 发病早期出现的僵直主要出现在近侧——例如,在颈部而不是在四肢。

路易体痴呆(也被称为弥漫性路易体病)正逐渐被认为是帕金森综合征和痴呆的一个重要病因。患有该疾病时,可在黑质和整个大脑皮层中发现路易体。患者在疾病早期常有显著的精神症状,包括视觉幻觉,并且往往有发作性加重。在**皮质基底核变性**时,有类似于帕金森病的不对称的帕金森综合征,以及四肢肌张力障碍和显著的皮质功能特征,如失用症(见临床要点 19.7)、神志恍惚或外星人肢症("我的手/腿有自己的意识"),并有皮质脊髓的异常。

Machado-Joseph 病(又称脊髓小脑性共济失调 3 型)和**齿状核红核苍白球丘脑小体萎缩(DRPLA)**是罕见的神经退行性疾病,通常具有帕金森样症状的特征。两者都是由常染色体显性遗传传递并且通过三核苷酸重复序列扩增引起的(见临床要点 16.3)。**亨廷顿病**是另一个由三核苷酸重复序列扩增引发的疾病,起病于儿童期或成年早期的患者可有显著的帕金森样症状。肝豆状核变性(见临床要点 16.1)也可引起震颤、僵直和运动迟缓。帕金森综合征亦可以被看作是一氧化碳中毒的滞后效应。吸毒者暴露在毒素 MPTP 的同时,服用一种人工合成的哌替啶,可破坏致密部多巴胺能神经元导致帕金森综合征。

在 1914—1930 年期间,有一种叫 von Economo 流行性脑炎的流行病,从那以后就消失了。许多患者在患了该病之后,患有严重的帕金森综合征。拳击手可能会患**拳击员痴呆症**,症状有帕金森综合征和认知能力下降。可能存在的由纹状体或黑质腔隙性卒中造成的**血管性帕金森综合征**一直难以被确认,因为无症状腔隙性疾病太常见了。从病理上看,这些患者应该有腔隙性疾病,但没有路易小体。许多其他原因引起的帕金森综合征超出了本书的范围(详细介绍请参阅本章最后参考资料部分)。然而,我们还应该注意到,运动徐缓、强直或伸展过度、发音不足,以及步态不稳等症状也可出现在**脑积水**、额叶损伤(意志力丧失)、精神分裂症进展期(紧张症),以及**弥漫性皮质下疾病**中,而这些疾病有时很难与帕金森综合征相区分。此外,严重的**甲状腺功能减退症**或**抑郁**可引起运动缺乏,可能会被误诊为帕金森综合征。

临床要点 16.3
亨廷顿病

亨廷顿病是常染色体显性遗传的渐进性神经退行性病变,通常伴有舞蹈病样运动障碍、痴呆和精神异常,最终导致死亡。亨廷顿病的病理标志是纹状体的进行性萎缩,尤其是在尾状核。临床表现包括之前讨论过的所有四个基底核功能通道的异常(见表 16.2;图 16.8)。具体而言,亨廷顿病会导致躯体运动、眼球运动、情绪和认知异常。

亨廷顿病的总患病率为 4~5/100 000 人,它在北欧人种中发病率更高。发病年龄通常在 30~50 岁,但早发型和晚发型病例也偶尔可见。初始症状通常是轻微的舞蹈病(见临床要点 16.1)和行为障碍。这些症状可能被患者所忽视,而被家属或其他人发现。在询问病史时,检查者往往让患者回想几年前的异常情况。有趣的是,亨廷顿病患者往往在其他异常表现明显之前先检测出轻微的眼球运动异常。这些异常包括扫视缓慢、平稳随意眼动受损、缓慢的视动性眼球震颤(见第 13 章),以及典型的不转头或眨眼时开始扫视困难。

早期运动异常,正如临床要点 16.1 所描述,包括轻微舞蹈病,如轻度抽搐、不安运动等。轻度舞蹈病可自发地抑制,而检查者可通过让患者行走或要求他们紧闭双眼并张开双臂使症状更加明显。除了舞蹈病,其他异常症状包括抽搐、手足徐动症和肌张力障碍综合征。在罕见的幼年发病患者中,经常表现出帕金森样症状。

常见的精神症状包括情感障碍,如抑郁症、焦虑症、强迫症、冲动或破坏性的狂躁样行为,或包括精神病。认知障碍包括多方面,如注意力下降(见临床要点 19.14)、记忆障碍(影响近期和远期两种记忆)、命名性失语(见临床要点 19.6),以及执行力的损害(见临床要点 19.11)。严重的亨廷顿病患者有严重的痴呆症,并且失去了几乎所有运动功能。他们处于卧床状态,无法说话,通常死于呼吸系统感染。从出现症状开始,中位生存期约为 15 年。

病理上,亨廷顿病最显著的变化是尾状核进行性萎缩。同时,壳核也有萎缩,伏核亦有轻度萎缩。正如已经指出的,最初变性影响纹状体间接通路的神经元(见图 16.7),这可能解释了为什么通常会导致运动过多的运动障碍。尾状核和壳萎缩可能导致侧脑室在 CT 和 MRI 扫描时出现扩大。这种情况很容易与脑积水区别开,亨廷顿病患者的尾状核头部常不能形成位于冠状切片侧脑室壁上的隆起(见图 4.14C)。随着病情的发展,大脑皮质也会发生较轻的萎缩。

引起亨廷顿病的异常基因于 1983 年被发现,并于 1993 年克隆,这在人类遗传学上是一个里程碑式的成就。该基因定位于 4 号染色体,包含三核苷酸 CAG 重复序列。正常人在这个基因有少于 34 个 CAG 重复。拥有超过 40 个 CAG 重复的人,或患有亨廷顿病,或最终发展为这种疾病。CAG 重复的次数越高,症状出现越早。导致亨廷顿病的基因编码的蛋白称为亨廷顿蛋白。目前研究正在积极进行,试图阐明为何增加 CAG 重复序列扩增可导致亨廷顿病。希望这些信息能够为这种灾难性疾病提供治疗办法。除了引起亨廷顿病的基因,其他一些有显著神经系统表现的遗传性疾病也被发现是由三核苷酸重复序列扩增引起的。

亨廷顿病的疑似诊断可基于典型的临床特征,尤其是如果患者有阳性家族史。其为常染色体显性遗传伴完全外显。然而,在许多情况下,家族史不详或者可能只存在一些提示信息,如父母早逝或是收留儿。应在鉴别诊断中考虑舞蹈病的其他原因(见临床要点 16.1)。由于亨廷顿病基因的克隆,现在可以实现在亨廷顿病症状出现之前进行基因检测。由于亨廷顿病是无法治愈的,这样的基因检测亦带来了许多伦理问题。因此该基因检测只在同意进行的成年人中进行。

治疗亨廷顿病目前只能针对减轻症状和不改变疾病的进程。服用多巴胺耗竭剂丁苯那嗪或多巴胺受体阻断安定药可在一定程度上缓解舞蹈病。精神症状可以联合心理辅导和精神药物进行治疗。未来,随着分子医学的进步,将会有更多更明确的治疗方法治疗亨廷顿病和其他退行性疾病。

临床要点 16.4
立体定向手术和深部脑刺激

立体定向(定位)手术是一种比较古老的技术,

近年来被越来越多地应用于神经外科。这种方法基于表面的坐标,能相对精确地定位大脑三维空间结构。该技术有几种变型,在这里只对基本概念进行讨论。

要建立一个立体坐标系,首先需要在患者的头部设定参照系。在立体定向手术中建立参照系的方法包括在患者的头皮放置一系列小、且不透射线的标记物,或在局麻下将一个刚性框架固定到颅骨。对带有参照系的患者进行 CT 或 MRI 扫描,那么获得的图像就包括脑和参照系。然后计算机程序就可以根据外部参照系来计算大脑任何点的相对位置。

带有外部参照系的患者随后被带到手术室。根据扫描图像所提供的信息,外科医生可以通过颅骨上的小孔,将针尖或探头尖端放置到大脑中的精确位置。这个过程可以在局麻下进行。这种立体定向技术已经在神经外科有了很多应用。例如,可以通过插入的细管来进行位于大脑深部病变组织的活检。在立体定向技术应用之前,类似的活检可能需要高度创伤的手术或根本不可能实施。如脓肿一样的积液,进行立体定向引流可带来治疗性的效果。除了手术,立体定向技术也可用于放射治疗。这种技术被称为**立体定向放射外科手术**,可将高度聚焦的放射线靶向射到大脑中的特定位置,如伽马刀或射波刀。

在治疗运动障碍性疾病时,借助立体定向技术可在基底核通路的特定部位仔细地放置刺激器或进行精确毁损。在最近几年,**神经刺激术**是一个不断发展的领域,包括安置于外周神经、脊髓、大脑皮质,或深部脑结构的电刺激仪器。根据刺激的部位,这些器件已被用于治疗慢性疼痛、运动障碍、癫痫和精神疾病。**脑深部电刺激(DBS)**的电极位于脑深部结构,如基底核或丘脑。DBS 是一个在功能性神经外科快速发展的领域。由于 DBS 具有可逆性的优势,并允许灵活地调整刺激参数,DBS 的使用越来越多,而使用立体定向毁损来治疗运动障碍变得不太常见。

DBS 的机制仍在研究,可能与去极化阻遏,或由于连续刺激,刺激电极尖端附近的神经元出现可逆的功能障碍有关。在 DBS 中,刺激是由一个长期植入的刺激装置所释放的,并且可以在任何时候通过外部装置来控制或关闭。与此相反,用立体定向损伤方法,足够的电流可在电极尖端附近造成永久损伤。在特定位置损伤后不需要植入设备,这样对患者有利,其减少了一定的感染风险并降低了成本。损伤过程基于部位,最常见的有**苍白球切开术**(内侧苍白球)、**丘脑切开术**或**底丘脑切开术**。直接比较试验是对比 DBS 与定位损伤,然而,目前 DBS 被更为广泛地应用。

最常见的由 DBS 或定位损伤治疗的三个运动障碍包括难治性帕金森病、肌张力障碍以及特发性震颤。在严重的帕金森病,刺激底丘脑核或内侧苍白球可减少开关波动 (见临床要点 16.2),增加了"开"的时间并减少运动迟缓和僵直。治疗最初是在症状恶化侧的对侧,但在某些情况下可以是双侧的。可以通过以下方式解释治疗的有益效果:由于内侧苍白球功能抑制,降低了向丘脑的抑制性输出;或通过抑制底丘脑核的功能,降低苍白球输出(见图 16.7)。这些手术也大大改善了药物引起的运动障碍,但原因不明。目前还不清楚为什么干扰基底核向丘脑的输出通常不会产生功能障碍,这一事实强调继续研究这些环路的必要性。

对于**难治性肌张力障碍** (见临床要点 16.1),DBS 或损伤底丘脑核或内侧苍白球同样有效。研究表明,**原发性震颤**(见临床要点 16.1)与 VL$_p$ 神经元同步放电相关联,也被称为**丘脑腹中间核(VIM)**,是小脑向皮层投射的主要丘脑中继核。DBS 或丘脑 VIM 损伤能有效治疗难治性特发性震颤、严重帕金森样震颤,或由其他原因造成的严重震颤,如多发性硬化症震颤。

另一种手术方法是移植胎儿中脑的神经元或肾上腺嗜铬细胞到帕金森病患者的纹状体。移植的长期效果仍不确定,并且,随着近几年立体定向损伤和 DBS 的兴起,对移植方法的关注在逐渐减弱。

临床病例

病例 16.1 单侧拍动和投掷

小病例

1 名 65 岁呈 HIV 阳性的男性患者**右侧上肢和下肢发生不自主的投掷运动**,在 1 个月的时间内进行性加重,使得步态和右手的使用十分困难。查体示**右上肢发生连续广泛的、无法控制的拍动和画圈样投掷运动,并且右腿偶发抽动**,步态不稳,向右侧跌倒。其余的体格检查无异常。

定位和鉴别诊断

1. 根据上述粗体字显示的症状和体征,损伤在什么部位?

2. 最可能的诊断是什么,其他的可能性是什么?

讨论

本病例的关键症状和体征是:

● **右上肢和右下肢连续广泛的、无法控制的投掷运动**

1. 这名患者表现为单侧的运动过度障碍,我们可以将其描述为偏身投掷症或偏身舞蹈病(见临床要点 16.1)。正如在先前章节对运动过度障碍和运动减少障碍的讨论,以及在临床要点 16.1 中提到的,运动过度障碍通常是由对侧底丘脑核或纹状体间接通路的功能障碍引起的(见图 16.7)。图 16.7 可以明确的是,任意一个部位的损伤都可以导致从苍白球内侧部(以及黑质网状部)向丘脑的抑制性传出的减弱,而引起从丘脑向运动皮层兴奋性活动的增强。

最有可能的临床病灶部位是左侧底丘脑核或左侧纹状体。

2. 考虑到患者的年龄,最有可能的诊断是左侧底丘脑核或左侧纹状体的腔隙性梗死。在这些位置的微小出血也有可能。然而,对于梗死和出血来说,长达一个月的逐渐起病的病史也是不常见的。尤其是患者有 HIV 病史,也应该考虑其他脑损伤。艾滋病患者最常见的颅内占位病变是弓形虫或原发的中枢神经系统淋巴瘤(见临床要点 5.9),这些病变都会发生在底丘脑核或纹状体。

临床病程和神经影像

利用钆增强的**脑部磁共振**(影像 16.1)显示左侧底丘脑核有一个环状增强的病变(与图 16.4D 和图 16.9 相比)。考虑到临床情况,给予患者抗弓形虫的经验性用药,包括乙胺嘧啶和磺胺嘧啶(见临床要点 5.9)。血清和脑脊液检测显示抗弓形虫抗体阳性。4 周后,患者右侧的偏身投掷症逐渐消失,但他在指鼻试验和跟膝胫试验中仍有广泛的晃动运动,复查磁共振显示病变显著缩小,对治疗敏感。4 个月后的磁共振显示病变基本消失,只有一个小的均质增强影。

病例 16.2　不规则的抽动和婚姻问题

主诉

一名 35 岁男性患者最近发生了抽动症状,他的妻子因为婚姻问题陪同他去看精神科医生。

病史

患者的妻子诉近几个月来,她的丈夫**偶尔会出现头部、躯干以及肢体的不规则抽动**。夜里入睡时会不时地发生磨牙症状,在不自觉的情况下紧紧地抓住妻子的手,或大声地吞咽。她的**丈夫否认有任何的不自主行为**,但说"可能有这些情况"。他本人承认偶尔有蹒跚情况发生,最近曾从一小段楼梯上跌倒。**然而,他否认**这些表现代表他最近几年来有步态上的显著改变。患者是一名小公司的销售员,他否认有因为智力或精神问题引起的抑郁或其他问题。在军队里,他曾是一名高尔夫球高手。在看病期间,他的击球能力下降,但他将此归因于练习频率下降。他的妻子感到发生了一些异常,就敦促他去看医生,但他的拒绝引发了**强烈的争执**。

家族史

患者妻子的家族史无异常。患者本人没有兄弟姐妹,他的父亲因亨廷顿病死于 50 岁(44 岁确诊)。他母亲的家人没有受到影响。下面的谱系图提供了进一步的细节:

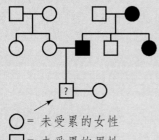

○ = 未受累的女性
□ = 未受累的男性
● = 患有亨廷顿病的女性
■ = 患有亨廷顿病的男性
? = 该男性患者

查体

在问诊结束时,精神科医生对患者进行了查体。

生命体征:体温 37℃,脉搏 76 次/分,血压 140/80mmHg,呼吸频率 16 次/分。

颈部:柔软。

肺部:清楚。

心脏:节律规则无杂音。

腹部:正常。

四肢:正常。

神经系统查体

精神状态:神志清,定向力好,语言流畅。注意力和计算能力好。在 5 分钟后回忆 3/3 物品。**反应呈现轻度到中度迟钝**,在咨询和陈述对情感产生影响时有一些淡漠,例如,"如果我已经得到它,我就已经得到它了"。

脑神经:除**扫视眼动有中度缓慢**外,其余正常。

运动:运动减少,**面部、颈部、躯干以及上肢出现短暂、不规则以及看上去十分不安的活动。所有肢体的肌张力正常或轻度下降。所有肌力都是 5 级**。

反射:

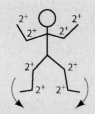

协调运动:指鼻试验和跟膝胫试验正常。

步态:正常。患者走路时不自主运动未明显增多。**直线连足行走有轻度不稳**。

感觉:正常。

定位和鉴别诊断

1. 根据上述粗体字显示的症状和体征,对于这名患者,通过基底核的四个平行通路中(见表 16.2)哪个是不正常的?

2. 这名患者是否有主要的运动过多或运动减少的障碍?参考图 16.7,指出基底核哪个部分的功能障碍可以解释这种运动?

3. 假设患者与家族中其他成员罹患同样的疾病,患者家族史谱系图显示的是哪一种遗传模式?最有可能的诊断是什么?什么样的基因异常引起了这种障碍?患者大脑的哪一部分受到了影响?

讨论

本病例的关键症状和体征是：

● **不规则的抽动运动,肌张力轻度下降,步态不稳**

● **扫视眼动中度减慢**

● **情感刻板,喜欢争执,否认有任何不自主运动**

1. 异常运动提示患者的病情涉及运动通道；眼动功能受损提示患者的病情涉及眼球运动通道(见表 16.1)。患者的情感改变和无法克制的行为提示患者的病情可能涉及边缘系统和前额通道(见临床要点 19.11)。

2. 这名患者有双侧运动过多型运动障碍,最好的描述就是轻度痉挛或舞蹈病(见临床要点 16.1)。这种类型的运动过多可能是由双侧底丘脑核或间接通路中的纹状体神经元功能障碍引起的 (见图 16.7)。

3. 患者谱系图显示疾病为常染色体显性遗传病。最有可能的诊断是亨廷顿病 (见临床要点 16.3)。这种疾病是由编码亨廷顿蛋白的基因内 CAG 三核苷酸重复序列扩增引起的, 而该基因定位于 4 号染色体。在亨廷顿病早期,主要是纹状体中参与间接通路的神经元被累及 (见图 16.7)。在疾病晚期,患者的双侧尾状核和壳发生广泛变性,大脑皮质也有轻度改变。

临床病程和神经影像

精神科医生担心这对夫妇中的丈夫可能发生了早期亨廷顿病,因此他将患者介绍给了神经科医生。这个病例发生在 20 世纪 70 年代,这时还没有用于亨廷顿病的基因检测技术。给予巴氯芬药物治疗可以在一定程度上减少患者的不自主运动。

3 年后,患者的症状显著进展,他短暂入院接受进一步的评估。在实习期内他丢掉了销售员的工作,原因是他的工作进度太慢。后来他又因为被抢劫丢掉了送报纸的工作。此外,患者最近还离婚了。查体显示,他的精神状态明显呈现轻度激惹,当语速加快时还出现了语言混乱。此外,当要求患者重复没有意义的音节时,他会出现一些错误。他还出现了四肢阵发性的不自主抽搐,肢体远端比近端更严重。患者有轻度的蹒跚步态,伴随肌张力障碍性肢体姿势。头部 CT 显示除侧脑室轻度扩张外其余正常。除低电压外,患者 EEG 正常。

在首次发病后 11 年, 患者由于驾照被吊销时产生自杀念头再次入院治疗。他说警察要求他停车,但他无法说出为什么,只是说他正努力向左转。他的最后一份工作是在 1 年前做的,是一份送报纸的兼职。他仍旧无法独立在家生活,查体显示患者意识和定向力好,语言流畅但节奏异常,可以完成复杂的命令要求。患者的记忆和计算力完好,但情绪易变,行为呈现出沮丧、易怒和冲动。例如,患者威胁如果不能开车就自杀。他对他的病情认识很差,仍然否认有语言和运动方面的异常。运动功能检查显示患者肌张力低,运动呈不连续性(见临床要点 19.14),他的舌头、上肢、颈部和躯干都有持续的舞蹈样运动。这种不自主运动在行走时会加重,而且患者无法完成直线连足行走。

与正常人相比(影像 16.2B),此时的**脑部 MRI** 显示患者侧脑室壁显著变平(影像 16.2A)。这种形状提示患者尾状核头的双侧萎缩,因为尾状核头在正常情况下会凸入侧脑室(见影像 16.2B)。值得注意的是,也可以见到一定程度的皮质萎缩。

患者接受了药物治疗,包括多巴胺受体拮抗剂氟哌啶醇,疗效有限。当确定他不会再有自杀倾向时,患者被允许回到家中,作为门诊患者,他同时接受精神科医生和神经科医生的随访。2 年后,他无法在家中生活, 被要求长期在精神专科接受住院治疗,随后在那里逝世。

相关病例

影像 16.2C 显示两个大脑半球的冠状位影像。右边一半来自死于亨廷顿病患者的大脑(该患者与病例 16.1 中的患者不同)。左边半个是来自一名死于交通事故的正常人的大脑。值得注意的是,亨廷顿病患者的大脑有尾状核和壳的严重萎缩,以及伏核和大脑皮质的部分萎缩。

病例 16.1　单侧拍动和投掷

影像 16.1　左侧底丘脑核环形增强的弓形虫病变　钆增强的 MRI T1 加权冠状位成像。

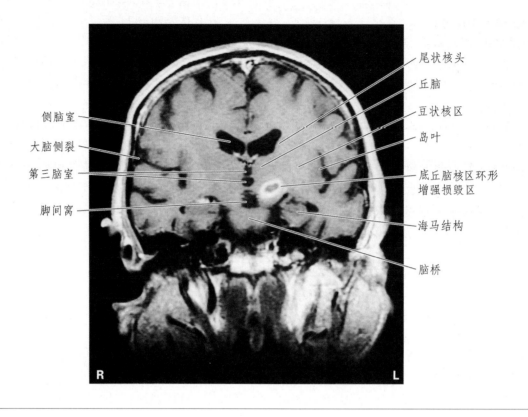

- 尾状核头
- 丘脑
- 豆状核区
- 岛叶
- 底丘脑核区环形增强损毁区
- 海马结构
- 脑桥

- 侧脑室
- 大脑侧裂
- 第三脑室
- 脚间窝

病例 16.2　不规则的抽动和婚姻问题

影像 16.2 A　尾状核头萎缩相关的亨廷顿病　MRI T1 加权冠状位成像。　(A)由于尾状核头和壳的严重萎缩,侧 脑室壁异常凹陷;大脑皮层亦轻度萎缩,这些是亨廷顿病的典型表现。

(A)

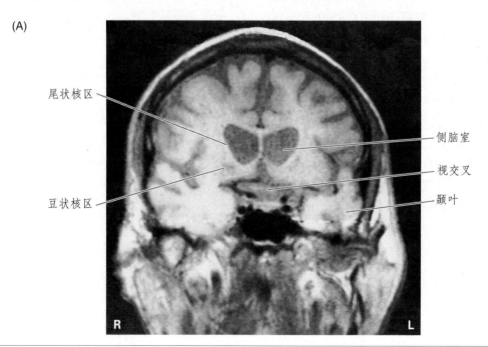

- 尾状核区
- 豆状核区

- 侧脑室
- 视交叉
- 颞叶

病例 16.2 （续）

影像 16.2 B 来自另一患者相同平面的正常 MRI 做对 照。请注意，由于尾状核头的膨大，正常侧脑室壁为凸形。

(B)

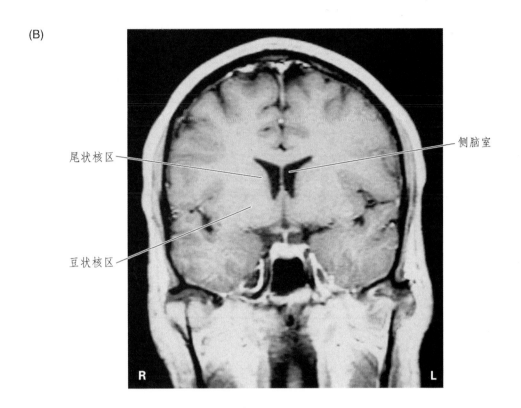

尾状核区

豆状核区

侧脑室

R   L

影像 16.2 C 亨廷顿病的尸检病理改变 冠状位脑切片。右半侧切片来自死于亨廷顿病的患者。其尾状核和壳明显萎缩，部分大脑皮质萎缩。作为对照，左半侧切片来 自正常脑。(Courtesy of Jean Paul G. Vonsattel, Massachusetts General Hospital, Harvard School of Medcine.)

(C)

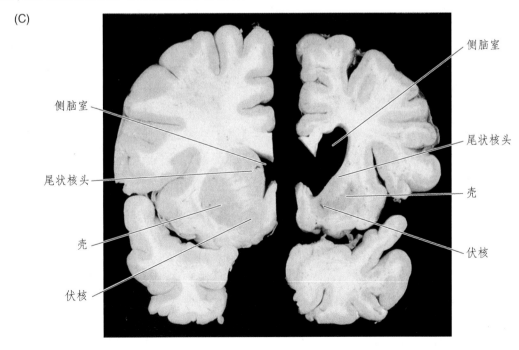

侧脑室

尾状核头

壳

伏核

侧脑室

尾状核头

壳

伏核

病例 16.3　非对称性静止性震颤、僵直、运动迟缓和起步困难

主诉

一名右利手的男性患者表现为进行性运动减少、震颤、僵直和步态不稳。

病史

从 10 年前开始,当患者还是一名消防员时,患者注意到在**使用右手时很困难、很缓慢**。这一症状进行性加重,直到 2 年后,他不得不换了一份工作,在一家电话公司工作。在试用期内,患者偶然发生**右侧上下肢颤抖**。遂去一名神经科医生那里就诊,被诊断为帕金森病。患者使用**左旋多巴和卡比多巴后疗效显著**,使用溴隐亭也显示有效。随后,他被纳入了一个司来吉兰联合维生素 E 的临床药物试验,但是他的**症状继续逐渐加重**。震颤开始发展至全身,且患者变得更加缓慢和呆板,且出现**运动时起步困难**。

其没有帕金森病家族史,没有使用多巴胺能拮抗剂药物史。没有毒物暴露、中风、脑炎史。CT 和 MRI 检查未见异常。针对 Wilson 病的血液检查阴性。

查体

生命体征:体温 36.2℃,脉搏 80 次/分,血压 130/80mmHg,呼吸频率 14 次/分。

皮肤:轻度油腻、菲薄,外耳道内有大量耵聍堆积。

颈部:柔软无杂音。

肺部:干净。

心脏:心率规则,无杂音、奔马律以及摩擦音。

腹部:肠鸣音正常,无压痛。

四肢:无水肿。

神经系统查体

精神状态:神志清,定向力好。语言正常。5 分钟后单词回忆为 3/3,拼写"world"这个单词时正反向都没问题。模仿形状正确。写长句时,**书写字体过小**。

脑神经:除**声音减低、表情减少呈面具脸**外,其余正常。

运动:**患者头部和四肢有频率为 4Hz 的震颤,右侧较严重,静止时加重。有齿轮样僵直,特别是右上肢。双侧手指敲动以及快速轮替运动减慢**。无旋前肌漂移。全身肌力 5 级。

反射:**没有明显的眉间反射(Myerson 征阳性)**。

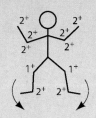

协调运动:缓慢,但指鼻试验和跟胫膝试验未显示共济失调。

步态:**在没有协助的情况下无法从椅子上坐起。步态缓慢呆板,呈前冲姿势,步伐小,上肢摆动减少,基础窄。转身缓慢没有身体的扭动。当被轻轻地后拽时会后退两步**。

感觉:轻感觉、针刺觉、震动觉以及关节位置觉均正常。

定位和鉴别诊断

1. 根据上述粗体字显示的症状和体征,这名患者更像是典型的原发性帕金森病还是非典型的帕金森综合征(临床要点 16.1,16.2)?

2. 脑内哪个部位神经元的变性最有可能解释这名患者的原发性帕金森病表现,这些神经元的主要神经递质是什么?这些神经元的丢失如何引起运动减少的障碍?

讨论

本病例的关键症状和体征是:

- **非对称性的运动减少,齿轮样僵直,静止性震颤**
- **前冲步态,步伐小,摆臂活动减少,整体转身,后退步态**
- **左旋多巴疗效显著**

● **一年内病情逐渐进行性加重**

1. 这名患者具备原发性帕金森病的所有典型症状(见临床要点 16.1,16.2),所以这是最有可能的诊断。没有任何非典型症状,如对左旋多巴反应差,早期出现步态不稳,症状对称,没有静止性震颤,垂直眼动受损,直立性低血压以及早期精神症状。由于是逐渐发病,因此一些急性的原因,如药物都是

不可能的。其他的一些相关表现,如面具脸、声调低、写字小以及 Myerson 征等符合帕金森样表现,但并不是原发性帕金森病的特异性表现。

2. 帕金森病是由黑质致密部内多巴胺能神经元的死亡引起的。帕金森病的典型病理表现见图16.10。黑质内的多巴胺能神经元正常情况是向纹状体投射的。图 16.7 的示意图显示直接通路多巴胺能兴奋作用的丢失和间接通路多巴胺能抑制作用的丢失都会导致苍白球内侧部 (以及黑质网状部)向丘脑的抑制性输出增强。这些都会导致从丘脑向运动和运动前皮层的兴奋作用减少,从而导致运动减少的运动障碍。

开关现象引发的问题

在对这名患者进行病史采集的过程中,除了运动减少外,查体医生还发现了另一个问题。息宁(卡比多巴和左旋多巴的合剂)、金刚烷胺以及多巴胺受体激动剂用药量的增加都可以改善患者的症状。然而,患者会出现越来越多的波动问题,就是从刚刚服药后症状缓解的"开"状态向服药前症状加重的"关"状态波动。当处于"关"这个状态时,患者无法独立地从椅子上站起来,也无法正常行走,偶然会僵在原地,也无法在床上翻身,在使用餐具和洗漱时动作很慢,也无法独立扣上衬衫扣子。当处于"开"的状态时,患者在行走和日常活动中也有困难,也伴有所有肢体的过多不自主抽动。除了使用药物缓释和多次小剂量给药的方法,治疗窗会越来越窄,他的开关症状也会逐渐加重。

在不同的时间点(与息宁剂量相关)对患者进行查体时,患者有双侧运动过多性运动障碍而没有震颤。患者僵直和运动迟缓有所改善但仍然存在,右侧比左侧严重。

1. 对于这名患者,过量的多巴胺是如何引起运动过多性运动障碍的(见图 16.7)?

2. 考虑到这名患者对药物的反应无法令人满意,神经外科有何种手段可以改善这名患者的运动减少性帕金森样运动?为什么这些操作可以改善运动减少?

讨论

1. 我们之前学习了黑质-纹状体投射的多巴胺减少可以引起帕金森的运动减少症状(见图 16.7)。相反,过多的多巴胺可通过作用于直接通路和间接通路内的纹状体神经元抑制苍白球内侧部,从而可以减少向丘脑的抑制性输出。由于对丘脑的抑制作用减少, 向运动皮层和运动前皮层的丘脑-皮质投射会更加活跃,因此导致运动过多。

2. 在底丘脑核或苍白球内侧部实施脑深部电刺激(DBS)以及立体定向毁损是处理药物治疗无效的难治性帕金森病的有效外科治疗方法(见临床要点 16.4)。对苍白球内侧部实施脑深部电刺激或毁损可以阻断它向丘脑的抑制性输出 (见图 16.7,图16.9),这样可以引起到达运动皮层和运动前皮层的丘脑 皮质投射的兴奋性活动提高, 使运动减少得到缓解。这种手术为何不会引起运动增多目前尚不清楚。事实上,由于未知的原因,苍白球切开术可以显著改善药物相关的运动增多性运动障碍。另外一种最近几年来使用越来越多的对治疗难治性帕金森样症状有效的手术是在底丘脑核埋植电刺激器(见临床要点 16.4)。这种手术可通过降低底丘脑核的功能来降低向内侧苍白球的兴奋性传入,进而减少丘脑的抑制性作用,从而缓解运动减少症状(见图 16.7,图 16.9)。另外一种选择是底丘脑核切开术,同底丘脑核深部电刺激术类似,这种方法可以减少内侧苍白球的抑制性输出。

临床病程和神经影像

看完这名患者的病史,由于他对药物反应的治疗窗逐渐变窄,所以推荐接受神经外科治疗。由于这一病例发生在 DBS 手术兴起之前,因此他接受了苍白球毁损手术。他的右侧帕金森样症状更严重,因此手术是在患者左侧实施的。手术是在较弱的镇静和局麻条件下进行的, 目的是使患者保持清醒,以保证术中可以进行神经功能检测。磁共振是在立体定向头架固定在位的情况下拍摄的,而患者也是佩戴着头架进入手术室接受手术的。利用磁共振可以计算出左侧苍白球相对于头架的位置参数。然后在患者左侧额骨上开一个小骨窗,打开硬膜,然后以每 2mm 一次的步距使电极前进,直到电极达到左侧苍白球内侧部。在这个区域制作永久的毁损灶之前,利用高频电刺激来测试电极尖端的位置。这种刺激可以导致电极尖端附近细胞可逆性的功能障碍,从而导致患者右侧运动减少和僵直症状的显著改善。此外,没有明显的视觉变化和偏身轻瘫的发生, 说明电极尖端没有靠近视束和内囊 (见图16.4D)。然后通过足够的电流将电极尖端加热至70℃,一个永久的毁损灶就做成了。

影像 16.3A,B 显示的是一张术后的脑部磁共振。影像 16.3A 可以见到立体定向的毁损灶,正好位于左侧苍白球腹侧(见影像 16.3B)。术后一天,患者身体右侧不再震颤,左侧震颤也有减轻,患者仅有一段持续约 10 分钟的轻度运动障碍。他在僵直方面有显著改善,步伐也加快,步子变大,胳膊摆动也增强。术后患者服用相同的药物,在 3 个月左右接受了随访。患者仍然有症状上的明显改善,说道:"我表现得越来越好。我可以走了。我可以走直线了,人们再也不会看着我觉得我有什么奇怪的了。"他每天有 14 个半小时都在"开"的状态,只有 2 个小时处于"关"的状态。在"开"的状态中,他有 3 个小时表现为运动障碍,但比术前明显减轻,也不影响他的日常活动。体格检查显示语言正常,没有表现出震颤,有轻度的面部运用减少,有左腿轻度运动障碍,右侧有很小程度的僵直,左侧表现为中等程度的僵直,指尖敲打动作有轻度减慢。他也可以从椅子上站起来,也有了一个正常的步态。

相关病例

正如我们提到的,由于 DBS 具有可逆性以及刺激参数灵活可调节的优势,利用立体定向毁损手术治疗运动障碍目前越来越不普遍了(见临床要点16.4)。就在刚才讨论的病例后不久,一名患有进展性帕金森病的患者来一位精通运动障碍疾病的神经科医生这里就诊。这名 56 岁的女性患者有 9 年的运动障碍以及僵直症状病史,她的症状起初发生在左侧。她也有震颤的症状,随后也发生了起步困难。她进行了卡比多巴联合左旋多巴的治疗(息宁),改善了症状,随后的数年内她又尝试了其他多种药物,但是发生了严重的"开关现象"(在运动障

碍和完全的肢体僵直间波动)。查体显示患者精神正常,在使用息宁之前她有运动减少和僵直症状,左侧比右侧严重,静止性震颤也是左侧更严重。在使用息宁后,她有严重的运动障碍,同样是左侧严重,此外还有严重的颌部运动障碍以至于不能说话。

患者被推荐在右侧底丘脑核植入脑深部刺激器(见临床要点 16.4)。在局麻下患者戴上了立体定向头架,并进入了手术室。随后患者接受了磁共振扫描,并戴着头架再次进入了手术室。前后联合的中点被磁共振确定(见图 4.14C,图 4.15A)。利用立体定向系统,设计了以底丘脑核为靶区的路径,这个设计是基于图谱上的标准坐标的:位于前后联合中点旁 12mm,后 3mm,下 5mm。磁共振下同时还确定了红核,恰当的底丘脑核靶点位置恰好位于红核的吻侧(见图 14.3A,图 14.3D 以及影像 16.1)。再次利用立体定向参考系统做了一个头皮切口,并在颅骨上开了一个小骨窗,使套管可以通过并到达靶点上 15mm 处。随后一根微电极经套管引导指向靶点,当电极从背侧向腹侧逐渐穿过丘脑、未定带、底丘脑核以及黑质时,可以记录到神经元的典型放电(见图16.4D)。这些放电模式以及对刺激电极的反应可以进一步被用来确定刺激电极最终的正确位置。按照这个程序,术后磁共振检查显示电极尖端处在右侧底丘脑核内(影像 16.3C,D)。

植入电极后第 6 天,进行的二次小手术将电极连接于盘绕在头颅皮下的导线,并且与置于胸部皮下的可程控的刺激发生器相连接。在术后的几周内,患者再次到运动障碍神经科医师处就诊,进行程控及刺激参数的调节。她左侧的运动减少和僵直症状显著改善,开关现象和运动障碍也显著减少。

病例 16.4 双侧运动迟缓、僵直、步态不稳,不伴随震颤

小病例

一名 48 岁女性患者逐渐发生手写和打字困难,主诉她的手指僵硬且缓慢。此外,她的**步态也越发不稳**,还跌倒了好几次。她**服用了左旋多巴外加卡比多巴,但疗效甚微**。在症状发生 5 年后她接受了检查,结果显示精神正常,**眼球扫视迟钝,有面具脸,有构音障碍性语言困难,有明显的双侧运动缓慢和僵直,特别是轴向和颈部肌肉,没有震颤**,有后退拖曳的缓慢步态。没有自主神经功能障碍、共济失调以及痴呆的表现。她垂直方向的眼球

运动缓慢,但向上和向下的凝视并不受限。

定位和鉴别诊断

1. 根据上述粗体字显示的症状和体征,这名患者更有可能患典型的原发性帕金森病还是非典型的帕金森综合征(见临床要点 16.1,16.2)?

2. 最可能的诊断是什么?

3. 在这种情况下哪些神经元变性了?是如何导致运动减少性运动障碍的?参考图 16.7,解释为何患这种疾病的患者对左旋多巴治疗反应差?

病例 16.3 非对称性静止性震颤、僵直、运动迟缓和起步困难

影像 16.3 A, B 针对进行性加重的帕金森病实施的苍白球切开术 MRI T1 加权水平面成像。(A)和(B)为从下向上的相邻水平切面。(A)可见立体定向损毁区。(B)同(A)相比,可见损毁区位于苍白球腹侧边缘。

(A)

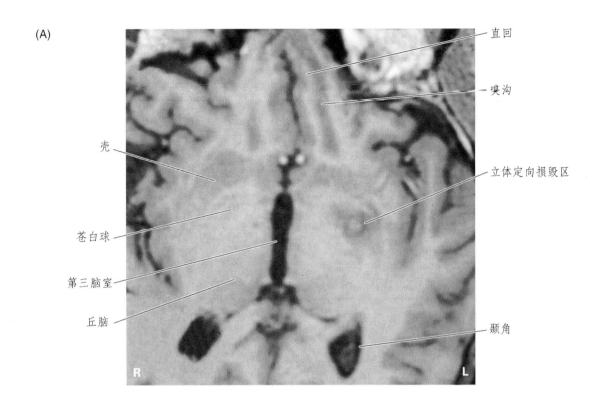

直回
嗅沟
壳
立体定向损毁区
苍白球
第三脑室
丘脑
颞角

(B)

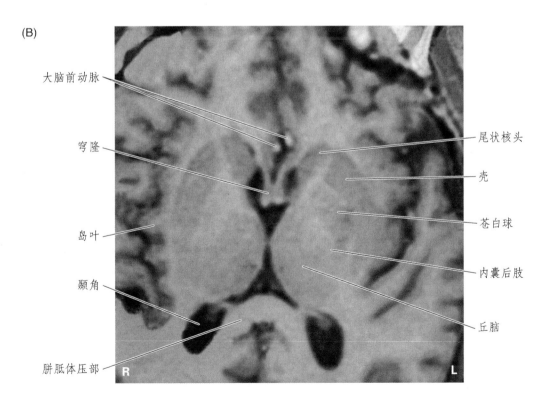

大脑前动脉
穹隆
岛叶
颞角
胼胝体压部
尾状核头
壳
苍白球
内囊后肢
丘脑

病例 16.3 (续)

影像 16.3 C, D 针对进行性加重的帕金森病植入底丘脑核刺激器 MRI T1 加权矢状面成像。(C)和(D)为从外侧向中线的相邻矢状切面。(C)矢状面成像显示深部脑刺激电极穿过丘脑至底丘脑核。(D)矢状面显示电极尖端位于右侧底丘脑核。

(C)

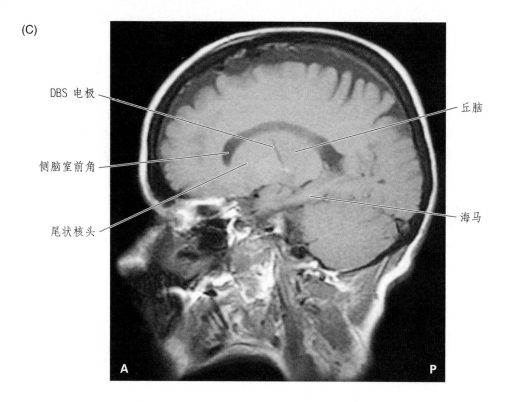

(D)

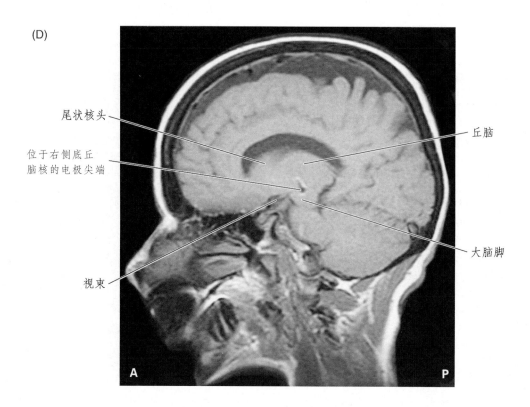

讨论

本病例的关键症状和体征是：

- 双侧运动缓慢和蜡像样僵直
- 无震颤
- 早期出现步态不稳；晚期出现后退拖曳的缓慢步态(帕金森样步态)
- 左旋多巴疗效不显著
- 在数年的时间段内病情进展缓慢
- 面具脸，眼球扫视缓慢，构音障碍性语言困难

1. 双侧对称性症状，无震颤，早期出现步态不稳，左旋多巴疗效不显著说明这个病例是一个非典型的帕金森综合征(见临床要点 16.2;表 16.5)。

2. 表 16.5 中列举的多数疾病，除了非典型的帕金森综合征外都有其他的显著异常特征。只有非典型的帕金森综合征没有其他的显著异常特征，其可见于纹状体-黑质变性(一种多系统萎缩)。药物引起的帕金森综合征是另外一种可能；然而，患者数年内逐渐进展的病史排除了这一病因。面具脸、眼球扫视缓慢以及构音障碍都不是多数帕金森病的特异性表现，因此最有可能的诊断是纹状体-黑质变性。

3. 与原发性帕金森病相似，纹状体-黑质变性会有黑质致密部多巴胺能神经元的丢失。这导致了从内侧苍白球和黑质网状部向丘脑的抑制性活动的增加，从而引起运动减少性的运动障碍 (见图 16.7)。在原发性帕金森病患者中，这种多巴胺缺失可通过使用左旋多巴纠正。服用的左旋多巴可被转化为多巴胺，再作用于纹状体神经元(见图 16.7)。

然而在纹状体-黑质变性中，纹状体神经元也会发生变性。因此,使用左旋多巴对这部分患者通常不表现出对帕金森病那样好的疗效。

临床病程和尸检结果

患者的构音障碍、吞咽困难、双侧运动缓慢、僵直都继续进展。在症状发生后 6 年,她接受了苍白球毁损术(见临床要点 16.4),而手术仅显示了一些瞬时疗效。最终她在症状开始后 7 年卧床不起并死于吸入性肺炎。

与患者生前的遗愿一致，她的家人同意尸检。检查显示脑切片在肉眼下,黑质有些许的苍白(类似于图 16.10A 的左侧)。此外,尾状核,壳以及外侧苍白球有明显的萎缩(影像 16.4A,B)。显微镜下的检查显示与正常对照相比,患者的黑质含色素的神经元显著丢失以及胶质细胞的增生 (影像 16.4C, D)。然而,与帕金森病的典型表现不同,路易小体观察不到。显微镜下的检查显示与正常对照相比,患者的纹状体同样有神经元的显著丢失以及胶质增生(影像 16.4E,F)。此外,还可以观察到外侧苍白球、底丘脑核、脑桥、蓝斑以及小脑的萎缩。这些发现符合纹状体-黑质变性型多系统萎缩的诊断。

其他病例

可以在其他章节内找到与以下主题相关的病例：运动障碍性疾病、共济失调或相关症状(病例 5.7、5.9、10.2、14.1、14.4、14.7、15.1 至 15.4、18.5 和 19.7)。

简明解剖学学习指南

1. 与小脑相同，基底核提供了一个可以影响下行运动系统以及其他功能的复杂反馈环路。基底核的主要组分包括：尾状核、壳、苍白球、底丘脑核以及黑质(见表 16.1;图 16.1,图 16.3)。纹状体包括尾状核和壳，豆状核包括壳和苍白球。这些结构的三维位置关系最好通过水平位和冠状位脑片观察(见图 16.4)。注意在水平位切片(见图 16.2),内囊形成了一个向侧面的 V 形分界线,使得丘脑和尾状核位于内囊内侧,而豆状核位于内囊外侧。

2. 图 16.5 至图 16.7 总结了基底核的传入和传出联系。简要地说，所有的传入，包括来自运动和运动前区皮质的传入、来自黑质致密部的多巴胺能传入以及来自丘脑板内核的传入，都通过纹状体进入基底核环路(见图 16.5)。所有的传出，包括向丘脑腹前核(VA)和腹外侧核(VL)、其他丘脑核团以及脑干网状结构和顶盖区的传出，都是通过内侧苍白球和黑质网状部离开基底核的 (见图 16.6)。

3. 基底核内部联系可以被分为：从纹状体向传出核团发出的直接通路，以及通过底丘脑核的间接通路(见图 16.7)。

4. 如图 16.7 所述，了解基底核的神经递质以及内部联系,可以为理解运动过度型运动障碍(如亨廷顿病)以及运动减少型运动障碍 (如帕金森

病例 16.4 双侧运动迟缓、僵直、步态不稳,不伴随震颤

影像 16.4A, B 纹状体−黑质变性患者的尸检病理改变
病例 16.4 中患者脑冠状切片;(A,B)为从前向后的顺序。

请注意,纹状体,包括尾状核和壳明显萎缩。外侧苍白球似乎也有萎缩。

(A)

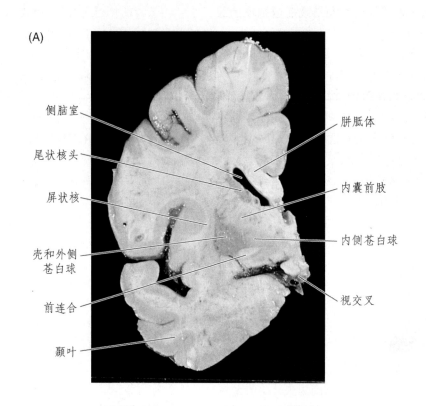

侧脑室 — 胼胝体

尾状核头 — 内囊前肢

屏状核 — 内侧苍白球

壳和外侧苍白球 — 视交叉

前连合

颞叶

(B)

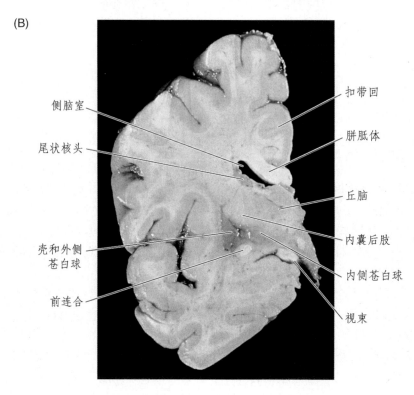

侧脑室 — 扣带回

尾状核头 — 胼胝体

丘脑

内囊后肢

壳和外侧苍白球 — 内侧苍白球

前连合 — 视束

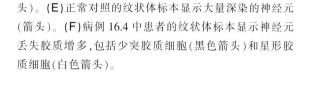

病例 16.4 （续）

影像 16.4 C–F　纹状体–黑质变性患者的显微病理改变
(C) 正常对照的黑质标本显示深染的多巴胺能神经元（箭头）。(D)病例 16.4 中患者的黑质标本,多巴胺能神经元不可见,胶质细胞增多:小而核深染的是少突胶质细胞（黑色箭头）;苍白色卵圆形核的是星形胶质细胞(白色箭

头）。(E) 正常对照的纹状体标本显示大量深染的神经元（箭头）。(F)病例 16.4 中患者的纹状体标本显示神经元丢失胶质增多,包括少突胶质细胞(黑色箭头)和星形胶质细胞(白色箭头)。

(C)

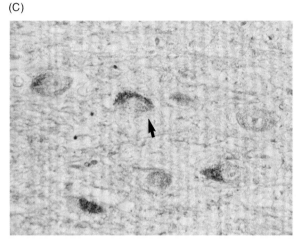

(D)

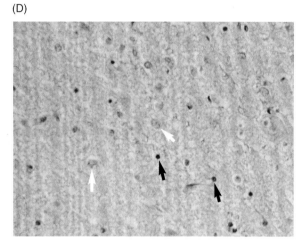

(E)

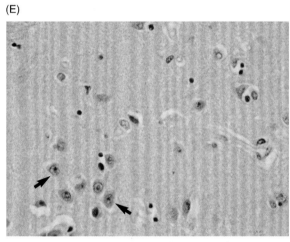

(F)

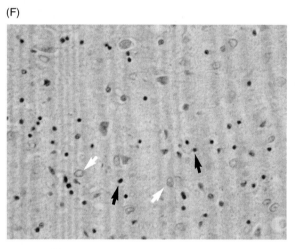

病)提供理论构架。在运动过度型运动障碍中,从基底核向丘脑(向皮层)的抑制性传出下降,导致下行运动系统相对去抑制。具体的例子包括底丘脑核的损伤,如中风引起的偏身投掷症,或者是亨廷顿病早期来自间接通路的 GABA 能抑制性神经元的丢失。在运动减少型运动障碍中,从基底核到丘脑的抑制性传出增强了,从而导致运动相对减少。具体的例子包括帕金森病中从黑质致密部向纹状体发出的多巴胺能神经元的变性。

　　5. 除了**普通的运动功能**,基底核还参与**眼球**

运动、前额叶执行功能以及边缘系统,表 16.2 和图16.8 总结的是这四个通过基底核的平行通道。运动通道主要通过壳传入,而眼球运动和前额叶的相关通道主要通过尾状核体以及尾状核头传入。边缘系统通道涉及一些腹侧结构,如伏核(腹侧纹状体的一部分)以及腹侧苍白球。由于涉及多个基底核通道,除了运动障碍外,基底核障碍性疾病的临床表现还常常包括显著的眼球运动、认知以及精神症状。

（武胜昔　陈晶 译　致谢:葛顺楠）

参考文献

Anatomy and Circuit Connections of the Basal Ganglia

Albin RL, Young AB, Penny JB. 1989. The functional anatomy of basal ganglia disorders. *Trends Neurosci* 12 (10): 366–375.

DeLong MR, Wichmann T. 2007. Circuits and circuit disorders of the basal ganglia. *Arch Neurol* 64 (1): 20–24.

Galvan A, Wichmann T. 2007. GABAergic circuits in the basal ganglia and movement disorders. *Prog Brain Res* 160: 287–312.

Haber SN, Calzavara R. 2009. The cortico-basal ganglia integrative network: the role of the thalamus. *Brain Res Bull* 78 (2–3): 69–74.

Kreitzer AC, Malenka RC. 2008. Striatal plasticity and basal ganglia circuit function. *Neuron* 60 (4): 543–554.

Martin JH. 2003. *Neuroanatomy: Text and Atlas*. 3rd Ed., Chapter 14. Appleton & Lange, Stamford, CT.

Obeso JA, Rodríguez-Oroz MC, Benitez-Temino B, Blesa FJ, Guridi J, Marin C, Rodriguez M. 2008. Functional organization of the basal ganglia: therapeutic implications for Parkinson's disease. *Mov Disord* 23 Suppl 3: S548–559.

General Movement Disorders

Riley DE, Lang AE. 2008. Movement disorders. In WG Bradley, RB Daroff, GM Fenichel, CD Marsden (eds.), *Neurology in Clinical Practice: Principles of Diagnosis and Management*. 5th Ed., Chapter 24. Elsevier, Boston.

Hemichorea or Hemiballismus

Hamani C, Saint-Cyr JA, Fraser J, Kaplitt M, Lozano AM. 2004. The subthalamic nucleus in the context of movement disorders. *Brain* 127 (Pt 1): 4–20.

Lee MS, Marsden CD. 1994. Movement disorders following lesions of the thalamus or subthalamic region. *Mov Disorders* 9 (5): 493–507.

Lownie SP, Gilbert JJ. 1990. Hemichorea and hemiballismus: Recent concepts. *Clin Neuropathol* 9 (1): 46–50.

Park SY, Kim HJ, Cho YJ, Cho JY, Hong KS. 2009. Recurrent hemichorea following a single infarction in the contralateral subthalamic nucleus. *Mov Disord* 24 (4): 617–618.

Provenzale JM, Schwarzschild MA. 1994. Hemiballismus. *Am J Neuroradiol* 15 (7): 1377–1382.

Vidailhet M. 2000. Paroxysmal dyskinesias as a paradigm of paroxysmal movement disorders. *Curr Opin Neurol* 13 (4): 457–462.

Vidakovic A, Dragasevic N, Kostic VS. 1994. Hemiballism: Report of 25 cases. *J Neurol Neurosurg Psychiatry* 57 (8): 945–949.

Tourette's Syndrome

Bloch MH. 2008. Emerging treatments for Tourette's disorder. *Curr Psychiatry Rep* 10 (4): 323–330.

Jankovic J. 2001. Tourette's syndrome. *N Engl J Med* 345 (16): 1184–1192.

Lombroso PJ, Scahill L. 2008. Tourette syndrome and obsessive-compulsive disorder. *Brain Dev* 30 (4): 231–237.

Wilson's Disease

Ala A, Walker AP, Ashkan K, Dooley JS, Schilsky ML. 2007. Wilson's disease. *Lancet* 369 (9559): 397–408.

Das SK, Ray K. 2006. Wilson's disease: an update. *Nat Clin Pract Neurol* 2 (9): 482–493.

Demirkiran M, Jankovic J, Lewis RA, Cox DW. 1996. Neurologic presentation of Wilson disease without Kayser–Fleischer rings. *Neurology* 46 (4): 1040–1043.

Tremor

Benito-León J, Louis ED. 2006. Essential tremor: emerging views of a common disorder. *Nat Clin Pract Neurol* 2 (12): 666–678.

Deng H, Le W, Jankovic J. 2007. Genetics of essential tremor. *Brain* 130 (Pt 6): 1456–1464.

Findley LJ, Cleeves L. 1989. Classification of tremor. In NP Quinn, PG Jenner (eds.), *Disorders of Movement: Clinical, Pharmacological and Physiological Aspects*, Chapter 36. Academic Press, London.

Koller WC, Huber SJ. 1989. Tremor disorders of aging: Diagnosis and management. *Geriatrics* 44 (5): 33–37.

Parkinson's Disease and Related Disorders

Berger Y, Salinas JN, Blaivas JG. 1990. Urodynamic differentiation of Parkinson disease and the Shy Drager syndrome. *Neurourol Urodynamics* 9: 117–121.

Dale RC, Webster R, Gill D. 2007. Contemporary encephalitis lethargica presenting with agitated catatonia, stereotypy, and dystonia-parkinsonism. *Mov Disord* 22 (15): 2281–2284.

Gouider-Khouja N, Vidailhet M, Bonnet A, Pichon J, Agid Y. 1995. "Pure" striatonigral degeneration and Parkinson's disease: A comparative clinical study. *Mov Disord* 10 (3): 288–294.

Köllensperger M, Geser F, Seppi K, Stampfer-Kountchev M, Sawires M, Scherfler C, Boesch S, Mueller J, et al.; European MSA Study Group. 2008. Red flags for multiple system atrophy. *Mov Disord* 23 (8): 1093–1099.

Lees AJ, Hardy J, Revesz T. 2009. Parkinson's disease. *Lancet* 373 (9680): 2055–2066.

Lipp A, Sandroni P, Ahlskog JE, Fealey RD, Kimpinski K, Iodice V, Gehrking TL, Weigand SD, et al. 2009. Prospective differentiation of multiple system atrophy from Parkinson disease, with and without autonomic failure. *Arch Neurol* 66 (6): 742–750.

Nutt JG, Wooten GF. 2005. Clinical practice. Diagnosis and initial management of Parkinson's disease. *N Engl J Med* 353 (10): 1021–1027.

Obeso JA, Marin C, Rodriguez-Oroz C, Blesa J, Benitez-Temiño B, Mena-Segovia J, Rodríguez M, Olanow CW. 2008. The basal ganglia in Parkinson's disease: current concepts and unexplained observations. *Ann Neurol* 64 Suppl 2: S30–46.

Poewe W. 2006. The natural history of Parkinson's disease. *J Neurol* 253 Suppl 7: VII 2–6.

Poewe W. 2009. Treatments for Parkinson disease—past achievements and current clinical needs. *Neurology* 72 (7 Suppl): S65–73.

Susatia F, Fernandez HH. 2009. Drug-induced parkinsonism. *Curr Treat Options Neurol* 11 (3): 162–169.

Wenning GK, Shlomo YB, Magalhaes M, Daniel SE, Quin NP. 1994. Clinical features and natural history of multiple system atrophy. An analysis of 100 cases. *Brain* 117 (Pt. 4): 835–845.

Williams DR, Lees AJ. 2009. Progressive supranuclear palsy: clinicopathological concepts and diagnostic challenges. *Lancet Neurol* 8 (3): 270–279.

Yoshida M. 2007. Multiple system atrophy: alpha-synuclein and neuronal degeneration. *Neuropathology* 27 (5): 484–493.

Huntington's Disease

Bossy-Wetzel E, Petrilli A, Knott AB. 2008. Mutant huntingtin and mitochondrial dysfunction. *Trends Neurosci* 31 (12): 609–616.

Cui L, Jeong H, Borovecki F, Parkhurst CN, Tanese N, Krainc D. 2006. Transcriptional repression of PGC-1alpha by mutant huntingtin leads to mitochondrial dysfunction and neurodegeneration. *Cell* 127: 59–69.

Greenamyre JT. 2007. Huntington's disease—making connections. *N Engl J Med* 356 (5): 518–520.

Gusella JF, Wexler NS, Conneally PM, Naylor SL, Anderson MA, Tanzi RE, Watkins PC, Ottina K, et al. 1983. A polymorphic DNA marker genetically linked to Huntington's disease. *Nature* 306 (17): 234–238.

Hodges A, Strand AD, Aragaki AK, Kuhn A, Sengstag T, Hughes G, Elliston LA, Hartog C, et al. 2006. Regional and cellular gene expression changes in human Huntington's disease brain. *Hum Mol Genet* 15 (6): 965–977.

Landles C, Bates GP. 2004. Huntingtin and the molecular pathogenesis of Huntington's disease. *EMBO Rep* 5: 958–963.

Lanska DL. 1995. George Huntington and hereditary chorea. *J Child Neurol* 10 (1): 46–48.

Paulsen JS. 2009. Functional imaging in Huntington's disease. *Exp Neurol* 216 (2): 272–277.

Phillips W, Shannon KM, Barker RA. 2008. The current clinical management of Huntington's disease. *Mov Disord* 23 (11): 1491–1504.

The Huntington's Disease Collaborative Research Group. 1993. A novel gene containing a trinucleotide repeat that is expanded and unstable on Huntington's disease chromosomes. *Cell* 72 (16): 971–983.

van der Burg JM, Björkqvist M, Brundin P. 2009. Beyond the brain: widespread pathology in Huntington's disease. *Lancet Neurol* 8 (8): 765–774.

Stereotactic Surgery and Deep Brain Stimulation

Ackermans L, Temel Y, Visser-Vandewalle V. 2008. Deep brain stimulation in Tourette's Syndrome. *Neurotherapeutics* 5 (2): 339–344.

Benabid AL, Chabardes S, Mitrofanis J, Pollak P. 2009. Deep brain stimulation of the subthalamic nucleus for the treatment of Parkinson's disease. *Lancet Neurol* 8 (1): 67–81.

Charles PD, Gill CE, Davis TL, Konrad PE, Benabid AL. 2008. Is deep brain stimulation neuroprotective if applied early in the course of PD? *Nat Clin Pract Neurol* 4 (8): 424–426.

Diamond A, Jankovic J. 2005. The effect of deep brain stimulation on quality of life in movement disorders. *J Neurol Neurosurg Psychiatry* 76 (9): 1188–1193.

Dogali M, Sterio D, Fazzini E, Kolodny E, Eidelberg D, Berie A. 1996. Effects of posteroventral pallidotomy on Parkinson's disease. *Adv Neurol* 69: 585–590.

Esselink RAJ, de Bie RMA, de Haan RJ, Lenders MWPM, Nijssen PCG, van Laar T, Schuurman PR, Bosch DA, et al. 2009. Long-term superiority of subthalamic nucleus stimulation over pallidotomy in Parkinson disease. *Neurology* 73: 151–153.

Guridi J, Obeso JA, Rodriguez-Oroz MC, Lozano AA, Manrique M. 2008. L-dopa-induced dyskinesia and stereotactic surgery for Parkinson's disease. *Neurosurgery* 62 (2): 311–323; discussion 323–325.

Iacono RP, Lonser RR, Mandybur G, Morenski JD, Yamoda S, Shima F. 1994. Stereotactic pallidotomy results for Parkinson's exceed those for fetal graft. *Am Surg* 60 (10): 777–782.

Kluger B, Klepitskaya O, Okun M. 2009. Surgical Treatment of Movement Disorders. *Neurol Clin* 27: 633–677.

Kopell BH, Rezai AR, Chang JW, Vitek JL. 2006. Anatomy and physiology of the basal ganglia: implications for deep brain stimulation for Parkinson's disease. *Movement Disorders* 21 (Suppl 14): S238–246.

Lang AE, Lozano AM, Montgomery E, Duff J, Tasker R, Hutchinson W. 1997. Posteroventral medial pallidotomy in advanced Parkinson's disease. *N Engl J Med* 337 (15): 1036–1042.

Uc EY, Follett KA. 2007. Deep brain stimulation in movement disorders. *Sem Neurol* 27 (2): 170–182.

Wichmann T, Delong MR. 2006. Deep brain stimulation for neurologic and neuropsychiatric disorders. *Neuron* 52 (1): 197–204.

本章目录

第 17 章

垂体和下丘脑

下丘脑和垂体对内分泌系统产生复杂而精细的控制，但由于它们在解剖结构上的毗邻关系，垂体或下丘脑损伤可导致视觉障碍。患者，女，50 岁，在过去的几个月里视力逐渐减退，最后影响到她的驾驶能力，而且她还有长期的月经不调和不孕史。检查结果显示，除双侧视力下降外其余均正常。视力下降主要在颞侧视野。最终，他们发现这名患者的病因是垂体病变压迫了视交叉。

在这一章里，我们将学习下丘脑与垂体的解剖结构和神经内分泌功能，以及这些结构病变相关的临床知识。

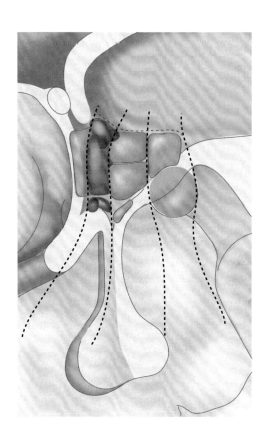

解剖和临床回顾

垂体和下丘脑在神经系统中构成一个独特的区域。除了通过传统的突触来传递信息外,这两个结构还可以利用可溶性的体液因子作为传入和传出信息的主要媒介。垂体和下丘脑构成了**神经系统和内分泌系统**之间的纽带。此外,下丘脑是维持机体内稳态的中枢调整器(即下丘脑内稳态),并且被非正式地称为"稳态头部神经节"。下丘脑通过影响其他四个系统的功能并且发挥其重要的调节作用来维持机体内的动态平衡,从而参与:

1. 控制饥饿、口渴、性欲、睡眠周期等,维持机体的稳态

2. 通过垂体实现对**内分泌**的控制

3. 控制自主神经系统

4. 边缘系统(见第 18 章)

在接下来的小节中,我们将首先回顾垂体和下丘脑的整体解剖结构,将详述下丘脑的主要核团和它们在上述功能中的作用,主要关注其对垂体激素的神经内分泌调控。最后,我们将回顾垂体和下丘脑功能障碍时的临床表现。

17.1 垂体和下丘脑的整体解剖结构

脑垂体或脑下垂体,来源于两个不同的胚胎囊(图 17.1)。**垂体前叶**或**腺垂体**,是由 Rathke 囊的局部增厚区形成的。处于发育中咽顶部的外胚层细胞内陷形成了 **Rathke 囊**。**垂体后叶**或**神经垂体**,由发育中的脑室系统底部向外折叠构成。垂体前叶包含能分泌各种激素进入血液循环的腺细胞。垂体前叶激素的释放是由下丘脑通过专门的门脉系统运输的激素来控制的。门脉系统我们将稍后讨论 (见图 17.5)。Rathke 囊的后壁构成了垂体前叶中间部分的小区域(也称为垂体中叶)(见图 17.1D),这个结构在人类的内分泌功能中的作用已不太突出。垂体后叶已不包含腺体细胞,相反,它包含神经元的轴突和终末,这些神经元的胞体位于下丘脑。这些垂体后叶神经元的终末分泌催产素和抗利尿激素进入血液循环。

下丘脑是间脑的一部分,由于它位于丘脑的下方而取名为下丘脑(图 17.2A)。下丘脑构成了第三

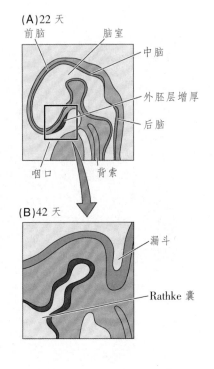

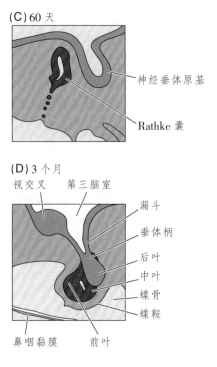

图 17.1 垂体前叶和垂体后叶的胚胎发育

脑室下部的前壁和底(见图 17.2A 和 16.4C)。下丘脑以第三脑室壁上被称为下丘脑沟的浅沟与丘脑相分隔。在脑的腹侧面(图 17.2B),尽管部分下丘脑位于视交叉的背侧,但只能在视交叉后面看到下丘脑(灰结节和乳头体)(见图 17.3)。**灰结节**,意思是"灰色突起",是位于视交叉和乳头体之间的一个隆起。**乳头体**是构成下丘脑后部的成对的结构,**漏斗状器官**,意思是"漏斗",起自灰结节并向下延续形成**垂体柄**(见图 17.2A)。漏斗的前部略升高,称为**正中隆起**。正中隆起是下丘脑神经元释放调节因子的区域,这些调节因子通过门脉到达垂体前叶发挥作用(见图 17.5)。

　　垂体位于**垂体窝**(见图 12.1 和 12.3A)。垂体窝的前后界分别称**前床突**和**后床突**,与蝶骨的中间部分一起形成了名为**蝶鞍**的结构,意思是"土耳其马鞍"。蝶窦位于蝶鞍的底部,因此可以采用经蝶手术入路到达垂体窝进行垂体手术 (见临床要点 17.1)。在垂体窝内,垂体被硬脑膜所包裹。覆盖在垂体窝上面的硬膜称为鞍隔,垂体柄通过鞍隔中间部分的一个圆孔与颅腔相通(见图 10.11B)。垂体窝两侧是海绵窦(见图 13.11)。请注意,垂体及其他鞍区及鞍上结构位于视交叉的后面和下面(见图 17.2)。因此这一区域的肿瘤可以压迫视交叉,导致视觉上

复　习

　　1. 下列哪个结构的胚胎发育来源于 Rathke 囊,哪一个来自前脑?

　　A.垂体前叶

　　B.垂体后叶

　　2. 由于肿瘤而增大的垂体压迫视觉通路的哪个结构?

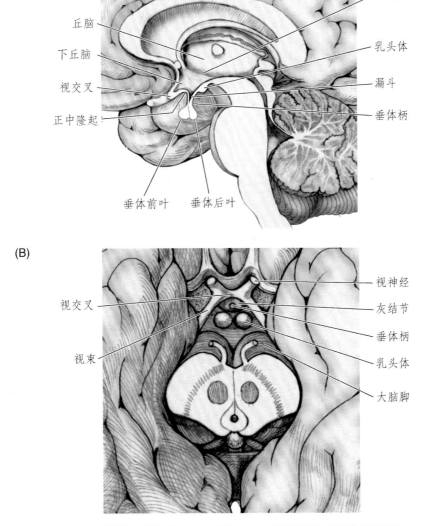

图 17.2　**下丘脑和垂体的解剖关系**　(A)内侧面观。(B)下面观,移除脑干和垂体。

的问题,包括**双颞侧偏盲**(见临床要点 11.2)。

17.2　下丘脑的重要核团和通路

本节我们将讨论下丘脑主要核团的解剖和下丘脑区域相关稳态及自主神经和边缘系统的功能。下丘脑的神经内分泌功能将在下一节中详细讨论。

17.2.1　下丘脑的主要核团

下丘脑的核团由前至后分为 4 个主要区域(图 17.3),从内向外分为 3 个区域(图 17.4)。位于最内侧靠近第三脑室的薄薄一层细胞是**室周核**。经下丘脑至乳头体的穹隆纤维将下丘脑主体部分分为**下丘脑内侧区**和**下丘脑外侧区**(见图 17.4)。下丘脑外侧区包括**下丘脑外侧核**和几个较小的核团。通过下丘脑外侧区,在颅侧至尾侧方向上弥散的纤维称为**内侧前脑束(MFB)**,是由进出下丘脑及联系下丘脑和其他区域的纤维构成(见图 17.4)。请注意,内侧前脑束穿过外侧下丘脑。

下丘脑内侧区由几个不同的核团构成（表 17.1;见图 17.3 和图 17.4),它由前到后分为 4 个区域。在最前方,从胚胎来源上**视前区**源自端脑,而下丘脑源于间脑。然而,从功能上来说,视前区部分是下丘脑的一部分。**视前外侧核**、**视前内侧核**分别是由下丘脑外侧区和内侧区向颅侧的延续（见图 17.4A)。余下的下丘脑内侧区由前到后又分为 3 个

┌─────────────────────────────┐
│　　　　　　　复　习　　　　　　　│
│　丘脑执行的四大类功能是什么?　│
└─────────────────────────────┘

区域(见表 17.1;图 17.3 和图 17.4)。**下丘脑前区**或**视上区**,包括**下丘脑前核**、**视上核**、**室旁核**和**视交叉上核**(见图 17.3 和图 17.4B)。位于下丘脑视上核和室旁核的一些神经元含有催产素和血管升压素,能投射至垂体后叶(见图 17.5)。视交叉上核是昼夜节律的"主时钟",它接收由特殊的视网膜神经节细胞传入的信息,这些视网膜节细胞含有感光色素的视黑素,能将昼–夜周期的信息通过起于视交叉的视网膜下丘脑通路直接传递到视交叉上核。**下丘脑中间区**或**结节区**(见表 17.1;图 17.3 和图 17.4C),包括**弓状核**、**腹内侧核**和**背内侧核**。弓状核是投射到正中隆起,以此来控制垂体前叶的下丘脑核团之一。**下丘脑后区**或**乳头区**(见表 17.1;图 17.3 和图 17.4D),包括**乳头体内侧核**、**乳头体中间核**、**乳头体外侧核**和**下丘脑后核**。

17.2.2　下丘脑对自主神经系统的控制

下丘脑具有重要的下行投射,影响自主神经系统的交感和副交感神经部分。下行的自主神经纤维主要来源于**下丘脑室旁核**,也来自下丘脑背内侧核

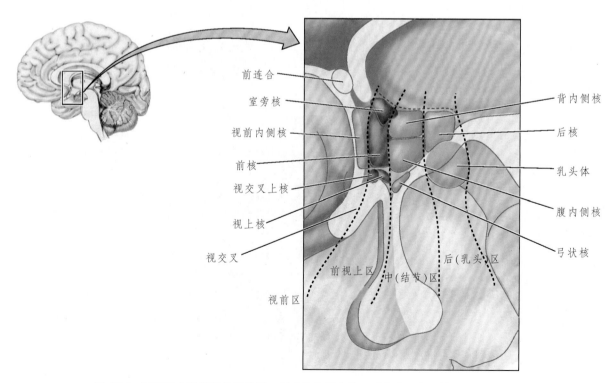

图 17.3　下丘脑内侧部的重要核团　下丘脑核团由前至后分为 4 个区域。也可见表 17.1。

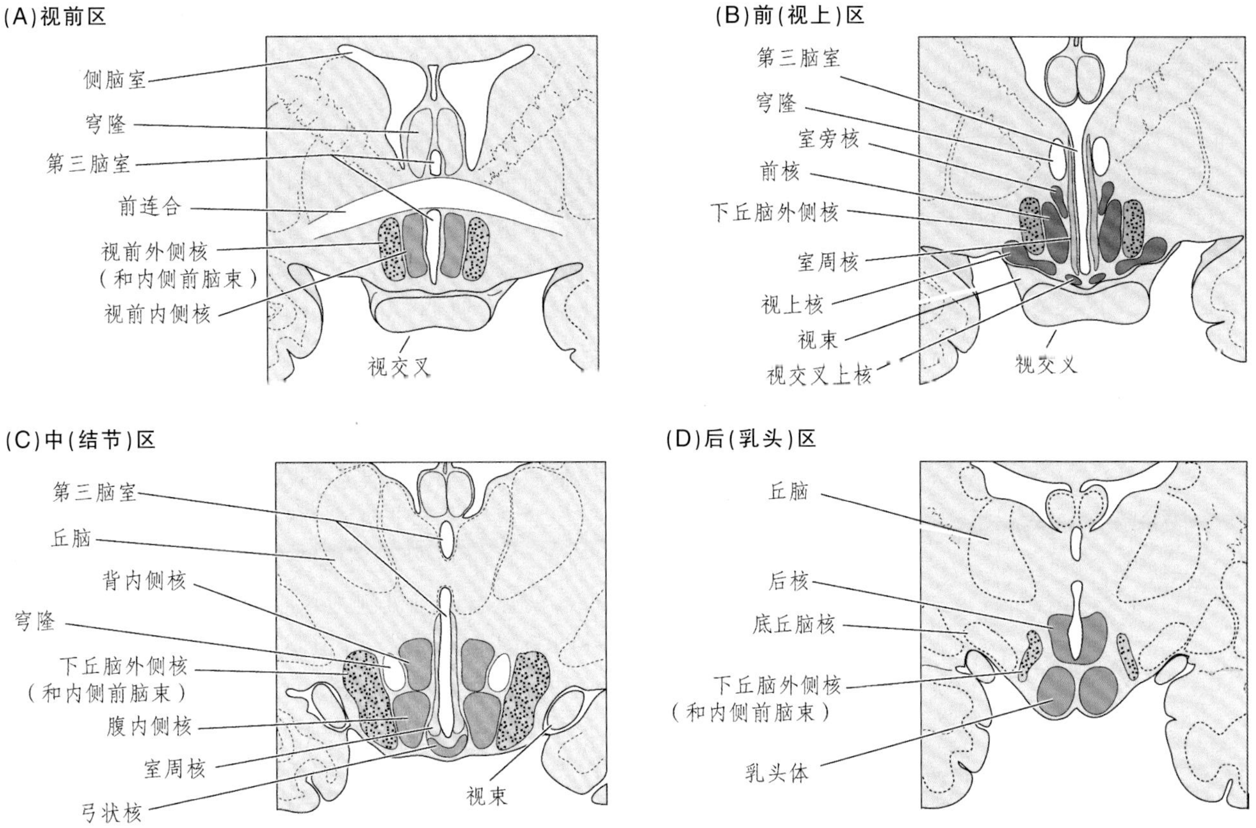

(A)视前区

- 侧脑室
- 穹隆
- 第三脑室
- 前连合
- 视前外侧核（和内侧前脑束）
- 视前内侧核
- 视交叉

(B)前(视上)区

- 第三脑室
- 穹隆
- 室旁核
- 前核
- 下丘脑外侧核
- 室周核
- 视上核
- 视束
- 视交叉上核
- 视交义

(C)中(结节)区

- 第三脑室
- 丘脑
- 背内侧核
- 穹隆
- 下丘脑外侧核（和内侧前脑束）
- 腹内侧核
- 室周核
- 弓状核
- 视束

(D)后(乳头)区

- 丘脑
- 后核
- 底丘脑核
- 下丘脑外侧核（和内侧前脑束）
- 乳头体

图 17.4　通过下丘脑的冠状切面　冠状面的 4 张切片从前到后分别显示室周核、内侧核和外侧核。也可见表 17.1。(After Purves D, Augustine GJ, Fitzpatrick D, Katz LC, LaMantia A–S, McNamara JO, Williams SM (eds.). 2001. *Neuroscience*. 2nd ed. Sinauer, Sunderland, MA.)

和下丘脑外侧及后部。下行的自主神经纤维起初行于内侧前脑束内，然后到达脑干的背外侧部，可能通过多突触途径，到达导水管周围的灰质。最终它们与脑干和脊髓骶段中间带的副交感神经节前神经元构成突触，还可与位于胸腰段脊髓的中间外侧核的交感神经节前神经元构成突触（见图 6.12 和图 6.13）。除了下丘脑下行的自主神经通路外，自主神经通路也来自脑干的一些核团，包括孤束核、去甲肾上腺素能神经核、中缝核和脑桥延髓的网状结构。这些核团中的许多核团也接收来自丘脑的传入纤维。

下丘脑调节自主神经的传入信息来自众多的突触和体液因素。其中一个重要的输入来源是杏仁核和边缘皮层的某些区域（见第 18 章），包括眶额叶、岛叶、前扣带回和颞叶皮层。

17.2.3　下丘脑边缘通路

边缘系统及其与下丘脑的联系将在第 18 章中详细讨论。在此我们只简单提及边缘系统和下丘脑之间主要的输入和输出联系。海马下托，边缘系统的结构之一，经**穹隆**投射至下丘脑的乳头体。同时，

乳头体通过**乳头丘脑束**投射至**丘脑前核**，继而再投射至扣带回的边缘皮质。另一个重要的边缘结构——**杏仁核**，通过两种途径与下丘脑有往来的纤维联系：**终纹**和**腹侧杏仁通路**。边缘−下丘脑的联系可能是情绪影响自主神经通路（解释为什么你焦虑时会手心出汗和胃痉挛）和维持自身稳态，包括免疫系统（解释为什么抑郁的人可能更容易被传染）的一个重要机制。此外，下丘脑边缘联系通路在维持自身稳态和生殖功能的过程中可以激活复杂的动机和情感。

下丘脑错构瘤患者的临床表现也能解释下丘脑−边缘系统的相互作用。**下丘脑错构瘤**是一种罕见的组织学良性、呈肿瘤样生长的病变，导致罕见的笑型癫痫发作（痴笑性癫痫），通常始于儿童早期。在大多数情况下，下丘脑错构瘤也与激惹和攻击有关的情绪行为以及认知功能障碍有关。

17.2.4　下丘脑的其他功能

下丘脑除了内分泌、节律调节以及边缘系统的功能外，还有很多其他重要的调节功能，如对食欲

表 17.1　一些重要的下丘脑核团
室周区
室周核
下丘脑内侧核
视前区
视前区内侧核
前(视上)区
下丘脑前核
视上核
室旁核
视交叉上核
中(结节)区
弓状核
腹内侧核
背内侧核
后(乳头)区
乳头体内侧核
乳头体中间核
乳头体外侧核
下丘脑后核
丘脑外侧区
视前外侧核
丘脑外侧核

的调节、对自身稳态的平衡以及对机体其他一些重要行为的调控。目前,研究者主要通过动物实验来探究下丘脑中发挥这些功能的区域,其中包括创伤与应激实验。然而,越来越多的证据表明,在人类大脑的相似区域,有着许多和动物类似的功能。比如我们前面提到的,下丘脑前区的**视交叉上核**是调节生物周期节律的重要区域（见图 17.3 和图17.4B）,腹侧视前区(VLPO)的氨基丁酸能神经元通过抑制唤醒系统来促进非快速动眼期(nonREM)睡眠,这些唤醒系统包括结节乳头核(TMN)的组胺能神经元、下丘脑后外侧的含食欲素神经元、脑干的五羟色胺能神经元、去甲肾上腺素能神经元、多巴胺能神经元和胆碱能神经元（见图 14.13 和图 14.15A）。因此,**下丘脑前区的损伤**(包括腹侧视前区)会引起**失眠症**,而**下丘脑后区的损伤**(主要伤及结节乳头核的组胺能神经元和含食欲素神经元)会引起**嗜睡症状**。**下丘脑外侧**在食欲调节方面发挥重要作用,它的损伤会引起体重下降。相反,**下丘脑内侧**(尤其是腹内侧核)有**抑制食欲**的作用,其损伤会引起肥胖。近年来,人们发现了一种由脂肪组织产生的激素——**瘦素**,其可以与下丘脑的肥胖基因(Ob)受体相结合,从而对食物摄入有重要的反馈调节作用,

可减少食欲,降低体重。而由胃黏膜细胞分泌的饥饿激素则与瘦素发挥完全相反的作用,它可以作用于下丘脑,刺激食欲。下丘脑前区的渗透压感受器被激活后产生**渴觉**,失血或体温过高同样可以产生渴觉,而外侧下丘脑的损伤会抑制渴觉的产生,从而使水摄入减少。

体温调节需要多个系统的协同作用,汗腺分泌汗液、平滑肌调节体核和体表的血流量、骨骼肌通过震颤或其他运动产生热量、内分泌系统控制代谢率。**下丘脑前区**感受到体温升高后,进而激活**散热**机制,该区域的损伤会引起体温过高。与此相反,**下丘脑后区**具有保持体温的功能,双侧下丘脑后部的损伤通常会引起变温症,其症状表现为体温受环境温度影响而变化,这是因为损伤不仅破坏了下丘脑后区的体温保持机制,同时也阻断了下丘脑前区散热机制的下行通路。下丘脑还可能参与了性欲及其他动机状态的调节通路。近年来研究发现,产生于下丘脑并由垂体后叶释放的催产素可以促进养育行为。此外,下丘脑还参与调控由神经和内分泌系统共同作用的性发育与分化。

17.3　下丘脑和垂体的内分泌功能

垂体前叶产生 6 种重要的激素,其中大多可以调控身体其他部位的内分泌系统,如肾上腺皮质、甲状腺和性腺,这些垂体前叶产生的激素包括**促肾上腺皮质激素(ACTH)**、**生长激素(GH)**、**催乳素**、**促甲状腺激素(TSH)**、**黄体生成素(LH)**和**促卵泡激素(FSH)**（表 17.2）。人类的垂体中叶已经退化,现有研究对其临床意义也所知甚少,垂体中叶主要产生类吗啡样神经肽（POMC）和黑色素细胞刺激素(MSH)。垂体后叶分泌**催产素**和**血管升压素**两种激素,血管升压素也被称为**精氨酸后叶加压素(AVP)**或**抗利尿激素(ADH)**。

下丘脑神经元通过**下丘脑门脉系统**调控腺细胞释放垂体前叶激素(图 17.5)。垂体受**垂体上动脉和垂体下动脉**的血流供应,这两条动脉都是颈内动脉的分支。垂体上动脉达到正中隆起后,经过反复分支形成了垂体门脉系统的初级毛细血管网。第三

复　习

下丘脑的外侧和内侧损伤对体重分别有什么影响?下丘脑前区和后区的损伤对睡眠和体温调节各有什么不同的影响?

脑室周围多个下丘脑神经核的神经元投射到正中隆起，可分泌抑制因子和激素释放因子（见表17.2）。投射到正中隆起的神经核包括**弓状核**、**室周核**、**视前内侧核**和**室旁核**的小细胞部。

抑制因子和激素释放因子在正中隆起处进入毛细血管网(见图17.5和图5.15)，然后通过**垂体门静脉**输送到垂体前叶。这些因子大多属于多肽类，除催乳素释放抑制因子(PIF)，其属于多巴胺类(见表17.2)。垂体前叶释放的激素通过次级毛细血管网进入门脉系统，然后通过静脉输送到海绵窦。海绵窦的血液通过岩上窦和岩下窦流至颈内静脉(见图10.11A，B)。

垂体后叶同样也有毛细血管网(见图17.5)，由视上核和室旁核分泌的催产素和血管升压素可通过其毛细血管网吸收血进入体循环，并通过神经核团的轴突末端投射到垂体后叶。虽然这两个核团都可以分泌催产素和血管升压素，但是单独的神经元只能产生一种激素。

我们现在简要回顾一下各个垂体激素的重要功能(图17.6)。促肾上腺皮质激素刺激**肾上腺皮质**产生**糖皮质激素**，主要是皮质醇，同时还会产生少量醛固酮。这些类固醇激素的主要作用是维持血压、控制电解质平衡、促进葡萄糖释放入血等。肾上腺髓质受交感神经节前神经元的控制，可以释放肾上腺素和去甲肾上腺素(见图6.13)。促甲状腺激素作用于甲状腺，刺激其产生**甲状腺素(T4)**和**三碘甲状腺原氨酸(T3)**，这两个激素可以促进细胞代谢。**生长激素**作用于肝脏、肾脏和其他一些组织器官，刺激这些器官产生**生长调节素**或**胰岛素样生长因子(IGF)**，以促进长骨和其他组织的生长。**催乳素**可以促进乳腺产生乳汁。**黄体生成素(LH)**和**促卵泡激素(FSH)**可以调节卵巢激素，对女性月经周期和卵子发生有重要作用。黄体生成素和促卵泡激素还可以调节男性的睾丸激素和精子发生。催产素可以引

起女性乳房平滑肌的收缩，促进乳汁的分泌，还可以在生产时促进子宫收缩。**血管升压素**，也叫抗利尿激素，可以通过促进肾脏对水的重吸收，浓缩尿液，参与渗透压的调节。

下丘脑-垂体轴系中释放的激素是受多种神经内分泌反馈回路调控的。如图17.7所示，下丘脑释放的促肾上腺皮质激素释放激素和垂体前叶释放的促肾上腺皮质激素都受到血液中皮质醇的反馈抑制。长期服用类固醇类药物会抑制促肾上腺皮质激素的生成，甚至会引起肾上腺萎缩，突然停用类固醇药物会引起皮质醇生成不足，进而影响正常生活。

临床要点 17.1
垂体腺瘤和相关疾病

垂体腺瘤是一种生长缓慢、发生在垂体前叶腺上皮细胞的良性肿瘤。这是一种很常见的肿瘤，约占成人所有颅内肿瘤的12%(见表5.5)。该病的平均发病年龄为40岁，也偶发于青少年和老年人中。垂体腺瘤可以发生在垂体前叶所有类型的内分泌细胞中，且85%的细胞可以分泌一种或多种垂体激素。垂体腺瘤分泌的激素通常比正常水平要高，并且不受正常的下丘脑控制，表现为多种内分泌综合

复习

请说出垂体前叶释放的6种激素和垂体后叶释放的2种激素的名称。垂体前叶激素是由哪种细胞释放的(腺细胞或神经元)？抑制因子和激素释放因子是由下丘脑的哪个部位释放的?这些因子是如何到达垂体前叶的?垂体后叶激素是由哪种细胞释放的？这些细胞定位在哪些神经核团?

表 17.2 垂体前叶激素、下丘脑释放和抑制因子

垂体激素	下丘脑释放因子	下丘脑抑制因子
促肾上腺皮质激素(ACTH)	促肾上腺皮质激素释放激素（CRH)、血管升压素和其他多肽	——
促甲状腺激素(TSH)	促甲状腺激素释放激素(TRH)	生长激素抑制激素(GIH)
生长激素(GH)	生长激素释放激素(GHRH)	生长激素抑制激素(GIH)
催乳素	催乳素释放因子(PRF)和促甲状腺激素释放激素(TRH)	催乳素释放抑制因子(PIF，多巴胺类)
黄体生成素(LH)	黄体生成素释放激素(LHRH)	——
促卵泡激素(FSH)	黄体生成素释放激素(LHRH)	——

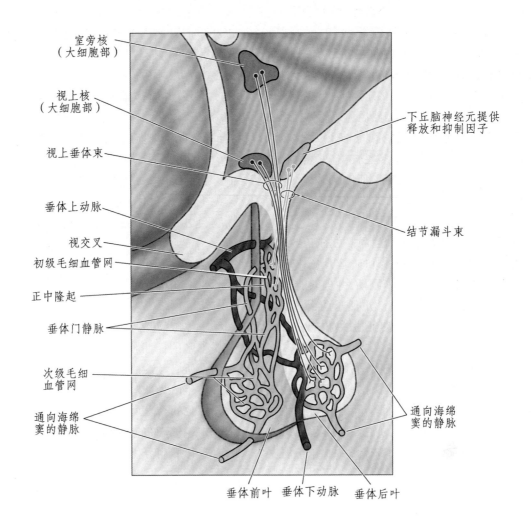

图 17.5 **下丘脑对垂体前叶和垂体后叶激素的调控** 下丘脑的神经细胞可以产生多种抑制因子和激素释放因子,这些因子投射到正中隆起,通过下丘脑门静脉输送,调节下丘脑前部的激素释放。下丘脑的视上核和室旁核神经细胞分泌催产素和血管升压素,然后投射到垂体后叶。

征。很小的垂体**微腺瘤**(直径<1mm)也会引起显著的内分泌异常。

无功能的腺瘤(不分泌激素)在引起临床症状之前通常长得很大。然而,很小的垂体腺瘤就可以引起头痛,这是因为肿瘤刺激了旁边海绵窦的疼痛纤维。头痛是较大的垂体肿瘤中很常见的症状。此外,体积较大的肿瘤还会压迫视交叉,造成视觉障碍,比如特征性的**双颞侧偏盲**(见临床要点 11.2)。如果不及时治疗,癌肿会压迫脑干并引起脑积水。

垂体腺瘤细胞最常分泌的激素是催乳素,大约50%的垂体腺瘤细胞都会分泌。第二常见的是生长激素,然后是促肾上腺皮质激素,分泌促甲状腺激素、黄体生成素和促卵泡激素的肿瘤细胞很少见,分泌多种激素的肿瘤细胞也不常见,无功能的肿瘤(不分泌有活性的激素)大约占所有垂体腺瘤的

15%。

垂体腺瘤的治疗包括药物治疗、手术和放射疗法。溴隐亭和卡麦角林治疗对分泌催乳素的肿瘤有很好的预后,这两种药物都是多巴胺能神经元的激动剂,可以抑制催乳素的释放(见表 17.2)。对于不分泌催乳素的肿瘤,药物治疗的疗效甚微,所以通常采取手术治疗。生长激素抑制素的类似物奥曲肽可以抑制生长激素的释放(见表 17.2),并使肿瘤体积变小,对于分泌生长激素的肿瘤有显著疗效。手术治疗的优点是疗效显著且风险较低。对于分泌催乳素的肿瘤,如果药物治疗的预后不佳,同样也可采用手术治疗。手术一般通过蝶骨入颅,在全麻下,手术器械从鼻腔进入,然后穿过蝶窦的上壁,进入垂体窝(见图 12.1)。目前,神经外科内窥镜技术已经有了很大提高,能更好地对颅底结构进行观察,

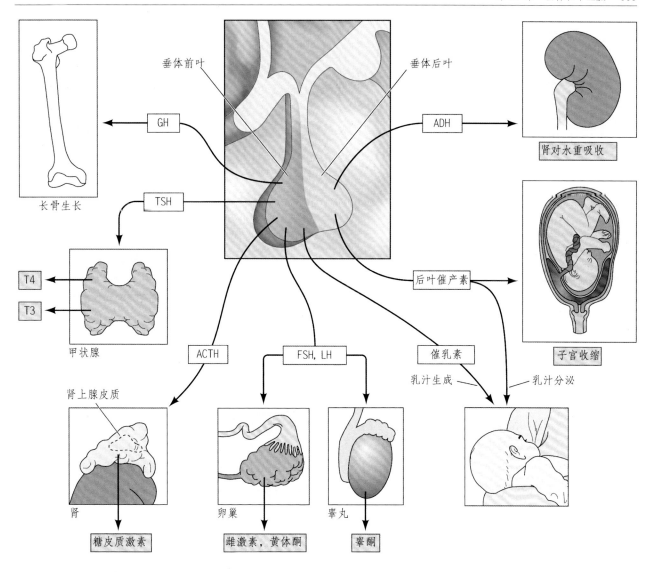

图 17.6　垂体激素功能总结

通过蝶骨还可以对蝶鞍上方进行探查。然而，如果垂体肿瘤位于蝶鞍之上，有时还是需要颅内操作才能完全清除癌肿。放射疗法采用伽马刀（见临床要点 16.4）治疗，这种疗法主要针对手术治疗效果不佳或无法承担手术风险的患者。

　　下面，我们分别讨论分泌不同激素垂体腺瘤患者的**临床表现和诊断**。女性患有分泌催乳素腺瘤表现为闭经，男性患者表现为性腺功能减退，男性和女性均可发生乳汁分泌、不孕不育、脱发、性欲减退和体重增加等症状。这些是由催乳素水平升高而引起的，可通过抑制下丘脑产生的黄体生成素释放激素来缓解，但同时也会引起黄体生成素和尿促卵泡素水平的降低（见表 17.2）。在正常女性中，催乳素作用于黄体生成素和尿促卵泡素可以推迟女性哺乳期月经的恢复。和其他类型的垂体腺瘤相同，头痛与视觉受损也是分泌催乳素垂体腺瘤的常见症状。

很多因素会使催乳素水平升高，但是极高水平（对非妊娠患者>150mg/L）的催乳素基本都是由垂体腺瘤引起的。磁共振对垂体腺瘤的诊断很有意义，通过对垂体形状的间接效应，最小可检测到直径为0.5~1mm 的微腺瘤。尽管很难观察到这些微小的肿瘤，它们却可以引起显著的内分泌失常。下丘脑的损伤有时也会引起催乳素水平的升高，这是因为催乳素抑制因子（PIF，多巴胺类）的生成减少，但是其引起的催乳素水平的升高不如垂体腺瘤。

　　分泌生长激素的腺瘤在成年患者中会引起**肢端肥大症**，主要表现为骨和组织缓慢但进行性的增生。肢端肥大症的特征表现是手足增宽增大、面容粗糙、下颌骨突出增大。儿童在骨骺闭合前（青春期之前）患病会引起**巨人症**。普通患者生长激素过量会引起腕管综合征、关节炎、不孕不育、高血压和糖尿病。分泌生长激素垂体腺瘤的典型临床诊断指标

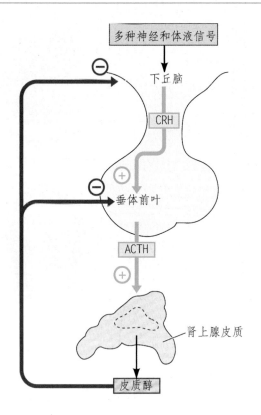

图 17.7 促肾上腺皮质激素释放激素(CRH)和促肾上腺皮质激素(ACTH)在下丘脑－垂体轴系的反馈调节作用

为胰岛素样生长因子 1(IGF-1)的水平升高、生长激素水平>2mg/L(包括葡萄糖干预后)，磁共振对其诊断也具有临床意义。

分泌促肾上腺皮质激素的腺瘤会引起库欣病。**库欣综合征**是糖皮质激素过量的特征性临床表现，内源性的皮质醇过量或外源性地使用糖皮质激素类药物(如强的松、甲泼尼龙、地塞米松或者氢化可的松)都会引起库欣综合征。**库欣病**是引起库欣综合征的主要原因，即分泌促肾上腺皮质激素的腺瘤也会引起库欣综合征。库欣综合征的特征性临床表现为"**满月脸**"和躯干性肥胖(躯干堆积的脂肪多于四肢的脂肪)，所以库欣病患者的体型通常会被描述为"蜘蛛样"。糖皮质激素过量会引起痤疮、多毛症、皮肤变薄、出现紫色条纹、容易受伤、伤口不易愈合，还会引起高血压、糖尿病、水肿、免疫抑制、骨质疏松、股骨头坏死、女性闭经、性欲减退、肌病、疲劳和一些精神疾病（如躁狂症、精神异常和抑郁症）。内源性的库欣综合征大约有 15% 是由原发性肾上腺腺瘤或恶性腺癌引起的，剩下的 85% 是由分泌促肾上腺皮质激素垂体腺瘤(70%)和其他一些分泌促肾上腺皮质激素的肿瘤（如支气管癌，15%)引起的，即异位 ACTH 产物。

为了研究内源性皮质醇水平增高的原因，研究者们进行了一系列的内分泌学检测，如果促肾上腺皮质激素的水平很低，则提示这个症状可能是由肾上腺病变引起的，这是因为肾上腺分泌皮质醇过多会引起反馈调节，减少了促肾上腺激素的产生(见图 17.7)。如果怀疑是分泌促肾上腺激素的垂体腺瘤引起内源性皮质醇水平增高，则会采取**地塞米松抑制试验**。这个试验的原理是，患者在睡前(晚 12:00 左右)口服一定剂量的地塞米松，地塞米松会有反馈调节的作用，降低皮质醇的水平或降低尿液中皮质醇的代谢产物，然后第二天清晨(上午 8:00)检测这两个指标。低剂量(1~3mg)的地塞米松抑制试验经常被用于皮质醇过多生成的初筛试验。如果低剂量的试验没有抑制皮质醇的生成，那么进而会进行高剂量(8mg)的地塞米松抑制试验，这是因为高剂量下，分泌促肾上腺皮质激素的垂体腺瘤会被抑制，而异位的垂体腺瘤或肾上腺的癌肿则不会被抑制。另一个方法是给予患者促肾上腺皮质激素释放激素(见图 17.7，表 17.2)，它可以提高血液中促肾上腺皮质激素的含量，并能提高垂体腺瘤引起的皮质醇含量升高，但它对于其他异位的分泌促肾上腺皮质激素的肿瘤和肾上腺肿瘤则没有效果。磁共振也可作为其诊断工具。最后，如果之前的试验结果均不理想，可以通过**岩下窦活检**来分辨垂体腺瘤和其他原因引起的促肾上腺皮质激素升高。此外，岩下窦活检还可以辨别出磁共振难以识别的微腺瘤的定位，这样手术时可以只切除微腺瘤的部分，而保留正常功能的垂体。

进行岩下窦活检时，操作者会将一根导管插入股静脉，在放射学影像的指引下，通过颈内静脉到达双侧的岩下窦(见图 10.11A，B)。在进行介入前，会先取外周静脉的血液来确定促肾上腺皮质激素的基线值。如果患者患有分泌促肾上腺皮质激素的垂体腺瘤，那么他至少一侧岩下窦的促肾上腺皮质激素水平会达到外周静脉的两倍以上。进行介入后，会从静脉给予患者一定剂量的促肾上腺皮质激素释放激素(见图 17.7)，然后每隔 5 分钟测量一次双侧岩下窦的促肾上腺皮质激素水平。如果促肾上腺皮质激素水平升高 3 倍以上，则可以诊断为垂体腺瘤。此外，患侧促肾上腺皮质激素的水平是健侧的 2~20 倍。

分泌促甲状腺激素的垂体腺瘤是引起甲状腺功能亢进(简称甲亢)的原因之一，但是这种情况很少见，**甲状腺功能亢进**一般是由甲状腺病变引起的，如 Grave 病、甲状腺炎、毒性多结节性甲状腺肿和甲状腺腺瘤。甲亢的临床表现有神经过敏、失眠、体重减轻、震颤、怕热多汗、交感神经传出纤维增多、大便次数增多等。值得注意的是，甲状腺眼病可由 Grave 病引起，但是不会由分泌促甲状腺激素的垂体腺瘤引起。Grave 病的特征表现是甲状腺、皮肤和眼窝组织的炎症反应，眼窝组织的炎症会引起眼球突出，最后引起眼外肌纤维化。甲亢的其他重要神经功能表现包括近端肌无力、震颤、运动障碍和痴呆。尤其是对于老年患者，甲亢的其他临床症状可能没有表现，所以容易被误诊为痴呆(见临床要点 19.16)或抑郁症。原发性甲状腺病变引起的甲状腺功能亢进，其促甲状腺激素的水平是被抑制的，而在分泌促甲状腺激素的垂体腺瘤中，促甲状腺激素的水平会升高。

原发性甲状腺疾病，如自身免疫性甲状腺疾病、碘缺乏或甲状腺功能减低前期的消融治疗也经常导致甲状腺功能减低；而垂体和下丘脑功能下降很少导致甲状腺功能减低。然而，当下丘脑或垂体病灶(包括各种类型的中等到大型的垂体腺瘤)存在时，促甲状腺激素的产生受损是相当普遍的，进而导致甲状腺功能减低。任何原因导致的甲状腺功能减低的临床表现包括嗜睡、体重增加、对寒冷的不耐受、皮肤干燥、毛发减少、抑郁和便秘。最后会发生**黏液水肿性昏迷**和心脏损害。其他重要的神经系统临床表现包括神经系统疾病、腕管综合征、肌痛、共济失调和痴呆。与甲状腺功能减低类似，甲状腺功能亢进也能发生在痴呆样或抑郁样老年人身上。在胚胎期或婴儿期，未经治疗的甲状腺功能减低可导致呆小症，以及精神呆滞、身材矮小、小头畸形和其他异常。

尿促卵泡素或**黄体生成素分泌腺瘤**经常导致**不孕症**，但是在临床检测前肿瘤能达到比较大的尺寸。有趣的是，这些肿瘤可以产生不同水平的睾酮和雌二醇。由于黄体生成素或尿促卵泡素分泌肿瘤体积通常很大，患者可能出现以头痛和视觉改变为主的临床表现。

其他病灶也会出现在蝶鞍部和蝶鞍上部的区域，导致内分泌失调或压迫视交叉。垂体腺瘤是最常见的，但在这个部位的其他病灶包括颅咽管瘤、动脉瘤、脑膜瘤、视神经胶质瘤、下丘脑神经胶质瘤、脊索瘤、畸胎瘤、表皮样瘤、皮样囊肿、拉特克囊囊肿、空蝶鞍综合征、结节病、下垂体炎、朗格汉斯细胞组织细胞增生症、淋巴瘤和转移性肿瘤。

最后，值得注意的是，无论任何原因接受磁共振成像扫描的患者中，多达 10% 的患者可能有**垂体意外瘤**，意味着内分泌功能的减退和临床的原发性垂体肿瘤，这种肿瘤多在磁共振成像扫描中被意外发现。

临床要点 17.2
尿崩症和抗利尿激素综合征

尿崩症(DI) 是产生大量稀释了的尿液。这种情况是由抗利尿激素不足(中枢的或者是神经性尿崩症)或肾脏对抗利尿激素的不敏感导致的(肾原性尿崩症)。尿崩症的症状包括严重的口渴、多尿症和多饮。患者通过喝大量的水来维持液体的平衡。如果不治疗，患者不能饮用足够多的水，就会很快脱水并死亡。如果一名患者多尿，并且相对地尿液是低渗的，而血浆是高渗的，则尿崩症可以确诊。神经性尿崩症的常见原因包括神经外科手术、脑外伤和垂体-下丘脑区域或第三脑室的渗透性或肿瘤性损伤(见临床要点 17.1)。有趣的是，垂体后叶的损伤不会导致尿崩症，除非损伤较大到靠近垂体，导致下丘脑视上核和室旁核神经元的退行性病变(见图 17.5)。这表明这些核团的神经元能够在一些区域释放血管升压素，而不是垂体后叶释放。尿崩症可用合成的血管升压素类似物通过皮下或鼻内给药来治疗。

在**抗利尿激素综合征(SIADH)** 中，过量的抗利尿激素的产生导致血浆低钠(**低钠血症**)和尿液渗透压的不正常升高。值得注意的是，低钠血症和尿液渗透压的升高不总是由抗利尿激素综合征引起，也见于血容量不足或水肿状态，如心力衰竭或肝硬化。抗利尿激素综合征也由许多神经性的或非神经性的情况引起，包括脑外伤、脑膜炎和许多其他神经性的疾病、肺部疾病、药物副作用和抗利尿激素分泌肿瘤。严重的低钠血症能导致嗜睡、昏迷或癫痫。当抗利尿激素综合征是低钠血症的原因时，应通过限制每日液体摄入来治疗。治疗可用盐酸考尼伐坦，它是一种血管升压素拮抗剂。在严重的病例中，有时输液用高渗性的生理盐水，但是必须注意，改善低钠血症不能过快，因为这种方法会导致**中枢性脑桥髓鞘溶解症**。

在一些特殊患者中，一些情况能导致抗利尿激素综合征和尿崩症的连续性出现。例如，在垂体区域的外科手术偶尔出现三相反应，先是手术后的短期尿崩症，接着是抗利尿激素综合征，最后又是尿崩症，然后逐渐改善。患者有其他颅内疾病，如严重的缺血或梗死,可能由抗利尿综合征导致。如果接着发生脑死亡,所有的抗利尿激素的产生停止,将导致尿崩症。

临床要点 17.3
全垂体功能减退

多种垂体激素的缺乏会发生在垂体和下丘脑区域的各种病变下。当涉及所有的垂体激素,这种情况叫作**全垂体功能减退症**。**促肾上腺皮质激素缺乏**导致肾上腺皮质功能减退,伴随疲倦、衰弱、食欲下降和对压力的反应性受损,导致高血压、发热、低血糖和死亡率升高。**促甲状腺激素缺乏**导致甲状腺功能减低(见临床要点 17.1),**抗利尿激素缺乏**将导致尿崩症(见临床要点 17.2)。**黄体生成素和尿促卵泡素缺乏**导致性腺功能减退,包括性欲减低、闭经和不育。在儿童,**生长激素缺乏**导致异常的身材矮小。女性**泌乳素缺乏**会导致不能分泌乳汁,**催产素缺乏**会导致乳汁分泌受损。

有许多原因导致全垂体功能减退,但在原发性垂体肿瘤及其治疗中是最常见的。这个区域的其他损伤包括(见临床要点 17.1)体积大的非功能性垂体腺瘤、脑脊髓膜瘤、颅咽管瘤、下丘脑肿瘤、转移灶和其他浸润过程,包括结节病、淋巴细胞性垂体炎、感染和自身免疫性疾病。个别情况下,垂体肿瘤会自发性出血,导致**垂体卒中**。垂体卒中的患者经常表现为突发性头痛、脑膜刺激症状、单侧或双侧海绵窦综合征(见临床要点 13.7)、视力丧失、高血压、意识水平下降。全垂体功能减退是垂体卒中的普通后遗症。其他全垂体功能减退的原因包括头部外伤、手术、放射性治疗、垂体梗死、垂体后叶的坏死(席汉综合征)和先大异常。

全垂体功能减退可应用外源性垂体激素替代治疗。促肾上腺皮质激素的不足通过每日皮质醇的给药来治疗,如泼尼松或氢化可的松,同时随着感染或手术的不同情况,增加给药剂量。尿崩症通过补充抗利尿激素类似物来治疗,甲状腺功能减退通过补充合成的甲状腺激素来治疗。性腺功能减退通过补充睾酮或刺激素−黄体酮合成物来恢复,有时生育能力障碍可以通过黄体生成素和尿促卵泡素的替代来恢复。在儿童,生长激素的替代疗法用来改善生长过程,在成年人,这种疗法对油脂和其他系统也起到很好的作用。

临床病例

病例 17.1　满月脸、痤疮、闭经和高血压

主诉

患者,女,33 岁,因多种主诉收治在内分泌门诊,包括向心性肥胖、痤疮、闭经和高血压。

病史

3 年前开始出现症状,**面部毛发增多**,发病初出现**痤疮**,体重增加 **20.4kg**,尤其是腹部,容易出现**淤血**,**多汗**,同时皮肤出现条纹。出现症状的 2 年前,患者**月经周期停止**,**高血压**逐渐发展,并且需要药物治疗。近几个月,患者变得**暴躁**和**抑郁**,**力量降低**,**上楼困难**。

查体

一般状况:圆脸("满月脸"),向心性肥胖,脂肪堆积在颈部后面,"水牛背",双腿纤细。

生命体征:体温 36.7℃,血压 125/85mmHg。

颈部:柔软,肥胖。甲状腺不增大。

肺部:无感染。

乳房:无肿块。

心脏:正常节律,无杂音。

腹部:肥胖,肠鸣音正常,无肿块。

四肢:无杵状指或水肿。

皮肤:面色潮红,有面部毛发,腹部条纹,淤斑和某些区域的皮肤变薄。

生殖器官:正常女性。

神经学检查:精神状态、脑神经、运动检查、反射、协调、步态和感觉正常。

诊断和最初定位

1. 根据上述粗体字显示的症状和体征,出现在该患者身上的内分泌综合征是什么?这种综合征由哪种激素过量导致?

2. 这种疾病的可能发病部位在哪里?

讨论

本病例的关键症状和体征是：

● **向心性肥胖,面部毛发增多,新出现的痤疮,容易淤血,多汗,潮红和皮肤条纹,闭经,高血压,易怒和抑郁,力量降低,上楼困难**

1. 这些临床特征是典型的库欣综合征(见临床要点 17.1)。由于外源性糖皮质激素的缺乏,肾上腺皮质产生过量的皮质醇导致库欣综合征。

2. 库欣综合征可能由垂体或者非垂体的肾上腺皮质激素的过多分泌或肾上腺肿瘤导致。最常见的原因是分泌促肾上腺皮质激素的垂体腺瘤(库欣病)导致。

病例 17.1 （续）

最初检查的结果

患者尿液中游离皮质醇的水平是 410μg/dL(正常值<70)。低剂量过夜的地塞米松抑制试验不能完全抑制患者尿液中游离的皮质醇,但高剂量的地塞米松抑制试验可以。血浆中促肾上腺皮质激素水平是 35pg/mL(正常值是 6~86pg/mL),尽管皮质醇的水平很高,但是这个值不低。患者磁共振成像扫描特别注意垂体区域,这个区域完全正常。

1. 这些结果怎样帮助定位?
2. 磁共振成像扫描显示怎样的诊断结果?
3. 什么试验可以进一步缩小定位范围?

讨论

1. 升高的尿液中的皮质醇只能被高剂量的地塞米松抑制,表明是分泌促肾上腺皮质激素的垂体腺瘤(见临床要点 17.1)。非垂体性来源的促肾上腺皮质激素分泌过量通常不能被高剂量的试验抑制,但是垂体来源的能被抑制。为了进一步支持分泌促肾上腺皮质激素的垂体肿瘤的诊断,尽管患者皮质醇水平增高,但促肾上腺皮质激素水平正常,这表明促肾上腺皮质激素的分泌不能被正常的反馈抑制(见图 17.7)。

2. 正常的磁共振成像扫描显示,如果垂体肿瘤存在,将会有小垂体腺瘤,直径<0.5mm。

3. 岩下窦取样(见临床要点 17.1)可用来确认过量的促肾上腺皮质激素是否来源于垂体,而且能确定是哪侧的垂体产生了腺瘤。

病例 17.1 （续）

岩下窦取样

岩下窦取样的操作,导管从股静脉穿过,经由下腔静脉到达颈内静脉,最后到达左、右侧的岩上窦。导管尖端的位置通过导管里小剂量不透射线染料来确认(图 17.8)。在岩上窦(皮克每毫升),促肾上腺皮质激素的基线水平在右侧是 573,左侧是 31,外周的促肾上腺皮质激素是 26。系统注射促肾上腺皮质激素释放激素 15 分钟后,右侧的促肾上腺皮质激素是 20100,左侧是 560,外周是 255。

1. 促肾上腺皮质激素释放激素正常在哪里产生,怎样运输到垂体前叶?
2. 这些结果怎样帮助进一步定位?

讨论

1. 促肾上腺皮质激素释放激素在下丘脑产生,通过垂体门脉系统运输到垂体前叶 (见图 17.5,图 17.7)。

2. 与外周的相比,岩下窦促肾上腺皮质激素基线水平极大增高,证实了促肾上腺皮质激素分泌过多是垂体来源的。对肾上腺皮质激素释放激素的严重的不对称反应进一步定位了过量的促肾上腺皮质激素的分泌是在垂体腺的右半部分。

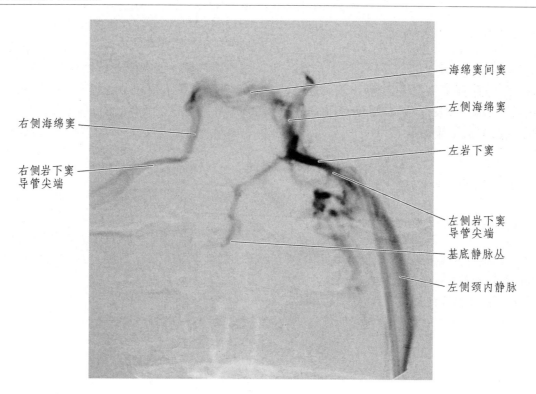

右侧海绵窦

右侧岩下窦
导管尖端

海绵窦间窦

左侧海绵窦

左岩下窦

左侧岩下窦
导管尖端

基底静脉丛

左侧颈内静脉

图 17.8　岩下窦取样做静脉造影　造影剂表明海绵窦和岩上窦流入颈内静脉。取样导管在左、右侧岩上窦都可以看见。

病例 17.1（续）

经蝶骨的手术

　　患者入院接受经蝶骨的垂体手术。在全身麻醉的情况下，在上唇的黏膜上做个切口，唇可以上下伸缩，以便内窥镜能通过切口插入，达到鼻道，用这种方法进入蝶窦。关于蝶鞍的位置是应用单侧荧光显微镜射线照片来确认的。蝶窦的黏膜移除，暴露出蝶骨的顶端或蝶鞍的基底（见图 12.1）。这个步骤是用一个小钻来穿透，然后用骨工具暴露硬脑膜。硬脑膜的切口提供了垂体腺的入口，检查显示没有明显肿瘤的证据。一些小的组织样本从右侧垂体前叶移走，送到病理科用冰冻切片的

方法立即检测。这些组织可能包括垂体微腺瘤。

　　术后患者恢复得很好，没有视觉问题和其他缺陷。但是术后的当天晚上，患者尿量开始增加，8小时的尿量是 2000mL。血浆中钠离子从 134mM升高到 146mM（正常值是 135~145mM），尿比重很低，为 1.001，患者感到非常口渴。

　　1. 何种神经内分泌综合征与多尿、烦渴、口渴感增加，血浆渗透压升高，而尿液渗透压不升高有关？哪种垂体激素的降低会导致这些变化？

　　2. 产生这些激素的神经元的胞体位于哪里，激素释放到循环中哪里？

讨论

　　1. 患者在垂体区域手术后逐步发展为尿崩症（见临床要点 17.2）。尿崩症是抗利尿激素（血管升压素）释放不足导致的。

　　2. 血管升压素是在下丘脑的视上核和室旁核的神经元合成的，通过轴突经由垂体运输到垂体后叶，释放到循环中（见图 17.5）。

病例 17.1 （续）

低钠血症

患者通过合成的血管升压素类似物精氨酸加压素的注射来治疗,直接导致尿液排出的减少。第二天,她的尿崩症自愈了,不需要任何进一步治疗。然而,在过去的几天里,血浆钠离子降到 125mM（正常值是 135~145mM）,尿比重是 1.020,不低。她没有出现水肿和血容量减低的表现。

1. 什么样的神经内分泌综合征会导致低钠血症,同时尿的渗透压正常或升高?

2. 哪些垂体激素的过量会导致这种情况?

讨论

1. 患者此时的低钠血症很可能由术后的抗利尿激素分泌综合征导致(见临床要点 17.2)。

2. 这种情况是由抗利尿激素释放过多导致的。

临床病程

患者的治疗是通过限制对水的自由摄入,钠离子水平逐渐恢复正常。不久,她又出现了尿崩症(三相反应;见临床要点 17.2),这需要用精氨酸加压素治疗数月。接下来,她逐渐好转,皮质醇水平正常,她的库欣特征逐渐被治愈。术后一个月,她的月经重新开始。术后 9 个月,她的体重下降了 11.3kg,不再有满月脸,只有轻微的痤疮,腹部条纹消退。她不再易怒和抑郁,情绪变得平静,且力量水平增加。

病例 17.2　阳痿、厌食、多尿、视力模糊、头痛和听力丧失 *

主诉

患者,男,49 岁,有超过六个月的阳痿、厌食、多尿、视力模糊、头痛和听力丧失。

病史

6~12 个月前,患者出现越来越严重的**阳痿**,包括没有早勃及性冲动减少。同时感到越来越**疲倦**,每天的睡眠时间由 6 个小时增加到 12 个小时,包括打盹小睡。**肌耐力下降,无法忍受低温**。在 5~6 个星期前,他有**越来越严重的头痛,眼睛易受到光照刺激**。患者听力下降,尤其是右侧耳,使其在工作中的电话通话变得困难。此外,患者注意到他的**视力开始模糊**,也会感到**强烈的口渴**,每天晚上大约引用 **1 加仑(1 加仑约为 3.99 升)的水,小便次数增加到 16 次**。最后,患者陈述其有明显的**厌食**,对食物没有兴趣,在过去的三周内瘦了 10kg。

查体

生命体征:体温 37.4℃,心率=80 次/分,血压=110/70mmHg。

颈部:柔软没有杂音。

肺部:呼吸音清。

心脏:心律齐,没有杂音、奔马律或摩擦。

腹部:肠鸣音正常,无腹痛。

四肢:无水肿。

皮肤:正常。

生殖器:双侧睾丸体积轻微减小。

神经学检查

精神状态:意识清醒,定向力×3,语言和记忆力正常。

脑神经:正常。除了**右侧视敏度 20/200,左侧 20/40,视野完整。右侧听力明显下降,空气传导强于骨传导**。

运动:肌张力正常,全身肌力 5/5。

反射:

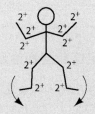

协调运动:指鼻试验和跟-膝-胫试验正常。

步态:轻微的分腿站立(二次旧疾腿部骨折)

感觉:完整的针刺、温度、振动和关节位置感觉。

讨论

下面哪种脑垂体激素的分泌变化会导致上述所列举的异常情况:

　　1. a. ADH(抗利尿激素)不足

　　　b. LH 和 FSH 不足

　　　c. TSH 不足

　　　d. TSH 或 ACTH 不足

　　　e. ACTH 不足

2. 这名患者已经有全垂体功能减退症的临床证据(见临床要点 17.3)。ADH 不足表明损伤病灶包括高位垂体柄或下丘脑 (见临床要点 17.2)。除了 ACTH 不足外, 食欲减少也可能归因于外侧下丘脑的损伤(见临床要点 17.1)。但值得注意的是,单纯的食欲减少是非特异性症状,可由许多疾病引起。

讨论

本病例的其他关键症状和体征是：

● **听力的下降,尤其是右侧(空气传导强于骨传导)**

● **右侧视敏度 20/200,左侧 20/40**

● **头痛和畏光**

1. 蛛网膜下隙区域是下丘脑-垂体和脑神经的共享区域。蛛网膜下隙病理学也能够解释头痛和畏光的存在,是脑膜刺激的征兆(见表5.6)。患者的全垂体功能减退症表明下丘脑或垂体区域的损伤。有许多线索但没有明确的证据表明,损伤主要是在下丘脑而不是垂体部位,包括尿崩症的出现和泌乳素水平升高而非下降。视神经受损可归因于下丘脑或垂体损伤的直接局部扩展,而不通过脑脊液的传播。然而,直接局部扩展不能解释前庭耳蜗神经的受损。因此,下丘脑或脑垂体损伤,发展到蛛网膜下隙从而牵涉视神经和前庭耳蜗神经的可能性应该被考虑。

2. 涉及这个区域损伤的疾病包括转移性癌、慢性炎症或感染性疾病,如肉状瘤病或结核病。

临床病程和神经影像

脑 MRI 扫描显示下丘脑损伤的扩大,牵涉到双侧的视束(影像 17.2A,B)。在透明中隔也发现了这种扩大的损伤,表明损伤可能通过脑脊液(CSF)扩展。该患者被收录入院并进行了腰髓穿刺(见临床要点 5.10)。脑脊液检查表明蛋白质水平升高到 82(正常是 15~45),葡萄糖水平正常,没有红细胞,白细胞计数增加至 18(正常<5)和 93%的淋巴球(见表 5.7,5.9)。脑脊液细胞学检查怀疑患有淋巴瘤,但不能确诊。重复脑脊液细胞学检查也不能确诊。因此,对患者应用右侧额骨立体定位方法在透明中隔增强损伤的病灶进行了穿刺活检(见临床要点 16.4),病理学分析显示为 B 细胞淋巴瘤 (见临床要点 5.8),并进行了 HIV 检验,结果为阴性。

针对该患者的全垂体功能减退症进行了治疗(见临床要点 17.3):①合成的抗利尿激素(DDAVP)鼻喷治疗尿崩症;②类固醇药物泼尼松治疗肾上腺功能减退;③甲状腺激素替代疗法治疗甲状腺功能减退;④睾酮治疗该患者阳痿和性腺功能减退。

使用甲氨蝶呤治疗淋巴瘤,静脉内化学疗法每月一次重复周期治疗。该疗法有显著疗效且没有明显副作用。一个月后,患者右耳听力已经提高,不再有头痛。2 个月后,他的视力提升,已经恢复工作。随访的 MRI 扫描显示扩大的损伤病灶已经完全消失。两年后,MRI 扫描显示在他的原始病灶有反复发作增强,沿着脑桥和中脑有软膜扩大损伤。脑脊液检查显示有淋巴瘤细胞。该患者使用了另外一种不同的化疗方案,MRI 病灶损伤又一次消失。最后进行随访,诊断后三年,患者持续恢复,效果良好。

病例 17.3 一名表现为傻笑和侵犯性行为的儿童

小病例

一名 4 岁儿童由于不寻常的大笑和行为问题,被带去见一名儿科神经病学家。儿童两岁时,开始表现出**傻笑,有时会有大笑、肠鸣音,眼睛转向上,左上侧嘴唇向上卷**。症状的持续时间从 4 秒到一分半之间,往往伴随着**无反应性的温和四肢震动和尿失禁**。症状每天发生 1~5 次。在两次症状发作之间,他的**行为会突然变得很有攻击性**。几年中,他又产生了**认知障碍**,因此他在一个特殊的学校里上学。在 4 岁时,他经过神经心理学评估,和 20 个月大的婴儿功能状况相似。神经病学检查中值得注意的是,其具有极度活跃的行为,不停地在房间中奔跑和跳跃,注意力障碍显著,但在其他方面未见异常。脑部 MRI 显示正常。

定位和鉴别诊断

1. 什么症状通常会导致短暂的无反应,伴随眼睛转向上、四肢颤动和尿失禁 (见临床要点 18.2)?

2. 脑内何系统参与了像大笑和侵略性这样的情绪性行为?

3. 这个系统是如何与下丘脑取得联系的?下丘脑的损伤是否可以产生这个案例中患者的情况?

讨论

本病的关键症状和体征是:

- **大笑,眼睛转向上,无反应性,肢体震颤和失禁**
- **突然具有攻击性的行为障碍**
- **认知损害**

1. 这名患者的短暂无反应、眼睛转向上、肢体震颤和尿失禁与癫痫患者的症状最为相似,我们可以参考第 18 章(见临床要点 18.2)。

2. 我们也可以在第 18 章了解到,边缘系统在情绪性行为中发挥着重要作用。

3. 下丘脑和边缘系统紧密地连接着,包括与海马以穹隆连接,即乳头体到扣带回通过丘脑的投射纤维,还有下丘脑到杏仁体通过终纹和杏仁核腹侧传出通路相连接。

我们在这章前面讨论的下丘脑-边缘系统通路中,讲到下丘脑错构瘤是一个罕见的可以导致痴笑、癫痫的肿瘤。这些癫痫症状已经被阐明是由错构瘤组织中不正常的电生理活动产生的,而且在癫痫发作时,这些不正常的电生理活动会传播至边缘系统中。有下丘脑错构瘤的患者经常有行为障碍,如侵犯性行为等,这些很可能是由于边缘系统慢性损伤造成的。同样的,认知障碍也可能产生于由不正常癫痫活动引起的频繁的脑回路暴发。

临床病程和神经影像

为了确定癫痫发作的性质,患者检查了脑电图(EEG),通过同时录像来记录,并证实了患者为痴笑性癫痫。虽然之前 MRI 检查显示正常,MRI 检查图像已经难以重新对照,因此该患者又做了一次**脑部 MRI** 检查(影像 17.3A,B)。这次 MRI 检查发现了在右侧下丘脑区域有一块类似于下丘脑错构瘤样的损伤。损伤区域可见从下丘脑中部延伸至第三脑室,并且扭曲了乳头体的解剖结构,将右侧的乳头体压向下方(见影像 17.3A)。

这名患者服用了多种抗癫痫药物,但没有任何一种有效控制了他的癫痫症状。不幸的是,在后续的超过 10 年的随访过程中,他即使接受了包括立体定向放射治疗(见临床要点 16.4)和错构瘤传统手术在内的很多治疗,仍然有癫痫症状。他并没有早熟并提前进入青春期,虽然下丘脑错构瘤患者经常会有这种症状。但是,他确实因为下丘脑功能障碍患上了甲状腺功能减退症。

病例 17.2　阳痿、厌食、多尿、视力模糊、头痛和听力丧失

影像 17.2 A,B　损伤病灶从下丘脑扩大到视束　钆 T1　加权成像。(A,B)图为由后至前成像。

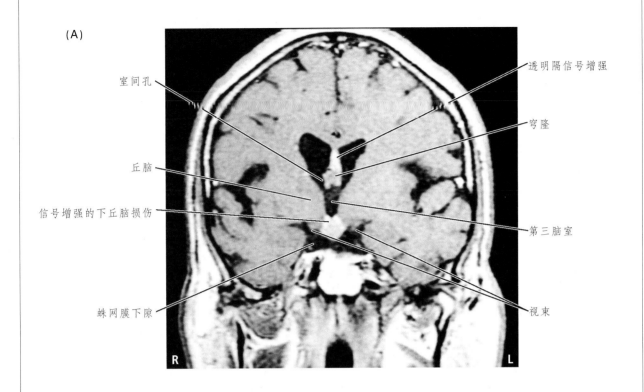

(A)

室间孔

丘脑

信号增强的下丘脑损伤

蛛网膜下隙

透明隔信号增强

穹隆

第三脑室

视束

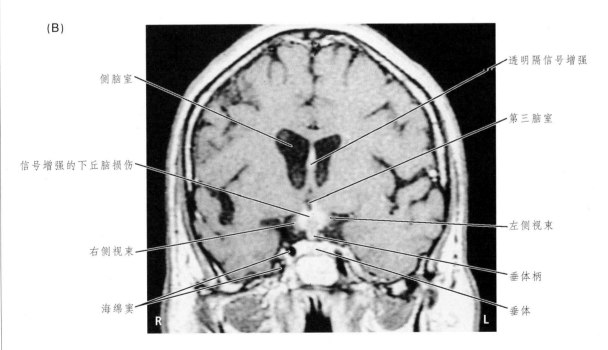

(B)

侧脑室

信号增强的下丘脑损伤

右侧视束

海绵窦

透明隔信号增强

第三脑室

左侧视束

垂体柄

垂体

其他病例

可以在其他章节内找到与以下主题相关的病例:**蝶鞍区域损伤**(病例 11.3 和 13.5);**下丘脑至边缘系统和自主神经系统连接损伤**(病例 14.1 和病例 18.1 至 18.5)。

简明解剖学学习指南

1. 垂体和下丘脑通过神经突触和体液激素方式将神经系统和全身的其他系统相连接。**垂体**通过垂体柄连接至下丘脑(见图 17.2)。垂体在视交叉下方的这个位置,使得当垂体发生肿瘤时会压迫视交叉的神经纤维,造成**两颞侧偏盲**或其他视觉障碍(见图 11.15)。

2. **下丘脑**在丘脑的下方,从前到后分为:**视前区、前(视上)区、中(结节)区、后(乳头)区**。下丘脑从中部到外周也可以分为:**室周区、中下丘脑区、侧下丘脑区**(见图 17.3 和图 17.4)。表 17.1 列出了下丘脑的**主要核团**。

3. 下丘脑参与了很多神经系统和非神经系统功能,这些系统通过很多复杂的反馈通路维持着体内稳态。下丘脑参与了以下功能:

   A. 控制食欲、渴觉、温度、睡眠与觉醒、性欲的稳态平衡

   B. 控制**激素分泌**

   C. 自主神经系统

   D. 边缘系统(见第 18 章)

4. 重要的核团及与下丘脑的联系如下:

   A. **室旁核、腹中核、侧下丘脑区**以及**后下丘脑区**控制自主神经系统(见图 13.10、图 17.3 和图 17.4)

   B. 来自海马结构的边缘系统传入纤维通过穹隆部位传入**乳头体**(见图 18.9 和图 18.13)

   C. 边缘系统的来自乳头体的输出纤维通过**乳头丘脑束**到达丘脑前核(见图 18.9)

   D. 边缘系统与杏仁体通过**终纹**和**杏仁核腹侧传出通路**相互连接(见图 18.17)

   E. **视交叉上核**控制生物周期节律(见图 17.3 和图 17.4)

   F. **视上核**和**室旁核**分泌催产素和加压素并释放到脑垂体后叶(见图 17.5 和图 17.6)

   G. **弓形核、室周核、中间的视叶前核**以及**室旁核**中部的小细胞释放的促激素和抑制激素控制垂体前叶(见表 17.2;也可见图 17.5)

5. **垂体**包括**垂体前叶**,或称**腺垂体**,是从胚胎的咽上部发育而来(见图 17.1)。垂体还包括**垂体后叶**,或称**神经垂体**,从胚胎的中脑发育而来。垂体前叶由内分泌组织构成,并储存以下六种激素:**促肾上腺皮质激素(ACTH)、生长激素(GH)、催乳素、促甲状腺激素(TSH)、黄体生成素(LH)、促卵泡激素(FSH)**。垂体后叶包括由下丘脑发出的神经组织,并释放催产素和加压素。图 17.6 总结了这些前叶和后叶释放的激素的功能。

6. 前叶激素的释放受到下丘脑分泌的促因子和抑制因子的调控(见表 17.2),这些因子从**正中隆起**通过**垂体门脉循环系统**到达垂体前叶(见图 17.5),垂体后叶激素由下丘脑视上核和室旁核的大细胞神经元的轴突终末释放(见图 17.5)。图 17.7 展示了肾上腺皮质系统控制下丘脑-垂体轴的多重反馈环路。

病例 17.3 一名表现为傻笑和侵犯性行为的儿童

影像 17.3 A,B 下丘脑错构瘤 冠状位 T2 加权像。 (A,B)图为由后至前扫描的邻近层面。

(A)

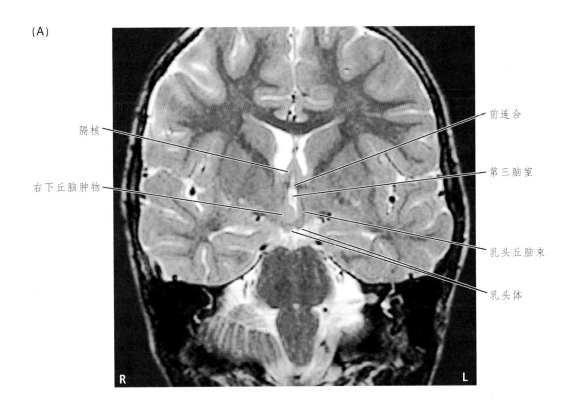

隔核 — 前连合
右下丘脑肿物 — 第三脑室
乳头丘脑束
乳头体

(B)

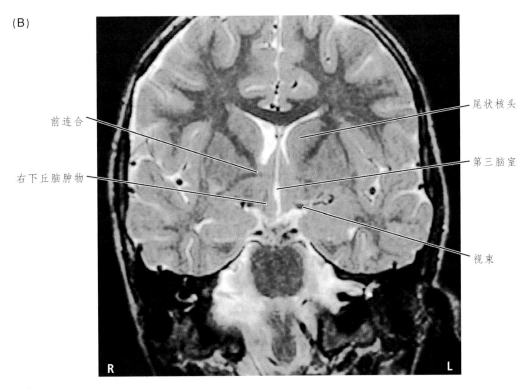

前连合 — 尾状核头
右下丘脑肿物 — 第三脑室
视束

(闫军浩 周长满 译)

参考文献

Aghi MK. 2008. Management of recurrent and refractory Cushing disease. *Nat Clin Pract Endocrinol Metab* 4 (10): 560–568.

Buchfelder M, Kreutzer J. 2008. Transcranial surgery for pituitary adenomas. *Pituitary* 11(4): 375–384.

Cappabianca P, Cavallo LM, Esposito F, De Divitiis O, Messina A, De Divitiis E. 2008. Extended endoscopic endonasal approach to the midline skull base: the evolving role of transsphenoidal surgery. *Adv Tech Stand Neurosurg* 33: 151–199.

Cooper P. 2004. Neuroendocrinology. In WG Bradley, RB Daroff, GM Fenichel, and CD Marsden (eds.), *Neurology in Clinical Practice: Principles of Diagnosis and Management*. 4th ed., Chapter 47. Butterworth-Heinemann, Boston.

Decaux G, Musch W. 2008. Clinical laboratory evaluation of the syndrome of inappropriate secretion of antidiuretic hormone. *Clin J Am Soc Nephrol* 3 (4): 1175–1184.

Ellison DH, Berl T. 2007. Clinical practice. The syndrome of inappropriate antidiuresis. *N Engl J Med* 356 (20): 2064–2072.

Friedman JM, Halaas JL. 1998. Leptin and the regulation of body weight in mammals. *Nature* 395 (6704): 763–770.

Jagannathan J, Kanter AS, Olson C, Sherman JH, Laws ER Jr, Sheehan JP. 2008. Applications of radiotherapy and radiosurgery in the management of pediatric Cushing's disease: a review of the literature and our experience. *J Neurooncol* 90 (1): 117–124.

Joshi SM, Cudlip S. 2008. Transsphenoidal surgery. *Pituitary* 11 (4): 353–360.

Klok MD, Jakobsdottir S, Drent ML. 2007. The role of leptin and ghrelin in the regulation of food intake and body weight in humans: a review. *Obesity Reviews* 8 (1): 21–34.

Lee MJ, Fried SK. 2009. Integration of hormonal and nutrient signals that regulate leptin synthesis and secretion. *Am J Physiol Endocrinol Metab* 296 (6): E1230–1238.

Maghnie M, Cosi G, Genovese E, Manca-Bitti ML, Cohen A, Zecca S, Tinelli C, Gallucci M, et al. 2000. Central diabetes insipidus in children and young adults. *N Engl J Med* 343 (14): 998–1007.

Murad-Kejbou S, Eggenberger E. 2009. Pituitary apoplexy: evaluation, management, and prognosis. *Curr Opin Ophthalmol* 20 (6): 456–461.

Nawar RN, AbdelMannan D, Selman WR, Arafah BM. 2008. Pituitary tumor apoplexy: a review. *J Intensive Care Med* 23 (2): 75-90.

Powell M. 2009. Microscope and endoscopic pituitary surgery. *Acta Neurochir* (Wien) 151 (7): 723–728.

Rivkees SA. 2008. Differentiating appropriate antidiuretic hormone secretion, inappropriate antidiuretic hormone secretion and cerebral salt wasting: the common, uncommon, and misnamed. *Curr Opin Pediatr* 20 (4): 448–452.

Vance ML. 2008. Pituitary adenoma: a clinician's perspective. *Endocr Pract* 14 (6): 757–763.

本章目录

第18章
边缘系统：内环境稳定、嗅觉、记忆和情感

边缘系统结构调节情绪、嗅觉、记忆、内驱力和内环境稳定。患者,女,40岁,从睡梦中醒来向丈夫陈述莫名其妙的令人不愉快的气味、恶心、恐慌及害怕的感受。接下来的一星期,她重复描述这种感受,并伴有应答能力下降、行动缓慢和持续 2~3 分钟的不恰当言论。

正如我们将看到的,边缘系统异常可引起突发性功能障碍。在这一章里,我们将学习这一重要和多样化的神经系统,以及其损伤或功能异常所造成的后果。

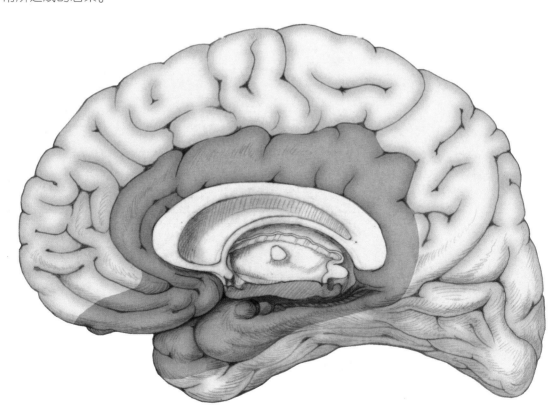

解剖和临床回顾

边缘系统主要位于大脑半球的内侧和腹侧区域,包括不同的皮质和皮质下结构。这些结构从进化上来说属于脑的古老部分,而且在许多物种中是构成前脑的主要部分。只有在高等哺乳动物有更大的新皮质覆盖,在规模上超过了边缘系统。

边缘系统的功能也是古老的,其在维持动物的生存中起着重要作用。边缘系统的功能可分为以下四个基本方面:

1. 嗅觉作用
2. 记忆
3. 情感和内驱力
4. 内环境稳定功能,包括自主神经系统和神经内分泌控制

正如我们将学习的,许多边缘结构涉及这四种功能。边缘系统的各个结构(表 18.1)形成一个复杂的网络,且相互间有多重联系(图 18.1)。然而,简单地看,某个边缘结构可认为是这四种功能之一的核心(表 18.2):**嗅皮质**是嗅觉的重要结构,**海马结构**与记忆有关,**杏仁核**对情感和内驱力必不可少,而**下丘脑**是调节体内平衡的中心(见第 17 章)。现实中怎么强调都不为过,这些结构通过参与涉及边缘系统的复杂网络来执行和完成这些功能。

在这一章里,首先回顾边缘系统的总体结构,然后简要讨论其每一主要构成部分。同时将讨论与四个主要边缘系统功能有关的特定结构(见表 18.2)。最后,将回顾与边缘系统有关的重要的临床疾病,包括记忆丧失和癫痫发作。

18.1 边缘结构概述

由前脑至脑干,**边缘系统**的结构广泛(见表 18.1)。大多数结构隐藏于大脑半球的内侧和腹侧,从外侧面不易观察到。拉丁语中,limbus 意为"边界"或"边缘"。**边缘皮质**(图 18.2)围绕大脑皮质边缘形成一环状的**边缘叶**,并环绕胼胝体和上部脑干–间

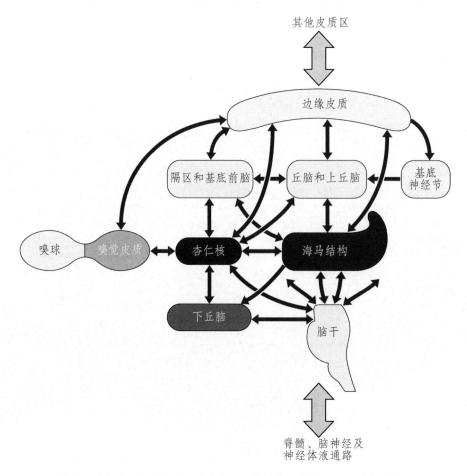

图 18.1　边缘通路概观　宽箭头表示连接多个网络结构。结构之间的许多其他连接已省略。

表 18.1 边缘系统的主要结构

边缘皮质
  海马旁回
  扣带回
  内侧眶额皮质
  颞极
  岛叶前部
海马结构
  齿状回
  海马
  下托
杏仁核
嗅皮质
间脑
  下丘脑
  丘脑
    前核群
    背内侧核
  缰
基底神经节
  腹侧纹状体
    伏核
    腹侧尾状核和壳
  腹侧苍白球
基底前脑
隔核
脑干

表 18.2 边缘系统功能及相应主要结构简表

边缘系统功能	主要结构
嗅觉	嗅皮质
记忆	海马结构
情感和内驱力	杏仁核
体内平衡;自主和神经内分泌控制	下丘脑

表 18.3 大脑皮质分类的术语

名称	同意义的名称	描述	举例
新皮质[a]	同行皮质,新皮层	六层的皮质	大脑皮质的主要部分
中间皮质	边缘皮质, 边缘旁皮质, 移行皮质	在3层和6层皮质之间形成的一种过渡类型	海马旁回,扣带回,岛叶前部,眶额回,颞极
异源皮质	—	少于六层的皮质	原皮质,旧皮质
原皮质	原皮质	三层的海马皮质	海马结构
旧皮质	古皮质	三层的嗅觉皮质	梨状皮质
类皮质区	—	与皮质下核融合的简单皮质	杏仁核,无名质,隔区

[a]其他详细内容见表 19.2。

脑结合部。1878 年,Broca 首先描述了"大边缘叶"。在大脑半球内侧面可见的边缘皮质主要结构是**扣带回**(拉丁语 cingulum,意为"腰带"或"带")和海马旁回(见图 18.2A)。**侧副沟**使**海马旁回**与其余部分颞叶分开,向前侧副沟延续为**嗅脑沟**(见图 18.2B)。在海马旁回的前内侧可见隆起的钩。扣带回向前下延续为胼胝体下回和终板旁回。扣带回后部和海马旁回后部移行结合部为峡(见图 18.2A)。除了扣带和海马旁回,其他部位的边缘皮质包括**内侧眶额回、颞极、前部岛叶皮质**(见图 18.2A,C;表 18.1)。边缘皮质享有某些特定的表面免疫标记。例如,单纯疱疹病毒对边缘皮质有趋向性,并引起涉及主要边缘皮质区域的脑炎(图 18.3)。在一些文献中,所谓的边缘皮质指的是旁边缘皮质或边缘皮质联合区。

海马结构(见表 18.1)是海马旁回内侧和背侧的延续。它埋于内侧颞叶,构成侧脑室下角的底(见图 18.8)。海马结构是边缘系统内几个"C"字形的结构之一。下面我们将会讨论,海马结构在边缘系统的记忆功能中起重要作用。

与六层新皮质不同,海马结构只有三层古皮质。人类大约 95% 的皮质是六层新皮质(即同形皮质或新皮质层)(表 18.3)。第 19 章将讨论不同类型的新皮质(见表 19.2)。种系发生上更多古老皮质如果没有明显的六层结构,称为**不均皮质**(意为异源皮质)。不均皮质包括海马结构的三层古皮质(意为"第一"或"原始皮质"),也称为旧皮质,主要发现于嗅区的梨状皮质(见图 18.6)。在下一节中将讨论嗅觉通路。三层和六层皮质之间的区域形成**移行皮质**或**中间皮**

复 习

1. 有哪五个脑部位是边缘皮质所在?

2. 遮住表 18.3 右侧的两列,描述并举例每种类型的皮质。

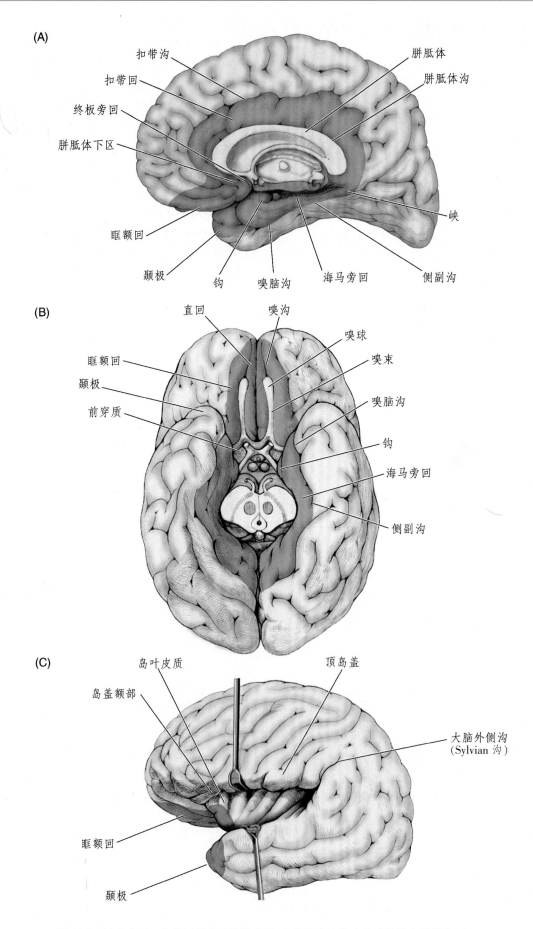

图 18.2　边缘皮质　蓝色区域表示边缘皮质,也称为旁边缘皮质或边缘皮质联合区。

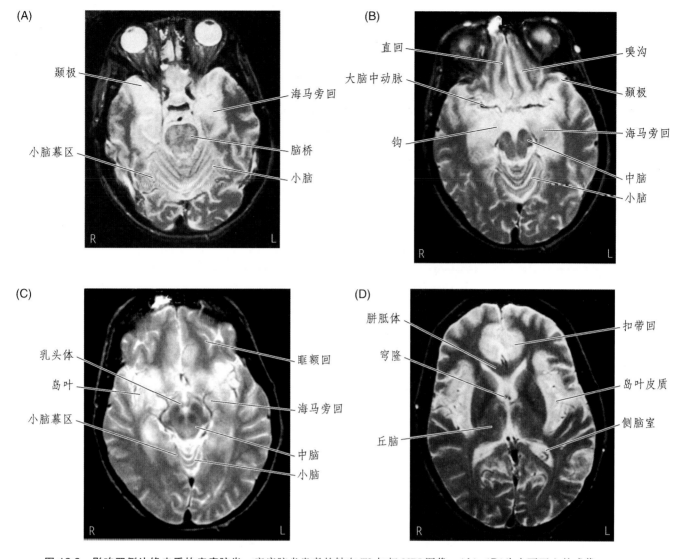

图 18.3　影响双侧边缘皮质的疱疹脑炎　疱疹脑炎患者的轴向 T2 加权 MRI 图像。(A)-(D)为由下至上的成像。

质，如边缘皮质的海马旁回和岛叶前下部（见图 18.2）。一些研究者把过渡皮质归类为旧皮质而不是中间皮质。术语**类皮质区**(见表 18.3)适用于单一结构的皮质样区域，并覆盖或与皮质下神经核融合，如杏仁核、无名质和隔区。类皮质区不包含结构一致的皮层，并被认为是皮质的最基本形式。在鱼类和两栖动物，古皮质、旧皮质和类皮质区构成大脑半球的主要部分；新皮质只有在哺乳动物中占据支配地位。

　　杏仁核是位于前内侧颞叶中的一个亚核复合体，它与海马前端重叠，位于侧脑室下角尖端的背侧(图18.4B,C；也可见图 18.10)。后部杏仁体和前部海马刚好位于钩下面，即颞叶内侧面一隆起的下面（见图 18.2 和图 18.4B)。杏仁核由三种神经核组成:**皮质内侧核**、**基底外侧核**和**中央核**。此外，"C"形的**终纹床核**也被认为是杏仁核的一部分。在边缘系统

的情感、自主神经和神经内分泌环路中，杏仁核具有重要的功能。

　　间脑结构(见表 18.1)参与边缘系统的所有功能。这些间脑结构包括**下丘脑**、丘脑**内侧背核**、丘脑**前核**和**缰**。

　　在第 16 章已讨论基底核腹侧部参与处理边缘信息。边缘信息传入基底核至**腹侧纹状体**和**伏核**(见图 18.4)，然后经**腹侧苍白球**中继至丘脑**内侧背核**(见图 16.4D)。丘脑内侧背核的纤维投射至眶额回和前扣带的边缘类皮质区(见图 16.8)。

　　基底前脑和隔区邻近，有时混成一团块，但在这里将分别进行讨论。**基底前脑**包括的一些结构参与边缘系统的环路。这些结构刚好位于下丘脑的前外侧，并靠近中线的额叶底部(图 18.4A,B)。尽管这些结构位于前脑表面，组织学上更像灰质核团而非皮质。因此，像杏仁核一样，基底前脑和隔区的神经

(A)

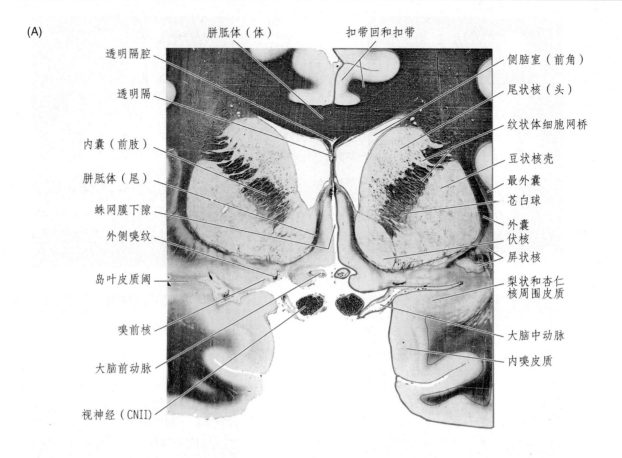

胼胝体（体）　　　扣带回和扣带

透明隔腔

透明隔

内囊（前肢）

胼胝体（尾）

蛛网膜下隙

外侧嗅纹

岛叶皮质阈

嗅前核

大脑前动脉

视神经（CNII）

侧脑室（前角）

尾状核（头）

纹状体细胞网桥

豆状核壳

最外囊

苍白球

外囊

伏核

屏状核

梨状和杏仁核周围皮质

大脑中动脉

内嗅皮质

(B)

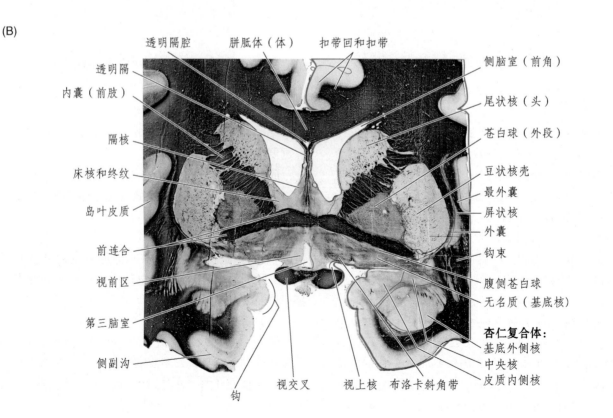

透明隔腔　　　胼胝体（体）　　　扣带回和扣带

透明隔

内囊（前肢）

隔核

床核和终纹

岛叶皮质

前连合

视前区

第三脑室

侧副沟

钩　　　视交叉　　　视上核　　布洛卡斜角带

侧脑室（前角）

尾状核（头）

苍白球（外段）

豆状核壳

最外囊

屏状核

外囊

钩束

腹侧苍白球

无名质（基底核）

杏仁复合体：
基底外侧核
中央核
皮质内侧核

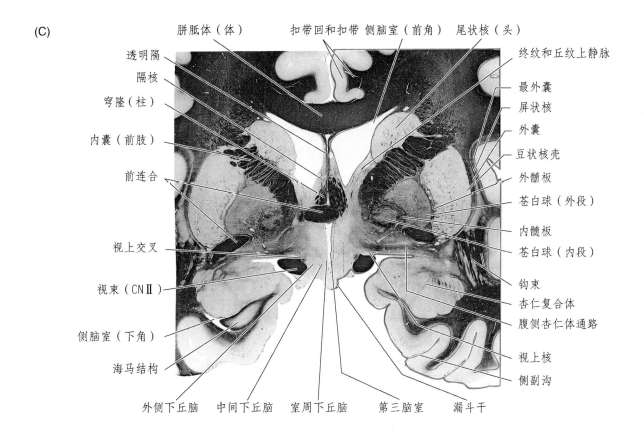

(C)

胼胝体（体）　扣带回和扣带　侧脑室（前角）　尾状核（头）

透明隔

隔核

穹隆（柱）

内囊（前肢）

前连合

视上交叉

视束（CNⅡ）

侧脑室（下角）

海马结构

终纹和丘纹上静脉

最外囊

屏状核

外囊

豆状核壳

外髓板

苍白球（外段）

内髓板

苍白球（内段）

钩束

杏仁复合体

腹侧杏仁体通路

视上核

侧副沟

外侧下丘脑　中间下丘脑　室周下丘脑　第三脑室　漏斗干

图 18.4　经基底前脑和隔区的脑冠状切面　髓磷脂染为黑色。由前至后的切片标示为(A)-(C)。(From Martin JH.1996. *Neuroanatomy: Text and Atlas*. 2nd ed. McGraw-Hill, New York.)

核是类皮质样结构。术语**无名质**有时应用于整个基底前脑或其内的灰质团块时称为 **Meynert 神经核**，其位于前连合的腹侧(见图 18.4B)。

基底核含有胆碱能神经元,对整个大脑皮质提供主要的胆碱能神经支配 (见图 14.9B)。基底前脑的其他核还有**嗅结节**,其位于前穿质下面 (见图 18.6),而且沿着基底核,在图 18.4B 中可辨认**腹侧苍白球**,并参与边缘基底神经节环路;**布洛卡斜角带核**也含有胆碱能神经元;**视前区**是下丘脑的嘴侧扩展部(见图 17.3)。杏仁核的一部分紧挨着或位于基底前脑内。

隔区位于基底前脑背侧,靠近透明隔,也参与边缘通路(见图 18.4B,C)。主要的隔核位于胼胝体下回和终板旁回内,或位于它们的尾侧,称为**内侧隔核**和**外侧隔核**。内侧隔核含有的胆碱能神经元(见图 14.9B)纤维投射至海马结构,在记忆功能的调制中发挥作用。来自海马结构的输入纤维主要投射至外侧隔核,而内侧隔核主要发出传出信息。外侧隔核有大量的纤维投射至内侧隔核,从而使本环路完整。**伏核**(见图 18.4A)有时包含于隔区或基底

前脑内,正如我们已经讨论的,其与基底神经节-边缘环路有关。与边缘系统连接的另一附近核是**终纹床核**(见图 18.4B)。

许多脑干核团与边缘通路有纤维往返联系,有时被认为是边缘系统的一部分。例如其结构包括脚间核、中央上核、背侧背盖核、腹侧被盖核、臂旁核、水管周围灰质、网状结构、孤束核和迷走神经背核。这些神经核有助于连接边缘通路,在自主和行为觉醒机制中发挥作用。

边缘系统的灰质结构由白质通路使其相互联系在一起,其中有些白质构成明显的传导束。表18.4 总结了这些传导通路,并在随后的章节中进一步讨论。

18.2　嗅觉系统

虽然嗅觉结构占据低等脊椎动物的大脑半球,

表 18.4　主要边缘通路总结

通路	内含的纤维 [a]	
	起自	终止
穹隆	下托	内侧和外侧乳头体核;外侧隔核
	海马	外侧隔核
	海马结构	丘脑前核群
	内侧隔核	海马结构
	斜角带核	海马结构
乳头丘脑束	内侧乳头体核	丘脑前核群
扣带	扣带回	海马旁回
前连合,前部	嗅前核	对侧嗅前核
前连合,后部	杏仁核	对侧杏仁核
	前颞皮层	对侧前颞叶皮层
内侧嗅纹	嗅前核	前连合
	前连合	嗅前核
外侧嗅纹	嗅球	梨状皮质;杏仁核周围灰质;皮质内侧杏仁核
终纹	皮质内侧杏仁核	下丘脑
	杏仁核	隔核
钩束(颞干)	梨状和内嗅皮质	眶额嗅皮质
	杏仁核	眼眶和扣带皮质
丘脑下脚	杏仁核;前内侧颞叶皮质;岛叶	内侧间脑
腹侧杏仁体通路	杏仁核	下丘脑;基底核;腹侧纹状体;脑干核
	脑干核	杏仁核
内侧前脑束	杏仁核;其他前脑结构	脑干核
	脑干核	杏仁核;其他前脑结构
髓纹	内侧隔核	缰
缰核脚间束	缰	脚间核
乳头顶盖束	乳头体	脑干
穿通通路	内嗅皮质	齿状回的颗粒细胞
室床通路	内嗅皮质	海马的锥体细胞

[a] 为简洁起见,许多其他往返连接没有列出。

人类的嗅觉系统相对较小,甚至被认为是边缘系统的残余部分。术语**嗅脑**,字面意为"鼻子的脑",曾用于很多边缘结构,但现在只用于描述直接涉及嗅觉的一些结构。

　　嗅觉有助于感受外界气味并通过所谓的"鼻后嗅觉"感受味觉。近年来发现,**嗅黏膜**内的双极嗅觉受体神经元的嗅觉感受器基因表达几百种产物。通常单个气味分子激活几个嗅觉受体,事实上通过组合加工确定几乎无数的不同气味。嗅觉受体神经元发出无髓鞘的轴突组成**嗅神经**,经**筛板**至**嗅球**(图18.5)。位于嗅束沟内的嗅球是中枢神经系统的一部分,在直回和眶额回之间(图18.6)。嗅球内的嗅小球(见图18.5),嗅觉受体神经元与僧帽细胞和簇状毛细胞形成突触,这两种细胞有长轴突加入**嗅束**至**嗅觉皮质**。嗅束中的侧副支与分散的神经元突触联系,这些神经元即形成**嗅前核**。反过来,经**内侧嗅纹**和前连合前部,嗅前核内的神经元信息反馈到同侧和对侧嗅球(见图18.6;表18.4)。嗅前核萎缩可能导致阿尔茨海默病患者的嗅觉受损。除了僧帽细胞和簇状毛细胞,嗅球内还含有中间神经元,即**球旁细胞**和**颗粒细胞**。

　　感官系统中,初级嗅觉皮质比较独特,它直接接收来自二级感觉神经元的输入信息而无须丘脑中继。经嗅束的**外侧嗅纹**,僧帽细胞和簇状毛细胞的纤维投射至初级嗅觉皮质(见图18.6)。**初级嗅觉皮质**包括**梨状皮质**和**杏仁核周围灰质**,它们靠近颞叶前端内侧(见图18.4A 和图18.6)。在一些非人类物种,梨状皮质因像梨一样而命名。杏仁核周围灰

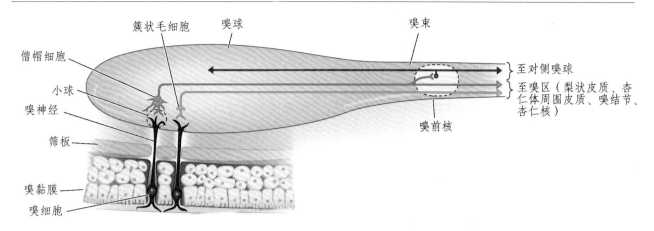

图 18.5　嗅觉神经和嗅球的主要神经元和通路　简单起见,球旁细胞和颗粒细胞(嗅球的主要中间神经元)没有显示。

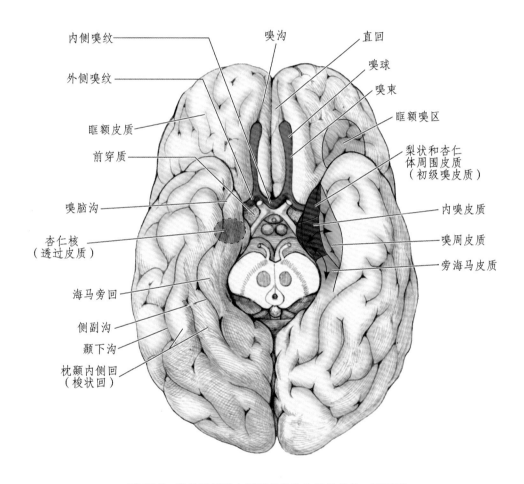

图 18.6　海马旁回的主要嗅觉结构和其他结构　下面观。

质是位于杏仁核嘴侧和背侧的一小部分区域。除了初级嗅觉皮质,嗅束的纤维还投射至杏仁核的**皮质内侧核**(见图 18.4B),另外少量的纤维投射至位于**前穿质内**的**嗅结节**(见图 18.6)。这些纤维投射可能在嗅觉的情感和激发方面有重要作用。

初级嗅觉皮质纤维投射至几个次级嗅觉皮质区。**前内嗅皮质**接受来自梨状皮质的纤维投射。鉴于内嗅皮质在记忆中的作用(见下一节),这种投射利于理解气味并偶尔可唤起生动的记忆。来自梨状皮质的纤维可直接,或经内嗅皮质或丘脑内侧背核间接投射至眶额回的嗅区。猴的眶额回嗅觉区病变可导致嗅觉辨认缺失。梨状皮质的其他纤维投射部位包括**基底外侧杏仁核**、外侧视前区和斜角带核。有趣的是,来自梨状皮质的纤维没有直接投射

复 习

参见图 18.5 和图 18.6 并复习嗅觉通路,其包括:①嗅觉感受器神经元至,②僧帽细胞和簇状毛细胞至,③初级嗅觉皮质(梨状皮质和杏仁核周围灰质)和其他嗅区(嗅结节,杏仁体),最终至④眶额回的嗅觉区。

至海马结构,而且海马结构似乎在嗅觉形成中不起重要作用。

18.3 海马结构和其他记忆相关结构

大脑最迷人和重要的功能之一是其非凡的形成记忆的能力。本节中,我们将讨论海马结构的解剖和其他涉及记忆的重要结构。下一节(见临床要点 18.1)将讨论这些结构损伤造成的记忆障碍。

基于人类和动物损伤的研究,脑的两个主要区域似乎是形成记忆的关键:**内侧颞叶记忆区**,包括海马结构及海马旁回的附近皮质;和**内侧间脑记忆区**,包括丘脑内侧背核、丘脑前核、乳头体和其他衬于第三脑室的间脑神经核。内侧颞叶和内侧间脑记忆区域彼此都相互联系,并经多种通路与广泛的皮质联系,对巩固记忆和记忆再现至关重要,相关内容将稍后讨论。因此,这些**白质网络连接**对正常记忆功能十分重要,并构成记忆的第三关键区。**基底前脑**主要通过其广泛的胆碱能投射至大脑皮质,在记忆中也可能起一定作用, 其投射区包括内侧颞叶。然而,来自内侧颞叶或间脑记忆通路附近的纤维损害可影响基底前脑的功能。在接下来的部分中,将详细讨论内侧颞叶和内侧间脑记忆系统的解剖,还将简要回顾基底前脑和隔区的胆碱能通路。

18.3.1 海马结构和海马旁回

内侧颞叶记忆系统的关键结构是**海马结构**和**海马旁回**。冠状切面上,海马结构呈 S 形或倒置的 S 形(图 18.7 和图 18.8)。这个名字的灵感来源于海马动物。海马结构的三个组成部分是**齿状回**(图18.9)、**海马**和**下托**。有时,"海马"一词是指所有的三个结构。在胚胎发育期,内侧颞叶的三层古皮质本身折叠两次(见图 18.7)。由于这种双重折叠,软脑膜或灰质、齿状回和下托的表面相互融合,而且脑室或白质,下托和海马旁回的表面也融合在一起。

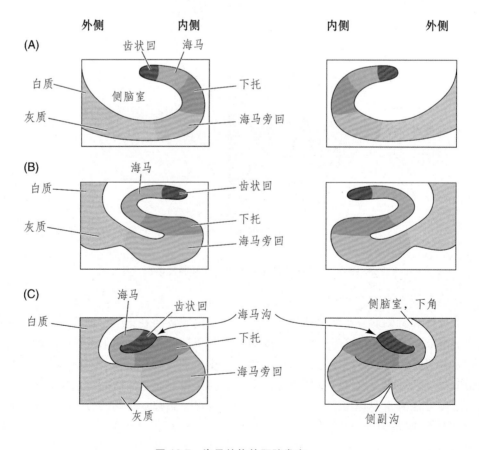

图 18.7 海马结构的胚胎发育

复 习

观察图 18.7 和图 18.8，说出海马结构三个组成结构的名称。

齿状回内的主要神经元是**颗粒细胞**。由软脑膜向内，齿状回的三层是**分子层、颗粒细胞层**和**多形**细胞层(见图 18.8A)。注意命名六层新皮质名称的相似性(见表 2.3)。海马和下托的主要神经元是**锥体细胞**，而且它们的皮质结构层是**分子层、锥体细胞层**和**多形细胞层**(见图 18.8A)。齿状回和下托的分子层附在一起，形成了**海马沟**。在海马结构背侧的内侧颞叶沟称为脉络膜裂 (见图 18.8A 和图 18.9)。海马结构前部最大，并在那里形成**海马足**，也

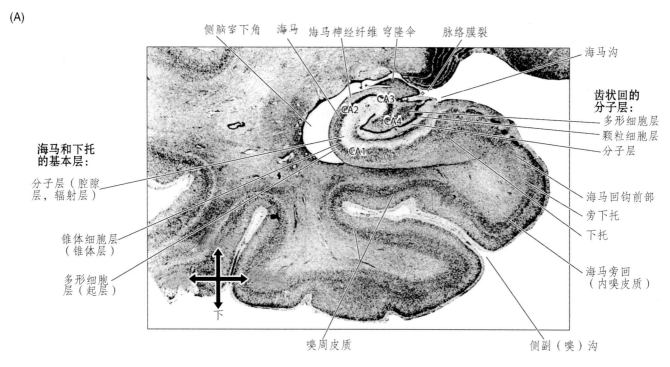

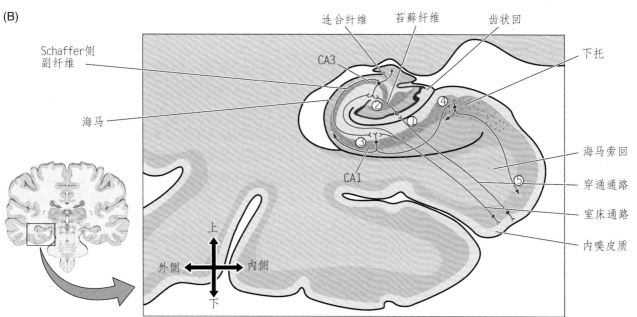

图 18.8 海马结构 (A)通过海马、海马旁回的冠状切面。尼氏染色的细胞体示为黑色。(B)简图显示来自内嗅皮质至海马结构穿通通路和室床通路。同时也显示固有的海马环路发出主要传出纤维返回内嗅皮质，以及经穹隆离开的传出纤维。(A after Martin JH. 1996. *Neuroanatomy: Text and Atlas*. 2nd ed. McGraw-Hill, New York. Histology courtesy of David Amaral, University of California, Davis.)

称为**海马头**。沿侧脑室下角的底,海马结构向后弯曲逐渐变细为**海马尾**,在胼胝体压部的腹后缘弯曲并最后消失。继续沿胼胝体背面延伸的海马结构残留遗迹,称为灰被(见图18.9)。在矢状面也可见海马的亚层结构(图 18.10)。

海马旁回包括几个与海马结构连接的皮质区,最重要的是**内嗅皮质**(见图 18.6,图 18.8,图 18.9和图 18.11)。内嗅皮质(Brodmann 的 28 区;见图2.15)位于海马旁回的前部,毗邻下托,在皮质联合区和海马结构间的传入和传出联系中起主要的中继作用。海马旁回的后部可简单称为**海马旁皮质**(见图 18.6)。外侧,海马旁回由侧副沟分隔,此沟向前延续为**嗅脑沟**(见图 18.6)。沿着嗅脑沟内侧和外侧壁,海马旁回向外侧延续至邻近的枕颞回,此回有嗅周皮质(Brodmann 的 35 和 36 区)。经相邻的嗅周皮质和海马旁皮质中继,来自皮质联合区的大约2/3 的传入纤维至嗅周皮质(图 18.11;也可见图18.6)。

为了阐述的完整性,现在简要提及来自内嗅皮质和嗅周皮质的海马旁回其他部分的名称(表18.5)(这些术语没有直接的临床意义)。正如我们在前面部分中讨论的嗅觉,外侧嗅纹附近的小范围嗅觉皮质被称为梨状皮质和杏仁核周围灰质(见图18.6)。在外侧,一些研究者把内嗅和嗅脑周围皮质之间的小皮质区称为嗅前皮质。内侧、内嗅中间皮质(海马旁回)和下托(海马结构)的三层古皮层之间为移行过渡区。由内嗅皮质至下托,首先看到旁下托,然后是海马回钩前部和下托(见图18.8A)。最后,尽管这个结构不是海马旁回的一部分,我们将在这里提及一些研究者也提及的另一过渡区,称为海马后脚,其位于下托和海马的 CA1 区之间(见下一节)。

18.3.2 海马结构的固有环路

由于可能在人类记忆中起着重要作用,海马结

表 18.5 海马旁回的组成

梨状皮质

杏仁核周围皮质

海马回钩前部皮质

海马回钩周围皮质

内嗅皮质

前嗅皮质

嗅周皮质

海马旁回皮质

> **复 习**
>
> 参见图 18.6,说出在海马结构和联络皮质区之间起最重要传入和传出中继的海马旁回结构。

构环路被深入研究。图 18.8B 说明来自内嗅皮质的信息流经过的主要环路,通过海马结构再返回至内嗅皮质。内嗅皮质 2 和 3 层的锥体细胞经穿通通路和室床通路投射至海马结构(见图 18.8B,突触 1)。

穿通通路因其经下托并跨过海马沟至齿状回的颗粒细胞层而命名。海马有不同的锥体细胞扇区,命名为 CA(阿蒙角,cornu Ammonis)1 到 4(见图18.8A)。CA4 位于齿状回的门内。CA3 在 CA4 附近,CA2 紧邻 CA3,而 CA1 最接近下托。齿状回的颗粒细胞发出的轴突称为**苔藓纤维**,与 CA3 锥体细胞的树突形成突触(见图 18.8B,突触 2)。经穿隆 CA3 锥体细胞的轴突离开海马结构。然而,这些轴突也发出 **Schaffer 侧副支**,与 CA1 锥体细胞的树突形成突触(见图 18.8B,突触 3)。CA1 锥体细胞的轴突也经穿隆离开海马。此外,CA1 锥体细胞的纤维投射至位于下托中的下一个细胞中继(见图 18.8B,突触4)。最后,下托的锥体细胞投射入穿隆,然后再返回至内嗅皮质和深层的神经元,从而完成环路(见图18.8B,突触 5)。

除了穿通通路,内嗅皮质的神经元通过**室床通路**直接投射至 CA1 和 CA3(见图 18.8B 和图 18.11)。与穿通通路相同,室床通路中的传出纤维主要是来自 CA1 和 CA3 至下托。虽然早期研究倾向于强调所谓的由内嗅皮质至 CA1 的**三突触**(穿通)通路的重要性,最近的研究表明,由内嗅皮质至CA1 的单突触**直接通路**可能占据统治地位(在基底神经节环路中不要与直接通路相混淆;见图 16.7)。

一种有趣的突触可塑性形式称为**长程增强效应(LTP)**,其被发现于穿通通路-颗粒细胞、苔藓纤维-CA3 和 Schaffer 侧支-CA1 的连接中(图 18.12)。任何一种突触的高频活动会导致涉及的长神经元之间突触强度的长效增加。特别是穿通通路-颗粒

> **复 习**
>
> 列出经穿通通路由内嗅皮质至海马结构,再返回内嗅皮质的五种突触形成的环路(见图18.8B)。

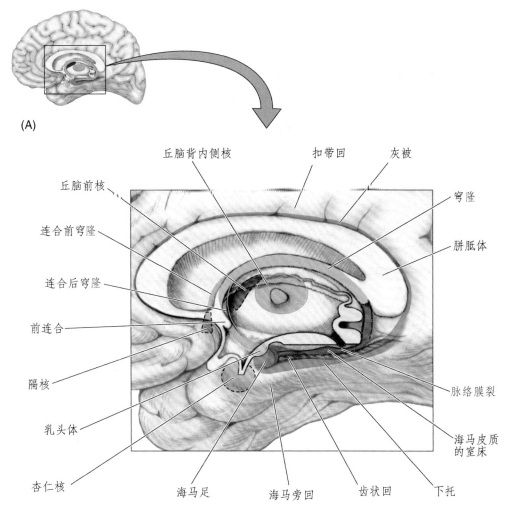

(A)

丘脑前核

连合前穹隆

连合后穹隆

前连合

隔核

乳头体

杏仁核

丘脑背内侧核

扣带回

灰被

穹隆

胼胝体

脉络膜裂

海马皮质
的室床

海马足　海马旁回　齿状回　下托

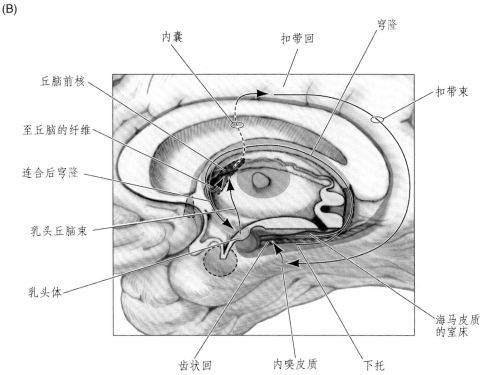

(B)

内囊

扣带回

穹隆

丘脑前核

至丘脑的纤维

连合后穹隆

乳头丘脑束

乳头体

扣带束

海马皮质
的室床

齿状回　内嗅皮质　下托

图 18.9　Papez 环路及相关结构　(A)内侧观显示参与海马环路的主要结构。(B)尽管这只是许多边缘环路之一，Papez 环路有利于回顾复习许多边缘通路。

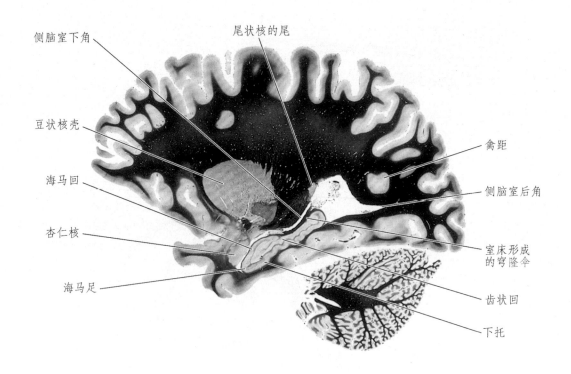

图 18.10 经海马结构和杏仁体的矢状切面 髓磷脂黑染。与图 4.15C 比较。(From Nolte J, Angevine JB. 1995. *The Human Brain in Photographs and Diagrams*. Mosby, St. Louis, MO.)

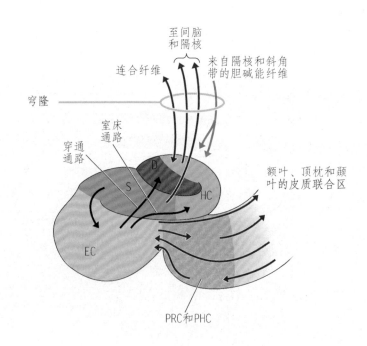

图 18.11 海马传入和传出联系的总结 D = 齿状回;HC = 海马;S = 下托;EC = 内嗅皮质;PRC = 嗅周皮质;PHC = 海马旁皮质。

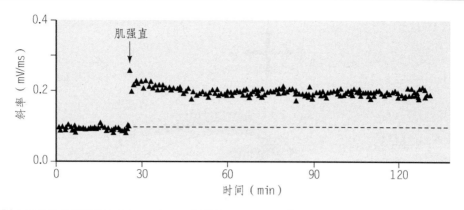

图 18.12 海马 CA1 区的长程增强效应(LTP) 每 10s 刺激输至 CA1 区锥体细胞的传入纤维(见图 18.8)，并在细胞外记录 CA1 的 EPSP。EPSP(突触强度的一个指标)的斜率表示在垂直轴上。同时标记"肌强直"，通常刺激强度两倍的两个 100Hz 刺激串持续 1s 被释放。强烈的刺激后，持续增加的 EPSP 斜率显而易见，并持续几小时。(From Nicoll RA, Kauer JA, and Malenka RC. 1988. The current excitement in long-term potentiation. *Neuron* 1: 97–103.)

细胞和 Schaffer 侧支–CA1（但不是苔藓纤维–CA3）的突触同时需要突触前和突触后活动才能引出 LTP。这个有趣的特性可允许这些突触完成**联合功能**，其类似于 20 世纪 40 年代心理学家 Donald Hebb 提出的学习法则。**Hebb 法则**阐明 "当细胞 A 的轴突... 激发细胞 B 并反复或持续参加活化，在一个或两个细胞内发生一些生长进程或代谢改变，其中的一个细胞活化细胞 B 的 A 细胞效应就增加了。"

首次发现以来，在神经系统其他几个部位的突触研究也证实了 LTP 的存在。此外，也描述了许多其他形式的兴奋和抑制，短期和长期的突触调制。目前来看，LTP 的潜在细胞机制和其他类型的突触可塑性非常重要，是一个需进一步研究的非常活跃的领域，并认为在记忆形成中有重要作用。

18.3.3 内侧颞叶的传入和传出联系(记忆系统)

来自额叶、顶枕叶和颞叶皮质联合区的**主要传入纤维**至海马结构的**内嗅皮质**（见图 18.11）。许多信息传递至内嗅皮质前，在附近的嗅周皮质和海马旁皮质进行中继。这些传入纤维被认为包含来自多个感觉运动形式的高阶信息，被内侧颞结构进一步处理以存储记忆。存储过程本身被认为未发生在内侧颞结构，但回溯至皮质联合区和初级皮质，以使特定的记忆再活化。因此，海马结构的**重要传出通路**是由下托至内嗅皮质的投射，并再返回至多形皮质联合区（见图 18.11）。内侧颞叶结构诱导的记忆存储、整合和皮质联合区的记忆提取机制目前尚未明确。

海马结构的其他主要传出通路是穹隆，穹隆中的传出纤维至间脑和隔核（图 18.13；也可见图 18.11）。接下来的章节将详细讨论这些通路。注意，由海马结构至穹隆及内嗅皮质的主要传出纤维来自**下托**。此外，下托发出单突触连接到杏仁核、眶额皮质和腹侧纹状体。因此，下托是海马传出纤维的重要结构。

一些来自对侧海马的传入纤维经**穹隆联合**至海马(见图 18.11 和图 18.13)。最后，海马结构接收经穹隆的来自内侧隔核和斜角带核胆碱能神经元的重要调节传入纤维。内嗅皮质和大脑皮质的余部也接受胆碱能传入，但主要来自 Meynert 基底核（见图 18.4B；也可见图 14.9）。这些胆碱能通路激活毒蕈碱受体，可能在调节神经元兴奋性和突触可塑性中具有重要作用。其他来自脑干内去甲肾上腺素能、多巴胺能和血清素的神经核调制也能影响至内侧颞叶（见第 14 章）。

18.3.4 穹隆和内侧间脑记忆通路

穹隆，拉丁语意思为"弓形"，是一适当名称用于描述经脑室系统由海马结构至间脑和隔区的白质结构(见图 18.13)。正如我们在第 5 章中讨论的，沿侧脑室曲线的几个"C"形结构包括穹隆、胼胝体和尾状核。就像在第 5 章讨论的"简明解剖学学习指南"和"Scuba 脑探险"一样，请复习穹隆与这些结构的三维关系。

海马结构的传出纤维在海马的脑室面形成的白质层称为室床(见图 18.8A，图 18.9A，图 18.10 和

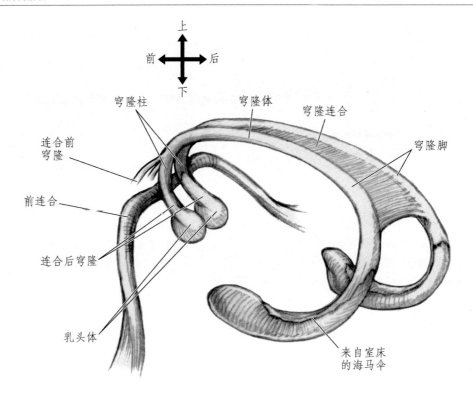

上
前 后
下

穹隆柱   穹隆体   穹隆连合

连合前
穹隆   穹隆脚

前连合

连合后穹隆

乳头体

来自室床
的海马伞

图18.13 穹隆和前连合的三维结构

图18.13）。这些纤维向内侧掠过,它们形成一个离散的纤维束,称为穹隆伞(见图18.8A和图18.13)。穹隆脚离开海马结构并在胼胝体下弯行(见图18.9;也可见图16.2)至中线相互毗邻,此时的名称变为穹隆体(见图18.13;也可见图16.4D)。两穹隆脚之间,在胼胝体底面,一侧海马到达对侧海马的纤维形成海马连合。穹隆体向前和向下弯行构成穹隆柱(见图18.4C,图18.9和图18.13;也可见图16.2)。

穹隆内的轴突向前穿行有三个主要目标。大部分纤维来自下托并在前连合后方下行构成连合后穹隆,再至下丘脑的**内侧和外侧乳头体核**(见图18.9和图18.13)。有时,来自下托和海马的较小纤维在前连合前方下行构成连合前穹隆至**外侧隔核**。最后,一

些纤维离开穹隆终止于**丘脑前核**(见图18.9)。

如前所述,一些纤维返回穹隆,主要是由**内侧隔核**和布洛卡斜角带的胆碱能神经元投射至海马结构(见图18.11)。由海马结构投射至外侧隔核的纤维可影响这个通路,因为外侧隔核的纤维紧密投射至内侧隔核。这些胆碱能投射及伴随的抑制性GABA能投射也穿越穹隆由隔核至海马结构,可能在记忆功能中起着重要的调节作用。

1937年,解剖学家James Papez描述的环路涉及几个边缘结构,从而刺激20世纪50年代边缘系统概念的形成。此环路的结构后来被证明有很多其他重要的联系,但**Papez环路**仍然是一个有用的启发式设计,用于评估一些主要边缘通路(见图18.9B)。Papez环路的纤维始于**海马结构**的下托,再进入穹隆至内侧和外侧乳头体核。**内侧乳头体核**的纤维然后经过**乳头丘脑束**至**丘脑前核**(见图16.4D)。记住,丘脑前核也接受直接来自穹隆的投射(见图18.9B)。随后通过内囊丘脑前核的纤维投射至**扣带回**。最后,扣带回下面明显的白质通路称**扣带束或扣带**,由扣带皮质延伸至海马旁回。由海马旁回开始,纤维继续投射至**内嗅皮质**和海马结构,从而构成一环路。

总之,借助于经由内嗅皮质的双向连接,**内侧**

> **复 习**
>
> 以图18.13为指导,学习图4.13F-H、图4.14A-C和图4.15A中的水平、冠状和矢状面MRI扫描图像,复习穹隆的三维行径。辨认穹隆脚(见图4.13G和图4.14A)、体(见图4.13H,图4.14B和图4.15A)和柱(见图4.13G和图4.14C),并复习穹隆与海马、侧脑室、第三脑室、胼胝体、透明隔、室间孔、前连合及乳头体的关系。

颞叶记忆系统与联合皮质区互相联络（见图18.11）。**内侧间脑记忆系统**通过几个通路与内侧颞叶记忆系统也相互联系。穹隆连接海马结构与乳头体和隔核以及丘脑前核,二者都直接或间接地通过乳头丘脑束。其他涉及记忆功能的内侧间脑结构包括丘脑内侧背核和丘脑中线核(见图7.6)。借助于靠近听辐射(见图6.9B)的丘脑下脚纤维,这些内侧间脑核与内侧颞叶和岛叶的边缘结构连接在一起(见表18.4),而且经腹侧杏仁体通路(下面讨论)与杏仁核联系。曾经也假定破坏丘脑的内髓板(见图7.6)可能对伴有内侧间脑病变的记忆丧失有重要影响。但个人内侧间脑细胞核的功能角色及它们在记忆中的相对重要性仍在研究中。

临床要点18.1
记忆障碍

本节我们将讨论记忆障碍,首先讨论特殊的、众所周知的健忘症。在讨论记忆丧失的鉴别诊断之前,先用一个病例说明可能发生的不同类型的记忆丧失。

患者 H.M.:健忘症的经典案例

1953年,一名首字母缩写为H.M.的27岁男子接受了双边内侧颞叶手术,海马结构和海马旁回都

被切除,以试图控制顽固性癫痫发作(图18.14)。手术后癫痫发作有所改善,除了出现严重的记忆问题,没有其他重要的功能缺陷,患者无法学习新的东西或回忆新体验。例如,当给出三个或四个单词要记住时,他能够立即正确背诵。然而5分钟内,即使有提示他也无法想起任何单词,甚至不记得给予单词的清单。相比之下,童年和手术前几年的记忆是完整的,无法回顾手术后发生的事件。尽管他的记忆缺失明显,H.M.的人格和智商测试却是正常的。此外,他保留了学习某些不需要有意识性回忆的工作能力。例如,与正常对照组相同,连续几天他在镜子上做画的表现有改进,尽管前一天没有想起要做任务。同样地,当给以一个词如"DEFINE",然后要求完成词干"DEF",他认为他之前见过的这个词高于偶然标准,尽管之前没有有意识地想起已见过这个词。

H.M.手术的选择性破坏和其永久影响导致了深入研究内侧颞叶在人类记忆中的作用。几十年来,H.M.继续参与这些测试,而且直到2008年去世

复 习

利用图18.11并参考图18.6、图18.8和图18.9,复习海马的主要传入和传出联系。

(A)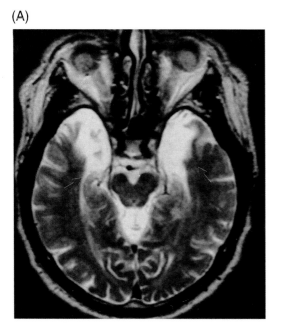

(B)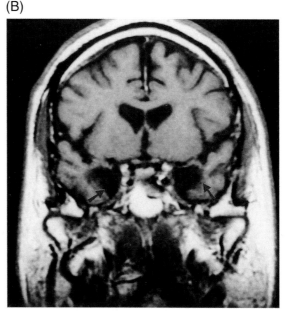

图18.14 患者 H.M. 的 MRI 图像 此患者进行了双边内侧颞叶结构切除。(A)轴向 T2 加权 MRI 图像。(B)冠状 T1 加权图像。箭头表示切除部位。(From Corkin S, Amaral DG, Gonzalez RG, Johnson KA, Hyman BT. 1997. H.M.'s medial temporal lesion: findings from magnetic resonance imaging. *J Neurosci* 17 (10): 3964–3979.)

前不久，他的名字——Henry Gustav Molaison 才得以公开。目前，医学难治性颞叶癫痫患者通常可通过单侧内侧颞叶切除治愈(见临床要点 18.2)。经历 Henry Molaison 的不幸遭遇后，双侧内侧颞叶切除不再应用于临床。

来自 H.M. 的经验教训:记忆分类和记忆障碍

基于患者 H.M.的研究和许多其他被研究的患者及以后几年的动物实验，已确认几种类型的记忆类型和记忆障碍。虽然直到关于 H.M.的一系列实验研究多年后，这些区别才被逐渐认识，但目前仍会想起患者 H.M.，以帮助说明和理解其中的一些差异。

陈述性与非陈述记忆比较 陈述性(或明确的)记忆涉及有意识记忆的事实或经验，和非陈述性(或暗示的)记忆涉及的潜意识学习的技能、习惯和其他后天性行为(图 18.15)之间有明显的不同。H.M.回想新的事实或经验的能力严重受损;然而，潜意识方式里以前的经验可缓和他的受损行为。因

此，H.M.遭受了陈述性记忆的丧失，而非陈述性记忆保存完好。术语**健忘症**通常用于指陈述性记忆受损。这种**陈述性记忆**的选择性丧失是**双侧内侧颞叶**或**双侧内侧间脑**病变的典型表现。单侧病变通常不产生严重的记忆丧失。然而，优势(通常是左侧)内侧颞叶或间脑结构的单侧病变可能会导致**语言记忆**的缺失，而非优势(通常是右侧)半球的单侧病变可能导致**视觉空间记忆**缺失。

不同于陈述性记忆，特定病变通常不会导致临床上显著的非陈述记忆的选择性损失 (见图 18.15)。学习技能，如 H.M.的镜画和学习习惯最有可能涉及几个部位的可塑性，这些部位包括基底核、小脑和运动皮质。尾状核似乎在学习习惯中非常重要，而有趣的是，此部位病变可能与强迫症紧密相关(见临床要点 18.3)。像 H.M.展示的一样，Priming 的词根完成任务取决于几个皮质区。简单的联想学习，如经典条件反射和非联想性学习，如习惯性和敏化在动物中已广泛研究，并似乎涉及各种结构，包括小脑(经典条件反射)、杏仁核(条件性恐

表 18.6　记忆机制的时间领域和空间领域

A.不同时间记忆储存涉及的分子机制

几秒至几分钟	几分钟至几小时	几小时至几年
连续的神经元电活动;细胞内钙及其他离子变化;第二信使系统的变化	蛋白磷酸化和其他共价键改性;即时早期基因的表达	基因转录和翻译的其他变化导致蛋白和神经元的结构改变

B.不同时间外显记忆储存涉及的解剖结构

少于一秒钟("注意力"或"注册")	几秒至几分钟("工作记忆")	几分钟至几年("强化")	几年
脑干-间脑的上行激动系统;额顶皮质联合区;特异性单一形式和异形皮层	额区皮质联合区;特异性单一形式和异形皮层	内侧颞叶结构;内侧间脑结构;特异性单一形式和异形皮层	特异性单一形式和异形皮层

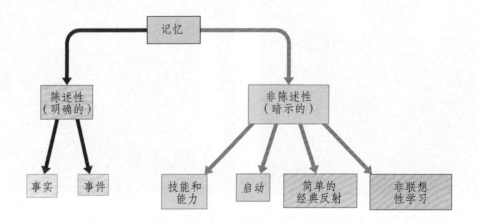

图 18.15 记忆分类 (After Squire LR, and Zola-Morgan S. 1991. The medial temporal lobe memory system. *Science* 253: 1380-1385.)

惧）、大脑皮质、脑干神经核，甚至脊髓。

记忆和记忆丧失的时间方面　虽然 H.M.在听后能立即重复一简短的单词列表，但是在 5 分钟内却不记得任何单词。那么记忆是如何从短期储存转换为长期储存的？这似乎涉及至少两类机制（表 18.6）。首先，在不同时间尺度，神经系统内各种不同的细胞机制会参与存储信息（见表 18.6A）。其次，不同时间内，脑的不同解剖部位对存储记忆很重要。不同时间的陈述性记忆涉及的脑部位见表18.6B。

床边检查患者时，通过要求患者向前和向后复述数字或单词列表，医护人员可完成**即时回忆**、**注意力**和**工作记忆**的测试。1 或 2 分钟内运转的这些功能必须是完整的，以利于陈述性记忆信息的编码成功。然而，这些功能并不依赖于内侧颞叶或内侧间脑的记忆系统（见表18.6B）。在第 19 章中，我们将讨论由脑干-间脑和额顶网络系统相互作用介导的警觉性和注意力，其作用于特定区域的皮质涉及意识觉知中一个特定概念的描述。此外，当脑力运转时，如函数的运行，**工作记忆**涉及觉知中简要持有的特定概念。工作记忆需要背外侧额叶前部皮质联合区的参与（见第 19 章）。注意力测试后，还要确认患者存储新信息的能力，需要通过让患者记住几个单词以测试**近期记忆**，然后在 4~5 分钟后测试能回忆的单词。双侧内侧颞叶或内侧间脑部位功能障碍可使近期记忆受损。同时还要通过询问患者以验证个人信息，如先前的地址或学校，或询问著名时事来测试**远期记忆**。除了这些简单的床边测试，更精确的和定量的神经心理学测试在评估记忆功能障碍方面往往有价值（见临床要点 19.16）。

H.M.和其他双侧内侧颞叶或内侧间脑病变的患者无法回忆超过几分钟的事实和事件。**内侧颞叶和间脑结构**参与调节陈述性记忆在新皮质逐渐强化的过程（见表 18.6B）。最终，经此进程，通过活化特定区域的新皮质活动可复苏陈述性记忆，而无须内侧颞叶或内侧间脑的参与。

顺行性遗忘是形成新记忆的缺失，就像 H.M 和其他类似患者一样，从脑损伤开始无法形成新记忆（图 18.16）。例如，从手术开始及其余生，H.M.不知道他的地址，而且问起时，他会引述童年地址；他不知道日期，尽管每天都看新闻，却不记得从 20 世纪50 年代后发生的大多数事件。**逆行性遗忘**是脑损伤前一段时间的记忆缺失。例如，H.M.的童年和青春期回忆仍相对正常，但手术前几年的记忆却停滞了（见图 18.16）。这种陈述性记忆的逆行性和顺行性遗忘的组合是典型的内侧颞叶或内侧间脑记忆系统病变（尽管它还可以在脑震荡或其他弥散障碍患者中看到此种表现）。

逆行性遗忘现象表明最近的记忆，即时间可持续几年的记忆，依赖于内侧颞叶和间脑结构的正常功能，而更多遥远的记忆则非此种依赖。逆行性遗忘往往是分级的，受伤之前的记忆受损最严重（虽然，像大多数生物现象一样，时间梯度不是典型的完全一致）。可逆原因失忆的患者（将在下一节描述），逆行性遗忘间期往往逐渐变短；越早的记忆越先恢复。最终，这些患者将有受伤前短时间的（几小时）永久记忆缺失，和从受伤开始至顺行性遗忘恢复时一段时间的记忆丢失。

"短期"和"长期"记忆有时分别用于表示持续不足或超过几分钟的记忆。这个术语并不理想，因为所谓的长期记忆甚至包括最近的记忆，此种记忆由于双侧内侧颞叶或间脑疾患而中断。很多记忆功能的认知模型已经研发出来，并超出了本书的范围。记忆通常描述为涉编码、存储和再现的三步过程。然而，从这三种步骤中说明人类或动物的选择性记忆缺失非常困难。

复　习

假设患者有陈述性（明确的）记忆的选择性缺失，包括发病前的逆行性遗忘和发病后的顺行性遗忘。说出哪两个可能位置的双侧病变最可能导致上述症状出现。

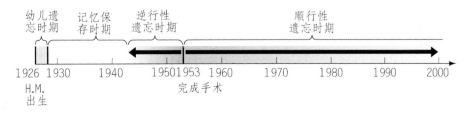

图 18.16　患者 H.M.的顺行和逆行性遗忘示意图

记忆丧失的鉴别诊断

记忆功能障碍的原因有多种，总结如表 18.7。它们可简单分为传统成像研究中常有的解剖异常，和那些最终"正常"程序的记忆丧失。我们只评论少数这些情况的细节。

表 18.7　记忆丧失的原因

影像学研究中常见解剖结构损伤

双侧内侧颞叶损伤

　手术

　大脑挫伤

　梗死(大脑后动脉)

　海马硬化(常有慢性癫痫)

　疱疹脑炎

　副肿瘤性边缘叶脑炎

　肿瘤

　炎性进程,如结节病

双侧内侧间脑损伤

　韦-科综合征

　梗死(丘脑穿动脉)

　Whipple 病

　肿瘤

基底前脑损伤

　前交通动脉瘤破裂

　肿瘤

弥散障碍

　多发性硬化

　许多其他弥散性大脑功能障碍

　　(其他常见的缺陷)

传统影像学上可见的非解剖结构损伤[a]

发作,包括电惊厥治疗

脑震荡

缺血(双侧内侧颞叶和内侧间脑结构)

弥散性脑缺氧

短暂完全性遗忘

老年性痴呆早期和其他退行性病变

全身性感染或中毒性/代谢性脑病(其他常

　见缺陷),包括由药物引起的,如苯二氮

　类草

心因性遗忘

　分裂性疾病

　压抑

　转换障碍

　诈病

"正常的"记忆丧失

幼儿期遗忘

觉醒时或觉醒后

时间推移(忘记)

[a]这些疾患的功能影像研究如 PET 或 fMRI 中可见异常表现(见第 4 章)。

脑挫伤由头部外伤引起,通常涉及前内侧双侧颞叶及基底眶额皮质(见图 5.21),并导致永久性记忆障碍。相反,**脑震荡**(见临床要点 5.5)可以与记忆丢失相关,但除外受伤前后几小时,其记忆丢失通常是可逆的。

梗死或**缺血**(见临床要点 10.3,10.4)会导致记忆缺失,特别是影响到双侧内侧颞叶或内侧间脑结构时。回想一下,内侧颞叶血供是大脑后动脉的远支提供的(见图 10.5)。丘脑内侧的血供来自旁正中丘脑穿动脉,其起自大脑后动脉的始段(见图 10.8 和图 10.9)。因此,基底动脉上段病变(见图 14.18A;临床要点 14.3)恰好引起双侧内侧颞叶或内侧间脑的梗死。某些情况下,单支旁正中丘脑穿动脉在起始处由基底动脉上面就发出分支,并分布至两侧丘脑内面。此血管闭塞,也称为"Percheron 动脉",使这一领域的双侧梗死灶具有不同的发病机制。

如心搏骤停引起**整个大脑半球缺氧**,其导致的记忆丧失往往比较突出。这可能与海马对缺氧损伤的特殊脆弱性有关,尤其是 CA1 可以明显看到锥体细胞的消失。正如已经提到的,**前交通动脉瘤破裂**可损害基底前脑,导致记忆丧失并伴有其额叶病灶导致的其他记忆缺失(见临床要点 19.11)。目前尚不清楚这些患者的记忆丧失是否是由于基底前脑损伤、内侧间脑、额叶或这些部位的组合损伤引起的。

韦-科综合征是由于硫胺素缺乏症引起的,在酗酒者中最常见,但偶尔也发生于长期肠外营养的患者。病理上,这些患者有双侧乳头体和内侧间脑及其他室旁核的各种坏死。急性期,硫胺素缺乏症患者有共济失调三联征、眼球运动异常、水平凝视麻痹或眼球震颤至眼肌麻痹、精神混乱,严重情况下会导致昏迷或死亡。由急性期存活的患者伴有顺行性和逆行性遗忘,被认为是由双边间脑病变引起的。除了失忆,不论怎样,韦-科综合征患者通常伴有其他神经心理缺陷,提示可能有额叶功能障碍(见临床要点 19.11)。这些障碍包括判断、主动性、控制冲动和程序化任务的损害。与"纯"内侧间脑或内侧颞叶病变的患者不同,韦-科综合征患者往往没有意识到自己的记忆缺失,而事实上他们倾向于**闲谈**,对问题提供虚假的答案,而不是说他们不记得。闲谈也可能与额叶功能障碍有关,并导致去抑制和自我监控能力的丧失。

癫痫发作期和发作后期,复杂的局部和全身性强直阵挛性癫痫发作患者(见临床要点 18.2)通常有记忆丧失。除非发作严重或由内侧颞叶病变引起的癫痫,如**海马硬化**(见临床要点 18.2),一般情况下,两次癫痫发作之间的记忆可能是正常的。伴有难治性抑郁症的患者,**电休克疗法(ECT)**是一种有效的治疗方法。在 ECT 治疗中,癫痫被诱导而患者处于麻醉状态,治疗通常需要几个星期。治疗期间,患者出现逆行性和顺行性遗忘,与双侧颞叶或间脑病变患者出现的症状类似。疗程结束后失忆会逐渐好转,但通常遗留记忆缺失,包括治疗期前后的逆行性和顺行性记忆丧失。

暂时完全性遗忘是较为未知的疾病,没有明显的诱因和其他缺陷,患者突然出现逆行性和顺行性遗忘。遗忘通常发生在体力活动或情绪应激时。失忆期间,患者的典型表现是反复问同样的问题,而未想起几分钟前已问过此问题。典型的暂时完全性遗忘通常持续 4~12 个小时,之后患者记忆完全恢复,但发病前后期间的记忆会永久丧失。大约 85% 的患者不再发生类似事件。

诱发此综合征的原因尚未明确。在几个方面,它不同于其他暂时性神经病发作的常见原因(见临床要点 10.3),如癫痫发作和短暂性脑缺血发作(TIA)。癫痫发作可引起周期性记忆丧失,然而,癫痫发作的其他症状,如动作异常或响应能力下降却也经常呈现。复杂部分发作有时也会引起短暂的周期性失忆,但没有其他明显的行为改变。与暂时完全性遗忘不同,无论如何,失忆的持续时间只有几分钟,以一种固定的形式发作,可多次复发,而脑电图也常显示不正常。暂时完全性遗忘期间,脑电图记录未显示癫痫活动。TIA 可引起短暂记忆丧失,然而,典型的 TIA 持续时间只有几分钟,而不是几小时。此外,暂时完全性遗忘患者后续中风的风险与普通人群相比并没有升高。偏头痛样(见临床要点 5.1)现象也被认为是暂时完全性遗忘的发病机制之一,而事实上偏头痛史在暂时完全性遗忘患者中很常见。暂时完全性遗忘期间的功能成像研究证实,内侧颞叶以及其他脑区的血流量减少或葡萄糖代谢下降。总之,暂时完全性遗忘的原因仍然未知,不同患者的不同病因都可能引发这种综合征,但至少在大多数情况下,相对一致性认为这种障碍有共同的机制。

一些神经退行性疾病早期,特别是早期阿尔茨海默病(见临床要点 19.16),近期事件的记忆丧失往往较为明显而没有其他明显异常。这一现象的发生可能是因为早期阿尔茨海默病倾向于优先影响双侧海马、颞叶和基底前脑结构(见图 19.15)。随着

阿尔茨海默病的发展,出现其他神经行为异常,我们将在第 19 章讨论。失忆也可出现于多种原因导致的神经系统许多其他发散或多病灶疾患中。在这些疾患中,包括多发性硬化症、脑肿瘤、脑出血、梗死、中枢神经系统感染、各种中毒性或代谢脑病、中枢神经系统脉管炎、脑积水和许多其他情况,各种其他异常通常都伴有记忆丧失。有时真正的记忆障碍很难与注意力或语言处理缺陷中出现的症状相区别。

心因性遗忘可发生于几种情况下,包括思想分离、抑制、情绪转换为躯体症状的过程和诈病。不同于内侧颞叶或间脑失忆,心因性遗忘患者通常没有逆行性和顺行性遗忘模式,它们主要影响最近的记忆。相反,心因性遗忘患者经常丧失有关特定情感意义事件的记忆。心因性失忆症也可能损失自传体记忆,如某人的名字和出生地,这些记忆通常保存在内侧颞叶;或出现间脑失忆,除非存在其他严重的认知障碍。

"正常"的记忆丧失发生在几种情况下。**婴儿期遗忘**是成人无法回忆出生后 1~3 年的生活事件。已提出多种机制,但婴儿期遗忘的原因最有可能是中枢神经系统成熟过程的结果,如髓鞘形成,其在婴儿期和童年早期相当活跃。在生活中的另一个极端是**良性衰老健忘**,其是记忆功能的正常轻微下降,并在几十年里逐渐发生。与几年内发生的老年痴呆症和其他形式的痴呆相比,这些遗忘应该不太严重。

在另一种正常形式的记忆丧失中,睡醒后可以立即回忆梦境,但几分钟后他们往往不能再回忆起。同样,一个共同的经验是从沉睡中被唤醒并进行电话交谈,可第二天却不能回忆起说了什么。最后,随着时间的流逝,忘记常常发生,此时记忆逐渐变得不那么明确,以至最终不可能回忆。

18.4 杏仁核:情绪、内驱力和其他功能

杏仁体或**杏仁核复合体**,是位于前内侧颞叶内的一组核团,刚好位于海马和侧脑室下角前端的背侧。主要有三个核团:**皮质内侧核**、**基底外侧核**和**中央核**(见图 18.4B,图 18.6 和图 18.10)。**终纹床核**(见图 18.4B)也被认为是杏仁核的一部分。在人类,**基底外侧核**最大,其主要是参与杏仁核与不同皮质区域及基底前脑和内侧丘脑的直接和间接连接。较小的**皮质内侧核**的命名源自其类皮质结构,其位于颞

叶内侧面,靠近基底前脑和嗅区(见图 18.4A,B)。皮质内侧核的主要联系涉及嗅觉并与下丘脑相互连接,与食欲有关。**中央核**最小,并与下丘脑和脑干连接,在自主控制中起重要作用。

就像本章开始讨论的一样,杏仁核在情感和内驱力中起重要作用(见表 18.2)。然而,通过与边缘网络其他结构的广泛联系(见图 18.1),活跃的杏仁核参与边缘系统的所有四个主要功能(见表 18.2)。我们将首先讨论杏仁核的功能,然后回顾其主要的传入和传出纤维联系。

情感和内驱力似乎由许多脑区域之间的复杂连接介导,这些部位包括异型皮质联合区、边缘皮质、杏仁核、隔区、腹侧纹状体、下丘脑和脑干的自主和觉醒通路(图 18.17A,B)。杏仁核起核心作用,但网络结构中的其他组分也是至关重要的。基于人类和实验动物病变的影响,由皮质联合区认知的不同刺激附加情感意义时杏仁核起重要作用。双侧杏仁核切除时,行为变得平静。研究猴子时,双侧杏仁核和邻近的颞叶结构病变,其温和、非侵略性行为

> ## 复 习
>
> 杏仁核的皮质内侧核、中央核和基底外侧核有哪些主要联系?注意,不要管它的名字,皮质内侧核并不是一个主要的皮质连接部位。

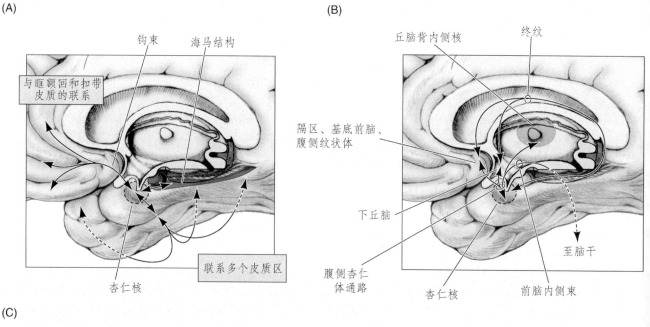

(A)

钩束　海马结构

与眶额回和扣带皮质的联系

联系多个皮质区

杏仁核

(B)

丘脑背内侧核　终纹

隔区、基底前脑、腹侧纹状体

下丘脑

至脑干

腹侧杏仁体通路　杏仁核　前脑内侧束

(C)

嗅球　梨状皮质　杏仁核

图 18.17 杏仁核的传入和传出纤维联系 (A)皮质联系;(B)皮质下联系;(C)嗅觉连接。

和其他行为变化构成了 **Klüver–Bucy 综合征** (人类已很少观察到)。癫痫(见临床要点 18.2)涉及杏仁核和邻近的皮质时,可产生强烈的担忧和恐慌情绪。

有趣的是,当发现杏仁核的活动在恐惧、焦虑状态中起重要作用时,隔区的活动似乎是在愉悦状态中起作用的。例如,实验动物多次压杆以获得电刺激隔区,甚至为了继续刺激而忽视进食。性高潮期间记录到隔区活动增加,动物的隔区病变可引起"假愤怒",期间会突然暴发攻击行为。刺激中脑被盖的某些部位也可诱发假愤怒行为。

相互之间联系的杏仁核和下丘脑及脑干的自主控制中心可调节心率变化、肠蠕动、胃分泌、立毛、出汗和其他常见的强烈情感变化。边缘皮质,包括眶额回、岛叶、前扣带和颞叶皮质(见图 18.2),与下丘脑都有重要的联系。此外,边缘皮质、杏仁核和下丘脑彼此之间的联系对不同情绪状态下的神经内分泌变化非常重要。例如,对严重抑郁症患者,其感染的易感性会增加,可能是神经内分泌对免疫系统的影响。虽然先前认为杏仁核对**记忆功能**至关重要,最近更多的研究则强调了海马结构的重要性。不管怎样,杏仁核似乎在给记忆附加情感意义中发挥着重要作用。杏仁核在**嗅觉**中的作用,尤其是嗅觉的情感和动机方面,在本章前面已经提到。

从功能方面考虑,让我们回顾一下杏仁核主要的传入和传出联系(见图 18.17)。与杏仁核的联系大多数是双向的。与海马结构类似,杏仁核与不同皮质区既有传入联系也有传出联系,这些皮质区包括异型联合皮质区和边缘皮质(见图 18.17A)。这些联系通过两条通路发生。纤维由杏仁核向后方和外侧穿过,达到大部分皮质区,并常需经前颞叶和岛叶皮质中继。此外,前方通过的钩束联系杏仁核与内侧眶额回和扣带皮质(见图 18.4B,C,图18.17A;表18.4)。杏仁核和**海马结构**相互联系,可能对记忆的情感方面有重要作用。例如,杏仁核被证实参与恐惧记忆,并调节记忆力的唤醒效应。

杏仁核的**皮质下联系**(见图 18.17B)对边缘功能的激发性、自主性和神经内分泌方面有重要作用。与杏仁核的联系主要是传出纤维,但也有一小部分传入纤维,主要有两个通路:终纹和腹侧杏仁核通路(见表 18.4)。简而言之,终纹可被认为是"周围长途径",而腹侧杏仁核通路则可被认为是"快捷

方式"(见图 18.17B)。**终纹**是一"C"形结构,由杏仁核开始,沿侧脑室壁最终至下丘脑和隔区。终纹可被认为是"杏仁核的穹隆"(比较图 18.9A 和图 18.17B)。在脑的冠状切面上,可见终纹位于尾状核内侧(见图 18.4B,C)或尾状核与丘脑之间的沟内(参见图16.4D),而且像尾状核的尾,沿侧脑室下角的顶还可见终纹(见图 16.4D)。联系皮质内侧杏仁核和腹内侧下丘脑之间的终纹可能携带嗅觉信息,可以增加或减少食欲,当然这取决于气味。**腹侧杏仁核通路**(见图 18.4C 和图 18.17B)从杏仁体前面通过至几个前脑和脑干结构。投射至前脑的纤维涉及情绪、动机和认知功能,这些纤维连接至基底核、隔核、*腹侧纹状体和丘脑内侧背核。回想一下内侧背核作为边缘中继使纤维投射至额叶(见图 7.8)。腹侧杏仁核通路也携带有双向信号,参与自我平衡(自主和神经内分泌)功能和杏仁核与下丘脑之间的行为唤醒(见第 17 章),以及杏仁体和脑干核,如孤束核、臂旁核、迷走神经背侧运动核、中脑导水管周围灰质及网状结构之间的行为唤醒。这些联系位于杏仁核、下丘脑和脑干之间的纤维联系,穿行于内侧前脑束(见图 18.17B;也可见图 17.4)。

正如我们前面所讨论的,**嗅觉传入纤维**携带来自嗅球的信息,经外侧嗅纹至杏仁核的皮质内侧核(见图 18.17B)。此外,间接嗅觉投射纤维经梨状皮质中继至基底外侧杏仁核。

18.5 其他边缘通路

目前应该比较清楚,边缘环路相当复杂,除了那些已经提到的,还有许多其他通路。我们在这里只总结一些其他边缘通路(见表 18.4),选择它们是因为其形成的突出解剖标志。**髓纹**是一纤维带,在

> ### 复 习
>
> 参考表 18.4 和图 18.17 回答下列问题:
> 1. 联系杏仁核和其他内侧颞叶结构与眶额叶皮质的通路是什么?
> 2. 联系杏仁核与下丘脑和隔区的两个通路是什么?
> 3. 联系杏仁核和下丘脑与脑干的主要通路是什么?

---

* 腹侧杏仁核纤维投射至布洛卡斜角带内的隔核。布洛卡斜角带内也含联系隔区与下丘脑和纹状体皮质的纤维,以及投射至内侧颞叶的胆碱能神经元(见图 14.9)。

丘脑内侧面沿第三脑室的壁由嘴至尾侧走行(见图 16.2A,图 16.4D)。其内有由内侧隔核至**缰**的纤维,缰为位于松果体外侧的一个小的上丘脑结构。反过来,缰经**缰核脚间束**(迈内特束)使其纤维投射至中脑的**脚间核**。脚间核的纤维投射至含血清素的中缝核及多巴胺能核,经过脑内多巴胺能核有弥散的投射纤维(见图 14.10 和图 14.12)。

前连合的前部(见图 18.4B,C 和图 18.13)联系嗅球的嗅前核至对侧的相同结构。前连合的后部彼此联系双侧杏仁核和前颞叶。

临床要点 18.2
癫痫发作和癫痫
定义和发病率

癫痫发作是由于脑内神经元同步和高频放电导致的行为或个人异常经历。在本节中,我们将讨论不同类型的癫痫及与其发生可能有关的脑的部位,以及异常电活动的持续时间及类型。癫痫是一种功能障碍,倾向于反复性的无端发作。因此,癫痫是异常脑功能的症状,患者可伴有或无发作。例如,癫痫患者可有发作,但正常个体在电解质异常、乙醇戒断、电休克疗法、毒素等情况下也可发作。

特定个体的癫痫可由遗传的、结构的、代谢的或其他异常或未知原因引起。癫痫是一种很常见的功能障碍,影响了近 1% 的人群。一生有一次发作的风险更高,估计涉及 10%~15% 的人群。

更多的定义在这一点上对理解后面的材料会有所帮助。

分类

没有一种分类方法是完美的,发作和癫痫的新分类方法目前正不断形成。本节中讨论的分类仍然是使用最广泛的,其基于 20 世纪 80 年代国际抗癫痫联合会的指导方针而制订。发作分为局部或全身发作(表 18.8)。**局部(灶性)发作**,是脑局部区域的阵发性异常电活动;而**全身发作**则涉及整个脑的异常放电。注意,发作可开始于局部发作,然后蔓延成为**继发性全身发作**。

类似的分类方案用于癫痫综合征。特定的癫痫综合征是基于发作的类型而定义的,同时考虑其他临床特征,如发病年龄、家族史和不同于发作的相关异常表现。然而,从广义上讲,癫痫综合征分为**局限化相关癫痫**和**全身性癫痫**。一些发作或癫痫综合

表 18.8 癫痫国际分类
Ⅰ.部分性(局灶性)发作
A.**单纯部分性**[a]发作
1.运动性
2.伴有躯体感觉或特殊感觉症状
3.伴有自主性症状或体征
4.伴有精神症状
B.**复杂部分性**发作
1.开始为单纯性,继而意识障碍
2.起病即有意识障碍
C.部分性发作继而全身发作
1.单纯部分性发作进展至全身性发作
2.复杂部分性发作进展至全身性发作
3.单纯部分性发作进展至复杂部分性发作,再至全身性发作
Ⅱ.全身性发作
A.失神发作
1.典型**失神发作(小发作)**
2.不典型失神发作
B.肌阵挛性癫痫发作
C.阵挛发作
D.强直性发作
E.**强直–阵挛发作(大发作)**
F.失张力发作
Ⅲ.未分类的癫痫发作

Source:Epilepsia 1981,22:489–501.

[a] 最常见和临床重要的癫痫发作以粗体字显示。

征不易简单分为局部或全身性,因此有些仍未分类。最终,随着我们对癫痫的基因和病理生理进程理解的加深,癫痫综合征将基于特定的基因缺陷或细胞异常而进行定义。

局部发作可以进一步细分为单纯局部发作和复杂局部发作(见表 18.8)。**单纯局部发作**中,意识是免受影响的。例如,如果患者右侧运动皮质手区的简单部分发作造成左手有节奏的抽搐动作时,患者仍保持警惕,发作期间谈话正常,事后可清晰地回忆整个过程。局部发作可有阳性症状,如手抽搐,或有阴性症状,如语言能力受损。局部发作的表现取决于发作活动发生的脑解剖部位(表 18.9)。例如,正如我们在第 11 章中讨论的 (见临床要点 11.1),初级视觉皮质发作会导致在对侧视野出现简单的几何形状和闪光;而视觉相关皮质发作可以产生更多精细构成的视觉幻觉,如人脸或表情。听觉皮质发作患者会报告简单的声音,听起来像轰鸣的引擎或号角,通常来自相关皮质区的相反方向;或他们

可能报告有听力困难，患者感觉好像被淹没在水下。听觉相关皮质发作可导致患者听到声音或音乐。音乐幻觉在非优势半球发作中更常见(见临床要点 19.13)。躯体感觉皮质区发作期常有对侧躯体感觉现象的发生。

术语**癫痫先兆**的意思是"和风"，最初用于古希腊，由 Galen 的老师 Pelops 去描述他的一名患者在大发作前腿部的感觉。癫痫先兆是没有外在行为表现的患者经历的短暂的、简单的任何类型的局部发作。它们可以单独发生，也可看作为是大发作的先兆，开始时为发作的先兆，然后播散开来。起于内侧颞叶边缘结构发作的患者(见表 18.9)经常陈述上腹部内脏上升感觉的癫痫先兆，有一种似曾相识的感觉，出现奇怪的、令人不快的气味，或极度恐惧和焦虑的感觉。**气味**和**恐慌**被认为来自杏仁核和附近的皮质而不是海马。一些报告表明，发作期的嗅觉现象也可来自眶额回的嗅觉皮质(见图 18.6)。

如前所述，初级运动皮质发作的患者通常有简单的节奏性急动、阵挛性动作或对侧肢体的持续紧张性收缩。然而，额区运动相关皮质的发作，如辅助

运动区，可以产生更复杂的运动，包括特征性的"击剑姿势"，同时伴有对侧手臂的伸展；两腿骑自行车的运动；眼、头或整个身体的转动和不寻常声音的产生。典型的简单局部发作持续时间是 10~30 秒，虽然更长或更短的发作并不少见。回想一下，发作过程的时间称为发作期，刚好在发作后的为发作后期。对于短暂、简单的局部发作，发作后期往往没有新的功能缺陷。如果发作延长或反复发生，可能有发作后期皮质局部的功能压抑，导致产生局部肢体虚弱(**Todd 轻瘫**)或其他功能障碍。

不同于简单的局部发作，**复杂部分发作**(见表18.8)伴有**意识受损**。受损意识伴以复杂性局部发作大概是由于发作活动影响了更广泛的皮质区或深部脑干和间脑区域。复杂部分发作中的意识障碍可能已结束或是温和的，有时难以与简单的局部发作相区别。最常见的复杂部分发作部位是颞叶。复杂部分发作的患者起于颞叶的即是颞叶癫痫(原名精神运动性癫痫)。**内侧颞叶-起始复杂部分发作**(见表18.9)往往始于癫痫先兆。如前所述，一个不寻常的通常是难以形容的感觉，或上腹部的，情感，或嗅

表 18.9　不同脑区部分发作的临床表现

颞叶

内侧：一种难以形容的感觉，涌向上腹部(像无数"蝴蝶"在胃里)，恶心，旧事幻现，害怕，恐慌，不愉快的气味，自主现象(心动过速，瞳孔扩大，立毛，肠鸣音，嗳气，苍白，脸红)，凝视伴有反应迟钝，自动症(咂嘴、咀嚼和吞咽)，双侧或单侧姿势自动症，对侧张力失调伴同侧自动症

外侧：眩晕(颞顶盖)，无法听到，简单的听觉幻觉(嗡嗡作响，轰鸣的引擎，音调)，精致的听觉幻觉(声音，音乐)。失语症，包括无法理解人们说什么，主要在颞叶发作中更常见。重复说单词或短语，且非颞叶发作时音乐幻觉常见

补充说明：通常持续 1~2 分钟，常有发作后失忆、疲劳、头痛、情绪变化或其他不适。最常见的原因是复杂部分发作。头歪或眼斜可能是发作扩散到额叶或顶叶(见下文)。给以抗癫痫药物治疗，与海马硬化相关的内侧颞叶癫痫发作通常不会引起全身发作；然而，在这种情况下的复杂部分发作往往难治，常可通过手术治愈

额叶

背外侧凸面：对侧强直或阵挛性活动(第一躯体运动区)；眼、头和身体转向发作的对侧(额叶前部皮质和额叶眼区)。失语症(优势半球)

辅助运动区：防御姿势伴对侧上肢伸展，其他的强直姿势、讲话停顿和奇异的声音

眶额回和扣带回：精细运动自主症，发出奇异声音，自主神经变化，嗅幻觉(眶额回)，尿失禁(扣带回)

补充说明：癫痫发作往往是短暂的，每天可多次发生，且可能没有发作后不适的表现。夜间加剧常见。没有意识丧失或发作后不适的精细运动自主症可误诊为心因性发作

顶叶

眩晕，对侧麻木，麻刺感，灼热，感觉运动或需要移动，失语症(优势半球)，对侧半边忽略(非优势半球)。眼、头和身体转向发作侧或对侧

枕叶

火花，光芒，闪烁的彩灯，暗点或对侧视野偏盲(初级视觉皮质)，形成视幻觉(下部颞顶皮质联合区)，眼球震颤或眼球抖动，眼睑抽动，眨眼，感觉眼振动

补充说明：光线变化可引起癫痫发作。常与偏头痛样的症状有关。易蔓延至不同脑叶，且会导致定位障碍

注意：简单部分和复杂部分发作都包括在这里。癫痫发作可能会起自一个部位，但可传播到另一部位，产生与多个神经解剖学部位相对应的症状和体征。

觉现象,或似曾相识。有时没有癫痫先兆可记起。最初的症状后紧随反应迟钝和意识丧失,在此期间患者可能有**自动症**,通常是重复性行为,如嘬嘴、吞咽或刻板的手或腿的动作,如抚摸、扭动或拍打。

有趣的是,颞叶发作中常涉及同侧基底神经节,导致对侧肌张力障碍或不动(见临床要点16.1),而同侧肢体保持自由并具有自动症。这些行为可因为观察经验不足以致错误定位,因为与颞叶发作同侧的肢体显示(自动症),而对侧相对静止(肌张力障碍)。有时相反,只有简单的不易观察的凝视、不动和无响应。自主现象,如心动过速、瞳孔扩大和立毛也可发生。典型的发作持续时间是30秒到1至2分钟。发作后的功能缺陷可能持续几分钟至几小时,这些缺陷可能包括反应迟钝、混乱、失忆、疲劳、激动、攻击和抑郁,头痛常见。左侧颞叶发作开始的患者发作后可能有语言障碍,尽管应注意与整体响应能力下降加以区别,但还是不易定位。发作区的对侧可能还有一些轻微的发作后虚弱或反射亢进。这种现象通常是微妙的,除非发作已经扩散到运动皮质,这种情况下在发作期会有单侧肌强直或阵挛性活动。表18.9列出了颞叶发作的临床特征和其他部分发作,包括额叶、顶叶、枕叶发作。

最常见的全身发作类型是**全身强直阵挛发作**或**大发作**(见表18.8)。从一开始,全身强直阵挛发作可以是全身的,或可能开始是局部的,然后泛化全身。典型发作开始伴以**强直阶段**,表现为意识丧失和全身肌肉收缩持续10~15秒。这往往导致四肢僵硬,在此期间,患者可能会"像树一样"落下和伤害自己,及因为空气强制通过关闭的声门而展现特有的呼气喘息或呻吟。接下来是**阵挛性阶段**,其特点是节奏性的四肢抽搐收缩,常处于屈曲状,频率约1赫兹,并逐渐慢下来,然后停止。尿失禁或咬舌也很常见。通常有强烈的发作自主神经表现伴心动过速、高血压、多涎和瞳孔扩大。典型的时间持续30秒至2分钟。紧接着发作后期,患者躺下不动、肌肉

弛缓并反应迟钝,同时有闭眼,深呼吸以弥补因发作产生的混合性代谢和呼吸性酸中毒。几分钟内他们常常开始运动并应答。发作后,功能缺陷持续几分钟至几小时,这些缺陷包括深疲劳、困惑、健忘、头痛和其他与发作起始位置有关的不适。

除了全身强直阵挛发作或大发作,还有各种其他全身发作类型(见表18.8)。除了失神发作,其中的大多数相对少见,在这里不做进一步讨论。典型**失神发作(小发作)**表现为短暂的凝视和无应答状,并持续大约10秒或更短。除了短暂时间发作内的知觉缺乏,小发作没有发作后功能障碍。脑电图(EEG)记录到这些发作伴有特征性的全身3~4赫兹的棘波放电(见第4章)。

失神发作可泛化至全身,但不同于大发作,大发作开始于漫长的高频放电并导致脑功能的严重破坏。失神发作最常见于童年,且每天可发生多次,并影响儿童的在校表现。换气过度、闪光灯或睡眠缺乏常可引起失神发作。70%~80%的典型失神发作患儿可自发缓和。应注意失神发作和复杂部分发作都可引起发作的凝视和反应迟钝。临床上的典型情况下,内侧颞叶复杂部分发作常可很容易地区别于典型的失神发作(表18.10)。然而,非典型失神发作或简短的复杂部分发作的区别则可能比较困难。

快速演替时任何类型的发作要么持续要么反复,这种情况被称为**癫痫持续状态**。全身强直-阵挛发作的持续状态是医疗紧急情况,需要直接的积极治疗。当一线药物,如苯二䓬类和苯妥英无效时,气管插管和全身麻醉就是必要的了。应给以连续的脑电图记录,以确保发作活动已经停止。血液检查(见下一节)、头部CT和腰椎穿刺(适当时)应立即施行,以便确定其他特定的治疗方法。预后主要取决于治疗时机和潜在的病因。虽然要评估侵害性治疗风险和持续发作风险之间的平衡,起自强直-阵挛发作的其他形式的癫痫持续状态也应及时治疗。癫痫持续状态的行为特征有时是微妙的,因此常需

表 18.10　神志恍惚:复杂部分发作与失神发作的比较

发作类型	癫痫先兆	持续时间	自主症状	发作后缺陷	频率	发作间期脑功能	发作时 EEG
典型的内侧颞叶复杂部分发作	可能出现	30~120 秒	可能出现	可能出现	3~4 次/月	灶性异常	单侧或不对称5~8赫兹节律性活动遍布颞叶
典型的失神发作	无	<10 秒	无[a]	无	每日多次	正常	泛化的3~4赫兹棘波

[a]3~4赫兹时,眼球或嘴角有时出现微小阵挛运动。

要即时的 EEG，以利于诊断并启动治疗。

诊断和病因

癫痫患者的诊断评估至关重要，因为正确的诊断会对治疗产生重大影响。第一步首先要确定发作是否为癫痫发作或另一种类型的暂时事件（见表 10.2 和表 16.3）。癫痫发作通常是短暂的事件，一名特定患者重复发生一个事件到下一个事件，通常符合之前描述的典型发作模式。如果事件是癫痫发作，下一步则要确定发作的类型（见表 18.8 和表 18.10），以及发作病灶的出现是否以局部开始（见表 18.9）。最后，要查明发作的起因（表 18.11）。

诊断癫痫的基本步骤包括详细询问病史；体格检查；基本血液测试；MRI 超薄扫描和脉冲序列，用于观察内侧颞叶、皮质及皮质下结构的活动细节和一个发作间脑电图的检查（见第 4 章）。当仍无法诊断时，也可用其他检查帮助诊断和定位。这些检查包括连续视频和脑电图监测，以获得发作的记录；发作和发作间核医学测试，如 SPECT（单光子发射计算机断层扫描）和 PET（正电子发射断层扫描）；神经心理学测试。正考虑要手术的癫痫患者还要做其他测试，包括通常执行的韦达试验（见下一节）。

让我们简要讨论一些列于表 18.11 中的发作原因。最常见的原因随年龄的变化而变化，导致年龄双峰分布的形成新发作的风险。婴儿期和儿童期新发生的发作风险高，在成年则下降，然后在老年人口中再上升。婴儿和儿童期最常见的发作原因是**发热性惊厥**、**先天性疾病**和**围生期损伤**。相比之下，年龄超过 60 岁患者的最常见原因是**脑血管疾病**，其次是**脑部肿瘤**和**神经退行性病变**。

头部外伤后发作风险增加的同时伴有严重的伤害。没有明确结构性破坏的轻微脑损伤，只有短暂的混乱或意识丧失（不到 30 分钟），且无引起随后发作的风险。**低血糖**、**电解质异常**，如低钠血症、高钠血症、低钙血症或低镁血症，**代谢异常**，接触各种内源性或外源性**有毒物质**都能引起发作。所以有必要检查血液化学物质，如葡萄糖、钠、钙、镁，进行肝功能测试、肌酐和毒理学筛查，以评估最近诊断为发作的患者，尤其是急性发作，这样可及时纠正这些功能异常。

发热性惊厥相当常见，3%~4% 的儿童都可发生，发病年龄常在 6 个月至 5 岁。那些短暂的、全身强直痉挛发作被称为**单纯发热性惊厥**，不会增加癫痫的发病风险。然而，伴有**复杂发热性惊厥**的儿童则其随后的癫痫发病风险增加，定义为发作持续超过 15 分钟，或在 24 小时内发生不止一次，或有局部功能障碍。有些儿童的癫痫症的根本原因在第一次发热时已查明。还假设长期发热性惊厥导致一些患者后续的颞叶癫痫，其病理过程被称为**内侧颞叶硬化**或**海马硬化**，有明显的神经元损失和胶质增生，尤其是海马的 CA1 区以及在其他内侧颞叶结构。除了发热性惊厥，婴儿和儿童期最初发生的其他损伤也可能触发内侧颞叶硬化，如头部外伤或中枢神经系统感染。一旦硬化开始后，复杂部分发作起始和疾患累积作用之间通常会有数年的潜伏期。发作通常有一个难以描述的癫痫先兆、恐惧或上腹部感觉和其他典型内侧颞叶发作的特性（见表 18.9）。一旦用抗癫痫药物治疗后，内侧颞叶硬化发作的患者很少泛化至全身。然而，复杂部分发作的这些患者可以完全失去能力，并常伴有记忆衰退。此外，不同于强直阵挛性癫痫发作，这些患者的复杂部分发作往往难以治疗。基于前面所讨论的诊断方法，内侧颞叶结构的单侧外科切除可治愈 90% 以上的颞叶发作患者。

表 18.11　癫痫发作的原因[a]

头部外伤
脑梗死
大脑内出血
血管畸形
大脑静脉血栓
缺氧
中央颞叶（海马）坏死
电解质异常
低血糖症
高热
中毒
乙醇、苯二氮䓬类或巴比妥类戒断
脑膜炎
脑炎
脑脓肿
血管炎
肿瘤
先天性代谢障碍
神经元迁移异常
遗传性癫痫综合征
神经退行性病变
非癫痫性发作[b]

---

[a] 接着图 1.1 的格式。

[b] 以前被称为"假发作"，包括心因性发作、晕厥、心律失常和其他原因引起的非癫痫暂时性发作，列于表 10.2。

许多其他原因造成的**局灶性脑病变**,其中的一些列于表 18.11 中,可导致发作,但很多可以用高质量的MRI 扫描检查发现病变。**家族史**对评估患者发作也是必不可少的。许多癫痫综合征,尤其是原发性全身发作或一些局部发作具有遗传因素背景。**运动性癫痫**是局部发作的常见原因,主要是儿童的夜间发作,可能有不完全外显的常染色体显性遗传。脑电图显示**颞叶中央棘波特征**。该病 3~13 岁之间发病,发作通常不明显,且不总是需要药物治疗,15 岁后几乎可完全缓解。

有几个家族性**原发全身性癫痫**综合征,包括**儿童癫痫小发作**(类癫痫发作),典型表现为失神型发作(前面提到的)、**青少年肌阵挛癫痫**和其他功能失调。更详细讨论的许多其他原因的癫痫见本章结尾处的参考资料。

治疗

为了达到最好的整体生活质量,癫痫治疗的基本目标是降低发作的风险,同时尽量减少副作用。主要考虑因素包括对驾驶的影响、工作能力及与发作有关的不幸的公众耻辱和对妊娠及哺乳的影响。超过 70%的发作可以通过用药来达到令人满意的疗效。局限化癫痫和原发全身性癫痫的一线治疗药物有所不同。从 20 世纪 70 年代到 20 世纪 90 年代早期,没有主要的新抗惊厥药物引进,大多数情况下局限化癫痫最初接受卡马西平(得理多)或苯妥英(狄兰汀)治疗,无惊厥的儿童癫痫小发作采用乙琥胺治疗,而伴有惊厥的儿童癫痫小发作用丙戊酸钠(双丙戊酸钠)治疗。然而自 1993 年以来,制药行业平均每年研发一个或两个新抗惊厥药物,大大增加了可用的治疗方案。一些新抗惊厥药物比老药物有优势,有更好的疗效及更少的副作用。基于许多因素,包括癫痫的类型,每名患者抗癫痫药物的选择应个体化,同时还要考虑讨厌的副作用(如头痛、肥胖或抑郁患者倾向于避免药物治疗,其可能会使这些症状恶化)、潜在的致畸性、肝脏代谢、药物与药物的相互作用及其他因素(了解癫痫药物更多细节见本章结尾处的参考资料)。

有 20%~30%的癫痫患者有发作,且药物无法充分控制发作,被认为是**难治型癫痫**。一些难治性儿童癫痫给以高脂肪、低碳水化合物的**生酮膳食**可以改善病情,但效果往往是暂时的,且饮食很难长期维持。

许多医学难治性患者是**癫痫手术**的合适人选。

癫痫手术的理想人选中,发作总是在相同的位置开始,且这个位置可以安全地切除而没有后遗症。根据这项研究,最好的手术结果统计数据是单侧内侧颞叶癫痫患者,90%以上的患者可手术控制发作。癫痫手术治疗前,对患者要进行详细的评价和教育,而且决定患者的手术要基于多学科小组的研究。

当试图定位发作出现的部位时,没有一个测试是起决定作用的。因此,前一节中列出的使用综合信息的诊断测试非常有用。此外,血管造影韦达测试在安排手术时通常会有所帮助。测试中,镇静剂异戊巴比妥钠通过血管造影导管直接注入(见图 4.9)一侧颈总动脉,导致注入侧大脑半球暂时性抑制约 10 分钟。每次注射后,进行语言测试,且失语症的存在与否对定位哪侧大脑半球为优势半球是有价值的,并可在手术时避开语言区。

此外,每次注射后要测试记忆。双侧内侧颞叶记忆功能正常的患者,药物注入一侧半球后并不能消除记忆,因为另一个半球可以进行补偿。然而,当一侧内侧颞叶功能不正常时,通常是内侧颞叶癫痫患者,注射的对侧半球可导致严重记忆困难。注入癫痫发作侧半球保存的记忆则是可靠的,因为它表明同侧内侧颞叶结构切除后,对侧半球能够支持记忆功能。注意,在韦达测试中,异戊巴比妥注入颈总动脉,大多数药物注入大脑前(ACA)和中(MCA)动脉的分布区域,而不是大脑后动脉(PCA)的分布区域(见图 4.16 和图 4.17)。由于内侧颞叶结构由 PCA 供应,这就是为什么韦达测试的要抑制内侧颞叶功能而没有明显表现。最可能的解释是较大的 ACA / MCA 分布区注射抑制大部分的半球皮质、白质和胼胝体,通过切断其主要的传入纤维来源而间接抑制内侧颞叶功能。

当这些测试结果都一致时,则表明癫痫发作在单个区域,可以考虑手术切除。然而,当不同测试结果有定位差异时,**颅内脑电图**监测可用来直接记录脑的发作活动。多触点硬膜下电极可用于记录来自皮质表面的信息,而深部电极用于记录来自海马等深层结构的信息。

可以使用几种不同的手术方法治疗适当候选患者的难治性癫痫。正如我们已经提到的,病灶手术切除最好的候选人其癫痫定位于单一颞叶,这些患者的手术成功率超过 90%。确诊患者定位到单一部位而不是颞叶也可以经外科切除成功治疗。对于这些颞叶外癫痫患者来说,当所有诊断研究指向同一个位置时通常有最好的结果。然而,某些其他特点，包括磁共振扫描可见局灶病变也有较好的预后。在这些情况下，仔细定位皮质功能的关键区也至关重要，利用某些技术，如直接脑刺激和功能磁共振成像，在手术过程中应避开这些关键皮质区，包括运动和语言皮质区。

如果患者不再有发作及术后不利影响，那么手术被认为是成功的。尽管很多患者在手术后必须继续服用抗癫痫药物以免发作，但对患者来说，生活方式仍是有改善的，因为在手术前，即使用药，癫痫仍频繁发作。成功手术后，以前许多残疾患者能够驾驶车辆并追求高效的工作。

在一些患者中，如果癫痫发作区域位于功能关键部位，如运动或语言皮质区，外科切除则不能安全地执行。在这些患者中，**复合软膜下切除术**可能有所帮助。在这一过程中，一种特殊的尖锐探针插入软膜下，用于切断皮质与皮质连接，从而使多个平行纤维束在功能上失去与致癫痫皮质的联系。脑中多个位置引起的严重癫痫患者可能受益于**胼胝体切断术**。在这个过程中，胼胝体被切断，防止癫痫发作时从一个半球传播至另一个。胼胝体切断术不能治愈发作。此手术主要用于发作全身化时频繁摔倒和受伤的患者。如果能避免发作全身化，则可能对这些患者有帮助，从而让他们避免在发作时摔倒等。胼胝体切断术的不足将在临床要点 19.8 中讨论。

在某些患者，癫痫发作并不局限于一个特定的区域，而是一个半球内的多个区域。2 岁以下的患者，大脑半球特化仍在形成中，半球的特化过程仍在发展。因此，对这些患者可考虑**大脑半球切除术**（手术切除整个半球）。很明显，以前残疾患者术后能够驾驶车辆并追求高效的工作。值得注意的是，许多患者大脑半球切除术后恢复很好，能够正常生活。发作常可治愈，可让语言和运动区继续发育（通常被严重癫痫阻碍），使双侧语言和运动区在剩余的一侧半球发育形成。

神经刺激被越来越多地用于医学难治性癫痫患者，尤其是那些不适合手术切除或断开的患者。对某些患者，长期植入**迷走神经刺激器**可减少发作频率，但是很少有使用该设备使发作完全停止的。该设备以设定的当前脉冲长期刺激迷走神经，且患者或家属也可以在外部使用磁铁触发刺激以终止癫痫发作。正如我们在本章和第 14 章所讨论的，迷走神经的传入纤维到达孤束核（见图 12.12 和图 14.5A,B），并通过脑桥的臂旁核中继至边缘系统和其他前脑结构（见图 14.4A）。迷走神经刺激提高癫痫发作阈值的机制仍在积极研究中。针对丘脑核进行的一些临床实验中，**深部脑刺激**（见临床要点 16.4）在难治性癫痫中也表现出一些有希望的结果。**响应性神经刺激**是另一活跃的研究领域，其设备设计为自动检测癫痫发作，然后提供一个电刺激以中断发作起始。对常规治疗无效的患者，其他有前途的治疗方法也正不断地被研究开发。

总之，这里讨论的大多数癫痫患者采用药物或其他方法是可以治愈并能恢复正常生活的。

临床要点 18.3
精神疾病的解剖和神经药理学基础

综合来自病理和解剖成像研究、功能成像研究、神经药理学分析和其他研究方法，如分子遗传学，可以更好地理解许多精神疾病的神经生物学基础。在本节中，我们将简要讨论基本水平的一些常见精神疾病的主要病理生理研究。

精神分裂症

精神分裂症患者表现出各种思想异常，包括错觉、幻觉、杂乱无章、无关紧要的言论。情感贫乏和偶尔自发活动减少称为紧张症。认知，尤其是工作记忆也经常受到影响。精神分裂症的病理生理学研究表明有边缘系统、额叶和基底神经节异常。病理研究和高分辨率磁共振都显示了精神分裂症患者双侧杏仁核、海马结构和海马旁回的体积微弱减小。在基底神经节和其他部位也报道了更多的精神分裂症患者的解剖学变化。在完成任务，如威斯康星卡片分类测验时，功能成像研究，如 fMRI 和 PET 显示精神分裂症患者背外侧前额叶皮质活动减少。越来越多的证据表明，多巴胺异常在精神分裂症中也起重要作用。例如，抗多巴胺类药物可改善精神病症状。

回忆第 16 章，腹侧被盖区多巴胺能神经元纤维投射至伏核和腹侧纹状体，并至前额皮质和边缘皮质（也可见图 14.10）。在精神分裂症的发病机制中，其他一些神经递质可能也很重要，包括谷氨酸盐、γ-氨基丁酸(GABA)、血清素和去甲肾上腺素。全面理解精神分裂症的病理生理非常复杂，因为这种疾病可能既包括阳性症状，如精神病性妄想和幻觉等，又包括阴性症状，如情感贫乏和受损的执行功能。精神分裂症最可能的原因是几个解剖结构异常和神经递质系统异常的综合作用。

强迫症

强迫症中,再现的、侵入性的强迫思维造成患者非常焦虑,而重复性表现的强迫行为,如洗手或检查门锁可暂时缓解焦虑。5-羟色胺增强药物可改善强迫性症状表明5-羟色胺在其中起作用。然而,其他神经递质也可能很重要。功能成像研究显示基底神经节,特别是尾状核的头部活动异常增加,前扣带回和眶额皮质的异常活动也增加。药理或行为治疗后这些症状可得以改善。

磁共振成像研究显示双侧尾状核头部的体积轻微减小,但这些发现并不确凿。因此,强迫症似乎源于包括尾状核、扣带回和眶额皮质组成的网络系统功能障碍。这可能类似于运动过度的运动障碍(见第16章),但不是运动而是讨厌的想法或强迫行为。事实上,它们之间可能会有一些重叠,因为大约一半的多动秽语综合征患者呈现强迫症,也可以发生于亨廷顿舞蹈病、小舞蹈病和其他基底神经节紊乱等患者中。

焦虑

焦虑症涵盖各种各样的情况,包括惊恐病、恐惧症、创伤后应激障碍和一般焦虑症。目前,强迫症也被归类为焦虑症。焦虑被认为与中枢神经系统内去甲肾上腺素和血清素递质水平升高有关。此外,作用于GABA受体的苯二草 类则可以控制焦虑症状。焦虑、恐慌和担心的症状也伴随增强的外周交感紧张和肾上腺释放肾上腺素增加。恐慌期间,功能成像研究显示不一致的结果,但都可证实前扣带回和颞皮质活动的增加。恐慌患者表现出癫痫现象表明焦虑涉及内侧颞叶杏仁核区。

抑郁症和躁狂症

抑郁症患者情绪悲观并缺乏享受,还伴有注意力不集中、睡眠、食欲或活动增加或减少,毫无价值感或负罪感,或有自杀的想法或行为。相比之下,躁狂症患者有异常兴奋的激惹心境,并伴有其他特征,包括行为夸张、睡眠减少、强制言语、有比赛的想法、注意力分散、活动和冲动行为增加。各种证据表明,抑郁症具有显著的去甲肾上腺素和血清素能性的神经递质系统缺乏。其他递质可能也很重要,包括多巴胺、氨基酸神经递质和神经肽。

抑郁症是结构和功能神经影像学研究的一个活跃领域,而且有证据表明,大脑半球皮质的活动降低,其中额叶活动的减少更明显。此外,几项研究已经揭示抑郁时海马的体积,尤其是左侧体积显著减小。抑郁症患者的神经内分泌也发生变化,包括约40%的严重患者其皮质醇释放增加,这是由于下丘脑过度释放促肾上腺皮质激素释放造成的。最近的研究表明,压力和其他因素可降低关键脑区域的神经营养因子的表达,如脑源性神经营养因子(BDNF)和血管内皮生长因子(VEGF),而最有效的治疗可增加这些因子的表达。慢兴奋毒素样效应和炎性细胞因子可能也起到了一定作用。额叶皮质的组织病理学研究显示,胶质细胞的数量和密度减少,而且某些中间神经元的数量也减少。脑损伤对情绪的影响也可能阐明情绪障碍的机制。一些研究表明,左额叶病变更容易产生抑郁情绪,而右额叶损伤往往会产生异常的欢喜情绪,尽管这些关联不是绝对一致的。相似地,背外侧额叶前皮质的双侧损伤往往会产生类似抑郁症的情感贫乏(见临床要点19.11),而内侧眶额皮质的双侧损伤可产生异常的欢喜情绪。

临床病例

病例 18.1　轻微头部外伤后的突然记忆丧失

小病例

33岁的神经病学学者,尝试滑雪跳跃跌落后有偏头痛病史,当时雪地击中枕部,并突然失忆。妻子目睹了这一事件,称他跌倒时未失去知觉。他自己能站起来,继续沿着斜坡滑雪,然后停止滑雪告诉妻子他有健忘症,因为他不知道日期和他在哪里了,或者他是怎样到达那里的。他也叙述说看到在视野的左上方有一个闪光暗点等伴随典型偏头痛。

起初他的妻子认为他是在开玩笑,但是当他开始**反复问同样的问题**,她很快认识到他有严重的问题。他**无法记住任何超过1分钟的新信息**。此外,**他不记得大约1年前发生的任何事件**,包括他

病例 18.1 （续）

妻子怀孕。除了记忆丧失，他没有其他严重不适。送往当地医院后，头部 CT 显示正常，而且患者在妻子和朋友的关心下出院了。作为一名神经学家，在漫长坐车回家途中，他不断敦促身边人来测试他的记忆。与此同时，他能够享受激动人心的"新闻"，即他的妻子怀孕了，而且一遍又一遍。大约 5 个小时后，经 3~4 分钟的延迟，他终于能够回忆起三个字，但这种能力反复无常。大约在同一时间，去年的记忆逐渐开始恢复，**最久远的记忆首先逐渐恢复**。到了第二天早上，他一直记得新事实，并与脑电波的基准线一样。此外，他还

记得去年以来的任何事。除了受伤前的 2~3 小时至受伤后约 5 小时的时间段内，他的记忆恢复正常。病情稳定几天后脑的磁共振扫描正常。

定位和鉴别诊断

1. 根据上述粗体字显示的症状和体征，这名患者记忆受损的类型是什么？如何描述其失忆的时间顺序特性？脑的何种位置功能障碍可能产生这些结果（见临床要点 18.1）？

2. 最可能的诊断是什么，其他的可能性是什么？

讨论

本病例的关键症状和体征是：

● **无法记住任何超过 1 分钟的新信息且反复问同样的问题**

● **不记得大约 1 年前发生的任何事件**

● **复苏期，最久远的记忆首先逐渐恢复**

1. 患者无法记住事实和事件，因此，他有陈述性（明确的）记忆障碍（见图 18.15）。由于他无法学习新知识，所以有顺行性遗忘，还有受伤前大约 1 年的逆行性遗忘（见图 18.16）。这种选择性的陈述性记忆丧失与顺行和逆行性遗忘的特点是双侧内侧颞叶或双侧内侧间脑功能障碍的表现（见临床要点 18.1）。反复问同样的问题也是这些部位急性功能障碍的典型表现，而且当记忆丧失可逆时，遥远记忆的恢复先于最近的记忆。

最可能的临床定位是双侧内侧颞叶或双侧内侧间脑的结构。

2. 鉴于出现在头部受伤后，必须考虑脑震荡造

成的失忆（见临床要点 18.1；也可见临床要点 5.5）。未观察到失去知觉，然而，这可能是时间太短而没被注意到。有趣的是，目前尚不清楚脑震荡导致失忆是否由于对内侧颞叶结构的直接影响，或者是白质通路的弥散功能障碍导致的，因为其功能正常是内侧颞叶和内侧间脑的记忆系统所必需的。

此外，这名患者的记忆丧失和恢复的临床特征可能表示暂时性完全遗忘（见临床要点 18.1），并碰巧发生于轻微头部外伤后。压力始动模式和偏头痛病史也暗示这个诊断，如发作期患者陈述的典型偏头痛症状伴有闪光暗点（见临床要点 5.1）。其他原因造成的暂时性失忆不太可能吻合这名患者的病史，包括短暂性脑缺血发作、癫痫、韦尼克脑病、心因性失忆症或服用苯二氮或其他药物的患者（见表 18.7）。

临床病程

几天后患者恢复工作，未再出现健忘症。随访 5 年间，除了得健忘症前后几小时的记忆缺失外，没有其他不适。

病例 18.2　进行性严重失忆伴轻微虚构

小病例

由于几星期的**严重进行性记忆问题**，一名 75 岁的半退休商人被送到急诊室。基本生活方面，患者认知正常，爱好锻炼，且保持着一个活跃的时间表，可自己驾驶约会朋友和生意伙伴。入院前 10

天，他遇到一位朋友并共进午餐，有正常、清晰、准确的谈话，除了不记得认识好几年的女主人名字。4 天后，同样的朋友与患者进行电话交谈，发现患者没有想起和其一起吃过午饭或进行谈话的任何内容，此外他看起来很正常。第 2 天，患者错过了一个重要的商务会议。随后的几天，当患者的儿子

病例 18.2 （续）

联系他,除了完全没有意识到当前事件,包括最近都议论的飞机失事,患者的谈话似乎正常。患者既往无酗酒史。

除了**最近严重的记忆问题和远期记忆**的问题,其他检查正常。他陈述的年份是 1964 年(实际是 1994 年)并意识到他是在医院但不知道是哪家医院。注意力和即时回忆正常,数字广度向前为 7 而向后为 5。当被要求记住它们时能够立即重复三个字。然而 3 分钟后,他甚至不能想起要做的工作,即使有多个选择时提示重复所见的单词没有一个是正确的。当考官离开房间几分钟后回来时,患者不能想起已见过他。

患者不知道最近发生的时事,而且完全不知道众所周知正在进行的辛普森审判。更多的远期记忆较好但仍然不完整。例如,他能描述他的家乡、童年、家庭成员、婚姻和参加过第二次世界大战的事实。然而,他不记得任何他参加的战斗,而且惊讶地听到约翰·F·肯尼迪被刺杀的消息。他

不知道在越南战争期间的约翰逊和尼克松总统或几年前就已去世的妻子。然而在一些提示下,他能够知道现任总统的名字"克林顿",也有轻微的**虚构倾向**。例如,当被问及为什么在医院时,他说他"来这里买些东西后就离开",当被问及是否有人拜访他时,尽管没有访客他还是提到了几个名字。其余的精神状态测试正常,包括正常的注意广度(见上),愉快的情感和行为,正常的语言,良好的计算能力,可以正常阅读和写作,可以正常画出钟面和立方体,可良好解释相似性和谚语。其余的神经病学检查同样正常。

定位和鉴别诊断

1. 根据上述粗体字显示的症状和体征,病变部位在哪里?

2. 最可能的诊断是什么,其他的可能性是什么?

讨论

本病例的关键症状和体征是:

● **严重的进行性远期记忆问题与轻微的近期记忆问题**

● **虚构倾向**

1. 就像病例 18.1,这名患者有顺行和逆行性遗忘并影响陈述性记忆,可能是由双侧内侧颞叶或双侧内侧间脑结构功能障碍造成的（见临床要点 18.1）。不同于病例 18.1,这名患者却也有轻微的虚构倾向。这个症状表明其他的功能障碍影响了额叶（见临床要点 19.11）。

2.这名患者记忆力衰退的时间进程过快,不像是神经退行性疾病,如阿尔茨海默病,其进程往往发展数月到数年,而不是数周（见临床要点 19.16）。硫胺素缺乏造成的韦-科综合征也应加以考虑,因为这种综合征可导致陈述性记忆丧失,并常伴有虚构事实（见临床要点 18.1）。然而,此病例没有酗酒或营养不良和韦-科综合征的突然出现情形。考虑到不知不觉中的发作,其他重要的可能性也要考虑,在表 18.7 中列出了这些可能性,包括影响双侧内侧颞额叶或内侧间脑结构及额叶的肿瘤、副肿瘤

性边缘叶脑炎或其他炎症或渗透性疾病。其他存在可能性较小的是前交通动脉瘤,其首先有一小出血,紧随其后是大出血,或一些短暂性脑缺血发作,或小梗死及紧随其后的梗死。

临床病程和神经影像

患者使用硫胺素无效,住进医院,脑部 MRI 造影（影像 18.2A-C）显示双侧内侧颞叶异常明显增强,包括前海马结构和杏仁核。此外,较少明显增强区包括穹隆、双侧第三脑室的室周区和门罗孔(见影像 18.2B),增强区涉及双侧基底前脑和内侧眶额皮质(见影像 18.2C)。腰椎穿刺（见临床要点 5.10)和血液检查正常。后续检查显示患者**失去嗅觉**,表明病变已经扩散到邻近的嗅觉结构,如双侧梨状皮质或嗅球(见图 18.5,图 18.6)。经过几天的过程,他变得更加迷失方向,陈述他的位置是"以色列",而且对问题反应更慢。这种变化导致担忧病变扩散蔓延,因此进行了右眶额皮质立体定向活检（见临床要点 16.4)。病理检查显示为非典型表现的 B 细胞淋巴瘤（见临床要点 5.8)。

患者接受类固醇和多周期的甲氨蝶呤静脉化疗,其记忆戏剧性地得以改善。诊断一个月后,在 5

分钟内他能够记得 4 个单词中的 3 个，提示情况下可记得全部 4 个单词。正规神经心理学测试显示他仍有一些轻微的文字区和视觉时空区记忆缺失后遗症。3 个月后，重复 MRI 造影扫描诊断显示增强病灶完全消失，且患者已经恢复了之前的大部分活动。他继续化疗，诊断 15 个月后的随访中一直恢复很好，10 分钟后可回忆起全部 3 个单词。

病例 18.2 进行性严重失忆伴轻微虚构

影像 18.2 A-C 双侧内侧颞叶淋巴瘤 静脉注射钆后的 T1 MRI 影像。(A) 轴向影像，(B，C) 从后到前的冠状影像。

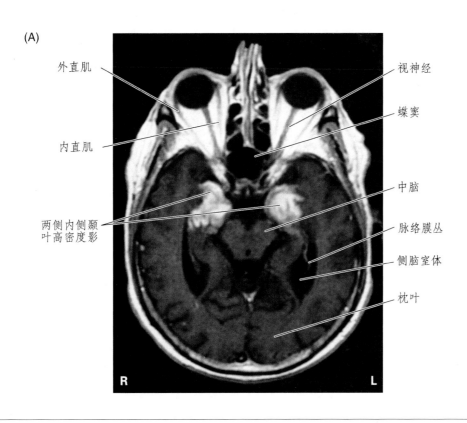

(A)

外直肌

内直肌

两侧内侧颞叶高密度影

视神经

蝶窦

中脑

脉络膜丛

侧脑室体

枕叶

R L

病例 18.2 (续)

(B)

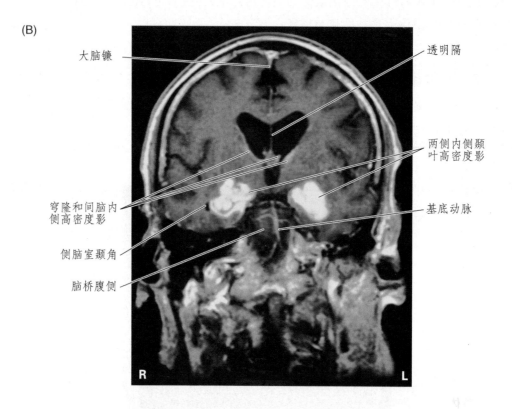

大脑镰
透明隔
两侧内侧颞叶高密度影
穹隆和间脑内侧高密度影
基底动脉
侧脑室颞角
脑桥腹侧

(C)

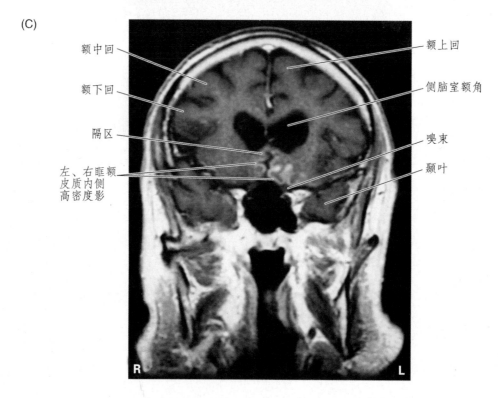

额中回
额上回
额下回
侧脑室额角
隔区
嗅束
左、右眶额皮质内侧高密度影
颞叶

病例 18.3　瞬态复视、嗜睡和轻偏瘫,随后伴以持续性记忆缺失

小病例

　　一名 45 岁的右撇子研究技术员,工作一天早上醒来晚了,发现他**水平复视**,如果覆盖任一眼后症状就会消失。他的妻子发现他在浴室,头枕着水槽,于是帮助扶其回到床上,发现他似乎**异常嗜睡,口齿不清**,并拨打了 911。在急诊室,患者开始恢复正常,但后来有**短暂的右侧肢体虚弱现象**,持续大约 30 分钟。不适恢复后进行神经系统检查完全正常,但有**近期记忆缺失**。警醒和定位测试 3 次,均获良好的关注,可前后正确拼写

单词"WORLD",还知道过去三位总统的名字。然而,3 分钟后他无法回忆起 3 个单词中的任何一个。

定位和鉴别诊断

　　1. 哪个部分的脑功能障碍可以解释上面粗体字列出的所有明显症状(不包括失忆)?

　　2. 什么部位的损伤可以产生本病例中描述的记忆丧失?

　　3. 最可能的诊断是什么,其他的可能性是什么?

讨论

　　本病例的关键症状和体征是:

- **水平复视**
- **嗜睡**
- **发音困难**
- **暂时性右侧肢体虚弱**
- **近期记忆缺失**

　　1. 水平复视,伴以嗜睡和构音障碍,这些症状与脑干功能障碍有关,也就是分别与水平眼部运动通路(见临床要点 13.8)、脑桥中脑网状激活系统(见临床要点 14.2)和皮质延髓或小脑通路(见临床要点 14.3)有关。暂时性右侧肢体虚弱也可能涉及脑干内的皮质脊髓纤维(见临床要点 6.3,14.3)。这些异常揭示功能障碍部位在内侧脑桥(展神经束或核,旁正中脑桥网状结构或内侧纵束;网状激活系统;皮质延髓或脑桥小脑纤维和皮质脊髓束),或在中脑(动眼神经束或核,集合中枢或内侧纵束;网状激活系统;皮质延髓、皮质脑桥或红核脑桥纤维;皮质脊髓束)。注意水平复视没有垂直分量和轻偏瘫,出现这些症状时脑桥内的损伤比中脑病变更常见(见临床要点 14.3)。

　　2. 从最初的瞬态事件恢复后,该患者对陈述性记忆有顺行性遗忘。与病例 18.1 和 18.2 相比,他受的影响较小,因为他能够记得最近的一些信息,如他的位置和正确的日期。虽然没有具体描述,也可能会呈现一些逆行性遗忘。该患者有陈述性(明确的)记忆缺失,能保持关注和其他认知能力,表明其有双侧内侧颞叶或双侧内侧间脑的功能障碍(见临

床要点 18.1)。

　　3. 此患者有影响脑桥或中脑的瞬间神经症状(见临床要点 10.3),最可能由短暂性脑缺血发作或偏头痛引起。鉴于此,突然出现的永久记忆缺失表明瞬间事件预示着随后发生于内侧颞叶或中脑的梗死。结合这些发现能表明"基底擦伤"综合征(见临床要点 14.3),伴有栓子迁移至基底动脉造成暂时闭塞,引起短暂的症状,当栓子停滞于基底动脉顶部时随后发生梗死,阻碍两侧丘脑穿动脉或双侧 PCA 分支分布的两侧内侧颞叶。

临床病程和神经影像

　　头部 CT 未显示任何出血和梗死,患者入院并接受静脉注射肝素以防栓子形成。入院后的第 2 天,脑部磁共振检查(影像 18.3A,B)显示双侧 T2-增亮区与内侧丘脑梗死符合,左边梗死区比右边大。磁共振血管造影、超声心动图和 24 小时动态心电图监护为阴性。然而,高凝状态显示活化蛋白 C 抵抗,一种可以使人的血液易凝块形成的功能紊乱。因此出院时,肝素注射改为口服抗凝药华法林。入院第 2 天,5 分钟后患者能够回忆起 5 个单词中的 3 个。

　　入院第 3 天进行神经心理学测试,第 5 天重复测试。修订的韦克斯勒记忆量表亚测验用于测试文字和视觉记忆。为测试文字记忆,读两段文章给患者听,读后即时和经过 20 分钟的延迟后,以其回忆段落内容的多少确定测试得分。为测试视觉记忆,给患者看 3 张印有几何图案的卡片,看后立即和经过 20 分钟的延迟后,由他的印象画出所看图像多

少确定测试得分。结果如右表所示。

入院第2天,患者有严重的文字记忆缺陷,但几乎没有显著的延迟视觉记忆缺陷。入院的第5天,病情发展为显著的延迟视觉记忆缺陷。此患者的文字和视觉记忆之间的差异可能是由于左侧有更大的病变灶(见影像18.3A,B)。类似的差异也可见于内侧颞叶记忆结构的不对称损伤患者。

2个月后,重复神经心理学测试显示他的文字记忆进一步改善。中风后预约随访6个月,还能在5分钟后回忆起5个单词中的3个,但他在工作中可以恢复到以前的活动水平,也未意识到自己有任何语言或记忆困难。

韦克斯勒记忆量表测试结果[a]

	入院第2天	入院第5天
文字记忆		
即时	**1%**	21%
延迟	**2%**	**8%**
视觉记忆		
即时	50%	72%
延迟	**16%**	45%

[a]得分记为占正常人的百分比。得分明显低于正常范围的以加粗字体显示。

病例18.4 惊恐发作、嗅幻觉和知觉丧失

小病例

因为罕见发作,40岁的右撇子女士来到急诊室。直到两周前她一直身体健康,当时从夜间睡眠中醒来并向其丈夫抱怨**难以形容的、不愉快的气味,有恶心、恐慌及害怕的感觉**。这种状况持续了2~3分钟,之后她觉得很累并继续入睡。在接下来的一周,与女童子军队员旅行时,每天大约三次开始重复同样事件。事件总是开始于恐慌、恶心和强烈的令人不快的气味,"像嗅盐",随后出现**反应性降低和缓慢的、不恰当的言论**,并持续2~3分钟。

每次发作后,伴有双额区头痛并感觉很累。在就诊当天她有六次这样的发作,所以她的丈夫把她送到了急诊室。一般检查和详细神经检查都正常。

定位和鉴别诊断

1. 根据上述粗体字显示的症状,该患者发作期间脑的哪个部位发生功能障碍?

2. 该患者最有可能经历什么类型的暂时性神经性发作(见临床要点10.3)?

3. 最可能的诊断是什么,其他的可能性是什么?

讨论

本病例的关键症状和体征是:

● **难以形容的、不愉快的气味,有恶心、恐慌及害怕的感觉**

● **反应性降低和缓慢的、不恰当的言论**

1. 嗅觉现象、恶心和恐慌源自杏仁核和邻近内侧颞叶皮质的功能障碍。脑干间脑激活系统或双侧大脑半球弥散功能障碍可引起反应性降低(见临床要点14.2)。缓慢的、不恰当的言论可能涉及左大脑半球的语言区(见临床要点19.6),如前所述也可能继发于受损的反应性。

这名患者的整体临床定位是杏仁核和邻近皮质的灶性功能障碍(最有可能是左半球),以及两半球或激动系统的轻微弥散功能障碍。

2. 这名患者的瞬间事件(见临床要点10.3)可能由内侧颞叶癫痫发作引起。因为响应能力降低,这些事件应归类为复杂部分发作(见临床要点18.2)。其他支持这个诊断的是发作形式固定不变,有复杂部分发作的适当持续时间,且随后伴有发作后的嗜睡和头痛。缓慢的、不恰当的言论可能是由于左侧正中颞叶癫痫起始,并播散至左侧外侧颞叶新皮质造成的语言障碍。然而,由于患者在实际发作期没有检查结果,不能排除演讲困难是由反应能力下降造成的。

心因性发作,如恐慌症也可在此病例中加以考虑。然而,惊恐发作并不伴随着嗅觉现象,通常持续时间更长,没有发作后的功能缺陷。其他原因造成的瞬间神经发作列于表10.2中,如偏头痛或短暂性脑缺血发作,但其不可能有这样的时间发作过程,或伴随有阳性的嗅觉现象。

3. 在这名患者,可见由许多内侧颞叶灶性病变产生的癫痫发作类型(见表18.11)。40岁女性最大的可能性是肿瘤,如胶质母细胞瘤、转移性乳腺癌或肺癌及其他肿瘤(见临床要点5.8),细菌性脑脓肿、弓形体病、囊虫病(见临床要点5.9)、血管畸形、陈旧性头部创伤、结节病或其他感染性或炎性疾

病。由于未知的原因,神经发育障碍有时也表现为成年的癫痫发作。40 岁开始的发作比通常的发病年龄大,但也不排除可能。在内侧颞叶(海马)硬化,癫痫发作时间通常比这名患者早,另外有一种累积性的损伤,如儿童持续性发热性惊厥,嗅觉先兆不经常出现。

临床病程和神经影像

在急诊室完成头部 CT 造影,随后的脑部 MRI 证实在左前颞叶存在一大的增强团块,范围涉及杏仁核(影像 18.4A)并扩展至左眶额区(影像 18.4B)。注意,团块有一异质低强度中心,表明有中央坏死。T1 加权图像还显示周围的低强度区,同时大脑

外侧裂和侧脑室下角消失,符合水肿和质量效应(见第 4 章)。这种现象被认为很可能与多形性胶质母细胞瘤一致,至少是转移或其他肿瘤。患者开始抗癫痫药物苯妥英治疗,使她的发作停止,而且还接受了左前颞叶手术切除。病理学显示多形性成胶质细胞瘤(见临床要点 5.8)。然后患者接受了放疗和多个周期的化疗。这个治疗方案使其病情保持稳定了一段时间,但随着肿瘤的生长,出现许多进行性发展的功能缺陷。惊恐发作后 9 个月,患者有嗜睡和定向障碍,并伴有右侧视野缺损和右侧轻偏瘫。不幸的是,多形性成胶质细胞瘤仍然相对常见,仍是无法治愈的脑瘤。

病例 18.5　凝视发作、咂嘴、单侧半目性动作

小病例

因顽固性癫痫,在癫痫转诊中心评估 26 岁的右撇子女性。患者出生正常,但在 9 个月大时,她一天有两次持续长时间的发热性惊厥。表现包括全身强直-阵挛性活动,第一次发作持续近 2.5 小时,抵达医院后的第二次发作持续约 1 小时。给其施以抗癫痫药物治疗,使其最初的癫痫发作停止。然而在几年之内,她开始有固定模式的发作并持续到成年期,多种药物治疗效果不佳。其发作通常始于**癫痫先兆"模糊"**和**"提心吊胆的感觉"**,随后**失去意识**。她母亲目睹了她的许多癫痫发作并描述其女儿连续发生的**凝视、无应答、反应迟钝、咂嘴、左手臂僵硬的姿态和摸索**,及**持续约 1 分钟的右手臂无目的动作**。有时,发作期她说话没有语法错误,但所说的不切合问题。发作后,她显得**疲惫,有点困惑但没有其他缺陷**。每周有两到三次的发作,有时候每天三次。偶尔还有癫痫先兆,但未发展至癫痫发作。

成年后她的最长无癫痫发作间隔约为 3 个月。很少(间隔大于 5 年)停止药物治疗,期间有一

次发作发展到全身性惊厥。大量的药物,包括苯巴比妥、苯妥英、卡马西平、甲苯比妥、丙戊酸钠、加巴喷丁和非尔氨酯都进行了联合用药,也未能有效地控制发作。除了发热性惊厥外,没有别的癫痫风险因素,如头部受伤、中枢神经系统感染或癫痫家族史。高中毕业后,患者曾短暂做过出纳员工作,结婚并有了三个孩子。因为有癫痫发作的风险,她不能开车。一般体检和神经系统检查正常。

定位和鉴别诊断

1. 根据上述粗体字显示的特性,在不同的时间此患者有单纯的部分、复杂部分和全身癫痫发作。根据描述,如何区分这名患者不同类型的癫痫(见表 18.8)?

2. 根据出现的脑区和发作传播到的不同部位,如何解释这些不同类型的癫痫发作?

3. 大脑的哪一部分,哪一侧是最有可能的发病部位?

4. 癫痫发作的最可能原因是什么,其他的可能性是什么?

讨论

本病例的关键症状和体征是:

- 癫痫先兆"模糊"和"提心吊胆的感觉"
- 意识丧失,凝视和无应答
- 咂嘴,左手臂僵硬的姿态和摸索,无目的的

右手臂动作

- 发作期间能讲话但不切题,但没有语法错误
- 发作后疲劳并意识错乱,没有其他功能缺陷
- 罕见的全身性惊厥

1. 根据表 18.8 中的分类,由于意识是清醒的,这名患者的癫痫先兆是简单的局部发作。发作时意

病例 18.3　瞬态复视、嗜睡和轻偏瘫,随后伴以持续性记忆缺失

影像 18.3 A,B　双侧内侧丘脑梗死　冠状位 T2
MRI 图像,影像(A,B)为由下至上层面。

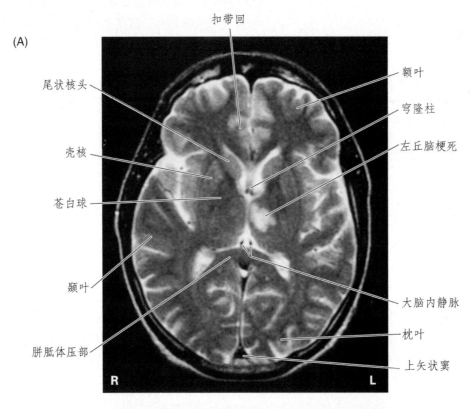

(A)

扣带回

尾状核头

壳核

苍白球

颞叶

胼胝体压部

额叶

穹隆柱

左丘脑梗死

大脑内静脉

枕叶

上矢状窦

R　L

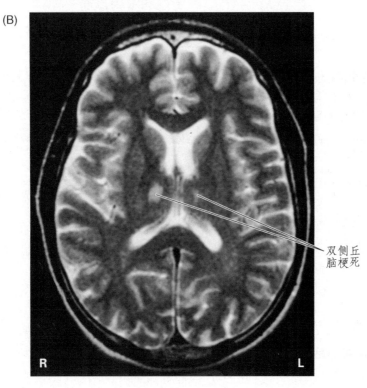

(B)

双侧丘
脑梗死

R　L

病例 18.4　惊恐发作、嗅幻觉和知觉丧失

影像 18.4 A,B　左前颞叶多形性成胶质细胞瘤　静脉　　　前层面。

注射钆后的矢状位 T1 MRI 图像,影像(A,B)为由后向

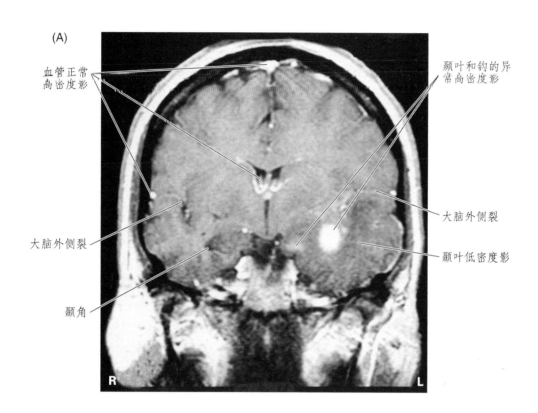

(A)

血管正常
高密度影

颞叶和钩的异
常高密度影

大脑外侧裂

大脑外侧裂

颞叶低密度影

颞角

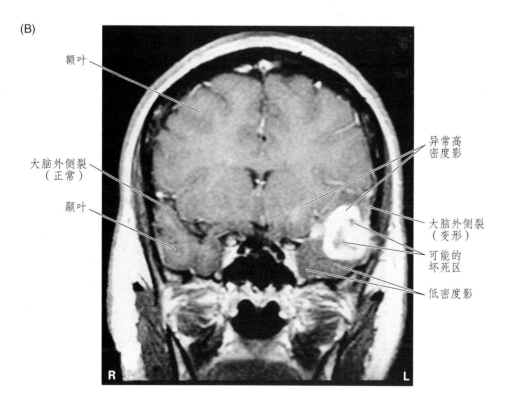

(B)

额叶

异常高
密度影

大脑外侧裂
(正常)

大脑外侧裂
(变形)

颞叶

可能的
坏死区

低密度影

病例 18.5　凝视发作、咂嘴、单侧半目性动作

影像 18.5 A–F　右侧海马硬化　(A) 冠状薄切片放大像,T1 MRI 提示左内侧颞叶正常(与图 18.8A 比较);(B) 冠状位 T2 MRI 提示右侧海马结构信号增强，可能伴有胶质增生;(C–F) 为后至前层面冠状位薄切片 T1 MRI 像,与左侧海马比较,右侧萎缩。

(A)

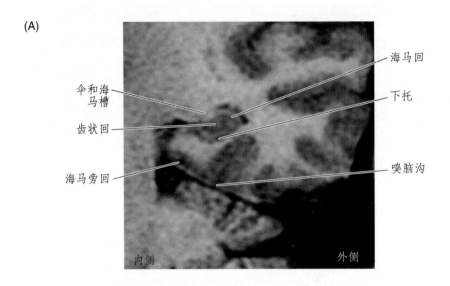

伞和海马槽

海马回

齿状回

下托

海马旁回

嗅脑沟

内侧　　　　　　　　　外侧

(B)

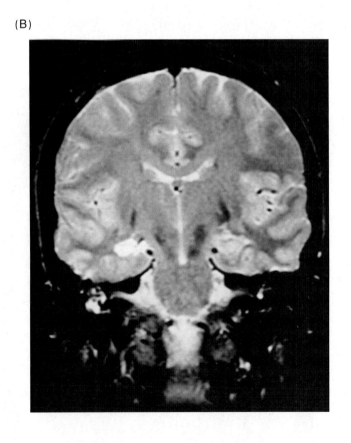

病例 18.5 (续)

(C)

(D)

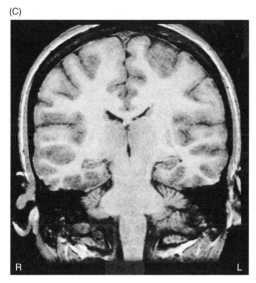
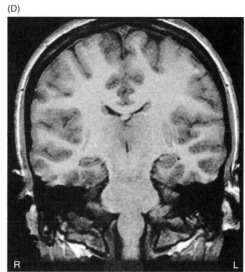

(E)

(F)

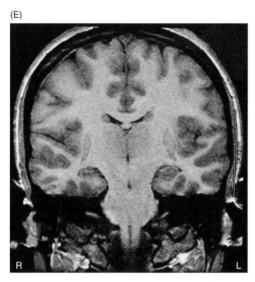
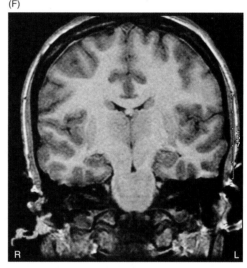

影像 18.5 G–J 右颞叶代谢降低 给病例 18.5 的患者做氟脱氧葡萄糖 PET 扫描,提示右内侧颞叶代谢降低。暗色提示代谢降低区。(G,H)为由下至上层面的冠状位影像;(I,J)为由后至前层面的矢状位影像。

(G) (H)

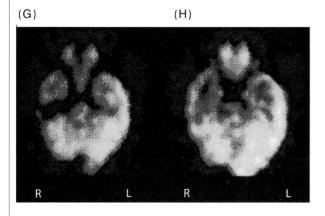

(I) (J)

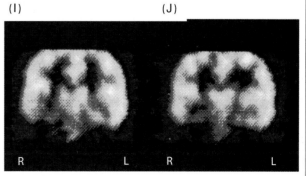

识丧失,但没有全身痉挛是复杂部分发作。最后,婴儿期发热性惊厥和成年罕见的全身惊厥是全身强直-痉挛癫痫发作。

2. 一个简单的部分发作开始于大脑的一部分,然后扩散成为复杂部分发作,并进一步蔓延成为全身强直-痉挛癫痫发作。

3. 一种模糊的感觉和恐惧是特征性癫痫发作,其病因通常出现在内侧颞叶(见表18.9)。此外,复杂部分发作伴有凝视、反应迟钝、口部自动症、单侧姿势自动症和对侧肌张力障碍常见于颞叶癫痫发作。张力姿态出现在左边而自动症出现在右边表明癫痫发作起自右侧(见临床要点18.2)。癫痫发作期,患者有非失语性说话和发作后失语症也表明癫痫起自非优势(通常是右侧)半球。最可能的临床定位是右侧内侧颞叶。

4. 婴幼儿期有长时间的发热性癫痫发作病史,随后伴以内侧颞叶起始的复杂部分发作,是典型的海马(中央颞叶)硬化表现(见临床要点18.2)。尽管只有少数发热性惊厥的儿童发展为癫痫发作,但其中复杂发热性惊厥的儿童,他们的癫痫发作风险是增加的。此外,有30%~40%的癫痫和海马硬化患者有明确的发热性惊厥史。此患者其他特点是典型海马硬化引起的复杂部分发作,是难治性癫痫,且在药物治疗时可引起罕见的全身发作。其他可能的内侧颞叶病变能引起患者的癫痫列于表18.11中。

临床病程和神经影像

鉴于此患者频繁发作的难治性癫痫,需综合评价以定位发病源,并确定她是否为癫痫手术的合适人选。入院后继续给以连续视频和即时的脑电图监测。十次固定模式的发作都被记录下来,有意识丧失、咂嘴、左侧肌张力障碍和右侧自动症。癫痫期脑电图显示节奏性的8Hz活动遍及右侧颞叶。两次发作间的脑电图显示偶尔的右颞峰值和右颞慢波。特别薄的冠状切面脑部MRI扫描用于评估癫痫患者。这一技术能够详细展示海马解剖(影像18.5A)。与左侧相比,MRI显示右侧海马结构明显萎缩(影像18.5C-F)。此外,右侧海马结构的信号强度增加,揭示神经胶质增生(影像18.5B)。基于整个连续冠状磁共振的图像测量数据,左侧和右侧海马结构的体积分别为562和983(任意单位)。与正常相比,双侧

的这种差异大于5标准差。发作期间,氟脱氧葡萄糖PET扫描(见第4章)显示右颞叶葡萄糖代谢明显降低,特别是其内侧和前部(影像18.5G-J),是一种常见于内侧颞叶癫痫的表现。

神经心理学测试显示韦氏记忆量表的视觉空间记忆下降,但保存有文字记忆。此外,选择性提醒测试(近期记忆的另一种检测)时,患者的视觉空间记忆低于正常人两个标准差,而文字记忆正常,也完成了韦达测试(见临床要点18.2)。右侧颈总动脉注射异戊巴比妥后,患者出现左半身不遂,然后对其进行10项测试项目,结果显示不是失语症患者。10分钟后,偏瘫逐渐消失,患者能够自然地记住5/10项的测试和10/10的多重选择,这些结果表明其良好的左半球记忆力。左颈动脉注射后产生右侧偏瘫和全脑失语症。给患者所示10个测试项目。复苏期间有言语错乱和理解困难,但在10分钟内像半身不遂一样逐渐消失。然后能够回忆起0/10的测试项目和只有2/10多个选择的正确,这些结果表明其右脑记忆力贫乏。此外,韦达试验结果表明语言优势在左半球。

癫痫转诊中心多学科综合小组已讨论这些现象,感觉所有的结果都是一致的,表明她的癫痫发作始于右侧内侧颞叶。鉴于这种定位和患者的韦达测试结果以及神经心理学测试,表明左颞叶可以支持足够的记忆功能,并认为右侧中央颞叶硬化的手术治疗并发功能缺陷的风险低,是治疗癫痫的好机会。她决定接受右侧前内侧颞叶切除。

患者术后没有功能障碍且癫痫发作完全停止。病理学显示右侧海马细胞丢失和胶质增生,符合海马硬化的诊断。大约手术后1个月及手术后6个月,她一度试图暂停抗癫痫药物,但两次情况下癫痫均复发。只要她服用药物,至少手术后一年半就没有癫痫发作或癫痫先兆。

其他病例

与下列主题相关的病例可见于其他章节:**嗅觉受损**(病例12.1);**异常情绪**(病例12.8,病例16.2和病例19.7);**记忆衰退**(病例5.9,病例14.8,病例19.7和病例19.11);**癫痫**(病例10.13,病例12.3和病例19.10)。

简明解剖学学习指南

1. 在这一章里，我们已经回顾了主要的神经解剖结构和**边缘系统**的功能。边缘系统可以定义为脑的网络结构，位于大脑的内侧和下面（见图 18.1 和图 18.2），并涉及四种一般功能：**体内平衡**、**嗅觉**、**记忆**、**情感及内驱力**。简言之，涉及其每一功能的主要结构列在表 18.2 中，尽管实际上这些功能是由一个广泛分布的网络来调控的（见图 18.1）。

2. **边缘皮质**，也叫作旁边缘皮质或边缘皮质联合区，在脑的内侧面形成一环形结构，主要包括**扣带回和海马旁回**（见图 18.2）。在此环和颞叶内有简单三层**古皮质**的**海马结构**（见表 18.3 和图 18.9）。海马结构包含三个脑回，从内侧到外侧为**齿状回**、**海马回和下托**（见图 18.7 和图 18.8）。不同于几乎覆盖大脑表面的六层新皮质，海马结构的这些脑回都是三层结构（见图 18.8）。

3. 海马结构对记忆功能至关重要，并有很多的传入和传出网络联系（见图 18.11）。与皮质联合区的联系对记忆尤其重要，主要皮质联合区是**嗅周皮质和海马旁皮质**，并与邻近的**内嗅皮质**联系（见图 18.6），进而连接至海马结构。来自内嗅皮质的传入纤维经穿通通路至海马结构及齿状回，并经**室床通路**到达海马回的 CA1 和 CA3 区（见图 18.8B）。来自海马结构的传出纤维由下托返回至内嗅皮质。海马结构也与皮质下结构联系，特别是**乳头体**、**内侧背核**、**其他内侧间脑的神经核**和经由**穹隆**的**隔核**（见图 18.9、图 18.11 和图 18.13）及其他联系。

4. **内侧颞叶记忆系统**（海马结构和海马旁回）病变，或**内侧间脑记忆系统**（丘脑背内侧核、前核和其他室周的间脑核）病变导致特征性的**顺行性遗忘**，无法学习新的信息，并伴有**逆行性遗忘**，也无法回忆起损伤前一段时间的事情（见图 18.16）。

5. **杏仁核**是一个核复合体，在前颞叶内位于海马结构前方（见图 18.10）。它主要有三个核：**皮质内侧核**、**基底外侧核**和**中央核**（见图 18.4B）。像海马结构一样，杏仁核与皮质联合区和皮质下结构有联系（见图 18.17A,B），但与海马结构不同的是，它还直接与嗅觉结构联系（见图 18.17C）。杏仁核参与网络结构调制的所有主要边缘功能，包括自主和神经内分泌控制、嗅觉、记忆的情感方面（如恐惧记忆）和情感。

6. 人类的嗅觉相对不发达，但在其他物种，它体现边缘结构的主要功能。经由**嗅神经**的嗅觉传入纤维至**嗅球**，再由**僧帽细胞和簇状毛细胞**传递信息至嗅区，包括梨状皮质、杏仁核周围灰质、嗅结节和杏仁核（见图 18.5 和图 18.6）。不同于其他感觉调制，嗅觉输入直接至**初级嗅觉皮质**（**梨状皮质和杏仁核周围灰质**），在丘脑内没有特有的中继核。次级嗅觉区包括**眶额嗅皮质**，其接收来自梨状皮质的直接或间接经丘脑背内侧核的传入纤维。

（陈胜国　汪华侨　译）

参考文献

General References

Aggleton JP (ed.). 2000. *The Amygdala: A Functional Analysis.* 2nd ed. Oxford University Press.

Andersen P, Morris R, Amaral D, Bliss T, O'Keefe J. 2006. *The Hippocampus Book.* Oxford University Press.

Carpenter MB. 1991. *Core Text of Neuroanatomy.* 4th ed., Chapter 12. Williams & Wilkins, Baltimore, MD.

Ehrlich I, Humeau Y, Grenier F, Ciocchi S, Herry C, Lüthi A. 2009. Amygdala inhibitory circuits and the control of fear memory. *Neuron* 62 (6): 757–771.

Gartner A, Frantz D. 2010. *Hippocampus: Anatomy, Functions and Neurobiology.* Nova Science Pub. Inc.

Lautin A. 2001. *The Limbic Brain.* Springer.

Martin JH. 2003. *Neuroanatomy: Text and Atlas.* 3rd ed., Chapter 16. Appleton & Lange, Stamford, CT.

Shepherd GM. 2006. Smell images and the flavour system in the human brain. *Nature.* 444 (7117): 316–321.

Memory and Memory Disorders

Arasaki K, Kwee IL, Nakada T. 1987. Limbic lymphoma. *Neuroradiology* 29: 389–392.

Bailey CH, Kandel ER. 2008. Synaptic remodeling, synaptic growth and the storage of long-term memory in Aplysia. *Prog Brain Res* 169: 179–198.

Bailey CH, Kandel ER, Si K. 2004. The persistence of long-term memory: a molecular approach to self-sustaining changes in learning-induced synaptic growth. *Neuron* 44 (1): 49–57.

Bauer RM, Tobias B, Valenstein E. 2003. Amnesic disorders. In *Clinical Neuropsychology*, 4th ed., KM Heilman and E Valenstein (eds.), Chapter 18. Oxford University Press, New York.

Baxter MG. 2009. Involvement of medial temporal lobe structures in memory and perception. *Neuron* 61 (5): 667–677.

Bliss TVP, Collingridge GL. 1993. A synaptic model of memory: Long-term potentiation in the hippocampus. *Nature* 361: 31–39.

Budson AE. 2009. Understanding memory dysfunction. *Neurologist* 15 (2): 71–79.

Corkin S. 1984. Lasting consequences of bilateral medial temporal lobectomy: Clinical course and experimental findings in H.M. *Sem Neurol* 4: 249–259.

Gentilini M, Renzi E, Crisi G. 1987. Bilateral paramedian thalamic artery infarcts: Report of eight cases. *J Neurol Neurosurg Psychiatry* 50: 900–999.

Kandel ER. 2001. The molecular biology of memory storage: a dialogue between genes and synapses. *Science* 294 (5544): 1030–1038.

Kopelman MD, Thomson AD, Guerrini I, Marshall EJ. 2009. The Korsakoff syndrome: clinical aspects, psychology and treatment. *Alcohol Alcohol* 44 (2): 148–154.

Levin HS, High W, Meyers CA, Von Laufen A, Hayden ME, Eisenberg HM. 1985. Impairment of remote memory after closed head injury. *J Neurol Neurosurg Psychiatry* 49: 556–563.

Lim C, Alexander MP, LaFleche G, Schnyer DM, Verfaellie M. 2004. The neurological and cognitive sequelae of cardiac arrest. *Neurology* 63 (10): 1774–1778.

McGaugh JL. 2004. The amygdala modulates the consolidation of memories of emotionally arousing experiences. *Annu Rev Neurosci* 27: 1–28.

Rosazza C, Minati L, Ghielmetti F, Maccagnano E, Erbetta A, Villani F, Epifani F, Spreafico R, Bruzzone MG. 2009. Engagement of the medial temporal lobe in verbal and nonverbal memory: assessment with functional MR imaging in healthy subjects. *Am J Neuroradiol* 30 (6): 1134–1141.

Rosenbaum RS, Winocur G, Moscovitch M. 2001. New views on old memories: reevaluating the role of the hippocampal complex. *Behav Brain Res* 127 (1–2): 183–197.

Scoville WB, Milner B. 1996. Loss of recent memory after bilateral hippocampal lesions. *J NIH Res* 8: 42–51.

Sechi G, Serra A. 2007. Wernicke's encephalopathy: new clinical settings and recent advances in diagnosis and management. *Lancet Neurol* 6 (5): 442–455.

Shaw NA. 2002. The neurophysiology of concussion. *Prog Neurobiol* 67 (4): 281–344.

Shekhar R. 2008 Transient global amnesia—a review. *Int J Clin Pract* 62 (6): 939–942. Epub 2008 Jan 30.

Squire LR, Kandel ER. 1999. *Memory: From Mind to Molecules*. Freeman, New York.

Squire LR, Zola-Morgan S. 1991. The medial temporal lobe memory system. *Science* 253: 1380–1386.

Sullivan EV, Pfefferbaum A. 2009. Neuroimaging of the Wernicke–Korsakoff syndrome. *Alcohol Alcohol* 44 (2): 155–165.

Tulving E, Schacter DL. 1990. Priming and human memory systems. *Science* 247: 301–306.

Zola-Morgan S, Squire LR. 1993. Neuroanatomy of memory. *Annu Rev Neurosci* 16: 547–563.

Seizures and Epilepsy

Acharya V, Acharya J, Luders H. 1998. Olfactory epileptic auras. *Neurology* 51: 56–61.

Engel J. 1989. *Seizures and Epilepsy.* FA Davis, Philadelphia.

Engel J, Pedley TA, Aicardi J, Dichter MA, Moshé S (eds.). 2007. *Epilepsy: A Comprehensive Textbook,* 3 vols. Lippincott-Williams & Wilkins, Baltimore.

French JA, Pedley TA. 2008. Clinical practice. Initial management of epilepsy. *N Engl J Med* 359 (2): 166–176.

Panayiotopoulos CP. 2005. *The Epilepsies: Seizures, Syndromes and Management.* Blandon, Oxfordshire, England.

Wyllie E, Gupta A, Lachhwani DK (eds.). 2005. *The Treatment of Epilepsy.* 4th ed. Lippincott Williams & Wilkins, Baltimore, MD.

Psychiatric Disorders

Buchanan RW, Freedman R, Javitt DC, Abi-Dargham A, Lieberman JA. 2007. Recent advances in the development of novel pharmacological agents for the treatment of cognitive impairments in schizophrenia. *Schizophr Bull* 33 (5): 1120–1130.

Freedman R. 2003. Schizophrenia. *N Engl J Med* 349 (18): 1738–1749.

Insel TR. 1992. Toward a neuroanatomy of obsessive-compulsive disorder. *Arch Gen Psychiatry* 49: 739–744.

Jenike MA. 2004. Clinical practice. Obsessive-compulsive disorder. *N Engl J Med* 350 3): 259–265.

Lilly R, Cummings JL, Benson DF, Frankel M.1983. The human Klüver–Bucy syndrome. *Neurology* 33: 1141–1145.

Ravindran AV, da Silva TL, Ravindran LN, Richter MA, Rector NA. 2009. Obsessive-compulsive spectrum disorders: a review of the evidence-based treatments. *Can J Psychiatry* 54 (5): 331–343.

Sadock VA, Sadock BJ. 2008. *Kaplan and Sadock's Concise Textbook of Clinical Psychiatry.* 3rd ed. Lippincott Williams & Wilkins, Baltimore, MD.

本章目录

第 19 章

高级脑功能

近来一名 64 岁女性伴随右视野缺损,阅读能力也逐渐下降。当她来到诊所就诊时,已经完全丧失了阅读能力,但能够书写。例如,她可以写出"今天是个好天气"或"波士顿风和日丽",但几分钟后却无法读出自己所写的这些句子。

由此我们可以看出,高级脑功能(如阅读)是由局部皮质功能(视觉)和更多分布式皮质网络功能(语言)共同决定的。在本章,我们将学习大脑的局部高级脑功能和对于像语言、认知这些分布式功能必不可少的网络连接。

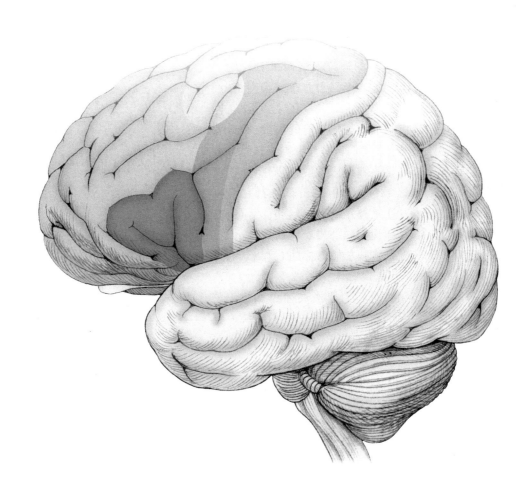

解剖和临床回顾

在人类,大脑表面的大部分由联合皮质构成。这层大面积的皮质覆盖物的功能似乎比其他任何脑区都要难理解,然而也正是它们将我们变成独一无二的人类。联合皮质的功能包括复杂操作,诸如高级感觉处理、运动计划、语言处理和产生、视觉空间定位、决定适当的社交行为,也许甚至还包括我们所谓的"抽象思维"。

尽管本章的重点是联合皮质,但应该指出的是有许多皮质下结构同样参与这些功能。在第 18 章我们看到,内侧间脑的损伤与内侧颞叶损伤所导致的记忆衰退症状相同。同理,基底核、丘脑、皮质下白质和其他结构的损伤同样会导致联合皮质,诸如失语或单侧忽略之类的病变。尽管大脑皮质局部化将在本章重点讨论,但实际上几乎所有脑功能是由皮质和皮质下结构构成网络共同调节的。例如,我们已经知道丘脑和基底核参与形成联合皮质网络(见图 7.8 和图 16.8),脑干激活系统对行为觉醒异常重要(见图 14.7),杏仁核对参与情绪和驾驶过程有广泛联系(见图 18.17)。因此,特定神经行为学缺陷除了由局部脑损伤引起,还可由皮质下结构损伤或皮质-皮质间或皮质-皮质下间的网络连接中断导致。

历史上关于脑功能的理论出现两极分化的局面。一部分研究者把脑功能归于分布式脑网络,而另一部分人则将其归为特定的区域化。实际上,网络和区域化两种机制都参与脑功能的形成,因此我们在本章会分别讨论。我们将首先回顾第 3 章介绍的精神状态检查的整体结构。然后,我们将从联合皮质的四个一般区域讨论大脑功能的区域化和局部临床障碍:优势(通常是左侧)半球、非优势(通常是右侧)半球、额叶和视觉联合皮质。最后,我们将讨论更为广泛的分布式脑功能,如注意和意识,以及由全脑功能紊乱引起的临床疾病。

本章后的结语部分将简要概述神经系统的整合功能,包括本书讨论的各个系统。我们将统一把上述内容转换成为一个简单的工作思维模式,做一次大胆尝试。

临床要点 19.1
精神状态检查

在第 3 章我们介绍了精神状态检查。神经系统检查这部分应像其他部分一样,在更为普遍的临床评估背景下执行和解释,标准包括病历、一般体格检查和适当选择诊断性检查。精神状态检查提供了一套非常有用的床边精神表现评估法。如果需要的话,标准**神经心理学测试**能提供更详细、精确以及定量的信息。精神状态检查有许多变化,这取决于临床医师的主观因素以及特定临床状况等客观因素。一般来说,精神状态检查通常包含表 19.1 中所列的几个基本项目。

患者警觉、注意和合作水平几乎影响到检查表中所有其他项目。因此,检查开始时通常要先对这几个指标进行评估,而这几个指标更倾向于依赖广泛的分布式网络。期间任何异常现象都应仔细记录下来,因为这将影响对其他项目测试结果的解释,而且很可能导致结果误诊成更为依赖局部区域化的现象。举例来说,假如患者是由于中毒或代谢紊乱(见临床要点 19.15)而处于大脑半球精神错乱状态,那他在书写测试中会出现注意力不集中而表现不佳。除非之前我们已经认真测试过患者的警觉和注意水平,否则这种不尽人意的表现会误导我们将缺陷局限于书写语言区。

表 19.1　精神状态检查概观

1. 警觉、注意和合作水平
2. 定向
3. 记忆
　　近期记忆
　　远期记忆
4. 语言
　　即兴演讲
　　理解
　　命名
　　重复
　　阅读
　　写作
5. 计算、左右混乱、手指失知症、失写症
6. 失用症
7. 忽视和创造
8. 排序任务和额释放迹象
9. 逻辑和抽象
10. 妄想和幻觉
11. 情绪

此外,还应该测试患者的定位和记忆水平。我们已经在第 18 章详细讨论过记忆是精神状态一个至关重要的元素。精神状态检查(见表 19.1)的剩余项目主要测试局部脑区,如优势(通常是左侧)半球(语言和相关功能)、右侧半球(忽视和发明创造)和额叶(测序任务和额释放信号)。接下来的环节,我们将分别详细讨论这些脑区的解剖结构和测试情况。此外,我们还将讨论视觉处理的测试和疾病,而这部分在表 19.1 中没有明确列出。最后,测试员应评估患者几个附加的、更全面的功能(逻辑和抽象思维)和精神疾病(见临床要点 18.3)。除了这些正式检查测试项目,在测试期间注意观察患者的行为举止,以获得更多关于患者情绪、情感、谈吐、想法、抉择和观察力方面的有用信息也至关重要。

为避免混淆,本章的一般结构并没有遵循表19.1 的顺序记录,取而代之的是先记录局部功能,然后记录像注意功能的这种更广泛的功能。精神状态检查在第 3 章已经叙述得很详尽了,在阅读本章剩余内容前,认真回顾这部分内容有助于读者理解在此提到的材料。

19.1　单模和多模联合皮质区

联合皮质区可分为**单模(特定模式)联合皮质区**和**多模(高级)联合皮质区**(图 19.1;表 19.2)。单模联合皮质区的范例有躯体感觉联合皮质区、视觉联合皮质区、听觉联合皮质区和运动联合皮质区(运动前皮质区和辅助运动区)(见图 19.1)。单模感觉联合皮质区从一种特定感觉形态的初级感觉皮质区接受其主要的传入纤维,然后执行该形态的高级感觉处理过程。单模运动联合皮质区显著投射到初级运动皮质区,这对多关节参与的复杂运动程序

的制订有重要意义。

相比之下,多模联合皮质区与各种形式的运动和感觉联合皮质区都有着双向联系。此外,多模联合皮质区还与边缘皮质区有着双向联系。正是这样的解剖关系使得多模联合皮质区有执行高级精神功能的作用。这些功能显然需要集合来自单模联合皮质区的抽象感觉和运动信息,还有来自边缘皮质区的情绪和动机作用力。多模联合皮质区见于大脑额叶和顶枕颞叶的交界处(见图 19.1)。

接下来的部分,我们将探讨单模联合皮质区和多模联合皮质区在不同脑区的主要功能,并学习这些脑区损伤后引起的病症。

19.2　大脑定位和侧化原则

如前所述,在 19 世纪和 20 世纪初,主张脑是由网络构成的人与主张脑是各种特化区域的集合体的人进行了一番激烈的争论。实际上,脑是两种机制的综合体。各局部脑区的确执行特定的功能,但它们是通过网络与神经系统的其他很多脑区交互作用来共同完成的。接下来的部分,我们将了解**局部大脑受损可以引起的特定功能缺陷**。通过学习不同皮质区域的主要功能,很多缺陷,如失语症、单侧性忽视、执行功能受损或不能正常处理视觉信息通常可基于神经检查实现区域化定位。然而,由于大脑功能并不是由单个脑区而是由多个脑区构成的网络调节的,**错误定位**不可避免。例如,所谓的额叶功能区其实是由很多不同区域,包括额皮质、顶皮质、边缘皮质、丘脑、基底核、小脑和脑干构成的网络。所以这些额叶外的区域及其白质纤维受损有时可以表现出与额叶区受损相同的症状。**失连接综合征**(见临床要点 19.8)是脑功能网络属性的另

表 19.2　新皮质分类术语[a]

名称	等价名称	举例
初级感觉和运动皮质	独特性皮质,异质性皮质[b]	
初级感觉皮质	粒状皮层,颗粒增多性皮质,颗粒状皮质	初级躯体感觉皮质区,初级视觉皮质区,初级听觉皮质区
初级运动皮质	粗大型皮质,非颗粒状皮质	初级运动皮质
联合皮质区	同型皮质区[c]	
单模联合皮质区	特定模式联合皮质区	躯体感觉、视觉或听觉联合皮质区,运动前皮质区,辅助运动区
多模联合皮质区	高级联合皮质区	额前皮质区,顶叶和颞叶多模联合皮质区

[a]六层皮质,有时被叫作新脑皮层或新皮层。大脑皮层的其他类型分类详见表 18.3。

[b]层间不等同的皮质区。

[c]层间相对等同的皮质区。

> # 复 习
>
> 遮住图 19.1 的标注,命名每一个区域并说出该区域是属于初级运动皮质还是初级感觉皮质,是属于单模联合皮质、多模联合皮质还是边缘皮质区。

一个后果。例如,当白质受损使视觉皮质和语言处理区间的连接中断,患者也许会失去阅读能力。

另一个帮助损伤局限在临床区域的重要原则是一些功能有单侧化在大脑左半球或右半球的趋势,从而导致**大脑半球功能特化**。人脑的左右半球在结构上看起来非常对称,并且许多基本的感觉和运动功能也是对称分布。两侧大脑皮质的同源区通过胼胝体发出的长联合纤维彼此联系。尽管如此,一些未知的因素可导致几处脑功能区出现明显的不对称。有人猜测正是这些不对称使得特定的脑功能主要在一侧半球内发生,消除了胼胝体长时间运输而导致的延迟。

脑功能最明显的不对称性表现在**利手性**上。大约九成的人是右利手。左右手灵巧程度的不对称性因人而异,但大多数人在使用非优势(通常是左侧)手进行书写和系纽扣测试中表现非常笨拙。虽然功能神经影像以及损伤后果都提示一侧半球调控对侧的四肢简单活动,但左右四肢熟练复杂的运动任务主要还是由优势半球,也就是左半球来调控。因此优势半球的损伤更容易引起失用症,一种熟练动作形成机制的失调(临床要点 19.7)。

大脑半球特化的另一个常见范例就是语言。大多数人的语言功能主要取决于大脑左半球。经统计,**超过 95% 的右利手者和 60%~70% 的左利手者其优势语言区在左半球**。因此,左半球的语言区损伤后,即使是左利手的患者通常也会引起语言功能障碍。然而,许多左利手特别是具有左利手或双利手家族史的人具有重要的双侧语言代表区。因此,左侧半球受损后,有人认为左利手者语言功能的恢复会比右利手者快(尽管这还未进行严格测试)。

非优势半球特化为非语言功能区而在复杂的视觉空间技能上似乎更为重要,它负责为事物和语言冠以情感色彩并获得音乐感知力。尽管左右侧半球都参与到对侧环境的注意,但只有右侧半球显著参与到两侧的注意功能。右侧半球的损伤通常会导致对对侧(左侧)明显的忽视,即使是在右侧半球作为语言优势半球的人群。因此,与左侧语言优势半球相比,专注于空间注意的右侧半球更加高度保守。

总结左右半球损伤后的“滋味”,优势(通常是左侧)半球损伤后引起语言功能、详细分析能力和复杂运动规划(实践)障碍,而非优势(通常是右侧)半球损伤后导致空间注意和复杂视觉空间能力,特别是那些涉及空间定向和对整体形态或重点感知能力的受损。如表 19.3 所示,人体许多重要的行动是由左右半球不同特化功能联合执行的。调控优势半球和非优势半球这些功能的分布式网络包括额顶叶连接、与边缘记忆结构间连接和与皮质下核团的交互连接。这些网络连接间的中断,不管是在一侧半球内还是两侧半球间的胼胝体,都会引起特定的失连接综合征(见临床要点 19.8)。

大脑半球特化的解剖学基础研究才刚开始。尽管早在 20 世纪 60 年代,人们就已经知道大多数人的左半球颞上平面(颞平面)面积更大,但这个发现的功能意义仍有争议。一些初步证据表明,部分顶叶在右半球面积更大。大脑功能和结构上的不对称性并不是人类所特有的现象,并且在其他灵长类甚至是两栖类动物上也得到验证。利手性和其他方面脑功能的侧化现象直到三四岁才变得明显,这说明发育过程在大脑半球侧化形成上起着重要作用。当优势半球的损伤发生在早期生命阶段,语言和其他脑功能会转移到非优势半球,导致显著的功能性保护。

除了左右相对应,脑功能沿着前后轴也有一定规律。如在脊髓中,后方区域多是感觉区,前方区域多是运动区,后顶叶和颞联合皮质多参与解读感知型数据和为感觉信息设定意义,而额前联合皮质对于计划、控制和执行活动的实现更为重要。

在接下来的部分,我们将按照从左到右、从前到后的顺序介绍脑。也就是说,我们将先讨论通常与优势半球有关联的功能,然后介绍与非优势半球有联系的功能。接着再转向额叶,最后是视觉联合皮质。

19.3　优势半球:语言处理及相关功能

在本部分,我们将介绍语言网络的构成,然后讨论优势半球失调对语言功能和优势半球其他典型功能的影响(见表 19.3)。

19.3.1　语言处理的解剖学基础

历史记录:

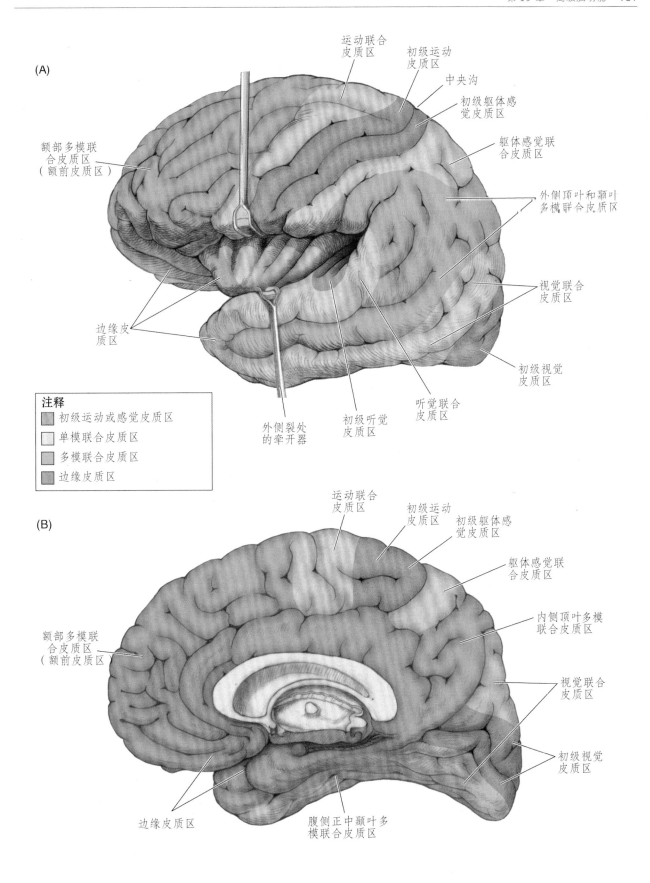

图 19.1　不同类型的皮质分类　也可见表 18.3 和表 19.2。

表 19.3 优势半球和非优势半球的功能

优势(通常左侧)半球功能	非优势(通常右侧)半球功能
语言	韵律(利用语气来传达思想情感)
熟练运动规划(实践)	视觉空间分析和空间注意
算术:排序和分析计算能力	算术:估测数量和正确排列纸上一列数字的能力
音乐才能:训练有素音乐家的排序和分析能力	音乐才能:在未受训练的音乐家和训练有素的音乐家的复杂音乐作品
方向感:逐一追随一组指定的方向	方向感:通过对空间方向的整体感觉来认路

总的来说,语言障碍的解剖学研究在过去两个世纪对大脑定位理论的发展有重大的历史意义。在 19 世纪 60 年代至 19 世纪 70 年代,当 Pierre Paul Broca 和 Karl Wernicke 阐明语言障碍是由大脑局部损伤引起时,这种说法无疑给局部脑区是专门来执行特定认知功能的见解以重要支持。在 Sigmund Freud 和 Pierre Marie 提出更为全面的脑功能计划前,这种见解在 20 世纪初不被大家所接受,直到 20 世纪 60 年代和之后的几十年才被 Norman Geschwind 等人复兴。目前公认的模式是脑皮质的局部区域有专门的功能,但同样参与到多个脑区共同执行认知任务的网络中。

前面的部分已经提到,超过 95% 的右利手者和 60%~70% 的左利手者其语言的优势半球是左半球。语言处理和产生的重要区域展示在图 19.2。图 19.2A 显示核心结构与基本的语言处理相关联,如听到一个词然后大声重复出来。听觉信息到达位于颞叶外侧裂升支(见图 19.1A)的初级视觉皮质。语言处理的初始步骤使特定序列的声音能被辨识,然后被相邻叫作**韦尼克区**(见图 19.2A)的联合皮质理解成有意义的语言。韦尼克区对应于 Brodmann 分区 22(见第 2 章),包含优势半球颞上回的后 2/3。有很多学者把 Brodmann 分区 37、39 和 40 的相邻联合皮质的边缘也归入韦尼克区,因为延至这些区域的损伤会引起韦尼克失语症(见临床要点 19.5)。

构成演讲的声音清晰度取决于位于中央前回靠下部分(见图 6.2)的初级运动皮质的表面积。激活特定序列的声音来形成词组和句子的运动程序是由被称作布洛卡区(见图 19.2B)的相邻联合皮质制订的。布洛卡区对应于 Brodmann 分区 44 和 45。布洛卡区位于优势半球(见图 19.2A)额下回的盖部和三角部(见图 2.11A)。许多学者把相邻区域 9、46 和 47 的边缘也归入布洛卡区,甚至更广泛的还包括 6、8、10 区(见图 2.15),这是由于延及这些区域的损伤可引起布洛卡失语症(见临床要点 19.4)。

继续举例,听到一个词语然后大声重复出来的

这种能力需要信息从韦尼克区越过外侧裂到达布洛卡区(见图 19.2A)。简而言之,声音的神经表现在韦尼克区转化成词语,反过来词语的神经表现在布洛卡区转化为声音。韦尼克区和布洛卡区通过几种不同连接互相联系,其中最著名的是皮质下白质通路,叫作**弓状束**(见图 19.2A)。除外,很多多突触连接传递的信息从韦尼克区沿中间外侧裂皮质到达布洛卡区。

尽管布洛卡区和韦尼克区是关键中转站,但它们在执行操作,包括语言产生和理解上并非独立运作。事实上,布洛卡区和韦尼克区彼此联系形成皮质区大网络,共同参与语言处理(见图 19.2B)。布洛卡区与额叶的其他区域相联系,包括前额皮质、运动前皮质和辅助运动区。这些区域的功能与布洛卡区一起,主要是在演讲构想和规划的高级运动方面起作用。此外,语言产生和正确理解语法或语法结构似乎主要依靠这些前方(额部)结构。韦尼克区与顶叶的缘上回和角回互相联系,此外还有颞叶的某些区域,如 Brodmann 分区 37(见图 19.2B)。这些后方的(颞顶部)语言区与韦尼克区共同主要负责语言理解功能。此外,后方区域好像还控制词汇,它可

复 习

对于下述内容,说出它们各自是与布洛卡区还是韦尼克区联系更为密切:

1. 颞上回
2. 44 和 45 区
3. 语言制订和规划
4. 额下回
5. 22 区
6. 词汇
7. 语法
8. 语言理解

答案:(B=布洛卡区,W=韦尼克区)1. W;2. B;3. B;4. B;5. W;6. W;7. B;8. W。

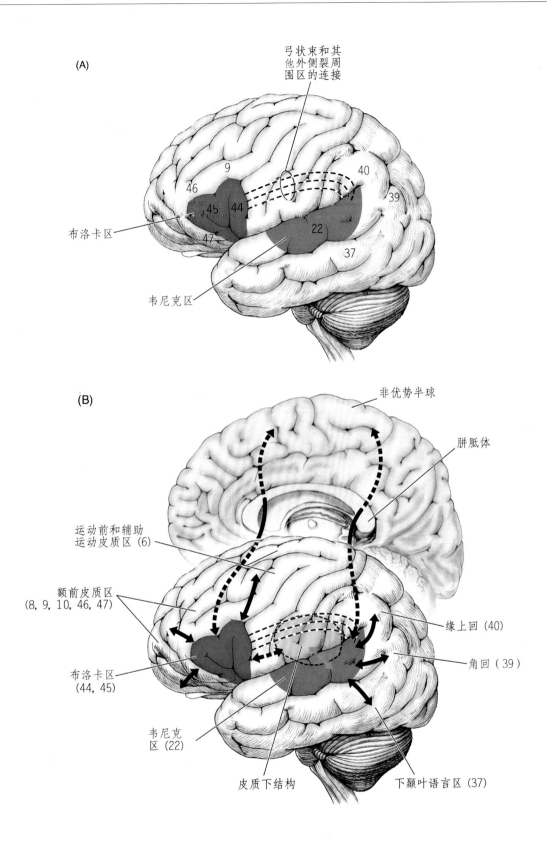

图 19.2 语言区的解剖 (A)核心语言区是由布洛卡区、韦尼克区和弓状束组成的环路。(B)涉及语言区域的网络,包括与相邻前、后联合皮质区,皮质下结构的相互作用以及与对侧大脑半球的胼胝体连接。

以将声音和含义相匹配,这对于有含义的语言的产生和理解非常重要。优势顶叶,特别是角回的语言区对书写语言同样重要。当我们在阅读时,视觉信息首先到达枕叶的初级视觉皮质,在视觉联合皮质被处理,然后向前经过角回到达语言区。

通过胼胝体(见图 19.2B)的连接,允许**非优势半球**参与到语言处理网络。非优势半球似乎对演讲感情元素的识别和产生尤为重要。因此,非优势半球损伤的患者通常没有明显的语言缺陷。然而,他们可能在特定语气给予的表达意图判断上很吃力,抑或他们在自己的语气上很难用正确的情感去表达。或许更重要的是,当优势半球损伤时,胼胝体连接或许可以使非优势半球替代损伤区域的某些功能,并至少参与局部区域的康复。

语言网络同样与**皮质下结构**保持重要的相互联系,如丘脑和基底核。优势半球丘脑、基底核或皮质下白质的损伤可导致失语症,这有时会被误认为是皮质损伤。

临床要点 19.2
语言障碍的鉴别诊断

失语症或言语障碍症是由优势大脑半球的功能紊乱引起的语言处理缺陷。由于失语症是一种语言障碍而不是单纯的感觉或运动缺陷,所以口头语言和书写语言都会受到影响。失语症不是由听觉或清晰发音受损引起的,虽然这些形态受损可能与失语症共存。失语症的定义将会随着我们下面讨论的具体实例变得更加直观。

将失语症与其他影响语言的失调症区分开很重要,因为后者本身并不是特定的语言障碍(表 19.4)。在构音困难(见临床要点 12.8)及运动性失语(词汇性失用症)(见临床要点 19.7)等运动性障碍中,说话可能会难以理解,然而,它有正常的内容和语法,书面语言通常也是正常的。缄默症可能由严重的失语症或运动性障碍造成,但这些障碍有时可根据写作测试区分开,它可能在语言运动障碍中是幸免的,而在失语症中是受损的。同样地,在外围(见临床要点 12.5)或中心的(见临床要点 19.7)听觉障碍中,口语的感知是受损的,但阅读及语言的其他方面是正常的。

由各种原因(见第 14 章)引起的唤醒及注意缺陷,包括毒性或代谢紊乱、发作后状态、脑干缺血以及睡眠障碍偶尔会被误认为是失语症,因为这些障

碍可观察到理解力的受损和语无伦次。最后,精神疾病有时也会与失语症混淆。尤其是精神分裂症患者,他们讲话非常混乱、荒谬、铿锵有力,并且满是新词,很像失语症。失语症患者可能被误诊的疾病列于表 19.4 中。这种相反的情况是很危险的,所以将其辨别出来非常重要。通过对患者进行如下讨论的仔细检查,做出关键性的辨别通常是可能的。

急性发作性失语症的最常见原因是脑梗死,在这一章中我们会通过多个例子进行讨论。然而,失语症也可能由各种优势半球疾病造成(表 19.5)。

临床要点 19.3
床边语言测验

语言测验是精神状态测试的主要部分(见临床要点 19.1)。它对于提醒考官脑损伤的存在以及识别其定位都很有帮助。有些患者的细微语言功能障碍直到正式测试前都未被检测到。

表 19.4　失语症通常被误诊的疾病

语言生成障碍
　构音困难
　运动性失语(词汇性失用症)
　缄默症
听觉障碍
　外围听力受损
　纯词聋
　皮质性聋
唤醒和注意力缺陷
　完全混乱状态
　发作性睡病
精神疾病
　精神分裂症
　转化性障碍和其他躯体型障碍
不合作的患者

表 19.5　失语症的起因[a]

脑挫伤;硬膜下或硬膜外血肿
缺血性或出血性血管事件
在优势半球发作或后发作的病灶性癫痫
大规模病变,如脑肿瘤、脓肿或弓形体病
炎症或自身免疫性疾病,如多发性硬化症或血管炎
发育障碍,如语言延迟或自闭症
退行性疾病,如进步迟滞性失语症、语义痴呆、适度进
　展的阿尔茨海默病以及亨廷顿病

[a]沿用图 1.1 的格式。

Benson 和 Geschwind 普及了一种六步床边语言测验,它至今仍被广泛使用(表 19.6)。在我们接下来讨论的特定语言障碍部分中,将详细阐述一些测试项目。在某些情况下,参照更多正式的神经心理测试和言语治疗评价很重要。要注意的是只要可能,语言测试要用患者的母语来完成。

临床要点 19.4
布洛卡失语症

布洛卡失语症通常是由布洛卡区和优势额叶毗邻结构的损伤导致的(见图 19.2)。左侧大脑中动脉(MCA)上分支的梗死是最常见的病因(图 19.3A;也可见临床要点 10.1),然而,这个位置的其他病变也会导致布洛卡失语症。在临床上,自发语言流畅性降低是布洛卡失语症最显著的特点(见表 19.6)。

表 19.6 床边语言测验

1. 即兴演讲
   流利
   韵律
   语法和意义
   语言错乱
   声音清晰度
2. 命名
   视觉对抗命名
   相应命名
   对象和步伐
   名词、动词、专有名词、颜色等
3. 理解力
   命令,简单到复杂
   是/否问题和多项选择
   指向对象
   依赖语法的意义
4. 重复
   单字词
   简单句
   复合句
5. 阅读
   大声
   理解
6. 写作
   患者的名字
   抄写句子
   自发的句子

布洛卡失语症受损的流畅性(与韦尼克失语症比较)能够被布洛卡助忆区所记住。令人惊讶的是,**流畅性**是很难客观定义和评估的。流畅性降低的患者倾向于使用少于五个字的**短语**,并且**实词**(如名词)数量超过了**虚词**数量(如介词、冠词和其他语法修饰符), 这些都是有帮助的指引。生成字任务,如 FAS 测试(见临床要点 19.11)对于检测语言流畅性的细微降低是有帮助的。此外,布洛卡失语症患者缺乏**韵律**(演讲的一种正常的悦耳语调,能传达语句结构的意义)。由此产生的布洛卡失语症的演讲水平有待提高,因为其缺乏语法结构,声音单调。*语言输出对于某些超量学习、半自动任务通常是更好的,例如,在命名一周的日子或唱"生日歌"这种熟悉的歌曲。在命名测试中提供单词的第一个发音的这种提示通常会改善表现。言语错乱的错误(见临床要点 19.5)偶尔会发生,尽管这些较韦尼克失语症不太常见。

布洛卡失语症流畅性的降低与标记的**命名困难**有关。此外,布洛卡区病变会导致韦尼克区结构的分离(见图 19.3A)。因此,布洛卡失语症的重复性也是受损的。患者对于重复内容性强的虚词的短语有极大困难,像"没有如果""和""但是"或"如果我在这,她会在那"。相比之下,由于后语言结构是完整的,布洛卡失语症的理解力相对完整。值得注意的是,依赖语法结构的理解是受损的。例如,当听到一个像"狮子被老虎杀死了"这样的被动句时,布洛卡失语症患者通常会错误地认为是老虎死了。布洛卡失语症的**写作**和大声朗读具有缓慢的、有待提高的特性,这与口语受损类似。除了依赖语法结构,阅读能力相对正常。

布洛卡失语症常见的相关特性包括**构音障碍**和**右轻偏瘫**,较之腿,右轻偏瘫更容易影响到面部和手臂, 尤其成因是左大脑中动脉上分支梗死时。视觉领域通常正常。而其他常见的特性包括**沮丧**和**抑郁**。也可能存在**失用症**(见临床要点 19.7),经常影响到非局部麻痹的身体左侧和口腔颊舌结构。

所谓的小布洛卡失语症和大布洛卡失语症之间通常是有差别的。大布洛卡失语症是由大病变引起的,包括大部分的优势额叶和皮层下结构,如大脑中动脉上分支梗死(见图 19.3A)。在大布洛卡失语症中,最初是完全性失语(见临床要点 19.6),在恢复期发展为布洛卡失语症。小布洛卡失语症是由

---

* 严重的布洛卡失语症患者的早期阶段可能几乎是沉默的,然后可能逐渐发展为更为典型的流畅性降低模式。

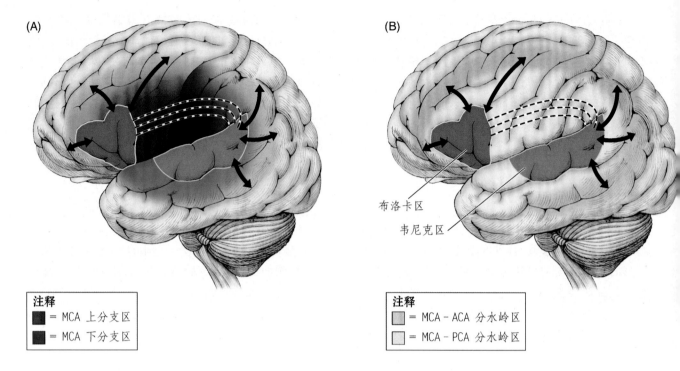

(A)

(B)

布洛卡区
韦尼克区

注释
■ = MCA 上分支区
■ = MCA 下分支区

注释
■ = MCA – ACA 分水岭区
□ = MCA – PCA 分水岭区

图 19.3 语言中枢的血管区域 (A)大脑中动脉(MCA)上分支和下分支区域。(B)MCA-ACA 和 MCA-PCA 分水岭区域(ACA，大脑前动脉；PCA，大脑后动脉)。

较小的病变引发的，限于额叶岛盖部区，包括布洛卡区。在小布洛卡失语症中，最初的布洛卡失语症在恢复期发展为轻微的流畅性下降和一些命名困难。

临床要点 19.5
韦尼克失语症

韦尼克失语症通常是由韦尼克区和优势颞叶毗邻结构的损伤导致的(见图 19.2)。尽管其他病变也能引起韦尼克失语症，左侧大脑中动脉下分支(见图 19.3A；也可见临床要点 10.1)的梗死是其最常见的病因。临床上来说，韦尼克失语症患者的理解力明显受损(见表 19.6)。严重的韦尼克失语症患者不能正确地回答问题，也几乎无法理解命令。有趣的是，一些涉及中轴肌的命令，尤其是"闭上眼睛"或有时候"伸出舌头"，严重的韦尼克失语症患者(甚至是完全性失语，在临床要点 19.6 中有讨论)也会给出正确的回应。韦尼克失语症的自发性言语的流畅性、韵律和语法结构都是正常的。然而，受损的语法功能会导致讲话空洞、无意义，满是荒谬的言语错乱。**言语错乱**可能是一个单词相似意思的替换(词汇或语义的言语错乱)，也可能是一个单词某一部分相似发音的替换(文字或语音的言语错乱)。

例如，患者说"墨水"而不是"笔"，或者说"公共汽车"而不是"出租车"，这就是语义错乱。患者说"pish"而不是"fish"，或者说"rot"而不是"rock"，这就是音韵性错乱。新词或非词也偶尔被使用。类似地，韦尼克失语症的命名也是受损的，会频繁地出现言语错乱或其他无关反应。韦尼克区的损伤也会导致韦尼克区的失连接(见图 19.3A)，并伴有重复性受损。同韦尼克失语症的演讲障碍相似，其阅读和书写也有损伤，虽然流畅，但无意义，表演错乱。

韦尼克失语症的相关特点通常包括**对侧视野削减**，特别是由于视辐射的参与(见图 11.15E)，右上象限的削减。可能会出现**失用症**(见临床要点 19.7)，但理解力受损使得它很难证明。构音障碍和右侧轻偏瘫通常不存在或非常轻微。此外，和布洛卡失语症形成鲜明对比的是，患者常常意识不到自己的不足(疾病感缺失)，尽管说话明显异常，他们也会表现得好像是在进行一个正常的谈话。可能会出现生气或偏执行为，这会导致韦尼克失语症偶尔被误诊为精神障碍(回想起来精神分裂症患者可能也会演讲异常)。检查一名严重的韦尼克失语症患者是很困难的，因为他们可能对所有问题或命令除了说些难以理解的、错乱的术语外毫无反应。当检查布洛卡失语症患者时，患者常常感到沮丧，而检查韦尼克失语症患者时,则是检查员感到沮丧。

有时其他名字也适用于布洛卡失语症和韦尼克失语症,分别包括表达和接受失语症、运动和感觉失语症、前和后失语症、迟滞型和流畅型失语症。然而,这些术语都有各自的缺点。例如,由于依赖语法结构的理解力的受损,布洛卡失语症不仅是简单的表现力不足。相反地,由于口语表达高度错乱且很大程度上无法解释,韦尼克失语症也并不是简单的接受不足。同样地,虽然通常布洛卡和韦尼克失语症分别是由前部和后部病变引起的,但并非总是如此。像布洛卡失语症和韦尼克失语症这样的简单的综合征的名字是可取的。

临床要点 19.6
失语症简单的分类方案

布洛卡和韦尼克失语症是典型的失语综合征,一旦理解就可考虑对其他失语综合征更加简单的分类。在这一部分,我们将提出一个简化了的失语症的分类方案,这个方案很有效,因为它易于应用,并具有解剖学意义(图 19.4)。但是要注意,失语症并不总是恰好符合这些分类。特别是左利手患者,他们两半球之间的语言中枢分布多变,这种失语综合征并不符合这里提出的分类。此外,许多失语症研究院认为这种分类过于简单。然而,这个方案对最基本的临床用途有益。

当检查失语症患者时,要注意神经功能缺损的现象并非全有或全无。除了检查像流畅性降低或理解力受损这类缺陷是否存在,评估这种缺陷的严重性也很重要。这种评估可以帮助明确诊断,跟踪障碍的临床进展。例如,考虑一名具有正常流畅性的患者,他能理解和重复简单的短语,但难以理解和重复更复杂的短语,并且偶尔言语错乱。尽管有一定理解力,这名患者还是会被认为有相对轻微的韦尼克失语症(见临床要点 19.5)。

这个分类方案基于语言测试的三个部分:流畅性、理解力和重复性(见图 19.4)。测试的其他部分也很重要,能使临床表现完整并将失语综合征与其他疾病区分开。例如,命名困难和言语错乱在图 19.4 中并没有明确出现,因为几乎任何失语综合征都可能出现这两种语言障碍,这几乎没有定位意义。不过,命名困难和言语错乱的存在可能有助于区别语言障碍与其他障碍。

现在我们开始追踪图 19.4 中决策树的不同交替的路径。一名流畅性受损、理解力正常、重复性受损的患者具有布洛卡失语症(见临床要点 19.4)。这通常是由左侧大脑中动脉上部梗死引起的 (见图 19.3A)。

韦尼克失语症表现为流畅性正常,理解力和重复性受损(见临床要点 19.5)。韦尼克失语症通常是由左侧大脑中动脉下部梗死引起的(见图 19.3A)

一名流畅性、理解力、重复性均受损的患者患

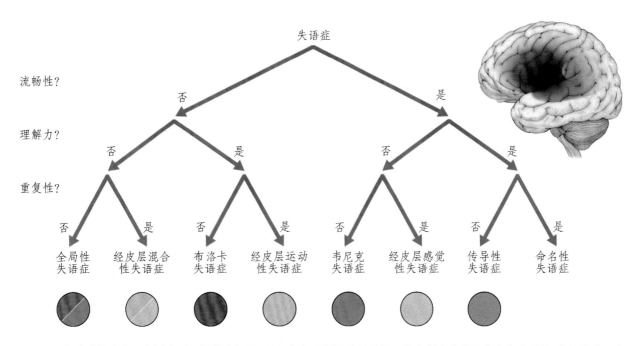

图 19.4　语言障碍的分类　失语症可以根据流畅性、理解力和重复性进行分类。假定所有患者的命名能力受损、言语错乱。大脑插图显示了不同形式失语症的常见损伤部位。命名性失语症在语言网络的很多地方发生病变。

有**完全失语症**。完全失语症由左侧大脑中动脉上下分支的大量梗死引起（见图 19.3A）。也可以看到，初期的左侧大脑中动脉上分支梗死，最终会演变为布洛卡失语症(大布洛卡失语症)，像大量的皮层下梗死、出血或其他病变也是如此。

一名流畅性、理解力都正常但重复性受损的患者患有**传导型失语症**。这种情况是由大脑外侧裂区的梗死或其他病变引起的，这会中断连接韦尼克区和布洛卡区的弓状纤维束或缘上回附近的其他路径(见图 19.2A)。流利的演讲、常见的语言错乱、受损的命名会导致韦尼克失语症的误诊。然而与韦尼克失语症的情况不同，理解力是存在的。

经皮质的失语症除了理解力是存在的，其余与布洛卡、韦尼克和完全失语症类似(见图 19.4)。经皮质失语症的典型原因是脑分水岭梗死(图 19.3B;也可见临床要点 10.2)，其布洛卡区、韦尼克区以及它们之间的连接是存在的，但损害了其他位于额叶或颞顶皮层的语言中枢(见图 19.2B)。经皮质失语症在皮层下病变中也很常见，像那些在优势半球中涉及的基底节或丘脑。此外，在其他失语综合征恢复期间可以看到，经皮质失语症是一种常见的模式。

一名像布洛卡失语症那样的流畅性受损、理解力正常，但重复性存在的患者，患有**经皮质运动型失语症**。一个可能的病因是大脑前动脉-大脑中动脉转折处的梗死(见图 19.3B)。这种病变破坏了与其他额叶区域的连接，原本它是布洛卡区语言形成所需要的(见图 19.2B)。然而，从后到前语言中枢与外侧裂周区的连接是完整的、可重复的。

一名像韦尼克失语症那样的流畅性正常、理解力受损，但重复性未受损伤的患者，患有**经皮质感觉型失语症**。这种障碍的一个可能原因是大脑中动脉-大脑后动脉转折处的梗死(见图 19.3B)。韦尼克

区运行所需要的与顶叶和颞叶结构的连接被破坏了(见图 19.2B)，外侧裂周区是完整的。除了重复性存在，这种状态与韦尼克失语症类似。

一名像完全失语症那样的流畅性、理解力均受损，但重复性完整的患者，患有**经皮质混合型失语症**，也叫语言中枢的隔离。虽然这种失语症的形式在皮层下病变中也很常见，但一个可能的原因是联合大脑中动脉-大脑前动脉和大脑中动脉-大脑后动脉的转折处的梗死(见图 19.3B)。

最后，我们来考虑下流畅性、理解力、重复性均正常的患者，但像在此讨论的其他患者一样，有命名困难并有偶尔的语言错乱。这种疾病称作**命名障碍**或部分举名性失语(见图 19.4)。命名困难可能很严重，也可能相对温和。认真检测微小的举名困难可成为语言障碍的一个敏感指标，因为命名常常是语言障碍中第一个受损、也是最后恢复的功能。因此，仔细检测命名是一个较好的失语症筛选试验。患有微小举名困难的患者常常有低频单词或部分对象的特殊命名困难(见照片 19.1)。例如，让患者识别一块手表的零件(表盘、表带、表扣)或一件衬衫的部件(衣领、口袋、袖子、袖口)都是有用的床边测试。患者有时会使用一个类似的但不正确的单词来表达，例如用"时钟"表达手表，或者用"铅笔"表达钢笔(语义错乱)。命名性失语症的原因很多，包括优势半球的皮层下或皮质病变、从更严重的失语症形式中恢复而来。

失语症的康复

尽管失语症恢复的程度各不相同，但恢复的本质都倾向于遵循某些常见的模式。在大布洛卡失语症中见到的完全失语症通常恢复成布洛卡失语症。布洛卡失语症可能恢复为经皮质运动型失语症，最终恢复为微小的举名困难。类似的，韦尼克失语症可能恢复为经皮质感觉型失语症，然后恢复为举名困难。其他患者恢复后类似传导型失语症，主要有命名和重复性困难。虽然有些患者也有其他更为严

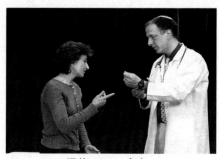

照片 19.1 命名

> **复 习**
>
> 1. 在一张空白的纸上画出图 19.4 所显示的三层分类树，直到不参考原图就可以复制出来。
>
> 2. 参照图 19.4，画出一幅左半球侧面观的简略图。对于图 19.4 列出的每个障碍（除命名障碍），将通常梗死的区域阴暗化，并解释布洛卡区、韦尼克区、其他相关联合皮质或白质连接与观察到的缺损有什么联系。列出每一种障碍最常涉及的血管或分水岭范围。

重的残余的缺陷,但举名困难仍是一种最常见的长期性缺陷。流畅性的微小降低可以用单词生成任务来进行测试,就像临床要点 19.11 中讨论的那样。

临床要点 19.7
与失语症相关的其他综合征

几个重要的综合征与优势半球的失语症障碍有关。这些疾病可能与失语症同时发生,也可能单独发生。

失读症和失写症

失读症和**失写症**分别是阅读和写作能力有障碍,是由中央语言处理不足引起的,并非简单的感觉或运动不足所致。失读症和失写症可各自单独发生,也可同时发生。患有失语症的患者也总是患有失写症。这种同时出现可能是由于正常的写作需要整个语言体系的完整运作。当失读症或失写症作为失语症疾病的一部分发生时,其阅读和写作异常就往往与那些失语综合征口头语言的阅读和写作异常相似。例如,布洛卡失语症患者的大声朗读并不流畅,也不符合语法规则,但是除了语法依赖结构,理解力是相对存在的。韦尼克失语症患者的阅读理解是受损的,其大声朗读很流利,但言语错乱。布洛卡失语症患者的写作通常是用同侧的(通常是左侧)、未患局部麻痹的手来完成,书写有力、不符合语法规则、字迹稀疏。韦尼克失语症患者的写作语言错乱,且大部分难以理解。失语症的病变也是失读症和失写症的最常见病因。

失读症或失写症没有伴随显著性失语发生。语言优势半球的顶下小叶损伤可以观察到**无失语症的失写症**。这可能也不会伴随格斯特曼综合征(见下一小节)的其他特征。写作需要集中注意力,因此,患有完全精神错乱障碍的患者通常写作严重异常(见临床要点 19.15)。此外,由于语言(通常是左半球)与运动功能(作用于左手的右半球)的分离,偶尔会在胼胝体的损伤观察到与语言优势半球同侧手的失写症(见临床要点 19.8)。

Dejerine 在 1892 年第一次描述了**无失写症的失读症**这种典型的综合征,它是由占主导的枕叶皮质区的病变引起的,会延伸至后胼胝体,通常是大脑后动脉的梗死(图 19.5)。优势(通常是左侧)枕叶皮质的损伤会阻碍右半球视野的视觉信息处理,包括书面材料。因此,通常存在右侧偏盲(见图

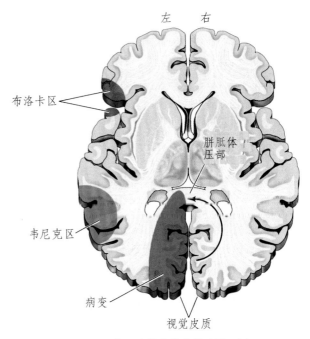

图 19.5 无失写症的失读症线路原理图

11.15)。与此同时,已抵达右侧枕叶皮质区的左半球视野的信息会阻止跨语言区域的后胼胝体的病变(见图 19.5),这是另一个分离综合征的例子(见临床要点 19.8)。

典型的,无失写症的失读症患者能够正常地书写,但他们甚至不能读自己写的文章。有趣的是,他们可以叫出那些大声拼写给他们听的单词。有时会存在其他一些轻微的相关的缺陷,包括某种程度的命名障碍,尤其是不能命名颜色(见临床要点 19.12)。然而,显著性失语症通常是不存在的。无失写症的失读症病变相比于其他视觉命名任务更能损害阅读的原因现在尚属未知,但这有可能是其他任务的信息在不同的点穿过胼胝体。

失读症联合失写症可以在顶下小叶优势区有病变时发生,即角回区有病变时(见下一节)。在这些患者中,失语症有时是缺失的,或患者只有轻微的举名困难和错语症。失读症是一种后天获得性阅读障碍,应与发育性阅读障碍,也就是**难语症**相区别。

在测试读写能力之前,获得患者的受教育水平和以前的读写能力非常重要,因为这些因素在很大程度上会影响评估结果。

格斯特曼综合征

格斯特曼综合征包括以下四种零散的临床表现:①**失写症**;②**失算症**,即数字计算能力受损;③

左右定向障碍，即难以区分身体的左右两侧；④**手指失认症**，即命名或识别单个手指的能力缺失。Teuber 把**失认症**定义为"一种没有意义的正常感知"。正如我们将会在这一章看到的，具体的失认症已经被描述为各种视觉、听觉及其他感知。这四种临床表现如果单个出现，几乎没有定位价值，因为这些症状在许多大脑疾病中都会出现。但如果患者不存在精神混乱状态或其他弥散失调，四种临床症状都出现意味着综合征将准确定位在顶下小叶优势区，即角回区。格斯特曼综合征可以以单纯的综合症状起病，但更多的是伴随**顶下小叶优势区**的其他病变而出现，如对侧视野缺损（见图 11.15）、失读症、命名障碍或更严重的失语症。

失用症

失用症，或更具体地说，**运动型失用症**，是指在没有任何理解障碍、身体虚弱或不配合的情况下缺乏根据口头命令执行动作的能力。这是由于无法制订正确的运动顺序而产生的。在失用症的测试中，患者通常被要求进行虚构的行动，如向国旗行礼、轻触头发、点燃火柴或吹灭等（见照片 19.2）。失用症患者满脸尴尬地尝试，却无法执行任务。在轻度失用症时，患者可能出现身体的部分替代（或"身体部分作为工具"）。例如，患者像使用牙刷一样使用示指而不是像正常情况那样在手指之间虚拟持有一个牙刷。对命令的完整理解应通过检验员演示不同运动的多种选择来证实。此外，患者应该有完整的运动能力来完成测试任务。如果患者在另一个时间自发地执行涉及相同肌肉的任务或类似的任务，就可以证明是否拥有这种运动能力。这些严格的标准很难满足，因此当患者无法完成任务时，经常被描述为"可能"由失用症引起。

失用症不是一种很好定位的疾病，它可以由许多部位的病变引起。但在失用症和失语症之间有一种联系：至少 1/3 的失语症患者同时患有失用症，且

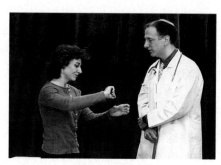

照片 19.2 实践

布洛卡区失语症常伴有口腔及颊部肌肉的失用。失用症能够有差异地影响口面部、近端或远端的肢体运动。因此，有些患者可能难以完成噘嘴或伸出舌头的命令，而另一些患者可能在其他身体运动方面更困难。

除了运动型失用症（通常简称为失用症），"失用症"术语被应用到其他各种看似不相关的疾病中。对这种情况的讨论，如穿衣失用症、眼失用症、结构性失用症、步态失用症、观念失用症等，请查阅本章末的参考文献。

失语症（口语性失用症）

失语症患者存在严重的语音发音器官失用而没有语言障碍。失语症经常由局限于布洛卡区的额叶岛盖部位的小病变引起。与患有布洛卡区失语症的患者相比，失语症患者拥有正常的书面语言。失语症患者发音不标准、不清晰，有时被称为**外国口音综合征**。严重的失语症会导致缄默，保留写作能力。失语症也作为儿童的发育障碍而发生，在影像学研究方面通常没有可见的病变。本章主要涉及**口语性失用症**。

皮质性聋、纯词聋和非语言性听觉失认症

患有**皮质性聋**的患者在 Heschl 回的初级听觉皮质存在双侧病变（见图 19.1）。这些患者通常能意识到有一个声音出现，但无法解释言语刺激，也无法识别非言语刺激，像电话铃声或狗叫。相比之下，**纯词聋**患者或语言性听觉失认症的患者能识别非语言声音，但无法理解任何口语单词。与韦尼克区失语症患者不同，这些患者能够正常阅读和书写。尽管在早期可能发生一些言语错乱的错误，但言语在开始的几天内通常正常。

纯词聋的病变通常是一个在优势半球听觉区域的梗死，一直延伸到皮层下白质，同时也切断了从对侧半球的听觉输入。像不伴有失写症的失读症患者，在一侧大脑半球存在病变，且与另一侧大脑半球没有连接。纯词聋患者通常能正常讲话但无法理解语言，如果我们记录并回放患者本人的讲话，

复习

以图 19.5 为例，画一张参与阅读的环路简略图，并解释在左侧枕叶皮质、胼胝体后部的病变是如何导致无失写症的失读症的。

他们甚至无法理解自己的语言。失连接综合征将在下一节深入讨论(见临床要点 19.8)。也有一些报道发现纯词聋患者的颞上回存在双侧病变。

非语言性听觉失认症的患者可理解语言但无法识别非语言声音。非语言性听觉失认症的病变常常位于非优势半球。

临床要点 19.8

失连接综合征

在**失连接综合征**中,认知功能障碍是由连接各皮质区的通路被破坏而引起的。在本章中,我们已经讨论了一些失连接综合征,包括传导性失语症、布洛卡区和韦尼克区失语症的重复受损(见图 19.3 和图 19.4)、非失写的失读症(见图 19.5)以及纯词聋(见临床要点 19.7)。在我们讨论布洛卡区失语症(见临床要点 19.4)时也提及了在左侧大脑中动脉(MCA)上部的梗阻可以导致左手的(非弱性)失用。图 19.6 展示了在这一部位的病变可断开左侧优势半球的语言区及运动前区皮质与右侧半球运动前区皮质之间的联系,从而导致左手的失用。

胼胝体的病变可导致一些额外的典型失连接综合征。主要涉及胼胝体的自然发生的病变比较少见,但多见于多发性硬化症、神经胶质瘤、转移瘤、淋巴瘤、脂肪瘤和梗死(大脑前动脉或大脑后动脉区域)。**胼胝体切开术**偶尔会用于药物难治的情况或局部癫痫,而跌倒会是一个主要问题(见临床要点 18.2)。在这些情况下,目标应是防止次发性泛发,而非治愈癫痫。在胼胝体切开术后,右半球是无法存取左脑语言功能的。因此,可能会出现左手的失写症,闭眼时无法说出置于左手内物品的名字,无法阅读左半侧视野内的内容(通常只有通过特殊测试设备才能检测到)。其他信息也不能在两大脑半球之间传递。因此,举例来说,如果患者蒙上眼睛,只用一只手感觉给的物品,他们可能无法用对侧手从别人那儿选择该物品。一些患者可能会在需要双手协调的任务时出现困难,更严重的情况下双手甚至会相互妨碍。典型的例子是患者用一只手扣

复　习

填空:纯词聋对韦尼克区失语症就像失语症对_____。

(答案:这个综合征在临床要点 19.4 中描述。)

衬衫扣子,而另一只手立刻解开扣子。然而,在大多数情况下,令人惊讶的不是胼胝体切开术造成的缺损,而是在两侧大脑分开的情况下如何影响患者的日常生活。

韦达试验(见临床要点 18.2)能够帮助预测胼胝体切开术后偶发的严重缺损。例如,韦达测试可以显示患者的左半球语言优势,但只在右半球存在显著的记忆功能。在这种情况下,胼胝体切开术断开了语言(左侧半球)和记忆功能(右侧半球)的联系,引起失写症。

19.4　非优势半球:空间处理和单侧性注意

探索**非优势半球(通常是右侧)**的功能使我们了解意识的基本机制。优势半球的特殊功能是语言、逐步设计和执行运动任务,非优势半球在**注意**和产生**整合的视觉-空间**上更为重要。本章将详细讨论注意更多的全脑机制(像广义的警觉、专注和行为觉醒)和**意识系统**,这已经在第 14 章介绍过。在本节中,我们只是简单了解一下这些概念,强调的不是非优势半球的局部功能,而是对侧半球的定向注意和视觉空间处理。

19.4.1　注意的偏侧性

正如我们在第 14 章中讨论的,**意识系统**包括参与警觉、注意和意识的大脑网络。因此注意(像警

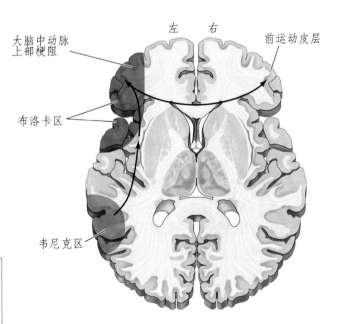

图 19.6　左侧大脑中动脉(MCA)上部梗阻的失连接综合征导致左手失用

觉和意识)依赖于内侧及板内丘脑核(见表7.3)；广泛分布于脑干上部的神经调节系统，下丘脑和基底前脑(见图14.7至图14.13)；扣带回、内侧和外侧额–顶联合皮质(见图19.1)以及其他一些可能的结构，如基底神经节和小脑。

尽管两侧大脑半球均参与注意，但是在两半球的相对重要性上存在显著的不对称性，**右半球在大多数人的注意机制中更为重要**。就像我们将在临床要点19.9中讨论的，右侧半球的病变经常会导致严重且长时间的对侧注意力缺损，而左侧半球病变导致的对侧空间忽视则相对轻微，有时甚至无法察觉。在利用功能神经影像或电生理检查对正常人的研究中，左半球对右侧的刺激有反应，而右半球对左右两侧的刺激都有反应，且对左侧刺激的反应更为强烈(这与我们前面讨论的右侧前运动皮质参与左手的运动，而左侧前运动皮质同时参与左右两手的运动相类似)。

在图19.7中通过"注意射线"简要地显示了注意机制的半球不对称性及病变的影响。在正常情况下(见图19.7A)，右半球主要是注意左侧，少量注意右侧，而左半球主要是注意右侧。在大多数人中，结果是一种非常轻微的注意偏向左侧，这也许可以解释为什么许多语言都是从左向右写。在右半球病变的情况下(见图19.7B)，左半球仍能注意到右侧，但对左侧的注意存在严重缺损。此外，对右侧(病变的同侧)的注意也存在轻微的缺损。在左半球病变的情况下(见图19.7C)，右半球仍然能够注意到右侧，所以只能观察到轻微的右侧缺损或没有缺损。最后是在两侧半球同时存在局部病变时(见图19.7D)，

只有右半球还残留有对左侧的注意能力，对右侧的注意则存在明显缺损。正如我们先前在本章中讨论的脑功能偏侧化，左半球主管语言，右半球主管注意和空间分析的原因尚不清楚。

19.4.2 空间分析和集合

空间分析取决于对来自多种感觉渠道的信息进行集成。然而，由于视觉在人类感知中起重要作用，所以经常使用到"视觉–空间分析"这一术语。和其他心理功能相同，视觉–空间分析由一个分布式网络来进行，并依赖于双侧的额叶及顶叶联合皮质。然而，在顶叶、颞叶、枕叶连接处的**顶叶联合皮质**对空间分析尤为重要，且**非优势半球(通常是右侧)**比左半球更重要。

正如在第11章中讨论的，我们将在本章进一步讨论，视觉信息是由两个高级信息处理通路进行分析：一个位于腹侧枕叶、颞叶和前额叶皮质的"什么？"通路，还有一个是位于背侧枕叶、顶叶及前额叶皮质的"哪里？"通路(见图19.12)。在顶叶、颞叶、枕叶连接处的顶叶联合皮质(见图19.1)位于背侧通路，能够分析**视觉对象在空间中的位置和运动**。后顶叶皮质也适合用于整合来自邻近皮质区的空

复 习

注意的损伤与下列哪侧半球的病变有关：
右半球病变？
左半球病变？
两侧半球的局部病变？

(A) 正常

(B) 右半球病变
(严重的左侧忽略)

(C) 左半球病变
(轻微的右侧忽略)

(D) 双侧病变
(严重的右侧忽略)

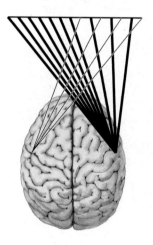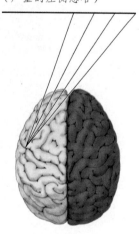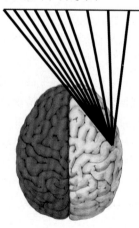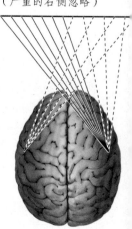

图19.7 注意的半球不对称性，通过如图所示的注意射线得到证实

间信息。因此,使用视觉、本体感觉、前庭觉、听觉和相邻皮质区的其他信息(见图 19.1),空间分析包括周围环境和个人身体在空间内的相对位置。我们将在临床要点 19.10 中讨论空间分析失调,像视觉-空间判断受损或空间结构能力受损最常见于右顶叶皮质的病变,但是也可以发生在其他区域发生病变时。

临床要点 19.9
半边忽略症候群

在临床神经病学中,最引人注意的是半边忽略症候群,最常见于右顶叶或右额叶的梗死或其他急性病变。患有这种疾病的患者经常表现为对对侧外在世界及本身对侧身体的严重忽视。最显著的是,尽管存在严重缺损,患者经常意识不到有什么异常的地方,有时他们甚至认为左边的身体不属于他们。

对侧的半边忽略通常出现于**右侧顶叶**或**额叶皮质**发生病变时(图 19.8)。对侧空间忽视的情况偶尔也会出现在扣带回、丘脑、基底核或中脑网状结构发生病变时。正如我们已经讨论过的,忽视通常

在右半球损伤时表现得更加明显和持久,而左半球损伤时也会出现轻微的忽略(见图 19.7)。

忽略在突然发生的病变,如梗死、出血、癫痫或头部外伤时最严重,但它也可在缓慢发展的疾病中出现,如脑肿瘤或其他占位性病变。在严重中风的情况下,要花费几周到几个月的时间从半边忽略中恢复过来,而有些患者则在对侧注意上存在永久缺损。在康复阶段,半边忽略的患者很容易受伤和跌倒,他们可能会在无意中撞到或伤害他们的对侧。患者应避免开车直到他们能够证明对双侧的正常注意。

对半边忽略患者的检查

诊断半边忽略的证据包括经常会偶然性地撞到身体一侧的物品,忽视盘里一侧的食物或未意识到缺损。此外,仔细观察患者的行为、动作并梳理(有些患者可能只梳右侧的头发或只刮他们右侧的胡须)是有帮助的。非优势半球病变的其他相关特征将在临床要点 19.10 中探讨。

四种主要类型的测试可以用于评估半边忽略症候群患者的不同方面(表 19.7)。测试通常评估**感觉忽略**,也就是患者会忽视对侧半个空间的视觉、

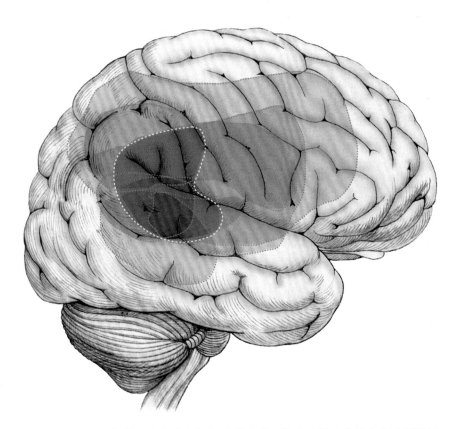

图 19.8　病变导致左侧忽略　利用 CT 扫描 8 名患有左侧忽略的患者,绘出重叠病变的右半球侧视图。(After Heilman H, Valenstein E.1985. *Clinical Neuropsychology*. 2nd ed. Oxford, New York.)

触觉或听觉刺激;**运动意向忽略**,患者在对侧半个空间内会执行更少的运动;**感觉与运动的联合忽略**;**概念性忽略**,患者对本身的内在表征或外在世界表现出对侧性半边忽略。许多用于半边忽略测试的任务依赖于忽略症的多个方面。例如,画一个记忆中的钟面取决于上述忽略症的所有方面。尽管已经有人假设,更后或更前的病变将分别导致更多的感觉或运动忽视,但这一直未得到证实,而且半边忽略症候群不同方面的亚定位仍在研究中。

接下来我们将介绍几个有用的测试,用来评估半边忽略症候群的不同方面。

感觉忽视测试

半边忽略存在于一个或不止一个感觉形态中。**触觉的半边忽略**是最常见的,但**视觉的半边忽略**也相当普遍,而**听觉的半边忽略**不太常见。如第 3 章所述,在双同步刺激时,视觉、触觉或听觉消失对感觉的半边忽略测试是有用的(见照片 19.3,19.4)。为了让消失测试的结果有效,最重要的就是要通过测试建立每一侧的正常初级感觉。其次,应给予患者

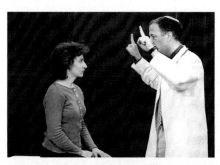

照片 19.3 视力减退

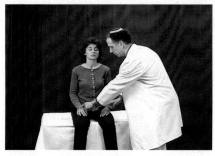

照片 19.4 触觉消失

表 19.7 在患者检查中忽略的类型
1. 感觉忽略(视觉、触觉或听觉)
2. 运动意向忽略
3. 感觉与运动的联合忽略
4. 概念性忽略

单双侧混合刺激,并嘱患者回答被检查的部位(触觉和听觉测试时,患者应闭眼)。轻微忽略症的患者,忽略症状间断性出现。此外,要引出轻微触觉忽略的症状,需在正常侧近躯体中心部位进行刺激(刺激左颊),可检测出忽略侧肢体远端的触觉忽略(刺激右手),如反向刺激,患者可以感觉到所有刺激。

单侧忽略症患者通常表现为**触觉移位**,患者会将左侧的刺激说成右侧刺激。感觉忽略的严重程度取决于刺激部位与眼、头及身体的相对位置。患者使用的参照框架体系非常重要且因人而异。例如,将视觉刺激物置于某些患者的左侧,他们将完全看不见刺激物,而如果刺激物置于正前方,患者看不见刺激物的左侧部分。因此,患者检查时,最好将眼、头和身体垂直向前,且要双侧对称检查(见下一节)。

视觉忽略与原发性视野缺损的鉴别诊断非常重要(见临床要点 11.2),例如,右侧枕叶受损的患者会出现左侧同侧偏盲,通过转动眼球可看到左侧的视觉刺激物。而右侧顶叶受损的患者即使转动眼球也看不到左侧的视觉刺激物。

运动性忽略症测试

患者表现为单侧躯体和四肢的运动不能和随意性运动减少,以及眼球向忽视侧运动的减少。急性额叶和顶叶病变的患者,有显著的向受损侧注视的偏好(见图 13.15A)。患者还可能出现运动保持困难(见临床要点 19.11),尤其是对侧肢体。患者表现为忽略侧肌力下降,然而,正常的肌力可能与更多的努力、动力以及患者更多的注意力集中于忽略侧有关。在检查患者肌力时,检查者嘱患者闭眼,然后执行混合性命令,包括举左上肢、右上肢或双上肢。对侧肢体的运动也可能出现,当患者被嘱运动忽略侧的肢体时,会不恰当地移动正常侧的肢体。

触觉测试对患脑病以及无法理解检查者命令的单侧运动忽略症患者是一种有效的检查手段(见临床要点 19.14 和临床要点 19.15)。患者被嘱举起被刺激的上肢或下肢,这种方法能排除患者因集中注意力回答"左""右"或"双侧"产生的干扰。当完全了解任务内容后,患者的微小病变可以完全被检查出来。这些表明触觉反应测试可以很好地检测感觉和运动忽略症(见下一节)。

要单独检测运动忽略症,可进行**交叉反应测试**,这种测试是触觉测试的一个变种。在这项测试

中,患者被要求运动被刺激肢体的对侧肢体,很多患者并不能准确地执行这项任务。其他检测运动忽略或定向运动偏爱的测试包括嘱患者闭眼,指向胸前方的某一点;还包括遮住患者的眼睛,嘱其捡桌上的硬币。有些患者表现出**空间运动不能**,即当肢体位于忽略的半边空间内时,肢体运动受损。检查者可以通过在测试时要求患者手臂交叉来证实这种缺损。

对感觉和运动的联合测试

许多将感觉和运动形式联合的忽略测试,以及概念性或代表性的功能将在下一节中描述。一个简单的将感觉和运动联合的忽略测试是在前一节中描述的触觉反应测试。其他将感觉和运动功能联合的有用测试经常会涉及纸和笔的使用,如照片19.5所示。在进行**笔-纸测试**时,确保患者集中在工作区是必要的,而且测试对象要集中在患者面前保持不动,如果可能的话,应避免患者将刺激物移动到他们的非忽略区。此外,刺激物必须足够大,能够扩展到两侧视野,同样应避免患者将刺激物移动到他们正常的半边视野中。

在**等分线段**任务中,患者被要求在一条横线的正中做上标记,横线画在一张无任何提示的空白纸上,长约10英寸(1英寸=2.54厘米)左右。正常人能够将线段等分或偏左1厘米左右,而偏侧忽略的患者则完全不能等分(图19.9A和图19.10A)。此外,更困难的**删除任务**能够定量且有效检测更精细的忽略。删除任务是指给患者一张画满短直线的纸,要求其画出直线的中点。更难的任务是,纸上充满不同字母或其他对象,要求患者排除干扰,只删除某一特定目标(如字母A或星形)(图19.9B,C)。患者会忽略纸上左边的目标,不仅如此,部分右边的目标也可能被忽略。

绘画是一种有效的测验,且有案例表明,艺术家患偏侧忽略后只画物体或脸的一半。标准测验是要求受试者在纸上画一个钟面,越大越好,尽可能占满整张纸,然后写上数字(图19.10B)。也可要求患者画其他物体,如花或房子,并临摹一些简单或复杂的图(见照片19.6)。绘画除了检测忽略外,还可检测**空间结构能力**(见临床要点19.10)。这些视觉空间功能缺陷常见于非优势半球损伤的患者,即使患者可能并未出现明显的偏侧忽略。

阅读也有助于检查偏侧忽略,偏侧忽略患者通常只阅读标题处几个单词或字母。当要求患者**描述视觉场景**时,他们也可能会忽略左半部分。**书写**时,偏侧忽略的患者会将字都挤在纸的一边。

概念忽略

忽略症候群典型症状之一是常发性疾病感缺失,即感觉不到疾病。右侧大脑半球损伤引起偏瘫、偏盲和偏侧感觉缺失的患者常常困惑于为什么他们会在医院,并要求出院。疾病感缺失并不只见于右侧半球损伤的患者,也可见于其他疾病,如韦尼克失语症(见临床要点19.5)、额叶损伤(见临床要点19.11)、韦尼克健忘综合征中的失忆性虚构(见临床要点18.1)和皮质盲(见临床要点19.12)。此外,伴有精神分裂症或躁郁症等精神疾病的患者可能更缺乏对自身疾病的认识。

除失认症外,大脑右侧半球损伤的患者还可能出现**疾病漠视**,即患者意识到自己病情严重却不关心甚至无动于衷。偏侧忽略更为特异性的表现是**偏侧躯体失认症**,即患者拒绝承认瘫痪的半身是自己的。当把患者的左手放在他的右侧视野中时,患者却说那是别人的手或根本不是手。

概念忽略还包括对想象的场景或经历的异常描述和记忆。例如Bisiach和Luzzatti阐述,当要求患者面对米兰大教堂回忆米兰广场的地标时,左侧偏侧忽略的患者只记得广场右边的场景。当让患者想象自己把脸转向别处时,患者能够回忆起广场另一边的场景。

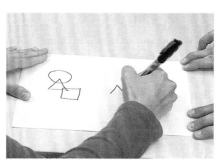

照片 19.5　忽视绘图测试　　　　照片 19.6　临摹绘画

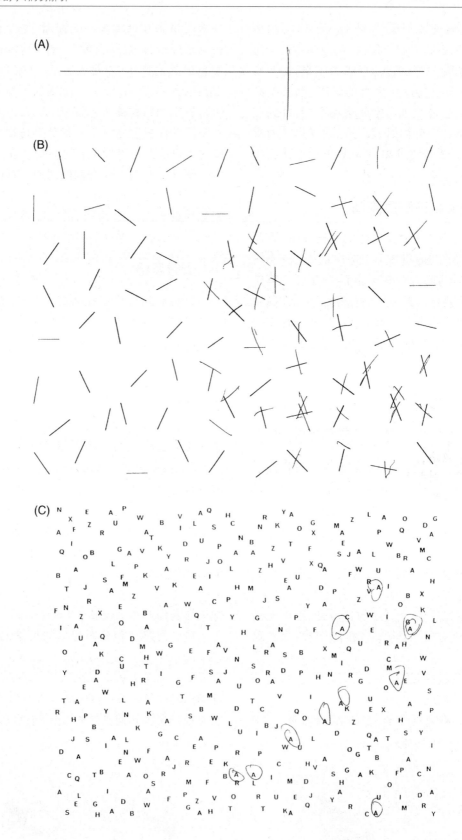

图 19.9　左半边忽略患者的删除任务　50 岁右利手男性在右侧大脑中动脉下部梗阻涉及右侧颞顶皮质后两天进行删除任务。(A)平分直线法显示了左侧忽略。(B)更难的线段删除任务使缺损更明显。(C)在干扰选项中进行更难的字母删除任务显示更糟糕的表现。

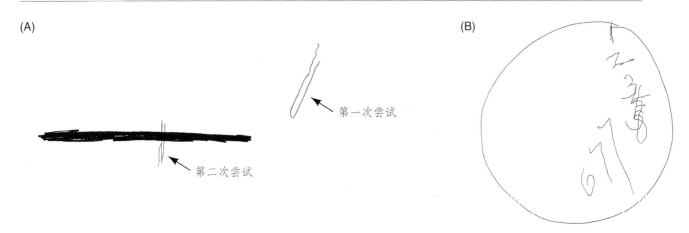

图 19.10　**左侧忽略患者纸笔测验。88 岁右利手女性患者,确诊为右侧大脑中动脉下部梗死伴右侧颞顶皮质损伤后一天**
(A)等分线段任务。在第一次测试中,患者所做标记完全不在直线上,而是在纸张右缘。当得到提示后,患者所做标记偏向中点右侧。值得注意的是,此次测试用的是粗线,因为在初次测验时用的正常粗细的直线,无论怎样提示,受试者都不会注意(如图19.9A)。(B)画钟测验证实了左侧忽略。此外,此患者在(A)、(B)测验中也都表现出一些持续言语症状。

临床要点 19.10

非优势半球损伤的其他临床特点

并不是所有非优势(右)半球损伤的患者都会出现明显的偏侧忽略,某些患者可能会出现其他更令人苦恼的症状。对非优势半球损伤的患者来说,最困难的是需要视觉-空间分析或结构性能力的任务,如画图或在特定的几何图样中排版。患者也很难判断直线的方向性。患者在这些任务中的表现不足与右侧顶叶损伤密切相关,也可能与右侧大脑半球其他部位和左顶叶损伤有关。非优势半球损伤的患者很难看懂格式塔或任务中的整体空间排布。患者在图片或组块设计的整体结构中容易出错。相比之下,优势半球损伤的患者能够理解整体概念却会忽略某些重要细节。

非优势半球损伤的患者通常有相对严重的人格和情感变化。急性损伤患者除偏侧忽略外,还可能出现冷漠或冷淡、警觉和注意力降低等。急性右侧顶叶梗死的患者会出现双侧上睑下垂,当患者躺在床上接受检查时,双眼被动紧闭,还会出现烦躁、易怒。有些患者出现明显的精神异常、妄觉和幻想。非优势半球损伤的患者通常无法理解别人谈话的情感内容(感觉性失语症),也无法在谈话中正确表达自己的情感(运动性失语症)。

伴右侧海马损伤,如颞叶内侧硬化的患者(见临床要点18.2)会出现视觉-空间记忆障碍。这类患者能够临摹图片,但几分钟之后就不能凭记忆画出。尽管近期研究都关注于右顶叶或右枕颞皮质在地理方位或方向感受损中的重要性,但右颞叶也与之密切相关。很多伴右侧颞叶癫痫或损伤的患者越来越有出现似曾相识和其他神秘或宗教现象的倾向。右侧半球损伤的患者还可能出现罕见的卡普格拉综合征(认为自己的朋友或家人都被替换了)、弗雷格利综合征(认为身边所有人实际上是一个人伪装的)和二重性记忆错误(对人、事或物存在两种相同的记忆)。

19.5　额叶:一个神秘脑区的解剖结构和功能

与大脑其他脑区相比,额叶与人类的功能密切相关。因此,毋庸置疑,额叶是最神秘、最矛盾、最难理解的脑区。额叶的重要性已讨论多年,早期研究者普遍认为额叶是多余的,另一些人则认为额叶是大脑最重要的部分。这些不同观点的出现是由于额叶损伤的患者在常规检查中并无任何异常,但他们在日常生活中会有功能异常。额叶有很多复杂的功能,如表19.8所示。额叶损伤会出现很多高度变异的行为学症状,很多看似矛盾的行为会出现在同一名患者身上(表19.9)。

从这些讨论中可以看出,额叶损伤症状并不是单一的。在这部分会介绍额叶功能包括几个不同方面,简言之,可分为 3 个领域:抑制、主动性、命令(见表19.8)。首先,我们回顾一下额叶的局部解剖和额叶神经环路的重要连接。

19.5.1　额叶的局部解剖

额叶是大脑最大的脑区,占大脑皮质的近 1/3。

额叶和顶叶以中央沟为界,和颞叶以大脑外侧沟为界(图19.11A)。额叶有三个面:外侧面、内侧面和眶额面(分别见图19.11A、B、C)。我们学习一下这三个表面并简要回顾在之前章节中讨论过的额叶区域。在外侧面,初级运动皮质位于中央前回(见图19.11A)。初级运动皮质,向内侧延伸至中央旁小叶前部。在优势半球外侧面,初级运动皮质正前方为运动前区皮质和布洛卡区。在内侧面,初级运动皮质前方为辅助运动区(图19.11B)。运动区、运动前区和辅助运动区皮质在第6章、第15章和第16章都已提及。在第13章讨论过,额眼区位于运动前区皮质并向前延伸(见图13.14)。内侧额叶包含排尿抑制区(见图19.11B;临床要点7.5)。此外,在第18章中讨论了扣带回前部和后内侧额前皮质位于额叶,是重要的边缘区(见图19.11B),腹侧额叶包括眶额嗅区(图19.11C)。

在这一部分,我们重点讨论**额前皮质**,它位于运动区、运动前区和边缘区的前方(见图19.11)。额前皮质是额叶最大的部分,包含高级命令多模态联合皮质。大脑额叶异常时通常会提到额前皮质。

19.5.2 额前皮质连接

对非人类灵长类研究发现,额前皮质有大量皮质和皮质下连接,这些连接大多是双向的。额叶连

接的解剖结构与它在整合多模态感觉、运动和边缘信息的高级命令中所起的作用相一致。**皮质连接**主要是顶叶、枕叶和颞叶的**联络皮质**,包括单模态感觉联络皮质和多模态联络皮质。此外,与额叶的运动联络皮质也有连接。前额前皮质与**边缘皮质**也存在重要连接,尤其是与前扣带回和后内侧眶额皮质的连接。皮质下连接众多,杏仁体通过钩束与额叶的眶部和内侧部相连(见图18.4B, C)。额叶通过钩束与前内侧颞叶皮质相连,通过扣带回和海马旁回与**海马体**相连(见图18.9)。

丘脑核团中最重要的是**背内侧核**,其与大脑前额叶有着密集的往返纤维联系,尽管内侧丘脑枕和板内核也与额叶存在纤维连接(见图7.8)。额前皮质主要通过尾状核头投射到**基底神经节**(见图16.8;表16.2)。与其他结构也存在重要的皮质下连接,如下丘脑、隔区、丘脑下区、小脑和中脑。最后,和其他皮质区相同,额叶接受多个皮质下和脑干神经递质调节系统(含多巴胺、乙酰胆碱、血清素、肾上腺素、组胺和食欲素)的纤维。

19.5.3 额叶的功能

正如前文已经提到的,额叶的功能具有多样性,也会出现相互对立的功能(见表19.8和表19.9)。额叶在决策中起重要作用。从哲学家柏拉图到科学家弗洛伊德,他们将人的倾向分为三种类型,下面我们按照这种传统的、简单化的分类方法来描述额叶的功能。主要有:①**抑制**(抑制不恰当行为),②**主动**(追求实际或生产活动的积极性),③**命令**(正确执行测序任务和其他各种认知操作的能力)(记忆的感兴趣区)。表19.8中列出的功能就是按照这种分类方法排列的。然而,值得注意的是,这只是一种简单的分类方法,额叶的某些功能并不属于这三类中的任何一种。

在临床要点19.11中对额叶损伤的回顾有助于更好地理解额叶功能。在这部分,我们只简单讨论额叶的几个功能,这些功能已被广泛研究。**工作记忆**(见表18.6)是指在执行认知任务过程中,用于有限信息的暂时储存和加工的资源系统,如算术中的解函数过程。在动物和人的功能影像研究中都显示了背外侧额前皮质在工作记忆中的重要性。

最近的功能影像学研究也揭示了背外侧额前皮质和内侧颞叶共同参与学习新事物的过程。在这些研究中,左侧额叶和内侧颞叶在学习新的言语信息中均被激活,且后来可回忆起来。同样的,右侧额

表 19.8　额叶部分功能

抑制	主动性	命令
判断	好奇心	抽象推理
预见	自发性	工作记忆
坚持	动力	换位思考
延迟满足	内驱力	规划
社交性抑制	创造力	自知力
不恰当的反应	改变认知定势	组织能力
自我管理	灵活性	排序
集中精神	性格	时序

表 19.9　额叶综合征中矛盾的行为学表现

无动于衷的冷漠	对	爆炸性情绪不稳定
丧志症	对	环境依赖
运动不能	对	注意力分散
持续言语	对	不能持续
缄默症	对	虚谈症
抑郁症	对	躁狂症
性欲低下	对	性欲亢进

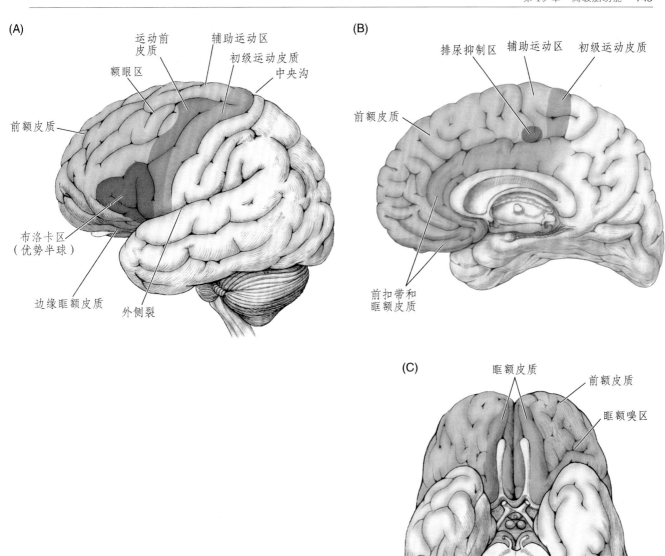

(A)

前额皮质

运动前皮质

辅助运动区

额眼区

初级运动皮质

中央沟

布洛卡区（优势半球）

边缘眶额皮质

外侧裂

(B)

排尿抑制区　辅助运动区　初级运动皮质

前额皮质

前扣带和眶额皮质

(C)

眶额皮质

前额皮质

眶额嗅区

图 19.11　额叶主要功能区　图示为前额皮质、运动皮质和边缘皮质。(A)外侧面。(B)内侧面。(C)眶额面。

叶和内侧颞叶在学习新的非言语信息中也被激活，且之后能记起。

　　在改变认知组任务中，背外侧前额叶皮质也表现出激活。如威斯康星卡片分类测验，在此测验中，受试者必须具备灵活性思维来推断出分类任务规则的多次改变。有趣的是，额叶在**选择性注意**的任务中也会被激活，如边听单词边接受视觉或触觉刺激。另一个重要的研究领域是额叶在决策过程中，对**边缘和单模态联合皮质整合信息**所起的作用。抽

象决策的情绪权重能够将精细的情绪和动机因素参与到人的判断中，因此在有限的信息和时间中，决策能够更有效或"直观"。

临床要点 19.11

额叶损伤

如表 19.9 所示,额叶损伤表现复杂,看似完全不同的症状会出现在不同甚至同一名患者身上。对这种现象有几种不同的解释。第一,额叶很大,包含多种不同功能区。起初额叶损伤很小,之后逐渐扩大至不同功能区,但未出现明显的临床表现。同样地,双侧损伤较单侧损伤会出现更明显的临床缺陷。最后,额叶本身功能复杂,因此很难研究,尤其是在专业测试中。

基于人和动物额叶损伤的研究发现,背外侧皮质和腹内侧眶额皮质的损伤有明显不同。**背外侧皮质损伤**会表现出冷漠、无生命力、意志缺失(与热情相反),而**腹内侧眶额皮质损伤**会出现冲动、放纵行为和判断力差。这种二分法方式在临床中有很多例外情况。此外,许多额叶损伤既影响背外侧区也影响眶额区,因此这种分类方法就有明显的局限性。另一个更细微的差别是,**左侧额叶损伤**与抑郁样症状有关,而**右侧额叶损伤**与躁狂样行为障碍有关,然而也有很多例外情况。

尽管有这些矛盾和不确定性,患者的某些特征表现可表明是额叶损伤。熟悉这些特点对于判断患者可能患有额叶损伤非常重要,所以我们将详细讨论。

评价患者是否有额叶损伤

评价患者是否有额叶损伤的临床指标见表 19.10。在专业的神经病学检查中通常不会得到患者是否患有额叶损伤的重要信息。额叶损伤的关键证据可能能从患者的**病史**中得到,也可通过与家属或监护人讨论患者在日常生活中的异常功能行为中得到。此外,应对额叶损伤患者进行严密观察,以得到确切的**行为学异常**表现(见表 19.10)。

意志缺失患者是被动的、冷漠的,极少有自发活动,反应明显迟钝,有说话简略或小声的倾向。在极端情况下,意志缺失患者虽然眼睛睁开、意识清醒,但表现出完全不动、运动不能和沉默(见临床要点 14.2)。与此相反,患者也可能出现**放纵**的表现,包括愚蠢的行为、笑话和突发暴力行为。一些患者表现出**不恰当的幽默**或**自娱式诙谐**,看似并不关心潜在的严重事态。患者对自身现状的认识有限,也可能**虚构**。出现利用行为和环境依赖的患者会对周围任何

表 19.10 额叶功能评价指标

Ⅰ.病史和行为学观察

　A.日常表现是最好的测试;家族史或其他病史也有助于诊断

　B.行为学观察,尤其是以下几点:

　　1.意志缺失

　　2.不恰当的幽默(自娱式幽默)

　　3.其他异常举止或见解

　　4.虚构

　　5.利用行为和环境依赖

　　6.持续言语、持续不能和自发性额叶释放症状

　　7.失禁

Ⅱ.精神状态测试

　A.注意

　　1.数字广度向前和向后

　　2.月前后

　B.记忆

　C.持续言语和转换能力

　　1.床边测试:Luria 交替测序任务

　　2.专业测试:拖尾 B、威斯康星卡片分类测验

　D.抑制不恰当反应的能力

　　1.床边测试:听觉或视觉分检任务

　　2.专业测试:Stroop 测试

　E.词语联想,图形联想

　　1.FAS 测试或其他词语联想任务

　　2.图形联想

　F.抽象推理

　　1.相似度

　　2.谚语的解释

　　3.逻辑问题

　G.判断:未来结果对现在行为的影响

　　1.很难测试:虚构情景(剧院着火)提问和测试一般知识和推理能力

　　2.Gambling 任务[a]

　H.语言测试

　I.大脑半球测试

Ⅲ.其他检查

　A.颅骨形状(骨质增生可能意味着额叶脑膜瘤)

　B.嗅觉(嗅觉缺失症可能意味着眶额肿瘤)

　C.视运动性眼球震颤测试(受损对侧扫视受损)

　D.轻偏瘫或上运动神经元病症

　E.持续运动不能(持续 20 秒伸舌或举起手臂)

　F.非自主抗拒(张力过度)

　G.原始反射或"额叶释放症状"(握持、吸吮、吻、固定)

　H.额叶"磁性"步态紊乱

---

[a] See Bechara A, Damasio AR, Damasio H, Anderson SW. 1994. Insensitivity to future consequences following damage to human prefrontal cortex. *Cognition* 50:7–15.

刺激做出反应,即使是不恰当的。例如,他们可能会戴别人的眼镜。C.M. Fisher 描述意志缺失伴利用行为患者的典型表现是反应迟钝、冷漠地坐着,直到有电话响,他们会接电话然后进行短暂的正常谈话(电话效应)。另一个极端利用行为的例子是"邻床综合征",当你在问你的患者问题时,邻床的患者会从旁边大声地回答,即使你善意提醒,患者仍不会停止。在神经病学检查中发现**持续言语**、**持续不能**和**额释放迹象**,在更严重的患者中,可自发性观察到。严重的持续言语患者会在测试进行中重复回答同一个问题。额叶损伤的患者有时可见**失禁**,尤其是内侧额区损伤的患者。患者对失禁漠不关心。

在神经病学检查的**精神状态**部分,会获得关于额叶功能障碍的重要线索。值得注意的是,这些测试中大部分并不是只测试额叶,而是基于其他系统功能未受损,这需要通过其他测试进行评估。下面列举的测试在检测细微额叶异常方面有临床价值。

在额叶功能障碍的患者中,**注意**功能可能受损;这种受损可通过数字广度测验和其他简单测验进行评估(见临床要点 19.14;表 19.10)。注意功能受损和额叶损伤引起的注意提取障碍可在**记忆测试**中表现出障碍 (见临床要点 18.1)。任一种 Luria测序任务皆可检查**持续言语**行为(见照片 19.7)。例如, 当要求患者重复图 3.1 中的序列并一直画到纸的边缘,患者明显出现持续言语。图 3.1 也说明了在测试中出现**封闭**现象,患者所画逐渐接近于所给的序列,这可能显示了一种环境依赖。另一种检查持续言语的有效测试是 Luria 手动测序任务, 要求患者先握拳敲击大腿,然后把手张开用手掌和侧面分别敲击(见照片 19.8)。"拖尾 B"测试的口头形式可用于床边检查,要求患者按 A、1、B、2、C、3……的顺序依次说。关于持续言语和转换能力的专业神经心理学测试见表 19.10。

go-no-go 任务是一个能证明患者无法抑制不适当反应的临床试验(见照片 19.9)。这一任务与儿童玩的游戏"西蒙说"相似(更简单)。在听觉 go-no-go 任务中,测试人员引导患者抬起一个手指以响应一个敲击声,并保持这个姿势直到出现两个敲击声。然后再随机产生一系列的一个或两个敲击声。而在视觉任务中,测试人员则是随机展示一个或两个手指。利用 Stroop 测试可以实现更多形式的测试。在 Stroop 测试中,给患者一系列的"红、黄、绿"等颜色的纸,但是标识颜色的单词与纸张颜色并不一致[例如,词语黄色(yellow)可能标识在绿色纸上

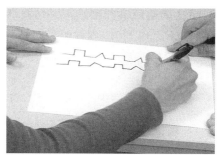

照片 19.7　书写交替顺序测试

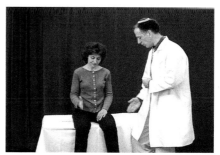

照片 19.8　手动交替顺序测试

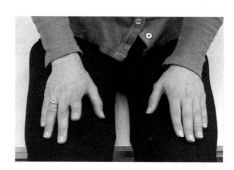

照片 19.9　听觉 go - no - go

面]。然后引导患者不读出单词而列出各种纸的颜色。

对于额叶病变的患者来说,这种自主识别相关单词或图画的能力是有损伤的。**字生成任务**可以用来检测语言流畅性的轻微降低,而且对占主导地位的额叶功能障碍的检测比较敏感。其中,FAS 测试是一个有用的标准化任务,在这个测试中,患者会有60 秒的时间来尽可能多地说出任何以字母 F 开头的单词,然后有 60 秒的时间尽可能多地说出任何以字母 A 开头的单词,以此类推。但人名或地名等专有名词不能说。正常人一般会说出 12 个或更多相同字母开头的单词。同样,正常人可以在 60 秒内说出至少 15 个动物的名字。与之类似的简单画图任务对于非主导地位的颞叶功能障碍的检测也是有效的(我们称之为人物形象的流畅性测试)。

额叶功能障碍常常会干扰人的**抽象推理**能力。而谚语和同义词是两种常用的检测其功能障碍的工具。患者的反应结果会被判定为正常或紧张。利

用谚语和同义词从简单到困难来评估患者的功能水平非常重要(表19.11)。各种逻辑问题也可用来测试患者的抽象推理能力。由于利用人工设定的神经检查系统是很难测试人的判断能力的,而最好的评估方式是基于现实生活中患者的表现。我们可以提问的问题包括:"如果你看到一个拥挤的剧院着火了,你会怎么办?"或"如果你发现一个贴着邮票的信在街道上,你会怎么办?"患者会基于他们一般的知识和推理能力来对这一类问题做出反应,但他们在现实生活中可能表现得非常不同。Bechara、Damasio和他们的同事设计了一个类似赌博的任务,可用于检测短期或长期额叶损伤患者是否有判断力损伤或过度强化(见表19.10)。

精神状态检测的另外两个部分也能提供检测额叶功能障碍的线索。在语言测试中,非流利性失语症可能预示有左侧额叶功能障碍(见临床要点19.4)。此外,虽然左侧病变比右侧更普遍,但偶尔也会看到右侧额叶病变(见临床要点19.9)。如果左侧没有病变,而又有其他额叶功能障碍的迹象,那表明右侧额叶有病变。

最后,某些在一般神经检测中的发现可以帮助我们识别额叶病变(见表19.10)。在一般检测中,需要注意**颅骨的形状**。例如,脑膜瘤可能引起颅骨骨质增生,从而导致头上会出现一个大的明显凸起。而之所以要检测**嗅觉**(见照片19.10),是因为眶额区的肿瘤常会引起嗅觉丧失(见病例12.1)。同时也应仔细查看扫视能力,因为远离病灶的额眼区病变经常会导致扫视能力受损(见图13.14)。**视动性眼震(OKN)**测试是一个评估扫视能力的灵敏方法(见第13章和照片19.11)。视动性眼震中细微的不对称,如在一个方向的快速下降可能预示着对侧额叶的病变。

动力学发现,如轻微偏瘫或上运动神经元标记,病变可能影响了中央前回的初级运动皮层或额叶上的底层白质通路。相反的,其他更复杂的动力学发现,反射异常、步态异常经常与前额叶皮质病变相关。检测人员可以通过让患者维持一个动作来测试他们**运动的不持续性**,如伸出双臂或舌头保持20秒。这种不持续性也可见于右顶叶病变、亨廷顿病和其他引起注意力不集中的情况中(见临床要点19.4)。额叶病变的患者可能会有**张力过度**或**张力异常**,表现为音调变大,而在某种情况下,患者似乎会固执地抗拒考官的移动(也可见临床要点16.1)。

此外,通常见于婴儿的所谓的**额叶释放迹象**或**原始反射**,可能反过来用于证明成人是否有额叶病变。通过抚摸患者的手掌来探知其反应的**抓握反射**是最有用的检测方式(见照片19.12)。当抓握反射严重时,即使被告知不要抓握测试人员的手,患者也无法放松他们的抓握。测试人员可通过分散患者注意力来实现更细微的抓握反射测试:如与患者进

表 19.11 用于测试抽象能力的谚语和同义词		
谚语:"我说的话是什么意思?"		
不要为打翻的牛奶而哭泣。		最简单
正人先正己。		
好马配好鞍。		
一燕不成夏。		
同样的事情不能犯错两次。		最困难
同义词:"谁和谁是相似的?"		
锤子	螺丝起子	最简单
橘子	苹果	
桌子	长椅	
火车	飞机	
诗	雕塑	
蛀虫	树	最困难

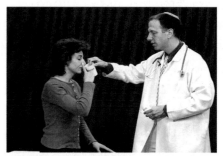

照片 19.10 嗅觉

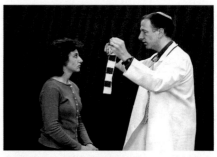

照片 19.11 OKN

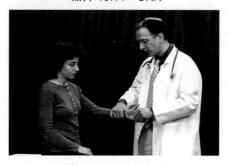

照片 19.12 抓握反射

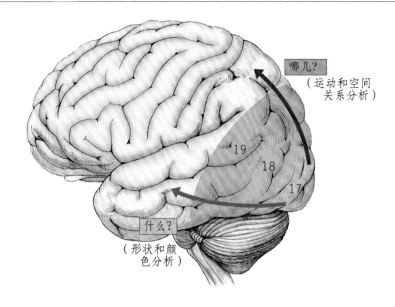

图 19.12 视觉处理的流程:"是什么? 在哪里?"

行交流。当被问到他们为什么会抓握测试人员的手时,患者通常的反应是他们对此并不知情。

其他的,并不太特定的反射包括:**吮吸**,可利用棉签接触患者的嘴唇来实现;**叩鼻**,通过叩击患者的嘴唇来实现;以及根反射,通过抚摸患者的脸颊或拿一个物体靠近患者的嘴来实现。掌颏反射,可通过抚摸鱼际隆起处来引起同侧下巴肌肉收缩,但由于它在正常个体中也会出现,因此并不常用。Myerson 征则与运动障碍,如帕金森病相关(见临床要点 16.2)。额叶病变可引起特征性的**额叶步态异常**(见临床要点 6.5;表 6.6),伴随步态缓慢、不稳定、磁性步态,这种情况下患者的脚几乎无法离开地面。

额叶病变的鉴别诊断

通常会影响额叶的疾病列在表 19.12 的第一部分中。经常的,类似额叶病变的临床症状会慢慢地转变为影响大脑的疾病(见表 19.12,第二部分)。其中一个原因可能是额叶占据了整个大脑的很大一部分,因此多病灶障碍很可能会影响额叶而非其他脑区。如在有脑积水的情况下,扩张的脑室会正面压缩皮质下白质通路或大脑前动脉。

对于其他一些病变位置远离额叶的疾病,也可能具有类似额叶的病状(见表 19.12,第三部分)。就像我们上文所讨论的,这可能是因为额叶是皮层和皮层下连接组成的广泛网络的一部分。此外,某些神经递质系统的异常,尤其是多巴胺,也会导致额叶功能障碍。众多的其他有类似额叶病状的情况列

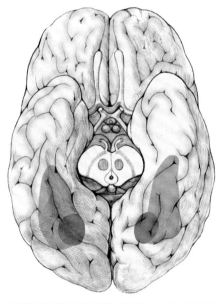

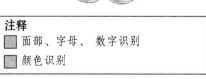

注释
- 面部、字母、数字识别
- 颜色识别

图 19.13 颜色、面孔、字母和数字识别 人的功能成像中下枕颞区(梭状回)会有激活,并可通过颜色、面孔、字符串和数字在潜在的研究中诱发。[After Allison T, McCarthy G, Nobre A, Puce A, and Belger A. 1994. Human extrastriate visual cortex and the perception of faces, words, numbers and colors. *Cerebral Cortex* 4 (5): 544‑554.]

在表 19.12 中,有更详细的讨论(见临床要点 5.7,6.5,6.6,14.2,15.2,16.2,18.3,19.15 和临床要点 19.16)。

表 19.12   额叶障碍的鉴别诊断

1. 影响额叶的病症

　　头部外伤

　　ACA 或 MCA 梗死

　　出血、高血压、肿瘤或动脉瘤

　　神经胶质瘤、转移瘤、脑膜瘤或其他肿瘤

　　脑脓肿、弓形体病或单纯疱疹病毒性脑炎

　　　（边缘皮层）

　　额颞叶变性（FTLD）

　　发育异常

　　额叶癫痫

2. 类额叶综合征

　　毒性或代谢性疾病

　　脑积水

　　宾斯万格脑病

　　弥漫性缺氧损伤

　　脱髓鞘和其他皮层下退化性疾病

　　晚期阿尔茨海默病

3. 其他引起类额叶综合征的疾病

　　精神分裂症（阴性症状）

　　抑郁症

　　帕金森病

　　亨廷顿病

　　小脑病变

　　脑干网状结构上行激活系统或丘脑病变

19.6　视觉联合皮层:高阶视觉处理

就像我们在第 11 章中讨论的，在视觉信息到达初级视觉皮层后，联合皮层会有两个信息流来处理（图 19.12）。**背侧通路**投射到顶枕联合皮层。这些通路会通过分析对象之间的运动和空间关系，以及身体和视觉刺激的关系来回答"在哪里"的问题。**腹侧通路**投射到枕颞联合皮层。这些通路会通过分析形态来回答"是什么"的问题，其中具体的区域分别识别颜色、面孔、字母和其他视觉刺激（图 19.13）。实际上，这个过程非常复杂且是多个特殊皮层合作的结果（见图 11.11A）。通过临床症状，我们可以很好地阐明人的背、腹侧高阶视觉通路的功能，并会在临床要点 19.12 中进一步讨论。在这里，我们将简要提及几个与高阶视觉处理相关的活跃领域。

我们要研究的一个重要领域是如何将来自不同皮层的视觉和非视觉信息组合在一起，形成统一的认知。例如，经验认为，我们并不会将某人对我们说话这个现象分割为我们对声音的感知、言语的理解、面部颜色的识别、面部的空间定位，以及所说的话对情绪的影响等几个部分，即使这些功能发生在不同的皮层区域。如何在人脑中形成统一的认知叫作**整合问题**（binding problem）。已经有大量研究和假说开始探索这一问题，尤其是对于视觉系统，但仍未发现其确凿机制。

第二个研究领域是**视觉表象**，也就是我们想象一个场景的能力，即使这个场景是不存在的。这一过程同样利用了参与感知外源性视觉刺激的视觉区域，但是对于初级视觉皮层是否参与尚有一些争议。

第三个研究领域是**盲视**现象。患有初级视觉皮层病变的人在诸如将信封准确插入一个缝隙的任务中，无法通过视觉来直接感知这个缝隙。盲视显然是通过膝状体外系统视觉通路，绕过外侧膝状体和初级视觉皮层传递到联合皮层的信息来实现的（见图 11.6）。有些研究也证明，几分钟的半视野盲视测试中的小岛效应无法支持视觉意识形成，但可能会影响其行为。

临床要点19.12

高阶视觉处理障碍

幻视、幻觉和其他视觉现象已经在第 11 章中介绍过了，在进一步阅读之前可以回顾一下这些材料（见临床要点 11.1）。在这一部分，我们会在此基础上讨论异常视觉处理的几种综合征，并将其定位到初级视觉皮层、下枕颞区（"是什么？"通路）或背外侧顶枕皮层（"在哪里？"通路）的具体位置。

初级视觉皮层综合征

幻视、癫痫和与偏头痛相关现象涉及的初级视觉皮层已经在临床要点 11.1 中讨论过了，而失读无失写症相关的颜色命名不能也在临床要点 19.7 中讨论过。另一个众所周知的病症是由初级视觉皮层的双侧病变引起的**皮质盲**，或叫**安东综合征**。安东综合征患者在对抗测试中有视力完全丧失的现象，而且他们有疾病失认症，完全意识不到这种视力缺失。其他测试发现了包括面对威胁无法眨眼、面对强光无法闭眼，以及没有视动性眼球震颤（OKN）等现象。部分患者可能会有眼盲现象（见之前的部分）。严格来说，视力丧失的失认症还可以在其他情况而非安东综合征中出现，如枕额叶联合病变（导致虚构症）或枕右顶叶联合病变（导致忽略）。

下枕颞综合征

下枕颞皮质与视觉分析中的"是什么"相关,在物体识别中处理颜色和视觉。与识别颜色、面孔、字符串等相关的特殊脑区之前已经介绍过了（见图19.13）。下枕颞皮质损伤会引起在颜色、面孔和其他物体识别,包括与颜色和形状相关的视觉现象识别上的不足。下枕颞相关的视觉区域导致的复杂视觉、幻视在临床要点11.1和临床要点18.2中有所介绍。

面孔失认症患者无法通过面孔来识别人。面孔失认症的常见损伤区域是双侧下**枕颞皮质**,也就是我们所说的**梭状回**（见图19.13;也可见图2.11C）。很多证据表明,右侧大脑对于面孔的识别更重要,但是在很多长期面孔失认症的报告中,患者损伤的是双侧大脑。回忆一下,**失认症**是指无法利用正常的知觉来解释事物的意思。如面孔失认症患者能够描述甚至说出面孔不同部分的名字,而且能够识别出这是一张面孔,甚至能够把面孔匹配到具有相似特点的物体上,但他们无法识别出这张面孔属于具体的哪个人,甚至是否是他们所熟悉人的面孔都无法识别。这种纯粹的没有认知缺陷的失认形式也被称为联想失认症。这与因初级感觉模态损伤引起识别困难的感性失认症是有区别的。一种失认症定义的方式是把它认为是一种高级认知缺失,而不是简单的感知障碍。

患有面孔失认症的人无法通过面孔来识别人,但他们能够通过衣服、声音或其他线索来识别。有趣的是,这种识别并不局限于人的面孔。患有面孔失认症的农民无法很好地识别他们的奶牛,喜欢鸟的人无法很好地识别具体的鸟。面孔失认症的一种解释是:它是一种原始的"通用识别"。例如,把面孔识别为面孔,汽车识别为汽车,建筑识别为建筑的能力,但是,某些具体的识别能力有所缺失。例如,无法识别具体的面孔、汽车、建筑等。面孔失认症经常伴有色盲（见下一段）。此外,它还经常伴有失读症以及上象限或双侧上视野缺失（见图11.15J和图11.17B）。

色盲是颜色感知中的主要疾病,是一种皮层色盲而与原始的颜色失认不同（见下一段）。患有色盲的人无法命名、指出或匹配所看到的颜色。他们所能做到的是将口头描述的物体用一个相似的颜色来命名。通常来说,患有色盲的人能够意识到这种缺陷,而且会将受影响的视野描述为灰色调。色盲

可能发生在一个象限、一侧或整个视野中。当整个视野都包含时,由双侧枕颞皮质病变导致的这种病症常伴有面孔失认症（见图19.13）。偏侧色盲是由对侧下枕颞皮质损伤引起的。其他的缺陷有时会伴有色盲以及上象限或双侧上视野缺损。

虽然颜色称名不能,或者更准确地来说是**颜色失认症**并不是由下枕颞皮质的损伤引起的,我们在这里仍然将它和色盲对比来一起讨论。颜色失认症是由优势半球的初级视觉皮层,包括延伸到胼胝体的损伤引起的,而且常伴随无失写的失读症和右侧视力缺失（见临床要点19.7,图19.5）。颜色失认症与内侧枕颞联合皮层以及相邻的胼胝体压部相关,患者无法命名或指出所看到的颜色。然而,患者是能感知到颜色的,就像我们所说的,患者能将所看到的颜色做一个匹配。患者并不是真的无法说出名字或有语言缺失,而是能够说出与口头描述物品相似的颜色,因此它与命名性失语是不同的。

其他的视觉失认症并不是公众所熟知的。例如,研究人员曾针对有生命的物体、人造工具或其他具体的物种描述了几种具体类别的视觉失认症。具体类别的视觉失认症在语义性痴呆相关的颞叶新皮质萎缩中会见到（见临床要点19.16）。双侧枕颞区的大损伤可能引起广泛的对于一般和具体可视物体的视觉-物体失认症。因其视觉会出现模糊而被认为是一种感性失认症。有趣的是,有这种缺失的患者也会有所谓的视觉静态失认症,他们只能识别移动的物体。

其他的幻视现象可能会在下枕颞皮质损伤时发生,但我们无法确定具体的损伤位置。**视物显小病**会使物体看起来非常小,而**视物显大病**则会使物品看起来非常大,其任何一种病都可能只发生在视野的一部分区域。**视物变形**是一种普遍的使物体的形状和大小发生扭曲的情况。这些疾病有时会被称为"爱丽丝梦游仙境"综合征,并且在偏头痛、梗死、出血、肿瘤或其他与下或外侧视觉联合皮层相关的疾病中出现。偶尔的,它们还会在视网膜病变、中毒或代谢紊乱时出现。

视觉重定位是指患者观察到的周围环境是倾斜或倒置的。这种情况与前庭或延髓外侧功能障碍有关。而**视觉重复**是由于视觉联合皮层的损伤而导致之前看过的物体会定期重复出现。例如,一名患者看过一种植物,几分钟后这种植物会重新出现而且好像正在生长。另一名患者看到过一名助手进入他的病房,然后当天晚上他会一遍遍地重复看到助

手进入他病房的图像。视觉重复偶尔会因使用药物而引发，如曲唑酮。

脑复视或**视物显多症**患者会看到同一物体的两个或更多图像。我们在临床要点 13.1 中已经讨论过了由不良共轭凝视引发的复视。出现超过两个图像以及单眼复视往往是精神病的初期表现。然而，单眼或双眼复视、三重视觉等也偶尔会在枕叶病变、角膜病变或白内障中出现。另一种偶尔见于皮质病变的幻视是**红眼病**，它的特点是视野中会出现金色、红色、紫色或其他非自然的色彩。色觉紊乱也会在某些药物治疗中出现，如洋地黄中毒可能会使物体看上去有淡黄色光晕。

背外侧顶枕皮质综合征

背外侧顶枕皮层与视觉分析中的"在哪里"相关，并处理运动以及空间的定位和整合（见图 19.12）。背外侧顶枕皮层损伤会导致上述视觉处理过程中的缺陷。视觉-空间分析中的构建障碍和其他缺陷是由顶叶损伤引起的，更普遍的，会由我们本章之前中提到的非优势半球损伤引起（见临床要点 19.10）。

巴林特综合征是由背外侧顶枕的联合皮层双侧病变引起的，其临床特征包括：①视觉性共济失调，②视神经共济失调，以及③眼失用症。**视觉性共济失调**是巴林特综合征最核心的异常，表现为通过部分视域感知事物整体能力的缺失。患有视觉性共济失调的患者，只能在一定时间内感知整个视域中的一小部分。而这一部分会不断地进行无法预知的变化，进而会导致患者失去他们所观察物体的整体追踪。患者对于扫视一个复杂的视觉场景或识别移动的对象会非常困难（这与前面描述的静态视觉失认症相反）。当面对一个大型复杂的视觉刺激时，患者会试图描述小的、随机的孤立部分，并且对整体统一的对象或场景难以感知。视觉性共济失调被认为是一种视觉-空间整合的缺陷。

视神经共济失调是指在视觉指导下到达或指向空间物体的能力缺失。这种情况与小脑性共济失调不同，因为视神经共济失调患者利用本体或听觉提示指出物体的能力是完整的，而一旦一个物体被触及，患有视神经共济失调的患者即使闭上眼睛，来回移动也非常流畅。**眼失用症**患者难以自主地通过扫视周围并利用余光来凝视一个物体。有些患者需要移动他们的头来定位并自主地凝视一个方向。这种情况可能与视觉感知刺激有关，而不是视野中

的小区域。

由于巴林特综合征由背外侧顶枕联合皮质损伤引起，这些联合缺陷可能包括下部视野缺损（见图 11.15）、失语症或半边忽略症。尽管皮质出血、肿瘤、伴随后部皮层萎缩的痴呆或其他损伤都可导致巴林特综合征，双侧背外侧顶枕叶损伤主要常见于大脑中动脉与大脑后动脉供血区的转折处脑梗死（见图 19.3B，也可见图 10.10B）。

巴林特综合征的孤立特征也见于双侧顶枕叶损伤的患者，这些患者表现出部分巴林特综合征的症状。例如，有些患者出现视觉移位（视觉空间中对物体的错误定位）或大脑运动盲（不能感知移动的物体）。

临床要点 19.13

幻听

听觉皮质和邻近的联合皮质（见图 19.1）的高级听觉功能紊乱是幻听和其他阳性听觉现象的一个病因。**耳鸣**是一种常见的听力障碍，包括一侧或两侧耳朵持续性的叮叮或嗡嗡响，通常是外界的听力障碍影响了鼓膜、中耳听小骨、耳蜗或第 8 脑神经（见临床要点 12.5）。**自听杂音**是悸动的"嗖"声，与动静脉畸形中的紊流、颈动脉解剖或颅内压增高引起的颅外到颅内的压力梯度相关。某些阳性听觉现象类似于视觉系统的功能紊乱（见临床要点 11.1 和临床要点 19.12）。例如，有神经性耳聋的老年患者可表现为复杂的听幻觉（音乐、声音等），这可能是一种类似于邦尼特综合征（视力丧失引起的幻视）的**释放现象**。脑桥被盖包括斜方体、上橄榄核和其他听觉环路（见图 12.17），其损伤或缺血较少可引起幻听。幻听就像屋顶的雨滴嗡嗡作响，亦如乐队演奏的音调，这类似于幻觉中的视觉现象。**错听**是另一种罕见的疾病，就像视觉重复一样，听到的声音一直在重复。**精神疾病**是简单或复杂幻听的常

复 习

对于以下各项，阐述是否与"在哪里"的背顶枕以及与"是什么"的腹侧枕颞或初级视觉皮层相关（见图 19.12）：

面孔遗忘症

同时性失认症

全色盲

失明与疾病失认症

见病因。对精神分裂症患者幻听过程中的功能神经影像学研究发现了很多被激活的脑区。如在临床要点 18.2 中讨论的,初级听觉皮质的**癫痫**可引起简单的幻听现象,像火车进站或飞机起飞的声音,通常认为这是对侧相关脑区激活的结果。听觉皮质的癫痫也可引起暂时的听力下降。听觉的联合皮质可以引起像说话或音乐等复杂的幻听现象。如前讨论的,虽然音乐幻听可能是由于外周或脑桥的损伤,但相对于优势半球,这种现象更可能是由非优势半球癫痫引起的。临床要点 19.7 讨论了其他高级听觉的紊乱,如皮质耳聋和非语言听觉失认症。

19.7　意识系统回顾:注意和意识的解剖学基础

意识是神经科学最引人注目的话题之一。用大脑活动解释意识想法的追求已经变成神经科学的圣杯,并吸引了很多科学家进入这一领域,特别是在最近几年。没有大脑系统可以像注意和知觉网络那样接近于解释意识。

Plum 和 Posner 认为意识包含两个成分:
1. 意识内容
2. 意识水平

意识内容是意识作用的基础,包括感觉、运动、情绪和记忆系统在不同水平的作用。它包括本书描述的许多系统,像记忆、情绪和驱动、语言、执行功能、视觉处理、运动计划等(可以参照本书最后结语中的图片)。没有这些系统的正常运行,意识也不可

能正常发挥作用。**意识水平**是由作用于意识内容上的几个大脑网络调节的,这些网络构成了意识系统(图 19.14)。和大脑中其他主要功能系统相同(如运动系统、躯体感觉系统等),意识系统包含皮质和皮质下网络,它们分别具有特定的功能,也就是说,调节意识系统的水平。正如我们在第 14 章讨论的,意识水平可以用三个不同但相关的过程来描述,包括①**警觉**;②**注意**和③**自我和环境的知觉**。我们知道控制这些功能的意识系统网络包括脑干上部、丘脑、下丘脑、基底前脑激活系统(见图 14.7 至图 14.15)、额顶联合皮质的内外侧和扣带回(见图 19.14)。其他结构,像基底节和小脑也通过参与注意机制发挥作用。在第 14 章,我们讨论了意识系统在调节基本警觉和警醒状态中的作用。现在我们将继续探索意识,从防止昏迷(提高警觉性)谈起,首先讨论注意,然后是更具有争议的主题——知觉。

19.7.1　注意的一般机制

在本章开始,我们先介绍了注意的侧化,并强调非优势半球(通常是右半球)对多数个体的注意功能更重要(见图 19.7;临床要点 19.9)。现在,我们将具体描述双侧半球的注意网络,这对我们了解注意的基本方面有益处。**注意**可以从许多不同方面描述,并且包含许多不同的功能成分,但仍没有一致的生理或解剖分类方法。然而,注意至少包括两个主要功能:①选择性或直接性注意包括对某个特定领域的集中注意。②持续注意包括很多功能,如警

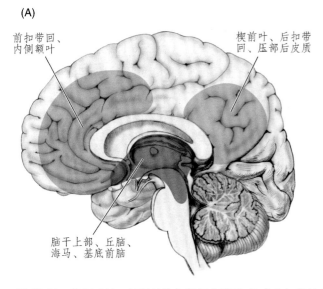

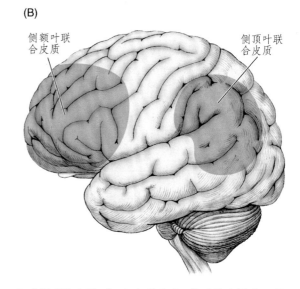

图 19.14　意识系统　解剖结构包括调节警觉、注意和知觉的水平。（A)意识系统皮质(蓝)和皮质下(红)构成的内侧观。（B)意识系统的外侧皮质。应注意到图中没有描出的其他环路,如基底节和小脑也可能在注意和意识的其他方面发挥作用。

惕、专心和不分心。注意这两个方面的环路有许多一般的组成和机制。

选择性注意或**直接注意**,意味着关注特定的物体、刺激或内容而忽略其他。选择性是注意的一个基本成分,并得到广泛的研究。在选择性注意,注意作用于基底或前文提到的意识内容的特定成分。选择性注意的例子有很多,包括:

- 对空间中特定位置的视觉、触觉或听觉刺激的注意(在上一章讨论过)
- 对特定感觉形态输入的注意
- 对某一刺激特定的高级方面的注意 (如颜色或形状)
- 对特定物体,包括各种形态的输入的注意
- 对物体、情绪、计划或没有实际出现但却记住或想象的概念的注意

人类的功能磁共振和诱发电位的研究及动物模型的记录表明,直接注意的这些实例也反映在特定脑区的激活上,这与已知的解剖理论相符。例如,对躯体感觉刺激的注意足以激活相应的躯体感觉皮质的特定区域,而对特定位置视觉刺激的注意激活了视觉皮质相应的视网膜区等。此外,边缘和联合皮质的特定区域也参与高级注意功能的处理。

持续性注意(警惕、专心和不分心)是注意功能的第二个主要部分。持续性注意可以直接作用于特定的任务、物体或形态,或者它可以参与更普遍的较高的警觉水平,如当在等待预期的刺激时。

为了说明注意机制的不同类型,想象一名正坐在一个吵闹的聚会中的学生正在努力为期末考试学习。这名学生通过看书和阅读,参加视觉、语言和概念方面的内容而忽略了她周围房间的吵闹声、闪烁的灯光和气味。即使发现内容有点无聊,她通过继续阅读,出现了持续性注意和专心,而通过忽略其他同学舞会的邀请出现了不分心。最终,当偶尔的飞行物体出现在她周围的视野中,她快速地进入安全区域证明了警觉性。

从上面的讨论可以清楚地认识到,选择性注意和持续性注意都可能包括大脑刺激相关 (信号)区域的活性增强和(或)刺激非相关(噪声)区域活性的降低。注意中**信号增强和噪声抑制**的相对重要性仍在进一步的探索中。相似地,注意一定可以从一个目标转移到下一个目标,这可能包括同时引入相关刺激和摆脱不相关的(或不再相关)刺激。有些研究者认为,注意还包括执行或控制功能。还有其他更难的问题需要进一步的探索,包括直接注意如何

在空间、时间、特定形态和其他领域具有有限的能力?如何将来自不同脑区的目标统一到单个特定的概念(联合问题)。

19.7.2 注意的解剖基础

注意网络分布于许多意识系统(见图 19.14)的皮质和皮质下结构。注意系统包括:①广泛的投射系统(第 14 章);②额顶叶联合皮质;③前扣带回和边缘通路;④顶盖、顶盖前区和丘脑后结节;⑤其他结构,如小脑和基底节。有趣的是,包含广义警觉的意识系统网络也参与选择性和持续性注意机制。我们知道注意网络是非对称性的,且非优势半球(通常是右半球)在其中起着更重要的作用(见临床要点 19.9)。现在我们具体回顾一下选择性注意和持续性注意涉及的解剖系统。

广泛的投射系统 注意的先决条件是保持清醒和警觉的状态。第 14 章讨论了唤醒的工作机制,涉及的结构包括脑干上部、丘脑、下丘脑和基底前脑广泛的投射系统。除了维持大脑的觉醒状态,这些系统可能对直接性和持续性注意有帮助。我们将简要回顾一下这些系统 (见表 14.2;图 14.7 至图 14.13)。**脑干上部投射系统**包括胆碱能(脑桥脚和背外侧盖核)和非胆碱能(脑桥中脑网状结构,可能是谷氨酸能),投射到丘脑、下丘脑和拥有广泛皮质投射的基底前脑系统。此外,去甲肾上腺素(蓝斑核和盖核外侧区)和血清素(中缝背核)系统广泛地投射到皮质和其他结构,而多巴胺能(黑质,盖核腹侧区)系统投射到纹状体、边缘皮质和前额皮质。

丘脑系统,包括椎板、中线、腹内侧核及其他丘脑核团参与警醒。丘脑系统将来自脑干上部网状结构和胆碱能核群的信号传输到大脑皮质的不同区域。此外,丘脑网状核被认为在控制通过丘脑的信号传输中发挥作用,因为它可以接收来自皮质、丘脑和脑干系统的信号,并发出到丘脑(返回脑干)的抑制性投射(氨基酸能)。

下丘脑系统对唤醒也很重要,包括后外下丘脑组织胺能神经元(结节乳头核)和促食欲素能神经元。下丘脑系统接收来自下丘脑前部和脑干的信号,广泛地投射到皮质和丘脑。

最后,**基底前脑系统**,包括基底核、斜角带、内侧隔胆碱能神经元和氨基酸能神经元,接收来自脑干的刺激并投射到整个皮质和丘脑。

额叶和顶叶联合皮质(见图 19.1)通过很强的相互连接进行信息交流,在注意机制中发挥着重要

的作用。顶叶外侧皮质和邻近的颞叶和枕叶联合皮质位于听觉、视觉和躯体感觉单模联合皮质的联结区(见图 19.1)。因此这个区域理想地位于注意的多模态集成区。正如本章先前讨论的,顶叶联合皮质在多模态空间代表和编码空间参与物体的位置发挥重要的作用。顶叶皮质损伤,尤其是非优势半球,是对侧直接注意缺陷或半侧视野忽视症的主要原因(见临床要点 19.9)。

先前提及的**额叶多模联合皮质** (前额皮质,见图 19.1)在直接注意和持续性注意中发挥重要的作用。特别是,额眼区在对对侧的直接注意和眼球运动的启动中很重要。此外,前额叶皮质可能在对侧注意的有意运动方面发挥重要作用。启动对侧肢体的自发运动和面对对侧半空间的能力可能依赖于前额叶皮质和纹状体上升的多巴胺能调节。前额叶皮质一般也参与对相关刺激的再定向注意。最后,在功能神经影像研究和损伤效果的基础上,前额叶皮质对持续性注意和降低分心都非常重要。

前扣带皮质和边缘通路 **前扣带皮质** (见图 19.11B)在注意的激励方面很重要。它和杏仁核、眶额内侧皮质、丘脑背中核和其他**边缘结构**(见第 18 章)一起构成一个网络,该网络在激励对相关或感兴趣刺激的直接和持续性的注意方面有很重要的作用。注意中激励作用的重要性可以通过下面的实例来说明。例如,当患者被要求从桌上移除如纸张类的物体时表现得很差,当物体换成美元时他的表现却有显著提高。

顶盖、顶盖前区、上丘、顶颞-枕皮质和额眼区共同参与对扫视眼球运动相关视觉刺激的直接视觉注意(见图 11.6 和图 13.14)。

其他模态,如听觉的直接注意也可能是由这些通路完成的。越来越多的证据表明,基底节和小脑的特定区域也参与直接注意。

19.7.3 自我和环境的知觉

现代科学一个存留的奥秘是意识的主观和个人经验的工作机制。像本章讨论过的,意识一定包括一个"基质"或内容,由感觉运动系统、记忆系统、边缘系统和意识系统来控制警觉、注意和知觉的水平。到目前为止,我们已经讨论了警觉和注意,但是知觉的工作机制是什么呢?哲学家争论意识的知觉方面,有时候也称为**直觉性**,它的生物学解释是否可能。随着争论的继续,虽然还没有最终的答案,神经科学的新发现已经开始揭示这个系统可能参与知觉的主观个人经验。为了更好地促进这一领域的发展,我们可以以更简单的功能名词来定义知觉:意识知觉是我们将不同形式的感觉、运动、情绪和记忆信息结合到有效的心理活动,在以后也可能记住。

如同神经系统的其他功能,知觉可能接受处理局部信息的特定区域和进行分布处理的许多区域组成的网络调节。如第 18 章中所述,在解剖上,记忆可分为**陈述性记忆**和**非陈述性记忆**。陈述性记忆包括意识,由颞叶内侧和间脑区域调控。非陈述性记忆不包括意识,由其他脑结构调控处理(见临床要点 18.1)。陈述性记忆神经环路的进一步研究可帮助我们理解意识和非意识记忆的特定含义。

我们已经讨论了**半侧忽视综合征**,其中包括注意力不集中引起的对自我和环境知觉的缺失(见临床要点 19.9)。该综合征表明,类似于注意的机制在知觉中也发挥着重要的作用,并且有些研究组甚至争论注意和知觉之间的差别是否确切。注意理论中一个难以解释的知觉方面是来自不同脑区的感觉、运动、情绪和记忆信息融合成我们认为的一种单一的体验。这种多形式的信息是在哪个部位及如何融合的?有些研究者认为,联合是发生在许多网络中的分步式过程。细胞水平的联合理论包括特定皮质层之间广泛的水平连接和发生在参与联合的不同区域神经活动中的同步或一致的伽马频段(大约 40赫兹)振荡。还有人认为,像额叶或顶叶等高级联合皮质的特定区域也对联合很重要。从临床角度,**巴林特综合征**提供了一个有趣的实例,顶枕叶特定区域的损伤可能会引起视野许多不同部分融合成一个集成的整体能力的重大缺陷。

工作记忆中前额皮质的作用,或者在活跃的短期存储中保持一定数量信息的能力也可能在调节知觉的过程中发挥重要作用,就像额叶调节的**时间序列**和**自我监控**的感知。相似的,心理想象的研究已经开始证明,在生成感觉和运动现象(任何内在表现或知觉轨迹的重要成分)的内在表现中有初级和联合皮质特定区域的参与。

功能神经影像最近的研究表明,当人们在清醒并没有参与特定的任务中时,大脑网络表现出低的

复 习

说出参与注意的 3 个皮质结构和 3 个皮质下结构(注意:可能有很多正确答案)。

自发性振动,称为**静息活动**。这种静息活动与大脑不同的功能网络相关,如运动、视觉和其他脑网络。有趣的是,当清醒的个体没有参与特定的任务,而只是简单地做白日梦或内省时,在意识系统的皮质中也能看到静息活动,在这里指默认网络活动。研究发现,包括楔前叶、邻近的后扣带回和压后皮质(位于胼胝体压部后面的皮质)的顶叶内区域在**自我反省**、**反省**和**自我意识**中发挥着潜在的重要作用。

最后,虽然在理解**边缘网络**上已经取得了重大进展,但是神经活动如何引起情绪和意识还很难回答。总之,意识知觉可能仍需要从理解大脑分布和局部网络的信息处理来解释。这种理解的重要而有趣的探寻仍在进行,并毫无疑问地给科研工作者提供丰富的想法。

临床要点 19.14

注意障碍

如上一节所述,由于注意依赖许多不同的系统,注意缺陷可能由许多部位的局部损伤和影响神经系统的大部分区域的弥散性障碍引起。本节,我们将讨论伴有**持续注意**障碍的患者的评估和诊断(见临床要点 19.9,了解直接注意单侧缺陷的特例)。下面两节,我们将讨论趋向于广泛地影响神经系统和也可能引起全局注意的显著缺陷的其他障碍(见临床要点 19.15 和临床要点 19.16)。

如神经系统的大多数障碍,注意障碍依严重程度分成轻微到严重。轻微注意障碍患者很难接受新信息,他们偶尔也无法完成任务。另一方面,严重注意障碍患者对外界刺激完全没有反应。值得注意的是,患者可能处于完全清醒状态,但仍无法集中注意力。

测试持续性注意

由于注意对精神状态检查的表现很重要,并能影响几乎所有其他测试,因此,检查开始时评估和记录患者的注意水平很有必要。注意障碍可通过询问病史和注意检查得知。**数字广度**是一种非常有效的检测注意(和工作记忆)的手段。在这个测试中,给患者说一系列随机数字,然后让患者立即重复。正常数字广度是五到七个或更多数字。接下来,再给患者一系列数字,但这次让他们从后复述。这个任务稍微有点难,**向后数字广度**一般是四个或更多

数字,或者少于患者向前数字广度的两个数字。

更容易操作的一个类似测试是让患者向前背诵这一年的月份,然后向后背诵。虽然这个测试不是标准化的,但有经验的检查者会知道什么是正常,什么是不正常的。正常地,向后背诵月份应该花费不多于两倍向前的时间,这个任务应该无误地完成。其他类似但可能不是很有效的测试包括让患者反向拼写"world"或从 30 数到 3 或从 100 数到 7。

运动保持困难是注意缺陷的另一个显著症状,我们在评估额叶障碍时提及过(见临床要点 19.11;表 19.10)。患者被要求伸出舌头或举起胳膊 20 秒,不对患者进行任何刺激。如果患者无法完成,则患有运动保持困难,这是注意力不集中的一种表现形式。**警觉**也可以用**"A"随机字母测试**来检测。在测试中,检查者以约一秒一个的速度讲一系列随机字母,患者每次听到字母"A"就敲一下桌子。

也有正式的有关注意的神经心理学测试,可以进行更多定量测试。此外,有些患者可能在如向前和向后数字等临床测试的短时间内保持注意力,但无法在接下来的神经心理测试中保持注意力。注意障碍也可能导致患者在精神状态测试的其他方面的功能障碍。除非诊断出注意障碍,这种较差的整体表现会导致错误诊断。最后,值得注意的是,持续性注意和工作记忆的定义之间有一些重合。注意涉及瞬间刺激的选择,而工作记忆则作为临时性存储,没有刺激选择的参与。额叶在工作记忆和注意机制中都发挥重要作用,额叶功能测试(临床要点 19.11)对注意障碍也很敏感。

持续性注意障碍的鉴别诊断

表 19.13 列举了注意障碍的常见病因。可见,注意损伤可分为轻微型或严重型。**脑病**是一个非特异性术语,指简单的弥散性大脑功能障碍,我们将在临床要点 19.15 和临床要点 19.16 做进一步讨论。各种形式的弥散性脑病是注意障碍的最常见病因。脑病,特别是急性发作,也可能与警觉损伤的程度有关,表现为从轻微嗜睡到昏迷。**局部脑损伤**也可引起注意障碍,特别是额叶、顶叶或脑干-间脑激活系统的损伤。许多其他脑结构的局部损伤也可引起注意障碍。

儿童多动症(ADHD)是一种相当常见的疾病,影响着 1%~5%的中学生。该病通常于 3 岁开始发作,直到上学才会出现问题。对有些儿童来说,注意障碍是主要问题,另外一些则主要是冲动和运动过

度。大多数患有 ADHD 的儿童神经影像结果正常。除了注意力缺陷、冲动和可能考试时"软"的发现，神经系统评估基本正常。ADHD 的注意缺陷不同于表 19.13 中的其他疾病。ADHD 更可能引起高级功能障碍而不是简单的数字广度障碍，如高级执行功能、组织能力和时间管理能力的障碍。ADHD 偶尔可在患有其他神经系统疾病的患者身上发现，但大多数 ADHD 患者的病因尚不清楚。ADHD 男孩发病率要比女孩高 3~5 倍，其兄弟姐妹患病的概率也较高。ADHD 治疗主要以中枢神经系统兴奋剂，如哌甲酯(利他林)为主，选择去甲肾上腺素再摄取抑制剂，如盐酸托莫西汀(托莫西汀)或其他药物，并结合个人和家庭的行为学治疗。有趣的是，多巴胺和去甲神经传递的兴奋剂对此疾病也有效果。长期的结果也不同：许多患者到青春期病情缓解，但约 30% 的患者仍然患有 ADHD 直到成年。

精神疾病(见临床要点 18.3)是注意障碍的一个重要病因。患抑郁、焦虑、狂躁、精神分裂症或其他轻微病症的患者在检查时注意力严重不集中。因此，当患者患有记忆障碍或其他局部脑功能障碍，他们在做其他精神检查时，应仔细为他们解释以防误诊。神经心理学测试可以帮助区分精神病中的"假痴呆"和真正痴呆(见临床要点 19.16)。

临床要点 19.15
谵妄和其他急性精神状态异常

神经系统会诊一个最常见的原因是非特异性病症，称为"精神状态变化"。虽然局部脑病变可引起精神状态的变化，通常会诊除了认知功能损伤而没有其他显著发现。精神状态异常通常也是相对非局部性的，包括暂时的注意力障碍、混乱、记忆缺陷和其他不同程度的警觉和注意力障碍。这些患者可能也是脑病患者，仅指他们表现出弥散的脑功能障碍。

评估这类患者最重要的一部分信息是这些患者精神状态的改变是急性的(或亚急性)，指最近出现(几个小时到几周或几个月)，或者是慢性的，指长期或逐渐恶化的(几个月到几年)。急性脑病常伴有毒性或原发性代谢变化，且是不可逆的(表 19.14)；慢性脑病的预后较差，在老年患者中常被认为是老年痴呆的症状(见临床要点 19.16)。即使咨询了患者家属，也经常很难确定患者的精神状态改变是急性还是慢性，因为家属往往无法提供患者客观的精神状态信息，并可能忽视这种变化并误认为是"老化"。如果条件允许，最有效的信息来自一种预先的精神状态测试，或至少关于患者功能水平的病史，如他们能够独立完成或不能完成的事情，从复杂(像经济管理、开车)到相对简单的活动(像穿衣服、打扮)。值得注意的是，在急性精神状态改变中，注意障碍症状较明显，而在慢性脑病，特别是早期，注意障碍的症状则较轻微(见临床要点 19.16)。

急性心理状态改变又叫**急性心理混乱**、器质性心理障碍、急性器质性脑综合征或谵妄。上述所有术语大同小异，指患者近期内有脑病发作，存在注意力显著性不集中、思维混乱、警惕性升高或降低，以及由注意力不集中和记忆网络功能的弥漫性紊乱引起的记忆困难(见临床要点 18.1)。患者通常有明显的书写障碍、计算障碍和动手能力障碍。如果未注意到注意能力的缺陷，这些障碍可能被误诊为局部缺陷。急性心理混乱在发作的数小时内危重程度存在波动，通常夜晚症状会加剧(表现为"日落"现象)。虽然急性心理混乱患者的注意力出现障碍，但轻度患者的警惕性有可能保持正常水平，而重症患者的警惕性水平波动较大，从躁动到近乎昏迷的状态。**谵妄**通常用来描述急性心理混乱患者有明显的易激动和幻觉(如听觉、视觉和触觉幻觉)。**震颤性谵妄**是一个典型的谵妄的例子，由戒酒引起。然而，需要注意的是，谵妄和急性心理混乱患者可能会在没有躁动的条件下发病，特别是老年的住院患者，因此容易发生漏诊。

急性心理错乱的最常见原因是**中毒**或**代谢紊乱**，此外还有感染、头部创伤和癫痫等(见表19.14)。因此，应立即对患者进行评估，主要评估指标有生命体征、呼吸状态(包括动脉血气)和其他合适的血检，包括血糖、电解质、血尿素氮、肌酸酐、肝功能、氨水平、完全血细胞计数、甲状腺功能试验和毒理学筛查。患者的用药应重新评估，特别是已知的对中枢神经系统有副作用的药物(如抗胆碱能药、镇静催眠药、麻醉剂)。当患者无法确诊时，应立即对患者进行神经影像学检查和腰椎穿刺术。如果上述

表 19.13　注意障碍的常见病因

弥散性脑病(见表 19.14, 19.15)

局部脑损伤，特别是额叶、顶叶或脑干–间脑激活系统及其他脑结构

儿童多动症(ADHD)

精神疾病，如抑郁症、狂躁、精神分裂症

表 19.14　急性或亚急性心理状态改变的诱因

中毒性或代谢性脑病

　药物或乙醇毒性

　戒酒或其他镇静剂

　电解质异常(钠离子、钙离子、镁离子浓度升高)

　低血糖

　弥漫性缺氧

　甲状腺功能减退,甲状腺功能亢进

　肾上腺素功能减退

　硫胺素缺乏(韦-科脑病)

　肝衰竭

　肾衰竭

　肺衰竭

　败血症

　先天性代谢缺陷

　副肿瘤综合征

　遗传性、内源性地产生苯二氮

头部创伤

弥漫性或局部性脑缺血或脑梗死

颅内出血

偏头疼

癫痫发作期或发作后的状态

脑积水

颅内压升高

弥漫性脑水肿

脑膜炎、脑炎、脑脓肿

脉管炎、弥漫性皮质下脱髓鞘(如多发性硬化)

颅内肿瘤

副肿瘤综合征

心理状态障碍的基础轻度受损(如尿道感染或环境改变)

精神疾病(如抑郁症、躁狂症、精神分裂症等)

失眠

视力或听力不足

低血压

高血压

可逆性后部脑病综合征

检查均不奏效,应立即进行脑电图检查,以防细微的进行性改变导致的突发疾病。除去突发疾病,使用脑电图对表 19.14 中列举的其他脑病检查可以看到脑电波传播变缓或其他异常改变。在老年患者或有精神病史的患者中,急性心理错乱通常由一些微小的原因引起,如尿道感染,甚至是家庭到医院环境的改变。重症监护的患者易由镇静剂的使用、行动不便、睡眠和感觉剥夺而发生急性心理错乱,因此需要对此类患者治疗方案中的上述诱因进行评估。

我们将在下一部分讨论的**慢性心理状态改变**也有许多诱因,这些改变通常是退行性的(如阿尔茨海默病),或是停滞性的(如缺氧性脑损伤)(见临床要点 19.16)。**痴呆**是一个很宽泛的概念,字面意思为心理功能的减弱,通常特指退行性疾病,如阿尔茨海默病。虽然急性和慢性心理状态改变都可进行治疗,但急性心理状态改变通常预后较好。因此,很重要的目标就是对谵妄和痴呆进行区分。

总而言之,**急性心理混乱**(如谵妄)的发病通常有数小时到数周不等的潜伏期,表现为注意力出现显著障碍,心理状态有数小时波动,脑电图出现明显变缓。这通常是由中毒性或代谢性异常、戒酒、头部创伤、感染和癫痫引起的。**慢性心理状态改变**,以阿尔茨海默病和其他退行性痴呆为例(见临床要点 19.16),发病周期从数月到数年不等,不会发生快速波动(尽管特定条件下心理功能会出现恶化),发病早期注意力没有明显障碍,脑电图表现相对正常。需要注意的是,有许多不同于一般原则的例外。例如,急性心理状态改变的患者并不都会表现出心理状态的波动,许多慢性心理状态改变的患者(如亨廷顿舞蹈病)在发病早期也会表现出明显的注意力障碍。

大部分脑病和谵妄的病例都是由双侧半球发生弥漫性病变引起的。然而,单侧半球的病变,尤其是右侧顶叶、额叶和颞枕联合处内侧的病变,有时会引起全局状态的警觉和注意力障碍,这与弥漫性脑病相似。

临床要点 19.16

痴呆和其他慢性精神状态异常

临近本书的末尾,我们将讨论一组将来可能会得的疾病,希望能帮助我们进一步更好地了解这些疾病,最终找到更有效的治疗方案。**痴呆**定义为记忆和其他认知功能从高水平下降到功能障碍状态。尽管这个定义包含了突发性或非退行性认知功能下降的患者(如单次头部受伤或辱骂),但痴呆这一术语通常多用于经过数月到数年认知功能等出现退行性的退化时。

痴呆患者通常表现出记忆或其他常见认知能力的下降,病灶引起的认知能力下降的患者,如进行性非流畅性失语症,通常也被包含在痴呆的定义内。痴呆并不局限于老年人,但引起痴呆的异常在老年更为常见。应将痴呆与老化过程中处理速度和记忆的"正常"轻度下降区别对待,痴呆与日常功能没有明显的交叉。相反,痴呆的初期阶段——**轻度认知障碍(MCI)**也有显著的认知能力下降。痴呆初期的患者表现出认知能力的下降超出了年龄匹配的对照实验的统计标准。

除了痴呆,偶尔也会用其他术语来表述**慢性心理状态改变**。**停滞性脑病**指持久性的非退行性脑损伤,如脑外伤、缺氧或脑发育的先天畸形。**智障**指发育过程中智商和社交能力出现障碍,较正常水平约低两个或更多标准差。虽然慢性心理状态改变也会在儿童中发病,但在成人的发病更为常见,因此在这一部分,我们将重点关注成人型痴呆。关于儿科痴呆患者的材料请参照本章末尾的参考文献部分。

皮质性痴呆有明显的语言、行为、视觉空间功能以及其他典型的皮质功能异常,**皮质下痴呆**(如亨廷顿舞蹈病和进行性核上麻痹)未有明显的症状表现,二者虽有区别,但区分的有用性仍存在争议。痴呆也可分为**原发性痴呆**和**继发性痴呆**。前者通常与神经退行性改变有关,因此确定性的治疗方案通常不可行。后者通常由其他因素引起,个别病例可逆。在下面的部分中,我们在详细探讨阿尔茨海默病之前,先就痴呆和其他心理状态改变疾病的不同发病原因和通用的评估标准展开讨论。

痴呆的致病原因和评估

50 年前,老年性痴呆被认为主要由脑血管疾病引起,通俗地说就是"动脉硬化",阿尔茨海默病则较少地被认为是致病因素。随着对阿尔茨海默病研究理解的加深,目前认为超过 50%的老年痴呆都是由阿尔茨海默病引起的,这也是目前最常见的致病因素。我们将在接下来的部分详细讨论阿尔茨海默病,重点关注慢性心理状态改变的其他致病因素(表 19.15)。表 19.15 中列举的慢性心理状态改变的许多致病因素与急性心理状态改变的致病因素(见表 19.14)一致。其中许多致病因素是长期存在的、易处理的疾病,如慢性甲状腺功能减退或脑积水,或是持久性脑损伤,如前面提到的脑外伤或脑炎。需要注意的是,阿尔茨海默病相对常见,许多老年人患有阿尔茨海默病,并伴有表 19.15 中列举的其他疾病。

痴呆有许多可能的致病因素,考虑到只有大约 10%的病例有可能找到易处理的致病因素,因此对痴呆患者的评估应集中并靶向性选择易处理的疾病。应对患者进行全面的检查评估,包括对日常活动、家族史和其他可能的沉淀剂叙述的评估。与急性心理状态改变患者的评估类似(见临床要点 19.15),评估患者的药物史非常重要,因为这可能对中枢神经系统产生副作用。应进行仔细的常规检查和神经病学检查。

正式的神经心理学测试可以很好地区分痴呆和抑郁症或易处理精神疾病引起的"假性痴呆"。此外,**轻度认知障碍(MCI)**发生在阿尔茨海默病和其他退行性痴呆的早期,完整的神经心理学测试有助于发现轻度认知障碍并有助于指导治疗方案。简短的测试组合包括痴呆量表(表 19.16)、Folstein 简短精神状态检查和日常生活活动计划表,这些量表操作简单,可以在床边实现评估,并且对长时间连续评估的患者尤其有效。**血液化验**应包括常规的化学反应、甲状腺功能、维生素 B_{12} 和叶酸水平、病区血清梅毒检测以及根据患者年龄和临床表现所需的其他化验指标(见表 19.15)。理想的神经影像学检查应包括脑的磁共振扫描。如果患者有非典型表现,如病情进展迅速、头痛或患者年纪较轻(早于 60 岁发生痴呆),应进行腰椎穿刺,以检查有无慢性脑膜炎(见临床要点 5.9,5.10)。对于部分病例,脑电图检查是一种有价值的检查手段(例如检测克–亚综合征中的周期性尖波或肝性脑病的三相波),偶尔能预测脑的活检结果,因此,脑电图检查有助于指导治疗方案(如怀疑有中枢神经系统血管炎)。

如临床要点 19.15 中讨论的,急性和慢性心理状态改变之间的区别通常并不明显。此外,患者可能同时患有急性和慢性心理状态改变,如精神错乱患者出现"日落"现象,特别是在陌生的环境中,或轻度痴呆患者轻微感染后出现精神错乱。这些病例随时都会遇到挑战,特别是在对轻微心理状态改变治疗方案时,因此,需要对患者进行仔细的评估。

除了阿尔茨海默病,许多其他的原发性神经退行性病变也会导致发生痴呆,部分疾病见表19.15。许多疾病(如痴呆伴路易小体、帕金森病和其他)涉及运动功能异常,第 15 章和第 16 章已进行讨论(见临床要点 15.3 和临床要点 16.1 至临床要点 16.3)。简而言之,**痴呆伴路易小体**的早期症状通常是波动性痴呆、帕金森病和幻视。痴呆伴路易小体的病理表现为黑质(如帕金森病)和更广泛的皮质和皮质下结构出现中间神经元——路易小体,这也是阿尔茨海默病的病理表现。

继阿尔茨海默病和痴呆伴路易小体后,最常见的一类原发性神经退行性痴呆为**额颞叶退化**

表 19.15　慢性心理状态改变的成因

原发性神经退行性疾病
　阿尔茨海默病
　痴呆伴路易小体
　额颞叶退化（FTLD）
　　额颞叶痴呆
　　进行性非流畅性失语症
　　语义性痴呆
　　其他相关疾病
　痴呆型帕金森病
　亨廷顿舞蹈病
　进行性核上麻痹
　小脑萎缩
　皮质-基底节变性
　齿状核红核苍白球丘脑下核萎缩
　其他疾病
血管性痴呆
　多发梗死性痴呆
　Binswanger 病（进行性白质脑病）
　颅内出血
　脑淀粉样血管病
精神假性痴呆（特别是抑郁症、精神分裂症和转换障碍）
硫胺素缺乏病（韦-科综合征）和其他乙醇相关的致病因素
颅内肿瘤和副肿瘤综合征
正常压（潜隐性）脑积水和阻塞性（非交通性）脑积水
头部外伤，包括慢性硬膜下出血和拳击员痴呆
HIV 相关的神经认知障碍（HAND）和其他感染，包括脑膜炎、脑炎、神经梅毒、莱姆病、海绵状脑病、朊病毒病和中枢神经系统惠普尔病
弥漫性缺氧损伤
长期处于癫痫状态
慢性颅内高压
多发性硬化和其他脱髓鞘疾病
脉管炎
慢性电解质异常或肝、肾或肺衰竭
重金属中度（铅、砷、金、铋、锰或汞）
甲状腺功能减退、甲状腺功能亢进
维生素 B_{12} 缺乏、糙皮病、叶酸缺乏症
先天性代谢缺陷
威尔逊病（肝豆状核变性）
先天性或发育性畸形

（FTLD）（见表 19.15）。FTLD 的痴呆患者出现**脑叶萎缩**，通常是额叶和颞叶的前部与其他脑结构比例失调。部分患者可能存在两侧半球不对称的脑萎缩。FTLD 初期常伴有行为改变，如人格的改变、意志缺失和脱抑制，表明额叶发生功能障碍（见临床要点

19.11），语言和视觉信息理解能力的障碍表明颞叶功能出现障碍。FTLD 的分类随着对疾病发病分子机制理解的不断加深而不断演化。大部分 FTLD 病例在病理学上表现出神经元包涵体含有泛素化 TDP-43，这表示 43kDa DNA 结合蛋白发生了交互响应（TAR）。其他 FTLD 病例病理学神经元包涵体含有微管相关蛋白 tau。FTLD 最常见的形式为**额颞叶癫痫（FTD）**，额叶和颞叶前部有明显的萎缩，早期症状为人格改变和不恰当的脱抑制行为。FTD 于 19 世纪末由 Pick 首次发现，因而曾被称作 Pick 病。仅有半数的 FTD 患者有 tau 神经元包涵体构成的 Pick 小体，剩余的 FTD 患者含有 TDP-43 包涵体。部分 FTD 患者并发有类似肌萎缩性脊髓侧索硬化症（ALS）的运动神经元疾病（见临床要点 6.7）。FTD 发病呈家族聚集性，目前已被证实与越来越多的基因有关，包括位于 17 号染色体上的与帕金森病 FTD 有关的基因，17 号染色体上的 tau 蛋白和前颗粒体蛋白的编码基因的多个突变，以及 3 号或 9 号染色体上的其他 FTD 相关的基因。

初期有明显语言功能障碍的额颞叶痴呆曾被称作**原发进行性失语症**，目前细分成进行性非流畅性失语症和语义性痴呆。**进行性非流畅性失语症**的特点是左侧半球外侧裂的萎缩和语言理解能力相对不足（一定程度上类似于布洛卡失语症；见临床要点 19.4）。**语义性痴呆**影响双侧半球颞叶新皮质，左侧半球受损更显著时，患者表现为词义理解障碍，双侧半球受损则会引起面容和其他物体认识不能。在 FTD 的另一变体中，患者患有**进行性失用症**，表现为熟练运动任务和动嘴执行困难（见临床要点 19.7），主要是额顶叶而非额颞叶萎缩。在相关疾病**皮质-基底神经节变性**（皮质-基底部变性）中会出现不对称性的运动障碍（如肌张力障碍），并伴有明显失用症特征的皮质萎缩。

阿尔茨海默病被认为是痴呆最常见的致病因素，血管性痴呆是第二常见的致病因素，占 10%~15%。在**多发梗死性痴呆**中，皮质或皮质下梗死会引起认知功能阶梯式下降。弥漫性皮质下梗死通常与慢性高血压有关，会引起进行性白质脑病（Binswanger 病），属于皮质下梗死。脑白质缺血在 CT 和 MRI 中的表现为脑白质非特异性的弥漫性改变，常见于老年患者，并不总与痴呆有关。不论何种原因发生弥漫性或严重的白质变性时，临床征象包括痴呆、假性延髓效应、类额叶特征，如移动缓慢、磁步态和反向张力过强（见临床要点 19.11）。**大脑淀粉**

样血管病通常有家族聚集性,可通过多病灶复发性出血和白质缺血性疾病最终引发痴呆。颅内出血的患者恢复后仍有停滞性脑病。

精神假性痴呆源于抑郁症或转换障碍,有时会被误认为是痴呆。抑郁症的诊断,特别是在老年人中的诊断往往被忽视。在病例中区分出所谓的隐匿性抑郁表现非常关键,这是由于抑郁症通常比痴呆更易于治疗,对功能的影响更加显著,可能会因自杀而危及生命。在没有确诊的病例中,神经心理学测试对于区分这两种疾病很有帮助。临床上的经验准则是抑郁症患者通常抱怨有记忆困难,痴呆患者通常则没有记忆困难。精神分裂症与痴呆有相似性,但患病时间通常更年轻,妄想和幻觉在精神分裂症患者比其他形式的痴呆患者中更为明显。精神分裂症患者的注意力通常有明显的障碍,认知功能检查困难。与痴呆患者不同的是,精神分裂症患者接受引导时可以进行检查,患者有完整的短期记忆。

乙醇中毒是痴呆的另一重要致病因素。此类痴呆患者通常是多因素致病,其他可能的致病因素包括硫胺素缺乏、营养不良、颅脑损伤和癫痫。虽然乙醇有可能引起小脑退化,乙醇本身是否引起皮层神经元永久性损伤仍存在争议。

临床要点 5.8 中讨论的**颅内肿瘤**通过局部的大脑损伤或颅内高压引起认知功能的下降。应用神经影像学研究作为痴呆评估的一部分非常重要,因为许多易处理的肿瘤,如脑膜瘤未表现出明显的神经病学改变,而是在数月到数年中表现为认知功能缓慢的渐进性下降。同样的,影像学研究也可阐述其他致病因素,如正常压脑积水或慢性硬膜下血肿(见临床要点 5.6,5.7)。在老年患者中,慢性硬膜下血肿的发生与头部损伤的既往病史无关。

弥漫性缺氧脑损伤发生在心脏停搏、并发性分娩或一氧化碳中毒后,是另一种重要且常见的停滞性脑病的致病因素。同样地,**外伤性脑损伤**也是永久性脑损伤和慢性心理状态改变的一种常见致病因素。此外,流行病学研究表明,因头部损伤而丧失意识的患者具有很高的患阿尔茨海默病的风险。**拳击员痴呆**是另一种迟发性痴呆相关的头部损伤,主要见于经常遭受头部创伤的拳击手。

HIV 相关的神经认知障碍(HAND)常见于艾滋病晚期,也发生于艾滋病早期,适于抗反转录病毒治疗。艾滋病相关的病变也会引发痴呆,如进行性多病灶性白质脑病(PML)以及其他中枢神经系统感染(见临床要点 5.9)。**朊病毒病**,如 Creutzfeldt‐Jakob 综合征,目前尚不能治愈,认知能力出现快速下降,并伴有过激的惊恐反应、肌阵挛、视觉扭曲或幻觉以及共济失调(见临床要点 5.9)。

现在我们将简要提及表 19.15 中列举的其他慢性心理状态改变的次要致病因素,特别是那些易处理的因素。**电解质异常**,特别是钙离子、镁离子和钠离子,肝、肾或肺衰竭引起复发性的认知功能损害。**甲状腺功能减退**和**甲状腺功能亢进**都能造成认知功能障碍。特别是对老年人,认知功能障碍可以在没有明显甲状腺功能不全临床表现的情况下发生。**维生素 B_{12}** 不足会引起巨幼细胞贫血,并伴有脊髓亚急性联合变性(后柱多于皮质脊髓束)。脊髓**亚急性联合变性**也会影响到大脑白质,进而造成痴呆。复发的可能性取决于治疗维生素 B_{12} 不足的时间。**叶酸**缺乏也会增加痴呆的风险。**糙皮病**患者烟酸的缺乏将导致痴呆、皮炎和腹泻。

易处理的传染病(见临床要点 5.9),如**慢性脑膜炎**,特别是隐球菌属引起的慢性脑膜炎,少数的临床表现同痴呆相同(常见于老年患者或艾滋病患者)。**神经梅毒**曾经很流行,近几十年略有下降,可能与艾滋病发病增多有关。莱姆病是一种螺旋体疾病,有时也会引起认知功能障碍(见临床要点 5.9)。

肝豆状核变性(威尔逊病)是痴呆的一种很重要的易处理的致病因素,常见于肝功能不全、构音困难、运动障碍或有精神异常的青少年(见临床要点 16.1)。**重金属中毒**也会导致认知功能障碍,常伴有其他神经病学表现,如周围神经病变。**透析性痴呆**则较为少见,这是因为已从透析液中移除铝离子。

阿尔茨海默病的病理生理学

阿尔茨海默病病理学改变的分布与典型临床表现同步(图 19.15)。主要的病理学改变为**大脑萎缩**、**神经元丢失**、**淀粉样斑块**和**神经原纤维缠结**。这些典型改变发生在患病初期,在图中所示的位置处改变更为显著(见图 19.15),从下到上排列依次为:①颞叶内侧,包括杏仁体、海马结构(特别是 CA1 区)和内嗅皮层;②颞叶底部到颞叶后外侧、颞顶皮质、扣带回后部;③额叶。需注意的是,初级运动皮质、躯体感觉皮质、视觉皮质和听觉皮质在阿尔茨海默病中的病理改变较小,至少在患病初期(见图 19.15)。细胞的丢失和神经纤维的缠结在基底核、中隔核和隔核等处较为显著,这些核团参与了胆碱能

表 19.16　痴呆量表[a]

A.日常活动表现的改变

无能力完成家务 ·········· 0.51

无能力处理小额货币 ·········· 0.51

无能力记住简短的目录单(如购物清单) ·········· 0.51

无能力找到进入室内的路 ·········· 0.51

无能力找到通向熟悉街道的路 ·········· 0.51

无能力解释周围的环境(如区分在医院还是在家里,区分患者、医生、护士、亲属、医院工作人员等) ······· 0.51

无能力回忆最近发生的事情(如最近的远足、亲戚或朋友的来访等) ·········· 0.51

倾向于活在回忆里 ·········· 0.51

B. 习惯的改变

饮食:使用适当的餐具吃饭且整洁 ·········· 0

　　　用勺子吃饭且乱 ·········· 1

　　　食用简单的固体物(不用餐具) ·········· 2

　　　需要喂养 ·········· 3

装扮:不需帮助 ·········· 0

　　　偶尔扣错扣子等 ·········· 1

　　　顺序错乱,经常忘记 ·········· 2

　　　不能穿衣 ·········· 3

括约肌控制:完整 ·········· 0

　　　　　偶尔尿床 ·········· 1

　　　　　经常尿床 ·········· 2

　　　　　双重失禁 ·········· 3

C.人格改变

韧性增加 ·········· 0 1

自我中心主义增加 ·········· 0 1

不考虑他人的感受 ·········· 0 1

粗化影响 ·········· 0 1

情绪控制障碍(如暴躁、易怒) ·········· 0 1

在不合适的场合闹 ·········· 0 1

情感上的反应降低(如抑郁) ·········· 0 1

性侵罪 ·········· 0 1

D. 兴趣和动机的改变

爱好放弃 ·········· 0 1

主动性降低或越来越冷漠 ·········· 0 1

无目的性多动 ·········· 0 1

　　　　　　　　　　　　　　　　　　左侧得分 _____

E. 基本信息

姓名 ·········· 0 1

年龄 ·········· 0 1

时间(小时) ·········· 0 1

时间 ·········· 0 1

星期 ·········· 0 1

日期 ·········· 0 1

月 ·········· 0 1

季节 ·········· 0 1

年 ·········· 0 1

地点:名称 ·········· 0 1

　　　街道 ·········· 0 1

　　　城市 ·········· 0 1

地点的类型(家庭、医院等) ·········· 0 1

识别出的人数 ·········· 0 1 2

F.记忆力(私人问题)

出生日期 ·········· 0 1

出生地点 ·········· 0 1

学校 ·········· 0 1

职业 ·········· 0 1

兄弟姐妹或配偶的姓名 ·········· 0 1

工作地点 ·········· 0 1

雇主的姓名 ·········· 0 1

G. 记忆力(非私人问题)

第一次世界大战的时间(1914—1918 年) ·········· 0 1

第二次世界大战的时间(1939—1945 年) ·········· 0 1

总统 ·········· 0 1

副总统 ·········· 0 1

H.5 分钟记忆力

约翰·布朗(先生) ·········· 0 1 2

西 42 号(街) ·········· 0 1 2

剑桥(麻省) ·········· 0 1

I.专注力

月份倒数 ·········· 0 1 2

正数 1~20 ·········· 0 1 2

倒数 1~20 ·········· 0 1 2

　　　　　　　　　　　　　　　　　右侧得分 _____

　　　　　　　　　　　　　　　　　总得分 _____

[a]From Blessed G, Tomlinson BE, Roth M. 1968. *Br J Psychiatry* 114: 797−811.

投射的上行通路(见图 14.9B),而蓝斑(去甲肾上腺素)和中缝核(血清素)等处细胞的丢失和神经纤维的缠结较轻。

阿尔茨海默病神经元的丢失和其他病理学改变的原因目前仍在探索中,近些年已取得了较大进展。**老年斑**由不溶性蛋白构成,核心包含 β-淀粉样蛋白和载脂蛋白 E,周围包绕有异常的轴突和树突,又称营养障碍性轴突。**神经原纤维缠结**是指细胞内聚集了高度磷酸化的微管相关蛋白或双股螺旋形细丝,如 tau 蛋白。淀粉样蛋白是一类不溶性蛋白沉积物的统称,可在多种器官中以不同淀粉样变性形式存在。**β-淀粉样蛋白**是一类与阿尔茨海默病相关的特异性蛋白,由功能未知的穿膜蛋白淀粉样变性转换而来,穿膜蛋白又叫**淀粉样前体蛋白(APP)**。淀粉样前体蛋白的裂解可在多个不同部位发生,其中细胞内 γ-蛋白分泌酶的裂解被认为促进有毒性的可溶性 β-淀粉样蛋白低聚体的形成,继而聚集形成不溶性的细胞外 β-淀粉样蛋白斑块。

针对阿尔茨海默病发病的遗传学研究对其病因学的探索带来一些启示,大多数阿尔茨海默病病例是散发的,常发生于 60 岁以后,然而,载脂蛋白 E 的 ε4 等位基因(ApoE4)杂合子后期发生阿尔茨海默病的风险是普通人的 3 倍,纯合子则是 15 倍。由于 ApoE 参与脂质的转运,已经假定其参与调节斑块的形成和清除,但它也可能通过其他机制增加疾病易感性。其他几个潜在增加迟发型阿尔茨海默病风险的易感基因也正在研究中。

此外,阿尔茨海默病几乎不作为常染色体显性疾病在一些早期发病的家庭中遗传,这些早发病例可早在 30~40 岁发病。在这些家庭中,发现了三个位于不同位置可以导致疾病早发的突变:①位于 21 号染色体的 APP 基因,②位于 14 号染色体的早老素基因 1,③位于 1 号染色体的早老素基因 2。这些发现很有趣,因为 APP 是 β 淀粉样蛋白的前体,而早老素似乎参与了 APP 的分裂。通过唐氏综合征发现的其他遗传学证据,表明异常 APP 进程在阿尔茨海默病发病机制中的重要性,唐氏综合征存在 21 号染色体的额外复制,而 21 号染色体包含 APP 基因,唐氏综合征患者会在 30 岁以后出现阿尔茨海默病早期的病理和临床特征。

阿尔茨海默病的临床特征

阿尔茨海默病是一种常发于老年群体的疾病,该病的发病率随年龄增加而迅速增高,65 岁以下发病率是 1%,85 岁以上则高达 40%。除了年龄,最大的风险因素是之前讨论过的 ApoE4 等位基因,在家族性阿尔茨海默病中,几乎不会出现多个家庭成员同时早发疾病,另一个可能的风险因素是脑外伤史。

阿尔茨海默病的临床进展多种多样,然而对典型病程的描述仍具有指导意义,且与病理性改变的解剖分布对应(见图 19.15)。获得阿尔茨海默病患者的病史可能比较困难,因为患者通常,但不总是会存在疾病失认症,意识不到他们的缺陷。家属可能会很有帮助,尽管一些人拒绝承认自己所爱的对象存在缺陷,因此最好的数据来源于之前的精神状态评估(当可以得到时),或在特定时间对功能状况的客观评价,如结算支票本、付账单和独立购物能力等。

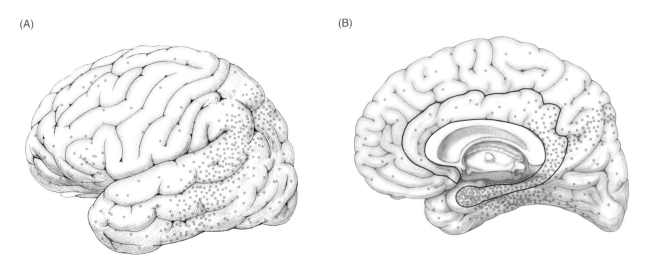

(A)　　　　　　　　　　　　　　　(B)

图 19.15　阿尔茨海默病病理变化的典型分布　皮质改变(包括神经斑、神经原纤维缠结、神经胶质增生、微空泡的形成、神经元丢失、层状结构模糊和灰质的萎缩)的程度用彩色点的密度标注。(After figure provided by Arne Brun, Lund University Hospital, Lund, Sweden.)

最早的临床特征通常只有在回顾时被发现,典型表现为在一些之前活动上兴趣的轻微丢失或转移,然而,阿尔茨海默病主导的早期特征通常是记忆丢失,尤其是近期记忆,伴随相对少的远期记忆。患者可能很难回忆最近的事件,如钥匙放在哪里,或他们打算在商店里买什么。尽管远期记忆损害并不严重,对于较少的近期事件也会存在一些记忆丢失。这些记忆功能的早期改变与内侧颞叶结构明显的病理性参与是类似的 (见图 19.15,也可见临床要点 18.1)。

其次,患者经常出现找词困难或**命名性失语症** (见临床要点 19.6),伴随其他后颞顶-枕部功能缺失的特征,包括**失用症**和**视觉-空间缺失** (见临床要点 19.7 和临床要点 19.10)。在疾病发生的过程中,患者出现各种行为异常,增加了看护的难度,在这种疾病中,行为学异常通常发生得比额颞叶痴呆晚,但最终也在阿尔茨海默病中发生。患者可能闲逛并在邻近地区走失,未穿衣服而离开住处,变得偏执或好指责,性别上不恰当,激动不安,富有攻击性,无法辨认家庭成员,做一些古怪的行为,如把食物放进烤箱但没有打开烤箱,糟糕时会打开所有的炉子然后离开房子。有一名女士在她的枕头上戳洞,然后倒进果汁,然后解释说她正在"喂婴儿"。在随后的病程进展中,患者出现更严重的**额叶功能异常**,伴随步态异常、意志力丧失和缺乏自制。

值得注意的是,运动障碍通常不会在病程早期出现,但如果步态异常出现在早期,则应该考虑其他诊断。类似的,幻觉可能发生在阿尔茨海默病,但通常不在早期出现,在路易小体的痴呆中却很常见。在晚期的阿尔茨海默病中,患者最终变得无法运动、无语、无反应和卧床不起,最终死于感染或其他疾病。发病后的平均生存时间接近 8 年,但取决于年龄。

对怀疑是阿尔茨海默病的患者进行评估的方法与之前描述的痴呆患者的评估方法类似。

阿尔茨海默病的治疗

尽管还未制订出阿尔茨海默病的确定性治疗方案,结合症状治疗和针对患者及家属的心理咨询可大大提高生活质量。NMDA 谷氨酸酯受体拮抗剂二甲金刚铵和几种胆碱酯酶抑制剂,包括多奈哌齐、利凡斯的明和雪花莲胺碱,已经表明对阿尔茨海默病患者认知功能的适度提高有作用。出现抑郁、精神错乱或过度兴奋时,在使用药物治疗时应小心,以避免药物副作用加重导致功能异常状态。

针对大量试剂的研究正在开展,这些试剂可能会延缓阿尔茨海默病的进程。这些试剂包括 γ-分泌酶抑制剂、特定的 β-淀粉样蛋白抗体、伽马球蛋白(包括抗淀粉样蛋白抗体)、通过阻断深度的糖化终产物 (RAGE)受体抑制淀粉样相关免疫反应和其他策略。我们期待随着进一步研究,针对这种常见和使人虚弱的疾病的治疗方案可以在近期被开发出来。

临床病例

病例 19.1　急性重症失语症,有好转

主诉

74 岁右利手女性因**突然出现讲话不稳定**和**右侧软弱无力**被带入急诊室。

病史

入院前一个月,患者被诊断为伴随房颤的甲亢。服用的药物包括香豆定进行抗凝,但患者可能存在不顺从。入院当天的晚餐上,她突然停止讲话,家人发现她的右侧肢体无力。家人将其带入急诊室时,右侧肢体无力的症状已经基本恢复,但她的讲话依然很不正常。

查体(入院第一天)

生命体征:体温 37.3℃,心率 100 次/分,血压 138/84mmHg,呼吸频率 20 次/分。

颈部:柔顺无杂音;甲状腺轻度肿大。

肺部:双侧基底部有少许爆裂音。

心脏:心律不规则;心动过速;心尖部可闻及 2/6 收缩期杂音。

腹部:肠鸣音正常;腹软,无触痛。

四肢:无浮肿。

病例 19.1 （续）

神经检查：

精神状态：警觉。

1. **自发性言语：自发性言语显著缺乏；**只能说单个词和极少的固定短语,如"不"(不恰当地)、"我不能"或"我不知道"。清一清嗓子就好像要准备说话,但随后却什么都没有说或说得非常少,偶尔说出一些无意义的言语错乱的音位,发音呈构音障碍和单音调,对机械任务和唱歌做得更好,例如,一旦检查者给她开个头,患者可连续数数至 7,并能唱几句"生日快乐",患者看起来因为她所出现的这些障碍而很受挫。

2. **理解力：不能正确执行命令**,除了"闭上眼睛",不回答"是"或"不是",不能正确指出命名的目标事物,偶尔模仿或遵守姿势,偶尔在有背景的基础上完成任务。

3. **重复：能重复"不",但不能重复"猫""Alice"**或其他单词。

4. **命名：不能对事物进行命名。**

5. **读：无法阅读。**

6. **写：**用笔乱画,没有任何字母。

脑神经：双侧瞳孔 3mm,受威胁时双侧眨眼,眼外运动正常,双侧角膜反射正常,**右侧面肌显著减弱,前额松弛**,张口正常。

运动功能：舌正常,**右侧敲打手指稍慢**,双侧肌力正常,但检查受运动不持久的局限,能够很好使用双手穿袜子。

协调：触碰物体时双侧手臂运动无共济失调。

步态：有一些不确定,但基础较窄。

感觉：四肢末端针刺退缩反应相同。

反射：

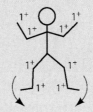

复查(入院第三天)

在运动检测中,患者有**轻度笨拙,右臂旋前肌偏倚**,自发性言语只由几个单词组成,理解力提高了很多,能够用"是"和"不是"正确回答大部分问题,能够执行一步的命令,**重复、命名、读和写仍然很差或不存在。**

复查(入院第五天)

自发性言语非常不流利,只有简单的语法词汇,偶尔会言语错乱。例如,当被要求描述她所看到的包含水从水池中流出来的复杂场景时。她由于自己的受限而表现得受挫和沮丧。理解力持续提高,回答有关自己的简单问题时正确率达到 70%,正确指对 75% 的目标物体,偶尔出现持续言语。当被要求命名一支笔"pen"时,她回答"pencil",不能命名手表,她写"谢谢你"代替自己的名字,且不能复述。

定位和鉴别诊断

1. 总结第一天的发现,患者当天是哪种失语症? 定位在哪里? 最可能的病因是什么?

2. 总结第三和第五天的发现,患者是哪种失语症? 定位在哪里?

讨论

1. 本病例在第一天的关键症状和体征是:
* 语言流利性差
* 理解力差
* 重复能力差
* 言语错乱、不能命名、失读症、失写症和挫折感
* 构音障碍,伴右面和右手无力

严重受损的语言流利性、理解力和重复能力一起归为完全失语(见图 19.4;临床要点 19.6),这个诊断与这名患者身上的其他语言异常相兼容。持续的完全失语通常由涉及前后语言区的大病灶或大的皮质下病灶导致(见临床要点 19.6),然而,完全失语也发生在局限在前语言区或后语言区的急性新发病灶。基于患者对威胁保持眨眼反应,她的视野未受影响,这表明后顶颞区可能未受影响。此外,结合前后语言区病灶或大的皮质下区病灶通常导致对侧偏瘫,但这名患者有相对轻的手臂虚弱,腿没有影响。这名患者的虚弱类型与侵犯左侧中央前

回面区和手区的病灶相一致(见图6.2,图6.14D),这表明她的急性完全失语是由左侧额叶病灶导致的,包括前语音区。根据患者房颤的血管风险因素和可能对抗凝治疗不顺从,以及她突然出现的缺陷,最可能的诊断是在左侧大脑中动脉上支区域的栓塞性脑梗死(见图19.3A),另一个可能是左侧额叶出血,尤其因为她服用香豆定,也可能是局灶性癫痫发作或偏头痛,但可能性较小(见表19.5)。

2. 第三天和第五天的关键症状和体征是:

- 流利性差
- 重复能力差
- 理解力相对恢复
- 命名、读和写能力差,言语错乱和受挫感
- 轻度右臂肌无力

3~5 天时患者的完全失语已改善为典型的布洛卡失语(见临床要点19.4),这种类型的演化通常出现在左侧额叶的急性病灶,最常见的病因是左侧大脑中动脉上支梗死。

临床病程和神经影像

最初的头部 CT 是正常的,患者的入院 INR(国际标准化系数)用于抗凝作用的测量,该值在亚治疗水平为 1.1(目标 2.0~3.0),心脏药物的剂量也很低,支持患者药物不依从而导致在左侧大脑中动脉上支供应区域栓塞性脑梗死的推断。因为她到达急诊室时不是 tPA 患者(见临床要点 10.4),她入院后进一步评估和治疗。入住两天后,脑 MRI (影像 19.1A,B)揭示了在涉及布洛卡区的左侧额盖有一个中等大小的栓塞,恰好在中央前回的面区和手臂区。

前面已经说明,患者的完全失语快速涉及布洛卡失语,这种状态持续改善,右侧无力的情况也有改善。在接下来的 2 个月后,她能够讲句子,偶尔暂停找单词,偶尔言语错乱。理解力、重复能力、读和写相对较好(不全好),她主要的困难是命名和找单词。因此,随着主要症状得到很好恢复,患者仍存在的缺陷主要是命名性失语。

病例 19.2 无意义言语

小病例

81 岁右利手女性,有高血压病史,因早晨突然**无法正常交流,讲没有任何意义的单词和句子**而被家人带入急诊室。查体显示脉搏不规律,自发性言语流畅,韵律和语法结构正常,然而,**说的大部分内容没有意义,不符合语境,表现出频繁的言语错乱和重复**,她不接受任何指令,除非闭上眼睛,当被要求抬起手臂时,她说"你想干什么?",她甚至不能重复单个字。在测试命名时,她称一支笔为"红雨",手表为"圆形的东西"。她不能读她写的内容。她表现得快乐、无忧无虑,看起来对她的缺陷完全不在意。右侧面对威胁眨眼的反射下降。其余检查正常。

定位和鉴别诊断

1. 患者是哪种失语? 病灶在哪里?
2. 最可能的病因是什么? 其他的可能性是什么?

讨论

本病例的关键症状和体征是:
- 流利,无意义的讲话
- 理解力差
- 重复能力差
- 命名和读写差,言语错乱频繁
- 对缺陷漠不关心和未察觉
- 右侧视野缺陷

1. 患者有典型的韦尼克失语表现(见临床要点19.5),所以定位最可能在左侧后上枕叶和左侧下顶叶区域。在该位置的病灶也能解释患者右侧视野减少,因为这个病灶能干扰左侧视辐射(见图11.8)。

2. 左侧颞顶区位于左侧大脑中动脉下支的供应区域,根据患者的年龄、高血压史和急性发作,最有可能的诊断是该区域的栓塞(见图19.3A),也有可能是出血,局灶性癫痫发作或偏头痛也有可能,但不太像(见表19.5)。

临床病程和神经影像

患者没有及时到急诊室进行 tPA 治疗(见临床要点 10.4),入住当天的头部 CT 显示在左侧大脑中动脉下支的供血区,左侧颞顶区有一个梗死灶,这一点在 4 天后的 MRI 扫描中得到证实(影像 19.2A,

病例 19.1　急性重症失语症,有好转

影像 19.1A,B　左侧大脑中动脉上部梗死　磁共振扫描 (A)轴向 T2 加权的影像表明,在左侧额叶岛盖部包括布 洛卡区有梗死,表现为高信号区。(B)在矢状 T1 加权图像 上梗死区呈低信号。

(A)

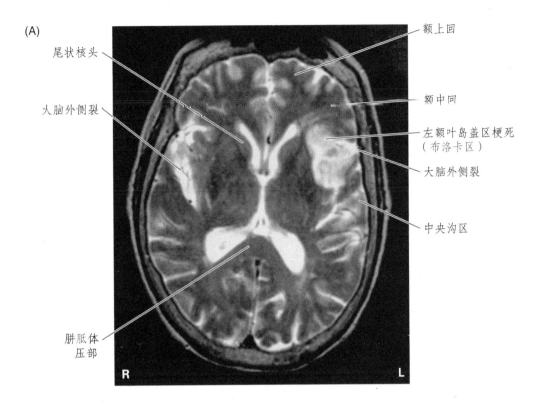

尾状核头
人脑外侧裂
胼胝体
压部

额上回
额中回
左额叶岛盖区梗死
(布洛卡区)
大脑外侧裂
中央沟区

(B)

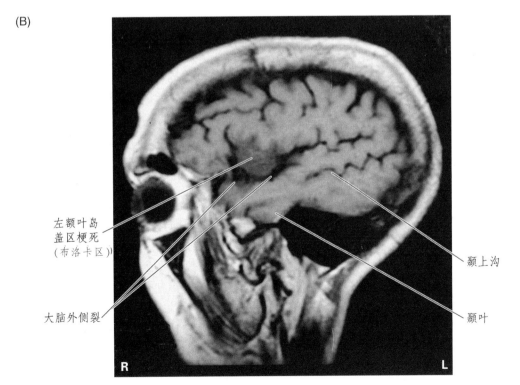

左额叶岛
盖区梗死
(布洛卡区))
大脑外侧裂

颞上沟
颞叶

B),要注意梗死灶包括韦尼克区以及相邻的颞顶皮质,和恰好穿过侧脑室内腔外侧的左侧视辐射,MRI同时发现患者存在中度皮质萎缩。入住时心电图显示有新发房颤,其他栓塞检查(见临床要点10.4)呈阴性。给予华法林(香豆丁)抗凝,1周后在家人陪同下出院回家,没有进一步随访。

另外的基本失语症病例

对于其他显示失语症基本类型的病例,请见第10章(病例10.5、病例10.6和病例10.8)。

病例 19.3　保留重复能力的失语症

小病例

63岁右利手女性,乳腺癌缓解中,晚上正在给她妹妹打电话时突然很难找到词语,无法回答简单的问题。被带入医院,检查存在警觉,能够叙述她的名字、哪年哪月,但说不出具体哪天,通过多项选择能正确选择她的位置,语言检查结果如下:

1. 自发性言语:迟疑不决,吃力,目光有暗示性,功能性词语(动词和介词)使用减少。频繁使用填充词,如"嗯""啊""你知道",有许多言语错误和自造的词,当检查者开始自动任务,如命名一周的每一天,她会做得更好。在生成单词的任务中,她在一分钟内只能命名6种动物,让她说出一个以"s"开头的单词时,她1分钟内没有回答出来。

2. 理解力:执行三步口头命令,能够快速分辨和指出身体的部分、目标、形状和单词,口头给予的段落命令可以正确回答6/8的问题,只有在执行长和复杂的命令时存在困难。

3. 重复能力:可以100%重复单词和句子(比自发性言语好很多),对于低概率的句子,她偶尔会出现言语错误。

4. 命名:只能命名1/6的物体,不能命名形状,当给出单词的第一个发音提示时,命名表现会提高。

5. 读:没有测试大声朗读。

其余的检查都正常。

定位和鉴别诊断

1. 这名患者是哪种失语? 病灶在哪里?

2. 有哪些可能的病因?

讨论

本病例的关键症状和体征是:

- 流利性差
- 重复能力和理解力相对正常
- 命名和写功能差,言语错乱

1. 患者有经皮层的运动性失语(见图19.4)。这可能是由位于优势大脑半球的外侧额皮质区的病变引起的,但不包括弓状纤维束、其他外侧沟周围通过的传导束和布洛卡区(见图19.3B),偶尔有可能是不包括相同区域的优势大脑半球的皮质下结构引起的。

2. 可导致缺陷突然出现,这些区域损害的病因可能包括ACA-MCA供血区的转折处梗死(见图19.3B)或出血(见临床要点5.6)。根据患者有乳腺癌病史,应考虑是否是肿瘤转移导致的脑出血。值得注意的是,脑肿瘤引起的突然症状有时甚至会在没有出血时发生,尽管这种情况不常见。

临床病程和神经影像

头部CT(影像19.3A)可以看到左侧额叶出血,不包括外侧沟周围皮质和布洛卡区,恰好在布洛卡区的背侧,出血区使布洛卡区与左侧额叶的其他结构断开连接,连接与语言形成有关,从而导致该患者出现经皮质的运动性失语(流利性受损,重复能力保留)。使用钆的MRI扫描(影像19.3B)检查脑转移,结果为阴性,但再一次显示了这个区域的出血,该患者的检查和神经影像发现,应与病例19.1中的布洛卡失语症的其他患者进行对照。

在出血后第1、4、9个月对患者进行随访MRI扫描,未发现转移或血管变形的证据,患者未进行血管造影,但MRA不显著。患者的语言功能逐步提高,1年后讲话流利性基本恢复,她仍然在进行积极的语言治疗,剩下的主要问题是一定的找词困难和讲话累赘。

病例 19.2　无意义言语

影像 19.2 A,B　左侧大脑中动脉下部梗死　轴向 T2 加
权图像。(A,B)由下向上。梗死区包括韦尼克区。

(A)

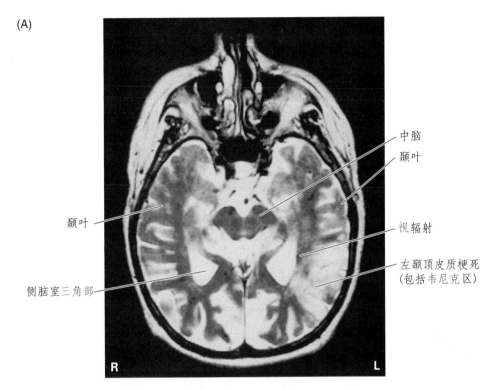

中脑
颞叶

视辐射

左颞顶皮质梗死
（包括韦尼克区）

颞叶

侧脑室三角部

R　L

(B)

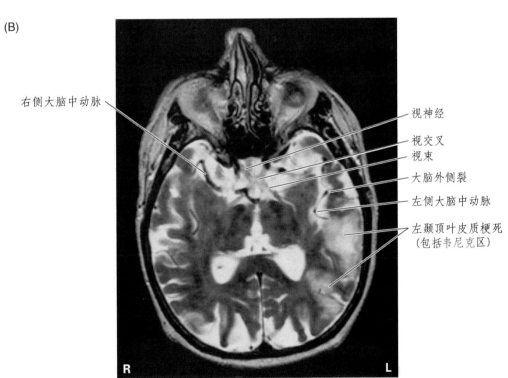

右侧大脑中动脉

视神经

视交叉
视束

大脑外侧裂

左侧大脑中动脉

左颞顶叶皮质梗死
（包括韦尼克区）

R　L

病例 19.3　保留重复能力的失语症

影像 19.3 A,B　左侧额叶出血　出血区位于布洛卡区背侧,不涉及外侧裂周区。(A)轴向 CT 扫描图像。(B)冠状　T1 加权磁共振伴静脉注射钆。

(A)

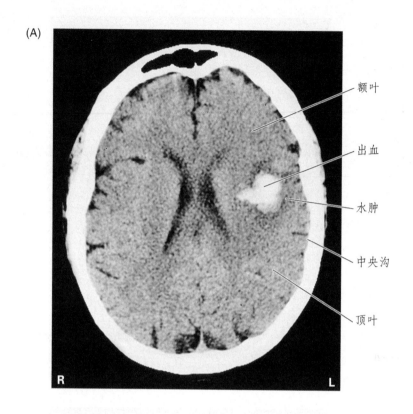

额叶
出血
水肿
中央沟
顶叶

R　　　L

(B)

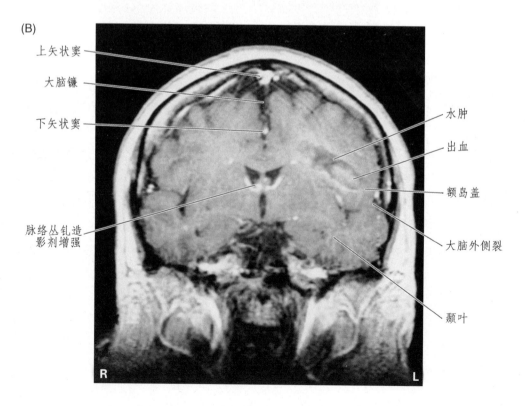

上矢状窦
大脑镰
下矢状窦

脉络丛钆造
影剂增强

水肿
出血
额岛盖
大脑外侧裂
颞叶

R　　　L

病例 19.4 重复能力受损

小病例

67 岁右利手女性发生车祸,在现场有**短暂的意识丧失和轻度意识模糊**。重要病史有人工二尖瓣和冠心病,使用阿司匹林和香豆丁抗凝。车祸后她抱怨**左额头痛、颈部疼痛、恶心和呕吐**,被带入急诊,颈椎 X 线正常,初步的神经查体正常,**对车祸记忆缺失并对具体日期不确定**,但知道正确的月份和年份。两天后头疼加重,她被告知有一些新的语言障碍,进行神经科问诊,检查显示有一定的**颈项强直**、收缩期杂音,言语流利,执行三步命令时理解力正常,但**重复存在障碍**,此外,她有**轻度的右侧旋前肌偏移和右侧一脚趾上翘**。

定位和鉴别诊断

1. 在检查中,患者表现出哪种失语症?失语症和相关的轻度运动异常的定位在哪里?

2. 根据患者的病史和最初症状,可能的诊断是什么?

讨论

本病例的关键症状和体征是:

- 重复能力差
- 相对完整的流利性和理解力
- 轻度右侧旋前肌偏移和右侧巴宾斯基征
- 短暂意识丧失,记忆丧失,左前额疼痛,恶心,呕吐,颈项强直

1. 患者有传导性失语(见图 19.4),可能由涉及弓状纤维束的皮质下损伤或在优势大脑半球的外侧裂周区皮质损伤导致(见图 19.2A)。轻度右侧皮质脊髓的发现也表明左侧脑半球存在损伤,这个损伤导致了附近皮质脊髓束的轻度损伤(见图 6.10A)。

2. 短暂的意识丧失和意识模糊表明在车祸过程中可能存在头外伤,头痛、恶心、呕吐和颈强直都是脑膜刺激的体征(见表 5.6),结合患者服用抗凝药和阿司匹林,表明存在颅内出血(见临床要点 5.6),位于左侧大脑半球的外侧裂周区。不太可能的病因包括该位置的梗死、肿瘤或感染。

临床病程和神经影像

头部 CT(影像 19.4A–D)显示一个位于左侧外侧裂的外伤性出血(见临床要点 5.5,5.6),这包括在脑沟内的蛛网膜下隙出血和一个更加融合的脑实质出血,出血涉及外侧裂周围区域,包括弓状纤维束,因此可能切断了前后语言区的连接(见图 19.2A)。同时发现一个小的硬膜下出血,与右侧大脑镰相邻(未展示在影像 19.4A–D),有可能与患者的表现无关。

患者的阿司匹林停用,香豆丁也暂时停用,给予患者几个单位的新鲜冰冻血浆,以部分反转其抗凝治疗。在接下来的几天中,患者病情稳定,在恢复使用香豆丁之前小心地给予低剂量的肝素。入院后第 9 天,她的重复能力得到提高,但仍使用常用词语,有一些轻度困难,尤其当重复她从来没有听过的句子时格外明显。

病例 19.4　重复能力受损

影像 19.4 A–D　位于弓状纤维束区域的左侧外侧裂周区
脑实质出血　轴向 CT 扫描图像。(A–D)由下向上。

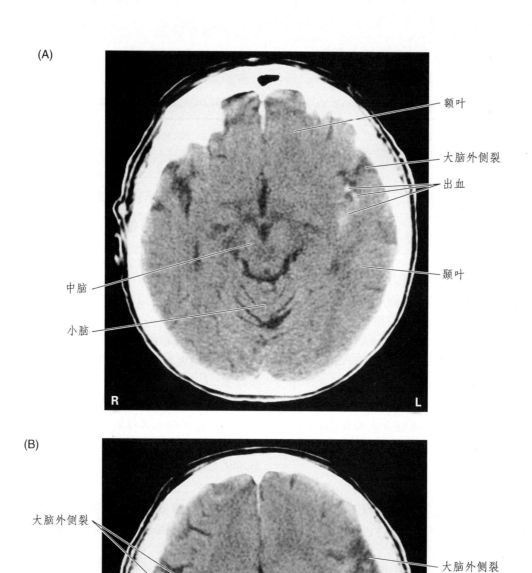

(A)

额叶

大脑外侧裂

出血

颞叶

中脑

小脑

R　　L

(B)

大脑外侧裂

大脑外侧裂

出血

韦尼克区

弓状束区

R　　L

病例 19.4 （续）

(C)

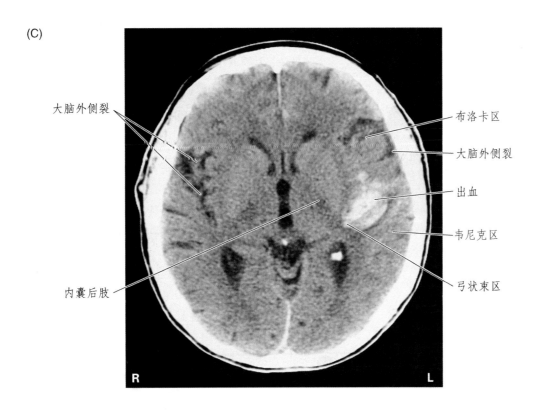

大脑外侧裂
内囊后肢

布洛卡区
大脑外侧裂
出血
韦尼克区
弓状束区

(D)

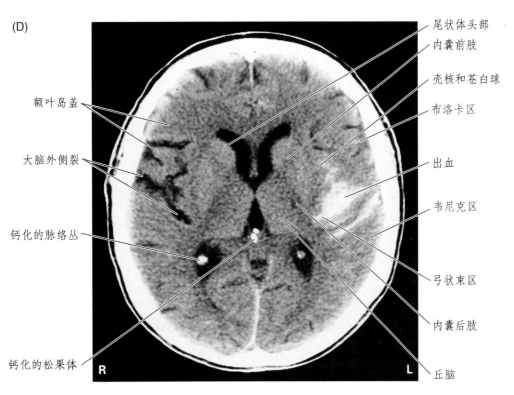

额叶岛盖
大脑外侧裂
钙化的脉络丛
钙化的松果体

尾状体头部
内囊前肢
壳核和苍白球
布洛卡区
出血
韦尼克区
弓状束区
内囊后肢
丘脑

病例 19.5　失读,保留书写能力

小病例

64 岁右利手女性一周内出现**视觉和阅读能力进展性困难**,值得注意的是,她有 3 年结肠癌伴肝转移病史,检查正常,**除了不能读写下的单词,短期口头记忆有一些困难和右侧视野偏盲**。她能够正常书写,写"今天是不错的一天"和"今天波士顿的阳光很好",但几分钟后当给她看自己写的内容时,她无法读出来,还有**轻微的举名困难**,能命名手表、戒指、手指、肘部和嘴唇,但无法命名指关节、指甲、静脉或手,未检查颜色命名。

定位和鉴别诊断

1. 在该患者身上出现的能写不能读的症状是什么? 定位在哪里?

2. 根据逐渐发病的过程和病史,哪些病因可能导致该部位的损伤?

讨论

本病例的关键症状和体征是:

- **书写正常,阅读障碍**
- **右侧同向偏盲**
- **短期非文字记忆困难**
- **轻度命名性失语**

1. 造成这名患者典型的书写正常、阅读障碍的原因是左内侧枕叶的视觉皮层病变延伸到了胼胝体后部(见临床要点 19.7,图 19.5)。

2. 综合该结肠癌患者的病史及病情一周的逐渐演变过程,患者应考虑脑转移瘤的可能。其他可能性还应该包括左侧 PCA 区域的缓慢进展性脑梗死、颅内出血、颅内肿瘤、脓肿等。

临床病程和神经影像

头部增强 CT 扫描(影像 19.5A,B)显示左中侧枕叶有明显强化的、周围带有水肿的、延伸到胼胝体后部的囊性破坏区。给该患者用类固醇来减轻水肿。通过用立体定位的方法(见临床要点 16.4),使其水分以线状从囊肿流出,从而减轻偏盲和阅读障碍。此外,立体定位活检发现了转移性腺癌。随后采用了立体定向质子束(见临床要点 16.4)直接照射坏死区来对患者进行治疗,这样她的病情至少能稳定 3 个月。

病例 19.5 失读，保留书写能力

影像 19.5 A, B 结肠腺癌转移到了左内侧枕叶区和胼胝体后部 轴向 CT 图像伴静脉注射对比增强剂。(A, B)由 下向上。

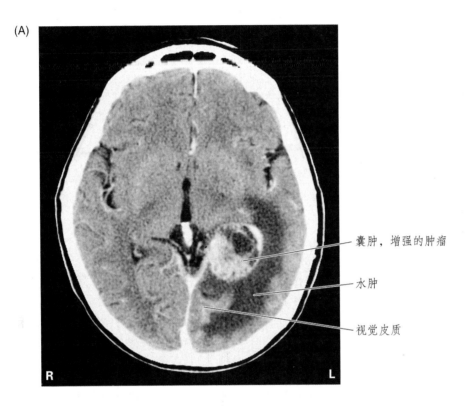

(A)

囊肿，增强的肿瘤

水肿

视觉皮质

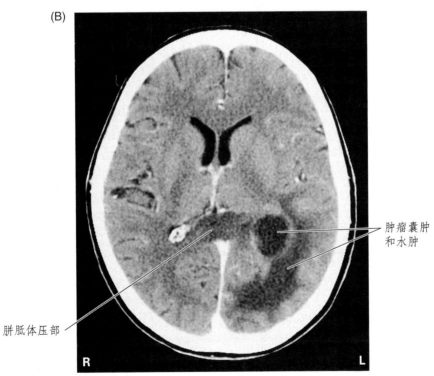

(B)

肿瘤囊肿和水肿

胼胝体压部

病例 19.6 左半侧忽视*

小病例

据其朋友告诉医疗人员，患者是一名有吸烟史的 61 岁左利手保安，**曾出现过左手麻木，麻木持续了将近一个小时**。据说，第二天他去杂货店买彩票时就跌倒在了地面上。他**否认身体有异常**并说道"他们说我中风了，并且给我呼叫了急救车"。在检查过程中，患者不耐烦、易激惹，**未感觉任何不适**，一直想回家。他有比较**严重的左侧视觉障碍**，在一个复杂的视觉场景图片中（图 19.16），他只能看到图片最右侧的窗帘，在杂志的一篇文章中，他只能看见最右边的两行单词。当要求他画个钟表时，他**把笔在空中旋转大半圈，最后把笔落在了纸的最右边**。然后，把笔还回来并且说道"我画完了"。很显然，他认为他已经把钟表画好了。他未**向左边看去，表现出明显的右侧凝视偏好，左侧鼻唇沟轻度下降**。身体左侧的自发运动逐渐减少，但他仍能用左腿和左臂完成 4/5 的力量对抗。他**左侧触觉存在，但对左侧两个同步触觉刺激感受不到。左侧反射略显活跃**。

定位和鉴别诊断

1. 总结这名患者所表现出的忽略类型（见表 19.7）

2. 基于以上粗体字所表现出来的症状和体征，该患者的病变部位最可能在哪个区域？

3. 最可能的诊断是什么？

---

*注:病例 10.10 的患者也是此患者。

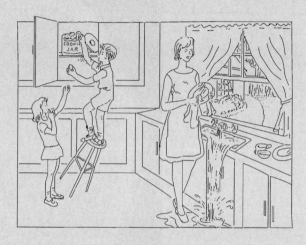

图 19.16 用于视觉忽视测试的复杂图片 患者被要求描述他所看到的一切，但他只提到了位于图片最右侧的窗帘。（Reproduced with permission of Lea and Febiger. ）

讨论

本病例的关键症状和体征是：

- 病感缺失
- 左侧视觉忽略
- 左侧两个同步触觉刺激消失
- 当被要求画画时，手移动到纸张右侧，身体左侧自发动作减少，但仍能完成 4/5 的力量对抗
- 不耐烦与易激惹
- 喜右侧注视
- 对左侧的危险视而不见
- 左侧鼻唇沟轻度下降，左腿和左臂 4/5 的肌力，左侧反射略显活跃
- 左手短暂麻木

1. 这名患者的半侧忽略综合征表现出一些典型特征（见临床要点 19.9），包括视觉缺失和躯体感觉缺失。当患者尝试绘画时，运动忽略表现为定向的运动偏向，而且除非强烈要求，患者的左侧自主运动减少。患者对疾病忽略症有完整的概念上的忽视，性格上也有很大变化，变得易激动，常见于右侧大脑半球病变（见临床要点 19.10）。

2. 左半侧忽略的患者常出现右顶叶和额叶皮层的病变（见图 19.8），但偶尔也会发现扣带回、丘脑、基底节和中脑网状结构的病变。喜右侧注视进一步证明右脑额叶和顶叶的功能定位（见图 13.14）。然而，对威胁的瞬目减少通常是由于视觉通路的损坏，而不是对威胁的疏忽。因此，对左侧威胁的瞬目减少说明病变部位位于更后方，可能包括穿行于右颞叶和顶叶下方的视辐射（见图 11.8）。在枕叶的损坏区常可见轻度的皮质脊髓和皮质延髓的踪迹（见临床要点 10.1），尤其在急性期。左手发麻是由右侧顶叶的躯体感觉皮质参与的。

最可能的临床定位是右颞叶，包括视辐射。

3. 考虑到患者突然出现的症状，患者的年龄和吸烟史，最可能的诊断是 TIA 引起的左手发麻，随后发生缺血性脑梗死（见临床要点 10.3，10.4）。他的右侧颞顶叶是由右侧大脑中动脉分支供应的。另一种可能就是患者最初的麻木是一种病灶发作,此患者以前忽视的肿瘤、出血、感染等疾病,当天可能严重发作了。

临床病程和神经影像

这名患者是在临床常规使用 tPA 之前来看病的。否则,他正好可以用 tPA 来治疗。入院当天的头部 CT 显示在右颞叶有较小的低密度病变区。随访两个月后的头部 CT(影像 19.6A)证实了包括供应右颞叶皮质和视辐射分支在内的大脑中动脉的其他分支梗死。

颈多普勒与磁共振血管造影检查显示右侧颈内动脉严重狭窄与闭塞(见临床要点 10.5),于是又对其进行传统脑血管造影,显示了闭塞的右颈内动脉(见影像 10.10A,B)。这些结果表明右侧大脑中动脉的下部中存在血栓,这些血栓的脱落导致颈内动脉的栓塞。给该患者用华法林治疗来减少血栓的形成。入院治疗后的第三天,他能看到左边,当给他刺激时,左边的力量和反射也都是正常的。患者对左侧刺激的瞬目还是减少,对双同步触觉刺激偶尔(1/

3 的实验中)感觉不到。华法林最终被停用,在接下来的一年中,除了左侧视野障碍,其他都正常(检测员并不能精确测量)。

有趣的是,通常情况下,即使患者是个左撇子,右侧大脑半球异常,也会出现明显的左侧忽略现象。之前也有较早的与此病例相似的左侧忽略现象的例子,见图 19.9,19.10,病例 10.9,10.11。

影像 19.6B-E 展示了一名患有严重右半侧忽略患者的头部 CT。这名 52 岁的妇女在童年时期因为早发的难治愈癫痫而切除了左侧大脑。尽管经历严重的手术,她仍然做着图书管理员的工作。然而,在过去的 6 个月中,又逐渐发展为脑积水(见临床要点 5.7),一个已知的大脑半球切除术的延迟并发症(见影像 19.6B,C)。除了脑积水征象,如步态障碍和嗜睡,检查她的身体,最显著的发现是右半侧忽略(影像 19.6F)。这种现象可以用由大脑半球切除术和右侧半球脑积水引起的抑郁组成的"双边"病变来解释(见图 19.7D)。经过脑室腹腔分流术(见临床要点 5.7),患者的脑积水状况明显好转(见影像 19.6D,E),右侧忽略现象也明显好转(影像 19.6G)。

病例 19.6 左半侧忽视

影像 19.6 A 右侧大脑中动脉下部梗死 症状出现 2 个月后,轴向头部 CT 影像显示右侧颞顶叶梗死区呈低密度影。

(A)

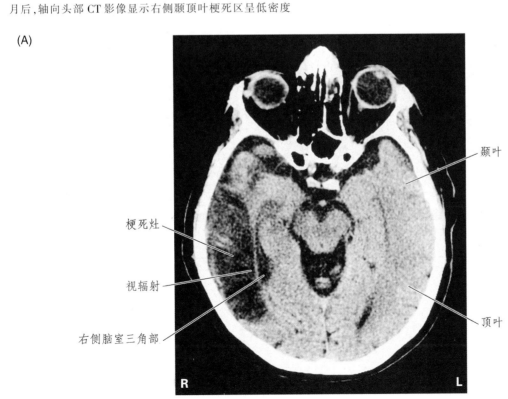

颞叶

梗死灶

视辐射

右侧脑室三角部

顶叶

R L

病例 19.6 (续)

影像 19.6 B–E 左大脑半球切除且伴有脑积水患者的头部 CT 扫描 轴向 CT 扫描影像。(B,C)分流之前。(D,E)脑室–腹腔分流术后。(From Kalkanis SN, Blumenfeld H,

Sherman JC, Krebs DE, Irizarry MC, Parker SW, Cosgrove GR. 1996. Delayed complications 36 years after hemi-spherectomy:a case report. *Epilepsia* 37(8): 758–762.)

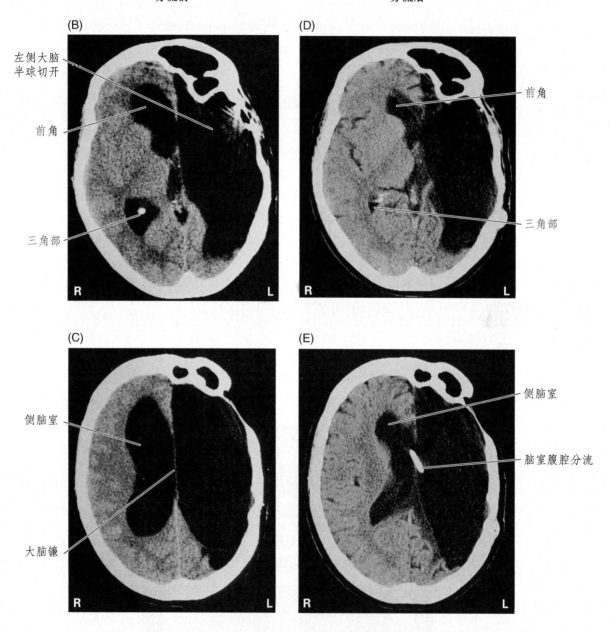

分流前

分流后

(B)
左侧大脑半球切开
前角
三角部
R L

(D)
前角
三角部
R L

(C)
侧脑室
大脑镰
R L

(E)
侧脑室
脑室腹腔分流
R L

病例 19.6 (续)

影像 19.6 F,G 左大脑半球切除且伴有脑积水患者的钟表绘画 与图 19.6 B–E 为同一患者。(F) 分流之前患者表现为右半侧忽视。(G) 脑室–腹腔分流术后忽视恢复。(From Kalkanis SN, Blumenfeld H, Sherman JC, Krebs DE, Irizarry MC, Parker SW, Cosgrove GR. 1996. Delayed complications 36 years after hemispherectomy: a case report. *Epilepsia* 37(8): 758–762.)

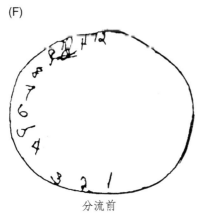

分流前

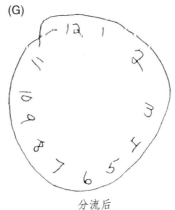

分流后

病例 19.7　意识缺失

主诉

患者,女,27 岁,由于逐渐加重的嗜睡、动作迟缓和大小便失禁被送往医院。

病史

5 年前此患者就有言语困难,被诊断为左额叶少突星形细胞瘤。她接受了手术切除、放射治疗和化学治疗,并且治疗效果很好。随后继续做接待员工作。入院前 6 个月,她**性格发生了变化,更加沉默**,动作更加缓慢,言语和动作都变少。这种情况在最近 2~3 周变得更加明显,已经**尿失禁,不能独立行走**,吃饭由母亲喂养。

查体

生命体征:体温 36.7℃,脉搏 80 次/分,血压 120/70mmHg。

颈部:正常。

肺部:叩诊清音。

心脏:心率正常,无杂音,奔马律,心包摩擦音。

腹部:肠鸣音正常,腹软。

四肢:正常。

神经系统检查

精神状态:清醒但昏昏欲睡,回答问题和执行命令缓慢,总是拖延一段时间,甚至无应答。只有当命令其回答时,声音才会变大。她能准确回复今天的日期及她的住所。思索后,她能说出前两任总统的名字。她能够准确地重复说话,命名了 5/5 的物品。4 分钟后,在提示及第二次测试的情况下,她想起了 0/3 的物品。**当问及算数问题和拼写"world"时,她并未作答**。

脑神经:除了**轻微的左脸下垂,左肩耸肩减少**,其他正常。

运动:没有漂移,肌张力和体积正常。由于运动无法坚持,很难测定力量。在肌群测试过程中,当测试每个肌群时,仅会产生短暂的非持续的次最大负荷试验。然而,她左侧的力量可达到 4⁻/5,右侧力量达到了 4⁺/5,大约 4/5 的力量对称。

病例 19.7 （续）

反射:**两侧握持反射显著对称**。噘嘴反射和吸吮反射不存在。

协调性:缓慢,但指鼻试验和脚跟胫试验未显示共济失调。

步态:**移动缓慢,脚不能离开地面。需要扶持,避免向左侧跌落。**

感觉:轻触觉、针刺、震动觉完整存在。

定位和鉴别诊断

1. 总结这名患者的临床特点。大脑什么部位的损坏导致这些症状?是单侧病变还是双侧病变?

2. 为什么此患者记忆受损?

3. 造成该患者功能下降的最可能诊断是什么?

讨论

1. 本病例的关键症状和体征是:

• **意识缺失(清醒但反应慢,沉默,长期延迟后回应)**

• **运动功能减退(自发运动减少)**

• **发音过弱**

• **短暂记忆受损**

• **运动持续困难**

• **双边握持反射困难**

• **尿失禁**

• **缓慢,不稳定,拖沓过门槛,向左侧倾倒**

• **左脸和左臂力量轻微缺乏，左巴宾斯基征阳性,左脚踝阵挛,整个反射活跃**

总结临床特点可以发现,在两侧大脑半球的额叶有大面积病变(见临床要点 19.11,表 19.10)。患者轻微的双侧皮质脊髓束损害表明是双侧共损。

2. 记忆力测试通常也显示额叶病变,造成注意力和工作记忆力受损。

3. 病史中该患者额叶曾患有少突星形细胞瘤,检查中双侧病变,该患者最可能的诊断是肿瘤复发蔓延到额叶。

临床病程和神经影像

头部 CT(影像 19.7A)显示双侧前额叶皮质呈异常的低密度影,这可能是水肿和复发的肿瘤。这种胶质瘤经过胼胝体前部扩展，涉及双侧额叶,被称为蝴蝶胶质瘤。脑沟已变浅消失表明患者的警觉性降低,可能与颅内压升高有关(见临床要点 5.3)。

该患者入院后给予类固醇和静注甘露醇治疗,无明显效果。病理切片检查证实肿瘤复发。给予包括通过右侧颈内动脉中床突上方的超选择插管的化学治疗。然而,病情仍继续恶化。

相关案例 影像 19.7B 展示了一位由于持续 6 个月注意障碍被送往记忆门诊的 73 岁老年妇女。神经系统检查显示除了有持续症外，其他都正常。无论什么问题都回答相同,对远、近期的记忆都有障碍。这种情况说明在额叶巨大的病变也可能只导致轻微的缺陷,尤其是当病变缓慢进展时。病变手术切除后做快速病理显示是脑膜瘤。术后,患者的精神状态明显提高,随后的表现很好。此病例另一个重要的经验是神经影像学研究在试图找到疑似痴呆(见临床要点 19.16)的可逆原因的重要性。

额叶病变的患者常可发现持续说话。这个发现就如在病例 19.7 中所看到的那样明显。在其他病例中,较轻的持续说话可通过手动或书面交替排序任务来检测。影像 19.7C 展示了一名患者在书面交替排序任务中持续重复的行为。有趣的是,这名患者苯二氮类中毒,额叶并未有病变。这表明弥漫性病变有时可造成额叶病变的结果 (见临床要点 19.11)。

病例 19.7　意识缺失

影像 19.7 A　双侧额叶的"蝴蝶"星形细胞瘤　轴向 CT
扫描表明肿瘤经过胼胝体扩张,导致涉及双侧额叶。

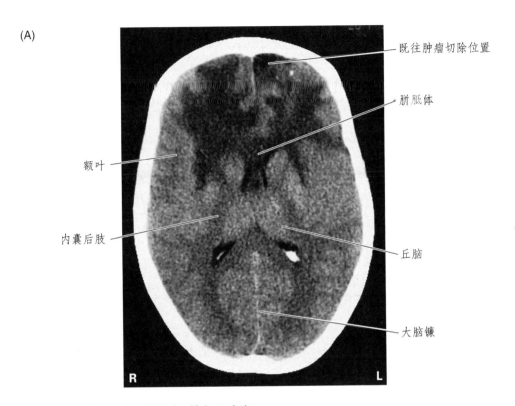

(A)

既往肿瘤切除位置

胼胝体

额叶

内囊后肢

丘脑

大脑镰

R　　L

影像 19.7 B　大脑镰脑膜瘤压迫双侧额叶　轴向 T2 加权
磁共振影像。

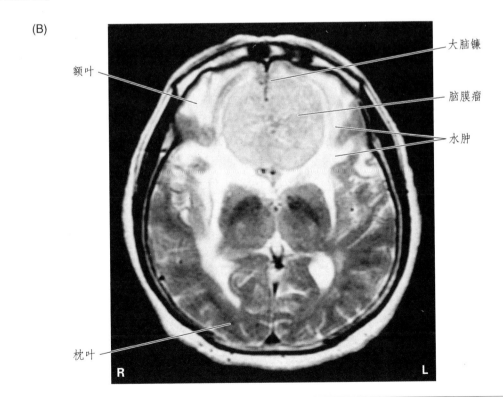

(B)

额叶

大脑镰

脑膜瘤

水肿

枕叶

R　　L

病例 19.7 (续)

影像 19.7C 书写交替序列任务 患者被要求照着检测员的笔画模式重复直到页末。这位苯二氮中毒患者表现为持续重复的行为及"靠近"。这个病例表明在弥漫性脑病的患者能看到病灶缺损。

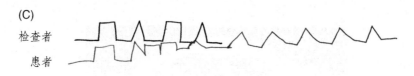

(C)
检查者
患者

病例 19.8 失明但无意识缺失

小病例

患者,女,82岁,由于3天的视力问题被家人送到了医院急诊室。除了双侧额部疼痛,没有别的症状,但她**需要摸着墙来找寻住所**。患者坚持称自己没有病,视力也很正常,但有两侧额部头痛。在测试时,她**看不见大的物体,即使物体在她眼前晃动,她也没有受刺激而眨眼睛。**

定位和鉴别诊断

患者的症状有哪些,病变部位在哪里?最可能的诊断是什么?

讨论

本病例的关键症状和体征是:

- **完全失明**
- **失明未觉**
- **双额头痛**

这名患者完全失明并伴有失明未觉。这种失明与双侧视皮质病变有关,故又称为皮质盲或安东综合征(见临床要点19.12)。考虑到患者的年龄和发病之急,首要诊断是两侧半球内侧枕叶梗死。这可能是由于栓子或血栓到达基底动脉的顶端,然后两侧的大脑后动脉栓塞(见图10.3,图10.5)。另一种可能性是双侧的视皮质出血。在后部的出血可见于血管淀粉样病变(见临床要点5.6)。此患者在双侧枕叶可见肿瘤和感染。双侧额部头痛与枕部病变的原因一致(见表14.6)。最后,此患者可能是由于额叶和顶叶有病变而导致疾病失认症,同时在视觉通路处的病变引起双侧视力丧失。

临床病程和神经影像

头部CT(影像19.8A)显示了双侧距状皮质(尤其是视觉皮质)的栓塞。此外,还有位于双侧后顶叶下白质的栓塞(影像19.8B)。这名患者没有及时入院接受苯二甲酸治疗,但入院后栓塞处理已及时完成,也未清楚显示栓塞的病因。入院后的几天,她恢复了每只眼睛右上象限的一部分视力。现在,她能够感觉到手指的运动,在她的视力范围内可看清检查者领带的图案。视力虽逐渐恢复,但巴林特综合征症状开始出现(见临床要点19.12),包括难以伸手抓住身前的物品,做出不准确摸索动作(视判距不良)。位于背侧顶叶底层的视联合皮质栓塞导致了这些症状(见影像19.8B)。她出院后到一家康复医院工作。

病例 19.9 突然无法识别人脸

小病例

一位78岁右利手以前曾用香豆素抗凝治疗房颤的老人因为不同寻常的视觉障碍被送入急诊室。6年前他曾有过脑梗死,造成了逐渐加重的左侧同向偏盲。入院前一天开车时,他看见了一个"**遮挡他**

病例 19.9　（续）

上侧视野的半透明的白色窗帘"，这造成无法看清交通状况。他觉得他的**运动知觉已经消失**，导致他差点撞向前面的卡车。入院当天早晨，他不再能看到窗帘，而是感觉到"**闪闪发光的玻璃球和水滴在刺激他的双眼和上部视觉区域**"。然后，他又碰到一个在他身旁行走的密友，却感觉那么模糊。患者对他的朋友说道："你是谁！"，朋友回应说"你疯狂人了？咱们已经认识好多年了啊！"随后患者通过声音认出了他的朋友。

在急诊室查体过程中，该患者精神状况良好，能说出一直到威尔逊总统的所有名字，并能在 5 分钟后回忆 3/3。除了在他**视野左下象限的盲区**外，其余视力正常。他能够透过他的上视野看清泪滴状的变形。此外，他对杂志上人物**脸的识别也有困难**。例如，当展示乔治·布什时，他说"我想我应该认识他"。当展示克林顿的照片时，他说"让那个人离我远点"（该患者是位坚定的共和党人）。除了人脸外，他能够准确说出物品。读写能力和色觉正常。其余检查也正常。

定位和鉴别诊断

1. 什么疾病会导致感觉和言语正常但认知功能降低？鉴于上面粗体字显示的结果，该患者最可能的病变部位在哪里？

2. 最可能的诊断是什么？

讨论

本病例的关键症状和体征是：

- 面孔识别困难
- 两侧上视野障碍
- 左下象限盲点

1. 在原始的感知和命名上，损伤知觉没有缺陷的现象被称作失认症（见临床要点 19.12）。该患者展示了不能识别人脸的缺陷，但是识别、辨别、命名其他物品的能力依然存在，这种症状被称为人脸失认症，通常是由在视觉辐射皮层中两侧人脸识别区域的病变引起的（见图 19.13）。相关功能可包括上视觉功能障碍，是因为接近距状皮层的区域（见图 11.15）。该患者左下象限的盲区最可能与 6 年前的脑梗死有关，该梗死曾引起左侧同向偏盲，以后逐渐改善。

2. 鉴于他曾用香豆素治疗房颤的病史，最可能的诊断是双侧颞枕叶下区的梗死或出血。

临床病程和神经影像

头部 CT（影像 19.9）显示了右侧枕叶的一个旧梗死灶，同时在左下枕叶出现新的梗死。患者未及时入院接受香豆素治疗（见临床要点 10.4），但接受了进一步的评估。入院时，他的抗凝指数 INR（国际标准化比率）在治疗范围内。磁共振并未显示明显狭窄。入院后的两天，患者的人脸识别能力迅速提升，上视野视觉障碍也逐渐改善。出院后，继续香豆素抗凝治疗。

病例 19.10　音乐幻想

小病例

一位来自萨尔瓦多的 21 岁右利手男性在癫痫后被送入急诊室，从 3 年前开始，在听到音乐和声音后，他的癫痫会频繁发作。这种现象常发生于全身抽搐之后。那时他住在农村，3 个月后，在没有药物治疗的情况下，这种现象逐渐消失。在入院的这一天，当他在工作时，又**听见了演奏音乐的声音**。然后，他感到头晕目眩，看到了斑点，然后就**失去了知觉**。目击者说，他经历了 2~3 分钟的**强直性痉挛**，随后是癫痫发作后嗜睡和头痛，但说话仍然正常。在急诊室时，相似的状况发生了。在癫痫完全恢复后的几个小时，对其进行了体检。

定位和鉴别诊断

1. 哪个解剖部位的变化会导致癫痫症状的顺序性发作？哪侧半脑的哪些部位参与了癫痫的发作（见临床要点 18.2）？

2. 该患者癫痫发作的可能原因有哪些？

讨论

本病例的关键症状和体征是：

- **听见播放音乐的声音**
- **头晕**
- **看到斑点**
- **意识消失和全身抽搐**
- **没有明显的语言障碍**

1. 听觉通路周边一些部位的病损可以引起幻听(见临床要点 19.13)，但是只有病变在皮质区才能引起癫痫的发作。因此，此患者的癫痫可能是由于听觉皮质和听觉辐射皮质的病损造成的。蔓延到顶叶的前庭皮质区造成了患者的眩晕。广泛延伸到两侧大脑皮质引起强直性痉挛(见临床要点 18.2)。对于一般人来说，音乐能力更多取决于右侧半球(见表 19.3)。音乐幻想常发生在右侧颞叶癫痫发作时(见临床要点 19.13)。此外，左侧半球的癫痫常与癫痫后失语有关，这名患者并未发生这种情况。因此，引起癫痫发作的最可能区域是右侧半球颞上回靠近 Heschl 区域(初级听觉皮层)和听觉辐射皮层的病变(见图 19.1)。

2. 在美洲中部，成年早期未创伤患者的癫痫产生的原因是中枢神经系统囊尾蚴病 (见临床要点 5.9，影像 5.7D–H)。其他原因包括中枢神经系统感染、低度恶性肿瘤或皮质发育不全。

临床病程和神经影像

脑部磁共振检查发现高信号的囊肿和 Heschl 的脑回(影像 19.10A，B)。患者接受腰椎穿刺术，诊断为囊虫病。用抗惊厥药和抗寄生虫药吡奎酮治疗，连同短暂的类固醇治疗以防脑水肿的发生。患者治疗效果良好，出院后无不良情况发生。

病例 19.8　失明但无意识缺失

影像 19.8 A,B　双侧视觉皮质梗死　轴向 CT 扫描影
像。(A,B)由下向上。

(A)

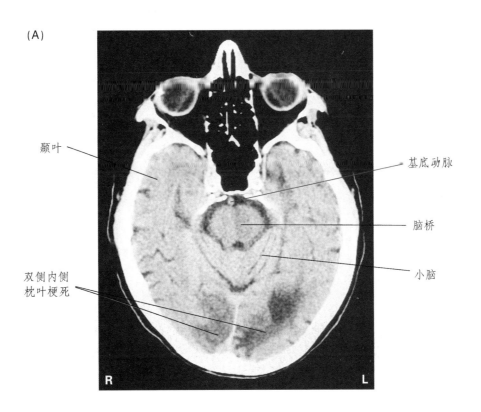

颞叶

基底动脉

脑桥

小脑

双侧内侧
枕叶梗死

R　　L

(B)

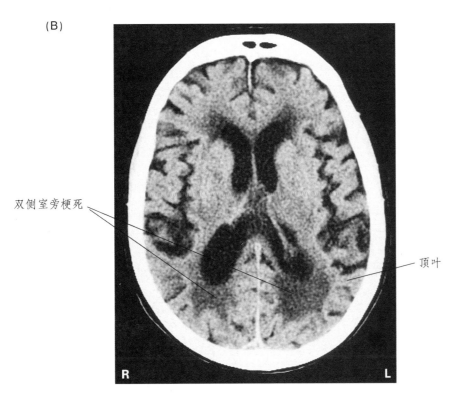

双侧室旁梗死

顶叶

R　　L

病例 19.9　突然无法识别人脸

影像 19.9　双侧下枕颞梗死　轴向 CT 影像。

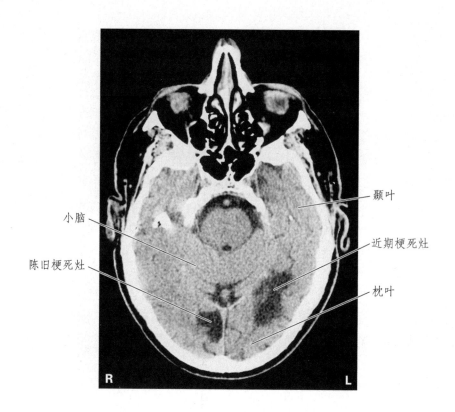

颞叶

近期梗死灶

枕叶

小脑

陈旧梗死灶

病例 19.10 音乐幻想

影像 19.10 A,B 位于右侧颞上回的囊虫病病变 T1 加 状图像。
权的磁共振图像。(A)矢状位。(B)静脉注射钆增强剂的冠

(A)

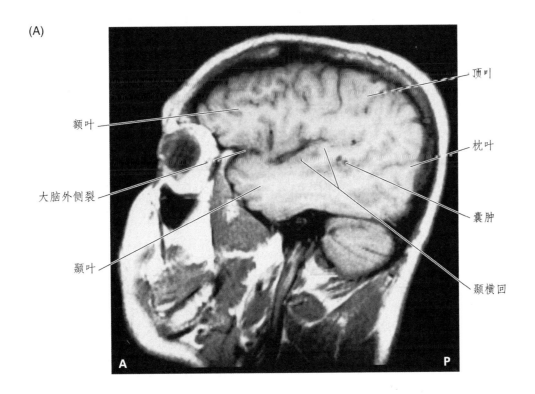

顶叶

额叶

枕叶

大脑外侧裂

囊肿

颞叶

颞横回

A P

(B)

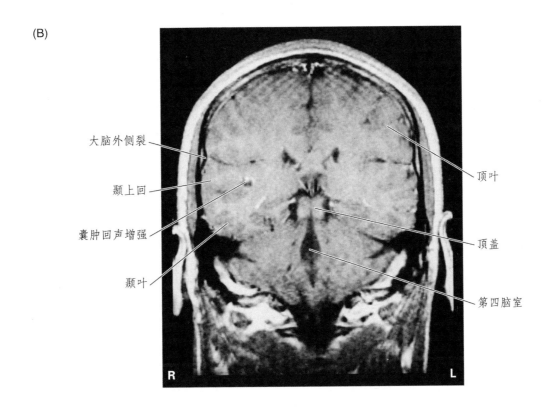

大脑外侧裂

颞上回

顶叶

囊肿回声增强

顶盖

颞叶

第四脑室

R L

病例 19.11 以记忆问题开始的进行性痴呆

主诉

一名 76 岁的右利手老年女性因为近 4 年逐渐加重的记忆力障碍被送入记忆力障碍门诊。

病史

患者身体一直很健康。**在 72 岁退休时记忆力开始减退**,从那时起这种状况越来越严重。她的丈夫描述说,患者最初在家做饭都有困难,最近几周告诉她的事情她都记不起来。她开始回忆很久远的事情,开始丢钥匙和钱包。她开始不厌其烦地问同一个问题。有时,她**很难区分字母"O"和电话上的"0"键**。最近,她的丈夫开始担心当她离家四五个街道时能否顺利回家的问题了。她现在变得易生气,会为了以前不生气的小事而生气。例如,有一天早晨,在她去教堂之前,她坚持要整理一下床铺。她看见了让她做一系列检查的医生,这些检查结果都是正常的,包括头部 CT 和血常规检查、甲状腺功能检查、血清梅毒实验、维生素 B_{12} 水平、红细胞沉降率。

查体

生命体征:体温 36.7℃,血压 140/82mmHg。

颈部:无杂音。

肺部:清音。

心脏:无杂音。

腹部:柔软,无触痛。

四肢:无水肿。

神经系统检查:

精神状态:警惕。能轻松命名 5 个物体,并且无失用症。无妄想和幻觉。**痴呆量表(BDS)显示有明显的记忆缺损**(见表 19.16)。她在左列项目得到 3 分,在右列项目得到 11 分,失分主要是在 5 分钟回忆、非个人记忆和定向的问题上。她的日常活动(ADL)分数是 22%(BDS 和 ADL 分数越高说明损伤越严重)。

脑神经:正常。

运动:肌张力正常。无旋前肌漂移。肌力正常。

反射:无握持、吸吮或口鼻反射。

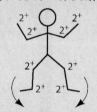

协调:指鼻试验正常。

步态:正常。双脚踵趾步态和跳跃正常。无闭目难立征。

感觉:正常。

定位和鉴别诊断

哪一部分解剖结构功能紊乱可以解释上述粗体字所示的不正常?最可能的诊断是什么?其他的可能性是什么?

讨论

本病例的关键症状和体征是:

- **渐进性记忆损伤,近期记忆恶化**
- **在手机按键上很难区分字母"O"和数字"0"**
- **迷路的趋势**
- **易怒**

近期记忆损伤可能是由内侧颞叶或内侧间脑记忆系统(见临床要点 18.1)的双边障碍引起的。该患者的地理位置定向障碍和手机按键上字母"O"和数字"0"的空间定向障碍很可能提示顶颞区的功能障碍(见临床要点 19.7、19.10)。易怒和人格改变是非特异性的,但也可能是由边缘或联合皮质的功能紊乱引起的。总的来说,这些发现和缓慢进行的时间进程无论在解剖学上还是临床上都是符合早期阿尔茨海默病的(见图 19.15;临床要点 19.16)。65 岁以上短期记忆渐进不足的患者,若也出现轻微的颞顶功能障碍,神经检查无运动性异常,基本的血液测试和神经影像正常,那么阿尔茨海默病是目前最可能的诊断。表 19.15 列出了慢性精神状态改变的其他可能原因。

临床病程

患者扫描的大脑磁共振除了轻度萎缩外均正常。如下所示是她初诊后后续几个月的数据:

- **7 个月**:BDS 左=2.5,右=11;ADL=23%。患者仍然在房子周围开展活动,像铺床、烹饪,并在医院和她丈夫一起做志愿工作。

- 11 个月：BDS 右=10；ADL=36%。仍然做些志愿工作。

- 17 个月：BDS 右=16；ADL=32%。

- 25 个月：BDS 右=15；ADL=47%。

- 31 个月：BDS 右=21；ADL=37%。不再烹饪。不能再独自留在家中，并参加了日托项目。不再普通地洗澡，而是用海绵浴代替。不同于她的痴呆，其神经系统检查和总体健康状况仍然正常。

- 37 个月：BDS 右=25，ADL=52%。烦躁增强，表现为每天一段无法安慰的尖叫并骂她的丈夫。

- 43 个月：BDS 右=26；ADL=59%。穿衣服需要帮助。持续的偶尔烦躁。丈夫参加了互助团。

- 47 个月：BDS 右=23；ADL=60%。偶尔有幻觉。她的直线连足行走和跳跃首次测试为轻微不稳定。总体健康保持良好，并未使用药物。

- 52 个月：她的愤怒和侵略性越来越频繁，并被安排在疗养院。

- 70 个月：患者去世，享年 82 岁，距离她第一次症状出现大约过了 10 年。

病理学

患者的家属同意尸检，这揭秘了阿尔茨海默病典型的变化，包括皮质萎缩、神经损失、广泛分布的斑块和神经元纤维缠结，但在内颞叶最突出。如影像19.11 所示，额极皮层的银染可以看到典型的淀粉样蛋白斑块和胞浆内的神经元纤维缠结。

其他病例

在其他章节中我们可以找到相关的病例，包括下列情况：**急性精神状态改变**(病例 5.3，5.10，7.1 和 14.8)，**慢性精神状态改变**(病例 5.1，5.9，15.3 和 16.2)，**失语症**(病例 7.1，10.5，10.6 和 10.8)，**半边忽略**(病例 5.1，10.2 和 10.11)及**边缘系统紊乱**(病例 18.1 至病例 18.5)。

简明解剖学学习指南

1. 本章主要介绍脑网络的高级认知功能，重点描述大脑皮质。联络区皮质是大脑皮质的主要组成部分。联络区皮质主要包括**单模态(特定模式)联络皮质**和**多模态(高级)联络皮质**(见图 19.1；表 19.2)。

2. 脑内大部分结构和感觉运动功能对称性分布，但也有部分脑功能呈不对称性分布。**左半球**主要负责技巧性运动和语言功能，**右半球**在注意和空间分析方面起重要作用(见表 19.3)。超过 95% 的右利手和 60%~70% 的左利手者的语言功能由左侧大脑半球控制。语言功能是由一种位于大脑优势半球(通常是左半球)并延伸至对侧半球的脑网络操控(见图 19.2)。

3. **布洛卡区**位于额叶，与发音有关的皮质毗邻，对语言的产生起重要作用。韦尼克区位于颞叶，与初级听皮质相邻，对理解语言的意义有重要作用。布洛卡区和韦尼克区通过弓状束和外侧沟周围的纤维束相互连接(见图 19.2)。图 19.4 是一个简明的语言障碍或**失语症**的病因分类图。

4. 第 14 章介绍脑桥中脑的激活区域，包括基底前脑、丘脑和大脑皮层，这些区域对维持大脑的觉醒状态非常重要(见图 14.7 和图 14.8；表 14.2)。本章我们将讨论注意的机制，主要涉及当前有争议的理论。我们主要回顾弥散投射系统、额顶叶联合皮质、前扣带皮质和边缘通路、顶盖环路及其他结构，如基底节和小脑在注意脑网络中的作用。

5. 尽管双侧大脑半球均参与注意，大部分人的右侧大脑半球发挥主要的作用(见图 19.7)。大脑右侧半球的损伤常可导致明显的对侧注意损伤。此外，右侧大脑半球，特别是**右顶叶**，对**空间-视觉分析**起至关重要的作用。

6. **额叶**很大，占人脑近 1/3，它有三面：外侧面、内侧面和眶额面(见图 19.11)。在本章中，我们重点介绍了位于边缘区、运动前区和运动区之前的额叶皮质，即**额前皮质**(见图 19.1)和高级命令单模态联络皮质。额前皮质与**单模态联络皮质**(顶、枕、颞叶)、**运动联络皮质**(额叶)和**边缘皮质**(前扣带回和后内侧眶额皮质)均有**皮质连接**。**皮质下连接**包括**杏仁体**(通过钩束与额叶眶部和内侧部相连)、**海马结构**(通过扣带回和海马旁回，见图18.9)、**丘脑**(内侧背核、内侧枕核和板内核，见图 7.8)和**基底核**(主要通过尾状核头，见表 16.2 和图 16.8)。

7. **额叶**功能具有多样性，有时会出现明显相反的功能(见表 19.8 和表 19.9)。额叶对我们日常生活中的社交互动和决策有至关重要的作用。额叶的功能可分为三种:①约束或抑制不恰当行为;②主动或积极参加正面的或有价值的活动;③有能力完成排序任务或其他一系列认知任务。

8. 如第 11 章所述,视觉信息到达初级**视觉皮质**后,分为两种联络皮质(见图 19.12)。**背侧通路**投射到顶-枕联络皮层。这条传导通路通过分析运动以及物体之间、身体与视觉刺激之间的空间位置关系回答了"在哪儿"的问题。**腹侧传导通路**投射至枕颞联合皮层,这条传导通路通过分析形态

(特定脑区识别颜色、面孔和字母)和其他视觉刺激回答了"这是什么"的问题(见图 19.13)。腹侧和背侧视觉联合通路的临床表现说明了视觉信息处理的两条通路的功能(见临床要点 19.12)。

9. 我们将这章总结为对痴呆的讨论,因为它证明了多神经解剖系统的功能重要性(见图 19.15 和临床要点 19.16),并且随着我们对大脑的不断学习和探究,会发现痴呆及其他难治性神经系统疾病的新疗法。

病例 19.11　以记忆问题开始的进行性痴呆

影像 19.11　斑块和神经元纤维缠结　额叶皮质的病理学切片银染后显示了阿尔茨海默病典型的淀粉样斑块和神经元纤维缠结。

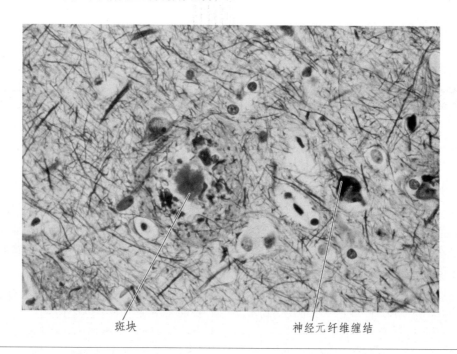

斑块　　　　　　　　　神经元纤维缠结

(刘树伟　汤海燕　肖敏　宋丽梅 译)

参考文献

General References

Feinberg T, Farah M. 2003. *Behavioral Neurology and Neuropsychology.* McGraw-Hill Professional, New York.

Heilman KM, Valenstein E (eds.). 2003. *Clinical Neuropsychology.* 4th ed. Oxford University Press, New York.

Mesulam MM. 2000. *Principles of Behavioral and Cognitive Neurology.* 2nd ed. Oxford University Press, New York.

Miller BL, Boeve BF. 2009. *The Behavioral Neurology of Dementia.* Cambridge University Press, New York.

Pincus JH, Tucker GJ. 2002. *Behavioral Neurology.* Oxford University Press, New York.

Reviews of Aphasia

Benson DF, Geschwind N. 1985. Aphasia and related disorders: A clinical approach. In *Principles of Behavioral Neurology*, MM Mesulam (ed.). FA Davis, Philadelphia.

Critchley M. 1964. The Broca-Dax controversy. *Rev Neurol (Paris)* 110: 73.

Damasio AR. 1992. Aphasia. *N Engl J Med* 326 (8): 531–539.

Jordan LC, Hillis AE. 2006. Disorders of speech and language: aphasia, apraxia and dysarthria. *Curr Opin Neurol* 19 (6): 580–585.

Lazar RM, Antoniello D. 2008. Variability in recovery from aphasia. *Curr Neurol Neurosci Rep*: 497–502.

Broca's Aphasia

Alexander MP, Naesser MA, Palumbo C. 1990. Broca's area aphasia: Aphasia after lesions including the frontal operculum. *Neurology* 40 (2): 353–362.

Keller SS, Crow T, Foundas A, Amunts K, Roberts N. 2009. Broca's area: nomenclature, anatomy, typology and asymmetry. *Brain Lang* 09 (1): 29–48.

Transcortical Aphasia

Freedman M, Alexander MP, Naeser MA. 1984. Anatomic basis of transcortical motor aphasia. *Neurology* 34 (4): 409–417.

Grossi D, Trojano L, Chiacchio L, Soricelli A, Mansi L, Postiglione A, Salvatore M. 1991. Mixed transcortical aphasia: Clinical features and neuroanatomical correlates. *Eur Neurol* 31 (4): 204–211.

Conduction Aphasia

Bernal B, Ardila A. 2009. The role of the arcuate fasciculus in conduction aphasia. *Brain* 132 (Pt. 9): 2309–2316.

Damasio H, Damasio AR. 1980. The anatomical basis of conduction aphasia. *Brain* 103 (2): 337–350.

Kempler D, Metter FJ, Jackson CA, Hanson WR, Riege WH, Mazziotta JC, Phelps ME. 1998. Disconnection and cerebral metabolism. *Arch Neurol* 45 (3): 275–279.

Subcortical Aphasia

Crosson B, Parker JC, Kim AK, Warren RL, Kepes JJ, Tully R. 1986. A case of thalamic aphasia with postmortem verification. *Brain Lang* 29 (2): 301–314.

Hillis AE, Barker PB, Wityk RJ, Aldrich EM, et al. 2004. Variability in subcortical aphasia is due to variable sites of cortical hypoperfusion. *Brain and Lang* 89 (3): 524–530.

Mega MS, Alexander MP. 1994. Subcortical aphasia: The core profile of capsulostriatal infarction. *Neurology* 44 (10): 1824–1829.

Gerstmann's Syndrome

Benton AL. 1992. Gerstmann's syndrome. *Arch Neurol* 49 (5): 445–447.

Levine, DN, Mani, RB, Calvanio, R. 1988. Pure agraphia and Gerstmann's syndrome as a visuospatial-language dissociation: an experimental case study. *Brain and Language* 35: 172–196.

Pearce JMS. 1996. Gerstmann's syndrome. *J Neurol Neurosurg Psychiatry* 61 (1): 56.

Alexia without Agraphia

Quint DJ, Gilmore JL. 1992. Alexia without agraphia. *Neuroradiology* 34 (3): 210–214.

Sheldon CA, Malcolm GL, Barton JJ. 2008. Alexia with and without agraphia: an assessment of two classical syndromes. *Can J Neurol Sci* 35 (5): 616–624.

Aphasia and Apraxia

Benson DF, Geschwind N. 1985. Aphasia and related disorders: A clinical approach. In *Principles of Behavioral Neurology*, MM Mesulam (ed.). FA Davis, Philadelphia.

Jordan LC, Hillis AE. 2006. Disorders of speech and language: aphasia, apraxia and dysarthria. *Curr Opin Neurol* 19 (6): 580–585.

Petreska B, Adriani M, Blanke O, Billard AG. 2007. Apraxia: a review. *Prog Brain Res* 164: 61–83.

Callosal Disconnection Syndromes

Bogen, JE. 2003. The callosal syndromes. In *Clinical Neuropsychology*, 4th ed., KM Heilman and E Valenstein (eds.), Chapter 14. Oxford University Press, New York.

Devinsky O, Laff R. 2003. Callosal lesions and behavior: history and modern concepts. *Epilepsy Behav* 4 (6): 607–617.

Jea A, Vachhrajani S, Widjaja E, et al. 2008. Corpus callosotomy in children and the disconnection syndromes: a review. *Childs Nerv Syst* 24 (6): 685–692.

Right Parietal Lobe and Attention Mechanisms

Heilman KH, Watson RT, Valenstein E. 2003. Neglect and related disorders. In *Clinical Neuropsychology*, 4th ed., KM Heilman and E Valenstein (eds.), Chapter 13. Oxford University Press, New York.

Hier DB, Mondlock J, Caplan LR. 1983. Behavorial abnormalities after right hemisphere stroke. *Neurology* 33 (3): 337–344.

Hillis AE. 2006. Neurobiology of unilateral spatial neglect. *Neuroscientist* 12 (2): 153–163.

Luauté J, Halligan P, Rode G, Rossetti Y, Boisson D. 2006. Visuo-spatial neglect: a systematic review of current interventions and their effectiveness. *Neurosci Biobehav Rev* 30 (7): 961–982.

Mesulam MM. 1985. Attention, confusional states, and neglect. In *Principles of Behavioral Neurology*, MM Mesulam (ed.). FA Davis, Philadelphia.

Frontal Lobes

Bechara A, Damasio AR, Damasio H, Anderson SW. 1994. Insensitivity to future consequences following damage to human prefrontal cortex. *Cognition* 50 (1–3): 7–15.

Bechara A, Van Der Linden M. 2005. Decision-making and impulse control after frontal lobe injuries. *Curr Opin Neurol* 18 (6): 734–739.

Bogousslavsky J. 1994. Frontal stroke syndromes. *Eur Neurol* 34 (6): 206–215.

Damasio AR. 1994. Unpleasantness in Vermont—Phineas P. Gage. In *Descartes' Error: Emotion, Reason, and the Human Brain*, Part 1. GP Putnam, New York.

Damasio AR, Anderson SW. 2003. The frontal lobes. In *Clinical Neuropsychology*, 4th ed., KM Heilman and E Valenstein (eds.), Chapter 15. Oxford University Press, New York.

Duncan J. 2005. Frontal lobe function and general intelligence: why it matters. *Cortex* 41 (2): 215–217.

Fisher CM. 1983. Honored Guest Presentation: abulia minor vs. agitated behavior. *Clin. Neurosurg* 31: 9–31.

Goldberg E, Bougakov D. 2005. Neuropsychologic assessment of frontal lobe dysfunction. *Psychiatr Clin North Am* 28 (3): 567–580.

Kövari E. 2009. Neuropathological spectrum of frontal lobe dementias. *Front Neurol Neurosci* 24: 149–159.

Lhermitte F. 1983. Utilization behavior and its relation to lesions of the frontal lobes. *Brain* 106 (Pt. 2): 237–255.

Rossi AF, Pessoa L, Desimone R, Ungerleider LG. 2009. The prefrontal cortex and the executive control of attention. *Exp Brain Res* 192 (3): 489–497.

Schott, J.M., Rossor, M.N., 2003. The grasp and other primitive reflexes. *Journal of Neurology, Neurosurgery and Psychiatry* 74: 558–560.

Working Memory

Cowan N. 2008. What are the differences between long-term, short-term, and working memory? *Prog Brain Res* 169: 323–338.

Dash PK, Moore AN, Kobori N, Runyan JD. 2007. Molecular activity underlying working memory. *Learn Mem* 14 (8): 554–563.

Goldman-Rakic PS. 1992. Working memory and the mind. *Sci Am* 267 (3): 110–117.

Linden DE. 2007. The working memory networks of the human brain. *Neuroscientist* 13 (3): 257–267.

Soto D, Hodsoll J, Rotshtein P, Humphreys GW. 2008. Automatic guidance of attention from working memory. *Trends Cogn Sci* 12 (9): 342–348.

Mental Imagery and Blindsight

Danckert J, Rossetti Y. 2005. Blindsight in action: what can the different sub-types of blindsight tell us about the control of visually guided actions? *Neurosci Biobehav Rev* 29 (7): 1035–1046.

Georgopoulos AP, Lurito JT, Petrides M, Schwartz AB, Massey JT. 1989. Mental rotation of the neuronal population vector. *Science* 243 (4888): 234–236.

Goodale MA, Milner AD, Jakobson LS, Carey DP. 1991. A neurological dissociation between perceiving objects and grasping them. *Nature* 349 (6305): 154–156.

Kosslyn SM, Thompson WL, Kim IJ, Alpert NM. 1995. Topographical representations of mental images in primary visual cortex. *Nature* 378 (6556): 496–498.

Marshall JC, Halligan PW. 1988. Blindsight and insight in visuo-spatial neglect. *Nature* 336 (6201): 766–767.

Naccache L. 2005. Visual phenomenal consciousness: a neurological guided tour. *Prog Brain Res* 150: 185–195.

Stoerig P. 2006. Blindsight, conscious vision, and the role of primary visual cortex. *Prog Brain Res* 155: 217–234.

Stoerig P, Cowey A. 2007. Blindsight. *Curr Biol* 17 (19): R822–R824.

Weiskrantz L. 2009. Is blindsight just degraded normal vision? *Exp Brain Res* 192 (3): 413–416.

Visual Hallucinations and Related Phenomena

Tekin S, Cummings J. 2003. Hallucinations and Related Conditions. In *Clinical Neuropsychology,* 4th ed., KM Heilman and E Valenstein (eds.), Chapter 17. Oxford University Press, New York.

Wilkinson F. 2004. Auras and other hallucinations: windows on the visual brain. *Prog Brain Res* 144: 305–320.

Syndromes of Visual Association Cortex

Allison T, McCarthy G, Nobre A, Puce A, Belger A. 1994. Human extrastriate visual cortex and the perception of faces, words, numbers, and colors. *Cerebral Cortex* 4 (5): 544–554.

Bauer RM. 2003. Agnosia. In *Clinical Neuropsychology,* 4th ed., KM Heilman and E Valenstein (eds.), Chapter 12. Oxford University Press, New York.

Bornstein B, Kidron DP. 1959. Prosopagnosia. *J Neuro Neurosurg Psychiatry* 22: 124.

Damasio AR. 1985. Disorders of complex visual processing: Agnosias, achromatopsia, Balint's syndrome, and related difficulties of orientation and construction. In *Principles of Behavioral Neurology*, MM Mesulam (ed.). FA Davis, Philadelphia.

Damasio AR, Damasio H, Van Hoesen GW. 1982. Prosopagnosia: Anatomic basis and behavorial mechanisms. *Neurology* 32 (4): 331–341.

Grüter T, Grüter M, Carbon CC. 2008. Neural and genetic foundations of face recognition and prosopagnosia. *J Neuropsychol* 2 (Pt. 1): 79–97.

Hecaen H, Angelergues R. 1962. Agnosia for faces (prosopagnosia). *Arch Neurol* 7: 24.

Miller NR. 1985. *Clinical Neuro-Ophthalmology,* Vol. 2. Williams & Wilkins, Baltimore, MD.

Puce A, Allison T, Asgari M, Gore JC, McCarthy G. 1996. Differential sensitivity of human visual cortex to faces, letterstrings, and textures: A functional magnetic resonance imaging study. *J Neurosci* 16 (16): 5205–5215.

Zeki S. 1990. A century of cerebral achromatopsia. *Brain* 113 (Pt. 6): 1721–1777.

Musical Hallucinations

Evers S, Ellger T. 2004. The clinical spectrum of musical hallucinations. *J Neurol Sci* 227 (1): 55–65.

Patel AD. 2003. Language, music, syntax and the brain. *Nat Neurosci* 6 (7): 674–681.

Williams VG, Tremont G, Blum AS. 2008. Musical hallucinations after left temporal lobectomy. *Cogn Behav Neurol* 21 (1): 38–40.

Disorders of Consciousness

Fort P, Bassetti CL, Luppi PH. 2009. Alternating vigilance states: new insights regarding neuronal networks and mechanisms. *Eur J Neurosci* 29 (9): 1741–1753.

Gregoriou GG, Gotts SJ, Zhou H, Desimone R. 2009. Long-range neural coupling through synchronization with attention. *Prog Brain Res* 176: 35–45.

Jones BE. 2008. Modulation of cortical activation and behavioral arousal by cholinergic and orexinergic systems. *Ann N Y Acad Sci* 1129: 26–34.

Kinomura S, Larsson J, Gulyas B, Roland PE. 1996. Activation by attention of the human reticular formation and thalamic intralaminar nuclei. *Science* 271 (5248): 512–515.

Laureys S, Tononi G (eds.). 2009. *The Neurology of Consciousness: Cognitive Neuroscience and Neuropathology.* Elsevier, Ltd.

Mesulam MM. 1985. Biology of the attentional matrix. In *Principles of Behavioral Neurology*, MM Mesulam (ed.). FA Davis, Philadelphia.

Parasuraman R (ed.). 1998. *The Attentive Brain.* The MIT Press, Cambridge, MA.

Steriade M, Curro Dossi R, Contreras D. 1993. Electrophysiological properties of intralaminar thalamocortical cells discharging rhythmic (~40 Hz) spike-bursts at ~1000 Hz during waking and rapid eye movement sleep. *Neuroscience* 56 (1): 1–9.

Uhlhaas PJ, Singer W. 2006. Neural synchrony in brain disorders: relevance for cognitive dysfunctions and pathophysiology. *Neuron* 52 (1): 155–168.

Dementia

Cummings JL. 2004. Alzheimer's Disease. *N Engl J Med* 351: 56.

Josephs KA. 2008. Frontotemporal dementia and related disorders: deciphering the enigma. *Ann Neurol* 64 (1): 4–14.

Rademakers R, Rovelet-Lecrux A. 2009. Recent insights into the molecular genetics of dementia. *Trends in Neurosciences* 32 (8): 451–561.

Snowden, J, Neary D, et al. 2007. Frontotemporal lobar degeneration: clinical and pathological relationships. *Acta Neuropathol* 114 (1): 31–38.

Wadia PM, Lang AE. 2007. The many faces of corticobasal degeneration. *Parkinsonism Relat Disord* 13 Suppl 3: S336–S340.

结语：
精神的一种简单工作模型

精神是什么？它究竟在哪里？在整个人类历史长河中，这些问题一直困扰着科学家和哲学家们。尽管我们还无法准确地回答这些问题，但对神经系统的研究至少可以使我们对此做出一些尝试性的推测。

基本假设

虽然现有的大量证据表明，精神可能就显现在身体内普通的物理过程中，但对此问题仍一直处在争论中。需要注意的是，关于精神在哪里（在身体中）和精神是什么（普通的物理过程）的最基本推测仍是未被证明的假说（也许支持该假说的证据正在增多）。我们还可以做更进一步的推测：即在身体内，精神似乎就体现在神经系统中。显然，精神与机体其他部分和外界环境的相互作用十分重要，但大部分证据表明，精神的主要功能是由神经系统来完成的。最后，在我们所假设的什么是精神的问题上，神经系统不同部分的重要性是有差别的。例如，周围神经系统和脊髓在神经系统与其他器官的传入和传出联系（甚至调节）中发挥着重要作用，但对精神而言，大脑可能更为重要。然而必须强调的是，在神经系统的"精神"和"非精神"部分之间没有明确的界限。对精神来说，相对重要性的差异是在神经系统内部，但神经系统的双向互动性可以确保这种渐渐变小的末端能延伸到神经系统的所有部分，甚至可达神经系统以外的结构。

目前，在讨论一种关于精神的具体模型之前，让我们先对支持这些推测的充足证据做一简单的总结。对于精神的位置和本质，我们知道对大脑的物理性损伤会造成精神功能的改变，包括从轻微的认知紊乱到思维的严重障碍，甚至脑死亡等，而这些改变都与脑损伤所涉及的解剖部位和机制有关。我们在这本书中已经列举了诸多这种情况的病例，而文献中也有大量的相关例子可供查阅。

除了损伤的负面影响外，关于神经系统的特定区域参与精神活动的直接证据主要来自一些综合性研究，涉及电生理记录、功能性神经成像、脑刺激术和其他方法等。有关大脑的损伤性研究和神经功能的记录不仅来自人类，也涉及多种动物。就此而言，还有一个支持精神依赖于大脑的证据，即在进化趋势上，脑和精神的复杂性是相平行的。然而，尽管有这些和其他诸多证据，但关于精神是否真正显现在神经系统内普通的物理过程的问题仍存在诸多疑问。

精神活动的总结和模型

假定这些悬而未决疑问的可能原因是精神的诸多过程—尤其是意识和情绪的某些方面仍然无法用神经生理学的概念来进行全面的阐释。关于大脑活动与意识思维之间的关系，近乎合理的、并可经受住检验的假说仍在探讨之中。然而，随着人们对大脑认识的进一步深入，曾经被认为超出科学研究知识范围的精神活动也正在越来越多地进入神经科学的舞台：如记忆、语言、计划和注意力等。随着不断地研究，意识最终也将被归入神经生理学现象的范畴。与此同时，用一个总体框架来总结大脑和精神的功能活动，包括目前已相对较好阐明了的和还在被大量研究的机制，都将是很有价值的，同时也可作为这本神经解剖学书的结尾。

此总结的第一个任务是讨论神经系统传入和传出(见图)。在本书前面的章节部分，我们已经对

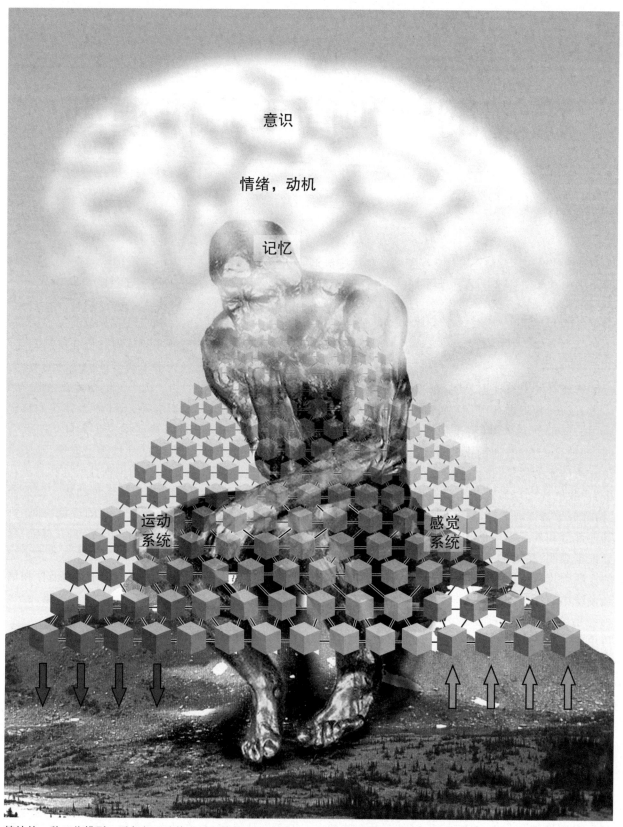

精神的一种工作模型 平行相互连接和逐级性装配的感觉和运动系统接受传入信号，然后发出传出信号，并从相对简单到非常抽象的多个水平上进行内部的加工处理。此外，还有三个特殊功能，即意识、情绪和动机、记忆。它们是以一种广泛分布的方式作用于这些系统，尤其是在最高级脑区的信息加工处理。

诸多的感觉和运动系统做过讨论。众所周知，不同的感觉传入包括视觉、躯体感觉、听觉、嗅觉、味觉和前庭感觉，还有多种化学的、机械的和来自身体内环境的其他信号。同样，大量分布至效应器的传出纤维从神经系统发出，包括到骨骼肌的躯体运动传出纤维、到平滑肌和腺体的自主性传出纤维，以及神经内分泌的传出纤维。这些感觉和运动纤维被组装在多个共同通路中，分别肩负着感觉和运动功能进入和离开神经系统。

感觉和运动系统的信息处理过程是逐级来完成的（见图）。例如，初级躯体感觉信息的处理是在感受器细胞和进入脊髓的初级躯体感觉神经元水平。这一信息被进一步加工、并依次在高位脑结构水平，如脑干、丘脑、初级体感皮层、单个联络皮质区和双侧联络皮质区汇聚和处理来自其他神经元的传入信息。在运动系统内，信息加工过程具有相似的分级，但方向与感觉系统相反。例如，来自双侧联络皮质区的高级运动指令信号被逐级传递到低位中枢——如前运动皮质、初级运动皮质和脊髓的运动神经元，进行加工处理后，最终到达外周。

然而，逐级性组装的感觉和运动信号通路内的信息流严格地讲并非是直接的，感觉和运动系统间的直接联系起始于脊髓，并贯穿于逐级向高级中枢的信息加工处理中。此外，从脊髓水平向上，神经系统内多层次、且具有不同复杂性的中间神经元网络将在不同水平对感觉和运动信息进行进一步的加工处理，并在这些系统间传递信息。在高级和低级感觉和运动系统之间存在多种前馈和反馈环路，包括局部和长距离的交互网络。这些逐级装配的感觉和运动系统的协调活动具有奇妙的信息处理能力，包括抽象形态的视觉辨认、为应对环境改变而产生的复杂运动任务的程序性规划、书面语言或口语表达的认识和构想，甚至产生感觉-运动的心理影像。

然而，大脑和精神要完成这些任务还需要其他特殊功能。这些功能与感觉运动传导通路不同，它们通过自身、并在多个水平上来影响感觉-运动系统（在图中用云彩表示），包括意识、情绪和动机，以及记忆的神经机制（见图）。这三个功能中的每一个都运用了逐级组装的感觉-运动系统，以及另外两个特殊功能作为基础。例如，人对各种各样的感觉和运动现象，以及情绪和记忆是有意识的；也可以记得感觉和运动的活动、情绪，并且产生意识。下面

我们将依次简要讨论一下这三种特殊功能。

意识可能是所有大脑功能中最难理解的。上文提到过，意识运用逐级性组装的感觉和运动系统，相伴随的情绪调节系统、动机和记忆作为它的基础，来产生意识的内容。意识的水平是由我们称作"感知系统"的大脑结构来介导的，其产生的效应分散于前脑结构，同样也对神经系统的其他结构产生相应的影响。控制意识水平的这一系统包括促进警觉和清醒状态的机制。简而言之，警觉可被认为是神经系统和精神的开关，或更准确地说是"调光器"开关。此外，意识还涉及有关持久的、定向注意力的机制。最后一点，意识也包括对自我和环境的知觉，这种知觉需要将各种感觉、运动、记忆和情绪的信息进行整合和联合，进而形成一个统一的感知，其相关作用机制的研究仍处于十分活跃的状态。

情绪和动机几乎与意识相同，是很难解释的，其对行为和认知的影响显而易见，而所谓的边缘系统结构（从脑干到间脑、基底神经节、杏仁核和边缘皮质）肯定参与其中。然而，情绪和动机的过程仍然很难用神经科学的术语来解释，对它的完全阐明则期待着一种更为完善的、自觉意识的机械论的理解。

记忆，最广义的定义是一个系统由于其对以往的经历所产生的行为变化而影响了整个神经系统（其实是整个机体）的功能。在神经系统，大量证据表明，记忆是以影响神经元之间交流的生理学和解剖学发生变化的一种结果。有一种特殊类型的记忆，被称为外显或陈述性记忆，涉及对既往经历的有意识回忆。外显记忆能维持超过几分钟的时间，依赖于内侧颞叶和内侧间脑的正常功能。这种依赖性表明这些结构对有意识的记忆具有关键作用，也许还能对理解意识的机制提供更多的线索。

精神产生于以上我们所讨论过的所有部分的综合活动的观点似乎很合理。因此，精神涉及多个共同通路，可发生在意识和无意识水平的感觉-运动信息的处理、记忆的唤起，驱动的动机和情绪的调节等方面。前面的图提供了一个这些系统的综合活动的框架和总结。通过对神经系统的不断研究，也许不久的将来，我们会填补认识上的一些缺陷，并为大脑活动、意识和无意识思维之间的关系描绘出一幅更加完整的图画。

（李金莲　译）

索 引